GERIATRIA

PRÁTICA CLÍNICA

2ª EDIÇÃO ampliada e atualizada

GERIATRIA
PRÁTICA CLÍNICA

EDITORES
Paulo de Oliveira Duarte
José Renato G. Amaral

manole
editora

Editora: Patricia Alves Santana
Projeto gráfico: Departamento Editorial da Editora Manole
Diagramação: Elisabeth Miyuki Fucuda
Ilustrações: Luargraf Serviços Gráficos
Capa: Ricardo Yoshiaki Nitta Rodrigues

CIP-BRASIL. CATALOGAÇÃO NA PUBLICAÇÃO
SINDICATO NACIONAL DOS EDITORES DE LIVROS, RJ

G319
2. ed.

Geriatria : prática clínica / editores Paulo de Oliveira Duarte, José Renato G. Amaral. - 2. ed. - Barueri [SP] : Manole, 2023.
: il.

Apêndice
Inclui bibliografia e índice
ISBN 9786555767148

1. Geriatria. 2. Clínica médica. I. Duarte, Paulo de Oliveira. II. Amaral, José Renato G.

23-82471 CDD: 618.97
CDU: 616-053.9

Meri Gleice Rodrigues de Souza - Bibliotecária - CRB-7/6439

Edição – 2023
Reimpressão – 2024

Editora Manole Ltda.
Alameda Rio Negro, 967 - CJ 717
Barueri - SP
CEP: 06454-000
Fone: (11) 4196-6000
www.manole.com.br | https://atendimento.manole.com.br/

Impresso no Brasil
Printed in Brazil

Sobre os editores

Paulo de Oliveira Duarte
Residência Médica em Clínica Médica e Geriatria pelo HCFMRP-USP. Especialista em Geriatria pela SBGG/AMB e área de atuação em Cuidados Paliativos/AMB. Especialista em Cuidados Paliativos pelo Instituto Pallium Latinoamérica (Buenos Aires, ARG). Doutor em Ciências Médicas pela Divisão de Geriatria do Departamento de Clínica Médica da FMRP-USP. Presidente da Sociedade Brasileira de Geriatria e Gerontologia – Seção São Paulo (SBGG-SP) – gestão 2022-2024.

José Renato G. Amaral
Graduado em Medicina pela FMUSP. Residência em Clínica Médica pela FMUSP. Especialista em Clínica Médica pela SBCM/AMB. Residência em Geriatria e Gerontologia pela FMUSP. Especialista em Geriatria pela SBGG/AMB. Médico Assistente do Serviço de Geriatria do HCFMUSP. Coordenador dos cursos teóricos de Educação Continuada e Atualização em Geriatria da Disciplina de Geriatria da FMUSP.

Sobre os autores

Abel de Barros Araújo Filho
Especialização – Residência Médica em Clínica Médica, Pneumologia e Medicina do Sono pelo HCFMRP-USP. Docente de Pneumologia da Universidade Federal do Piauí.

Adriana Polachini do Valle
Médica e Professora Associada do Departamento de Clínica Médica da Faculdade de Medicina de Botucatu da Unesp.

Aldo Agra de Albuquerque Neto
Doutor em Pneumologia pela Unifesp. Residência Médica em Pneumologia pela Unifesp. Professor de Pneumologia do CESMAC.

Ana Carolina Coelho
Graduação em Fisioterapia pelo Centro Universitário Barão de Mauá. Aprimoramento em Fisioterapia em Ortopedia e Traumatologia no Hospital das Clínicas da Faculdade de Medicina de Ribeirão Preto da USP. Especialização em Ortopedia e Traumatologia pelo Centro Universitário Barão de Mauá. Trabalhou como fisioterapeuta da Organização Educacional Barão de Mauá e atualmente é fisioterapeuta responsável na área de Gerontologia do Centro de Reabilitação CER HCFMRP-USP.

Ana Carolina Devitto Grisotto
Preceptora do Programa de Residência Médica da especialidade de Geriatria no Hospital das Clínicas da Faculdade de Medicina da USP. Residência Médica em Geriatria pelo HCFMUSP.

Ana Julia de Lima Bomfim
Mestre em Psicologia pela Universidade Federal de São Carlos (UFSCar). Doutoranda em Saúde Mental pela USP.

Andréa Silva Gondim
Médica Assistente do Serviço de Geriatria do Hospital Universitário Walter Cantídio (HUWC) da Universidade Federal do Ceará (UFC). Docente na Disciplina de Geriatria do Centro Universitário Christus. Coordenadora Médica do Serviço de Clínica Médica do Hospital Geral Dr. Waldemar Alcântara (HGWA). Médica Geriatra com Residência Médica pelo HUWC da Universidade Federal do Ceará (UFC). Mestranda em Ensino em Saúde e Tecnologias Educacionais pelo Centro Universitário Christus.

Antonio Carlos Pereira Barretto Filho
Médico Assistente do Serviço de Geriatria do Hospital das Clínicas da Faculdade de Medicina da USP.

Bruna Macêdo de Carvalho
Residência em Clínica Médica pela Unifesp. Residência em Geriatria pelo Hospital das Clínicas da Faculdade de Medicina da USP.

Camila Pinto De Nadai
Especialista em Geriatria pela SBGG. Área de atuação em Cuidados Paliativos. Mestre em Ensino em Saúde pelo Centro Universitário Unichristus. Docente do Curso de Medicina pelo Centro Universitário Unichristus.

Claudia Kimie Suemoto
Professora Associada da Disciplina de Geriatria da Faculdade de Medicina da USP.

Claudia Sayuri Furukawa Oshiro
Médica Fisiatra. Residência em Medicina Física e Reabilitação pela Faculdade de Medicina da USP.

Cybele Cunha Faria
Residência Médica em Geriatria pela Faculdade de Medicina da USP. Especialista em Clínica Médica pela Sociedade Brasileira de Clínica Médica (SBCM). Residência Médica em Clínica Médica pela Faculdade de Medicina de São José do Rio Preto (FAMERP).

Daniel Apolinario
Doutor em Ciências pelo Departamento de Neurologia da FMUSP. Gerente de Práticas Médicas do Hospital do Coração (HCor) de São Paulo.

Daniel Ossamu Goldschmidt Kiminami
Colaborador do Serviço de Geriatria do Hospital das Clínicas da Faculdade de Medicina de Ribeirão Preto da USP. Especialista em Geriatria pelo HC-FMRP-USP. Especialista em Clínica Médica pelo HC-FMRP-USP. Médico graduado pela FMRP-USP.

Daniel Rubio de Souza
Médico Fisiatra do Instituto de Ortopedia e Traumatologia do Hospital das Clínicas da Faculdade de Medicina da USP e do Instituto de Reabilitação Lucy Montoro. Especialista em Medicina Física e Reabilitação pela ABMFR.

Daniela Cristina Carvalho de Abreu
Graduação em Fisioterapia pela Universidade Federal de São Carlos. Mestrado em Bioengenharia pela USP. Doutorado em Cirurgia pela Universidade Estadual de Campinas. Pós-doutorado em Neurologia pela Universidade Estadual de Campinas. Professora do Curso de Fisioterapia da Faculdade de Medicina de Ribeirão Preto da USP, pelo Departamento de Biomecânica, Medicina e Reabilitação do Aparelho Locomotor, responsável pelas Disciplinas de Reumatologia e Gerontologia. Coordena a Divisão de Reabilitação de Equilíbrio no Setor de Fisioterapia do Centro de Reabilitação do Hospital das Clínicas da FMRP USP e do Centro Integrado de Reabilitação do Hospital Estadual de Ribeirão Preto HERP.

Décio Mion Júnior
Professor Livre-docente pela Faculdade de Medicina da USP.

Denise Junqueira dos Santos
Médica-residente do Serviço de Geriatria do Hospital das Clínicas da Faculdade de Medicina da USP.

Diego Villa Clé
Graduado em Medicina pela Faculdade de Medicina de Ribeirão Preto da USP. Residência Médica em Clínica Médica e em Hematologia e Hemoterapia pelo Hospital das Clínicas da Faculdade de Medicina de Ribeirão Preto (HCFMRP) da USP. Título de Especialista em Hematologia e Hemoterapia concedido pela Associação Brasileira de Hematologia, Hemoterapia e Terapia Celular (ABHH). Doutor em Ciências Médicas pela FMRP-USP. Hematologista e Diretor da Divisão de Laboratórios de Análises Clínicas do HCFMRP-USP.

Diocésio Alves Pinto de Andrade
Oncologista Clínico e Diretor Técnico do InORP – Oncoclínicas. *Fellowship* em Pesquisa

Clínica na Universidade Católica de Louvain (Bruxelas, Bélgica). Diretor Financeiro e Membro Fundador do EVA – Grupo Brasileiro de Tumores Ginecológicos. Doutor em Oncoginecologia pelo Hospital de Câncer de Barretos.

Edison Iglesias de Oliveira Vidal
Médico Especialista em Geriatria com área de atuação em Medicina Paliativa pela AMB. Mestrado e Doutorado em Saúde Coletiva pela Unicamp. Livre-docência em Geriatria pela Unesp. Professor Associado da Disciplina de Geriatria da Faculdade de Medicina de Botucatu da Unesp.

Eduardo Borges de Oliveira
Especialista em Geriatria pela SBGG/AMB. Doutor em Ciências Médicas pela Faculdade de Medicina de Ribeirão Preto (FMRP) da USP. Médico Assistente e Coordenador Interdisciplinar da Equipe de Geriatria do HCFMRP-USP. Professor Colaborador do Curso de Graduação de Geriatria da FMRP-USP.

Eduardo Ferriolli
Professor Titular da Disciplina de Geriatria da Faculdade de Medicina da USP.

Ellen Diniz de Andrade Lessa
Residência em Clínica Médica e Geriatria pelo Hospital das Clínicas da Faculdade de Medicina de Ribeirão Preto (FMRP) da USP. Título de Especialista em Geriatria pela SBGG.

Erika Satomi
Médica Geriatra. Especialista em Medicina do Sono e Cuidados Paliativos. Doutora pelo Programa de Ciências Médicas da Faculdade de Medicina da USP. Responsável pelo Serviço de Cuidados Paliativos e Suporte ao Paciente do Hospital Israelita Albert Einstein.

Eugênia Jatene Bou Khazaal Berjeaut
Médica Colaboradora do Serviço de Geriatria do HCFMUSP. Residência Médica em Geriatria pelo HCFMUSP. Residência Médica em Clínica Médica pela EPM/Unifesp.

Fábio Campos Leonel
Diretor do Serviço de Clínica Médica do IAMSPE – HSPE. Médico Assistente do Serviço de Geriatria do Hospital das Clínicas da Faculdade de Medicina da USP.

Felipe Arriva Pitella
Médico Especialista em Medicina Nuclear pela Faculdade de Medicina da USP. Doutorado pelo Departamento de Clínica Médica da Faculdade de Medicina de Ribeirão Preto (FMRP) da USP. Médico Assistente da Seção de Medicina Nuclear do HC-FMRP-USP.

Felipe Vecchi Moreira
Médico Geriatra. Diretor Médico da BSL Saúde. Coordenador da Residência de Clínica Médica do HSPE/IAMSPE.

Fernanda Bono Fukushima
Professora Associada do Departamento de Especialidades Cirúrgicas e Anestesiologia da Faculdade de Medicina de Botucatu da Universidade Estadual Paulista Júlio de Mesquita Filho (Unesp). Disciplina de Terapia Antálgica e Cuidados Paliativos. Especialista em Anestesiologia SBA/AMB. Especialista em Dor SBA/AMB. Especialista em Cuidados Paliativos SBA/AMB.

Fernando Nobre
Doutor pela USP. Colaborador da Seção de Cardiologia da USP Ribeirão Preto. Ex-presidente do Departamento de Hipertensão Arterial da Sociedade Brasileira de Cardiologia. Ex-presidente da Sociedade Brasileira de Hipertensão. *Fellow do American College of Cardiology. Fellow da European Society of Cardiology. Member of Inter-American Society of Hypertension.*

Flávia Barreto Garcez
Doutora em Ciências Médicas pela USP. Professora Adjunta do Departamento de Medicina da Universidade Federal de Sergipe (UFS). Professora da Pós-graduação em Geriatria do Instituto de Ensino e Pesquisa do Hospital Sírio-Libanês. Chefe do Ambulatório de Memória e Envelhecimento do Hospital Universitário da UFS. Médica Colaboradora do Serviço de Geriatria do Hospital das Clínicas da Faculdade de Medicina da USP.

Flávia Tiemi Tashiro Nakamura
Graduação pela Faculdade de Medicina da USP. Residência em Clínica Médica pela Unifesp. Residente de Geriatria no Hospital das Clínicas da Faculdade de Medicina da USP.

Flavio Eduardo Trigo Rocha
Professor Livre-docente de Urologia da Faculdade de Medicina da USP. Ex-*Fellow* Urologia University da California San Francisco, nos EUA. Coordenador do Centro de Incontinência Urinária do Hospital Sírio-Libanês.

Francine de Cristo Stein
Médica Geriatra pela Faculdade de Medicina da USP. Título de Especialista em Geriatria pela Sociedade Brasileira de Geriatria e Gerontologia (SBGG) e área de atuação em Medicina Paliativa pela AMB. Coordenadora da Equipe de Geriatria do Hospital São Camilo São Paulo – Unidade Ipiranga. Coordenadora da Equipe de Cuidados Paliativos dos Hospitais São Camilo – SP. Coordenadora da Equipe de Cuidados Paliativos do Hospital Samaritano Higienópolis – SP.

Gabriela Carolina Borges
Médica-residente em Gastroenterologia da Faculdade de Medicina de Ribeirão Preto (FMRP) da USP.

Gabriella Pequeno Costa Gomes de Aguiar
Mestre em Ciências Médico-Cirúrgicas pela Universidade Federal do Ceará. Residência Médica em Geriatria pelo HCFMUSP. Residência Médica em Clínica Médica pelo Hospital Geral de Fortaleza (HGF).

Giovana de Gobbi Azevedo
Médica Endocrinologista pela Sociedade Brasileira de Endocrinologia e Metabologia (SBEM). Doutoranda em Clínica Médica pela USP.

Gustavo Jardim Volpe
Médico Assistente da Divisão de Cardiologia do Departamento de Clínica Médica da Faculdade de Medicina de Ribeirão Preto (FMRP) da USP.

Gustavo Novelino Simão
Médico Radiologista pela Faculdade de Medicina de Ribeirão Preto (FMRP) da USP. Mestrado e Doutorado pela FMRP-USP. Médico do Setor de Neurorradiologia do HC-FMRP-USP. Médico Radiologista da CEDIRP (Ribeirão Preto). Membro Titular do Colégio Brasileiro de Radiologia.

Helena Palocci
Médica-residente de Geriatria pela Faculdade de Medicina da USP. Residência em Clínica Médica pelo Hospital das Clínicas da Faculdade de Medicina de Ribeirão Preto (FMRP) da USP.

Helena Teixeira Araújo da Silva
Graduação em Medicina pela Universidade Federal de Pernambuco. Residência em Clínica Médica pelo Hospital das Clínicas da UFPE. Médica-residente de Geriatria no Hospital das Clínicas da Faculdade de Medicina de Ribeirão Preto (FMRP) da USP.

Jarbas de Sá Roriz Filho
Professor do Departamento de Medicina Clínica da Universidade Federal do Ceará

(FAMED-UFC). Doutor em Ciências Médicas pela Faculdade de Medicina de Ribeirão Preto da USP (FMRP-USP). Residência em Clínica Médica e Geriatria no Hospital das Clínicas da FMRP-USP. Especialista em Geriatria pela Sociedade Brasileira de Geriatria e Gerontologia (SBGG). Presidente do Instituto de Geriatria e Gerontologia do Ceará (INGGÁ).

João Carlos Papaterra Limongi
Doutor em Neurologia pela USP. Neurologista do Grupo de Distúrbios do Movimento do Hospital das Clínicas da Faculdade de Medicina da USP. Membro Titular da Academia Brasileira de Neurologia.

João Henrique Nogueira
Residência Médica em Hematologia e Hemoterapia pelo Hospital das Clínicas da Faculdade de Medicina de Ribeirão Preto (FMRP) da USP. Especialista em Hematologia e Hemoterapia pela ABHH. Médico Assistente do Serviço de Hemoterapia da Fundação Hemocentro de Ribeirão Preto.

José Renato G. Amaral
Graduado em Medicina pela Faculdade de Medicina da USP. Residência em Clínica Médica pela FMUSP. Especialista em Clínica Médica pela SBCM/AMB. Residência em Geriatria e Gerontologia pela FMUSP. Especialista em Geriatria pela SBGG/AMB. Médico Assistente do Serviço de Geriatria do HCFMUSP. Coordenador dos cursos teóricos de Educação Continuada e Atualização em Geriatria da Disciplina de Geriatria da FMUSP.

José Rosemberg Costa Lima Filho
Neurologista, *Fellowship* em Neurologia Vascular e Neurossonologia no HCFMRP-USP. Pós-graduando no Programa de Mestrado Profissional em Neurologia do Departamento de Neurociências e Ciências do Comportamento da Faculdade de Medicina de Ribeirão Preto da USP.

Juarez Roberto Vasconcelos
Médico-residente em Gastroenterologia da Faculdade de Medicina de Ribeirão Preto (FMRP) da USP.

Juliano Silveira de Araújo
Graduação em Medicina pela Universidade Estadual do Piauí (UESPI). Residência em Clínica Médica pela Universidade Federal do Rio Grande do Norte (UFRN). Residência em Geriatria pela Faculdade de Medicina da USP (FMUSP). Título de Especialista pela Sociedade Brasileira de Geriatria e Gerontologia (SBGG). Especialização em Distúrbios da Cognição pela FMUSP. Especialização em Cuidados Paliativos pelo IEP do Hospital Sírio-Libanês. Diretor Científico da ABRaz (Associação Brasileira de Alzheimer), Seccional RN. Médico do Serviço de Cuidados Paliativos do Hospital Monsenhor Walfredo Gurgel (HMWG).

Laís Araújo dos Santos Vilar
Médica Geriatra pelo Hospital das Clínicas da Faculdade de Medicina de Ribeirão Preto (FMRP) da USP. Residência de Clínica Médica pela Faculdade de Medicina da USP.

Laiss Bertola de Moura Ricardo
Pesquisadora de Pós-doutorado na Escola Paulista de Medicina da Unifesp. Pós-doutorado pela USP. Doutora e Mestre pela Universidade Federal de Minas Gerais. Psicóloga e Neuropsicóloga.

Lara Guimarães Queiroz Silva
Médica pela Escola Bahiana de Medicina e Saúde Pública. Residência de Neurologia no Hospital São Rafael. *Fellowship* em Neurologia Vascular e Neurossonologia na USP Ribeirão Preto.

Lígia Carvalheiro Fernandes
Enfermeira do Tribunal Regional do Trabalho da 2ª Região (TRT2). Especialista em Gestão em Enfermagem e Gestão Pública.

Leonardo Pippa Gadioli
Médico Assistente do Centro de Cardiologia do Hospital das Clínicas da Faculdade de Medicina de Ribeirão Preto (FMRP) da USP. Responsável pelos Ambulatórios de Cardio-Oncologia e Reabilitação. Doutorado em Ciências Médicas pela FMRP-USP.

Leonardo Trovo Zilotti
Médico-residente do Serviço de Geriatria do Hospital das Clínicas da Faculdade de Medicina da USP.

Loren Suyane Oliveira de Andrade
Geriatra pela SBGG/AMB. Geriatria pelo HC-FMUSP. Cardiogeriatria pelo InCor-HCFMUSP.

Luciana Louzada Farias
Médica Geriatra formada pelo Hospital das Clínicas da Faculdade de Medicina da USP. Titulada pela SBGG. Diretora da SBGG SP 2022-24. Preceptora do Serviço de Geriatria do HCFMUSP e do Servidor Público Estadual de São Paulo. Coordenadora da Equipe de Cuidados Paliativos da Rede de Hospitais São Camilo de São Paulo e Samaritano Higienópolis – SP. Coordenadora da Equipe de Geriatria do Hospital São Camilo Ipiranga – SP.

Luis Felipe Moraes Falavigna
Médico Geriatra. Membro da Sociedade Brasileira de Geriatria e Gerontologia. Livre-docente do curso de medicina do Centro Universitário de Maringá (UniCesumar).

Madson Alan Maximiano-Barreto
Psicólogo. Doutorando em Psicologia. Mestre em Gerontologia pela Universidade Federal de São Carlos (UFSCar).

Marcelo Bezerra de Menezes
Docente do Departamento de Clínica Médica da Faculdade de Medicina de Ribeirão Preto (FMRP) da USP. Doutor em Clínica Médica pela FMRP-USP.

Marcelo Valente
Professor do Setor de Geriatria da Santa Casa de São Paulo e da Faculdade de Medicina do ABC. Presidente da Sociedade Brasileira de Geriatria e Gerontologia.

Marcos Daniel Cabral Saraiva
Doutorado em Ciências Médicas pela Faculdade de Medicina da Universidade de São Paulo (FMUSP). Título de Especialista em Geriatria pela Sociedade Brasileira de Geriatria e Gerontologia (SBGG). Coordenador da Disciplina de Geriatria da Faculdade de Ciências Médicas da Santa Casa de São Paulo. Médico Colaborador do Serviço de Geriatria do Hospital das Clínicas da FMUSP.

Marcos Hortes N. Chagas
Doutorado em Neurociências. Médico Psicogeriatra. Coordenador do Programa de Residência Médica em Psiquiatria do Instituto Bairral de Psiquiatria. Professor afiliado do Programa de Pós-graduação em Saúde Mental da USP.

Marcus Vinicius Simões
Professor Associado de Cardiologia da Faculdade de Medicina de Ribeirão Preto (FMRP) da USP. Coordenador da Clínica de Insuficiência Cardíaca do HC-FMRP-USP.

Maria do Carmo Sitta
Professora Colaboradora da Disciplina de Geriatria da Faculdade de Medicina da USP. Médica supervisora da Disciplina de Geriatria na COREME (Comissão de Residência Médica da FMUSP). Médica Supervisora do Grupo de Interconsultas do Serviço de Geriatria do HCFMUSP. Médica Coordenadora do Ambulatório de Osteoporose do Serviço de Geriatria do HCFMUSP. Doutora em Medicina pelo Departamento de Patologia da FMUSP.

Maria Guiomar Silveira de Araújo Azevedo
Graduação em Pedagogia pela Universidade Federal do Rio Grande do Norte (UFRN). Graduação em Psicologia pela Universidade Potiguar (UnP) – RN. Especialista em Terapia Cognitivo-Comportamental pela UNIFIA-SP. Especialista em Gerontologia e Políticas Públicas do Envelhecimento Humano pela Unifacex – RN.

Maria Laura Lazaretti Perini
Geriatra pela Faculdade de Medicina da USP. Título de Geriatria pela Sociedade Brasileira de Geriatria e Gerontologia (SBGG). *Fellowship* Oncogeriatria pelo Instituto do Câncer do Estado de São Paulo (ICESP).

Mariana Garcia da Freiria Duarte
Geriatra pelo Serviço de Geriatria do Hospital das Clínicas da Faculdade de Medicina da USP. Especialista em Geriatria pela Sociedade Brasileira de Geriatria e Gerontologia – SBGG/AMB. Especialista em Cuidados Paliativos. Mestre em Ciências Médicas pela Faculdade de Medicina de Ribeirão Preto (FMRP) da USP. Professora de Geriatria e Cuidados Paliativos na Universidade de Ribeirão Preto (UNAERP).

Márlon Juliano Romero Aliberti
Médico Especialista em Geriatria e Gerontologia pela Sociedade Brasileira de Geriatria e Gerontologia (SBGG). Doutor em Ciências Médicas pela Faculdade de Medicina da Universidade de São Paulo (FMUSP). Professor da Disciplina de Geriatria do Departamento de Clínica Médica da FMUSP e da Pós-graduação *stricto sensu* do Instituto de Ensino e Pesquisa (IEP) do Hospital Sírio-Libanês.

Mayra de Almeida Frutig
Médica Geriatra pelo Hospital das Clínicas Faculdade de Medicina da USP. Especialista em Geriatria pela SBGG/AMB. Título de área de atuação em Cuidados Paliativos pela AMB.

Michele Melo Bautista
Geriatria pela USP. Residência em Clínica Médica pela Universidade Federal de Pernambuco. Pós-graduação em Distúrbios da Memória e Comportamento do Idoso pela USP. Mestre em Ciências da Saúde pela Universidade de Pernambuco. Vice-presidente da Sociedade Brasileira de Geriatria e Gerontologia seccional Pernambuco. Gerente Médica da Clínica Florense de Recife.

Millene Rodrigues Camilo
Mestrado e Doutorado em Neurologia pela Faculdade de Medicina de Ribeirão Preto (FMRP) da USP. Médica Assistente de Neurologia e Coordenadora da Unidade de AVC do Hospital das Clínicas da FMRP-USP. Professora Colaboradora do Departamento de Neurociências e Ciências do Comportamento da FMRP-USP.

Milton Luiz Gorzoni
Professor Adjunto e Chefe do Departamento de Clínica Médica da Faculdade de Ciências Médicas da Santa Casa de São Paulo.

Milton Roberto Furst Crenitte
Médico Geriatra. Doutor em Ciências pela Faculdade de Medicina da USP. Coordenador Médico do Ambulatório trans 40+ CSE GPS. Professor do curso de Medicina da USCS.

Natalia de Castro Carvalho
Geriatra formada pelo Hospital das Clínicas da Faculdade de Medicina da USP.

Natalia Oliveira Trajano da Silva
Fellow em Promoção da Saúde do Idoso no Hospital das Clínicas da Faculdade de Medicina da USP. Residência de Geriatria pelo Hospital das Clínicas da FMUSP. Residência de Clínica Médica pelo Hospital Guilherme Álvaro em Santos/SP.

Octávio Marques Pontes Neto
Neurologia, Professor Associado do Departamento de Neurociências e Ciências do Comportamento da Faculdade de Medicina de Ribeirão Preto (FMRP) da USP. Chefe do Serviço de Neurologia Vascular e Emergências Neurológicas do HCFMRP-USP. Presidente da Sociedade Brasileira de AVC. Coordenador da Rede Nacional de Pesquisa em AVC. Doutorado e Livre-docência em Neurologia pela FMRP-USP. Pós-Doc no *Massachusetts General Hospital Harvard Medical School.* Membro Titular da Academia Brasileira de Neurologia.

Olga Laura Sena Almeida
Médica Geriatra Titulada pela SBGG/AMIB. Residência em Clínica Médica e Geriatria pelo Hospital das Clínicas da Faculdade de Medicina de Ribeirão Preto (FMRP) da USP. Doutorado em Clínica Médica pela FMRP-USP. Pós-graduação em Cuidado Paliativo pelo Instituto Pallium Membro da Comissão de Oncogeriatria da SBGG e Membro Associado da SBGG e da SIOG.

Pâmela Stábile da Silva
Geriatra do Departamento de Clínica Médica da Faculdade Medicina de Botucatu da Unesp.

Patricia Moreira Gomes
Médica Assistente da Divisão de Endocrinologia do Hospital das Clínicas da Faculdade de Medicina de Ribeirão Preto (FMRP) da USP. Doutora em Clínica Médica pela FMUSP.

Paula Schimidt Brum
Doutora em Ciências pelo Departamento de Neurologia da FMUSP. Mestre em Ciências pelo Instituto de Psiquiatria (IPq) do HCFMUSP. Bacharel em Gerontologia pela USP.

Paulo de Oliveira Duarte
Residência Médica em Clínica Médica e Geriatria pelo Hospital das Clínicas da Faculdade de Medicina de Ribeirão Preto (FMRP) da USP. Especialista em Geriatria pela SBGG/AMB e área de atuação em Cuidados Paliativos/AMB. Especialista em Cuidados Paliativos pelo Instituto Pallium Latinoamérica (Buenos Aires, ARG). Doutor em Ciências Médicas pela Divisão de Geriatria do Departamento de Clínica Médica da FMRP-USP. Presidente da Sociedade Brasileira de Geriatria e Gerontologia – Seção São Paulo – SBGG-SP – gestão 2022-2024.

Paulo Fernandes Formighieri
Mestre e Doutor pela Faculdade de Medicina de Ribeirão Preto (FMRP) da USP. Médico Assistente da Divisão de Geriatria do HCFMRP-USP. Preceptor da Residência em Geriatria – 2020-2024.

Paulo Henrique Aires de Freitas
Médico pela Universidade Federal Uberlândia. Residência Médica em Clínica Médica pelo Hospital das Clínicas de Ribeirão Preto da USP. Residência em Oncologia Clínica pelo A.C. Camargo Cancer Center (São Paulo).

Paulo José Fortes Villas Boas
Professor Associado Livre-docente da Disciplina de Geriatria do Departamento de Clínica Médica da Faculdade de Medicina de Botucatu da Unesp. Especialista em Geriatria pela Sociedade Brasileira de Geriatria e Gerontologia.

Pedro Manoel Marques Garibaldi
Residência Médica em Clínica Médica pelo Hospital das Clínicas da Faculdade de Medicina de Ribeirão Preto (FMRP) da USP. Residência Médica em Hematologia e Hemoterapia pelo HCFMRP-USP. Médico Assistente da Disciplina de Hematologia e Hemoterapia do HCFMRP-USP.

Raif Restivo Simão
Graduação em Medicina pela Faculdade de Medicina da USP. Residência em Clínica Médica pelo HCFMUSP. Preceptor da Residência de Clínica Médica e Médico Assistente da equi-

pe de Hospitalistas no HCFMUSP em 2020. Professor da Disciplina de Estações Clínicas na Universidade Municipal de São Caetano do Sul em 2020 e 2021. Residente de Geriatria pelo HCFMUSP.

Renato Braga Vieira
Residência Médica pelo Hospital Geral de Fortaleza (SESA). Residência Médica em Geriatria em andamento no Hospital Universitário Walter Cantídio da Universidade Federal do Ceará (UFC).

Roberta Diehl Rodriguez
Neurologista do Grupo de Neurologia Cognitiva e do Comportamento (GNCC) do Departamento de Neurologia do Hospital das Clínicas da Faculdade de Medicina da USP.

Rômulo Rebouças Lobo
Residência Médica em Clínica Médica no Hospital das Clínicas da Faculdade de Medicina de Ribeirão Preto (FMRP) da USP. Residência Médica em Geriatria no HCFMRP-USP. Título de Especialista em Geriatria da SBGG. Médico Assistente do Serviço de Geriatria do Hospital Universitário Walter Cantídio da Universidade Federal do Ceará (UFC). Professor Adjunto da Faculdade de Medicina da Universidade Federal do Ceará (UFC).

Sami Liberman
Professor Doutor em Geriatria. Médico Assistente do Serviço de Geriatria do Hospital das Clínicas da Faculdade de Medicina da USP.

Sandro da Costa Ferreira
Médico Assistente Doutor da Divisão de Gastroenterologia do Hospital das Clínicas da Faculdade de Medicina de Ribeirão Preto (FMRP) da USP. Mestre e Doutor em Ciências pela FMRP-USP. Membro Titular da FBG, SBH e GEDIIB. Coordendor do Ambulatório de Doenças Inflamatórias Intestinais da Divisão de Gastroenterologia do HCFMRP-USP.

Simone Bonafé Gianotto
Doutorado em Ciências da Saúde pela Unifesp. Professora Adjunta do curso de Medicina da Universidade Estadual de Maringá. Professora Adjunta do curso de Medicina da UniCesumar.

Silvio Ramos Bernardes da Silva Filho
Médico Assistente do Serviço de Geriatria do Hospital das Clínicas da Faculdade de Medicina de Ribeirão Preto (FMRP) da USP. Médico Assistente da Clínica Médica do Hospital Estadual de Ribeirão Preto. Responsável pelo Ambulatório de Demências do HCFMRP-USP. Doutor em Ciências Médicas pela FMRP-USP.

Tabatha Loureiro de Proença Sé
Especializanda em Geriatria no Hospital das Clínicas da Faculdade de Medicina da USP.

Thiago Junqueira Avelino da Silva
Professor Livre-docente pela Faculdade de Medicina da USP. Médico do Serviço de Geriatria da Faculdade de Medicina da USP.

Thiago Oscar Goulart
Médico, Neurologista, Neurologia Vascular, Neurossonologista do Hospital das Clínicas da Faculdade de Medicina de Ribeirão Preto (FMRP) da USP. Mestrando em Neurologia pela USP. MBA Data Science and Analytics pela USP. Título de Neurossonologia.

Valmir Machado de Melo Filho
Médico-residente de Geriatria pela Faculdade de Medicina da USP. Residência em Clínica Médica pelo Hospital do Servidor Público Estadual – IAMSPE.

Vânia Ferreira de Sá Mayoral
Professora Doutora. Médica do Serviço de Geriatria do Hospital das Clínicas da Faculdade de Medicina de Botucatu da Unesp. Especialista em Geriatria pela SBGG/AMB.

Venceslau Antonio Coelho
Médico Geriatra. Colaborador do Serviço de Geriatria do Hospital das Clínicas da Faculdade de Medicina da USP.

Victor de Carvalho Brito Pontes
Professor de Geriatria da Universidade Federal de Pernambuco (UFPE). Doutor em Ciências Médicas pela FMRP-USP. Residência Médica em Geriatria no Hospital das Clínicas da FMRP-USP. Geriatra Titulado pela Sociedade Brasileira de Geriatria e Gerontologia.

Vinicius Barbosa de Oliveira Silva
Médico-residente em Geriatria no Hospital das Clínicas da Faculdade de Medicina da USP. Membro do Grupo de Pesquisa em Urgências Geriátricas do Hospital Sírio-Libanês.

Wilson Roberto Picco Júnior
Médico graduado pela Faculdade de Medicina de Ribeirão Preto (FMRP) da USP. Especialista em Clínica Médica pelo HC-FMRP-USP. Especialista em Geriatria pelo HC-FMRP-USP.

Sumário

Seção II – Doenças cardiovasculares nos idosos

Seção III – Doenças pulmonares e gastrointestinais

Seção IV – Doenças osteomioarticulares

Seção V – Neoplasias, doenças hematológicas, endocrinológicas e geniturinárias no idoso

Seção VI – Neuropsiquiatria geriátrica

Seção VII – Cuidados em situações especiais

Apêndice

Prefácio

Eu sempre começo a leitura de um livro pelo prefácio. Eu gosto de ler prefácios, pois eles frequentemente retratam o que vem pela frente.

Ao ser convidado para escrever o prefácio desta obra, fiquei muito lisonjeado e o convite somente poderia ser explicado pela amizade que tenho, há mais de uma década, com os editores: Paulo de Oliveira Duarte e José Renato G. Amaral, dois expoentes geriatras brasileiros com sólida formação na área. Ambos fizeram as suas residências médicas em programa de geriatria em grandes hospitais vinculados a duas Faculdades de Medicina da Universidade de São Paulo, o Dr. Paulo em Ribeirão Preto/SP e o Dr. José Renato em São Paulo.

Vários cargos importantes na Seção São Paulo da Sociedade Brasileira de Geriatria e Gerontologia também foram ocupados por estes editores e, atualmente, o Dr. Paulo preside tal instituição científica.

O desfecho exitoso do "Curso de Atualização em Geriatria" organizado pelos Drs. Paulo e José Renato resultou no livro *Geriatria: prática clínica*, e o resultado só poderia ser um: sucesso. Tal livro foi muito bem aceito pelos leitores, que queriam ou precisavam aprofundar em assuntos relacionados ao envelhecimento e a consequência disso foi que a edição se esgotou para a comercialização.

Nasce, então, a segunda edição do *Geriatria: prática clínica*. Edição ampliada em 15 novos temas e atualizada. A segunda edição é apresentada com 55 capítulos distribuídos adequadamente em 7 seções. Os assuntos dos capítulos foram cuidadosamente escolhidos baseados em importância e aplicabilidade clínica. Outra característica desta obra é a qualidade dos autores de diferentes gerações: seniores e juniores de diferentes regiões e serviços formadores de geriatras.

A combinação da felicidade na escolha dos temas mais importantes na área do envelhecimento com a espetacular qualidade dos autores e a sublime coordenação dos editores certamente resultarão em mais um sucesso de aceitação pelos leitores ávidos em conhecimento na área de geriatria, sejam eles alunos de graduação, pós-graduação e médicos-residentes.

Atualmente, com a facilidade de busca de informações, esta obra é apresentada por ter todas as características acima descritas associada à qualidade imprescindível: oferecer conteúdo confiável.

Boa leitura!

Julio Cesar Moriguti

Apresentação

Em 2020, Paulo de Oliveira Duarte e eu lançamos a primeira edição do *Geriatria: Prática Clínica*, motivados pelo sucesso do "Curso de Atualização em Geriatria", da Manole Educação. O livro foi muito bem recebido pelo público; de fato, nossos colaboradores se esmeraram em produzir um bom material. Na verdade, inicialmente, eu creditava boa parte dos elogios que o livro estava recebendo à estima que uma parcela significativa de quem nos deu essa devolutiva tem por nós. Depois, no decorrer desses três anos, observei que o livro estava agradando mesmo o pessoal interessado em estudar Geriatria por meio de uma fonte concisa e confiável, que afinal foi nosso objetivo.

O livro precisou ser reimpresso em 2021 e agora chegou a vez de sua reedição. Para nós, é a prova do sucesso deste projeto e um novo desafio, já que, nesses três anos, muita coisa mudou, não apenas na matéria médica em si, mas no próprio mercado editorial e na maneira como as pessoas adquirem ou se relacionam com a informação. Nós, da produção, seguimos empenhados em satisfazer um público exigente.

Esperamos, pois, que você, leitor, tenha neste livro um companheiro agradável, fidedigno e útil. Embora esta nova edição traga novos tópicos, não foi nossa pretensão abranger todo o escopo da Geriatria, mas acreditamos que os principais problemas do cotidiano na prática clínica foram discutidos na obra. Não podemos deixar de agradecer imensamente aos nossos colaboradores, que têm tornado possível a elaboração e o aprimoramento do material. E logicamente, agradecemos a você, leitor, por confiar no nosso trabalho.

Boa leitura!

José Renato G. Amaral

SEÇÃO I

Envelhecimento individual, iatrogenias e prevenção

Avaliação geriátrica ampla e peculiaridades da consulta geriátrica

1

Paulo de Oliveira Duarte
José Renato G. Amaral
Márlon Juliano Romero Aliberti

"Não se gerencia o que não se mede, não se mede o que não se define, não se define o que não se entende, e não há sucesso no que não se gerencia."

Willian Edwards Deming (1900-1993)

INTRODUÇÃO E CONCEITOS

A avaliação geriátrica ampla (AGA) – também conhecida como avaliação geriátrica multidimensional (AGM) ou avaliação geriátrica global (AGG) – é definida como um processo diagnóstico multidimensional, preferencialmente interdisciplinar, que complementa o exame clínico tradicional. Ela serve de base para a determinação das deficiências, incapacidades e desvantagens do indivíduo idoso, possibilitando o estabelecimento de um plano de cuidado individualizado tanto do ponto de vista médico como do psicossocial e do funcional, visando restaurar ou mesmo preservar a saúde do paciente.

Marjory Warren (1897-1960), considerada a "mãe da geriatria", foi quem estabeleceu os conceitos iniciais da AGA. Seus artigos chamam a atenção pela relevância dada aos aspectos mais amplos em relação à saúde do idoso, com atenção a diversas questões: médica, social e funcional, com o envolvimento de equipes multidisciplinares e a importância do ambiente físico e da reabilitação no processo de saúde. Desde então, diversos autores vêm contribuindo para o aprimoramento da AGA.

O cuidado em saúde de um idoso estende-se para além do tratamento médico tradicional da doença. Requer a avaliação de vários problemas, incluindo componentes físicos, cognitivos, afetivos, sociais, financeiros, ambientais e espirituais que influenciam a saúde do idoso.

Condições geriátricas como fragilidade, comprometimento funcional e demência são comuns, mas frequentemente não são reconhecidas ou sequer tratadas de maneira adequada. A identificação de condições geriátricas por meio da realização de uma avaliação geriátrica pode ajudar os serviços de saúde a gerenciar essas condições e prevenir ou retardar suas complicações.

"Síndrome geriátrica" é um termo usado para se referir a condições de saúde comuns em idosos que não se encaixam em categorias de doenças "órgão-específicas" e que frequentemente têm causas multifatoriais. A lista inclui condições como comprometimento cognitivo, alterações do humor, *delirium*, incontinências, desnutrição, fragilidade, quedas, tonturas, distúrbios da marcha, lesões por pressão, distúrbios do sono, iatrogenias, déficits sensoriais e até mesmo insuficiência do suporte familiar e social. Essas condições repercutem de forma importante na funcionalidade e qualidade de vida dos idosos. Por meio da AGA, essas síndromes geriátricas podem ser mais bem identificadas, permitindo o desenvolvimento de um plano global de tratamento e acompanhamento a médio e longo prazos.

Convém ressaltar que a AGA detecta as deficiências, incapacidades e desvantagens, mas é imprecisa quando realizada isolada do exame clínico tradicional para diagnosticar o dano ou lesão responsável por elas. Portanto, a avaliação médica se torna imprescindível.

EVIDÊNCIAS CIENTÍFICAS

Metanálises de estudos randomizados envolvendo a AGA demonstraram diminuição do número de admissões hospitalares e em instituições de longa permanência (ILP), melhora da capacidade funcional, cognitiva e diminuição da mortalidade geral. Esses benefícios são demonstrados principalmente em unidades de pacientes hospitalizados. Em condições ambulatoriais é mais difícil demonstrar tais benefícios, tendo em vista o maior desafio de selecionar os pacientes com maior risco de declínio funcional, institucionalização ou morte nesses estudos.

Mesmo que inconsistências existam sobre os benefícios da AGA, sabe-se que esse modelo global de atenção à saúde promove a identificação de condições não detectadas pela avaliação tradicional, melhora a satisfação com os cuidados recebidos e impacta positivamente na qualidade de vida dos idosos. O Quadro 1 demonstra os benefícios da AGA em diferentes cenários de assistência.

De maneira geral, as evidências apontam a importância de identificar os pacientes apropriados. Em geral, os pacientes que mais serão beneficiados com a AGA são aqueles idosos com:

- Idade acima de 80 anos.
- Comorbidades médicas crônicas, como insuficiência cardíaca (IC), doença pulmonar obstrutiva crônica (DPOC) e câncer.
- Transtornos psicossociais, como depressão ou isolamento social.
- Condições geriátricas já conhecidas, como demência, fragilidade, incapacidade ou quedas.
- Elevada utilização dos serviços de saúde.
- Mudança na situação de vida (perda de independência, necessidade de supervisão ou institucionalização).

A AGA deve envolver a avaliação sistemática dos domínios relevantes em pacientes idosos, usando sempre que possível instrumentos já validados em nossa população. Seu tempo de aplicação será tanto maior quanto maior for o número de componentes avaliados. Deve

QUADRO 1 Benefícios da AGA em diferentes cenários de assistência

Cenário	Desfecho
Hospital	▪ Redução de institucionalização
	▪ Maior taxa de alta para casa
	▪ Manutenção ou melhora da funcionalidade
	▪ Maior sobrevida
	▪ Melhor custo-efetividade
Comunidade	▪ Redução de institucionalização
	▪ Manutenção ou melhora da funcionalidade
	▪ Diminuição das admissões hospitalares
	▪ Menor estresse do cuidador
Ortogeriatria	▪ Maior taxa de alta para casa
	▪ Recuperação funcional precoce
	▪ Menor incidência de *delirium*
	▪ Maior sobrevida
Oncogeriatria	▪ Melhor tomada de decisão terapêutica
	▪ Maior tolerância à quimioterapia
	▪ Maior sobrevida
Pré-operatório	▪ Menor complicação pós-operatória
	▪ Redução do tempo de internação
	▪ Menor incidência de *delirium*

AGA: avaliação geriátrica ampla.

abranger também a criação de planos de gerenciamento para os problemas detectados após a avaliação. Por isso é importante a presença de uma equipe multiprofissional treinada na avaliação, tratamento e acompanhamento dos pacientes e familiares.

COMPONENTES DA AVALIAÇÃO GERIÁTRICA AMPLA

Os principais componentes da AGA são:

- Capacidade funcional.
- Instabilidade postural, da marcha e quedas.
- Cognição.
- Humor.
- Polifarmácia.
- Suporte financeiro e social.
- Metas de cuidado.
- Preferências do paciente e de familiares.

Os componentes adicionais que também devem estar presentes são:

- Avaliação nutricional e alterações do peso.
- Incontinências.
- Aspectos sexuais.
- Alterações da visão e audição.
- Saúde oral.
- Condições de moradia e atividades sociais.
- Espiritualidade.

Ao longo desta obra, o leitor terá contato com cada um desses componentes de maneira detalhada dentro de cada capítulo, além de escalas de avaliação e triagem selecionadas no Apêndice do livro. Chama-se a atenção, entretanto, para o primeiro e principal componente da AGA: a capacidade funcional.

CAPACIDADE FUNCIONAL

Pode ser definida pela capacidade do indivíduo de executar tarefas cotidianas (básicas ou mais complexas) necessárias para a vida independente na comunidade. Ela é bastante heterogênea nos idosos, tendo em vista que depende, além das condições clínicas, de suas condições sociais, psicológicas, cognitivas, ambientais e até espirituais (Figura 1).

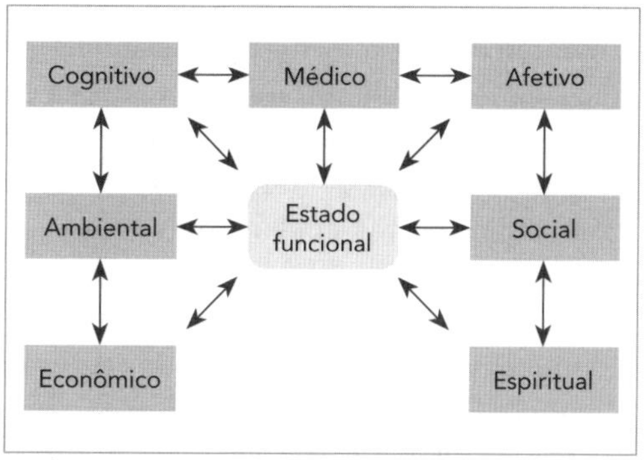

FIGURA 1 Determinantes do estado funcional.

INTERAÇÕES DAS DIVERSAS DIMENSÕES DA AVALIAÇÃO GERIÁTRICA X CAPACIDADE FUNCIONAL

Avaliar a capacidade funcional de um paciente é extremamente importante para a definição do nível de recursos, sejam propedêuticos, diagnósticos ou terapêuticos, mais apropriados para serem dispensados àquele indivíduo em ambiente ambulatorial, domiciliar ou hospitalar.

A avaliação das atividades básicas da vida diária (ABVD) e das atividades instrumentais da vida diária (AIVD) é o padrão ouro da avaliação funcional. Elas foram descritas pela primeira vez há mais de 50 anos. Trata-se de medições de desempenho de várias tarefas de autocuidados. As principais escalas de ABVD são: índice de Barthel, que mede a independência funcional nos domínios cuidado pessoal, mobilidade, locomoção e eliminações (validado para aplicação em idosos brasileiros desde 2010), e escala de Katz, desenvolvida para a avaliação de idosos e para predizer o prognóstico nos doentes crônicos. Constituída por 6 itens que medem o desempenho do indivíduo nas atividades de autocuidado e obedecem a uma hierarquia de complexidade, da seguinte forma: alimentação, controle de esfíncteres, transferência, higiene pessoal, capacidade para se vestir e tomar banho. Tem a limitação de não avaliar o item deambulação. Sua adaptação transcultural foi publicada em 2008. Já as AIVD (fazer compras, cozinhar, limpar, usar meios de transportes ou dirigir, usar medicamentos, cuidar das finanças, usar o telefone) envolvem tarefas mais complexas. Portanto, serão as primeiras a serem perdidas, já que requerem a preservação dos diversos domínios da AGA.

Os provedores de serviços médicos devem perguntar aos pacientes se eles conseguem completar essas tarefas de modo independente, se precisam de ajuda ou se são totalmente dependentes de outras pessoas. Durante o processo de obtenção de históricos funcionais, é fundamental buscar ajuda em consentimentos informados com os membros da família ou de outros cuidadores, sobretudo nos casos de pacientes que sofrem de problemas cognitivos.

Uma das críticas ao uso da AGA diz respeito ao tempo exigido para sua aplicação. De fato, trata-se de avaliação detalhada e, como já foi dito, idealmente realizada por equipe multiprofissional. Por ser um instrumento que exige tempo e disponibilidade profissional, a seleção de quais pacientes se beneficiam mais dele é importante para a adequada alocação de recursos. Em nosso meio, têm sido tentados modelos mais enxutos de AGA, com resultados iniciais animadores quanto à validade e à capacidade de estratificação. A AGC-10 constitui um instrumento de aplicação rápida e fácil, que foi validado no Serviço de Geriatria do Hospital das Clínicas da Faculdade de Medicina da Universidade de São Paulo (HC-FMUSP), composto por 10 itens:

1. Suporte social.
2. Uso do sistema de saúde.
3. Quedas.
4. Medicações.
5. Funcionalidade.
6. Cognição.
7. Autopercepção de saúde.
8. Sintomas depressivos.
9. Nutrição.
10. Velocidade de marcha.

Esse instrumento exprime o risco de desfechos adversos como dependência, institucionalização ou morte. Ele também estará disponível no Apêndice deste livro.

CONSIDERAÇÕES FINAIS

Ainda é necessária a demonstração mais robusta de que toda essa gama de informações trazida pela AGA, bem como sua capacidade de estimar prognóstico, reflete-se em cuidado mais adequado no seguimento de longo prazo de pacientes em nível de cuidado mais básico. Mas já está bem demonstrado que a aplicação da AGA em situações críticas ou específicas, como a avaliação pré-operatória e o cuidado agudo do paciente internado, tem um impacto mais positivo na tomada de decisões e nos desfechos do que no ambiente ambulatorial de rotina.

Não obstante, a AGA pode ser bastante útil na tomada de decisões mais corriqueiras na prática clínica diária, como na avaliação da pertinência de efetuar rastreio de neoplasias, objetivos e metas terapêuticas, iniciar ou não medicamentos com fins profiláticos.

MODELO DE AVALIAÇÃO GERIÁTRICA AMPLA (AGA) PROPOSTO PELA SOCIEDADE BRASILEIRA DE GERIATRIA E GERONTOLOGIA (SBGG) MODIFICADO

Nome: ______________________		Idade: ________	Sexo: Fem. [ ] Masc. [ ]
Escolaridade Analfabeto [ ] 1-4 anos [ ] 5-8 anos [ ] > 8 anos [ ]	Situação conjugal Casado/ união consensual [ ] Divorciado [ ] Viúvo [ ] Solteiro [ ] Separado [ ]	Ocupação Aposentado com outra ocupação [ ] Aposentado sem outra ocupação [ ] Trabalhos domésticos [ ] Trabalho fora do domicílio [ ]	Renda Aposentadoria [ ] Pensão [ ] Mesada dos filhos [ ] Trabalho [ ] Outras ________
Local de residência Casa térrea [ ] Casa duplex [ ] Apartamento [ ] ILP [ ] Outros [ ]	Residência Sozinho [ ] Filhos [ ] Outros familiares [ ] Empregada doméstica [ ] Cuidadores [ ] Outros [ ]	Religião Católica [ ] Evangélica [ ] Espírita [ ] Budista [ ] Outra [ ]	Atividades sociais Sim [ ] Não [ ] Quais? ________

ILP: instituição de longa permanência.

INVENTÁRIO DE DOENÇAS PRÉVIAS E MEDICAMENTOS REFERENCIAIS

Doença(s)	Medicamento(s)	Como usa?	Tempo de uso

DIMENSÃO CLÍNICA

<table>
<tr><td>Visão normal [ ]
Déficit visual [ ]
Usa corretores [ ]</td><td>Audição normal [ ]
Déficit auditivo [ ]
Usa corretores [ ]</td><td>Continência fecal [ ]
Incontinência fecal [ ]
Tempo: ____________
Continência urinária [ ]
Incontinência urinária [ ]
Tempo: ____________</td><td>Sono normal [ ]
Distúrbio do sono [ ]
Qual?
____________</td></tr>
<tr><td colspan="2">Doenças cardiovasculares
Sim [ ] Não [ ]
____
Doenças osteoarticulares
Sim [ ] Não [ ]
____________</td><td colspan="2">Uso de órteses:
____
Uso de próteses:
____________</td></tr>
<tr><td>Situação vacinal:
Influenza [ ]
Pneumococo [ ]
13/23 [ ]
Tétano [ ]
Varicela-zóster [ ]
Hepatite B [ ]
Febre amarela [ ]</td><td colspan="2">Data da última vacina para:
Influenza ____________
Tétano ____________
Pneumococo ____________</td><td>Quedas nos últimos 12 meses?
Sim [ ] Não [ ]
Quantas? ____________
Como? ____________
____________</td></tr>
<tr><td>Polifarmácia
Sim [ ] Não [ ]</td><td>Fumante [ ]
Carga tabágica ____________
Não fumante [ ]
Ex-fumante [ ]
Parou há quanto tempo?
____________</td><td>Uso seguro de álcool [ ]
Uso nocivo de álcool [ ]
Dependência de álcool [ ]
Não bebe [ ]
Se parou, há quanto tempo? ____________</td><td>Não faz atividade física [ ]
Caminhadas [ ]
Musculação [ ]
Hidroginástica [ ]
Outras ____________
Quantas vezes/semana?
____________</td></tr>
</table>

DIMENSÃO FUNCIONAL

Dimensão avaliada	Escores do paciente	Interpretação
ESTADO FUNCIONAL		
Equilíbrio e mobilidade		Risco baixo de quedas [ ] Risco alto de quedas [ ]
"Teste do levantar e andar" (GUG)		Normal [ ] Anormalidade leve [ ] Anormalidade média [ ] Anormalidade moderada [ ] Anormalidade grave [ ]
Atividades básicas de vida diária (ABVD)		Independente [ ] Dependente [ ]
Escala de Barthel para avaliação funcional		< 20: dependência total [ ] 20-35: dependência grave [ ] 40-55: dependência moderada [ ] 60-95: dependência leve [ ] 100: independente [ ]
Atividades instrumentais de vida diária (AIVD)		Independente [ ] Dependente [ ]
Questionário de Pfeffer para atividades funcionais		< 6 pontos: normal [ ] ≥ 6 pontos: comprometido [ ]
COGNIÇÃO		Normal [ ] Déficit [ ]
Miniexame do estado mental (MEEM)		Pontuação normal para a escolaridade [ ] Pontuação alterada para a escolaridade [ ]
Fluência verbal (categoria semântica)		Pontuação normal para a escolaridade [ ] Pontuação alterada para a escolaridade [ ]

(continua)

Dimensão avaliada	Escores do paciente	Interpretação
Teste do desenho do relógio		Pontuação normal [ ] Comprometido [ ]
HUMOR		Normal [ ] Alterado [ ]
Escala de depressão geriátrica de Yesavage (versão 15 itens)		≤ 5 pontos: normal [ ] ≥ 7 pontos: depressão [ ] ≥ 11 pontos: depressão moderada a grave [ ]
ESTADO NUTRICIONAL		Ausência de risco nutricional [ ] Presença de risco nutricional [ ]
Miniavaliação nutricional de Guigóz (MAN)		< 17 pontos: desnutrido [ ] 17-23,5 pontos: risco de desnutrição [ ] ≥ 24 pontos: nutrido [ ]
SUPORTE SOCIAL		Adequado [ ] Não adequado [ ]
Apgar da família e dos amigos		< 3 pontos: disfunção acentuada [ ] 4-6 pontos: disfunção moderada [ ] > 6 pontos: disfunção leve [ ]
Cuidador		Formal [ ] Informal (familiar) [ ] Informal (amigos/outros) [ ]
OUTRAS AVALIAÇÕES		
OBSERVAÇÕES: ______		

EXEMPLO DE AVALIAÇÃO FINAL

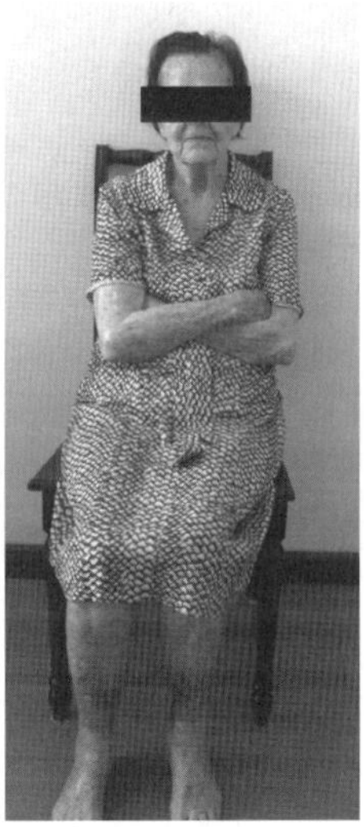

Exemplo: N.L.S., 102 anos, paciente real avaliada pelo autor (autorizada a divulgação).		
[X] Independente	[X] Baixo risco de quedas	[X] Sem risco nutricional
[ ] Dependente	[ ] Alto risco de quedas	[ ] Risco nutricional
[ ] Idoso frágil	[ ] Déficit cognitivo	[X] Suporte social adequado
[X] Idoso não frágil	[X] Sem déficit cognitivo	[ ] Suporte social inadequado

BIBLIOGRAFIA

Aliberti MJR, Apolinario D, Suemoto CK, Melo JA, Fortes-Filho SQ, Saraiva MD, et al. Targeted geriatric assessment for fast-paced healthcare settings: development, validity, and reliability. J Am Geriatr Soc. 2018;66(4):748-54.

Aliberti MJR, Covinsky KE, Apolinario D, Lee SJ, Fortes-Filho SQ, Melo JA, et al. A 10-min targeted geriatric assessment predicts mortality in fast-paced acute care settings: a prospective cohort study. J Nutr Health Aging. 2019;23(3):286-90.

Beswick AD, Rees K, Dieppe P, Ayis S, Gooberman-Hill R, Horwood J, et al. Complex interventions to improve physical function and maintain independent living in elderly people: a systematic review and meta-analysis. Lancet. 2008;371(9614): 725-35.

Costa EFA, Monego ET. Avaliação geriátrica ampla. Revista da UFG. 2003;5(2):11-5. Available: https://www.revistas.ufg.br/revistaufg/article/view/49768 (acesso 26 nov 2019).

Craen KV, Braes T, Wellens N, Denhaerynck K, Flamaing J, Moons P, et al. The effectiveness of inpatient geriatric evaluation and management units: a systematic review and meta-analysis. J Am Geriatr Soc. 2010;58(1):83-92.

Jones DM, Song X, Rockwood K. Operationalizing a frailty index from a standardized comprehensive geriatric assessment. J Am Geriatr Soc. 2004;52(11):1929-33.

Katz S, Downs TD, Cash HR, Grotz RC. Progress in development of the index of ADL. Gerontologist. 1970;10(1):20-30.

Kuo H, Scandrett KG, Dave J, Mitchell SL. The influence of outpatient comprehensive geriatric assessment on survival: a meta-analysis. Arch Gerontol Geriatr. 2004;39(3):245-54.

Lawton MP, Brody EM. Assessment of older people: self-maintaining and instrumental activities of daily living. Gerontologist. 1969;9(3):179-86.

Luk JK, Or KH, Woo J. Using the comprehensive geriatric assessment technique to assess elderly patients. Hong Kong Med J. 2000;6(1):93-8.

Pilotto A, Cella A, Pilotto A, Daragjati J, Veronese N, Musacchio C, et al. Three decades of comprehensive geriatric assessment: evidence coming from different healthcare settings and specific clinical conditions. J Am Med Dir Assoc. 2017;18(2):192.e1-192.e11.

Reuben DB, Rosen S. Principles of geriatric assessment. In: Halter JB, Ouslander JG, Tinetti ME, Studenski S, High KP, Asthana S, editors. Hazzard's Principles of Geriatric Medicine and Gerontology. 6th ed. New York: McGraw-Hill; 2009.

St John PD, Hogan DB. The relevance of Marjory Warren's writings today. Gerontologist. 2014;54(1):21-9.

Stuck AE, Siu AL, Wieland GD, Adams J, Rubenstein LZ. Comprehensive geriatric assessment: a meta-analysis of controlled trials. Lancet. 1993;342(8878):1032-6.

Imunossenescência

2

José Renato G. Amaral

INTRODUÇÃO

O sistema imune é um conjunto de estruturas e processos cujo objetivo é proteger o organismo contra doenças, sejam elas causadas por patógenos exógenos ou disfunções endógenas. Para fins de estudo, costuma-se dividir o sistema imune em dois ramos principais: a imunidade inata e a imunidade adaptativa.

Imunidade inata é um termo que se refere às estruturas e aos mecanismos de defesa que todos os seres vivos possuem, desde o nascimento, e cuja resposta à agressão é rápida e inespecífica, e também sem modulação de intensidade ou formação de memória imune. Já a imunidade adaptativa, uma característica da maioria dos vertebrados, é aquela resposta tardia e específica, com modulação de intensidade da resposta e formação de memória. As alterações do sistema imune no processo de envelhecimento são denominadas imunossenescência.

ALTERAÇÕES NOS COMPONENTES DO SISTEMA IMUNE

As células do sistema imune são derivadas da medula óssea, cuja produção diminui durante o envelhecimento, mas, além dessa condição fundamental, há outras alterações qualitativas e quantitativas na função imune.

Virtualmente, todos os componentes da imunidade sofrem mudanças com o avançar da idade. Vamos procurar sumarizá-las a seguir.

Imunidade inata

- Menor eficiência das barreiras: estruturas como a pele e as mucosas, bem como mecanismos como a acidez gástrica, a justaposição das células da mucosa intestinal ou a produção de muco e batimento ciliar das vias respiratórias, sofrem alterações que resultam em menor eficácia protetora de barreira, ou seja, sua eficácia em impedir que agentes externos penetrem o organismo diminui.
- Menor atividade de macrófagos, menor capacidade fagocítica de neutrófilos, aumento absoluto e relativo da população de células NK (*natural killers*), menor função das células dendríticas.
- Aumento da atividade inflamatória: enquanto a função de barreira diminui, a resposta inflamatória (mediada por macrófagos, neutrófilos, células NK, células dendríticas e proteínas do sistema complemento) pode permanecer cronicamente ativada em um baixo grau, mantendo um nível persistentemente elevado de citocinas inflamatórias circulantes, o que não torna a resposta à agressão aguda mais eficiente

e resulta em consequências negativas no longo prazo, como hipercoagulabilidade e trombose, redução no débito cardíaco e maior resistência à insulina.

Imunidade adaptativa

A imunidade adaptativa é mediada por linfócitos T e B, que medeiam a imunidade celular e humoral, respectivamente.

- Imunidade celular: uma das mais notáveis alterações do envelhecimento é a involução do timo, o órgão onde se dá a maturação dos linfócitos T. Entre a quinta e sexta décadas de vida a involução do timo se completa; a partir de então, o número de células T *naïve* (virgens) declina progressivamente. A diversidade de receptores de membrana das células T também declina com a idade, resultando em pior resposta em face de novas infecções. A população de células T CD4 (auxiliadores ou *helper*) diminui em relação à de células T CD8 (citotóxicos), o que resulta em menor ativação da resposta humoral. Também há declínio na função dos linfócitos T reguladores, uma subpopulação dessas células que se encarrega de limitar a autoimunidade e modular a resposta inflamatória. A imunidade celular é especialmente sensível à carência nutricional, e a linfopenia, no devido contexto, pode ser um dos parâmetros de mau estado nutricional.
- Imunidade humoral: as células B produzem as imunoglobulinas, que medeiam a resposta humoral, em resposta à exposição antigênica, por infecção ou vacinação. Com o envelhecimento, tanto o número de células B precursoras como o daquelas circulantes diminuem, embora a quantidade de anticorpos circulantes permaneça estável ou até possa aumentar. A quantidade de um dado anticorpo específico contra determinado patógeno, porém, tende a ser menor do que em indivíduos mais jovens, e o repertório da resposta humoral, assim como o da resposta celular, diminuem com o avançar da idade.
- Memória imunológica: a função de memória, isto é, a resposta diante de um antígeno ao qual já houve exposição prévia, parece estar bem preservada, porém a formação de novas memórias imunológicas, que depende afinal da orquestração de toda a resposta adaptativa, é menos eficaz nos indivíduos idosos.
- Resposta funcional: a imunidade celular e humoral, no indivíduo idoso, é menos eficaz ante a exposição a novos antígenos, o que repercute clinicamente tanto em maior agravamento em face de novas infecções como em menor resposta à vacinação, o que pode demandar mais doses de reforço.

O Quadro 1 resume as principais alterações celulares que ocorrem na imunossenescência. Como sempre discutimos ao estudar fisiologia do envelhecimento, às alterações resumidas neste capítulo podem se somar tantas outras em função de mau estado nutricional (que compromete ainda mais a imunidade celular) ou doenças crônicas, que tendem a acentuar a inflamação crônica de baixo grau. Assim, fragilidade e comorbidades são condições que potencializam as alterações da imunossenescência.

REPERCUSSÕES CLÍNICAS

Como vimos, o envelhecimento cursa com menor eficácia global da função imune e maior risco de inflamação, infecções, autoimunidade e neoplasias.

Infecções

O risco de complicações infecciosas aumenta proporcionalmente à idade e também em função de fragilidade e de comorbidades, que são condições associadas à aceleração do

QUADRO 1 Alterações celulares associadas ao envelhecimento do sistema imune

Alterações imunológicas associadas ao envelhecimento da resposta imune natural

Tipo celular	Parâmetro
Neutrófilos	▪ Alterações da membrana. ▪ Redução de receptores sinalizadores de função. ▪ Manutenção ou redução do número. ▪ Redução da quimiotaxia, opsonização, fagocitose e produção de radicais livres. ▪ Redução da expressão de moléculas de sinalização. ▪ Preservação da expressão de moléculas de adesão.
Monócitos/macrófagos	▪ Aumento da subpopulação CD16+ (pró-inflamatória). ▪ Desregulação da resposta *Toll-like* receptor. ▪ Redução da capacidade de apresentar antígenos.
Células dendríticas	▪ Redução do número. ▪ Redução da produção de IL-12. ▪ Redução da proporção de células dendríticas plasmocitoides que expressam TLR-7 ou TLR-9.
Células NK	▪ Redução da função compensada com um aumento percentual e absoluto de células (citotoxicidade total mantida). ▪ Redução do número de células CD56*brigth* (imunorregulatórias). ▪ Aumento do número de células CD56dim (citotóxicas). ▪ Preservação da produção de IFN-g. ▪ Redução da produção de quimiocinas.

Alterações imunológicas associadas ao envelhecimento da resposta imune adaptativa

Tipo celular	Parâmetro	
Células T	Contagem: ▪ CD3+. ▪ CD4+. ▪ CD8+. ▪ célula T de memória. ▪ célula T virgem (*naïve*). Função.	 – – – ↑ – Menor proliferação celular
Células B	Contagem Função	– Anticorpos menos potentes e menos específicos (hipergamaglobulinemia)
Produção de citocinas	-Il2 (Th1) ↑Il6 e Il10 (Th2) Desbalanço Th1/Th2	

IFN-g: interferon-gama; IL-12: interleucina 12; NK: natural killers.

processo de imunossenescência. Além da menor resposta adaptativa, a propensão a quadros inflamatórios mais exacerbados e a menor resposta à vacinação concorrem para a maior gravidade das infecções. Outros fatores comumente envolvidos, e passíveis de intervenção para a profilaxia de infecções, são:

- Avaliação do estado nutricional e prevenção/correção de desnutrição.
- Cuidados com as barreiras:
  - Manter a integridade de pele e mucosas.
  - Avaliar a deglutição/proteção de vias aéreas.
  - Preservar a microbiota intestinal (dieta adequada, cuidados com medicações, uso criterioso de antibióticos).
- Controle de doenças crônicas (p. ex., diabetes, doença cardiovascular etc.).
- Vacinação: lembrar que menor resposta não significa ausência de resposta.
- Controle de infecções: lembrar que infecções mantêm o sistema imune ocupado e menos disponível para o controle de novos focos, então possíveis focos de infecção crônica sempre devem ser pesquisados e tratados.

Inflamação

Como visto, a senescência associa-se à hiperativação crônica da resposta inflamatória, que em grau mais acentuado resulta no que se tem chamado de *inflammaging*, termo da língua inglesa cuja tradução tem sido dispensada. Embora não haja uma fronteira clara entre as alterações "normais" da imunossenescência e o *inflammaging*, este tem sido usado para designar o estado inflamatório que comumente se associa a fragilidade e comorbidades em idosos.

Outra questão que pode ser colocada quando se discute inflamação crônica, a fragilidade e comorbidades é qual seria a alteração primordial, uma vez que essas condições tendem a se retroalimentar, resultando em progressivo decréscimo da saúde. Observe-se que o *inflammaging* é tão fundamental para o envelhecimento que os fatores associados a sua prevenção – restrição calórica e atividade física regular – são estratégias conhecidas de promoção da longevidade. Olhando o fenômeno pela perspectiva oposta, vê-se que fatores como obesidade visceral, alterações da flora intestinal e infecções crônicas (principalmente por citomegalovírus – CMV – e vírus da imunodeficiência humana – HIV) são fatores de risco para o estado inflamatório crônico, que, por sua vez, leva ao risco aumentado de:

- Aterosclerose/doença cardiovascular.
- Diabetes tipo 2.
- Disfunção renal crônica.
- Depressão.
- Demência.
- Osteoporose/sarcopenia.
- Fragilidade.

Assim, de acordo com algumas teorias, o *inflammaging* não seria apenas um fenômeno fundamental para a imunossenescência, mas antes seria uma das explicações para toda a senescência.

A Figura 1 ilustra a interação entre o processo inflamatório e algumas condições crônicas comuns na velhice.

Neoplasias

Tanto a imunidade inata como a adaptativa participam da defesa do organismo contra

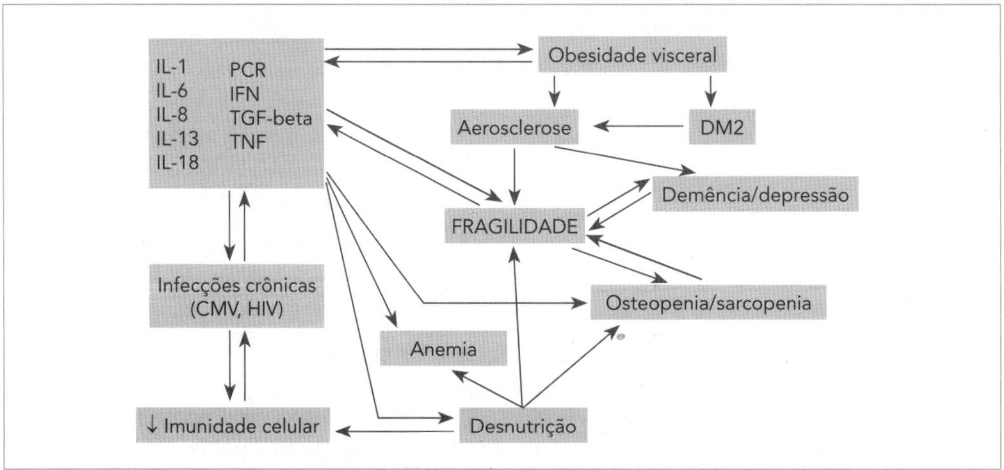

FIGURA 1 *Inflammaging* e adoecimento.
CMV: citomegalovírus; DM2: diabetes mellitus tipo 2; HIV: vírus da imunodeficiência humana; IFN: interferon; IL: interleucina; PCR: proteína C-reativa; TGF-beta: fator de necrose tumoral beta; TNF: fator de necrose tumoral.

células anormais, e a menor eficácia dessas funções deve ser um dos principais fatores a justificar o aumento progressivo na incidência de neoplasias com o avançar da idade, acompanhado da maior exposição acumulada a agentes carcinogênicos e mutações deletérias.

Autoimunidade

A produção de autoanticorpos aumenta com a idade, o que resulta em maior proporção de falsos positivos em testes como fator reumatoide ou fator antinúcleo, bem como em aumento na incidência de doenças autoimunes na velhice. Como as manifestações clínicas dessas doenças podem ser menos típicas que em pacientes mais jovens, e com a maior probabilidade de um teste baseado em autoanticorpos ser simplesmente um falso positivo, o diagnóstico das doenças reumatológicas torna-se mais desafiador em idosos.

Resposta à vacinação

A imunização por vacinas é menos eficaz em idosos, em função das já citadas alterações na resposta celular e humoral. A vacina anti-influenza, por exemplo, tem eficácia entre 70-90% em jovens e adultos, mas que cai para 30-50% após os 65 anos de idade. Não obstante, por serem os indivíduos mais suscetíveis a complicações de doenças como infecções respiratórias (por influenza, coronavírus ou pneumococo) ou herpes-zóster, a vacinação permanece como uma das mais sólidas estratégias de prevenção.

COMO AVALIAR A IMUNOSSENESCÊNCIA

Algo como uma "avaliação da função imune do idoso" restringe-se a pesquisas, e inclui tanto avaliações moleculares como citológicas. Há um "perfil de risco imune" que engloba baixa resposta proliferativa de células T ante um estímulo mitogênico, baixa contagem de células B, relação CD4/CD8 < 1 e soropositividade para citomegalovírus. Na prática, são marcadores clínicos de imunossenescência infecções recorrentes e manifestações de autoimunidade e/ou malignidade. Causas secundárias de imunodeficiência são muito comuns no indivíduo idoso, e incluem desnutrição, malignidade, uso de drogas com efeito imunossupressor ou imunomodulador, doenças perdedoras de proteína, infecções crônicas (HIV, CMV), asplenia e doenças sistêmicas. O Quadro 2 sumariza o que deve ser investigado para a avaliação prática da função imune.

QUADRO 2 Parâmetros de avaliação da função imune

História/exame:
- Infecções recorrentes.
- Herpes-zóster.
- Uso de medicamento imunossupressor/imunomodulador.
- Câncer.
- Autoimunidade.
- Doenças sistêmicas (diabetes, doença renal ou hepática avançadas etc.).
- Perda de proteínas.
- Asplenia.
- Desnutrição.
- Soropositividade para CMV, EBV, HIV.

Laboratório:
- Hemograma.
- Função renal e hepática, incluindo eletroforese de proteínas e urina I.
- Eletrólitos.
- Glicemia.
- Colesterol (para avaliar o estado nutricional).
- Imunoglobulinas séricas.

CMV: citomegalovírus; EBV: vírus Epstein-Barr; HIV: vírus da imunodeficiência humana.

ESTRATÉGIAS PARA A MANUTENÇÃO DA SAÚDE DO SISTEMA IMUNE

Conforme observado, algumas situações comprometem o desempenho do sistema imune, como desnutrição, infecções crônicas ou estado inflamatório persistente. Intervenções visando evitar essas condições podem contrabalançar os efeitos negativos da imunossenescência.

Nutrição

O bom estado nutricional é fundamental para a saúde do sistema imune. A maioria das vitaminas e alguns oligoelementos, como selênio, cobre, zinco e ferro, participam em uma ou mais etapas da resposta à agressão, que também depende, evidentemente, do adequado aporte calórico e proteico. Uma dieta adequada é capaz de prover as quantidades necessárias desses elementos, e seu uso em doses elevadas não demonstra benefício adicional na imunidade.

Portanto, a recomendação que se faz é a de que seja avaliado o risco nutricional de cada paciente, que sejam pesquisadas as deficiências mais comuns (proteínas, vitaminas D e B12) e que se corrijam eventuais deficiências.

Atividade física

É sabido que o sedentarismo é um estado pró-inflamatório, e há bastante evidência de que a atividade física regular e de intensidade moderada é capaz de reverter essas alterações.

A atividade aeróbia intensa é capaz de melhorar parâmetros de imunidade celular (justamente os que mais se alteram com o envelhecimento), enquanto a atividade extenuante pode ser imunossupressora.

Prevenção de infecções

Infecções sobrecarregam o sistema imune, predispondo assim o indivíduo a novas infecções, em um ciclo vicioso que costuma girar paralelamente ao da fragilidade. Medidas básicas de prevenção, como distanciamento físico de pessoas doentes, prática sexual com proteção, cuidados básicos com higiene pessoal e vacinação, são importantes medidas para evitar novas infeções.

O Quadro 3 apresenta o calendário de vacinação para adultos e idosos proposto pela Sociedade Brasileira de Imunizações.

CONSIDERAÇÕES FINAIS

Procuramos, neste capítulo, resumir as principais alterações do sistema imune com o avançar da idade, e demonstrar que elas estão intrinsecamente relacionadas ao próprio fenômeno do envelhecimento. Observamos também que o comprometimento da imunidade se associa a doenças comuns. A manutenção da imunidade correlaciona-se com a longevidade saudável, enquanto seu comprometimento acarreta fragilidade. Temos, pois, que as estratégias de preservação da imunidade são, essencialmente, as mesmas recomendações para a velhice saudável.

QUADRO 3

CALENDÁRIO DE VACINAÇÃO SBIm IDOSO

Recomendações da Sociedade Brasileira de Imunizações (SBIm) – 2022/2023

60+ anos

Os comentários devem ser consultados.

Algumas vacinas podem estar especialmente recomendadas para pessoas com comorbidades ou em outra situação especial. Consulte os *Calendários de vacinação SBIm pacientes especiais*.

Vacinas	Quando indicar	Esquemas e recomendações	Comentários	DISPONIBILIZAÇÃO DAS VACINAS	
				Gratuitas nas UBS*	Clínicas privadas de vacinação
ROTINA					
Influenza (gripe)	Rotina.	Dose única anual. Em situação epidemiológica de risco, pode ser considerada uma segunda dose, a partir de 3 meses após a dose anual.	• A partir de 60 anos de idade, existe um risco aumentado de formas graves e óbito por Influenza. Desde que disponível, a vacina influenza 4V é preferível à vacina influenza 3V, por conferir maior cobertura das cepas circulantes. Na impossibilidade de uso da vacina 4V, utilizar a vacina 3V. • Se a composição da vacina disponível for concordante com os vírus circulantes, poderá ser recomendada aos viajantes internacionais para o hemisfério norte e/ou brasileiros residentes nos estados do norte do país no período pré-temporada de influenza.	SIM, 3V	SIM, 3V e 4V
Pneumocócicas (VPC13) e (VPP23)	Rotina.	Iniciar com uma dose da VPC13 seguida de uma dose de VPP23 seis a 12 meses depois, e uma segunda dose de VPP23 cinco anos após a primeira.	• Para aqueles que já receberam uma dose de VPP23, recomenda-se o intervalo de um ano para a aplicação de VPC13. A segunda dose de VPP23 deve ser feita cinco anos após a primeira, mantendo intervalo de seis a 12 meses com a VPC13. • Para os que já receberam duas doses de VPP23, recomenda-se uma dose de VPC13, com intervalo mínimo de um ano após a última dose de VPP23. • Se a segunda dose de VPP23 foi aplicada antes dos 60 anos, está recomendada uma terceira dose depois dessa idade, com intervalo mínimo de cinco anos da última dose.	NÃO, VPC13 SIM, VPP23 somente para asilados e grupos de risco aumentado	SIM
Herpes zóster	Se não vacinado aos 50, a qualquer momento.	Rotina a partir de 50 anos. Esquemas: Vacina atenuada (VZA) – dose única Vacina inativada (VZR) – duas doses com intervalo de dois meses (0-2)	• A VZR é preferível pela maior eficácia e duração da proteção. • A vacinação está recomendada mesmo para aqueles que já desenvolveram a doença. Intervalo entre quadro de HZ e vacinação: VZA - 1 ano. VZR - 6 meses ou após resolução do quadro, considerando a perda de oportunidade vacinal. • VZR recomendada para vacinados previamente com VZA, respeitando intervalo mínimo de dois meses entre elas. • Uso em imunodeprimidos: VZA é contraindicada; VZR é recomendada (consulte os *Calendários de vacinação SBIm pacientes especiais*)	NÃO	SIM, VZA e VZR
Tríplice bacteriana acelular do tipo adulto (difteria, tétano e coqueluche) – dTpa ou dTpa-VIP Dupla adulto (difteria e tétano) – dT	Rotina.	Atualizar dTpa independente de intervalo prévio com dT ou TT. **Com esquema de vacinação básico completo:** reforço com dTpa a cada dez anos. **Com esquema de vacinação básico incompleto:** uma dose de dTpa a qualquer momento e completar a vacinação básica com uma ou duas doses de dT (dupla bacteriana do tipo adulto) de forma a totalizar três doses de vacina contendo o componente tetânico. **Não vacinados e/ou histórico vacinal desconhecido:** uma dose de dTpa e duas doses de dT no esquema 0 - 2 - 4 a 8 meses.	• A vacina está recomendada mesmo para aqueles que tiveram a coqueluche, já que a proteção conferida pela infecção não é permanente. • Considerar antecipar reforço com dTpa para cinco anos após a última dose de vacina contendo o componente *pertussis* para idosos contactantes de lactentes. • Para idosos que pretendem viajar para países nos quais a poliomielite é endêmica recomenda-se a vacina dTpa combinada à pólio inativada (dTpa-VIP). • A dTpa-VIP pode substituir a dTpa, se necessário.	SIM, dT e dTpa para profissionais da saúde	SIM dTpa e dTpa-VIP
Hepatite B	Rotina.	Três doses, no esquema 0 - 1 - 6 meses.	–	SIM	NÃO
Covid-19	Acesse os dados atualizados sobre a disponibilidade de vacinas e os grupos contemplados pelo PNI em: sbim.org.br/covid-19				
EM SITUAÇÕES ESPECIAIS					
Hepatite A	Após avaliação sorológica ou em situações de exposição ou surtos.	Duas doses, no esquema 0 - 6 meses.	Na população com mais de 60 anos é incomum encontrar indivíduos suscetíveis. Para esse grupo, portanto, a vacinação não é prioritária. **A sorologia pode ser solicitada para definição da** necessidade ou não de vacinar. Em contactantes de doentes com hepatite A, ou durante surto da doença, a vacinação deve ser recomendada.	NÃO	SIM
Hepatites A e B	Quando recomendadas as duas vacinas.	Três doses, no esquema 0 - 1 - 6 meses.	A vacina combinada para as hepatites A e B é uma opção e pode substituir a vacinação isolada para as hepatites A e B.	NÃO	SIM
Febre amarela	Para idosos não vacinados previamente, após avaliação de risco/benefício.	Dose única. Não há consenso sobre a duração da proteção conferida pela vacina. De acordo com o risco epidemiológico, uma segunda dose pode ser considerada pelo risco de falha vacinal.	• Embora raro, está descrito risco aumentado de eventos adversos graves na primovacinação de indivíduos maiores de 60 anos. Portanto, deve-se avaliar risco/benefício da vacinação, considerando também o risco individual de infecção. • O uso em imunodeprimidos deve ser avaliado pelo médico (consulte os *Calendários de vacinação SBIm pacientes especiais).*	SIM	SIM
Meningocócicas conjugadas ACWY ou C	Surtos e viagens para áreas de risco.	Uma dose. A indicação da vacina, assim como a necessidade de reforços, dependerão da situação epidemiológica.	Na indisponibilidade da vacina meningocócica conjugada ACWY, substituir pela vacina meningocócica C conjugada.	NÃO	SIM
Tríplice viral (sarampo, caxumba e rubéola)	Situações de risco aumentado.	Uma dose. A indicação da vacina dependerá de risco epidemiológico e da situação individual de suscetibilidade.	Na população com mais de 60 anos é incomum encontrar indivíduos suscetíveis ao sarampo, caxumba e rubéola. Para esse grupo, portanto, a vacinação não é rotineira. Porém, a critério médico (em situações de surtos, viagens, entre outros), pode ser recomendada. Contraindicada para imunodeprimidos.	NÃO	SIM

* UBS – Unidades Básicas de Saúde

26/09/2022 • Sempre que possível, preferir vacinas combinadas • Sempre que possível, considerar aplicações simultâneas na mesma visita • Qualquer dose não administrada na idade recomendada deve ser aplicada na visita subsequente • **Eventos adversos significativos devem ser notificados às autoridades competentes.**

IDOSO

BIBLIOGRAFIA

Azar A, Ballas ZK. Immune function in older adults in UpToDate. Waltham, Mass. Disponível em: https://www.uptodate.com/contents/immune-function-in-older-adults (acesso jan 2023).

Boraschi D, Aguado MT, Dutel C, Goronzy J, Louis J, Grubeck-Loebenstein B, et al. The gracefully aging immune system. Sci Transl Med. 2013;5(185):185ps8.

Ferrucci L, Fabbri E. Inflammageing: chronic inflammation in ageing, cardiovascular disease, and frailty. Nat Rev Cardiol. 2018;15(9):505-22.

Franceschi C, Garagnani P, Parini P, Giuliani C, Santoro A. Inflammaging: a new immune-metabolic viewpoint for age-related diseases. Nat Rev Endocrinol. 2018;14:576.

Fuentes E, Fuentes M, Alarcón M, Palomo I. Immune system dysfunction in the elderly. Anais da Academia Brasileira de Ciências. 2017;89(1):285-99.

Haaland DA, Sabljic TF, Baribeau DA, Mukovozov IM, Hart LE. Is regular exercise a friend or foe of the aging immune system? A systematic review. Clin J Sport Med. 2008;18(6):539-48.

Ostan R, Monti D, Gueresi P, Bussolotto M, Franceschi C, Baggio G. Gender, aging and longevity in humans: an update of an intriguing/neglected scenario paving the way to a gender-specific medicine. Clinical Science. 2016;130:1711-25.

Pawelec G, Ouyang Q, Colonna-Romano G, Candore G, Lio D, Caruso C. Is human immunosenescence clinically relevant? Looking for "immunological risk phenotypes". Trends Immunol. 2002;23(7):330-2.

Vallet H, Fali T, Sauce D. Le vieillissement du système immunitaire: du fondamental à la clinique. La Revue de Médecine interne. 2019;40:105-11.

Veiga AMV. Imunidade e envelhecimento. In: Freitas EV, Py L. Tratado de geriatria e gerontologia (SBGG). 5.ed. Rio de Janeiro: Guanabara Koogan; 2022.

Thomasini RL, Pereira DS, Pereira FSM, Mateo EC, Mota TN, Guimarães GG, et al. Aged-associated cytomegalovirus and Epstein-Barr virus reactivation and cytomegalovirus relationship with the frailty syndrome in older women. PLoS One. 2017;12(7):e0180841.

Sociedade Brasileira de Imunizações. Disponível em: www.sbim.org.br/calendarios-de-vacinacao.

Zhavoronkov A. Geroprotective and senoremediative strategies to reduce the comorbidity, infection rates, severity, and lethality in gerophilic and gerolavic infections. Aging (Albany NY). 2020;12(8):6492-10.

Desafios das decisões em geriatria: multimorbidades e decisão compartilhada

3

Mariana Garcia da Freiria Duarte
Daniel Ossamu Goldschmidt Kiminami
Paulo de Oliveira Duarte

DEFINIÇÃO

Embora ainda motivo de debate, a definição atual mais aceita de multimorbidade é a presença de duas ou mais condições crônicas (orgânicas ou psiquiátricas) em um mesmo indivíduo. Tais condições poderão interagir ou não diretamente entre si.

MULTIMORBIDADE NO BRASIL

A multimorbidade tem se tornado cada vez mais comum. Isso ocorre devido a múltiplos fatores, com destaque para o envelhecimento populacional e a alta prevalência de fatores de risco, como sedentarismo, tabagismo, etilismo e obesidade. Embora não restrita à pessoa idosa, é bastante prevalente nessa população. Segundo dados do Estudo Longitudinal da Saúde dos Idosos Brasileiros (*ELSI-Brasil*), realizado nos anos de 2015 e 2016, que envolveu 9.412 brasileiros, a prevalência da multimorbidade para indivíduos com idade maior ou igual a 50 anos aproxima-se dos 67,8%. Em média os indivíduos estudados tinham 2,66 morbidades, sendo a hipertensão arterial sistêmica (52,2%), problemas de coluna (40,8%) e a dislipidemia (30,5%) as condições mais frequentes. Observou-se também o aumento da multimorbidade com a idade, com taxas de 58,8, 73,4, 79 e 82,4% quando consideradas as faixas etárias de 50-59, 60-69, 70-79 e ≥ 80 anos, respectivamente (Figura 1).

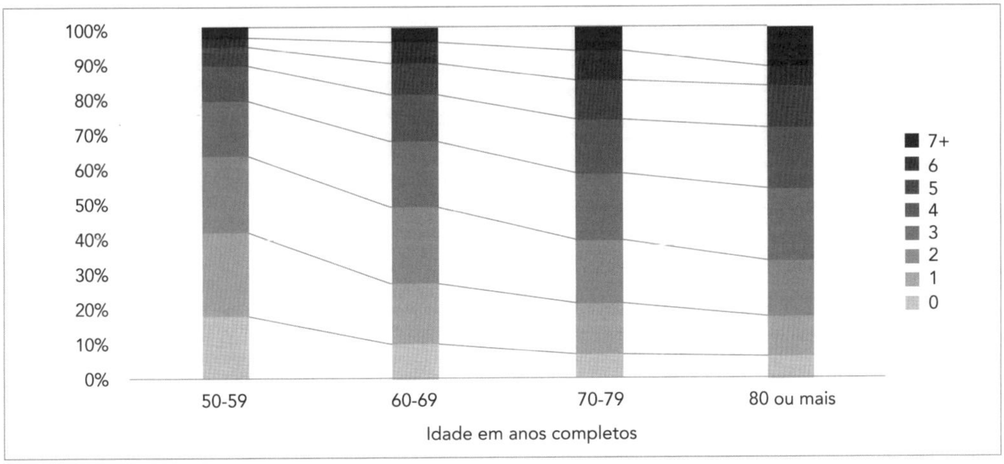

FIGURA 1 Ocorrência do número de morbidades segundo a faixa etária.
Fonte: *Estudo Longitudinal da Saúde dos Idosos Brasileiros (ELSI-Brasil)*, 2015-2016.

IMPACTO DA MULTIMORBIDADE

A multimorbidade associa-se a morte prematura, pior funcionalidade, pior qualidade de vida, fragilidade, polifarmácia, maiores taxas de efeitos adversos a medicamentos, maior risco para depressão, estresse de familiares e maior uso de serviços de saúde, incluindo admissões em serviços de emergência. Para demonstrar a complexidade do tratamento de pacientes multimórbidos, a título de exemplo, tomando como base uma pessoa idosa de 79 anos portadora de cinco condições crônicas comuns (hipertensão, diabetes, osteoporose, osteoartrite e doença pulmonar obstrutiva crônica), caso fosse tratada segundo diretrizes internacionais disponíveis para cada uma dessas condições, receberia 12 medicações diferentes (19 doses por dia), seria instruída a realizar 14 medidas não farmacológicas e encaminhada a diferentes especialistas. Tal plano de tratamento não só seria inviável como claramente traria impacto negativo sobre sua qualidade de vida. Esse caso, mesmo que hipotético, ilustra o desafio do manejo de pessoas com multimorbidade.

A medicina moderna e serviços de saúde não estão preparados para lidar com a multimorbidade, com necessidade urgente de melhorias em medidas preventivas, manejo e reconfiguração dos sistemas de saúde, visando a um equilíbrio entre cuidados ultraespecializados voltados para as doenças e cuidados centrados no paciente prestados por médicos generalistas, médicos de família e geriatras.

MEDICINA BASEADA EM EVIDÊNCIAS

A medicina baseada em evidências (MBE) mudou o paradigma do tratamento da enfermidade humana. Nos últimos 25 anos, a MBE vem afastando a medicina do empirismo e da medicina baseada em experiência, trazendo maior segurança e efetividade aos tratamentos. No entanto, a MBE deve ser empregada com cautela, especialmente na população geriátrica e nos multimórbidos. Primeiramente, ressalta-se que a MBE é a resultante de três princípios: julgamento clínico, evidências científicas e valorização das preferências do paciente (Figura 2).

As evidências científicas devem ser particularmente avaliadas de forma crítica e criteriosa no contexto de multimorbidade por várias razões:

- A população geriátrica com multimorbidade e/ou fragilidade é comumente excluída de estudos clínicos.
- Estudos muitas vezes avaliam a sobrevida, sem avaliar de forma adequada o impacto sobre a qualidade de vida e potenciais riscos da intervenção estudada.
- Estudos muitas vezes são mal desenhados e envolvem número pequeno de participantes.
- Muitas recomendações são extraídas de estudos observacionais retrospectivos.
- Conflitos econômicos encorajam tecnologias de risco ou que causam malefício.

Essas limitações dão origem a diretrizes que normalmente giram em torno de uma ou duas doenças e carecem de recomendações práticas de como aplicá-las diante da multimorbidade ou fragilidade. E, mesmo que hou-

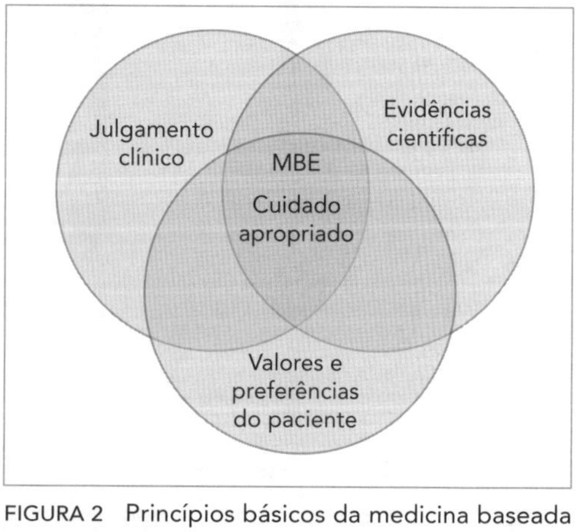

FIGURA 2 Princípios básicos da medicina baseada em evidências (MBE).

vesse algum adendo mais prático, a multimorbidade e a fragilidade afetam as pessoas de formas diferentes, tornando impossível oferecer recomendações puras baseadas em evidências. Nesse cenário de incertezas, recomenda-se que o médico esteja familiarizado com os princípios de uma boa pesquisa e que evite tirar conclusões precipitadas de estudos observacionais ou estudos com limitações de projeto, execução ou com possíveis conflitos de interesse e influências externas. A maior parte dos estudos em multimorbidades avalia intervenções complexas que poderiam ser resumidas em: coordenação do cuidado, suporte ao autogerenciamento da saúde e manejo farmacológico. Ainda não existe evidência clara da eficácia de uma dessas intervenções isoladamente, embora a combinação delas melhore a experiência dos pacientes e dos familiares nos cuidados com a saúde.

PRINCÍPIOS GERAIS DO MANEJO DE MULTIMORBIDADE

A maioria das diretrizes que norteiam a prática médica foca o manejo de doenças isoladas, o que pode ser um problema, como descrito anteriormente. Não há, até o momento, manejo ideal de multimorbidade com embasamento científico adequado. Dada a heterogeneidade das morbidades que podem coexistir, não é viável a elaboração de diretriz para tratamento de doença específica em vigência de multimorbidade. Nesse contexto, a individualização do tratamento deverá ser o princípio norteador.

A multimorbidade exige, portanto, cuidado centrado no paciente e seus familiares, priorizando o que é mais importante, garantindo tratamentos que sejam logisticamente viáveis e minimamente disruptivos, e que estejam alinhados com os valores e prioridades do paciente. Para tanto, sociedades médicas, como a Sociedade Americana de Geriatria, trazem as seguintes recomendações baseadas em consenso de especialistas para melhor manejo de multimorbidade:

- Avaliar e incorporar os objetivos e preferências do paciente e cuidadores na decisão médica.
- Reconhecer as limitações dos estudos científicos e ter cautela ao aplicar achados de pesquisas nesse grupo de pacientes.
- Individualizar as decisões terapêuticas dentro do contexto de riscos, fardo do tratamento, benefícios e prognóstico (expectativa de vida, capacidade funcional e qualidade de vida).
- Considerar a complexidade do tratamento e sua viabilidade.
- Escolher terapias de elevado benefício, baixo risco e com impacto positivo sobre a qualidade de vida.
- Monitorar e seguir o paciente com reavaliações com frequência programada condizente com o plano terapêutico proposto.

A Figura 3 resume esses princípios em uma abordagem prática, visando a melhor avaliação e manejo dos pacientes com multimorbidade.

MANEJO DE MULTIMORBIDADE: DETALHES IMPORTANTES

- Preparar sempre que possível o local da avaliação: evitar ambientes barulhentos ou sujeitos a interrupções.
- Avaliar e contornar possíveis barreiras de comunicação, como déficit auditivo, visual ou cognitivo.
- Priorizar inicialmente as demandas do paciente e de seus cuidadores e focar os problemas que poderão levar a maior morbidade, e possivelmente a mortalidade, nos próximos dias a semanas.
- Obter uma visão geral das doenças já identificadas e dos tratamentos já instituídos.
- A avaliação de condições que dizem respeito ao bem-estar ou qualidade de vida,

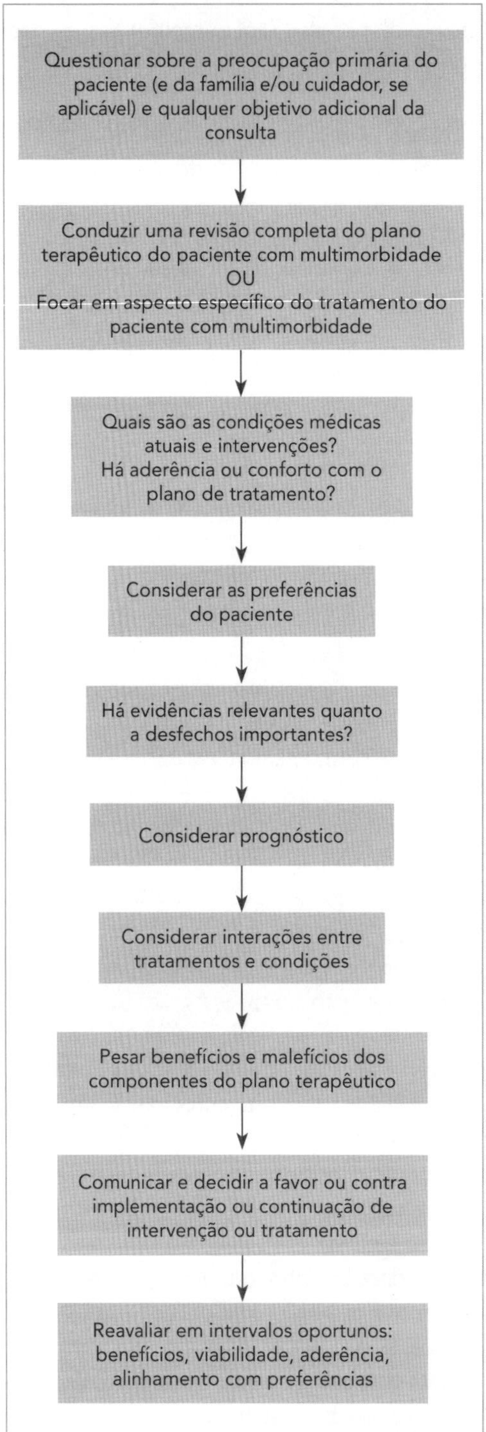

FIGURA 3 Avaliação e manejo de idosos com multimorbidade.

ou que interfiram direta ou indiretamente em muitas doenças, é de grande valia para melhor individualização do tratamento. São exemplos dessas condições: estado nutricional, capacidade funcional, sedentarismo, fragilidade, distúrbios do sono, saúde mental, suporte social e econômico. A avaliação geriátrica ampla torna-se um instrumento interessante nesse contexto.

- Considerar a coexistência de depressão, que poderá trazer obstáculos ao autocuidado e à efetividade de outras intervenções.
- Caso necessário, avaliar a expectativa de vida. Considerar o uso de índices prognósticos validados.*
- Toda intervenção, hospitalização ou medicação tem o potencial de causar efeitos indesejáveis. Tais malefícios são acentuados em pacientes com multimorbidade. Assim, considerar que muitas vezes menos poderá ser mais, especialmente na vigência de polifarmácia.
- Rever todos os tratamentos em face dos riscos, benefícios, impacto em qualidade de vida, expectativa de vida e valores e desejos do paciente. Nos casos em que haja dúvidas quanto aos benefícios de dada intervenção ou sobre quando ela poderá trazer efeitos indesejados, cultivar diálogo adequado e decisões compartilhadas.
- Muitas vezes os pacientes com multimorbidade são assistidos por mais de um profissional da saúde. Para que não ocorram divergências de conduta, deve-se cultivar a comunicação interprofissional, especialmente quanto a decisões e estratégias terapêuticas definidas durante cada avaliação. Relatórios claros contendo de forma sucinta os diagnósticos, estratégias terapêuticas e medicações são de grande valia e poderão auxiliar inclusive em casos de interna-

*Diferentes índices estão disponibilizados em https://eprognosis.ucsf.edu/calculators.php (acesso em jan 2023).

ções emergenciais, em que a assistência será feita muitas vezes por profissionais que não têm conhecimento prévio da complexidade e dos desejos do paciente.

A multimorbidade é frequentemente associada à alta carga de tratamento, e os pacientes podem ter menor capacidade de autocontrole e enfrentamento. A carga de tratamento está fortemente associada ao número de condições crônicas. Existem formas de medir a carga de tratamento sofrida pelo paciente, mas sua capacidade de prever resultados adversos é incerta. Outro ponto importante é lembrar que a capacidade do indivíduo de se autogerenciar pode variar ao longo do tempo, à medida que as doenças se acumulam e as circunstâncias pessoais mudam (Figura 4).

POLIFARMÁCIA

Especial atenção deverá ser dada à polifarmácia, desafio comum em pacientes com multimorbidade. Considerar tratamentos não medicamentosos sempre que possível em detrimento ao acréscimo de mais medicações (p. ex., tratamento de insônia com higiene do sono, tratamento de refluxo com medidas dietéticas e posturais etc.). Buscar seguir o lema do inglês "*start low, go slow, but go*", que significa iniciar, modificar ou suspender tratamentos de forma lenta e gradual, com reavaliações, até o objetivo final, evitando subtratamentos. Em cada consulta, avaliar:

- Aderência terapêutica e adequação posológica.

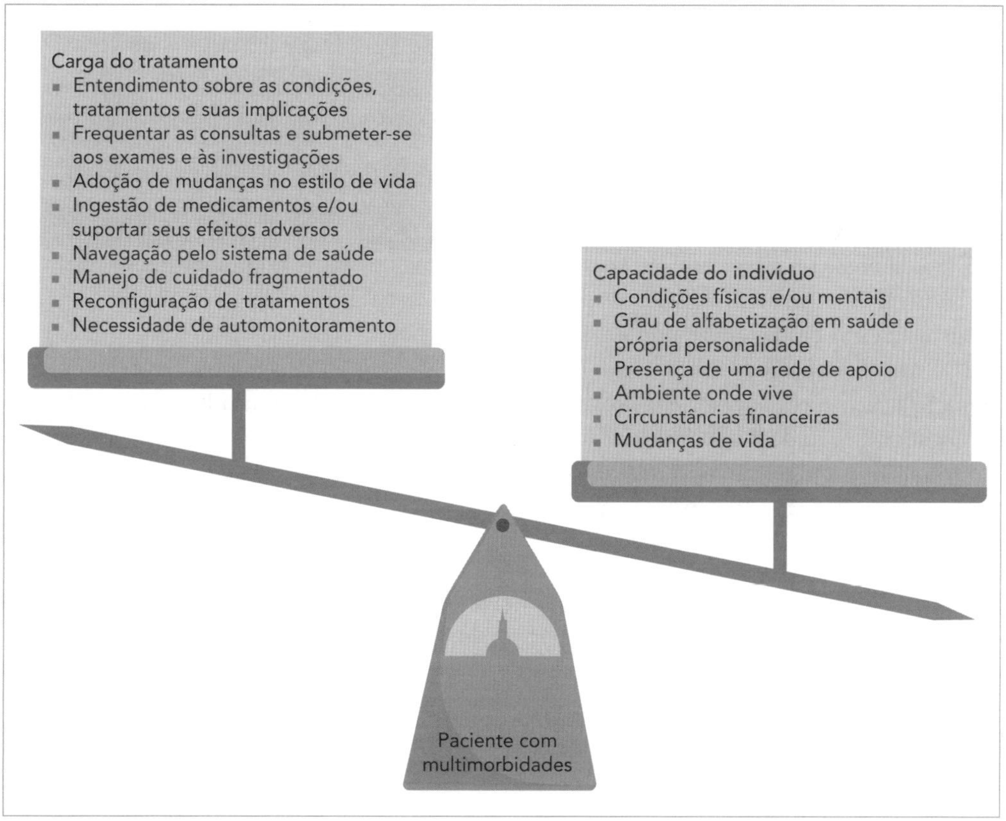

FIGURA 4 Carga do tratamento *versus* capacidade em pacientes com multimorbidade.

- Interações medicamentosas.
- Adequação das doses para possível disfunção renal ou hepática.
- Presença de efeitos colaterais e riscos das medicações; instrumentos como critérios de Beers e Stopp/Start poderão ser de grande valia nessa avaliação.
- Possibilidade de suspensão de medicamentos que não mais se adéquam ao plano terapêutico do paciente.

DECISÃO COMPARTILHADA

A melhor forma de abordar a multimorbidade à luz da MBE é por meio da valorização dos desejos e objetivos do indivíduo, modificando o princípio paternalista da relação médico- paciente, em uma abordagem holística, na qual o médico traz o conhecimento científico e a experiência clínica e o paciente, sua biografia, condição social, econômica, espiritual e psicológica, para juntos chegarem a uma linha de tratamento que seja viável e razoável, condizente com os desejos e objetivos do paciente. Tal forma de abordagem é conhecida como decisão compartilhada.

Embora possa ser usada em decisões simples, a decisão compartilhada é de especial importância nos casos mais complexos, nos quais a intervenção médica pode melhorar uma condição à custa de possíveis efeitos colaterais significativos, risco de piora de outra morbidade ou de impacto negativo na qualidade de vida. Para uma decisão compartilhada adequada, sugere-se adotar os seguintes passos:

- Tenha certeza de que o paciente está devidamente informado de sua condição e dos riscos e benefícios das opções terapêuticas. Auxílios visuais com gráficos e uso de linguagem mais "palpável" com riscos absolutos ("cinco em cada dez apresentam tal efeito colateral com esse tratamento") auxiliam na transmissão de informação.
- Avaliar as preferências do paciente apenas após o passo anterior. Muitas vezes ele não saberá expressar sua opinião, pedirá que o médico decida por ele ou passará a decisão para um familiar ou cuidador. Nesses casos, a priorização de um objetivo geral de tratamento pelo paciente poderá ser de grande valia, como viver pelo maior tempo possível, manter a funcionalidade e a independência, aliviar sintomas. Essa deliberação poderá se estender para além de uma consulta.
- Reavaliar a decisão ao longo do tempo. O paciente idoso, especialmente com multimorbidade, poderá sofrer mudanças bruscas em sua condição clínica geral em curto período de tempo, como perda de independência após internação prolongada, diagnóstico de novas doenças como síndrome demencial, o que pode mudar os objetivos e, consequentemente, a linha de tratamento.

PÉROLAS DA DECISÃO COMPARTILHADA

- Uma boa decisão compartilhada, além de empatia, exige uma comunicação adequada – com atenção para linguagem não verbal e "entrelinhas" da conversa. Evitar termos técnicos e utilizar linguagem simples.
- O princípio de avaliar preferências e envolver o paciente na decisão não significa que o paciente tem o direito de exigir alguma intervenção sem uma expectativa razoável de benefício.
- Incerteza é uma das maiores características da geriatria. Isso não afasta uma decisão compartilhada adequada. Em casos de incertezas, pode-se propor um teste terapêutico, pelo qual, se não houver o benefício esperado em um dado espaço de tempo, a intervenção poderá ser descontinuada ou modificada.

- A ferramenta de comunicação de "pior e melhor cenário" poderá auxiliar na tomada de decisão. Por ela o médico expressa o que pode ser esperado se tudo correr bem com a intervenção oferecida, mas também se o pior ocorrer, e as repercussões de ambos os desfechos.
- Quando a capacidade de decisão estiver prejudicada, como casos de *delirium* ou síndromes demenciais avançadas, a decisão caberá ao representante em saúde. Se houver dúvida quanto a tal capacidade, como nos quadros demenciais iniciais ou quando há suspeita de transtorno psiquiátrico que impede o julgamento adequado, uma avaliação mais detalhada deverá ser considerada. Em alguns casos, a avaliação psiquiátrica detalhada poderá ser necessária. De forma geral, o paciente é considerado capaz de decisão caso consiga:
  - Entender o problema médico em questão.
  - Entender a intervenção ou o tratamento médico oferecido.
  - Entender as alternativas possíveis (se existentes).
  - Antever os possíveis desfechos das opções possíveis.
  - Expressar seus desejos e opinião a respeito.

CONSIDERAÇÕES FINAIS

- A multimorbidade é definida como presença de duas ou mais doenças crônicas (orgânicas ou psiquiátricas) em um mesmo indivíduo e ocorre em mais da metade da população nacional acima de 60 anos.
- Associa-se a elevada morbidade, mortalidade, pior qualidade de vida e gastos com serviços de saúde.
- São vários os desafios no manejo de indivíduos com multimorbidade.
- O manejo envolve atenção e valorização dos objetivos e prioridades de cada paciente; otimização e simplificação terapêutica com menor impacto negativo possível em sua qualidade de vida; evitar intervenções desnecessárias; decisão compartilhada sempre que possível, especialmente quando diante de questões difíceis sobre o manejo.
- São aguardados com expectativa estudos adequados que possam clarear ainda mais o entendimento quanto à multimorbidade, para que se possa adequar progressivamente a terapêutica aos objetivos e desejos do paciente e sua complexidade, de forma segura, clara e mais bem informada.

BIBLIOGRAFIA

American Geriatrics Society 2015 Beers Criteria Update Expert Panel. American Geriatrics Society 2015 updated Beers criteria for potentially inappropriate medication use in older adults. J Am Geriatr Soc. 2015;63(11):2227-46.

American Geriatrics Society Expert Panel on the Care of Older Adults with Multimorbidity. Patient-centered care for older adults with multiple chronic conditions: a stepwise approach from the American Geriatrics Society: American Geriatrics Society Expert Panel on the Care of Older Adults with Multimorbidity. J Am Geriatr Soc. 2012;60(10):1957-68.

Barstow C, Shahan B, Roberts M. Evaluating medical decision-making capacity in practice. Am Fam Physician. 2018; 98(1)40-6.

Boyd CM, Darer J, Boult C, Fried LP, Boult L, Wu AW. Clinical practice guidelines and quality of care for older patients with multiple comorbid diseases. JAMA. 2005;294(6):716-24.

Ioannidis JPA. Why most published research findings are false. PLoS Med. 2005;2(8):e124.

Mercer SW, Smith SM, Wyke S, O'Dowd T, Watt GC. Multimorbidity in primary care: developing the research agenda. Fam Pract. 2009;26(2):79-80.

Muth C, van den Akker M, Blom JW, Mallen CD, Rochon J, Schellevis FG, et al. The Ariadne principles: how to handle multimorbidity in primary care consultations. BMC Med. 2014;12(223).

Nunes BP, Batista SRR, Andrade FB de, Souza Junior PRB de, Lima-Costa MF, Facchini LA, et al. Multimorbidade em indivíduos com 50 anos ou mais de idade: ELSI-Brasil. Rev Saúde Pública. 2018;52(Suppl 2):10s.

O'Mahony D, O'Sullivan D, Byrne S, O'Connor MN, Ryan C, Gallagher P. Stopp/Start criteria for potentially inappropriate prescribing in older people: version 2. Age Ageing. 2014;44(2):213-8.

Ramaswamy R. Complex care: treating an older patient with multiple comorbidities. Am Fam Physician. 2014; 89(5):393-4.

Skou ST, Mair FS, Fortin M, Guthrie B, Nunes BP, Miranda JJ, et al. Multimorbidity. Nat Rev Dis Primers. 2022; 8(1):48.

Taylor LJ, Nabozny MJ, Steffens NM, Tucholka JL, Brasel KJ, Johnson SK, et al. A framework to improve surgeon communication in high-stakes surgical decisions best case/worst case. JAMA Surg. 2017;152(6):531-8.

Van Spall HG, Toren A, Kiss A, Fowler RA. Eligibility criteria of randomized controlled trials published in high-impact general medical journals: a systematic review. JAMA. 2007;297(11):1233-40.

Wellbery C, McAteer R. When medicine reverses itself: avoiding practice pitfalls. Am Fam Physician. 2013;88(11):737-8.

Yourman LC, Lee SJ, Schonberg MA, Widera EW, Smith AK. Prognostic indices for older adults: a systematic review. JAMA. 2012;307(2):182-92.

Rastreamento por exames complementares em geriatria

4

Eduardo Borges de Oliveira
Ellen Diniz de Andrade Lessa

INTRODUÇÃO

O conhecimento sobre o funcionamento do corpo humano e das doenças que o acometem tem levado à constante busca por tratamentos que possam reverter ou amenizar os danos causados e os sintomas decorrentes. À medida que tratamentos eficazes para diversas condições são descobertos e estabelecidos, inicia-se a busca por meios de diagnosticá-las em estágios em que seus portadores ainda possam ser beneficiados pelos respectivos tratamentos. Com o crescente aumento dos métodos diagnósticos desenvolvidos, atualmente é possível detectar diversas condições muito antes de haver manifestações clínicas, o que pode trazer grandes vantagens, mas também se pode chegar ao extremo de diagnosticar potenciais condições que nunca viriam a se manifestar.

A experiência do rastreamento de diversas condições tem ensinado muitas lições, e atualmente apenas algumas apresentam claros benefícios de serem rastreadas. Até o momento não existe evidência consistente de que o rastreamento leve à redução da mortalidade geral, e há evidência para redução de mortalidade específica para pouquíssimas condições.

Mundialmente, existe elevado entusiasmo da população quanto aos benefícios do rastreamento, particularmente em relação às doenças neoplásicas, pelo grande sentimento de medo. Entretanto, com o avanço dos estudos na área, cada vez mais o rastreamento de diversos tipos de câncer tem sido questionado e tem aumentado a preocupação com os efeitos do sobrediagnóstico e do supertratamento.

As doenças oncológicas para as quais o rastreamento mais demonstrou sucesso foram câncer de colo uterino, mama e colorretal. Acredita-se que isso se deva ao fato de serem doenças de comportamento mais homogêneo, crescimento mais lento e com precursores passíveis de identificação e remoção por procedimentos com baixas taxas de complicações, o que minimiza os riscos relacionados com o rastreamento. Crescente atenção tem sido dada a meios de identificar os indivíduos que mais se beneficiariam do rastreamento de cada condição.

Em termos econômicos, a expectativa racional seria a de que os programas de rastreamento gerariam um aumento inicial de custos com sua implementação, porém, a longo prazo, levariam à redução dos custos totais, devido ao tratamento menos dispendioso das condições quando precocemente detectadas. Entretanto, análises financeiras não têm confirmado essa projeção econômica, evidenciando que, devido às elevadas taxas de sobrediagnóstico, sobretratamento e complicações dos testes de rastreio, os custos se elevam não apenas a curto, mas também a longo prazo.

O reconhecimento dessas limitações é o primeiro passo em direção a uma abordagem assertiva na execução do rastreamento clínico, porém se deve levar em conta que sua aplicação na população idosa apresenta alguns desafios adicionais. À medida que idade e morbidade aumentam, os benefícios do rastreamento se tornam mais incertos, a probabilidade de danos se eleva e a janela de tempo em que os benefícios superam os danos pode não ser atingida pelo paciente. Logo, as decisões a respeito do rastreamento clínico em pessoas idosas devem ponderar o horizonte temporal para que os benefícios se manifestem, o potencial de danos que podem ocorrer nesse intervalo de tempo e a expectativa de vida do paciente.

A população idosa apresenta elevado grau de heterogeneidade em relação a estado de saúde, trajetória, funcionalidade e expectativa de vida, gerando grande variação na relação entre danos e benefícios de cada intervenção para indivíduos dentro da mesma faixa etária. Essa heterogeneidade traz a necessidade de decisões cada vez mais individualizadas, alinhando a opinião médica, baseada em variáveis clínicas, evidências, estimativas e probabilidades, com a opinião do paciente, suas crenças, valores e expectativas.

PRINCÍPIOS DO RASTREAMENTO

Conceitos

O que é rastreamento?

No contexto da medicina, rastreamento são ações que visam à detecção precoce de doenças ou outras condições de risco com o objetivo de evitar que estas causem algum mal ao indivíduo, ou algum mal maior do que o que eventualmente já tenha sido causado. Muitas vezes o entendimento do rastreamento consiste em um conjunto de exames e testes realizados em uma população, e os pacientes tendem a procurar o profissional depositando sua confiança na realização de uma grande lista deles, tendo-os como precisos, absolutos, autossuficientes e inócuos.

Entretanto, em seu conceito, o rastreamento clínico não se restringe a exames complementares. É iniciado na anamnese, quando queixas, antecedentes e hábitos são explorados. Continua durante o exame físico sistematizado, ao serem realizadas inspeção, percussão, palpação e ausculta. Apenas após essas etapas, que não devem ser negligenciadas, haverá a solicitação individualizada e racional de exames complementares, quando julgados necessários. Com poucas exceções, os testes utilizados no rastreamento não firmam diagnóstico, sendo necessário, quando positivos, prosseguir na investigação com outros testes específicos para esse fim.

Modalidades de rastreamento

O rastreamento é subdividido em primário, secundário e vigilância pós-tratamento:

- Rastreamento primário: é a busca ativa por uma doença subclínica, ou seja, quando o paciente não apresenta evidência alguma de possuí-la. Exemplo: pesquisa de dislipidemia em paciente assintomático.
- Rastreamento secundário: é deflagrado como consequência de uma condição detectada pelo rastreamento primário, como a busca de complicações já existentes. Exemplo: pelo rastreamento primário houve a detecção de diabetes *mellitus* em paciente assintomático, deflagrando o rastreamento secundário, sendo agora indicado o rastreio de lesões em órgãos-alvo, como retina, rins, coração etc.
- Vigilância pós-tratamento: consiste nas ações realizadas após o tratamento de uma condição, ao longo do seguimento do paciente, para pesquisa de recidiva ou surgimento tardio de complicações. Exemplo: realização de colonoscopias periódicas em paciente que já teve pólipo intestinal pré-neoplásico detectado e removido em co-

lonoscopia realizada no rastreamento primário.

Rastreamento como ação preventiva

As ações preventivas em saúde, em geral, são classificadas em cinco níveis:

1. Prevenção primordial: ações que visam evitar a emergência e o estabelecimento de padrões sociais, econômicos ou culturais de vida que sejam associados a elevado risco de doenças. Inclui políticas de promoção de saúde e incentivo a estilos de vida saudáveis.
2. Prevenção primária: ações que visam evitar ou remover a exposição de um indivíduo ou de uma população a fatores de risco ou fatores causais antes que a doença se desenvolva.
3. Prevenção secundária: ações que visam detectar problemas pré-clínicos, ou seja, já instalados, porém antes do surgimento de sinais e sintomas, antecipando o diagnóstico definitivo e o tratamento, com o objetivo de condicionar favoravelmente sua evolução.
4. Prevenção terciária: ações adotadas com o objetivo de reduzir os impactos pessoais, sociais e econômicos de doenças já estabelecidas, mediante reabilitação, recuperação e otimização da capacidade funcional remanescente e reintegração do indivíduo acometido.
5. Prevenção quaternária: ações que visam evitar ou atenuar o excesso de intervencionismo em saúde, ou seja, evitar intervenções inapropriadas, sejam elas diagnósticas ou terapêuticas, que possam vir a causar danos desnecessários ao paciente, como o sobrediagnóstico e o sobretratamento.

O rastreamento, conforme sua modalidade, pode ser aplicado nas ações preventivas em cada um dos níveis:

- Na prevenção primordial: identificação de aspectos do estilo de vida individual ou populacional que sejam desfavoráveis à promoção e manutenção da saúde.
- Na prevenção primária: busca, na anamnese, de fatores de risco para o surgimento de doenças ou ocorrência de agravos que sejam passíveis de intervenção.
- Na prevenção secundária: solicitação de exames complementares para detecção precoce de condições e doenças em pacientes assintomáticos, com base nos fatores de risco (sexo, idade e outros fatores específicos).
- Na prevenção terciária: detecção de déficits funcionais no paciente com sequelas de doenças ou agravos, direcionando o processo de reabilitação.
- Na prevenção quaternária: identificação de pacientes em risco de serem submetidos a exames de rastreio desnecessários ou inadequados, por apresentarem baixa expectativa de vida ou baixa funcionalidade, mesmo que pertençam à faixa etária na qual o rastreio seja recomendado.

Neste capítulo serão abordadas questões sobre a aplicação do rastreamento primário em pessoas idosas.

O bom exame de rastreio

Embora haja uma infinidade de doenças que acometem o ser humano e um gigantesco arsenal de testes capazes de detectá-las, apenas algumas condições apresentam benefício em serem rastreadas. Muitos fatores precisam ser levados em conta antes da recomendação a favor ou contra o uso de determinados testes para o rastreamento de cada condição. Para que o rastreamento seja justificável, as doenças rastreadas devem ser relevantes e prevalentes, dispor de tratamentos eficazes e ter seu curso favoravelmente alterado pela instituição do tratamento precoce, ou seja, na fase assintomática, em comparação com o tratamento quando o diagnóstico é feito apenas após a manifestação de sinais e sintomas. Além disso, os exames propostos para rastreio e diagnóstico, bem como as modalidades de tratamento, não devem trazer mais malefícios do que a própria doença traria em sua evolução natural se não fosse detectada ou tratada.

Destacam-se, a seguir, os principais aspectos que devem ser considerados para eleição de condições a serem rastreadas e testes a serem utilizados em seu rastreio:

- Relevância e prevalência da condição a ser rastreada na população testada.
- Existência de fase assintomática significativa que possa ser detectada pelos testes de rastreio.
- Sensibilidade e especificidade do teste, a fim de minimizar o risco de falsos positivos e falsos negativos.
- Existência de tratamento eficaz disponível para uso nos estágios iniciais da condição e que resulte em maior redução da mortalidade e/ou morbidade do que quando realizado após o surgimento dos sintomas.
- Viabilidade em termos de custos e disponibilidade.
- Segurança em relação aos riscos e efeitos adversos inerentes ao teste.
- Evidência de efetividade em estudos, idealmente ensaios clínicos randomizados e controlados.

Os estudos sobre rastreamento devem ser analisados com bastante cautela, pois são sujeitos a vieses que podem fazer um teste parecer mais efetivo do que ele realmente seja. O rastreamento pode, por exemplo, resultar na identificação mais precoce de uma condição, porém sem que esse adiantamento altere os desfechos ou o curso da doença. Pode também aumentar a identificação de doenças que não sejam progressivas ou que tenham progressão tão lenta que nunca trariam consequências ou alterariam a longevidade ou qualidade de vida dos indivíduos acometidos.

Há também vieses de seleção, em que a população rastreada pode apresentar características que levem a melhores desfechos do que a população não rastreada. A realização de ensaios clínicos randomizados controlados prospectivos de seguimento por longo período visam reduzir essas fontes de vieses, mas a população idosa, principalmente idosos frágeis, ainda é pouco incluída e sub-representada nesses estudos. Assim, as recomendações para essas populações são geralmente baseadas em evidências indiretas de estudos que não as incluem.

Um marcador muito importante para a análise dos testes de rastreamento é o *number needed to screen* (NNS), que é o número de pessoas que devem ser rastreadas para evitar uma morte ou evento adverso relacionado com a doença. Quanto mais baixo o NNS, melhor é o teste em questão.

O rastreamento nem sempre é isento de danos. Entre eles, destacam-se ansiedade gerada pelos testes, complicações decorrentes dos exames, falsa segurança advinda de testes falso-negativos, sobrediagnóstico e sobretratamento (detecção e tratamento de condições que de outra forma não afetariam a quantidade e a qualidade de vida por não serem progressivas ou não chegarem a se manifestar devido à mortalidade por outras causas concorrentes).

Quanto às condições a serem rastreadas, devem ser significativas em sua prevalência, nos danos causados e na possibilidade de redução desses danos por detecção e tratamento precoces. Não há benefício no rastreamento de condições indolentes que, mesmo que se desenvolvam, não cheguem a impactar a vida do paciente. Igualmente, no outro extremo, também não há benefício no rastreio de condições tão agressivas que possam se desenvolver no intervalo de tempo entre os rastreios ou que, mesmo com detecção e tratamento, levem brevemente à morte ou a grande prejuízo na qualidade de vida.

O paciente elegível ao rastreio

Quem rastrear? Quando começar? Quando interromper?

Para executar o rastreamento de forma assertiva, deve ser definido quem será rastreado, a partir de quando e até quando. Muitas vezes é difícil definir esses limites com precisão, especialmente quando se acompanha um paciente ao longo de toda a sua vida, mas serão pontuados aqui os principais aspectos que devem ser levados em consideração para auxiliar a tomada de decisões. O potencial benefício do rastreio para cada indivíduo depende de basicamente três fatores:

1. O risco de desenvolver a doença e de vir a sofrer dela na ausência do rastreamento.
2. A redução de riscos promovida pelo rastreamento.
3. O horizonte temporal em que ocorre essa redução de riscos.

O início é geralmente mais fácil de ser estabelecido, uma vez que os estudos epidemiológicos são claros em evidenciar a partir de quando determinada doença passa a ser mais incidente e, consequentemente, em que faixa etária o paciente começa a apresentar maior risco de desenvolvê-la. A interrupção, entretanto, é muito mais difícil de ser definida, pois o paciente passa ao longo da vida por processos que podem alterar significativamente sua sobrevida e qualidade de vida e também os benefícios da detecção e tratamento de novas condições.

O momento de cessar o rastreamento é baseado basicamente em dois grandes critérios: expectativa de vida do paciente e sua funcionalidade. É importante lembrar que rastreamento é um procedimento médico reconhecido para pacientes que tenham alta sobrevida com qualidade e funcionalidade. De nada adianta detectar uma doença em um paciente assintomático que não vai viver a tempo de sequer desenvolvê-la e vir a sofrer algum mal dela. Estudos evidenciam que o NNS aumenta em função da idade, ou seja, mais pacientes necessitam ser submetidos ao rastreamento para que algum possa ser de fato beneficiado.

A expectativa de vida decresce com o aumento da idade, mas essa queda varia muito entre os indivíduos de acordo com a funcionalidade e a carga de doenças. A estimativa da expectativa de vida é ponderada juntamente com o tempo de janela para o benefício de cada intervenção, que é o tempo que decorre entre a realização da intervenção preventiva e o momento em que os benefícios são vistos. O tempo de janela é o intervalo em que as complicações e eventos adversos são mais comuns e mais notáveis. Se a expectativa de vida restante for menor do que o tempo de janela estimado, muito provavelmente o rastreamento lhe poderá trazer apenas malefícios.

Atualmente, existem várias ferramentas capazes de auxiliar na estimativa de forma razoavelmente precisa do tempo estimado de sobrevida de cada paciente, com base em fatores como idade e comorbidades. Entre elas estão: www.eprognosis.org, índice de Charlson e velocidade de marcha. O tempo de janela pode ser estimado avaliando-se o impacto de cada intervenção na evolução da história natural de cada condição.

A avaliação da funcionalidade é parte inerente da avaliação geriátrica ampla, abordada em capítulos específicos deste manual. Quaisquer que sejam as escalas utilizadas, elas devem avaliar de forma contundente a funcionalidade do paciente. Se o paciente é bastante funcional, em geral ele é candidato ao rastreamento. Se o paciente é disfuncional, geralmente não é candidato ao rastreamento, pois terá pouquíssimos benefícios com isso. Obviamente, existem os casos intermediários, em que se deve analisar

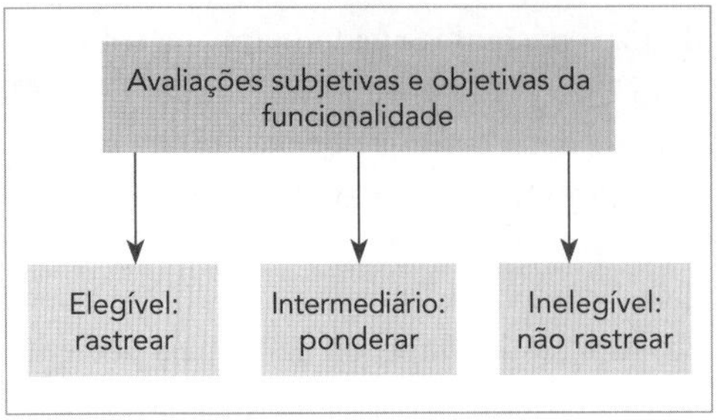

FIGURA 1 Avaliação da elegibilidade ao rastreamento. NNS: *number needed to screen.*

a funcionalidade juntamente com outros parâmetros para ponderar se o paciente será elegível ao rastreio ou não.

Ao ponderar sobre a eleição ou não de um paciente para o rastreamento de determinada condição, diversos parâmetros devem ser analisados conjuntamente. Pacientes com alta expectativa de vida, funcionalidade preservada, testes com baixo NNS, baixos riscos, custos viáveis, disponibilidade de tratamento seguro e bem tolerado para a condição rastreada e, cada vez mais, a opinião, o desejo e a compreensão do paciente são fatores que favorecem a opção pelo rastreamento.

Vem ocorrendo uma mudança positiva de paradigma, pois as decisões não residem mais exclusivamente nas mãos do profissional de saúde. A opinião do paciente, baseada em seus desejos e valores, vem ganhando cada vez maior espaço e precisa ser incorporada ao que se chama de decisão compartilhada. Para isso, são necessárias as habilidades na comunicação entre o médico e o paciente e eventualmente com seus familiares e cuidadores, quando este não pode ou não deseja expressar sua vontade.

Alguns estudos se propuseram a acessar os fatores que influenciam as decisões dos idosos quanto à realização do rastreamento. Em um deles, que analisou o posicionamento quanto ao rastreamento de câncer, a expectativa dos idosos em face dos benefícios do rastreamento foi o fator mais preditivo de suas decisões. Nesse estudo, quando questionados sobre a frase "Eu planejo me submeter ao rastreamento para câncer de mama/cólon/próstata enquanto eu viver", 31,9% dos idosos concordaram com a frase, 33,2% discordaram e 29,2% não se posicionaram. Posteriormente, foi visto que os idosos que estavam entusiasmados com os potenciais benefícios do rastreamento também se colocaram a favor do rastreamento para câncer mesmo em cenários hipotéticos envolvendo limitada expectativa de vida.

O estabelecimento de decisões compartilhadas exige do profissional não apenas conhecimento científico, mas também tempo, disposição, interesse pela opinião de seu paciente, mas também habilidades de comunicação. Esse mesmo estudo destacou três aspectos muito importantes. Primeiro, pacientes idosos geralmente se sentem confortáveis com a decisão de cessar o rastreamento quando essa decisão é tomada com médicos com quem têm um relacionamento de confiança. Segundo, os idosos participantes em geral concordavam que a idade e o estado de saúde devem ser levados em conta na decisão de cessar o rastreamento, mas a maioria não concordou com o uso da expectativa de vida, por acreditarem que os médicos não são capazes de predizê-la com acurácia. Terceiro, os participantes preferiam que os médicos explicassem a recomendação de cessar o rastreamento com base no estado de saúde individual de cada um deles, mas não estavam certos se o fator "expectativa de vida" deveria ser mencionado e, mais importante do que isso, sobre a forma de dizê-lo. Os participantes relataram que o uso de expressões como "você talvez não viva o suficiente para se beneficiar desse teste" é desnecessariamente duro em comparação com o uso de uma linguagem mais amena e positiva como "esse teste não irá ajudá-lo(a) a aumentar seu tempo de vida". Na boa intenção de transmitir dados e informações para o paciente tomar sua decisão, corre-se o risco de fazer uso de termos técnicos e expressões corriqueiras e neutras para os profissionais da saúde, mas que aos ouvidos do paciente podem soar negativas e agressivas, tornando a comunicação violenta, mesmo que não intencionalmente.

Há muitas maneiras de dizer a mesma coisa, e uma simples mudança na maneira de colocar os fatos pode abrandar uma linguagem que de outra forma seria ruim para o paciente. É constante desafio do profissional da saúde adquirir essa percepção e desenvolver habilidades de comunicação não violenta e eficaz.

Executando o rastreamento clínico

Populações são rastreadas, enquanto indivíduos são testados. Não existe uma lista rígida de exames à qual todos os pacientes assintomáticos devam ser submetidos em uma frequência predeterminada. As diretrizes que norteiam o rastreamento provêm de estudos de rastreio populacional, que são importantíssimos para entender quais benefícios e malefícios o rastreio poderá trazer ao paciente. A aplicação das recomendações, entretanto, deve ser individualizada para cada paciente, conforme o cenário em que se encontra, suas particularidades, expectativas e desejos.

A seguir serão apresentados principais itens que devem ser considerados para a aplicação ou não do rastreamento para cada paciente. Como detalhado no tópico anterior, são utilizadas ferramentas que auxiliem na avaliação de cada item objetivamente, mas muitas vezes é necessário se valer da análise subjetiva.

Devem ser analisados em paralelo os fatores concernentes ao paciente em questão, como expectativa de vida, funcionalidade, valores, desejo, expectativas e preferências, e as características das condições a serem rastreadas, como NNS, riscos inerentes aos testes de rastreio e exames diagnósticos subsequentes, e a segurança e eficácia dos tratamentos disponíveis caso a doença seja de fato detectada. Cada item situa o paciente em um ponto no espectro mais a favor ou contra o rastreamento, e a somatória deles ajuda a ponderar se o paciente será ou não beneficiado pela aplicação dos testes do rastreio em questão.

RECOMENDAÇÕES ATUAIS DE RASTREAMENTO POR EXAMES COMPLEMENTARES EM PESSOAS IDOSAS

Neste tópico, serão listadas as recomendações atuais de rastreamento por exames complementares em pessoas idosas de acordo com a revisão das orientações de entidades nacionais e internacionais mais confiáveis atualmente.

Há muitas outras condições a serem rastreadas, por meio de outros instrumentos, como anamnese, exame físico, questionários e testes, realizados na avaliação geriátrica ampla, que são abordados em outros capítulos. Aqui seguem as recomendações de condições rastreáveis por meio de exames complementares.

Diabetes *mellitus* tipo 2

1. Por que rastrear: o diabetes *mellitus* é uma das principais causas de cegueira, doença renal, amputações e morte, principalmen-

QUADRO 1 Rastrear ou não rastrear: considerações

A favor	Contra
Alta expectativa de vida/NNS baixo	Baixa expectativa de vida/NNS alto
Funcionalidade preservada	Funcionalidade comprometida
Baixo risco (inicial e subsequente)	Alto risco (inicial e subsequente)
Baixo custo (inicial e subsequente)	Alto custo (inicial e subsequente)
Tratamento e seguimentos seguros	Tratamento e seguimentos arriscados
Entendimento e desejo do paciente	Desconhecimento ou recusa do paciente

NNS: number needed to screen.

te por eventos cardiovasculares. Sua prevalência está aumentando, e estima-se que até 46% dos casos não sejam diagnosticados. Detecção e tratamento precoces, inclusive do estado pré-diabetes, contribuem para a redução do risco de desenvolvimento de complicações e morte.

2. Quem rastrear:
   - American Diabetes Association (ADA) e Sociedade Brasileira de Diabetes (SBD): recomendam rastrear todos os indivíduos acima de 45 anos, ou antes, em indivíduos com fatores de risco (Quadro 2).
   - United States Preventive Services Task Force (USPSTF): recomenda rastrear indivíduos entre 35 e 70 anos de idade com sobrepeso ou obesidade. Recomenda também considerar o rastreamento fora desse grupo para pacientes com outros fatores de risco (Quadro 2).
3. Exames de rastreio: glicemia de jejum, teste oral de tolerância à glicose ou hemoglobina glicosilada.
4. Periodicidade: até a cada 3 ou 4 anos na população geral e a cada ano em indivíduos com pré-diabetes ou com fatores de risco (Quadro 2).
5. Quando interromper: término do rastreio não definido. Pode ser considerado em pacientes com baixa expectativa de vida, sem foco na prevenção das consequências a longo prazo, mas visando evitar possíveis desconfortos imediatos decorrentes da hiperglicemia, como polidipsia, poliúria, polifagia, desidratação e alterações neurológicas.

Dislipidemia

1. Por que rastrear: a doença cardiovascular é a principal causa de morte no Brasil e no mundo. Atualmente, a avaliação dos níveis de lipídios é parte da avaliação de risco cardiovascular, orientando a terapêutica e a prevenção de morbimortalidade.
2. Quem rastrear:
   - USPSTF: recomenda o rastreamento de dislipidemia em indivíduos entre 40 e 75 anos como parte da avaliação do risco cardiovascular. Não encontraram evidência para o rastreamento antes ou depois dessa faixa etária.
3. Exames de rastreio: colesterol total, HDL-colesterol, LDL-colesterol (medido ou calculado) e triglicerídeos.
4. Periodicidade: intervalo incerto. A cada 5 anos, com possibilidade de abreviar ou prolongar o intervalo, conforme os níveis obtidos.
5. Quando interromper: não estabelecido. Há benefício em rastrear pessoas idosas que nunca tenham sido rastreados previamente. A interrupção persiste como uma incóg-

QUADRO 2 Fatores de risco para diabetes *mellitus* tipo 2

Sobrepeso ou obesidade (IMC ≥ 23 kg/m² em asiáticos e IMC ≥ 25 kg/m² nos demais) e pelo menos um dos seguintes:

- Pré-diabetes.
- Sedentarismo.
- Hipertensão arterial sistêmica.
- HDL-colesterol < 35 mg/dL e/ou triglicerídeos > 250 mg/dL.
- Acantose *nigricans*.
- Síndrome dos ovários policísticos.
- Etnia de alto risco para diabetes *mellitus* (negros, hispânicos e índios Pima).
- História prévia de diabetes gestacional ou mãe de recém-nato > 4 kg.
- História familiar de diabetes *mellitus* em parente de primeiro grau.
- Uso de medicações como corticoides, diuréticos tiazídicos ou antipsicóticos.

IMC: índice de massa corporal.

nita, e deve ser levado em consideração basicamente o estado geral do paciente, sua funcionalidade e expectativa de vida.

Disfunção tireoidiana

1. Por que rastrear: embora não haja, na literatura, benefício incontestável do rastreamento, a maioria das autoridades no assunto em geriatria recomenda o rastreio, devido à inespecificidade dos sintomas, o que pode retardar o diagnóstico de condições que, ainda que subclínicas, possam ser bastante deletérias.
2. Quem rastrear?
   - USPSTF e American Academy of Family Physicians (AAFP): não recomendam o rastreio de rotina em pacientes assintomáticos não gestantes.
   - American Thyroid Association (ATA) e American Association of Clinical Endocrinologists (AACE): recomendam o rastreamento para homens e mulheres a partir dos 60 anos ou antes, se houver fatores de risco (Quadro 3) e para mulheres gestantes ou que estejam planejando uma gestação.

Osteoporose

1. Por que rastrear: fraturas osteoporóticas, principalmente de quadril, estão associadas a limitação da deambulação, dor crônica e incapacidades, perda de independência, redução de qualidade de vida e mortalidade (21 a 30% dos pacientes que sofrem fratura do quadril morrem dentro de 1 ano). A prevalência de osteoporose primária aumenta com a idade, e mulheres apresentam taxas maiores de osteoporose do que homens em todas as idades. A detecção e o tratamento da osteoporose têm apresentado benefício em reduzir fraturas e suas complicações, principalmente em mulheres.
2. Quem rastrear?
   - USPSTF: recomenda rastrear todas as mulheres a partir dos 65 anos, ou antes, para as que apresentam risco de fratura elevado estimado por ferramentas (acima de 9,3% em 10 anos, estimado pelo FRAX – Quadro 4). Não destaca evidência suficiente para indicar ou não o rastreio em homens.
   - National Osteoporosis Foundation (NOF) e American College of Physicians

QUADRO 3 Fatores de risco para hipo e hipertireoidismo

Hipotireoidismo	Hipertireoidismo
Sexo feminino	Sexo feminino
Idade avançada	Idade avançada
Etnia / raça negra	Etnia / raça negra
Diabetes *mellitus* tipo 1	Baixo consumo de iodo
Síndrome de Down	História pessoal de doença tireoidiana
Bócio	Uso de medicações que contêm iodo (p. ex., amiodarona)
História prévia de hipertireoidismo	História familiar de doença tireoidiana
Exposição à radiação em cabeça ou pescoço	História familiar de doença tireoidiana

QUADRO 4 Fatores de risco avaliados no FRAX® BR

- Sexo.
- Idade (40-90 anos).
- Peso, altura e IMC.
- Fratura prévia.
- Pais com história de fratura de quadril.
- Tabagismo atual.
- Consumo ≥ 3 doses de álcool por dia.
- Uso de glicocorticoides (atual ou prévio, > 3 meses com dose equivalente igual ou superior a 5 mg/dia de prednisolona).
- Artrite reumatoide.
- Osteoporose secundária (diabetes mellitus, osteogênese imperfeita em adulto, hipertireoidismo não tratado, hipogonadismo ou menopausa precoce – antes dos 45 anos –, má nutrição crônica, má absorção ou doença hepática crônica).
- Densidade mineral óssea do colo do fêmur (opcional, se já houver realizado o exame).

IMC: índice de massa corporal.

(ACP): recomendam rastrear todas as mulheres acima de 65 anos ou antes, após a menopausa e com base em seu perfil de risco. Recomenda rastrear todos os homens acima de 70 anos e homens entre 50 e 69 com base em seu perfil de risco.
- American Congress of Obstetricians and Gynecologists (ACOG): recomenda rastrear todas as mulheres acima de 65 anos ou antes, após a menopausa e que tenham pelo menos um fator de risco.
- Organização Mundial da Saúde (OMS): reconhece que há evidências indiretas para o benefício de rastrear mulheres acima de 65 anos, porém evidencia que o rastreamento pode não ser viável em termos de custos em muitos países.

3. Exame de rastreio: densitometria óssea de quadril e coluna lombar. Uma alternativa emergente é a ultrassonografia quantitativa de calcâneo, que apresenta o benefício de poder ser realizada por um aparelho portátil e que não acarreta exposição à radiação ionizante. Estudos evidenciam que apresenta capacidade comparável à densitometria óssea de predizer risco de fratura do colo do fêmur, quadril e coluna, porém sua utilização para diagnóstico de osteoporose ainda não foi definida.
4. Periodicidade: a princípio a cada 2 anos, porém ainda existe falta de evidência sobre o benefício desse intervalo, bem como da repetição do exame quando o primeiro está dentro da normalidade.
5. Quando interromper: limites não fixados, uma vez que o risco de fraturas continua aumentando com o avanço da idade e os malefícios do rastreio e do tratamento são mínimos. Levar em consideração que os benefícios começam a ser vistos após 18 a 24 meses do início do tratamento.

Infecção pelo vírus da hepatite C

1. Por que rastrear: a infecção pelo vírus da hepatite C é uma das principais causas de cirrose hepática e indicação de transplante de fígado. Havia um pico de prevalência da infecção entre indivíduos nascidos entre 1945 e 1965 pelo compartilhamento de agulhas de drogas injetáveis, e os testes só começaram a ser realizados preventivamente em material biológico a partir de 1992, porém tem havido aumento importante recente em novas infecções, de forma que a recomendação atual é realizar o rastreamento populacional. O rastreio de infecção por vírus da hepatite B, vírus da imunodeficiência humana (HIV), tuberculose e sífilis é recomendado para indivíduos com

fatores de risco específicos. É importante ressaltar que o rastreamento de doenças infectocontagiosas deve ser ofertado, sendo realizado apenas de maneira voluntária e com o consentimento do paciente, após discussão dos riscos e benefícios do rastreamento.

2. Quem rastrear?
   - USPSTF: recomenda o rastreamento para todos os indivíduos entre 18 e 79 anos
3. Periodicidade: uma vez na vida, se risco habitual, e periodicamente com intervalos não definidos para indivíduos com exposição de risco continuada.
4. Exame de rastreio: inicialmente anticorpo anti-HCV, seguido de teste molecular confirmatório de PCR (*polymerase chain reaction*).
5. Quando interromper? Após 79 anos, ou antes, se houver condições de saúde que limitem os benefícios do rastreamento.

Aneurisma de aorta abdominal

1. Por que rastrear: a maioria dos aneurismas de aorta abdominal (AAA) não leva a sintomas antes de sua ruptura, na qual o risco de morte varia de 75 a 90%. A prevalência é maior em homens que sejam ou tenham sido tabagistas, mesmo por longo período após terem cessado o hábito. A idade recomendada se deve ao fato de que aneurismas levam longo tempo para se formar. Mulheres, mesmo as tabagistas, costumam desenvolver aneurismas de diâmetros pequenos e, portanto, com menor risco de ruptura.
2. Quem rastrear?
   - USPSTF e Sociedade Brasileira de Angiologia e de Cirurgia Vascular (SBACV) (Diretriz 2015): recomendam o rastreio para homens entre 65 e 75 anos que sejam ou tenham sido tabagistas em qualquer época da vida e homens nessa faixa etária que nunca tenham sido tabagistas, mas que apresentem outros fatores de risco (Quadro 6). Não há evidência suficiente para recomendar o rastreio de mulheres.
3. Exame de rastreio: ultrassonografia Doppler de abdome.
4. Periodicidade: uma única vez.
5. Quando interromper: não realizar o rastreio caso o paciente não apresente condições de ser submetido ao tratamento cirúrgico ou endovascular.

Neoplasia de pulmão

1. Por que rastrear: o câncer de pulmão é o mais comum no mundo desde 1985 tanto em incidência quanto em mortalidade, tendo se tornado uma das principais causas de morte evitáveis. No Brasil, é o segundo mais comum em homens e o terceiro em mulheres (sem contar o câncer de pele não

QUADRO 5 Fatores de risco para infecção pelo vírus da hepatite C

- Uso atual ou prévio de drogas injetáveis ou intranasais.
- Tatuagem.
- Antecedente de ter recebido transfusão sanguínea ou ter sido submetido a cirurgia antes de 1992.
- Antecedente de hemodiálise de longa data.
- Antecedente de regime carcerário.
- Trabalhadores da área de saúde ou que mantêm contato com materiais biológicos.
- Filho(a) de mãe portadora de infecção pelo vírus da hepatite C.
- Exposição sexual de risco (múltiplos parceiros sexuais, relações desprotegidas, sexo com indivíduo portador do vírus da hepatite C, sexo com usuário de drogas injetáveis), embora o risco de transmissão sexual seja pequeno.

QUADRO 6 Fatores de risco para aneurisma de aorta abdominal

- Idade (≥ 65 anos).
- Sexo masculino.
- Tabagismo atual ou prévio.
- Hipertensão arterial sistêmica.
- Hipercolesterolemia.
- Doença aterosclerótica.
- Doença arterial coronariana.
- Doença cerebrovascular.
- História pessoal de outro aneurisma vascular.
- História familiar de parente de primeiro grau com AAA.

AAA: aneurisma de aorta abdominal.

melanoma). Cerca de 13% de todos os casos novos de câncer são de pulmão. Em 85% dos casos está associado ao consumo de derivados do tabaco. Apresenta prognóstico ruim. Noventa por cento dos indivíduos diagnosticados falecem por causa da doença. Apenas 16% são diagnosticados em estágio inicial, quando em geral podem ser tratados com ressecção cirúrgica. A cessação do tabagismo é a melhor medida de prevenção para o câncer de pulmão. O rastreamento deve ser uma medida paralela às intervenções para cessar o hábito.

2. Quem rastrear: adultos entre 55 e 80 anos com tabagismo de pelo menos 20 maços-ano, atual ou que tenham cessado há menos de 15 anos. Considerar o rastreio também para indivíduos com outros fatores de risco que não o tabagismo (Quadro 7).
3. Exame de rastreio: tomografia computadorizada de baixa dose de emissão de radiação. Radiografia de tórax e citologia do escarro não mostraram sensibilidade e especificidade adequadas para serem usadas no rastreamento.
4. Periodicidade: anual.
5. Quando interromper: 15 anos após ter cessado o tabagismo ou quando apresentar condições clínicas que limitem a sobrevida ou contraindiquem o tratamento cirúrgico curativo.

Neoplasia de mama

1. Por que rastrear: é o segundo câncer mais comum no mundo e o primeiro em mulheres tanto em frequência quanto em mortalidade (excetuando-se os cânceres de pele não melanoma). É mais frequentemente diagnosticado entre os 55 e os 64 anos, e a idade média de morte é 68 anos. O rastreamento com mamografia reduz a mortalidade em mulheres entre 40 e 74 anos, e as que mais se beneficiam são aquelas entre 60 e 69 anos. Mulheres entre 40 e 49 anos com história familiar em parente de primeiro grau apresentam risco semelhante a mulheres entre 50 e 59 anos que não têm história familiar.
2. Quem rastrear: atualmente, a Federação Brasileira das Associações de Ginecologia

QUADRO 7 Fatores de risco para câncer de pulmão

- Idade (≥ anos).
- Tabagismo.
- Exposições ocupacionais (asbesto, sílica, urânio, cromo, agentes alquilantes, radônio).
- Exposição à poluição do ar.
- Antecedente pessoal de fibrose pulmonar ou doença pulmonar obstrutiva crônica.
- História familiar de neoplasia de pulmão.

e Obstetrícia (Febrasgo), a Sociedade Brasileira de Mastologia (SBM) e o Colégio Brasileiro de Radiologia e Diagnóstico por Imagem (CBR), bem como entidades internacionais, recomendam o rastreamento de mulheres entre 40 e 74 anos de idade. Mulheres com condições específicas (Quadro 8) devem ser submetidas a rastreamento secundário individualizado, geralmente a partir dos 30 anos de idade.

3. Exame de rastreio: mamografia. Não há evidências suficientes para recomendar o uso de outros métodos, como ultrassonografia, ressonância nuclear magnética e tomossíntese mamária para rastreio inicial, mesmo para mulheres com mamas densas.
4. Periodicidade: há divergências entre diversas entidades, mas estudos não mostraram diferenças significativas entre os rastreios anual e bianual.
5. Quando interromper: faltam evidências sobre os benefícios do rastreamento para mulheres acima dos 75 anos. Dados sugerem que há benefício para mulheres acima dessa idade que tenham boa saúde ou doenças leves, com expectativa de viver mais do que 10 anos.

Neoplasia colorretal

1. Por que rastrear: no Brasil, cólon, reto e ânus são o terceiro sítio mais comum de câncer em homens e o segundo em mulheres, excluindo-se os cânceres de pele não melanoma. São a quarta causa mais comum de morte por câncer em homens e a terceira em mulheres. No mundo, são o terceiro tipo mais comum de câncer. O rastreamento é eficaz para detectar e muitas vezes remover lesões neoplásicas iniciais e pré-neoplásicas, reduzindo a mortalidade pela doença.
2. Quem rastrear: homens e mulheres de risco comum, entre 50 e 75 anos, podendo ser iniciado mais cedo e em menores intervalos em pacientes de grupos de maior risco (Quadro 9). Em 2018, a Sociedade Americana de Câncer (American Cancer Society – ACS) publicou a recomendação de iniciar o rastreamento mais cedo, a partir dos 45 anos, para a população de risco comum, devido ao aumento da incidência em pacientes mais jovens.

QUADRO 8 Situações que levam a rastreamento individualizado para câncer de mama

- Mutação conhecida dos genes *BRCA1* ou *BRCA2*.
- Síndromes genéticas hereditárias (Li-Fraumeni).
- Exposição a altas doses de radiação torácica quando jovens.
- História familiar de câncer de mama em parente de primeiro grau < 50 anos.
- História familiar de câncer de mama bilateral em parente de primeiro grau < 50 anos.
- História familiar de câncer de ovário em paciente de primeiro grau em qualquer idade.
- História familiar de câncer de mama masculino.

QUADRO 9 Risco aumentado para câncer colorretal

Suspeita ou confirmação de síndromes hereditárias de câncer colorretal: ▪ Polipose adenomatosa familiar. ▪ Câncer colorretal hereditário sem polipose (síndrome de Lynch).
Doença intestinal inflamatória (doença de Crohn e retocolite ulcerativa).
Antecedente de exposição a radiação abdominal ou pélvica por câncer prévio.
História familiar de câncer colorretal.

3. Exames de rastreio e periodicidade: recomendação da realização de qualquer dos seguintes programas de rastreamento, que demonstraram eficácia semelhante, assumindo-se 100% de aderência a cada método:
   - Pesquisa de sangue oculto nas fezes de alta sensibilidade anualmente.
   - Sigmoidoscopia a cada 5 anos, combinada com a pesquisa de sangue oculto nas fezes de alta sensibilidade a cada 3 anos.
   - Colonoscopia a cada 10 anos.

   As evidências ainda são insuficientes para recomendar o uso de DNA fecal e colonografia por tomografia computadorizada no rastreamento.
4. Quando interromper: em geral, realizar até os 75 anos. Em casos individualizados, estender até os 85 anos. Expectativa de vida de 10 anos.

Neoplasia de próstata

1. Rastrear ou não rastrear? O câncer de próstata é o quarto câncer mais comum na população mundial e o segundo em homens. No Brasil, entre os homens, é o primeiro em frequência (excetuando-se câncer de pele não melanoma) e o segundo em mortalidade. A maior parte dos casos (75%) ocorre após os 65 anos. Apesar de ser um câncer tão frequente, apenas uma pequena parcela apresenta comportamento agressivo, com crescimento e disseminação rápidos. A grande maioria apresenta crescimento lento e não chega a causar sintomas nem a levar à morte. Até o momento não há evidência absoluta de que o rastreamento traga mais benefícios do que riscos. Parece haver um pequeno benefício na redução de morte por câncer de próstata em alguns homens, ao mesmo tempo que há grande exposição a potenciais danos, como resultados falso-positivos, que levem a biópsia prostática, sobrediagnóstico, sobretratamento e complicações do tratamento, como incontinência urinária e disfunção erétil. Atualmente, recomenda-se que sejam discutidos com cada paciente os possíveis riscos e benefícios de se submeter ou não ao rastreamento, com base em sua história familiar, raça e etnia, comorbidades e principalmente seus valores em relação aos possíveis desfechos a partir do rastreamento, diagnóstico e tratamento. É um tipo de rastreio que requer bastante cautela e em que as decisões devem ser compartilhadas.
2. A quem oferecer: homens entre 50 e 69 anos. Pode-se iniciar o rastreio antes para homens afrodescendentes ou com história familiar em parente de primeiro grau.
3. Exame de rastreio: dosagem sérica de antígeno prostático específico (*prostate-specific antigen* – PSA).
4. Periodicidade: a cada 1 a 2 anos.
5. Quando interromper: não se recomenda rastrear homens a partir dos 70 anos ou que não tenham expectativa de vida de pelo menos 10 a 15 anos.

Neoplasia de colo de útero

1. Por que rastrear: é o quarto câncer mais comum em mulheres no mundo e o terceiro no Brasil, onde é também a quarta causa de morte por câncer em mulheres. É causado pela infecção persistente por alguns tipos do papilomavírus humano (HPV), que pode levar a alterações celulares com potencial de evoluir para a formação do câncer. A maioria dos casos ocorre em pacientes que não foram adequadamente rastreadas, porque o rastreamento geralmente detecta essas lesões ainda em fase inicial, quando ainda apresentam tratamento mui-

to menos invasivo e eficaz do que o câncer já instalado.

2. Quem rastrear: mulheres entre 21 e 65 anos. O rastreamento fora dessa faixa etária não é rotineiramente recomendado, mesmo que a atividade sexual tenha se iniciado antes dos 21 anos ou persista após os 65 anos, com novo parceiro sexual, pois o desenvolvimento de lesões neoplásicas é um processo lento, decorrente de várias etapas, e sua incidência diminui com o avanço da idade. Mulheres em determinadas situações de risco (Quadro 10) devem ser submetidas a rastreamento individualizado específico.
3. Exames de rastreio e periodicidade: para mulheres entre 21 e 29 anos, recomenda-se o rastreio por meio da coleta de citologia cervical a cada 3 anos. Para mulheres entre 30 e 65 anos, recomenda-se o rastreio com alguma das opções a seguir:
   - Citologia cervical a cada 3 anos.
   - Teste molecular para detecção de HPV de alto risco a cada 5 anos.
   - Combinação de citologia cervical e teste molecular a cada 5 anos.

   O rastreamento em intervalos mais curtos apresentou pouco benefício e aumento de danos por detectar e desencadear tratamento para lesões que na maioria das vezes teriam apresentado resolução espontânea em um intervalo de tempo maior.
4. Quando interromper: recomenda-se cessar aos 65 anos, mesmo que a paciente mantenha atividade sexual, inclusive com novos parceiros, pois a incidência reduz com o avanço da idade e o processo de desenvolvimento das lesões é lento. O rastreamento após os 65 anos pode ser indicado para pacientes cujo rastreamento prévio seja inadequado ou desconhecido.

CONSIDERAÇÕES FINAIS

A prática do geriatra envolve ações e recomendações tanto individuais quanto populacionais para promoção de saúde, prevenção e tratamento de doenças e agravos. As etapas da aplicação do rastreamento clínico envolvem ações que vão desde a anamnese e o exame físico até a realização e interpretação dos exames complementares. A recomendação dos exames de rastreio indicados para cada grupo de risco e faixa etária se baseia em evidências de estudos populacionais. Entretanto, devido à grande heterogeneidade da população idosa, sua aplicação deve ser individualizada, levando em conta aspectos particulares de cada paciente, como funcionalidade, expectativa de vida, desejos, valores e preferências.

Por ser um ramo do conhecimento que está em franca evolução, há necessidade de consulta frequente às recomendações nacionais e internacionais, que estão em constante atualização de acordo com pesquisas e evidências mais recentes. Há uma grande busca por encontrar meios de refinar melhor os critérios de seleção do paciente elegível a cada rastreamento, com tendência à individualização da conduta, promovendo a decisão compartilhada entre o médico e o paciente a ser rastreado.

Dessa forma, além do conhecimento técnico e da constante atualização, é necessário ao profissional que aplica o rastreamento desenvolver habilidades de análise crítica das evidências, julgamento clínico e comunicação eficaz, que o capacitem a ofertar a informação

QUADRO 10 Situações que levam a rastreamento individualizado para câncer de colo de útero

- Imunossupressão.
- Exposição intrauterina a dietilbestrol.

HIV: vírus da imunodeficiência humana.

QUADRO 11 Resumo das recomendações atuais de rastreio por exames complementares em idosos

Doença	População	Exame	Periodicidade mínima
Diabetes *mellitus*	35-70 anos	Glicemia de jejum, GTT ou HbA1C	3/3 anos
Dislipidemia	40-75 anos	Lipidograma	5/5 anos
Hipotireoidismo	≥ 60 anos	TSH	5/5 anos
Osteoporose	▪ Mulheres: ≥ 65 anos. ▪ Homens: incerto.	DMO	2/2 anos
Infecção por HCV	18-79 anos	Anti-HCV	1 vez (ou conforme exposições de risco)
Aneurisma de aorta	Homens de 65-75 anos com exposição atual ou prévia ao tabaco	USG Doppler de abdome	1 vez
Neoplasia de pulmão	Homens de 55-80 anos, tabagistas > 20 anos-maço e que tenham cessado há menos de 15 anos	TC de tórax sem contraste com baixa radiação	Anual
Neoplasia de mama	Mulheres de 40-74 anos	Mamografia	1/1 ou 2/2 anos
Neoplasia colorretal	50-75 anos	▪ PSOF. ▪ Sigmoidoscopia + PSOF. ▪ Colonoscopia.	▪ Anual. ▪ 5/5 + 3/3 anos. ▪ 10/10 anos.
Neoplasia de próstata	Pode ser oferecida para homens de 50-69 anos	PSA	1/1 ou 2/2 anos
Neoplasia de colo uterino	Mulheres de 21-65 anos	▪ Citologia cervical. ▪ Teste molecular para detecção de HPV de alto risco. ▪ Combinação de citologia cervical e teste molecular.	▪ 3/3 anos. ▪ 5/5 anos. ▪ 5/5 anos.

DMO: densitometria óssea; GTT: gamaglutamiltranspeptidase; HbA1C: hemoglobina glicada A1C; HCV: hepatitis C virus (vírus da hepatite C); HPV: human papillomavirus *(papilomavírus humano); PSA: prostate-specific antigen (antígeno prostático específico); PSOF: pesquisa de sangue oculto nas fezes; TC: tomografia computadorizada; TSH:* thyroid stimulating hormone *(hormônio estimulador da tireoide); USG: ultrassonografia.*

precisa e atualizada em linguagem e dosagem adequadas para auxiliar cada paciente a tomar as melhores decisões. O momento de ofertar o rastreamento para o paciente pode, assim, se tornar uma valiosa oportunidade de promover importantes discussões sobre promoção de saúde, prevenção de agravos, autonomia, independência, funcionalidade, autocuidado, expectativas, receios, valores, diretivas antecipadas e finitude, sempre respeitando e incentivando o protagonismo da pessoa idosa e o exercício de sua autonomia.

BIBLIOGRAFIA

Almeida LM. Da prevenção primordial à prevenção quaternária. Rev Port Sau Pub. 2005;23(1):91-6. Available: https://edisciplinas.usp.br/pluginfile.php/2996950/mod_resource/content/1/texto%20sobre%20niveis%20de%20preven-epi%20graduacão.pdf. (Acesso fev 2023.)

Clarfield AM. Screening in frail older people: an ounce of prevention or a pound of trouble? J Am Geriatr Soc. 2010;58(10):2016-21.

Cunningham J. Discussing cancer screening with elderly patients. JAMA. 2001;286(10):1175-6.

Eckstrom E, Feeny DH, Walter LC, Perdue LA, Whitlock EP. Individualizing cancer screening in older adults: a narrative review and framework for future research. J Gen Intern Med. 2013;28(2):292-8.

Hackl F, Halla M, Hummer M, Pruckner GJ. The effectiveness of health screening. Health Econ. 2015;24(8):913-35.

Instituto Nacional de Câncer José Alencar Gomes da Silva (Inca). Estatísticas de câncer. Rio de Janeiro: Inca; 2019. Available: https://www.inca.gov.br/numeros-de-cancer. (Acesso fev 2023.)

Instituto Nacional de Câncer José Alencar Gomes da Silva (Inca). Estimativa 2018: incidência de câncer no Brasil. Rio de Janeiro, Inca; 2017. Available: https://www.inca.gov.br/publicacoes/livros/estimativa-2018-incidencia-de-cancer-no-brasil. (Acesso fev 2023.)

Instituto Nacional de Câncer José Alencar Gomes da Silva (Inca). Mortalidade. Rio de Janeiro: Inca; 2019. Available: https://www.inca.gov.br/numeros-de-cancer/mortalidade. (Acesso fev 2023.)

Instituto Nacional de Câncer José Alencar Gomes da Silva (Inca). Tipos de câncer. Rio de Janeiro: Inca; 2019. Available: https://www.inca.gov.br/tipos-de-cancer. (Acesso fev 2023.)

Kimberley LT, Harris RP, Schoenbom NL. Individualized approach to cancer screening in older adults. Clinics in Geriatric Medicine. 2018;34(1):11-2.

Lee KT, Harris RP, Schoenborn NL. Individualized approach to cancer screening in older adults. Clin Geriatr Med. 2017;34(1):11-23.

Martins L. Prevenção de doenças e promoção da saúde na terceira idade. Rio de Janeiro: Sociedade Brasileira de Geriatria e Gerontologia; [s.d.]. Available: https://sbgg.org.br/prevencao-de-doencas-e-promocao-da-saude-na-terceira-idade/. (Acesso fev 2023.)

Ministério da Saúde, Brasil. Rastreamento. Cadernos de Atenção Primária, 29. Brasília: Ministério da Saúde; 2010. Available: http://biblioteca.cofen.gov.br/wp-content/uploads/2016/05/Cadernos-de-Atenção-Primária-n-29-rastreamento.pdf. (Acesso fev 2023.)

Morabia A, Zhang FF. History of medical screening: from concepts to action. Postgrad Med J. 2004;80(946):463-9.

National Health System (NHS). NHS screening. United Kingdom: NHS; 2012. Available: https://www.nhs.uk/conditions/nhs-screening/. (Acesso fev 2023.)

Norman AH, Tesser CD. Quaternary prevention in primary care: a necessity for the Brazilian Unified National Health System. Cad Saúde Pública. 2009;25(9):2012-20.

Oliveira JEP de, Montenegro Junior, RM, Vencio S, organizadores. Diretrizes da Sociedade Brasileira de Diabetes 2017-2018. São Paulo: Clannad; 2017.

Pandve HT. Changing concept of disease prevention: From primordial to quaternary. Arch Med Health Sci. 2014;2(2):254-6.

Rembold CM. Number needed to screen: development of a statistic for disease screening BMJ. 1998;317:307.

Saquib N, Saquib J, Ioannidis JPA. Does screening for disease save lives in asymptomatic adults? Systematic review of meta-analyses and randomized trials. Int J Epidemiol. 2015;44(1):264-77.

Schoenborn NL, Lee K, Pollack CE, Armacost K, Dy SM, Bridges JFP, et al. Older adults' views and communication preferences about cancer screening cessation. JAMA Intern Med. 2017;177(8):1121-8.

Schoenborn NL, Xue QL, Pollack CE, Janssen EM, Bridges JFP, Wolff AC, et al. Demographic, health, and attitudinal factors predictive of cancer screening decisions in older adults. Prev Med Rep. 2019;13:244-8.

Schonberg MA. Prevention. In: Geriatrics Review Syllabus (GRS). Updated in January, 2015. Available: https://geriatricscareonline.org/FullText/B003/B003_VOL001_PART001_SEC002CH010/. (Acesso fev 2023.)

Shieh Y, Eklund M, Sawaya GF, Black WC, Kramer BS, Esserman LJ. Population-based screening for cancer: hope and hype. Nat Rev Clin Oncol. 2016;13(9):550-65.

United States Preventive Services Task Force. Final recommendation statement: prostate cancer: screening. United States: United States Preventive Services Task Force; 2018. Available: https://www.uspreventiveservicestaskforce.org/Page/Document/RecommendationStatementFinal/prostate-cancer-screening1. (Acesso fev 2023.)

United States Preventive Services Task Force. Final update summary: abdominal aortic aneurysm: screening. United States: United States Preventive Services Task Force; 2019. Available: https://www.uspreventiveservicestaskforce.org/uspstf/recommendation/abdominal-aortic-aneurysm-screening. (Acesso fev 2023.)

United States Preventive Services Task Force. Final update summary: breast cancer: screening. United States: United States Preventive Services Task Force; 2018. Available: https://www.uspreventiveservicestaskforce.org/Page/Document/UpdateSummaryFinal/breast-cancer-screening1. (Acesso fev 2023.)

United States Preventive Services Task Force. Final update summary: cervical cancer: screening. United States: United States Preventive Services Task Force; 2018. Available: https://www.uspreventiveservicestaskforce.org/Page/Document/UpdateSummaryFinal/cervical-cancer-screening2. (Acesso fev 2023.)

United States Preventive Services Task Force. Final update summary: colorectal cancer: screening. United States: United States Preventive Services Task Force; 2021. Available: https://www.uspreventiveservicestaskforce.org/uspstf/recommendation/colorectal-cancer-screening. (Acesso fev 2023.)

United States Preventive Services Task Force. Final update summary: hepatitis B virus infection in adolescents and adults: screening. United States: United States Preventive Services Task Force; 2020. Available: https://www.uspreventiveservicestaskforce.org/uspstf/recommendation/hepatitis-b-virus-infection-screening. (Acesso fev 2023.)

United States Preventive Services Task Force. Final update summary: hepatitis C virus infection in adolescents and adults: screening. United States: United States Preventive Services Task Force; 2020. Available: https://www.uspreventiveservicestaskforce.org/uspstf/recommendation/hepatitis-c-screening. Acesso fev 2023.)

United States Preventive Services Task Force. Final update summary: human immunodeficiency virus (HIV) infection: screening. United States: United States Preventive Services Task Force; 2018. Available: https://www.uspreventiveservicestaskforce.org/Page/Document/UpdateSummaryFinal/human-immunodeficiency-virus-hiv-infection-screening. (Acesso fev 2023.)

United States Preventive Services Task Force. Is prostate cancer screening right for you? Understanding the potential benefits vs risk for men 55-69 years. Available: https://www.uspreventiveservicestaskforce.org/Home/GetFileByToken/HV9RGq3wLyh6PyK4oxVtde. (Acesso fev 2023.)

United States Preventive Services Task Force. Final update summary: lung cancer: screening. United States: United States Preventive Services Task Force; 2021. Available: https://www.uspreventiveservicestaskforce.org/uspstf/recommendation/lung-cancer-screening. (Acesso fev 2023.)

United States Preventive Services Task Force. Final update summary: osteoporosis to prevent fractures: screening. United States: United States Preventive Services Task Force; 2018. Available: https://www.uspreventiveservicestaskforce.org/Page/Document/UpdateSummaryFinal/osteoporosis-screening1. (Acesso fev 2023.)

United States Preventive Services Task Force. Final update summary: statin use for the primary prevention of cardiovascular disease in adults: preventive medication. United States: United States Preventive Services Task Force; 2016. Available: https://www.uspreventiveservicestaskforce.org/Page/Document/UpdateSummaryFinal/statin-use-in-adults-preventive-medication1. (Acesso fev 2023.)

United States Preventive Services Task Force. Final Update Summary: thyroid dysfunction: screening. United States: United States Preventive Services Task Force; 2016.

United States Preventive Services Task Force. Prediabetes and type 2 diabetes: Screening United States: United States Preventive Services Task Force; 2021. Available: https://www.uspreventiveservicestaskforce.org/uspstf/recommendation/screening-for-prediabetes-and-type-2-diabetes. (Acesso fev 2023.)

von Ristow A, Estensoro AE. Aneurisma da aorta abdominal. Diretrizes SBACV. São Paulo: Sociedade Brasileira de Angiologia e de Cirurgia Vascular; 2015. Available: https://www.sbacv.org.br/lib/media/pdf/diretrizes/aneurismas-da-aorta-abdominal.pdf. (Acesso fev 2023.)

Walter LC, Covinsky KE. Cancer screening in elderly patients: a framework for individualized decision making. JAMA. 2001;285(21):2750-6.

World Cancer Research Fund International, American Institute for Cancer Research. Worldwide cancer data. London: WCRF International; 2018. Available: https://www.wcrf.org/dietandcancer/cancer-trends/worldwide-cancer-data. (Acesso fev 2023.)

Instabilidade postural e quedas | 5

Paulo Fernandes Formighieri
Ana Carolina Coelho
Daniela Cristina Carvalho de Abreu

INTRODUÇÃO

A manutenção da postura bípede impõe à espécie humana alto custo de investimentos para manutenção do equilíbrio estático e durante deslocamentos. O corpo se apresenta como um pêndulo invertido, com a massa concentrada acima de uma base de sustentação sobre membros articulados e pés relativamente estreitos. Dessa forma, forças gravitacionais e ambientais atuando sobre o corpo, aqui representado por um ponto central (centro de massa) que equivale aos vetores atuantes, exigem constantemente ajustes no sistema musculoesquelético. Na necessidade de deslocamentos corporais (equilíbrio dinâmico), o desequilíbrio autoinduzido necessário para o movimento coloca a resposta corporal sob ainda maior desafio.

O equilíbrio postural ocorre quando todas as forças que atuam sobre o corpo conseguem ser balanceadas, tanto em situações estáticas quanto em dinâmicas. Para a manutenção desse equilíbrio, é necessário (através de forças de compensação do sistema musculoesquelético) o controle da projeção do centro de massa em relação à base de sustentação (lembre-se do pêndulo). Quando essa atuação não é suficiente, pode ocorrer a queda – definida aqui como "evento não intencional que leva uma pessoa inadvertidamente a cair ao chão em um mesmo nível ou em outro inferior". Esse fenômeno, apesar de acompanhar a espécie humana desde o início da sua luta a caminho da independência funcional, assume uma importância especial quando se trata da população idosa.

BALANCE: UMA IMPORTANTE AMPLIAÇÃO DE CONCEITO PARA COMPREENSÃO DA INSTABILIDADE POSTURAL

O conceito mais significativo no estudo da estabilidade corporal é o de *Balance*, "habilidade de manter o controle postural, ou seja, a capacidade de manter e recuperar a estabilidade e a orientação do corpo e da cabeça no espaço em situações reativas, proativas e preditivas". O conceito amplia a compreensão da estabilidade para além do movimento principal, valorizando posturas antecipatórias e atividades estabilizadoras que garantem a harmonia e segurança do movimento. Essas habilidades precisam ser desenvolvidas e aprimoradas em uma fase inicial, e posteriormente mantidas (o quanto possível) durante o ciclo de vida para favorecer a independência, permitir ganhos de função e redução de riscos, especialmente durante o envelhecimento.

Os componentes principais da manutenção do *Balance* são (Figura 1):

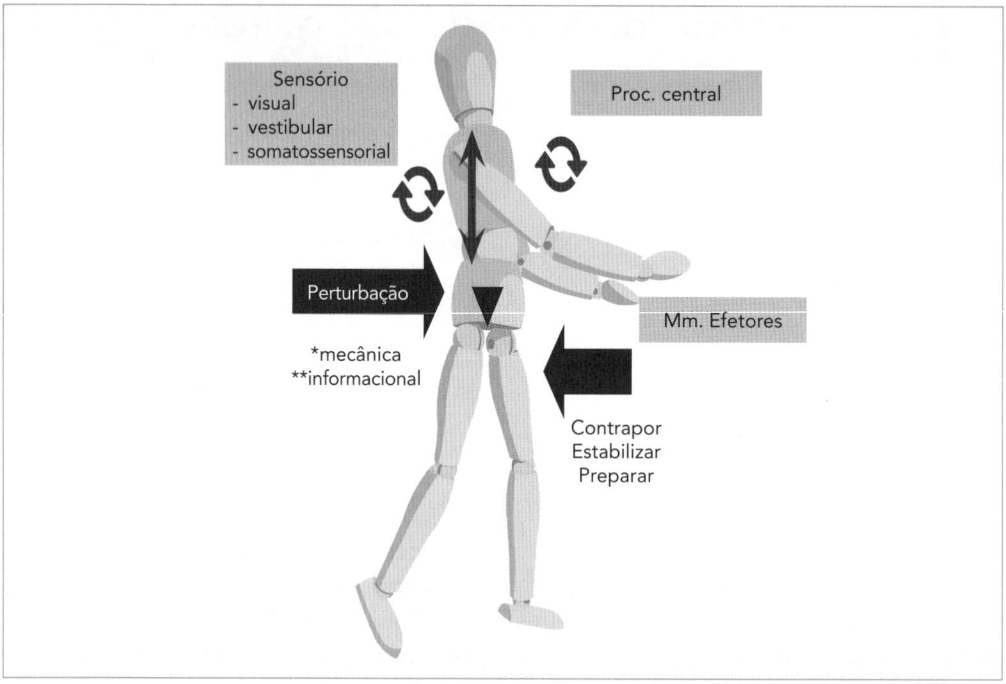

FIGURA 1 Componentes principais da manutenção do *Balance*. Com base em uma perturbação, informações sensoriais recolhidas em diversos sistemas são encaminhadas ao sistema nervoso, gerando respostas efetoras sobre o sistema musculoesquelético. O sistema é continuamente retroalimentado e ajustado.

1. **Informações sensoriais:** visão, audição, sistêmica labiríntico e sensores somatossensoriais (estiramento, pressão, vibração, tácteis) que permitem o controle detalhado do posicionamento do indivíduo em relação ao ambiente e em relação a ele próprio com precisão.
2. **Processamento e integração das informações sensoriais:** no nível neurológico medular e central, gerando padrão de resposta ora reflexa, ora movimentos pré-aprendidos, ora movimentos voluntários específicos, com modulação e integração fina com diversas regiões cerebrais de funções distintas (memória, afeto, abstração, funções executivas).
3. **Ativação de resposta efetora musculoesquelética:** por meio da manutenção do tônus, ativações musculares agonistas e antagonistas, posicionamento e ajustes antecipatórios, continuamente retroalimentada para ajustes finos.

ESTRATÉGIAS DE EQUILÍBRIO E ESTRATÉGIAS DE PROTEÇÃO

A partir de qualquer deslocamento do centro de massa, alguma(s) das estratégias motoras para o reposicionamento e manutenção do equilíbrio é(são) ativada(s). Essas estratégias são conhecidas como reativas e podem ser divididas em reação de equilíbrio e de proteção. Entre as reações de equilíbrio estão a *estratégia do tornozelo* (movimentos de dorsiflexão e flexão plantar quando o deslocamento tem menor amplitude) e a *do quadril* (quando da ocorrência de desvios mais rápidos ou de maiores amplitudes), que surgirão de acordo com o tipo de perturbação e da localização do centro de massa em relação à base de suporte. Quando esses mecanismos são suplantados, ainda é possível a utilização da *estratégia do passo* (ou sobrepasso, ampliando a base de sustentação). Quando ocorre falha desses mecanismos, são utilizadas as estratégias de proteção, prevenindo lesões de áreas nobres (rosto, cabeça e outros).

Toda a ativação de mecanismos reparadores de desvios necessita ser acompanhada da ativação de estruturas estabilizadoras e compensações posturais para sua efetividade. Sob outro aspecto, todo o deslocamento precedido por ativação antecipatória tende a ser realizado com maior segurança e eficiência.

O envelhecimento frequentemente é acompanhado de alterações nas respostas reflexas e nos movimentos complexos, seja por alterações na unidade neuromotora, seja por alterações nos padrões de fibras, infiltração gordurosa, desbalanço entre agonistas/antagonistas, redução de eficiência metabólica ou por condições comórbidas associadas. Com isso é comum a presença de diferentes graus de lentificação nos movimentos e a escolha de estratégias adaptativas no padrão de marcha, as quais, apesar de mostrarem menor eficiência (diminuição da passada e do balanço dos braços, flexão anterior da cabeça e tronco, aumento da flexão de cotovelos e joelhos, aumento do balanço lateral), reduzem o limiar para a ocorrência de quedas.

RECONHECIMENTO COMO SÍNDROME GERIÁTRICA

A instabilidade postural/quedas é considerada uma síndrome geriátrica, pois se apresenta como um evento multifatorial diretamente associado ao envelhecimento tanto em termos de fatores desencadeantes como em relação a seu impacto sobre aspectos biopsicossociais do indivíduo e da comunidade, além da necessidade de abordagem terapêutica multidimensional.

> Em torno de 30% dos idosos ambulatoriais sofrem ao menos 1 evento ao ano, estatística que se eleva para em torno de 50% acima de 80 anos e em aproximadamente 60% entre institucionalizados. Em torno de 60% dos indivíduos com história de 1 queda no ano anterior apresentarão um novo episódio. A presença de limitação para andar acomete em torno de 15% dos indivíduos entre 65 e 69 anos e aumenta progressivamente até atingir em torno de 50% daqueles acima de 85 anos. Entre idosos hospitalizados, até 2/3 serão incapazes de deambular sem assistência na dependência do modelo assistencial e complexidade.

QUEDAS E SUAS COMPLICAÇÕES

As quedas têm como consequência o aumento das demandas de assistência em saúde e serviços sociais, a perda de autonomia e de independência e o aumento da necessidade de institucionalização. São associadas a lesões físicas (contusões, entorses, cortes, hematomas, lacerações, entre outras) e a fraturas de menor ou maior impacto, com importante mortalidade tanto na fase aguda (especialmente quando associada a fraturas) quanto no médio prazo (Quadro 1).

QUADRO 1 Complicações associadas a quedas entre idosos

- Lesões físicas.
- Fraturas.
- Imobilidade.
- Institucionalização.
- Incapacidade.
- Dependência.
- Transtornos de humor.
- Síndrome pós-queda.
- Isolamento social.
- Morte.

Dados americanos do Center for Disease Control and Prevention (2003) identificaram que mais de 60% das lesões não fatais que demandaram atenção em departamentos de emergência em pessoas com 65 anos e mais estiveram associadas a quedas. Estudos prévios publicados por Rubenstein identificaram que 5-10% das quedas entre idosos na comunidade resultaram em lesões maiores (fraturas, traumatismos cranianos, lacerações maiores). Entre populações institucionalizadas, a frequência sobe para 10-30%. As fraturas acontecem em 3-6% das quedas que exigem avaliação.

As quedas são responsáveis por mais de 80% das fraturas entre idosos, sendo as complicações das fraturas a principal causa de morte acidental entre homens e mulheres após os 65 anos, com mortalidade de até 25% entre pacientes com fratura de fêmur, valores crescentes entre grupos de maiores faixas etárias. Estudo nacional conduzido por Satomi em 2009 com 246 pacientes acima de 60 anos internados em vários hospitais do Rio de Janeiro revelou mortalidade de 35% a partir da internação e/ou no acompanhamento subsequente. Outro estudo mostrou uma taxa geral de mortalidade de 21,5% durante o primeiro ano após a fratura de quadril.

Entre os indivíduos idosos que sofrem fratura de quadril, entre 25-75% não recuperam a funcionalidade prévia e estão sujeitos a institucionalização, dependência e transtornos afetivos, com menores chances de recuperação da marcha naqueles com idade igual ou superior a 80 anos.

No trabalho de Satomi, um estudo prospectivo utilizando 160 pacientes restantes do estudo anterior examinou o impacto da fratura de quadril no estado funcional e revelou que o estado funcional de 46% dos pacientes continuava em declínio no seguimento de 1 ano. Estima-se que haja atualmente 121 mil fraturas de quadril por ano no Brasil, com projeções para que esse número suba para 160 mil em 2050. Estima-se ainda que 97% das fraturas de quadril sejam tratadas cirurgicamente. As fraturas de fêmur em idosos no Brasil foram responsáveis, em 2008, por 32.908 internações hospitalares no Sistema Único de Saúde (SUS), com um custo total de 58,6 milhões de reais.

Além das fraturas de quadril, outra complicação bastante temida são as fraturas de corpos vertebrais, as quais, apesar de menor mortalidade, evoluem com grande morbidade e perda funcional por dor, limitação postural e deformidades axiais. Lopes et al. encontraram prevalência de fraturas de vértebra em idosos que viviam na comunidade (de 65 anos de idade ou mais) de 27,5% nas mulheres e 31,8% nos homens. A taxa de prevalência de 25% foi observada na população de 80 anos de idade ou mais no estudo Lavos (*Latin-American vertebral osteoporosis study*).

> A presença de osteoporose se associa diretamente ao risco de complicações por fratura entre indivíduos idosos e deve ser alvo de preocupação imediata quando há relato de quedas, além da investigação preventiva sistemática extensamente recomendada.

Checagem e supervisão da adequação dietética, tratamento medicamentoso e estímulo a atividades resistidas, quando apropriadas devem fazer parte do seguimento de idosos osteoporóticos com relato de quedas com e sem fraturas. Todavia, Satomi relatou que, dos 123 pacientes internados com fratura de quadril, estavam realmente em tratamento para osteoporose apenas 43% dos que haviam sido previamente diagnosticados. Nenhum dos pacientes saiu do hospital com recomendações de exames de densidade óssea ou recomendações de tratamento contra a osteoporose (Quadro 2).

QUADRO 2 Fatores de risco adicionais para complicações após quedas

Fatores de risco para complicações:
▪ Não conseguir levantar ou solicitar auxílio após evento.
▪ Morar sozinho.
▪ Histórico de quedas sem reflexo de proteção.
▪ Histórico de fraturas e/ou osteoporose.
▪ Anticoagulação.

SÍNDROME PÓS-QUEDA

Dentre as complicações das quedas entre idosos, uma das mais temidas é a síndrome pós-queda, uma condição de medo limitante de cair novamente que pode evoluir para quadros graves de fragilidade e imobilidade. Sua ocorrência é proporcionalmente maior entre idosos, comprometendo até 50% dos pacientes após fratura de quadril (Quadro 3).

QUADRO 3 Características principais da síndrome pós-queda

▪ Medo limitante de cair novamente.
▪ Restrição de grande parte das atividades.
▪ Mudanças no padrão de marcha e equilíbrio.
▪ Uso adicional de recursos assistivos.
▪ Queixas depressivas e ansiosas associadas.

A síndrome é um conjunto de manifestações comuns a indivíduos que sofreram uma ou mais quedas, caracterizada como uma reação do tipo estresse pós-traumático com peculiaridades relacionadas à marcha. Os indivíduos afetados adquirem comportamentos de ansiedade relacionados à marcha, apresentando tanto alterações protetivas (redução da velocidade da marcha, redução da elevação dos membros e comprimento da passada, redução do balanço dos membros e do balanço de quadril, procura de apoio ou uso de dispositivos auxiliares) quanto alterações de evitação (restrição de atividades extradomiciliares, de deslocamentos em locais públicos, deambulação em locais acidentados ou com desníveis e até mesmo dentro do domicílio).

Em qualquer situação, as restrições geram perda de independência, prejuízo progressivo ao sistema musculoesquelético, piora da condição nutricional, acentuação de sintomas depressivos, e podem associar-se a incontinência funcional, piora cognitiva e consequentemente aumento da institucionalização e morte.

COMO CONDUZIR A AVALIAÇÃO DO PACIENTE

A avaliação das quedas e da instabilidade postural tem por princípios:

1. Oportunidade – questionamento sistemático de sua ocorrência durante avaliações periódicas.
2. Detalhamento do(s) evento(s).
3. Avaliação de condições mórbidas e antecedentes pessoais relacionados.
4. Revisão do uso de medicações.
5. Revisão das condições sensoriais.
6. Exame físico com foco nas condições neurológicas, cardiológicas e osteoarticulares.
7. Avaliação detalhada das condições de equilíbrio e marcha.
8. Avaliação da *performance* física.
9. Avaliação dos fatores de risco presentes nos ambientes de moradia ou circulação do paciente.

OPORTUNIDADE

A ocorrência de quedas é frequentemente sub-relatada, devendo-se, portanto, estimular o questionamento sistemático da ocorrência de quedas ao menos uma vez ao ano para identificar riscos. A partir da queixa de desequilíbrio ou de quedas, é sempre necessária a realização de uma avaliação mínima das condições de equilíbrio estático e dinâmico em consultório e a checagem dos fatores de risco. Quando há a identificação de alterações no exame mínimo, o paciente deve ser submetido ou encaminhado para avaliação detalhada.

DETALHAMENTO DO(S) EVENTO(S)

Na compreensão dos eventos de quedas, procura-se identificar a interação dinâmica entre fatores de risco intrínsecos ao indivíduo (p. ex., desvios de eixo da coluna ou doenças que afetam órgãos sensoriais) e fatores de risco extrínsecos ao indivíduo (p. ex., condições ambientais, fatores externos), que determinam o limiar de risco para quedas e a suscetibilidade à ação dos fatores precipitantes (escorregão, esbarrão, desatenção, entre outros).

É fundamental obter informações detalhadas do(s) evento(s) em relação à temporalidade, localização, aspectos do ambiente, sintomas antecipatórios, sintomas durante o evento e após, condição de percepção e controle corporal durante o evento, presença das estratégias de proteção, lesões associadas, existência de assistência após o evento, tempo até o auxílio e presença de alternativas para solicitar socorro, mudanças de rotina e de atitudes após evento. Relatos de quedas associados a algumas situações específicas (*red flags*) devem desencadear investigações imediatas (Quadro 4).

QUADRO 4 *Red flags* – fatos da história clínica que devem levantar suspeita sobre doenças ou condições potencialmente mais graves associadas a quedas

Red flags:
▪ Presença de perda de consciência.
▪ Sintomas sugestivos de baixo fluxo cerebral.
▪ Cefaleia intensa.
▪ Sintomas de remetam a equivalentes anginosos ou sugiram arritmias cardíacas.
▪ Presença de déficit neurológico localizatório ou não.
▪ Movimentos que sugiram crise epiléptica ou alteração sugestiva de pós-ictal.

Avaliação de condições mórbidas e antecedentes pessoais relacionados

O passo seguinte é a obtenção de dados de antecedentes relacionados, condições mórbidas e funcionalidade prévia, que auxiliam na compreensão das condições de risco envolvidas, em especial aquelas condições que afetam órgãos sensoriais, sistemas cardiovascular, nervoso e musculoesquelético:

- O reconhecimento de eventos estressores e de condições de suporte social ajudam a contextualizar os eventos, assim como o reconhecimento do grau de independência prévia.
- Histórico de quedas e fraturas, hospitalizações recentes, traumatismo e cirurgias devem ser analisados.
- Hábitos/vícios como etilismo e/ou tabagismo associados ou não a fatores de risco para a doença vascular (como dislipidemia, obesidade centrípeta).
- Alterações nutricionais específicas podem sugerir déficits vitamínicos (p. ex., déficit de vitamina B12); perda ou ganho de peso significativos recentes devem ser investigados.
- Doenças agudas, como infecções e distúrbios metabólicos, são comumente relacionadas à instabilidade postural e a quedas e devem ser consideradas.
- Doenças crônicas podem estar associadas a múltiplos prejuízos nos sistemas envolvidos com o controle postural, como hipotireoidismo, diabetes *mellitus* ou doença de Parkinson, entre outras.

REVISÃO DO USO DE MEDICAÇÕES

A presença da polifarmácia *per se* (uso de 5 ou mais medicamentos de classes diferentes) já representa um aumento do risco de quedas da ordem de 5 vezes. Entre idosos participantes do *Gait and brain study*, o maior número de medicamentos foi associado a pior *performance* de marcha, e, após ajuste para variáveis confundidoras, manteve-se significativo para menor velocidade e maior variabilidade de marcha, maior largura da passada, maior prevalência de declínio da marcha no acompanhamento longitudinal.

É importante revisar os medicamentos prescritos e medicações de uso eventual (laxativos, diuréticos, analgésicos, antialérgicos, fórmulas de manipulação e fitoterápicos p. ex.) para identificar riscos de efeitos colaterais e interações. A prescrição de drogas com efeito anticolinérgico, sedativo ou hipnótico, hipotensor, vasodilatador e bradicardizante deve sempre ser revisada, seu início cuidadosamente monitorado e, quando possível, evitada. Além das medicações cardiovasculares e neurológicas (antiparkinsonianos, neurolépticos, tricíclicos, inibidores de receptação de serotonina), é importante estar atento às medicações tópicas como colírios, além de antiespasmódicos, medicações para hiperatividade de detrusor e relaxantes musculares. Também é fundamental identificar o abuso de sedativos/hipnóticos não prescritos.

REVISÃO DAS CONDIÇÕES SENSORIAIS

A avaliação das condições sensoriais é estratégica na compreensão dos mecanismos de queda.

A avaliação da visão deve ir além de testes de erros de refração (testes de Snellen e Jaeger). Alterações da percepção de contraste e profundidade, além de lesões retinianas (aqui a tela de Amsler tem uso simples e informativo), podem ser responsáveis maiores por quedas e desequilíbrios. Ajustes recentes de lentes de correção óptica para bifocais ou multifocais aumentam o risco de quedas. Alguns distúrbios do movimento ocular também podem dar pistas importantes sobre condições com alto risco de quedas (nistagmo com vertigem central, distúrbio do movimento conjugado vertical na paralisia supranuclear progressiva p. ex.).

Os distúrbios da acuidade auditiva podem dificultar a percepção de sinais de alerta e de indicadores de risco ambientais, sendo recomendada uma avaliação mais detalhada quando existir alguma suspeita. Também doenças do sistema auditivo que atingem o sistema labiríntico, sejam inflamatórias, infecciosas, metabólicas, vasculares ou neoplásicas, devem ser consideradas de acordo com a história clínica, sendo os exames apropriados recomendados nesse caso (manobra de Dix-Hillpike em casos de suspeita de vertigem postural paroxístico, p. ex., *Head-Trust-Test* para avaliar vertigem de origem central, ou ressonância nuclear magnética de ouvido na suspeita de tumores em outro extremo).

O diagnóstico diferencial das patologias envolvendo o labirinto é mais complexo e motivo de atenção de outros capítulos. O maior desafio é a diferenciação entre doenças vertiginosas de origem vestibular (vertigem rotatória de duração variável associada ou não a náuseas), alterações neurológicas do equilíbrio (doenças cerebelares ou extrapiramidais), alterações periféricas levando a queixa de desequilíbrio (distúrbios da propriocepção ou instabilidades articulares, p. ex.) e alterações sobre o processamento central secundário a medicações (sedativos, p. ex.) ou condições médicas outras (infecções, distúrbios metabólicos ou hormonais), frequentemente referidos como "zonzura", tontura ou cabeça vazia. A síndrome do desequilíbrio do idoso é uma condição multifatorial suspeita quando da exclusão das demais morbidades específicas e seria justificada pelo acúmulo de déficits nos múltiplos sistemas de controle.

O prejuízo somatossensorial e/ou proprioceptivo deve sempre ser questionado e apropriadamente investigado quando suspeito (diapasão e estesiômetro podem ser úteis). Polineuropatias têm prevalência crescente entre idosos e podem estar associadas a condições como diabetes, etilismo, deficiência de vitamina B12, entre outros. As radiculopatias por distúrbios degenerativos da coluna vertebral também têm sua prevalência aumentada e devem ser consideradas quando a sintomatologia for pertinente. Diversas outras condições podem ainda alterar tais sistemas, desde doenças vasculares a sequelas de Zóster ou hanseníase.

EXAME FÍSICO COM FOCO NAS CONDIÇÕES NEUROLÓGICAS, CARDIOLÓGICAS E OSTEOARTICULARES

Apesar de frequentemente multifatoriais, as alterações do equilíbrio demandam uma avaliação individual atenta para condições potencialmente tratáveis em seus múltiplos componentes.

- Inicia-se pela avaliação geral da condição de hidratação e perfusão, *status* de vigilância, impressão geral de fragilização (pode-se utilizar a *Clinical Frailty Scale - Rockwood*) e do perfil biofísico.
- A avaliação das condições dos pés deve ser sempre considerada, já que alterações estruturais e sensoriais destes têm grande potencial para prejudicar o equilíbrio e a marcha (verificação da conformação e pontos de apoio com e sem carga axial - pé *cavum*, chato, fasceíte plantar, calosidades, deformidades articulares em pododáctilos, alterações ungueais, hálux valgo). Quando necessário, pode-se avaliar a sensibilidade plantar, a propriocepção, a amplitude articular e a força.
- Deformidades e desequilíbrios da coluna vertebral (anteroposteriores e laterais), pelve, joelhos e tornozelos precisam ser avaliados. Quando identificados, um exame mais detalhado da condição é essencial (fraquezas musculares localizadas, contraturas ou retrações, pontos miofasciais, deformidades articulares, assimetrias), além de lesões articulares e periarticulares (tendões, bursas, ligamentos). A análise de anormalidades da vertical postural pode ainda identificar disfunções crônicas compensadas que influenciarão nos limites dos recursos de equilíbrio.
- Medidas de força de preensão palmar podem ser úteis como método de avaliação global. Contudo, quando apropriado, a avaliação da força, potência e torque de cada grupo muscular envolvido deve ser realizada para a correta identificação dos comprometimentos.
- Prejuízo cognitivo está diretamente associado ao risco de quedas, devendo ser triado e, quando pertinente, investigado. As diversas síndromes demenciais podem evoluir com comprometimentos específicos muitas vezes potencialmente graves sobre o equilíbrio (demência da doença de Lewy, hidrocefalia de pressão intermitente, demência vascular, p. ex.), definindo prognósticos muito variados.
- Alterações sugestivas de acometimentos crônicos focais no sistema nervoso central associados a alteração do equilíbrio demandam atenção específica. Atenção a doenças com comprometimento de neurônio motor inferior (paresia, atrofia, atonia e fasciculações), doenças cerebelares (ataxia, incoordenação, decomposição dos movimentos, dismetria) e alterações extrapiramidais (tremor, rigidez, bradicinesia). Neoplasias, doenças cerebrovasculares e infecciosas podem ser encontradas.
- A redução da perfusão tecidual cerebral por alterações hemodinâmicas pode estar associada à sensação de desequilíbrio e a quedas, com ou sem perda de consciência, e pode gerar quadros súbitos e eventuais, assim como quadros mais prolongados de lentificação e obnubilação. É necessária a avaliação de alterações de ritmo cardíaco, pressão arterial, sopros e, eventualmente, o prosseguimento com propedêutica arma-

da. A hipotensão ortostática deve ser avaliada em todos os idosos caidores com metodologia adequada (pressão arterial deitado e em ortostase após 1 e 3 minutos). Quando um quadro de síncope for suspeito, a investigação etiológica específica é prioritária em relação aos demais quadros.

AVALIAÇÃO DETALHADA DAS CONDIÇÕES DE EQUILÍBRIO E MARCHA/ESCALAS INTEGRADAS E TESTES DE DESEMPENHO FÍSICO

O equilíbrio é o resultado da integração dos diversos sistemas individuais. A avaliação pode ser realizada com ou sem apoio tecnológico (laboratórios de marcha, podobarômetros, plataformas de força). Na prática clínica, com a maioria dos cenários de atendimento carentes de equipamentos sofisticados e precisos, escalas e questionários são utilizados para identificar pacientes com comprometimento de equilíbrio e funcionalidade com risco aumentado de queda. Têm a vantagem da simplicidade das avaliações, mas apresentam a desvantagem de a subjetividade do avaliador interferir nos resultados, da variabilidade do desempenho dos testes entre examinadores, além de apresentarem baixa sensibilidade para pequenas alterações, o que torna a identificação da instabilidade postural ainda mais desafiadora.

Deve ser avaliada a condição estática e dinâmica, observando-se a estabilidade e as oscilações presentes. Entre as avaliações estáticas incluem-se o teste de integração sensorial modificado (Shumway-Cook e Horak, 1986), realizado para investigar a adaptação do sistema nervoso central aos múltiplos estímulos sensoriais. Deve-se observar a capacidade do idoso de se manter equilibrado, sem retirar os pés da posição inicial pelo tempo total do teste (30 segundos) e as oscilações corporais observadas são registradas. O teste inclui quatro posições, as quais avaliam diferentes condições de integração dos sistemas visual, vestibular e proprioceptivo:

- Posição 1: *superfície estável com olhos abertos* (utiliza aferências visuais, vestibulares e proprioceptivas).
- Posição 2: *superfície estável com olhos fechados* (utiliza aferências vestibulares e proprioceptivas).
- Posição 3: *superfície instável com olhos abertos* (utiliza aferências visuais e vestibulares).
- Posição 4: *superfície instável com olhos fechados* (utiliza aferências vestibulares).

Nas posições de olhos abertos, deve-se manter a fixação ocular em um alvo de 5 cm de diâmetro a 1,5 metro de distância dos olhos. A espuma deve ter dimensão de pelo menos 50 × 50 cm, variando entre 5 e 20 cm de altura e com densidade entre 30-50 dm/cm^3.

Outros testes sensoriais podem ser utilizados para a avaliação do equilíbrio na posição estática, como a postura ortostática com base estreita, que pode ser realizadas com olhos abertos e fechados (bipodal com pés unidos, semitandem e tandem), e o teste de apoio unipodal. Nas posições semitandem e tandem, a manutenção por tempo inferior a 10 segundos indica alto risco de quedas e declínio funcional. No teste de apoio unipodal, o idoso deve permanecer em pé sobre uma única perna, com o joelho oposto fletido a 90 graus, o quadril em posição neutra e os braços relaxados ao lado do corpo. A posição unipodal, por ser mais desafiadora, tem se mostrado sensível para predizer um pior controle postural e quedas, podendo ser considerado equilíbrio normal quando mantém a posição por 21-30 segundos.

Estratégias de ação para manutenção ou recuperação do equilíbrio também devem ser avaliadas, incluindo os ajustes posturais antecipatórios, em que se observa a capacidade do idoso de manter o controle de tronco durante diferentes tarefas de membros superiores e inferiores; e as estratégias reativas, que envolvem sinergias musculares utilizadas para restabelecer o equilíbrio após uma perturbação externa inesperada.

Deve-se também realizar a avaliação do equilíbrio dinâmico. Dentre a diversas avaliações funcionais que podem ser realizadas (Quadro 5), sugere-se ao menos avaliar a velocidade da marcha, a capacidade de subir e descer degrau e realizar os testes *Timed Up and Go* (TUG) e levantar e sentar da cadeira 5 vezes consecutivas (TLS5x).

QUADRO 5 Testes de avaliação do equilíbrio dinâmico

- *Timed "Up & Go"*/TUG + tarefa cognitiva – 3 m.
- Levantar e sentar 5x – 5x.
- Velocidade de marcha – 4,5 ou 5 m.

Na prática clínica, a velocidade habitual da marcha pode ser avaliada em um percurso de 10 m, em que os 2,5 m iniciais e finais não são considerados, por representarem as fases de aceleração e desaceleração da marcha. Quando o espaço disponível for menor, pode-se utilizar percursos de 4,5 m com 1 m para aceleração de desaceleração. O teste deve ser repetido 2-3 vezes, com registro da média das tentativas. Idosos com velocidade menor que 0,7 m/segundo têm maior risco de hospitalização, necessidade de cuidador e ocorrência de novas quedas. Já velocidade da marcha acima de acima de 1 m/segundo tem menor risco de hospitalização e de eventos adversos à saúde.

O TLS5x avalia a força e a potência muscular dos membros inferiores, e o teste de subir e descer degrau avalia a força muscular de membros inferiores, uma vez que fraqueza muscular e comprometimento da potência muscular prejudicam a qualidade do movimento e aumentam o risco de o idoso cair. A potência muscular ou força explosiva (força × velocidade) pode ter maior relevância do que a força muscular absoluta para a capacidade de realizar as atividades de vida diária, para a utilização de estratégias reativas, para a independência e para a capacidade funcional, contribuindo para a redução do risco de quedas.

O TUG envolve atividades de transferência da posição sentada para em pé, marcha e giro sobre o próprio eixo, necessitando de recursos cognitivos para entendimento da tarefa e adequada execução. O TUG também pode ser associado a uma tarefa motora ou cognitiva. No estudo brasileiro de Alexandre et al. foi sugerido o valor de corte de 12,47 segundos para predizer o risco de quedas em idosos da comunidade. Entretanto, o teste TUG para idosos mais ativos da comunidade pode não ser eficiente para diferenciação entre idosos caidores e não caidores.

Alguns testes/questionários também têm sido utilizados na prática clínica para identificar instabilidade postural e risco de quedas, por exemplo:

- *Performance-Oriented Mobility Assessment* (Poma) (validado no Brasil por Gomes et al., 2003), constituído de duas partes: uma para avaliação do equilíbrio e outra para avaliação da marcha.
- *Short Physical Performance Battery* (SPPB) (validado no Brasil por Nakano, 2007), que inclui avaliação do equilíbrio semiestático, marcha e teste de levantar e sentar.
- Escala de Equilíbrio Funcional de Berg (validado no Brasil por Miyamoto et al., 2004), que avalia o desempenho do equilíbrio funcional durante atividades rotineiras.
- *Balance Evaluation Systems Test* (BESTest) (validado no Brasil por Maia et al., 2012), elaborado para identificar qual sistema corporal contribui para o desequilíbrio e consequentemente para as quedas.

AVALIAÇÃO E INTERVENÇÃO SOBRE OS FATORES EXTRÍNSECOS

Ambientes mal iluminados ou pisos irregulares podem não ser um problema para idosos vigorosos, contudo serão traiçoeiros para idosos com reservas depletadas (p. ex, um idoso diabético com retinopatia e urgeincontinência a caminho do banheiro).

Idosos ativos tendem a sofrer quedas de maior impacto e fora de domicílio, todavia com menor incidência de fraturas e/ou outras complicações, enquanto idosos fragilizados tendem a apresentar quedas da própria altura e em domicílio, evoluindo com maior incidência de fraturas e complicações.

Os fatores de risco do ambiente domiciliar têm sido implicados em 25-35% de todas as quedas ou lesões por quedas entre idosos. Apesar da dificuldade de comprovação e da baixa eficácia de estudos de intervenção, tais fatores são modificáveis, e, é neste ambiente que 85% das fraturas em idosos acontecem.

Devem ser identificados:

- **Pontos de luminosidade inadequada:** considerar a instalação de luzes de emergência em ambientes de circulação noturna (p. ex., do quarto até o banheiro mais próximo). O custo de luzes com sensores de presença tem se reduzido, tornando-as uma opção interessante para indivíduos sob risco.
- **Áreas com pisos irregulares e/ou desníveis:** passíveis de correção ou sinalização.
- **Escadas:** verificar a existência de corrimão adequado, iluminação e sinalização. Quando pertinente, áreas de circulação mais frequente, como dormitório, cozinha e lavabos, devem ficar no piso térreo.
- **Passagens estreitas e/ou com móveis que dificultam o transitar** que possam ser removidos. Quando apropriado, a instalação de corrimões em áreas de circulação deve ser considerada.
- **Obstáculos no chão**, especialmente tapetes soltos, brinquedos e móveis baixos, devem ser evitados.
- **Móveis instáveis:** devem ser retirados ou realocados em locais onde não venham a servir de apoio.
- **Pisos escorregadios** são especialmente desafiadores (atenção a produtos de limpeza e ceras), mas o mercado tem se expandido rapidamente com opções mais seguras.
- **Banheiros:** são áreas de especial preocupação e devem ser adaptados para as condições de mobilidade e risco individual, considerando assentos elevatórios de vaso sanitário, espelhos com inclinação, barras de apoio, piso antiderrapante, box adaptado, cadeira de banho ou banco de apoio fixo à parede e, eventualmente, sensores de queda no piso e alarmes de emergência ao alcance.

Deve-se ainda considerar que objetos de uso habitual necessitam permanecer ao alcance para evitar situações de risco. Além disso, roupas de uso habitual devem ser fonte de preocupação: calças, saias ou roupões longos podem ser causas de quedas. Sapatos inadequados podem facilitar o desequilíbrio – sola escorregadia, saltos elevados, sem firmeza no pé. A indústria calçadista já oferece uma ampla gama de opções com custo cada vez mais acessível, contudo, eventualmente, a confecção de calçados adaptados individualmente em ortopédicas ou centros de referência pode ser necessária.

Quando possível, a avaliação *in loco* deve ser realizada por equipe multiprofissional, especialmente em idosos caidores de maior risco. Diversos projetos em todo o mundo têm se proposto a estimular o desenvolvimento de estratégias de "casas seguras", seja por educação e orientação pública, seja com o desenvolvimento de produtos e serviços.

No caso de indivíduos menos fragilizados e/ou com histórico de quedas em ambientes extradomiciliares, a avaliação dos fatores extrínsecos se dá de forma semelhante (iluminação, desníveis, obstáculos, objetos instáveis, falta de apoio, objetos pouco acessíveis, pisos irregulares e escorregadios), todavia a possibilidade de intervenção é mais limitada. Cuidados redobrados devem ser adotados pelos indivíduos quando confrontados com tais situações, e a atuação sobre os fatores intrínsecos deve ser reforçada.

TREINO DE EQUILÍBRIO

O treino para a melhora do equilíbrio pode envolver exercícios com *posições estacionárias* (tandem, unipodal, limite de estabilidade nas diagonais dos planos do corpo), *exercícios dinâmicos* (que envolvem marcha, sentar e levantar, agachar, subir e descer degrau, passo para a frente, para trás e lateral, passo rápido, mudança de direção), *estratégias reativas, ajustes posturais antecipatórios* e *exercícios associando duplas tarefas* (motora, cognitiva e motora-cognitiva), estes últimos particularmente importantes, pois ocorre aumento da instabilidade postural nessas situações. Os exercícios devem ser prescritos com progressão de dificuldade e acompanhados por profissionais qualificados para diminuir o risco de danos e lesões. A tomada de decisão sobre quais exercícios realizar depende das necessidades de cada idoso.

O desempenho adequado na realização de atividades funcionais rotineiras, além de melhorar a independência do idoso, é importante para reduzir o risco de quedas. Dentre as atividades rotineiras, a marcha representa 55% das quedas em idosos, e estas estão frequentemente associadas a um controle postural ineficiente. Entretanto, considerando que a caminhada isolada não demonstrou ser eficiente para a prevenção de quedas, além de aumentar o risco entre idosos com instabilidade postural, não deve ser orientada como única intervenção, sendo essencial incluir atividades que desafiem o equilíbrio. Além disso, pessoas com histórico de quedas apresentam dificuldade para a realização de outras tarefas rotineiras além da marcha, como levantar da cadeira, subir degrau e agachar. Dessa forma, os exercícios voltados para a melhora da instabilidade postural também incluem exercícios funcionais para necessidades individualizadas.

Revisão sistemática e metanálise recente mostrou que os exercícios de equilíbrio postural apresentam qualidade de evidência forte para a diminuição do risco de quedas, sendo preferíveis os exercícios de equilíbrio mais desafiadores. Programas de exercícios/Tai Chi são mais efetivos em indivíduos idosos independentes da comunidade sem fragilidade. Efeitos mais benéficos de programas de intervenção física para idosos da comunidade foram atribuídos à prática dos exercícios multicomponentes envolvendo equilíbrio e fortalecimento muscular, em média 3 vezes por semana, com duração de 3 horas semanais, no mínimo por 12-13 semanas. Exercícios ideais de caráter progressivo e de intensidade suficiente para ganhos objetivos (redução de risco de quedas de 42% OR 0,58, 95% IC 0,48 a 0,69).

NOVAS TECNOLOGIAS A SERVIÇO DA PREVENÇÃO E REABILITAÇÃO DE QUEDAS

O desenvolvimento de sistemas de monitorização por sensores de pressão em pisos residenciais e de instituições, pisos com amortecimentos em diversos graus, além de *wearable sensors*, assim como de aplicativos para gestão de dados, tem trazido uma nova perspectiva para a prevenção de quedas. A tecnologia também está presente nos recursos de reabilitação, como na utilização de realidade virtual e na difusão e modernização de plataformas de pressão e dinamômetros isocinéticos. Tais recursos, ainda escassos no Brasil, deverão se tornar mais disponíveis.

CONSIDERAÇÕES FINAIS

A instabilidade postural e as quedas apresentam-se como síndrome geriátrica com grande impacto no envelhecimento, afetando primordialmente aspectos vinculados à manutenção da independência e à funcionalidade e, em última instância, a qualidade de vida.

Devem ser questionadas e avaliadas em todas as oportunidades, sendo necessária a sensibilização dos profissionais atuantes na atenção ao idoso, assim como a qualificação de serviços de reabilitação.

BIBLIOGRAFIA

Alexandre TS, Meira DM, Rico NC, Mizuta SK. Accuracy of timed up and go test for screening risk of falls among community-dwelling elderly. Rev Bras Fisioterapia. 2012;16(5):381-8.

American Geriatrics Society and British Geriatrics Society. Panel on Prevention of Falls in Older Persons, American Geriatrics Society and British Geriatrics Society. Summary of the Updated American Geriatrics Society/British J Am Geriatr Soc. 2011;59(1):148-57.

Cunha PTS, Artifon AN, Lima DP, Marques WV, Rahal MA, Ribeiro RR. Fratura de quadril em idosos: tempo de abordagem cirúrgica e sua associação quanto a delirium e infecção. Acta Ortop Bras. 2008;16:173-6

Deshpande N, Metter EJ, Lauretani F, Bandinelli S, Guralnik J, Ferrucci L. Activity restriction induced by fear of falling and objective and subjective measures of physical function: a prospective cohort study. J Am Geriatr Soc. 2008;56:615.

Guimarães FAM, Lima RR, Souza ACS, Livani B, Belangero WD. Avaliação da qualidade de vida em pacientes idosos um ano após o tratamento cirúrgico de fraturas transtrocanterianas do fêmur. Rev Bras Ortop. 2011;46(Suppl 1):48-54.

International Osteoporosis Foundation. The Latin America Regional Audit: epidemiology, costs & burden of osteoporosis in 2012. Available: https://www.iofbonehealth.org/.../2012-Latin_America_Audit-Brazil-PT_0_0_0.pdf (acesso jan 2023).

Kiel DP. Falls in older persons: risk factors and patient evaluation – UpToDate, last literature review, Jan. 2108. Last updated Nov. 2016.

Komatsu RS, Ramos LR, Szejnfeld VL. Incidence of proximal femur fractures in Marilia, Brazil. J Nutr Health Aging. 2004;8(5):362-7.

Martinikorena I, Martínez-Ramírez A, Gómez M, Lecumberri P, Casas-Herrero A, Cadore EL, et al. Gait variability related to muscle quality and muscle power output in frail nonagenarian older adults. J Am Med Dir Assoc. 2016;17(2):162-7.

Montero-Odasso M, Sarquis-Adamson Y, Song HY, Bray NW, Pieruccini-Faria F, Speechley M. Polypharmacy, gait performance, and falls in community-dwelling older adults: results from the Gait and brain study. JAGS. 2019. Available: https://doi.org/10.1111/jgs.15774 (acesso jan 2023).

Montero-Odasso M, Schapira M, Soriano ER, Varela M, Kaplan R, Camera LA, et al. Gait velocity as a single predictor of adverse events in healthy seniors aged 75 years and older. J Geront Series A Biolog Sci Med Sci. 2005;60(10):1304-9.

Oliveira PP, Marinheiro LP, Wender MC, Roisenberg F, Lacativa PG. Prevalence of vertebral fractures and risk factors in women over 60 years of age in Chapeco, Santa Catarina State, Brazil. Cad Saúde Pública. 2010;26:1777-87.

Perracini MR, Fló CM. Funcionalidade e envelhecimento. In: Fisioterapia: teoria e prática clínica. 2.ed. Rio de Janeiro: Gen/Guanabara-Kogan; 2011.

Rubenstein LZ, Josephson KR. Falls and their prevention in elderly people: what does the evidence show? Medical Clinics of North America. 2006;90(5):807-24.

Sherrington, et al. Integrated care for older people: guidelines on community-level interventions to manage declines in intrinsic capacity. Geneva: World Health Organization; 2017.

Sherrington C, Michaleff ZA, Fairhall N, Paul SS, Tiedemann A, Whitney J, et al. Exercise to prevent falls in older adults: an updated systematic review and meta-analysis. Br J Sports Med. 2017;51(24):1750-8.

Studenski S, Perera S, Wallace D, Chandler JM, Duncan PW, Rooney E, et al. Physical performance measures in the clinical setting. J Am Geriat Soc. 2003;51(3):314-22.

6 Iatrogenia, polifarmácia e desprescrição no idoso

José Renato G. Amaral

INTRODUÇÃO

Com o envelhecimento da população, o desenvolvimento de novos fármacos, a demonstração de benefícios do tratamento farmacológico para uma série de situações, mesmo em idades avançadas, e o emprego de combinação de drogas para o tratamento de condições crônicas comuns, vê-se um cenário em que os idosos representam o principal grupo consumidor de medicamentos. Por outro lado, a própria existência das condições crônicas, bem como as alterações fisiológicas do envelhecimento, implica risco aumentado de interações medicamentosas e efeitos adversos.

Dessa forma, os idosos são o grupo populacional que mais se submete à farmacoterapia e os mais suscetíveis a suas complicações. Portanto, o estudo do tratamento farmacológico em geriatria implica discutir alterações farmacocinéticas e farmacodinâmicas no envelhecimento, o problema da polifarmácia, o conceito de iatrogenia e as estratégias de desprescrição.

ALTERAÇÕES FARMACOLÓGICAS

A farmacocinética está relacionada com os processos que determinam a concentração de uma droga no corpo a partir de sua entrada. A farmacodinâmica estuda o que a droga faz no corpo. O envelhecimento altera principalmente os componentes da farmacocinética – biodisponibilidade, distribuição e *clearance*.

A biodisponibilidade é a fração da droga que atinge a circulação após sua administração. Uma droga injetável tem, portanto, biodisponibilidade de 100%, e isso não se altera com a idade. Entretanto, drogas com outras vias de administração dependem dos mecanismos de absorção, e, como a maior parte dos medicamentos prescritos é de uso oral, alterações do trato digestório como diminuição da superfície absortiva, aumento do pH gástrico, diminuição do fluxo sanguíneo esplâncnico e menor peristalse podem comprometer sua absorção e reduzir a biodisponibilidade. Uma vascularização cutânea reduzida também pode comprometer a absorção de fármacos transdérmicos, bem como a menor massa muscular pode retardar a absorção de drogas administradas através desse tecido. Na prática, as alterações da absorção têm pouca repercussão na biodisponibilidade das drogas.

Já a distribuição, o volume pelo qual a droga se distribui para atingir a concentração plasmática, depende de fatores como nível de proteínas séricas ligantes e proporção de água e gordura. É sabido que o envelhecimento cursa com o aumento proporcional de tecido gorduroso a expensas da perda de massa magra, e que condições que resultam em mau estado nutricional alteram a concentração das proteínas plasmáticas. Portanto, na prática clínica, a distribuição das drogas pode estar bastante alterada no envelhecimento, sobretudo em pacientes frágeis. Drogas hidrofílicas (p. ex., digoxina) terão seu volume de distribuição diminuído, de maneira que uma dose menor do que a habitual deverá ser necessária para determinada concentração plasmática, ocorrendo o inverso com as lipofílicas. Por outro lado, as drogas lipofílicas, com maior volume de distribuição, terão sua meia-vida aumentada e podem se acumular, resultando em toxicidade (p. ex., benzodiazepínicos). A menor concentração de proteínas plasmáticas compromete a eficácia de drogas que dependem de transportadores (p. ex., furosemida) e implica maior concentração da fração livre de determinadas drogas, como a varfarina.

A transformação da droga de sua forma inativa em ativa, ou seja, seu metabolismo, ocorre principalmente no fígado e nos rins, mas também pode ter sede nos pulmões ou no intestino. A eliminação da droga do organismo, cuja taxa é denominada *clearance*, depende fundamentalmente das funções hepática e renal. Ambas diminuem em função do envelhecimento. É possível inferir o *clearance* renal a partir do cálculo do *clearance* de creatinina ou do emprego de fórmulas que o estimam, como o Chronic Kidney Disease Epidemiology Collaboration (CKD-EPI), o Modification of Diet in Renal Disease (MDRD) ou a equação de Cockroft-Gault. Esta última, embora mais fácil de usar por envolver funções aritméticas mais simples, tende a subestimar a função renal dos idosos. O *clearance* hepático não é passível de estimativa, mas condições que resultam em menor fluxo sanguíneo hepático devem levar o clínico a pensar em redução mais acentuada de tal função.

A diminuição do *clearance* de fármacos resulta de modo geral no aumento de sua meia-vida. Para drogas de alto índice terapêutico, como as penicilinas, tais alterações não trazem implicações práticas. Por outro lado, drogas de baixo índice terapêutico (p. ex., digoxina, lítio, aminoglicosídeos) podem ser tóxicas mesmo em doses habituais.

As alterações farmacodinâmicas são mais complexas que as farmacocinéticas, uma vez que os efeitos das drogas no organismo dependem de sua interação com os receptores, e a quantidade e atividade dos receptores podem estar aumentadas, diminuídas ou inalteradas no envelhecimento. Por exemplo, os receptores beta-adrenérgicos estão entre os mais bem estudados, e a resposta a sua ativação é reduzida no envelhecimento, bem como sua densidade, de modo que idosos são menos sensíveis ao efeito de betabloqueadores ou beta-agonistas em comparação a jovens. Por outro lado, a sensibilidade a benzodiazepínicos aumenta com a idade, porque há um aumento da sensibilidade dos receptores Gaba. As funções dopaminérgica e colinérgica centrais diminuem, o que aumenta a sensibilidade a efeitos extrapiramidais e reações adversas como confusão mental.

Em suma, o emprego de alguns grupos farmacológicos, sobretudo os de maior toxicidade, requer maior atenção quando destinado a idosos, sob pena de maior risco de efeitos adversos. Para além das características do fármaco, há que atentar para as características do paciente: dada a heterogeneidade da população idosa, há uma grande variabilidade na magnitude das alterações farmacocinéticas e farmacodinâmicas nessa população.

POLIFARMÁCIA

Embora não haja um consenso a esse respeito, de modo geral se define polifarmácia como o uso de 5 ou mais medicações concomitantemente, reservando-se o termo polifarmácia excessiva para quando o número de fármacos iguala ou supera a dezena. Vários estudos retrospectivos têm demonstrado que a tendência histórica tem sido no sentido de progressivo aumento do uso de medicamentos, sobretudo na população idosa. Dessa forma, há 10 anos o limite de 4 ou mais fármacos chamava a atenção o suficiente para ser chamado de polifarmácia; atualmente, contudo, usar mais do que 4 fármacos se tornou lugar-comum entre idosos.

Um estudo conduzido na Irlanda constatou que entre 1997 e 2012 a prevalência do uso de 5 ou mais medicamentos entre indivíduos de 65 anos de idade ou mais subiu de 17,8 para 60,4% (Figura 1). Outro estudo britânico concluiu que nessa mesma faixa etária 1 em cada 6 pacientes recebe mais do que 10 medicamentos.

No atual paradigma clínico, cada vez mais condições crônicas são tratadas com combinações de medicamentos, e tal prática tem benefício demonstrado – por mais consciente do problema que o profissional da saúde seja, quantos pacientes portadores de diabetes e hipertensão é possível tratar adequadamente de acordo com todas as diretrizes com menos de 4 drogas? Provavelmente, o maior desafio contemporâneo em termos de regimes terapêuticos seja diferenciar a "boa polifarmácia" ou "polifarmácia necessária" da má polifarmácia.

Como é previsível, na prática os casos não se distinguem simplesmente entre "boa" ou "má" polifarmácia: pacientes em uso de muitos fármacos incluem em sua prescrição esquemas justificados e drogas desnecessárias. Mais ainda: pacientes em regime polifarmacêutico têm maior risco de terem condições subtratadas, possivelmente por receio do assistente de agravar o problema. Trata-se de um exemplo do paradoxo risco-tratamento: pacientes com muitos fatores de risco demandam muito tratamento, o que expõe a novos riscos, e a polifarmácia traz consigo alguns riscos claros:

- Erros de prescrição.
- Dificuldade de adesão.
- Prescrição de medicamentos potencialmente inapropriados.
- Reação adversa a medicamentos.
- Interação medicamentosa.

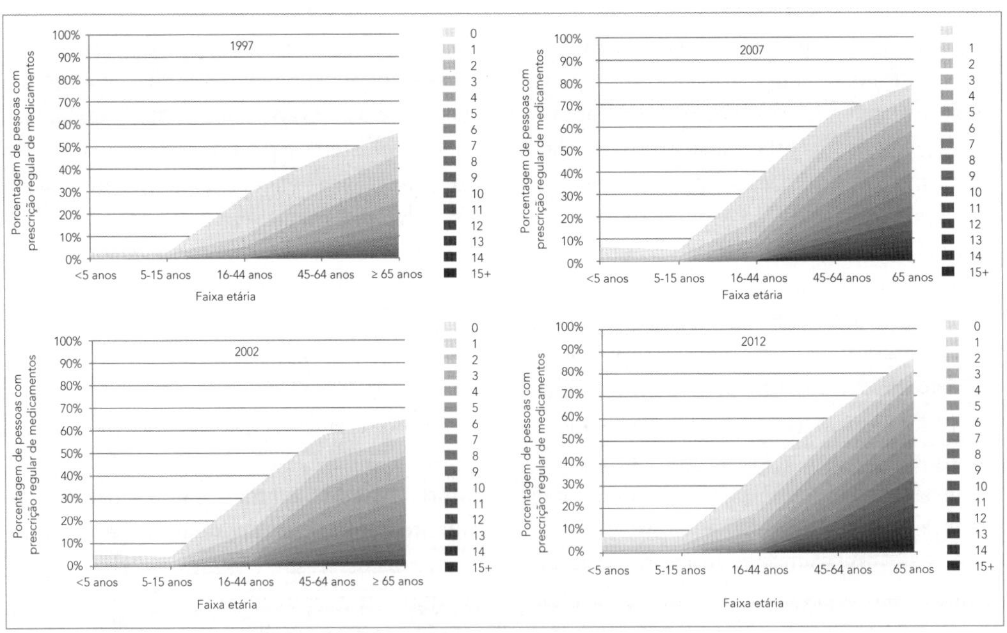

FIGURA 1 Consumo de medicamentos na atenção primária na Irlanda.

Nos próximos tópicos serão comentadas a iatrogenia e estratégias de desprescrição.

IATROGENIA

Considera-se iatrogenia a consequência prejudicial à saúde de um paciente de uma ação praticada pelo médico ou outro membro da equipe assistencial, seja essa ação certa ou errada, justificada ou não. A iatrogenia pode se dar em um procedimento diagnóstico ou, mais comumente, em decorrência do tratamento. Ocorrências que afetem o paciente sob cuidados de saúde (p. ex., quedas, infecções hospitalares e úlceras de pressão) também são consideradas iatrogênicas.

Por conseguinte, a maior exposição aos cuidados com a saúde aumenta o risco de iatrogenia; sendo a população idosa o grupo mais exposto, é também quem mais sofre iatrogenia. E, por serem os idosos mais vulneráveis a complicações, justamente neles a iatrogenia tende a ter maior gravidade. A seguir, são listados os principais fatores de risco para iatrogenia:

- Presença de múltiplas condições clínicas (multimorbidez).
- Maior grau de complexidade das doenças.
- Má condição clínica inicial ou doença descompensada.
- Polifarmácia.
- Tempo de internação (diretamente proporcional).
- Desempenho funcional (inversamente proporcional).

A iatrogenia, classicamente enquadrada entre os "gigantes da geriatria" ou "5 Is" (ao lado de Instabilidade, Imobilidade, Incontinência e Intelecto comprometido), assim como tais condições, tende a ser subdiagnosticada e subnotificada, bem como mais prevalente entre idosos mais frágeis. Para além de sua devida identificação como tal, é importante avaliar sua gravidade e reconhecer se se trata de evento prevenível ou não.

No Brasil, o Instituto de Estudos em Saúde Suplementar (IESS), em associação com a Faculdade de Medicina da Universidade Federal de Minas Gerais (UFMG), tem elaborado relatórios anuais sobre internações hospitalares, com estimativas para as redes pública e privada. No II Anuário da Segurança Assistencial no Brasil, verifica-se que no período estudado (1º de abril de 2017 a 31 de março de 2018) a prevalência de pacientes com eventos adversos gerais foi de 6,4% no Sistema Único de Saúde (SUS) e de 7,1% na rede suplementar (SSup), com mortalidade de 22,8 e 12% respectivamente; a prevalência de eventos adversos graves foi de 1,9% no SUS e de 1,4% na SSup, com mortalidade de 37% (risco relativo de 1,9) e 28,8% (risco relativo de 2,1). A extrapolação dos dados da casuística para a totalidade de internações nesse período permite estimar que eventos adversos graves relacionados com a assistência hospitalar se associaram a 112.697 óbitos, o que levaria essa categoria de desfechos à quinta causa de mortalidade no Brasil (atrás de doenças do aparelho circulatório, neoplasias malignas, doenças respiratórias e causas externas). Desse total de óbitos associados a iatrogenias, quase metade (54.769) pode ser diretamente atribuída ao evento adverso, e 32% dessas mortes (36.174) seriam preveníveis.

Em suma, a iatrogenia é uma condição frequente, prevenível em boa parte dos casos e potencialmente grave. Além das já mencionadas ocorrências intra-hospitalares, é possível encontrar iatrogenias diagnósticas ou terapêuticas. Virtualmente, toda intervenção médica expõe o paciente a algum risco, algumas intervenções têm risco desprezível (p. ex., venopunção para a coleta de exames de sangue) e outras trazem consigo um risco elevado (p. ex., transplante de medula óssea). Os riscos podem ser

TABELA 1 Estimativas nacionais relativas à segurança do paciente hospitalizado – Brasil (2017)

	SUS		Saúde Suplementar		Ambos
Número de internações	11.455.687		7.977.131		19.432.818
	Resultados do estudo	Estimativas nacionais	Resultados do estudo	Estimativas nacionais	Estimativas nacionais
Prevalência de eventos adversos relacionados com assistência hospitalar	6,4%	733.164	7,1%	566.376	1.299.540
Prevalência de eventos adversos graves relacionados com assistência hospitalar	1,9%	217.658	1,4%	111.680	329.338
Mortalidade geral intra--hospitalar	5,3%	607.151	2,2%	175.497	782.648
Mortalidade associada à ocorrência de qualquer evento adverso relacionado com assistência hospitalar	22,8%	167.161	12%	67.965	235.127
Mortalidade associada a eventos adversos graves relacionados com assistência hospitalar	37%	80.533	28,8%	32.164	112.697
Mortalidade atribuível a evento adverso grave entre pacientes com óbito associado a esse evento	46,8%	37.690	53,1%	17.079	54.769
Fração da mortalidade atribuível a evento grave prevenível entre pacientes com óbito associado a esse evento	30,5%	24.563	36,1%	11.611	36.174

Fonte: adaptada de Couto et al. (2018).

considerados aceitáveis ou não a depender da adequação da intervenção proposta. Atualmente se fala em valor das intervenções: o uso de betabloqueadores na insuficiência cardíaca tem valor alto, e o uso de ácido acetilsalicílico na prevenção primária de doença aterosclerótica tem valor baixo. Evidentemente, para além desses exemplos de intervenções de muito baixo risco e/ou alto valor e suas contrapartes de alto risco e/ou baixo valor, há uma vasta zona cinzenta onde se encontram intervenções de valor e risco intermediários.

De modo geral, nas intervenções de baixo valor os riscos de iatrogenia sobrepujam os benefícios. O valor de uma intervenção associa-se à gravidade das condições a que se destinam, de modo que uma intervenção justificada em um indivíduo sintomático ou de alto risco tende a ter alto valor, sendo o contrário também verdadeiro. Seguindo esse raciocínio, é possível observar que intervenções de baixo valor são mais frequentes em indivíduos assintomáticos, como muitas medidas que se destinam à promoção de saúde (lembrar da quantidade de falso-positivos e sobrediagnósticos que se encontram em medidas de rastreamento de neoplasias). Outra população bastante exposta a medidas de baixo valor são pacientes em fim de vida, pela baixa probabilidade de benefício das intervenções (quando se trata de medidas fúteis) ante o quadro clínico global. A Figura 2 sumariza essa questão.

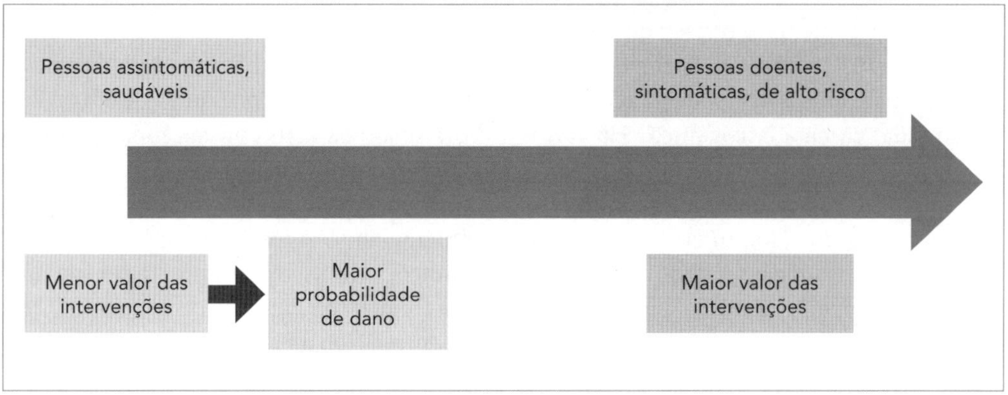

FIGURA 2 Intervenções médicas: risco e custo-benefício.

O avanço das técnicas diagnósticas e esquemas terapêuticos trouxe consigo uma série de medidas que se popularizaram na prática médica, mas que provaram ter pouco valor. Por exemplo:

- Uso de condroprotetores para osteoartrite de joelhos.
- Uso de opioides para dor crônica.
- Laminectomia e artrodese para pacientes com compressão radicular sem déficit motor.
- Rastreio de doença coronariana em indivíduos assintomáticos.
- Dosagem rotineira de vitamina D.

Intervenções diagnósticas trazem consigo, portanto, o risco de iatrogenias inerentes a complicações de procedimento e de diagnósticos falso-positivos ou sobrediagnósticos (lembrando que o sobrediagnóstico é um verdadeiro positivo, apenas não teria impacto positivo algum em sobrevida ou qualidade de vida do diagnosticado). Como exemplos mais comuns de complicações de procedimentos podem ser citados insuficiência renal aguda após o uso de contraste ou preparos de exames que envolvam risco de desidratação, *delirium* após indução anestésica e perfuração de vísceras em exames endoscópicos. A discussão detalhada sobre as consequências negativas de resultados falso-positivos e sobrediagnósticos foge ao escopo deste capítulo.

As iatrogenias decorrentes de intervenções terapêuticas são as mais conhecidas e comuns. Procedimentos invasivos ou cirúrgicos trazem consigo risco próprio de complicações inerentes ao método e proporcionais à magnitude da manipulação (p. ex., sangramento, deiscências, infecções, lesão de órgãos), além de complicações no período pós-operatório (p. ex., síndromes coronarianas, embolia pulmonar, infecções, *delirium*). Porém, pelo volume em que ocorrem, são as reações adversas a medicamentos as iatrogenias mais frequentes.

A Agência Nacional de Vigilância Sanitária (Anvisa) definiu em 2011 reação adversa a medicamentos (RAM) como qualquer resposta prejudicial ou indesejável e não intencional a um medicamento, que ocorre nas doses usualmente empregadas no homem para profilaxia, diagnóstico, terapia da doença ou para a modificação de funções fisiológicas (observe que as RAM não são exclusivas do processo terapêutico, apenas são mais frequentes nesses casos). Como categoria isolada, as RAM são a principal causa de complicações para atos médicos (19% no estudo pioneiro de Brennan; as outras causas frequentes são infecção de ferida operatória e complicações técnicas em operações, cada uma com cerca de 13% dos casos).

As RAM aumentam o risco de óbito em pelo menos 20%, aumentam o tempo de internação, aumentam custos e podem desencadear a chamada "cascata iatrogênica". Há vários exemplos de cascata iatrogênica, por exemplo, dor tratada com opioide causando constipação, tratada com laxante; tontura tratada com antivertiginoso, levando a parkinsonismo, tratado com levodopa, levando a alucinações, tratadas com neurolépticos etc.

Uma maneira simples de evitar a cascata iatrogênica é uma heurística que deve sempre integrar o raciocínio clínico do geriatra: verificar se qualquer sintoma do paciente não é atribuível a algum medicamento de que faça uso, sobretudo se houver contemporaneidade entre a introdução (ou aumento de dose) do medicamento e o surgimento do sintoma. Com o uso de tal prática, é mais provável a suspensão ou substituição de medicamentos do que a adição de novas drogas, que trazem novos riscos consigo.

Entre os fatores de risco para RAM, destacam-se:

- Polifarmácia.
- Multimorbidade.
- Grau de complexidade das doenças.
- Má condição clínica no momento da admissão.
- Tempo de internação.
- Baixo desempenho funcional.
- Alteração do metabolismo e excreção hepática e renal.
- Má adesão ao tratamento.
- Déficit cognitivo.
- Tempo de internação.
- Uso de medicações potencialmente inapropriadas para idosos.

A preocupação com medicamentos potencialmente inadequados para idosos também não é nova: em 1991, o geriatra Mark H. Beer reuniu um grupo de especialistas e estabeleceu critérios, a partir dos quais foram listados determinados fármacos a serem evitados; desde então, os critérios de Beer são periodicamente atualizados (a última revisão é a de 2015). Embora sejam os mais consagrados, há outros parâmetros para a adequação de prescrição de medicamentos em idosos, como os START, que contemplam as omissões terapêuticas (isto é, condições clínicas que deveriam ser tratadas, mas frequentemente não o são) e os STOPP, que correlacionam a pertinência e a segurança do fármaco a determinadas condições clínicas.

Sem entrar nos detalhes dessas referências, embora sua leitura seja muito recomendada, é necessário se deter em algumas classes farmacológicas particularmente problemáticas:

- Anti-inflamatórios não esteroides (Aine): trazem consigo grande risco de lesão do trato gastrointestinal, com destaque para as úlceras gástricas, que podem culminar em sangramento ou perfuração, ainda que na ausência de sinais prévios de alerta. O risco de sangramento digestivo associado aos Aine é potencializado pelo uso concomitante de corticosteroides, antiagregantes plaquetários e anticoagulantes. Além disso, Aine são potencialmente nefrotóxicos, sobretudo se usados juntamente com diuréticos. Seu uso também é problemático em cardiopatas, de modo que os Aine são frequentadores honorários das listas de medicamentos potencialmente inadequados em idosos.
- Anticoagulantes: por sua própria natureza, são drogas cujo uso nunca é isento de riscos. Idosos têm maior probabilidade de usar anticoagulantes, bem como têm maior risco de sofrer sangramentos em decorrência disso. Embora anticoagulantes figurem entre as maiores causas de reações adversas graves, não há o que os substitua quando há indicação de uso, pelo que não são medicamentos inadequados *per se*, apenas devem ser usados de modo criterioso (no tocante ao uso de anticoagulantes, é mais

frequente a omissão terapêutica que seu uso inadequado).

- Digoxina: é uma droga com estreito índice terapêutico; seu limiar de toxicidade pode ser facilmente ultrapassado em situações de disfunção renal e desidratação. Além disso, interage farmacodinamicamente com outros antiarrítmicos e tem razoável potencial anticolinérgico. Atualmente, suas indicações são bastante restritas; de modo geral, seu uso não é indicado em idosos.
- Anti-hipertensivos: reúnem várias classes farmacológicas. A depender de seus efeitos, podem ter como reações adversas desidratação, hipotensão postural, bradicardia, edema e risco de franca hipotensão. Os alfa-agonistas de ação central (metildopa, clonidina) são particularmente problemáticos, por agirem no sistema nervoso central (SNC) e por terem sonolência e depressão entre seus efeitos adversos.
- Hipoglicemiantes: o risco de hipoglicemia, inerente ao uso de drogas para controle glicêmico, é maior com o uso de insulinas e sulfonilureias. As metas de controle glicêmico devem ser ajustadas em função do estado funcional do paciente e sua expectativa e vida.
- Antibióticos: cada classe de antibióticos traz consigo determinados riscos associados a seu uso, por exemplo: nefro e ototoxicidade com aminoglicosídeos, *delirium*, convulsões e tendinites com quinolonas, nefrotoxicidade com vancomicina, colite pseudomembranosa com várias classes, apenas para citar as reações mais comuns. O uso racional de antibióticos requer indicação adequada e ajuste da dose às características do paciente (peso, função renal e função hepática), se necessário.
- Benzodiazepínicos: todas as drogas que agem no sistema nervoso central (SNC) podem causar reações adversas potencialmente graves, sejam elas de ação primária no SNC (antidepressivos, anticonvulsivantes) ou secundária (anti-histamínicos, relaxantes musculares). Benzodiazepínicos têm ação primária no SNC, sobre o qual exercem efeito inibitório, diminuindo a atenção e os reflexos. Podem causar sonolência e confusão mental e têm alto potencial pra provocar dependência.
- Anticolinérgicos: diversas drogas têm efeito anticolinérgico, algumas "por excelência", como atropina e biperideno. Antidepressivos tricíclicos e antimuscarínicos para o tratamento da hiperatividade detrusora são exemplos conhecidos de medicamentos cujo uso requer cautela. Observe no Quadro 1 que muitas outras drogas têm efeito anticolinérgico e, portanto, também trazem consigo risco de sonolência, confusão mental e declínio cognitivo, constipação intestinal, xerostomia, taquicardia e aumento da pressão intraocular.

Conforme visto, as complicações iatrogênicas são, em larga medida, previsíveis e preveníveis. As iatrogenias mais comuns são as RAM, e idade avançada e polifarmácia são fatores de risco importante para sua ocorrência. A prevenção de tais eventos demanda conhecimento tanto das alterações farmacocinéticas e farmacodinâmicas que acontecem com o indivíduo no processo de envelhecimento como dos fármacos a serem utilizados, assim como das potenciais interações entre eles. A revisão periódica da prescrição e da indicação de cada fármaco, além da vigilância aos efeitos adversos dos medicamentos (todo sintoma novo pode ser um efeito adverso), e a procura por alternativas não farmacológicas ao tratamento, ensejam a diminuição das drogas em uso, prática conhecida como desprescrição.

DESPRESCRIÇÃO

É o processo de retirada de medicamentos inapropriados, supervisionado por um profis-

QUADRO 1 Medicamentos comercializados no Brasil e relacionados na Escala de Risco Anticolinérgico

Muito forte (3 pontos por fármaco)	Forte (2 pontos por fármaco)	Moderado (1 ponto por fármaco)
Amitriptilina	Amantadina	Carbidopa-levodopa
Atropina	Baclofeno	Entacapona
Benzatropina	Cetirizina	Haloperidol
Carisoprodol	Cimetidina	Metocarbamol
Ciproeptadina	Clozapina	Metoclopramida
Clorferniramina	Ciclobenzaprina	Mirtazapina
Clorpromazina	Desipramina	Paroxetina
Diciclomina	Loperamida	Pramipexol
Difenidramina	Nortriptilina	Quetiapina
Flufenazina	Olanzapina	Ranitidina
Flufenazina	Olanzapina	Ranitidina
Hidroxizina	Proclorperazina	Risperidona
Hiosciamina	Pseudoefedrina	Selegilina
Imipramina	Tolterodina	Trazodona
Meclizina	Ziprasidona	
Oxibutinina		
Perfenazina		
Prometazina		
Tioridazina		
Tiotixeno		
Tizanidina		
Trifluoperazina		

Risco grave: somatória final de pontos ≥ 3.
Fonte: Gorzoni e Fabbri (2017).

sional de saúde, com o objetivo de administrar a polifarmácia e melhorar desfechos. Embora o conceito inicial de desprescrição tenha sido proposto inicialmente em 2003, é na última década que o tema tem sido mais estudado.

Atualmente, já existem diretrizes para a desprescrição de determinados medicamentos (disponíveis em inglês ou em francês). As classes contempladas são inibidores da bomba de prótons (IBP), benzodiazepínicos, hipoglicemiantes, anticolinesterásicos e antipsicóticos na demência. Note que, dentre essas classes, apenas os benzodiazepínicos e determinados hipoglicemiantes figuram entre os medicamentos potencialmente inapropriados para idosos. O uso excessivo e frequentemente desnecessário de IBP, anticolinesterásicos, antipsicóticos e hipoglicemiantes tornou tais categorias meritórias de destaque dentre aquelas cuja suspensão comumente é mais benéfica do que arriscada. Nesse sentido, outras drogas a serem lembradas (embora ainda não disponham de diretrizes para a desprescrição) são estatinas (quando na prevenção primária), betabloqueadores (exceto na insuficiência cardíaca com fração de ejeção reduzida), medicamentos para asma e doença pulmonar obstrutiva crônica (DPOC) (há um excesso de cerca de 30% de diagnósticos errados de tais condições, por não usarem a espirometria), antimuscarínicos para incontinência urinária, relaxantes musculares (drogas largamente consumidas no Brasil), laxativos, nitratos, furosemida, antivertiginosos, antidepressivos, suplementos (como ferro, cálcio, vitamina D, polivitamínicos), opioides e antiagregantes plaquetários (prevenção primária).

A desprescrição depende da participação do paciente (ou seu responsável) no processo terapêutico, e a boa comunicação é fundamental no processo. A capacidade de comunicação, a condição sintomática e a experiência de efeitos adversos, assim como a confiança no profissional, são fatores importantes a serem considerados da parte do paciente. Este pode ter atitudes contraditórias, como o desejo de consumir menos remédios em conflito com o medo de se abster dos benefícios do tratamento.

Pacientes e médicos tendem a superestimar os benefícios do tratamento, e, da parte dos médicos, há certa tendência à inércia terapêutica, sobretudo se o paciente está bem de maneira geral. Feitas todas essas considerações, estudos têm demonstrado que os pacientes de modo geral estão abertos à ideia da desprescrição e que ela é factível na "vida real". Determinados métodos mostraram-se ineficazes, como intervenções apenas educacionais. Ainda não se sabe se a desprescrição gradual é melhor que a "em massa" (suspensão concomitante de diversos medicamentos). Os estudos têm demonstrado que, mais do que o método de execução, é a comunicação e o acompanhamento frequente do paciente que proporcionam o sucesso da desprescrição.

Algumas classes farmacológicas são particularmente difíceis de serem desprescritas: benzodiazepínicos (assim como as "drogas Z": zolpidem, zaleplona e zopiclona) e IBP. Drogas que não trazem nenhum alívio sintomático (ou que até podem trazer efeitos adversos cuja presença apenas a suspensão e a subsequente cessação do sintoma vai tornar evidente), como estatinas e antiagregantes plaquetários, são de desprescrição relativamente fácil.

Até o momento, duas metanálises avaliaram os efeitos da desprescrição. Os resultados não são tão empolgantes: a conclusão geral é que se trata de um processo trabalhoso e que pode ser benéfico para um subgrupo de pacientes. Nem todos os estudos conseguiram demonstrar redução de mortalidade, e pacientes muito idosos (> 80 anos) e portadores de demência são os menos beneficiados nesse sentido. Alguns estudos demonstraram impacto importante na redução de quedas, mas poucos demonstraram benefício em desfechos cognitivos, e ainda mostraram casos de maus desfechos associados à desprescrição, como descompensação de insuficiência cardíaca com a suspensão de diuréticos, aumento de fraturas vertebrais com a descontinuação de bifosfonatos e piora comportamental na demência com a suspensão de antipsicóticos.

Apesar de tais resultados ante o problema contemporâneo da polifarmácia excessiva e dos riscos de reação adversa a medicamentos, a desprescrição permanece como estratégia razoável e promissora. O fato de tal assunto apenas ter ganhado destaque na última década torna o número de estudos disponíveis relativamente escassos e com metodologia bastante heterogênea. A tendência é que se realizem estudos mais amplos e com metodologia mais adequada.

A preocupação com o uso excessivo de medicamentos não se resolve apenas com sua restrição: há que valorizar e tornar disponível o tratamento não farmacológico. A grande maioria das condições crônicas apresentadas pelos idosos se beneficia de medidas conservadoras. Infelizmente, serviços de fisioterapia, acompanhamento nutricional ou psicoterapêutico são pouco disponíveis no SUS. Espera-se que a maior disseminação do conhecimento sobre os tópicos aqui discutidos proporcione em um futuro próximo uma melhor adequação dos recursos de saúde disponíveis para os idosos.

BIBLIOGRAFIA

Agência Nacional de Saúde Suplementar (ANS). Mapa Assistencial da Saúde Suplementar 2017. Rio de Janeiro: ANS; 2018. Disponível em: http://www.ans.gov.br/images/Mapa_Assistencial_2017.pdf (acesso jan 2023).

American Geriatrics Society 2012 Beers Criteria Update Expert Panel. American Geriatrics Society updated Beers criteria for potentially inappropriate medication use in older adults. J Am Geriatr Soc. 2012;60(4):616-31.

Barry PJ, Gallagher P, Ryan C, O'Mahony D. START (screening tool to alert doctors to the right treatment): an evidence-based screening tool to detect prescribing omissions in elderly patients. Age Ageing. 2007;36(6):632-8.

Bjerre LM, Ramsay T, Cahir C, Ryan C, Halil R, Farrell B, et al. Assessing potentially inappropriate prescribing (PIP) and predicting patient outcomes in Ontario's older population: a population-based cohort study applying subsets of the STOPP/START and Beers' criteria in large health administrative databases. BMJ Open. 2015;5(11):e010146.

Bruyère Research Institute, Centre de Recherche, Institut Universitaire de Gériatrie de Montréal. Site institucional. Ottawa/Québec: Bruyère; 2019. Available: www.deprescribing.org (acesso jan 2023).

Couto RC, Pedrosa TMG, Roberto BAD, Daibert PB, Abreu ACC, Leão ML. II Anuário da Segurança Assistencial no Brasil: propondo as prioridades nacionais. Belo Horizonte: UFMG/IESS; 2018. Available: https://www.iess.org.br/cms/rep/Anuario2018.pdf (acesso jan 2023).

Dills H, Shah K, Messinger-Rapport B, Bradford K, Syed Q. Deprescribing medications for chronic diseases management in primary care settings: a systematic review of randomized controlled trials. J Am Med Dir Assoc. 2018;19(11):923-35.

Gallagher P, Ryan C, Byrne S, Kennedy J, O'Mahony D. STOPP (Screening Tool of Older Person's Prescriptions) and START (Screening Tool to Alert doctors to Right Treatment). Consensus validation. Int J Clin Pharmacol Ther. 2008;46(2):72-83.

Gorzoni ML, Fabbri RMA. Aplicabilidade da Escala de Risco Anticolinérgico em idosos hospitalizados. Rev Bras Geriatr Gerontol. 2017;20(1):128-33.

Halter JB, Ouslander JG, Studenski S, High KP, Asthana S, Supiano MA, Ritchie CS. Hazzard's geriatric medicine and gerontology. 7th ed. New York: McGraw-Hill; 2017.

Jansen J, Naganathan V, Carter SM, McLachlan AJ, Nickel, B, Irwig L, et al. Too much medicine in older people? Deprescribing through shared decision making. BMJ. 2016;353:i2893-1-i2893-6

Lutz BH, Miranda VIA, Bertoldi AD. Potentially inappropriate medications among older adults in Pelotas, Southern Brazil. Rev Saúde Publica. 2017;51:52.

Moriarty F, Hardy C, Bennett K, Smith SM, Fahey T. Trends and interaction of polypharmacy and potentially inappropriate prescribing in primary care over 15 years in Ireland: a repeated cross-sectional study. BMJ Open. 2015;5(9):e008656.

Page AT, Clifford RM, Potter K, Schwartz D, Etherton-Beer CD. The feasibility and effect of deprescribing in older adults on mortality and health: a systematic review and meta-analysis. Br J Clin Pharmacol. 2016;82(3):583-623.

Py L, Freitas, EV de, editors. Tratado de geriatria e gerontologia. 4ª ed. Rio de Janeiro: Guanabara Koogan; 2016.

Rudolph JL, Salow MJ, Angelini MC, McGlinchey RE. The anticholinergic risk scale and anticholinergic adverse effects in older persons. Arch Intern Med. 2008;168(5):508-13.

Sistema Único de Saúde (SUS). Sistema de Informações Hospitalares do Sistema Único de Saúde (SIHSUS). Rio de Janeiro: SUS; 2016. Disponível em: http://sihd.datasus.gov.br/principal/index.php (acesso jan 2023).

Wise J. Polypharmacy: a necessary evil. BMJ. 2013;347:f7033.

Avaliação pré-operatória geriátrica | 7

Daniel Ossamu Goldschmidt Kiminami
Paulo de Oliveira Duarte

INTRODUÇÃO

Estima-se que o número de idosos, no Brasil, aumentará de 30 milhões em 2020 para cerca de 65 milhões até 2050. Consequentemente, espera-se aumento expressivo da demanda por procedimentos cirúrgicos pela maior prevalência de doenças nessa população, tais como doenças ateroscleróticas, neoplasias, doenças osteoarticulares, catarata, distúrbios do assoalho pélvico etc. Concomitante ao aumento da demanda, com o avanço da tecnologia e das técnicas cirúrgicas e anestésicas, procedimentos que há pouco tempo eram contraindicados nos mais idosos vêm se tornando mais frequentes graças ao alto nível de segurança conquistado em alguns centros. Neste capítulo, discorreremos sobre os principais desafios das cirurgias na população idosa e das possíveis contribuições da geriatria especificamente no contexto pré-operatório.

PARTICULARIDADES DA CIRURGIA EM IDOSOS

Reserva fisiológica limitada

O envelhecimento desencadeia uma série de alterações em diferentes órgãos e sistemas que, de forma simplificada, resulta na depleção das reservas fisiológicas e na menor capacidade da pessoa idosa em manter o equilíbrio fisiológico em face das adversidades e insultos agudos, como é o caso das cirurgias (Figura 1).

Esse envelhecimento orgânico aumenta o risco de várias complicações no perioperatório

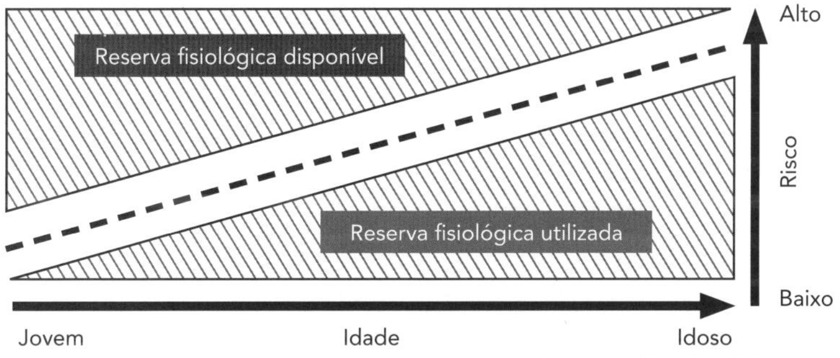

FIGURA 1 Envelhecimento, reserva fisiológica e risco.

(Quadro 1), com destaque para labilidade pressórica, *delirium*, complicações trombóticas, desnutrição e constipação intestinal. Além disso, a recuperação pós-cirúrgica tende a ser mais lenta, refletindo em maior tempo de internação, risco maior de perda funcional e necessidade de reabilitação pós-operatória.

O risco dessas complicações e perda funcional estão diretamente ligados ao grau de vulnerabilidade basal do paciente, assim como à intensidade do insulto agudo cirúrgico. Tal como bem ilustrou estudo de Lawrence et al. (2004), cirurgias abdominais de maior porte, como a duodenopancreatectomia, resultaram em perda funcional mais pronunciada e por tempo médio maior de 6 meses quando comparadas às cirurgias de menor porte como as herniorrafias, cujo tempo médio para reabilitação foi de apenas 3 semanas. Ainda nesse estudo, foram apontados fatores relacionados à recuperação funcional mais lenta: pior funcionalidade basal, sintomas depressivos no pré-operatório e a presença de complicações graves no pós-operatório. Importante destacar que cirurgias minimamente invasivas, como cirurgias oftalmológicas para catarata e muitos procedimentos por radiointervenção, são bem tolerados mesmo em idosos mais vulneráveis. Dessa forma, o conhecimento quanto ao porte cirúrgico, sua complexidade, tempo anestésico e ao grau de vulnerabilidade da pessoa idosa são fatores importantes que fazem parte da avaliação pré-operatória. Tal conhecimento ajuda a antever possíveis complicações, permitir ações preventivas (p. ex., *delirium* e eventos trombóticos) e detectar precocemente complicações para melhor manejo (p. ex., eventos cardíacos isquêmicos agudos).

Importante ressaltar, no entanto, que esse consumo de reservas ocorre de forma muito heterogênea na população, tornando a idade cronológica limitada para compreensão adequada da complexidade da pessoa idosa e de seu grau de vulnerabilidade. Deve-se, portanto, ter muita cautela em garantir que a idade cronológica em si não seja usada como uma ferramenta isolada para determinar as opções de tratamento.

QUADRO 1 Envelhecimento orgânico e implicações

Sistema	Mudanças	Implicações
Imunológico	↑ Inflamação basal (*inflammaging*). ↓ Resposta imunológica adaptativa.	↑ Suscetibilidade a infecções e sepse. ↓ Cicatrização.
Hematológico	↓ Resposta plaquetária a óxido nítrico.	↑ Risco de complicações trombóticas.
Nervoso central	↓ Volume cerebral. ↑ Patologia neurodegenerativa.	↑ Suscetibilidade a *delirium*.
Cardiovascular	↑ Enrijecimento arterial. ↑ Hipertrofia ventricular esquerda. ↑ Resistência vascular periférica. ↑ Fibrose miocárdica.	↓ Perfusão de órgãos. ↓ Resposta compensatória à variação de volume. ↑ Risco de arritmias atriais.
Respiratório	↓ Musculatura respiratória. ↓ Transporte mucociliar. ↓ Elasticidade de fibras alveolares. ↓ Capacidade vital.	↓ Tosse efetiva. ↑ Atelectasias. ↑ Infecções pulmonares. ↑ Embolia pulmonar.
Gastrointestinal	↑ Perda de musculatura orofaríngea. ↓ Trânsito gástrico. ↓ Depuração hepática de drogas.	↑ Disfagia, aspiração e desnutrição. ↑ Suscetibilidade a efeitos colaterais de drogas. ↑ Constipação.
Endocrinológico	↓ Ativação do sistema renina-angiotensina-aldosterona.	↓ Resposta compensatória à hipovolemia.
Renal	↓ Fluxo sanguíneo renal e taxa de filtração glomerular.	↓ Depuração renal de drogas. ↑ Sensibilidade à hipoperfusão renal.

Síndrome de fragilidade no contexto perioperatório

A avaliação da síndrome de fragilidade se torna intuitivamente uma avaliação a ser considerada nesse contexto como forma de melhor avaliar o grau de vulnerabilidade da pessoa idosa. Embora não haja consenso quanto a sua definição, fisiopatologia ou à melhor ferramenta para sua avaliação, a fragilidade pode ser definida como síndrome caracterizada por redução em força, resistência e funções fisiológicas que aumentam a vulnerabilidade de um indivíduo a aumento de dependência, internações e morte.

No momento, existem várias ferramentas que se propõem a avaliar a fragilidade nesse contexto, algumas tipicamente utilizadas na geriatria, como pela avaliação fenotípica de Linda Fried, outras criadas especificamente para o contexto pré-operatório com base em variáveis independentes de risco identificadas em estudos clínicos (Quadro 2).

Independentemente da ferramenta utilizada, a fragilidade está associada com complicações pós-operatórias, tempo de internação prolongado, perda funcional e, a depender da escala utilizada, risco maior de morte para cirurgias de médio a grande porte. Como exemplo, Makary et al. (2010) utilizaram os cinco critérios de Fried (perda ponderal, força de preensão palmar, gasto energético basal, velocidade de marcha e fadiga) para classificar 594 idosos submetidos a diferentes tipos de cirurgia (Tabela 1). Perceba como a fragilidade, assim como o porte cirúrgico, são fatores importantes no que diz respeito ao risco perioperatório.

Nenhuma avaliação de fragilidade, no entanto, demonstrou boa acurácia para predizer mortalidade no pós-operatório. A avaliação de fragilidade segundo Fried e a Escala Clínica de Fragilidade de Kenneth Rockwood, por exem-

QUADRO 2 Principais variáveis pré-operatórias de risco em idosos

Variável	Definições usadas nos estudos	Elevação de risco no pós-operatório
Anemia	▪ Hematócrito ≤ 34%. ▪ Hemoglobina < 11 g/dL.	*Delirium*; perda funcional.
Multimorbidade	Índice de Charlson ≥ 3.	Perda funcional.
Desnutrição	▪ Albumina < 3 mg/dL. ▪ Perda ponderal > 10% em 6 meses. ▪ IMC < 18,5 kg/m^2.	*Delirium*; infecções; deiscência cirúrgica; perda funcional.
Depressão	▪ GDS 15 ≥ 5. ▪ GDS 5 ≥ 2. ▪ PHQ-2 positivo.	*Delirium*; perda funcional; tempo de internação prolongado; uso maior de analgésicos; mortalidade em cirurgias cardíacas.
Déficit cognitivo	Mini-Cog ≤ 3.	*Delirium*; tempo de internação prolongado; perda funcional; mortalidade.
Dependência funcional	Índice de Katz ≥ 1.	Complicações; perda funcional.
Risco de quedas	▪ ≥ 1 queda nos últimos 6 meses. ▪ TUG ≥ 15 segundos.	Complicações; perda funcional; readmissões.
Abuso de álcool	Questionário Cage positivo para abuso de álcool.	Complicações; *delirium* por abstinência; tempo prolongado de internação; mortalidade.
Tabagismo	Uso ativo do tabaco.	Tempo de internação prolongado; perda funcional; mortalidade.
Inflamação	Proteína C-reativa ≥ 3 mg/L.	*Delirium*

GDS: Escala de Depressão Geriátrica; IMC: índice de massa corporal; PHQ: Patient Health Questionnaire*; TUG:* Timed Up and Go.

TABELA 1 Fragilidade segundo Fried e desfechos cirúrgicos em idosos

	Número de critérios de fragilidade (Fried)		
	0-1	2-3	4-5
Cirurgia de pequeno porte			
Tempo de internação (médio em dias)	0,7	1,2	1,5
Complicações pós-operatórias (%)	3,9	7,3	11,4
Necessidade de reabilitação pós-alta (%)	0,8	0	17,4
Cirurgia de grande porte			
Tempo de internação (médio em dias)	4,2	6,2	7,7
Complicações pós-operatórias (%)	19,5	33,7	43,5
Necessidade de reabilitação pós-alta (%)	2,9	12,22	42,11

plo, possui sensibilidade de apenas 56 e 60% e especificidade de 65 e 59%, respectivamente, para predizer mortalidade no pós-operatório. A fragilidade não deve, portanto, assim como a idade cronológica, ser fator isolado para contraindicação cirúrgica, mas sim ser mais um marcador útil para antever possíveis complicações pós-operatórias, o que permite melhor preparo da equipe, paciente, seus familiares e cuidadores.

Expectativa de vida

Fator de pouco significado para populações mais jovens, a expectativa de vida se torna um dos pilares da decisão compartilhada cirúrgica em idosos, especialmente nos octogenários e nonagenários, tendo em vista que por vezes o paciente não terá tempo de vida para vivenciar os benefícios da cirurgia proposta. Para tanto, sugere-se o uso de instrumentos prognóstico segundo a idade e comorbidades, como índices de Lee e Shonberg, dentre outras, que podem ser encontradas no *site* https://eprognosis.ucsf.edu.

Emergências cirúrgicas

Os pacientes idosos evoluem de modo muito pior a cirurgias de urgência e emergência do que às eletivas (risco 3 a 10 vezes maior). Dessa forma, a idade avançada do paciente pesa a favor de abordagem cirúrgica eletiva quando há risco de evolução para situações de urgência. E, uma vez instalada a situação de urgência e emergência (p. ex., abdome agudo, fratura de colo de fêmur etc.), salvo poucas exceções, é em geral preferível a pronta abordagem cirúrgica, dada a maior morbimortalidade associada com tratamentos conservadores, mesmo em idosos frágeis. Nesse contexto emergencial, geralmente há pouco espaço para a avaliação pré-operatória geriátrica.

Preparo pré-operatório adequado reduz riscos

O preparo pré-operatório otimizado para cirurgias eletivas é essencial, especialmente nos idosos. Quando o preparo não é adequado, os riscos perioperatórios se elevam. Alguns fatores podem ser melhorados no pré-operatório, com benefícios mais pronunciados nessa população. Destacam-se correção da desidratação, correção de anemias graves, controle de hipertensão, controle de hiperglicemias, cessação do tabagismo e etilismo e otimização do tratamento de doença pulmonar obstrutiva crônica e asma, caso presentes.

PAPEL DA GERIATRIA NO CONTEXTO PRÉ-OPERATÓRIO

A geriatria muito tem a contribuir com as equipes de cirurgia e anestesia, especialmente nas cirurgias mais complexas. Destacam-se as seguintes qualificações atribuídas aos geriatras, importantes nesse contexto:

- Identificar riscos e sugerir cuidados pós-operatórios.
- Identificar e manejar síndrome geriátricas.
- Prover revisão medicamentosa para otimizar o número de medicações, reduzir interações de risco e efeitos adversos.
- Colaborar com e/ou comandar equipes multidisciplinares.
- Capacidade de oferecer cuidados personalizados pela integração dos objetivos e valores da pessoa idosa, suas comorbidades e prognóstico à luz da medicina baseada em evidência.
- Assistir pacientes e familiares, no esclarecimento de objetivos de cuidado e na tomada de decisão.

AVALIAÇÃO GERIÁTRICA PRÉ-OPERATÓRIA

A avaliação pré-operatória objetiva identificar os riscos potenciais e otimizar o paciente antes da cirurgia. O Programa Nacional de Melhoria da Qualidade Cirúrgica do Colégio Americano de Cirurgiões (ACS NSQIP) juntamente com a Sociedade Americana de Geriatria desenvolveram em 2012 diretrizes que norteiam essa avaliação, ao acrescentar componentes da Avaliação Geriátrica Ampla (AGA) à avaliação tradicional anestésica e cardíaca.

Conforme conclusão de revisão sistemática realizada pelo grupo Cochrane, o uso da AGA no contexto pré-operatório, embora haja necessidade de mais estudos, provavelmente resulta em menor risco de morte e maiores chances de retorno dos idosos ao mesmo local em que viviam antes da admissão hospitalar, além de reduzir o tempo de internação e o custo hospitalar, sem dados suficientes, no entanto, para conclusão quanto ao impacto em complicações pós-operatórias ou readmissões. A seguir são apresentados os componentes principais da avaliação geriátrica pré-operatória.

Rede de suporte

Racional: com a possível perda funcional transitória pós-operatória, o paciente poderá receber alta mais dependente e com necessidade de cuidados. A ausência de suporte adequado associa-se a tempo de internação mais prolongado, além de maior morbidade 30 dias pós-intervenção.

Modo: avaliar rede de apoio, com quem o paciente reside e se há rede empenhada em prestar os cuidados domiciliares em caso de perda funcional no pós-operatório, que inclui administração de medicações, troca de curativos e garantia de retornos ao serviço.

Possíveis intervenções: buscar determinar o responsável pelas decisões médicas do paciente caso este perca a capacidade decisória e considerar avaliação e seguimento precoce de equipe de serviço social caso haja rede fragilizada.

Funcionalidade

Racional: pacientes mais dependentes têm maior risco de complicações, incluindo perda funcional mais pronunciada no pós-operatório.

Modo: avaliar funcionalidade por meio de escalas como a de Katz para atividade básicas e de Lawton para atividades instrumentais de vida diária (*vide* capítulo sobre escalas).

Possíveis intervenções: orientar rede de apoio a se organizar previamente para possível perda funcional e considerar encaminhamento para avaliação com fisioterapia e/ou terapia ocupacional para possíveis intervenções pré-operatórias.

Fragilidade

Racional: a fragilidade está associada a tempo de internação prolongado, perda de funcionalidade e complicações pós-operatórias. Além disso, a depender da escala, aumento do risco de morte quando comparados aos não frágeis para cirurgias de médio a grande porte.

Modo: embora se possa utilizar os cinco critérios de Fried conforme discussão anterior, outros instrumentos têm sido propostos por serem de mais fácil aplicação e sem perda de acurácia quando comparados à avaliação fenotípica de Fried. O Quadro 3 apresenta dois dos instrumentos propostos.

Possíveis intervenções: embora motivo de grande pesquisa, ainda não há evidências suficientes para indicação de alguma intervenção específica para pacientes frágeis com impacto em redução de desfechos negativos no pós-operatório. Recomendam-se, se possível, exercícios para fortalecimento muscular associada a dieta hiperproteica, especialmente se houver indícios de desnutrição.

Risco de quedas

Racional: pacientes com maior risco de quedas têm maior risco de complicações, perda funcional e readmissões no pós-operatório.

Modo: questionar histórico de quedas nos últimos 6 meses ou realizar o *Timed Up and Go* (TUG). Serão considerados de alto risco aqueles com ao menos 1 queda ou com TUG ≥ 15 segundos.

Possíveis intervenções: orientar quanto ao risco de quedas e a medidas preventivas, encaminhar para programas de fisioterapia para treinos de equilíbrio e fortalecimento muscular, se disponível, e reduzir ou suspender medicações associadas com quedas, quando possível.

Cognição

Racional: entre os idosos encaminhados para cirurgias eletivas, 20 a 44% são portadores de algum grau de déficit cognitivo sem a devida avaliação, manejo ou seguimento. A presença de déficit cognitivo é um dos principais fatores de risco para *delirium* no pós-operatório. Além disso, poderá prejudicar o processo de decisão compartilhada e o consentimento para a cirurgia.

Modo: avaliar déficit cognitivo por meio de escalas de rastreio como o Miniexame do Estado Mental, 10- *Point Cognitive Screener* (10-CS) ou Mini-Cog. Caso haja déficit cognitivo, avaliar também a capacidade do paciente de compreender os riscos e benefícios da cirurgia proposta e a capacidade para assinar o termo de consentimento livre e esclarecido.

Possíveis intervenções: na presença de déficit cognitivo, orientar paciente e acompanhantes sobre os riscos de complicações pós-operatórias, especialmente quanto a *delirium*, e identificar um responsável pelas decisões em saúde caso o paciente não tenha capacidade decisória já no pré-operatório, ou venha a perder tal capacidade no pós-operatório. Além

QUADRO 3 Ferramentas para avaliação de fragilidade no pré-operatório

Escala	Considerações
Escala de Fried Modificada	▪ Critérios: perda ponderal não intencional ≥ 4,5 kg no último ano, baixa força de preensão palmar conforme Fried (*vide* capítulo sobre escalas), anemia (hemoglobina < 12,9 g/dL para homens e < 11,4 g/dL para mulheres) e classificação da ASA ≥ 3. ▪ Classificação de fragilidade: presença de 3 a 4 critérios (elevado risco).
Escala Clínica de Fragilidade	▪ Critérios: o paciente é classificado em 9 categorias a depender de seu grau de funcionalidade física e cognitiva obtidas por anamnese. ▪ Classificação de fragilidade: categoria ≥ 4.

ASA: Sociedade Americana de Anestesiologia.

disso, orientar quanto à importância da presença de acompanhante durante a internação e algumas medidas preventivas como uso de óculos e aparelhos auditivos (caso faça uso), uso de pequenos objetivos pessoais como fotos e a orientação temporal e espacial. Informar as equipes que cuidarão do paciente no perioperatório a adotar medidas preventivas, como evitar o uso de medicações de risco como benzodiazepínicos, estimular a deambulação precoce, evitar desidratação, retirar dispositivos invasivos o mais precocemente possível, manejar dor e constipação adequadamente etc. Informar a equipe a inserir o paciente em programa hospitalar para prevenção e manejo de *delirium* caso disponível. Tais medidas, especialmente programas como os baseados no HELP (*Hospital Elderly Life Program*), são capazes de reduzir a incidência de *delirium* em até 40%, suas complicações, tempo de internação e custo hospitalar.

Depressão

Racional: assim como o déficit cognitivo, a depressão é prevalente e subdiagnosticada nos idosos. A depressão associa-se a maior percepção álgica, uso maior de analgésicos, tempo de internação prolongado e *delirium* no pós-operatório. Também é fator de risco independente de mortalidade para cirurgias cardíacas, tanto valvares quanto de reperfusão miocárdica.

Modo: aplicar escalas de rastreio como o *Patient Health Questionaire* de 2 itens (PHQ-2) ou a Escala de Depressão Geriátrica (GDS) de 5 ou 15 perguntas. Tanto o PHQ-2 quanto o GDS 15 encontram-se reproduzidos no capítulo sobre escalas deste livro.

Possíveis intervenções: realizar as intervenções para risco de *delirium* descritas no item anterior e encaminhar para equipe capaz de prosseguir com investigação, tratamento ou seguimento de possível transtorno depressivo. Não há evidências quanto aos benefícios de prosseguir com a investigação e iniciar o devido tratamento de transtornos depressivos no que diz respeito a desfechos pós-cirúrgicos, embora seja encorajado, especialmente quando possa estar contribuindo para desnutrição, déficit cognitivo e perda funcional.

Nutrição

Racional: a desnutrição associa-se a aumento de risco de complicações pós-operatórias, especialmente infecciosas (pneumonia, infecção do trato urinário, infecção de sítio operatório), e de complicações de ferida cirúrgica (deiscências e fístulas), além de tempo de internação prolongado.

Modo: embora escalas como a Miniavaliação Nutricional possa ser utilizada, sugere-se a avaliação de três itens: presença de índice de massa corporal (IMC) $< 18{,}5$ kg/m^2, albumina < 3 g/dL e perda ponderal > 10 a 15% em 6 meses. A presença de qualquer um dos três sugere risco nutricional severo.

Possíveis intervenções: encaminhar para avaliação e seguimento com equipe de nutrição e, a depender do contexto, para nutrologia. A seguir são apresentadas algumas recomendações específicas segundo o último consenso da Sociedade Europeia de Nutrição Clínica e Metabolismo (Espen) de 2021:

- Pacientes com risco nutricional severo (conforme os critérios apresentados) devem receber terapia nutricional antes de cirurgia de grande porte, mesmo no contexto oncológico. Um período de 7 a 14 dias pode ser apropriado.
- Sempre que possível, preferir as vias oral ou enteral.
- A nutrição parenteral estará reservada para os pacientes com desnutrição ou risco nutricional severo quando a necessidade energética não puder ser obtida por via enteral.
- A suplementação nutricional deverá ser ofertada a todos os pacientes oncológicos

desnutridos e pacientes de alto risco, especialmente idosos frágeis e sarcopênicos, que serão submetidos a cirurgia abdominal de grande porte. Preferir suplementos imunomoduladores contendo arginina, ácidos graxos ômega-3 e nucleotídeos 5 a 7 dias antes da cirurgia, principalmente para pacientes oncológicos.

- A nutrição enteral ou suplementação nutricional oral deverão ser iniciadas previamente à internação hospitalar para evitar tempo de internação desnecessária e infecção hospitalar.

Medicações e polifarmácia

Racional: mais de 50% dos idosos com indicação cirúrgica recebem alguma medicação potencialmente inapropriada durante a internação cirúrgica. Além disso, a polifarmácia, comum nessa população, associa- se a aumento do risco de déficit cognitivo, morbidade, mortalidade, baixa aderência medicamentosa e readmissões hospitalares secundárias a interações medicamentosas.

Modo: revisar medicações de uso, incluindo as não constantes em prescrição médica e fitoterápicos. Avaliar aderência, interações, posologia, adequação segundo a função renal e avaliar possíveis riscos segundo critérios de Beers e Stopp/Start.

Possíveis intervenções: suspender todas as medicações não essenciais, trocar medicações de risco por alternativas mais seguras, corrigir doses segundo função renal e, caso seja necessária a introdução de novas medicações, que seja em menor número possível.

Abuso de álcool e uso do tabaco

Racional: o abuso de álcool está associado com maior risco de complicações, incluindo infecções, abstinência, tempo de internação prolongado e mortalidade. Já o uso do tabaco associa-se a complicações pulmonares, tempo de internação prolongado, perda funcional e mortalidade.

Modo: questionar o histórico de tabagismo e potencial abuso de álcool por meio do questionário Cage (a seguir). A resposta positiva para ao menos duas perguntas das quatro do Cage sugere abuso.

1. O(a) senhor(a) já tentou diminuir ou cortar a bebida?
2. O(a) senhor(a) já ficou incomodado(a) ou irritado(a) com outros porque criticaram seu jeito de beber?
3. O(a) senhor(a) já se sentiu culpado(a) por causa do seu jeito de beber?
4. O(a) senhor(a) já teve de beber para aliviar os nervos ou reduzir os efeitos de uma ressaca?

Possíveis intervenções: caso haja abuso de álcool, a cirurgia eletiva deverá ser postergada até o devido tratamento do etilismo. Caso não seja possível, estará indicada a suplementação vitamínica com ácido fólico 5 mg e tiamina 100 a 300 mg via oral 1 vez ao dia, que deverão ser continuados no perioperatório. Além disso, a equipe anestésica e a cirúrgica deverão ser informadas quanto ao risco de abstinência durante a internação. No caso do tabagismo, buscar intervenções para cessá-lo ao menos 8 semanas antes da cirurgia.

Risco cardiológico

Racional: embora o risco de complicações cardíacas ocorram em menos de 4% em paciente submetidos a cirurgias não cardíacas, mesmo para aqueles com elevado risco, idosos são mais vulneráveis a complicações de eventos adversos cardiovasculares. Dessa forma, todos os pacientes idosos devem ser avaliados quanto a risco perioperatório cardíaco segundo diretrizes, como as da Sociedade Brasileira de Cardiologia de 2017 ou as da Sociedade Europeia de Cardiologia de 2022.

Modo: foge ao escopo deste capítulo a descrição da avaliação cardiovascular completa, e, em muitos serviços, tal avaliação é feita pela equipe de cardiologia. Resumidamente, a avaliação parte de história clínica e de exame físicos dirigidos a condições cardiovasculares, estimativa de capacidade funcional em MET, risco cardiovascular segundo o tipo de cirurgia e conforme escores de risco como o índice de Lee. Possíveis intervenções: a depender dos achados mencionados, poderão estar indicadas estratificações invasivas ou não invasivas para investigação de doença arterial coronariana, investigação de valvopatias e insuficiência cardíaca, e orientações quanto a medicações específicas no perioperatório, como betabloqueadores, inibidores da enzima conversora de angiotensina (iECA), estatinas, diuréticos, antiplaquetários e anticoagulantes. Pode-se ainda sugerir monitoramento pós-operatório com marcadores de necrose miocárdica e eletrocardiograma (ECG) seriados em ambiente de unidade de terapia intensiva (UTI).

AVALIAÇÃO DE RISCO CIRÚRGICO

A AGA descrita ajuda a detectar alguns riscos, como o de *delirium*, e sugerir e instituir intervenções que possam reduzir complicações, porém carece de informações objetivas, especialmente de mortalidade, para as diferentes cirurgias possíveis. Mesmo a avaliação da fragilidade, como já detalhado, é falha para essa avaliação. Neste sentido, sugere-se a ferramenta desenvolvida pelo Colégio Americano de Cirurgiões, conhecida como *ACS NSQIP® Surgical Risk Calculator* (www. riskcalculator.facs.org). Essa ferramenta foi desenvolvida a partir de banco de dados de mais de 5 milhões de cirurgias em 874 hospitais nos EUA desde 2016, com boa acurácia na predição de eventos naquela população. Para seu cálculo é necessário, além do tipo específico de procedimento cirúrgico, 20 variáveis clínicas, fornecendo estimativa de risco de 18 desfechos diferentes dentro dos primeiros 30 dias pós-intervenção, incluindo mortalidade, tempo de internação, perda funcional, pneumonia etc.

Deve-se ter em mente que esse índice de risco deve complementar e nunca substituir a opinião pessoal da equipe. A melhor avaliação de risco partirá da visão compartilhada das equipes envolvidas na avaliação global desse paciente.

OPERAR OU NÃO OPERAR

A partir da avaliação global obtida pelos passos acima (AGA, ferramenta *ACS NSQIP® Surgical Risk Calculator* e expectativa de vida obtida pelos índices de sobrevida), juntamente com o conhecimento da condição cirúrgica e a existência ou não de tratamentos alternativos, chega-se a um consenso da equipe quanto aos melhores tratamentos possíveis. Obviamente esse consenso exige comunicação entre as equipes envolvidas e outras equipes que poderão acrescentar a essa avaliação, por exemplo, da oncologia para os casos oncológicos. Pode ser consenso, por exemplo, que os benefícios não justificam os riscos, sendo propostos tratamentos mais conservadores. É comum, no entanto, a existência de mais de um tratamento possível, e o que o definirá será a decisão compartilhada a partir dos valores e desejos do paciente ou seu representante. Para tanto, a ferramenta do "Melhor e Pior Cenário" poderá ser útil. Por ela são expostos os melhores e piores cenários possíveis segundo os tratamentos propostos para chegar àquele que melhor se adéqua aos desejos e valores do paciente, principalmente no que diz respeito à perda de funcionalidade, perda de qualidade de vida e sobrevida.

PAPEL DA PRÉ-HABILITAÇÃO

A pré-habilitação objetiva aumentar as reservas fisiológicas previamente a algum insulto agudo, como a cirurgia, visando a melhor e mais rápida recuperação, possivelmente reduzindo também eventos adversos (Figura 2).

Inicialmente, os estudos focaram isoladamente programas voltados em exercícios físicos, no entanto novos estudos têm sugerido benefício superior ao adicionar estratégias visando a otimização nutricional e psicológica (controle de ansiedade), conhecido como pré-habilitação "trimodal". Não há no momento de forma clara como e por quanto tempo realizá-la. É consenso, no entanto, que a pré-habilitação deverá ser individualizada, considerando a capacidade basal, nutrição, cognição e sintomas de humor de cada paciente e o tempo razoável para postergar o procedimento cirúrgico, o que poderá ser um desafio no contexto oncológico.

Embora resultados de estudos iniciais em cirurgias abdominais sejam promissores, muito ainda precisa ser estudado. Mais pesquisas sobre pré-habilitação para os pacientes idosos são necessárias, principalmente quanto a eficácia e segurança de diferentes tipos de exercício, e a exigência mínima de proteínas e outros nutrientes a fim de aumentar a força muscular e as reservas fisiológicas, especialmente na população idosa frágil.

CONSIDERAÇÕES FINAIS

- A demanda por tratamentos cirúrgicos está sendo alavancada pelo envelhecimento populacional.
- A geriatria tem muito a oferecer no pré-operatório de idosos candidatos a procedimentos cirúrgicos.
- A atenção e o manejo das questões específicas dos idosos se tornam imprescindíveis no contexto pré- operatório ao permitirem a redução de riscos e procedimentos mais seguros.
- Os desejos e valores dos idosos deverão ser explorados e alinhados com as expectativas cirúrgicas.

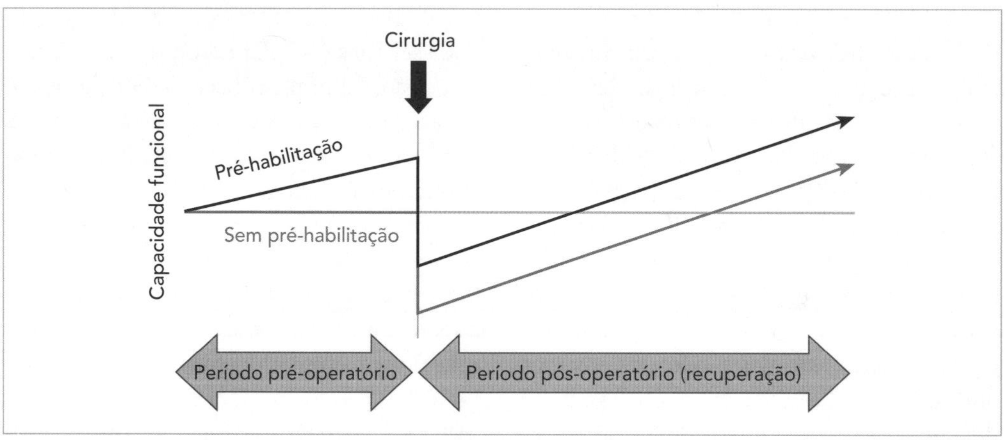

FIGURA 2 Modelo da pré-habilitação no contexto operatório.

BIBLIOGRAFIA

Bilimoria KY, Liu Y, Paruch JL, Zhou L, Kmiecik TE, Ko CY, et al. Development and evaluation of the universal ACS NSQIP surgical risk calculator: a decision aid and informed consent tool for patients and surgeons. Journal of the American College of Surgeons. 2013;217(5):833-42e3.

Carli F, Silver JK, Feldman LS, McKee A, Gilman S, Gillis C, et al. Surgical prehabilitation in patients with cancer state-of-the-science and recommendations for future research from a panel of subject matter experts. Phys Med Rehabil Clin N Am. 2017;28:49-64.

Carli F, Zavorsky GS. Optimizing functional exercise capacity in the elderly surgical population. Curr Opin Clin Nutr Metab Care. 2005;8(1):23-32.

Chow WB, Rosenthal RA, Merkow RP, Ko CY, Esnaola NF. American College of Surgeons National Surgical Quality Improvement Program; American Geriatrics Society. Optimal preoperative assessment of the geriatric surgical patient: a best practices guideline from the American College of Surgeons National Surgical Quality Improvement Program and the American Geriatrics Society. J Am Coll Surg. 2012;215(4):453-66.

Colburn JL, Mohanty S, Burton JR. Surgical guidelines for perioperative management of older adults: what geriatricians need to know. J Am Geriatr Soc. 2017;65(6):1339-46.

Kumar C, Salzman B, Colburn JL. Preoperative assessment in older adults: a comprehensive approach. Am Fam Physician. 2018;98(4):214-20.

Lawrence VA, Hazuda HP, Cornell JE, Pederson T, Bradshaw PT, Mulrow CD, et al. Functional independence after major abdominal surgery in the elderly. J Am Coll Surg. 2004;199(5):762-72.

Makary MA, Segev DL, Pronovost PJ, Syin D, Bandeen-Roche K, Patel P, et al. Frailty as a predictor of surgical outcomes in older patients. J Am Coll Surg. 2010;210:901e908.

McIsaac DI, Taljaard M, Bryson GL, Beaulé PE, Gagné S, Hamilton G, et al. Frailty as a predictor of death or new disability after surgery: a prospective cohort study. Ann Surg. 2020;271(2):283-89.

Mrdutt MM, Papaconstantinou HT, Robinson BD, Bird ET, Isbell CL. Preoperative frailty and surgical outcomes across diverse surgical subspecialties in a large health care system. Journal of the American College of Surgeons. 2019;228(4):482-90.

Reves JG, Barnett SR, McSwain JR, Rooke GA. Geriatric anesthesiology. Springer International Publishing AG, 2018.

Rosenthal RA, Zenilman ME, Katlic MR. Principles and practice of geriatric surgery. 3.ed. Springer Nature Switzerland AG, 2020.

Taylor LJ, Nabozny MJ, Steffens NM, Tucholka JL, Brasel KJ, Johnson SK, et al. A framework to improve surgeon communication in high-stakes surgical decisions: best case/worst case. JAMA Surg. 2017;152(6):531-8.

Weimann A, Braga M, Carli F, Higashiguchi T, Hübner M, Klek S, et al. Espen practical guideline: clinical nutrition in surgery. Clin Nutr. 2021;40(7):4745-61.

8 Atividade física

Natalia Oliveira Trajano da Silva
José Renato G. Amaral

INTRODUÇÃO

Ao envelhecer, fisiologicamente ocorre redução de massa muscular. É estimado que, a partir da quinta década de vida, ocorra perda de 1-2% de massa muscular por ano. Fibras musculares de contração rápida têm diminuição de quantidade e volume; além disso, com o envelhecimento ocorre aumento de gordura corporal e redução de massa óssea. Essas alterações, associadas à inatividade física, contribuem para o desenvolvimento da sarcopenia, a qual aumenta o risco do indivíduo desenvolver uma das síndromes geriátricas mais temidas, a fragilidade.

Atualmente, é esperado que até 2060 o número de indivíduos com mais de 65 anos ultrapassará os 98 milhões. Assim, para que essa população possa continuar contribuindo para sociedade, precisamos de medidas para incentivar o envelhecimento ativo, e uma das principais delas é a promoção da prática de atividade física. Segundo a Organização Mundial da Saúde (OMS), se a população mundial fosse fisicamente mais ativa, cerca de 4 milhões de mortes por ano poderiam ser evitadas.

BENEFÍCIOS

Os benefícios da atividade física estão descritos no Quadro 1.

Não é de hoje que os profissionais e leigos sabem que atividade física reduz o risco de doenças cardíacas, auxiliando no controle de morbidades como diabetes tipo 2 e hipertensão arterial sistêmica. Em 2008, Peterson et al. mostraram que a aptidão aeróbica é preditor de morbidade e mortalidade associadas a doenças cardiovasculares. Com os anos de estudos, ser fisicamente ativo mostrou benefício não só

QUADRO 1 Benefícios da atividade física
Controle de morbidades, como hipertesão e diabetes tipo 2.
Redução dos sintomas de ansiedade, depressão e distúrbio do sono.
Prevenção de quedas.
Prevenção de doenças oncológicas.
Aumento da densidade mineral óssea.
Controle de dor crônica.
Fator de risco reversível de declínio cognitivo.
Redução de mortalidade por todas as causas.

na redução da mortalidade de doenças relacionadas ao coração, mas também como um forte aliado para melhorar a saúde mental, auxiliando no controle de sintomas de ansiedade, depressão e distúrbios do sono.

Pesquisas vêm nos mostrando que a inatividade física é um dos fatores de risco reversíveis para o desenvolvimento da doença de Alzheimer. Acredita-se que o indivíduo que se exercita tem maior chance de manter o volume adequado do hipocampo reduzindo o risco de declínio cognitivo.

A proteção da saúde do aparelho musculoesquelético pode ser obtida por meio da prática de exercício físico resistido (aquele em que o músculo vence uma resistência), que gera estresse mecânico das fibras musculares e dos ossos, o que estimula o aumento da densidade mineral óssea, de modo que a atividade física não só é capaz de reduzir a taxa de quedas em idosos como também reduz a gravidade das lesões causadas pela queda, como fratura ou internação.

Outro grande benefício em ser fisicamente ativo é o controle da dor crônica. Estudos evidenciam que tanto o tempo sedentário quanto o tempo de atividade física atuam significativamente na função inibitória da dor, avaliada pelo teste de modulação condicionada da dor. Quanto menos sedentário e mais ativo o indivíduo é, maior a capacidade inibitória da dor no organismo. Indivíduos que se exercitam possuem menores pontuações em testes quantitativos e qualitativos de dor.

Doenças oncológicas também mostraram ter associação com a atividade física. Conforme informações do Fundo Mundial de Pesquisa em Câncer e do Instituto Americano de Pesquisa em Câncer, a atividade física está relacionada à diminuição do risco de câncer de cólon. Além disso, evidências mostram associação entre atividade física e diminuição do risco de câncer de mama e de endométrio. Segundo dados de 2019 publicados por Rezende et al., estima-se que aproximadamente 27% das mortes de brasileiros por doenças oncológicas poderiam ser evitadas com mudança do estilo de vida, dentre elas a prática de atividade física regular. Na verdade, a atividade física já se provou capaz de reduzir a mortalidade por todas as causas.

CLASSIFICAÇÃO

Exercício físico aeróbio

São exercícios contínuos de longa duração, que utilizam grandes grupos musculares e aumentam o consumo de oxigênio pelo organismo. Sua intensidade geralmente é classificada com base na frequência cardíaca. A orientação do Colégio Americano de Medicina do Esporte classifica o exercício aeróbio moderado quando o indivíduo atinge 64-76% da frequência cardíaca máxima para a idade. Entretanto, tratando-se de pacientes idosos, muitos utilizam medicações que reduzem a frequência cardíaca, por exemplo, os betabloqueadores, o que pode falsear esse controle. Além disso, utilizar os batimentos cardíacos como parâmetro dificulta a orientação da atividade, portanto, para classificar a intensidade do exercício físico, podemos utilizar a orientação do Questionário Internacional de Atividade Física (IPAQ), descrita a seguir.

- Atividades físicas vigorosas são aquelas que precisam de um grande esforço físico e que fazem respirar muito mais forte que o normal.
- Atividades físicas moderadas são aquelas que precisam de algum esforço físico e que fazem respirar um pouco mais forte que o normal.

Exercício físico resistido

É aquele em que são realizadas contrações musculares contra resistências. Geralmente as resistências são os pesos, como halteres, mas podem ser também o peso do próprio corpo, como nos exercícios isométricos.

A associação do treino resistido com treino aeróbio mostrou maior redução de risco de complicações de diabetes *mellitus* tipo 2 e de doenças cardiovasculares quando comparado com a apenas atividade aeróbia. Esse tipo de exercício é o melhor para perda óssea atenuada devido ao atrito que o músculo gera no osso, estimulando aumento da densidade mineral óssea, e também pode ser a intervenção mais eficaz para prevenir a sarcopenia.

Equilíbrio e flexibilidade

São exercícios que enfatizam a amplitude de movimento, o controle do deslocamento da massa corporal e o alinhamento postural. Dentre os exercícios de equilíbrio e flexibilidade, o Tai Chi é o mais bem estudado. Em 2017, uma revisão sistemática envolvendo mais de 3.800 indivíduos, foi publicada no *British Medical Journal* (*BMJ*) mostrando associação significativa entre a chance de cair menos nos indivíduos que praticavam o Tai Chi. Além disso, outros estudos apontam que o Tai Chi pode trazer benefícios na funcionalidade devido a sua exigência de dupla tarefa, estimulando assim a função executiva.

CONTRAINDICAÇÕES

Ao contrário do que muitos pensam, as contraindicações cardiovasculares absolutas para prescrição de atividade física para idosos não são muitas, conforme apresentado no Quadro 2.

QUADRO 2 Contraindicações cardiovasculares para prescrição de atividade física em idosos

Aneurisma de aorta dissecante.
Estenose aórtica grave.
Insuficiência cardíaca descompensada.
Infarto agudo do miocárdio.
Angina instável.
Tromboembolismo pulmonar agudo.
Taquicardia ventricular.
Miocardite.

Morbidades como estenose aórtica moderada, arritmias supraventriculares, hipertensão não tratada ou não controlada, cardiomiopatia hipertrófica e insuficiência cardíaca compensada são consideradas contraindicações relativas.

QUANDO RECOMENDAR O TESTE DE ESFORÇO?

O US Prevent Services Task Force refere ser desnecessário realizar teste de esforço para a maioria das pessoas que procuram iniciar exercícios leves a moderados, inclusive aumentando a intensidade de forma adequada e gradual, posicionando-se contra o teste de esforço de rotina se o indivíduo apresenta baixo risco de eventos cardíacos. Na atualização de 2018, especialistas mencionaram que não há evidências suficientes para concluir os benefícios ou malefícios de realizar teste de esforço como triagem de eventos cardiovasculares em adultos assintomáticos em nível intermediário ou alto risco.

Seguindo as orientações do Colégio Americano de Medicina do Esporte, podemos prescrever exercícios físicos conforme o fluxograma adaptado apresentado na Figura 1.

RECOMENDAÇÕES

Para prescrever atividade física para indivíduos acima de 60 anos, utilizamos as orientações da Organização Mundial da Saúde (OMS), publicadas no novo *Guideline* em 2020.

Recomenda-se que idosos realizem ao menos 150-300 minutos por semana de atividade física aeróbica de intensidade moderada ou 75-150 minutos por semana de atividade física aeróbica de intensidade vigorosa ou uma combinação dessas atividades ao longo da semana, podendo otimizar essas orientações para mais de 300 minutos semanais de atividade aeróbica moderada ou fazer mais de 150 minutos por semana de atividade aeróbica vigorosa.

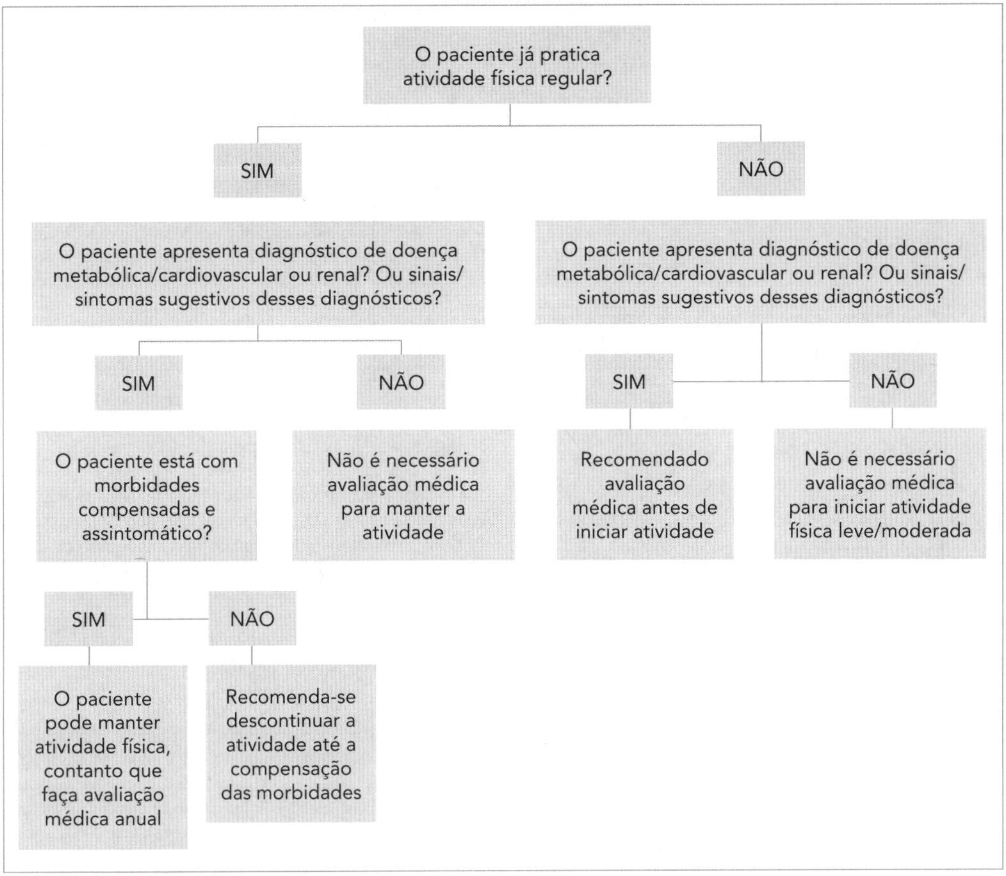

FIGURA 1 Fluxograma adaptado para prescrição de exercícios físicos, segundo o Colégio Americano de Medicina do Esporte.

Recomenda-se também que idosos realizem atividades de fortalecimento muscular de moderada intensidade pelo menos 2 vezes na semana e exercícios que enfatizem o equilíbrio e o treinamento de força ao menos 3 vezes por semana.

Em função das eventuais limitações, idealmente o tipo de atividade deve ser individualizado: por exemplo, um indivíduo portador de limitações osteoarticulares importantes de membros inferiores pode se beneficiar mais de um treino visando ao fortalecimento e ganho de amplitude nos membros antes de se dedicar a atividades aeróbias que lhe possam ser desconfortáveis, como caminhada ou bicicleta. A parceria com profissionais como fisioterapeutas e educadores físicos ajuda muito nesse planejamento.

Devemos sempre orientar a redução do tempo de comportamento sedentário, pois ele aumenta a mortalidade por todas as causas. Assim, mesmo quando as metas acima não são atingidas, deve-se encorajar diminuir o máximo possível desse comportamento.

Um programa que vem ganhando espaço para auxiliar a prescrição de atividade física para idosos é o ViviFrail, idealizado na Europa com o intuito de melhorar a capacidade funcional da população idosa. Trata-se de uma cartilha para que profissionais de saúde possam orientar exercícios do tipo multicomponentes para indivíduos acima de 60 anos. É possível acessá-lo por meio do *site* oficial https://vivifrail.com/, que disponibiliza todo o material para selecionar o tipo de exercício mais adequado para cada paciente mediante simples testes funcionais.

CONSIDERAÇÕES FINAIS

Com o envelhecimento da população mundial, medidas para garantir a funcionalidade e a qualidade de vida desses indivíduos são necessárias. A melhor maneira de atingir esse objetivo é manter-se ativo.

Vários são os benefícios da atividade física regular, como controle de dor, sintomas de ansiedade, depressão e distúrbios do sono; redução de quedas, fraturas, risco de declínio cognitivo e de doenças oncológicas; além de diminuir a mortalidade por todas as causas.

Programas de incentivo à atividade física e de redução do comportamento sedentário são necessários, assim como seu estímulo por intermédio dos profissionais de saúde.

BIBLIOGRAFIA

American College of Sports Medicine. ACSM's guidelines for exercise testing and prescription. 10th ed. Philadelphia: Wolters Kluwer; 2018.

Arraix GA, Wigle DT, Mao Y. Risk assessment of physical activity and physical fitness in the Canada Health Survey Follow Up Study. J Clin Epidemiol. 1992;45(4):419-28.

Benedetti TRB, Antunes PC, Rodriguez-Añez CR, Mazo GZ, Petroski ÉL. Reprodutibilidade e validade do Questionário Internacional de Atividade Física (IPAQ) em homens idosos. Rev Bras Med Esporte. 2007;1:11-6.

Curry SJ, Krist AH, Owens DK, Barry MJ, Caughey AB, Davidson KW, et al. Screening for cardiovascular disease risk with electrocardiography. JAMA. 2018;319(22):2308.

Eckstrom E, Neukam S, Kalin L, Wright J. Physical activity and healthy aging. Clin Geriatr Med. 2020;36(4):671-83.

Hirase T, Kataoka H, Inokuchi S, Nakano J, Sakamoto J, Okita M, et al. Effects of exercise training combined with increased physical activity to prevent chronic pain in community-dwelling older adults: a preliminary randomized controlled trial. Pain Res Manag. 2018;2132039.

Huang Z-G, Feng YH, Li Y-H, Lv C-S. Systematic review and meta-analysis: Tai Chi for preventing falls in older adults. BMJ Open. 2017;7:e013661.

McArdle A, Vasilaki, Jackson M. Exercise and skeletal muscle ageing: cellular and molecular mechanisms. Ageing Res Rev. 2002;1(1):79-93.

Projeto Vivifrail. Available: https://vivifrail.com/ (acesso 29 nov 2022).

Naugle KM, Ohlman T, Naugle KE, Riley ZA, Keith NR. Physical activity behavior predicts endogenous pain modulation in older adults. Pain. 2017;158(3):383-90.

Peterson PN, Magid DJ, Ross C, Ho PM, Rumsfeld JS, Lauer MS, et al. Association of exercise capacity on treadmill with future cardiac events in patients referred for exercise testing. Arch Intern Med. 2008;168(2):174-9.

Raman G, Zhang Y, Minichiello VJ, D'Ambrosio CM, Wang C. Tai chi improves sleep quality in healthy adults and patients with chronic conditions: a systematic review and meta-analysis. J Sleep Disord Ther. 2013;2(6):141.

Ren X, Li Y, Yang X, Li J, Li H, Yuan Z, et al. The effects of tai chi training in patients with heart failure: a systematic review and meta-analysis. Front Physiol. 2017;8:989.

Rezende LFM, Lee DH, Louzada MLDC, Song M, Giovannucci E, Eluf-Neto J. Proportion of cancer cases and deaths attributable to lifestyle risk factors in Brazil. Cancer Epidemiol. 2019;59:148-57.

Sherrington C, Fairhall N, Kwok W, Wallbank G, Tiedemann A, Michaleff Z, et al. Evidence on physical activity and falls prevention for people 1 aged 65+ years. Int J Behav Nutr Phys Act. 2020;17(1):144.

Wayne PM, Walsh JN, Taylor-Piliae RE, Wells RE, Papp KV, Donovan NJ, et al. Effect of tai chi on cognitive performance in older adults: systematic review and meta-analysis. J Am Geriatr Soc. 2014;62:25-39.

WHO Guidelines on Physical Activity and Sedentary Behaviour: at a glance. Genebra: OMS; 2020.

World Cancer Research Fund/American Institute for Cancer Research. Continuous Update Project Expert Report 2018. Physical activity and the risk of cancer. 2018. Available in: http://www.dietandcancerreport.org/.

SEÇÃO II

Doenças cardiovasculares nos idosos

Hipertensão arterial no indivíduo idoso e muito idoso

9

Fernando Nobre
Décio Mion Júnior

INTRODUÇÃO

A hipertensão arterial sistêmica (HAS) é o maior fator de risco para doença vascular aterosclerótica e para quase todas as outras manifestações de doenças cardiovasculares (DCV), aumentando de modo contínuo e gradual a chance de mortalidade, doença arterial coronariana (DAC), insuficiência cardíaca (IC), hipertrofia ventricular esquerda (HVE), fibrilação atrial (FA), acidente vascular encefálico (AVE), doença arterial periférica (DAP) e doença renal crônica (DRC), como expresso na Figura 1.

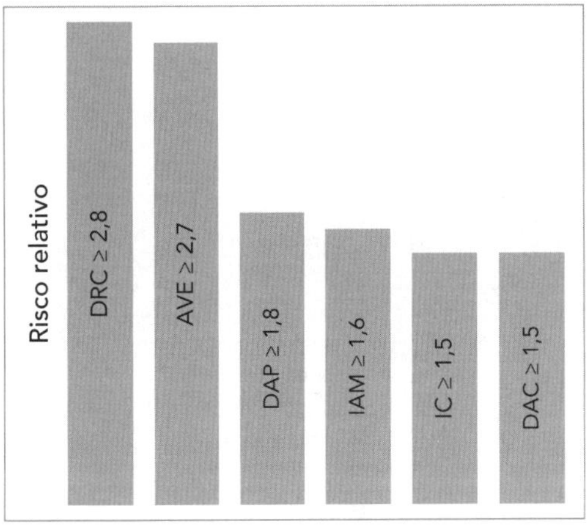

FIGURA 1 Risco relativo para as principais e possíveis manifestações da hipertensão arterial sistêmica.
AVE: acidente vascular encefálico; DAC: doença arterial coronariana; DAP: doença arterial periférica; DRC: doença renal crônica; IAM: infarto agudo do miocárdio; IC: insuficiência cardíaca.

Por ser de alta prevalência na população, a HAS assume impacto ainda maior, e seu diagnóstico, tratamento e controle são objetivos a serem alcançados, a bem da melhor evolução das pessoas portadoras da doença.

CONCEITOS

A classificação de hipertensão arterial em pacientes idosos e muito idosos deve obedecer aos mesmos critérios adotados na população adulta em geral (Tabela 1).

EPIDEMIOLOGIA

As populações idosas estão em franco crescimento em todo o mundo, e o Brasil não é uma exceção. A Figura 2 exibe a distribuição da população brasileira por faixa etária em 2016 e a projeção entre 2000 e 2035 em todo o planeta.

Assim, há uma conjunção de dois fatores comuns na população: hipertensão arterial e indivíduos idosos, tornando a HAS um tema recorrente entre os idosos.

FISIOPATOLOGIA

A manutenção da pressão arterial (PA) é resultado do débito cardíaco (DC) e da resistência vascular periférica (RVP).

TABELA 1 Classificação da pressão arterial em indivíduos adultos

Classificação	PAS (mmHg)	PAD (mmHg)
Normal	≤ 120	≤ 80
Pré-hipertensão	121-139	81-89
Hipertensão estágio 1	140-159	90-99
Hipertensão estágio 2	160-179	100-109
Hipertensão estágio 3	≥ 180	≥ 110

PAD: pressão arterial diastólica; PAS: pressão arterial sistólica.
Quando a PAS e a PAD situam-se em categorias diferentes, a maior deve ser utilizada para classificação da pressão arterial.
Considera-se hipertensão sistólica isolada se PAS ≥ 140 mmHg e PAD ≤ 90 mmHg, devendo ser também classificada em estágios 1, 2 ou 3.

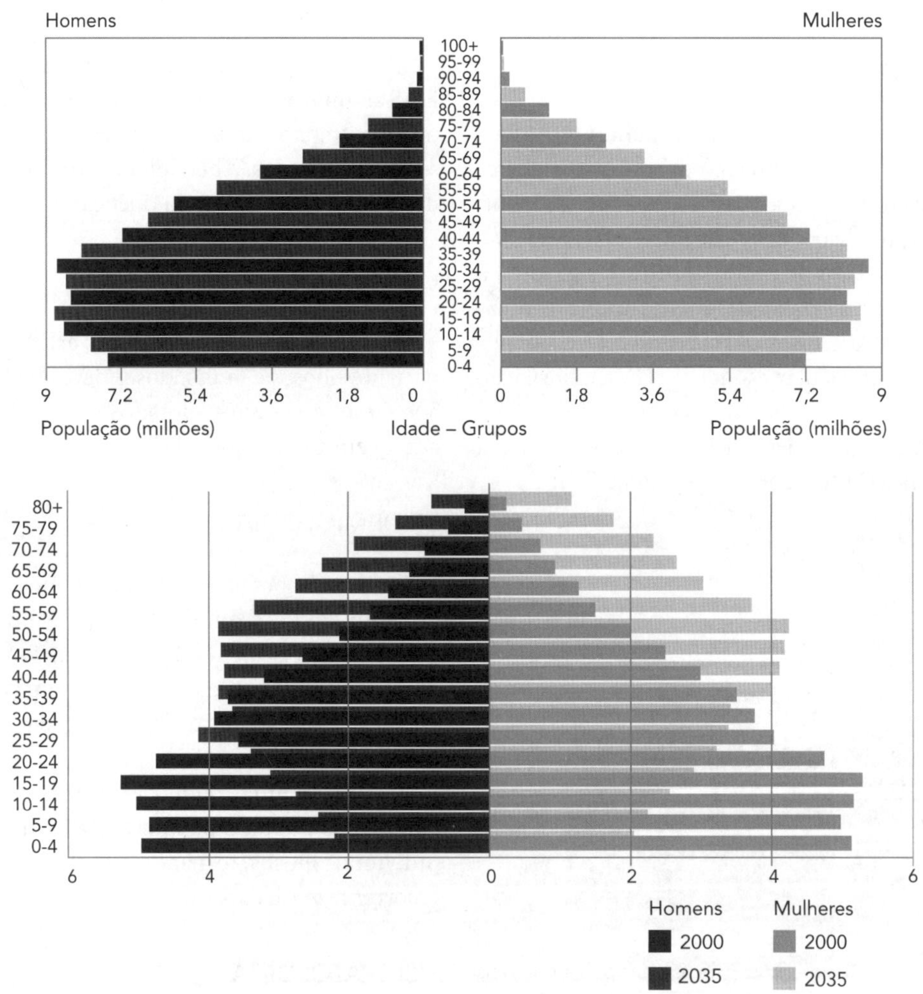

FIGURA 2 Distribuição da população brasileira por faixa etária em 2016 (acima) e projeção entre 2000 e 2035 da população mundial segundo as idades.

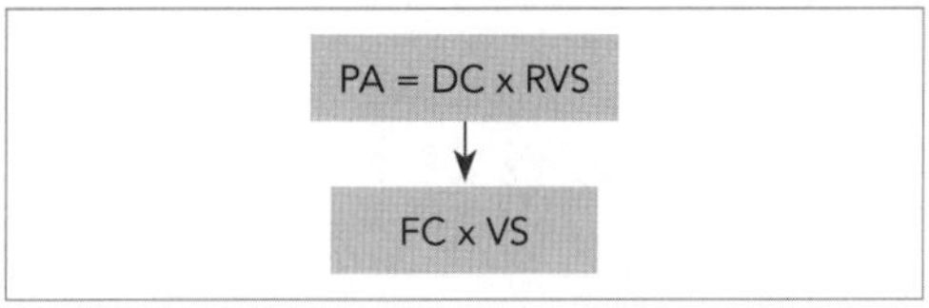

DC: débito cardíaco; FC: frequência cardíaca; PA: pressão arterial; RVS: resistência vascular sistêmica; VS: volume sistólico.

Em idosos há aumento da RVP, acarretando que a fisiopatologia da HAS esteja fundamentada particularmente nessa variável.

A onda de pulso é a composição da forma criada pela contração ventricular e a reflexão dessa mesma onda. Se a elasticidade das artérias estiver normal, essa reflexão ocorrerá durante a diástole. Porém, nos casos de enrijecimento arterial a reflexão ocorrerá mais rapidamente, somando-se ao novo componente sistólico gerado, o que aumenta a pressão arterial sistólica (PAS). Esse é o mecanismo pelo qual a PAS estará sistematicamente elevada em idosos. Esse fenômeno é definido como *Augmentation Index*, sem uma tradução apropriada e usual em português, definido como a diferença entre o segundo (P2) e o primeiro (P1) pico sistólico (Figura 3).

Em pacientes idosos é frequentemente observado aumento da PAS, pelas razões acima expostas, diminuição da PAD e, por conseguinte, diminuição do fluxo coronariano (lembrando que o enchimento das coronárias ocorre durante a diástole), fato que pode ter importância clínica especialmente nos pacientes com doença arterial coronariana. Geralmente também é observado aumento da espessura do miocárdio ventricular esquerdo, com redução da distensibilidade dessa câmara e, portanto, déficit do relaxamento do mecanismo responsável pela alta prevalência de IC com fração de ejeção preservada (ICFEP).

Além das adaptações circulatórias nos idosos, é observado com frequência aumento do átrio esquerdo (AE), responsabilizado pela ocorrência comum de fibrilação atrial nesses indivíduos. A pressão de pulso – PP (diferença entre PAS e PAD) – é importante marcador de risco para DAC, determinado sobretudo pela perfusão coronariana reduzida e pela redução acentuada da PAD (Figura 4).

DIAGNÓSTICO

Com o advento da monitorização ambulatorial da pressão arterial (MAPA), permitindo o registro da PA fora do consultório, foi possível definir quatro padrões de comportamento dessa variável (Figura 5):

- Hipertensão.
- Normotensão.
- Hipertensão do avental branco (HAB).
- Hipertensão mascarada (HM).

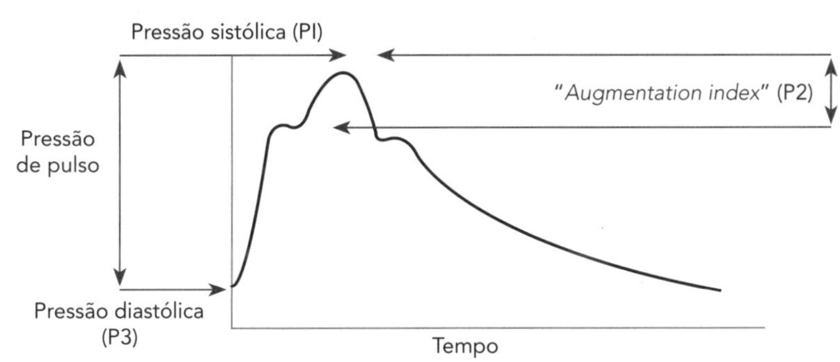

FIGURA 3 Fisiopatologia da elevação da pressão arterial sistólica no paciente idoso, concorrendo para o aparecimento da hipertensão sistólica isolada comum nesses indivíduos.

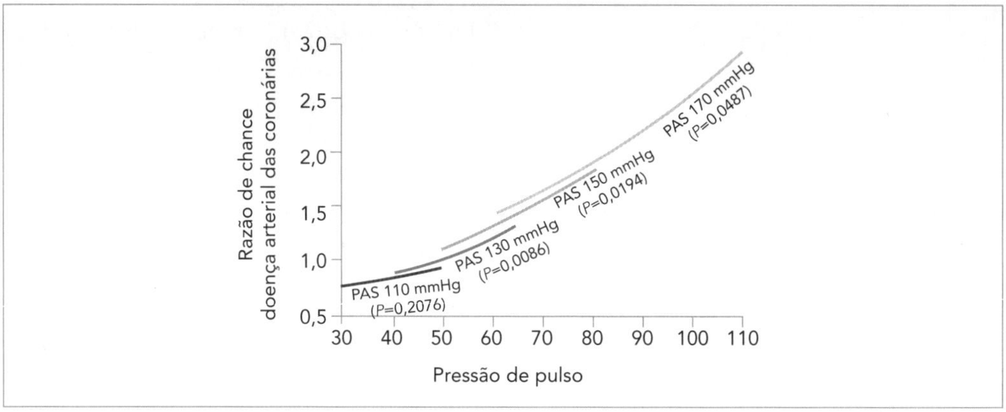

FIGURA 4 Chance de doença arterial coronariana por nível de pressão de pulso. PAS: pressão arterial sistólica.

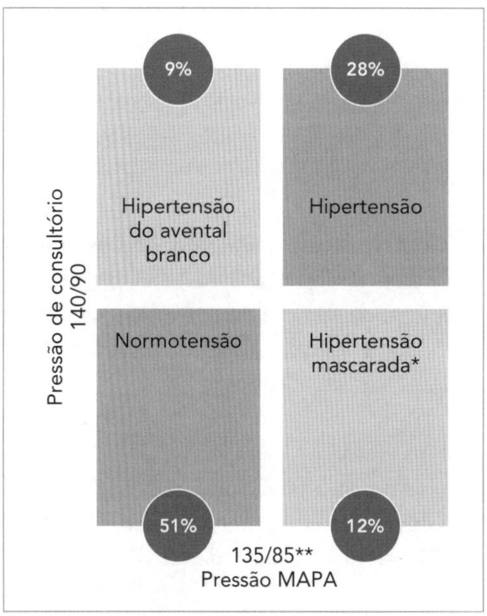

FIGURA 5 Diversos comportamentos da pressão arterial: hipertensão, normotensão, hipertensão do avental branco e hipertensão mascarada. * Normotensão do avental branco. ** PA na vigília.
MAPA: monitorização ambulatorial da pressão arterial.

Hipertensão do avental branco

É a condição clínica em que a PA tem comportamento anormal no consultório (com valores sistematicamente ≥ 140 × 90 mmHg), com média das medidas de PA na vigília pela MAPA ≤ 135 × 85 mmHg. Em geral, a prevalência é alta, entre 30-40%, podendo ser maior em pessoas de idade muito avançada e aumentando com a idade, mais comum em mulheres e em não fumantes.

Lesões em órgãos-alvo são menos frequentes do que em pacientes com hipertensão. Entretanto, há maior atividade simpática, maior probabilidade de desenvolverem HVE e, também, maior probabilidade de aparecimento de hipertensão no médio prazo.

Assim, pacientes com HAB parecem não ter uma evolução tão inocente quanto se supunha e necessitam de seguimento periódico com indicação para realização de MAPA ou monitorização residencial da pressão arterial (MRPA), com intervalos entre 1-2 anos. É consensual na literatura que esses pacientes, além do seguimento, devem receber suporte terapêutico representado por modificações de estilo de vida ou tratamento não medicamentoso.

Como HAB é mais comum nos indivíduos idosos, esse diagnóstico deve fazer parte da avaliação dessa população em especial.

Hipertensão mascarada

Hipertensão mascarada é a condição clínica na qual a PA tem comportamento normal no consultório (com valores sistematicamente

< 140 × 90 mmHg), com média das medidas de PA na vigília pela MAPA ≥ 135 × 85 mmHg.

A prevalência da HM é variável segundo diversos estudos de prevalência, porém está entre 10-17% em estudos de base populacional.

Vários fatores podem elevar a PA fora do consultório em relação à àquela nele obtida, como idade jovem, sexo masculino, tabagismo, consumo de álcool, atividade física, hipertensão induzida pelo exercício, ansiedade, estresse, obesidade, diabetes *mellitus*, doença renal crônica e história familiar de hipertensão arterial sistêmica. A prevalência é maior quando a PA do consultório está no estágio 1 (entre 140-159 × 90-99 mmHg). Metanálises de estudos prospectivos indicam que a incidência de eventos cardiovasculares é cerca de duas vezes maior na HM do que na normotensão, sendo comparável com a da hipertensão arterial sistêmica.

Em diabéticos, está associada a um risco maior de nefropatia, especialmente quando há elevação da PA durante o sono.

Embora não haja estudos que demonstrem inequivocamente benefícios com o tratamento medicamentoso, parece, pelo risco imposto por essa condição, que devam receber tratamento com medicamentos. Nesse caso, o controle da PA deverá ser feito por meio da MAPA ou MRPA.

Os diversos comportamentos da PA identificados pela MAPA e medidas de consultório têm prognósticos diferentes, como expresso na Figura 6.

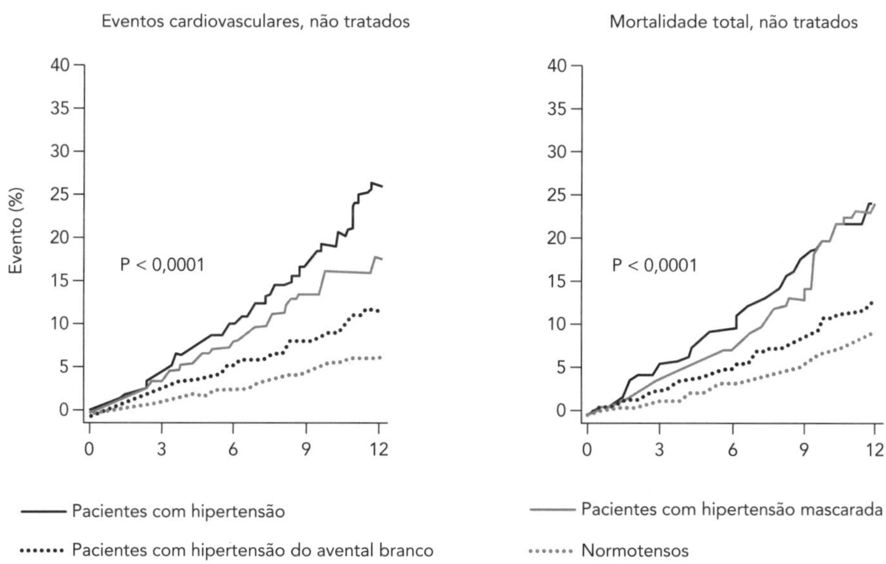

Números em risco

Hipertensão	924	860	627	142	60	924	888	678	161	67
Hipertensão mascarada	404	368	305	128	56	404	381	319	139	61
Hipertensão do avental branco	695	657	568	263	122	695	667	586	273	130
Normotensos	2.984	2.904	2.642	1.302	665	2.984	2.926	2.687	1.340	686

FIGURA 6 Valor prognóstico de cada um dos diversos comportamentos da pressão arterial ou maior ou igual a 130 x 80 mmHg pela MRPA.

Medida casual

A medida da PA é o modo comumente empregado para fazer o diagnóstico de HAS no consultório. Embora o emprego de MAPA/MRPA tenha oferecido benefícios claros para o estabelecimento dos diversos comportamentos identificando, além da hipertensão, outras formas como HAB e HM, a medida de consultório tem sido o padrão para caracterização do diagnóstico. Para tanto, medir a PA dentro das normas ideais é absolutamente necessário, devendo ser medida em toda avaliação por médicos de qualquer especialidade e demais profissionais da saúde devidamente capacitados.

Recomenda-se pelo menos a medição da PA a cada 2 anos para adultos com PA ≤ 120/80 mmHg e anualmente para aqueles > 120/80 mmHg, porém < 140/90 mmHg. A medida da PA pode ser feita com esfigmomanômetros manuais, semiautomáticos ou automáticos. Esses equipamentos devem ser validados e calibrados regularmente, pelo menos a cada 6 meses ou se houver sugestão de descalibração. A PA deve ser medida no braço, devendo-se utilizar manguito adequado à sua circunferência, além da atenção com outros cuidados, como estabelecido na (Figura 7).

Hipotensão ortostática deve ser suspeitada em pacientes diabéticos, disautonômicos e naqueles em uso de medicação anti-hipertensiva. Especial cuidado nos pacientes idosos, nos quais a PA deve ser obrigatoriamente obtida na posição de pé, após, pelo menos, 3 minutos nessa posição, em todas as avaliações. Hipotensão ortostática é definida como a redução da PAS ≥ 20 mmHg ou da PAD ≥ 10 mmHg.

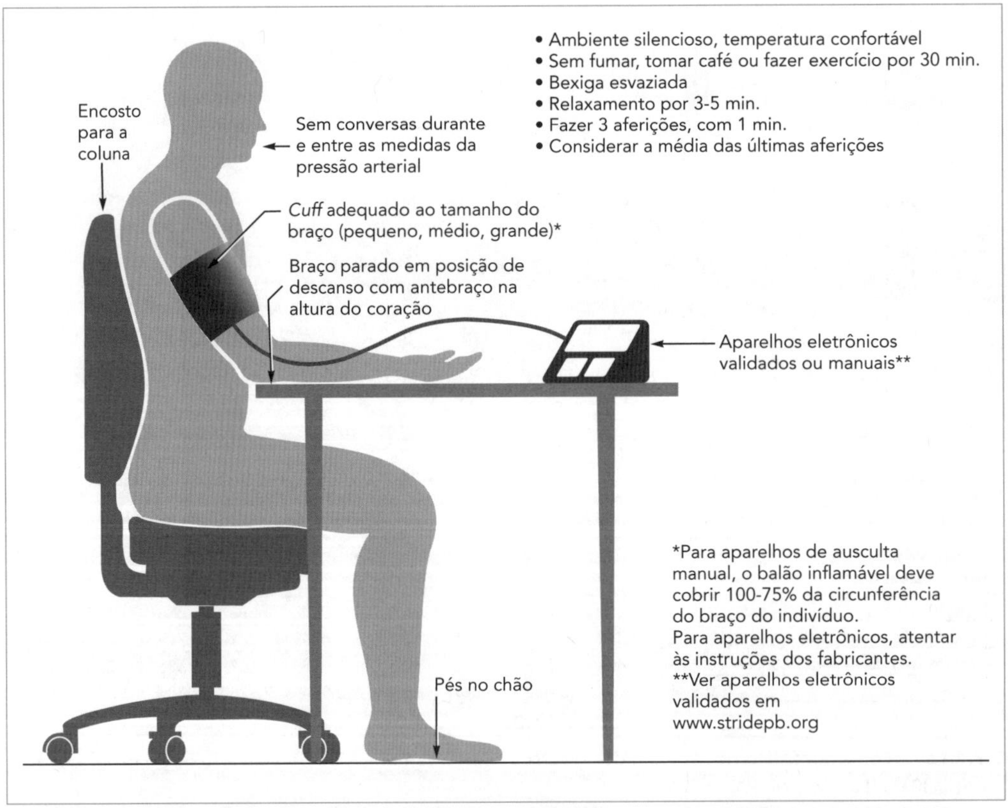

FIGURA 7 Recomendações para a medida da pressão arterial em consultório.

Medida pela monitorização ambulatorial da pressão arterial (MAPA)

A MAPA é o método que permite a obtenção de medidas automáticas da PA durante 24 horas ou mais enquanto o paciente realiza suas atividades usuais (Figura 8).

Está indicada nas situações definidas no Quadro 1.

Utilizando-se as medidas de consultório, o paciente deverá ser considerado hipertenso se realizadas pelo menos duas medidas em duas diferentes ocasiões e a média delas for ≥ 140/90 mmHg. Igualmente será portador de HAS se as medidas obtidas pela MAPA nas 24 horas forem ≥ 130/80 mmHg e igualmente se as médias pela MRPA forem, também, ≥ 130 × 80 mmHg. Considerando as medidas de consultório e MAPA, deve-se adotar como valores anormais os expressos na Tabela 2.

A Diretriz Brasileira de Hipertensão VIII estabeleceu um fluxograma para o diagnóstico

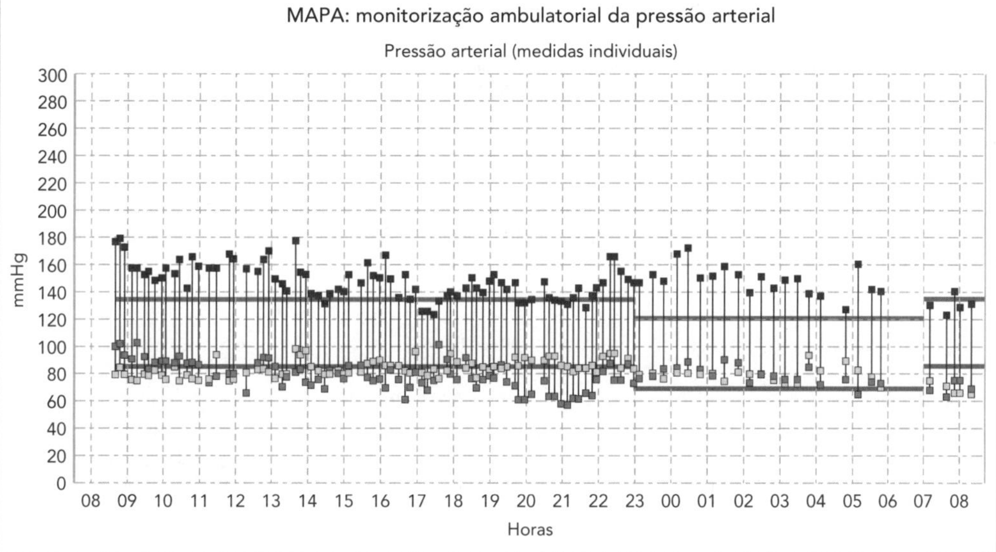

FIGURA 8 Registro de pressões arteriáis durante 24 horas pela monitorização ambulatorial da pressão arterial.

QUADRO 1 Principais indicações para a monitorização ambulatorial da pressão arterial
Suspeita de hipertensão do avental branco: ▪ Hipertensão arterial estágio 1 no consultório. ▪ PA alta no consultório em indivíduos assintomáticos sem LOA e com baixo risco cardiovascular total.
Suspeita de hipertensão mascarada: ▪ PA entre 130/85 e 139/89 mmHg no consultório. ▪ PA < 140/90 mmHg no consultório em indivíduos assintomáticos com LOA ou com alto risco cardiovascular total.
Identificação do efeito do avental branco em hipertensos.
Grande variação da PA no consultório na mesma consulta ou em consultas diferentes.
Hipotensão postural, pós-prandial, na sesta ou induzida por fármacos.
PA elevada de consultório ou suspeita de pré-eclâmpsia em mulheres grávidas.
Confirmação de hipertensão resistente.

LOA: lesão de órgão-alvo; PA: pressão arterial.

dos diversos comportamentos da pressão arterial, com vistas a orientações e tratamento (Figura 9).

Feito o diagnóstico, as condutas para o tratamento devem ser adotadas, mas será necessário que o paciente tenha seu risco cardiovascular calculado, pois pacientes com o mesmo nível de PA podem ter riscos diferentes segundo a presença de fatores de risco, lesões de órgãos-alvo e/ou doenças associadas. Deve-se utilizar a tabela de estratificação do risco seguindo o que está expresso no Quadro 2.

TABELA 2 Valores considerados anormais para PAS e PAD nas medidas de consultório e monitorização ambulatorial da pressão arterial

Categoria	PAS (mmHg)	PAD (mmHg)	
Consultório	≥ 140	e/ou	≥ 90
MAPA			
Vigília	≥ 135	e/ou	≥ 85
Sono	≥ 120	e/ou	≥ 70
24 horas	≥ 130	e/ou	≥ 80

MAPA: monitorização ambulatorial da pressão arterial; PAD: pressão arterial diastólica; PAS: pressão arterial sistólica. Com relação à MRPA, valores ≥ 130 × 80 mmHg devem ser considerados anormais.

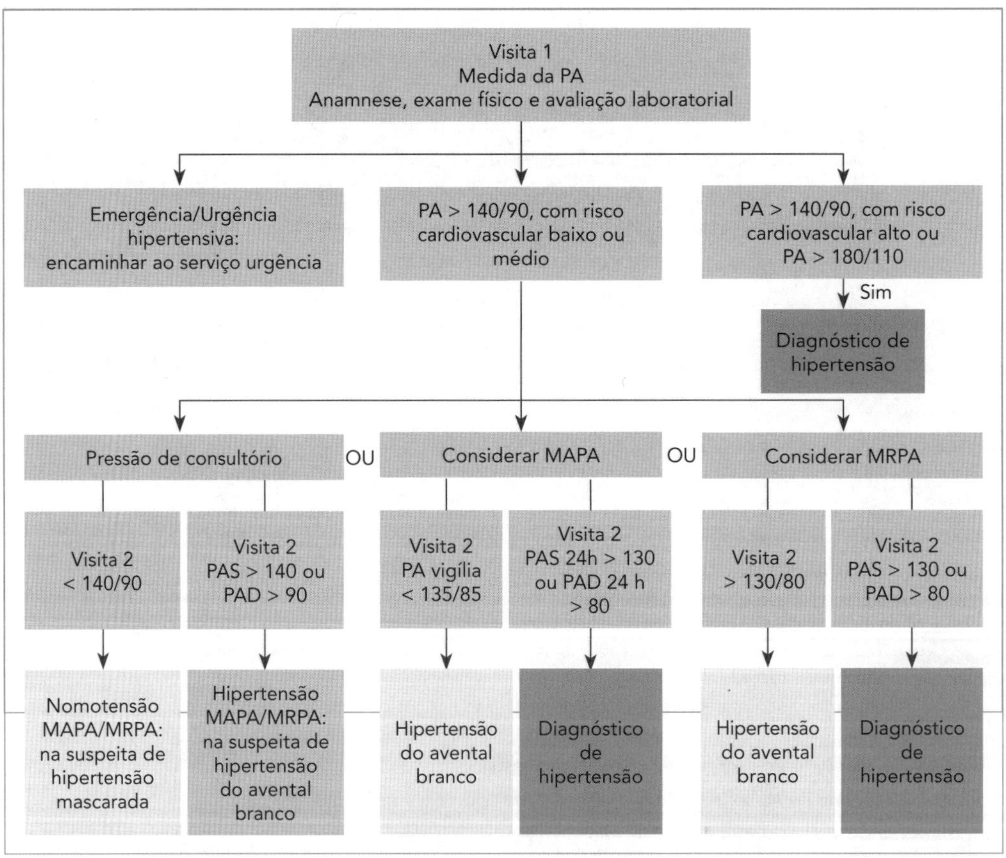

FIGURA 9 Diagnóstico dos vários tipos de comportamento da pressão arterial.
PA: pressão arterial; MAPA: monitorização ambulatorial da pressão arterial; MRPA: monitorização residencial da pressão arterial; PAS: pressão arterial sistólica; PAD: pressão arterial diastólica.

TRATAMENTO

O tratamento da HAS tem por objetivo reduzir a morbidade e a mortalidade impostas pela doença em qualquer idade, incluindo idosos e muito idosos.

Qualquer medicamento que reduza a PA para valores desejáveis às condições daquele paciente (Quadro 3) pode ser empregado para o tratamento, considerando, entretanto, que em certos casos haverá benefícios especiais com algumas classes específicas de medicamentos, como antagonistas de canais de cálcio e diuréticos tiazídicos em baixas doses em idosos, fármacos que bloqueiam o sistema renina-angiotensina em pacientes com diabetes ou insuficiência cardíaca com fração de ejeção reduzida. A maioria das diretrizes faz referências a essas indicações preferenciais. Para o início do tratamento medicamentoso e para a instituição de medidas não medicamentosas ou de mudanças de estilo de vida, devem ser seguidas as orientações expressas no Quadro 4.

Sem prejuízo das orientações para mudanças de estilo de vida que devem ser fornecidas e mantidas em todos os níveis de alterações da PA, o tratamento medicamentoso deverá ser instituído segundo as orientações expressas na Figura 10.

CONTROLE, ACOMPANHAMENTO E METAS

Há uma discussão sustentada há algumas décadas sobre o que se denomina "curva em J", que expressa uma redução de eventos com a redução da PA, até que, a partir de determinado valor, começa a haver aumento da morbidade. Esse aspecto foi muito estudado, e o estudo *Invest* demonstrou com clareza esse achado (Figura 11).

QUADRO 2 Estratificação do risco de acordo com os níveis de pressão arterial e presença de fatores de risco adicionais, lesões em órgãos-alvo, doenças cardiovascular ou renal presentes

	PAS 130-139 ou PAD 85-89	HAS estágio 1 PAS 140-159 ou PAD 90-99	HAS estágio 2 PAS 160-179 ou PAD 100-109	HAS estágio 3 PAS ≥ 180 ou PAD 1 ≥ 110
Sem fator de risco	Sem risco adicional	Risco baixo	Risco moderado	Risco alto
1-2 fatores de risco	Risco baixo	Risco moderado	Risco alto	Risco alto
≥ 3 fatores de risco	Risco moderado	Risco alto	Risco alto	Risco alto
Presença de LOA, DCV, DRC ou DM	Risco alto	Risco alto	Risco alto	Risco alto

DCV: doença cardiovascular; DM: diabetes mellitus; DRC: doença renal crônica; HAS: hipertensão arterial sistêmica; LOA: lesão em órgão-alvo; PAD: pressão arterial diastólica; PAS: pressão arterial sistólica.

QUADRO 3 Metas ideais a serem atingidas para pacientes com características peculiares definidas após a estratificação de risco

Categoria	Meta recomendada	Classe	Níveis de evidência
Hipertensão estágios 1 e 2, com risco CV baixo e moderado e HA estágio 3	< 140/90 mmHg	I	A
Hipertensão estágios 1 e 2 com risco CV alto	< 130/80 mmHg*	I	A**

CV: cardiovascular; HA: hipertensão arterial.
** Para pacientes com doenças coronarianas, a PA não deve ficar < 120/70 mmHg, particularmente com a diastólica abaixo de 60 mmHg, pelo risco de hipoperfusão coronariana, lesão miocárdica e eventos cardiovasculares.*
*** Para diabéticos, a causa de recomendação é IIB, nível de evidência.*

QUADRO 4 Indicações para o início do tratamento anti-hipertensivo: recomendações e intervenções no estilo de vida e emprego de medicamentos

Situação	Abrangência (medida casual)	Recomendação
Início de intervenções no estilo de vida	Todos os estágios de hipertensão e PA 135-139/85-89 mmHg	Ao diagnóstico
	Hipertensos estágios 2 e 3	Ao diagnóstico
	Hipertensos estágio 1 e alto risco CV	Ao diagnóstico
	Hipertensos idosos com idade até 79 anos	PAS ≥ 140 mmHg
	Hipertensos idosos com idade ≥ 80 anos	PAS ≥ 160 mmHg
Início da terapia medicamentosa	Hipertensos estágio 1 e risco CV moderado ou baixo	Aguardar 3-6 meses pelo efeito de intervenções no estilo de vida
	Indivíduos com PA 130-139/85-89 mmHg sem DCV preexistente ou alto risco CV	Ao diagnóstico
	Indivíduos com PA 130-139/85-89 mmHg sem DCV preexistente e risco CV baixo ou moderado	Não recomendado

CV: cardiovascular; DCV: doença cardiovascular; PA: pressão arterial; PAS: pressão arterial sistólica.

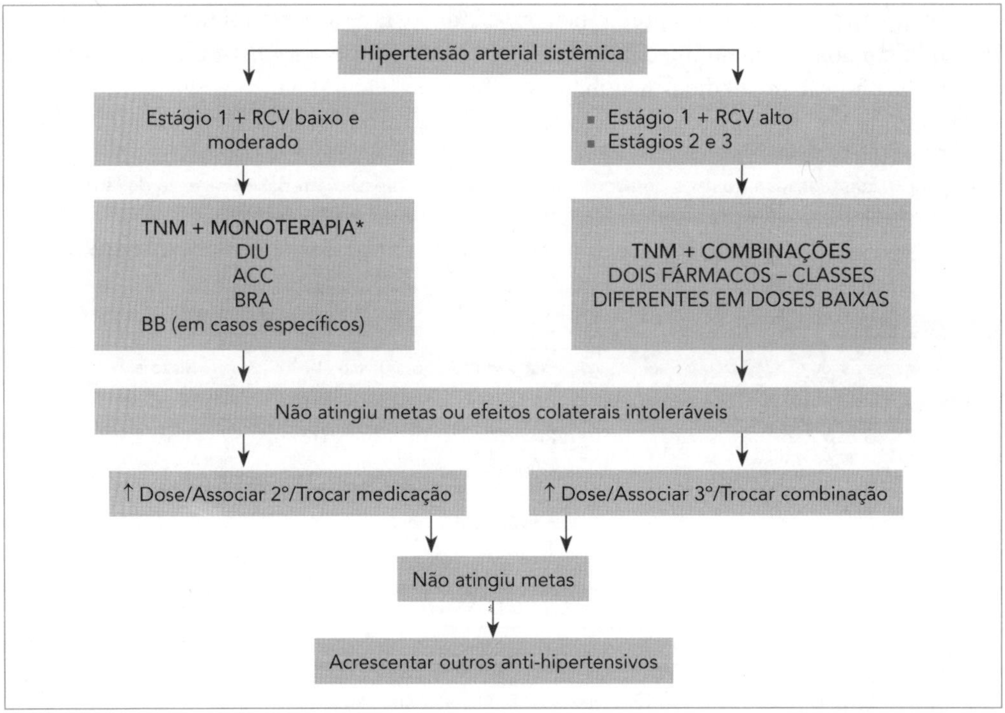

FIGURA 10 Risco relativo para as principais e possíveis manifestações da hipertensão arterial sistêmica.
AVE: acidente vascular encefálico; DAC: doença arterial coronariana; DAP: doença arterial periférica; DRC: doença renal crônica; IAM: infarto agudo do miocárdio; IC: insuficiência cardíaca.

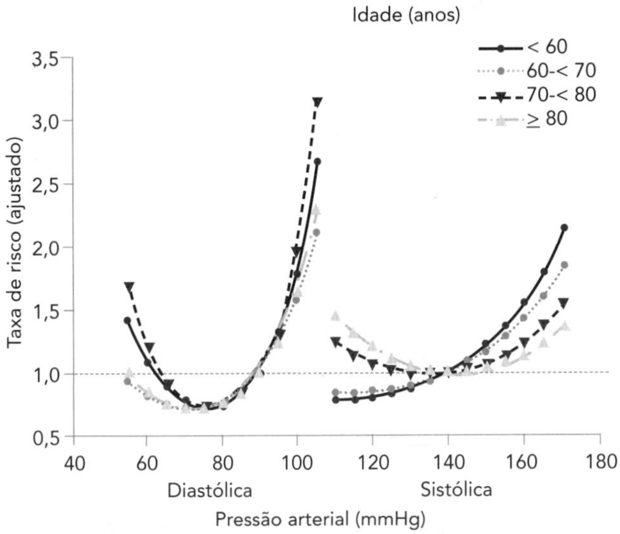

Pressão arterial Nadir	
Pressão arterial sistólica	Pressão arterial diastólica
110	75
115	75
135	75
140	70

FIGURA 11 Risco de eventos por idade e pressão arterial.

O estudo *Sprint* avaliou os benefícios de uma redução mais intensiva da PAS (< 120 mmHg) *versus* um nível convencionalmente aceito, com PAS < 140 mmHg. Os desfechos primários avaliados nos dois grupos com diferentes metas de controle eram: infarto agudo do miocárdio (IAM), outras síndromes coronarianas, AVE, IC ou morte por causas cardiovasculares.

As conclusões do *Sprint* indicaram que, em pacientes de alto risco cardiovascular, não diabéticos, a meta de PAS < 120 mmHg comparada com PAS < 140 mmHg resultou em menores taxas de eventos cardiovasculares fatais e não fatais, morte por qualquer causa, apesar de taxas mais altas de eventos adversos no grupo de tratamento mais intensivo (PAS < 120 mmHg).

Assim, ainda restam dúvidas se o controle mais intensivo, como proposto nesse estudo, apesar dos benefícios de redução de eventos, seria recomendado amplamente considerando a ocorrência de eventos adversos, alguns deles graves. As Diretrizes Europeias de Hipertensão recomendam metas a serem atingidas no tratamento dos pacientes idosos como expresso no Quadro 5.

Em indivíduos idosos e muito idosos há natural tendência de elevação da PAS com redução da pressão arterial diastólica. Em função dessa fisiopatologia comum a essa população, há uma acentuação da pressão de pulso, importante marcador de risco.

TRATAMENTO DA HAS NOS PACIENTES MUITO IDOSOS (≥ 80 ANOS)

Os indivíduos muito idosos, com 80 anos ou mais, no estudo *Treatment of hypertension in patients 80 years of age or older – Hyvet* (Beckett et al.), foram avaliados com o objetivo de saber se o tratamento anti-hipertensivo poderia reduzir o risco de AVE. Eles foram tratados com indapamida com a possível associação de perindopril para que a meta de PA de 150 × 80 mmHg fosse atingida × placebo.

Após 2 anos de acompanhamento, o grupo de tratamento ativo exibiu uma redução de 15/6,1 maior que o placebo, tendo havido 30%

QUADRO 5 Objetivos e metas a serem atingidos com o tratamento anti-hipertensivo em pacientes idosos segundo as Diretrizes Europeias de Hipertensão

1. Idosos com PAS ≥ 160 mmHg: há sólidas evidências para reduzir a PAS entre 140-150 mmHg.
2. Em idosos (porém < 80 anos) com bom estado de saúde, pode ser considerada PAS < 140 mmHg, se bem tolerada.
3. Em muito idosos saudáveis (> 80 anos) com PAS inicial ≥ 160 mmHg, é recomendado nível entre 140-150 mmHg.
4. Em pacientes idosos frágeis, é recomendado monitorar o tratamento de conformidade com as comorbidades presentes e os efeitos adversos do tratamento anti-hipertensivo.
5. A tolerabilidade ao tratamento deverá ser sempre bem avaliada.
6. Todos os medicamentos anti-hipertensivos podem ser utilizados em idosos, apesar de diuréticos e antagonistas dos canais de cálcio serem preferíveis.

PAS: pressão arterial sistólica.

de redução da taxa de AVE fatal ou não; 39% a menos de mortes por doença cerebrovascular; 21% de redução de mortes por todas as causas e, o mais surpreendente, 64% de diminuição de IC.

Os autores concluem que os resultados evidenciam que o tratamento anti-hipertensivo com indapamida com ou sem perindopril em pessoas com idades ≥ 80 anos de idade é benéfico estimando-se os benefícios obtidos no presente estudo.

CONSIDERAÇÕES FINAIS

HAS é uma doença comum na população em geral e em particular nos idosos, tendo grande impacto na saúde cardiovascular.

Os pacientes idosos estão aumentando em todo o mundo, inclusive no Brasil. Assim, a associação das duas condições torna-se relevante, e é preciso estar atento para o diagnóstico das alterações de PA nessa população especial de pessoas.

Esse grupo de indivíduos tem fisiopatologia peculiar, com elevação da PA fundamentalmente devida à elevação da RVP, apresentando-se frequentemente com PAS elevada e manutenção, ou mesmo redução, da PAD, com consequente aumento da pressão de pulso, um importante marcador de risco cardiovascular.

O diagnóstico deve ser cuidadosamente conduzido, sobretudo para que seja definido a quais grupos de comportamento esses pacientes pertencem: normotensão, hipertensão do avental branco, hipertensão mascarada e hipertensão arterial sistêmica.

O tratamento deve seguir as orientações das principais diretrizes, em busca de metas de controle que se correlacionem com o melhor prognóstico, devendo ser aplicado de forma racional e cuidadosa tanto aos idosos e mesmo nos muito idosos com idades ≥ 80 anos.

Como de resto em toda medicina, deve-se individualizar as condutas e buscar o tratamento do idoso com HAS e não a hipertensão arterial sistêmica do idoso.

BIBLIOGRAFIA

Banegas JR, Ruilope LM, de la Sierra A, Vinyoles E, Gorostidi M, de la Cruz JJ, et al. Relationship between clinic and ambulatory blood-pressure measurements and mortality. N Engl J Med. 2018;378(16):1509-20.

Beckett NS, Peters R, Fletcher AE, Staessen JA, Liu L, Dumitrascu D, et al., for the Hyvet Study Group. Treatment of hypertension in patients 80 years of age or older. N Engl J Med. 2008;358:1887-98.

Bobrie G, Clerson P, Ménard J, Postel-Vinay N, Chatellier G, Plouin P-F. Masked hypertension: a systematic review. J Hypertens. 2008;26(9):1715-25.

Briasoulis A, Androulakis E, Palla M, Papageorgiou N, Tousoulis D. White-coat hypertension and cardiovascular events: a meta-analysis. J Hypertens. 2016;34(4):593-99.

Denardo SJ, Gong Y, Nichols WW, Messerli FH, Bavry AA, Cooper-Dehoff RM, et al. Blood pressure and outcomes in very old hypertensive coronary artery disease patients: an Invest substudy. Am J Med. 2010;123(8):719-26.

Fagard RH, Cornelissen VA. Incidence of cardiovascular events in white-coat, masked and sustained hypertension versus true normotension: a meta-analysis. J Hypertens. 2007;25(11):2193-8.

Franklin SS, Khan SA, Wong ND, Larson MG, Levy D. Is pulse pressure useful in predicting risk for coronary heart disease? The Framingham Heart Study. Circulation. 1999;100(4):354-60.

Grassi G, Seravalle G, Trevano FQ, Dell'oro R, Bolla G, Cuspidi C, et al. Neurogenic abnormalities in masked hypertension. Hypertension. 2007;50(3):537-42.

Huang Y, Huang W, Mai W, Cai X, An D, Liu Z, et al. White-coat hypertension is a risk factor for cardiovascular diseases and total mortality. J Hypertens. 2017;35(4):677-88.

Instituto Brasileiro de Geografia e Estatística (IBGE).

Instituto Pesquisas Aplicadas – Projeção 2000-2035.

Laurent S, Cockcroft J, Van Bortel L, Boutouyrie P, Giannattasio C, Hayoz D, et al. Expert consensus document on arterial stiffness: methodological issues and clinical applications. Eur Heart J. 2006;27(21):2588-605.

Lewington S, Clarke R, Qizilbash N, Peto R, Collins R; Prospective Studies Collaboration. Age-specific relevance of usual blood pressure to vascular mortality: a meta-analysis of individual data for one million adults in 61 prospective studies. Lancet. 2002;360(9349):1903-13.

Lurbe E, Redon J, Kesani A, Pascual JM, Tacons J, Alvarez V, et al. Increase in nocturnal blood pressure and progression to microalbuminuria in type 1 diabetes. N Engl J Med. 2002;347(11):797-805.

Malachias MVB, Souza WKSB, Plavnik FL, Rodrigues CIS, Brandão AA, Neves MFT, et al. 7ª Diretriz Brasileira de Hipertensão Arterial. Arq Bras Cardiol. 2016;107(3 Supl 3):1-83.

Mancia G, Bombelli M, Cuspidi C, Facchetti R, Grassi G. Cardiovascular risk associated with white-coat hypertension: pro side of the argument. Hypertension. 2017;70(4):668-75.

Nobre F, Mion D. Monitorização ambulatorial da pressão arterial: cinco décadas de mais luzes e menos sombras. Arq Bras Cardiol. 2016;106(6):528-37.

Nobre F, Mion Júnior D, Gomes MAM, Barbosa ECD, Rodrigues CIS, Neves MFT, et al. 6ª Diretriz de Monitorização Ambulatorial da Pressão Arterial e 4ª Diretriz de Monitorização Residencial da Pressão Arterial. Arq Bras Cardiol. 2018;110(5 Supl 1):1-29.

Sprint Research Group, Wright JT Jr, Williamson JD, Whelton PK, Snyder JK, Sink KM, et al. A randomized trial of intensive versus standard blood-pressure control. The Sprint Research Group. N Engl J Med. 2015;373(22):2103-16.

Whelton PK, Carey RM, Aronow WS, Casey DE Jr, Collins KJ, Dennison Himmelfarb C, et al. 2017 ACC/AHA/AAPA/ABC/ACPM/AGS/APhA/ASH/ASPC/NMA/PCNA Guideline for the prevention, detection, evaluation, and management of high blood pressure in adults. J Am Coll Cardiol. 2018;71(19):e127-e248.

Wijkman M, Länne T, Engvall J, Lindström T, Östgren CJ, Nystrom FH. Masked nocturnal hypertension: a novel marker of risk in type 2 diabetes. Diabetologia. 2009;52(7):1258-64.

Williams B, Mancia G, Spiering W, Agabiti Rosei E, Azizi M, Burnier M, et al. 2018 ESC/ESH guidelines for the management of arterial hypertension. The Task Force for the management of arterial hypertension of the European Society of Cardiology and the European Society of Hypertension. J Hypertens. 2018;36(10):1953-2041.

10 *Diabetes mellitus*

Marcelo Valente

INTRODUÇÃO

O diabetes é uma doença de elevada prevalência na população idosa. Estima-se que nos EUA aproximadamente 50% das pessoas com idade maior ou igual a 65 anos tenha pré-diabetes e 25% da população idosa tenha diabetes. No Brasil, a prevalência de diabetes entre adultos na faixa etária de 20 a 79 anos era de 10,5% em 2021. Considerando apenas idosos com idade maior ou igual a 65 anos, a prevalência atingia 19% em 2019.

Idosos com diabetes têm elevadas taxas de perda de capacidade funcional, multimorbidades e mortes prematuras quando comparados a idosos sem diabetes. Além disso, apresentam maior risco de adquirir síndromes geriátricas, como demência, fragilidade, queda e polifarmácia, que terão impacto direto no cuidado com o diabetes.

PARTICULARIDADES DO DIABETES NO IDOSO

É importante ressaltar que fatores de risco como história familiar de diabetes, alimentação inadequada, diminuição da atividade física e polifarmácia estão mais presentes nessa faixa da população. É comum o paciente idoso ingerir uma proporção maior de carboidratos complexos e simples, além de gordura saturada e uma proporção menor de proteínas e fibras. Entre os principais motivos para esse fato, estão o menor custo e a maior facilidade para conservação, preparo e consumo dos carboidratos, a dificuldade na mastigação das proteínas e a anorexia relacionada ao envelhecimento. A diminuição da atividade física está relacionada principalmente à fragilidade e à sarcopenia, a outras comorbidades que provocam dor ou dificultam a mobilidade (osteoartrite, doença de Parkinson) e ao medo de sofrer quedas. Entre as classes de medicamentos utilizados pelos idosos que interferem nos níveis glicêmicos, podemos citar diuréticos, estatinas, corticoides e antipsicóticos.

Com relação aos fatores intrínsecos que elevam a prevalência do diabetes entre os idosos, há particularidades relacionadas tanto à diminuição da secreção quanto ao aumento da resistência insulínica. Sabe-se que o depósito amiloide presente no pâncreas do idoso com diabetes, assim como a diminuição da secreção de amilina, contribuem para a diminuição da primeira fase de secreção da insulina. Com isso, os níveis de glicemia pós-prandial são mais elevados no idoso. Na prática pode ocorrer um aumento de 5,6 a 6,6 mg/dL/década na glicemia pós-prandial. Outros potenciais mecanismos seriam: diminuição da massa de células beta e diminuição da sensibilidade da célula beta às incretinas produzidas pelo intestino (GLP-1 e GIP).

Já o aumento da resistência insulínica tem como mecanismos principais a diminuição da massa muscular e o aumento da gordura visceral, reduzindo a captação de glicose pelos tecidos periféricos. Outros mecanismos propostos seriam: diminuição da quantidade de transportador de glicose 4 (GLUT-4) no músculo e diminuição dos níveis séricos de fator de crescimento semelhante à insulina tipo 1 (IGF-1). A produção hepática de glicose é normal no idoso com diabetes, ao contrário do jovem, portanto a liberação hepática de insulina não é aumentada. Na prática clínica isso se reflete com níveis de glicemia de jejum apenas levemente elevados, podendo ocorrer aumento de 0,7 a 1,1 mg/dL/década.

Os hormônios contrarreguladores, ou seja, aqueles liberados na vigência de uma hipoglicemia para proteção do indivíduo, também sofrem alterações com o envelhecimento. Idosos diabéticos apresentam menor liberação do glucagon em resposta a uma hipoglicemia. Quando a hipoglicemia se prolonga, também ocorre menor liberação de hormônio do crescimento (GH).

Na prática, a hipoglicemia pode ser mais difícil de ser reconhecida no idoso, pois os sintomas neuroautonômicos (tremor, palpitação, sudorese) ocorrem em níveis mais baixos de glicemia e os sintomas neuroglicopênicos (confusão mental, convulsão, dificuldade na fala) ocorrem em níveis mais altos quando comparado ao jovem. Além disso, pode ser confundida com outras condições frequentes como labirintopatia periférica, ataque isquêmico transitório, distúrbios visuais. No idoso com demência a hipoglicemia pode se apresentar como distúrbio de comportamento, como agitação ou apatia.

METAS DE CONTROLE DO DIABETES NO IDOSO

O estabelecimento da meta ideal de controle do diabetes, por meio da hemoglobina glicada, depende da realização de uma avaliação geriátrica ampla para que o idoso possa ser categorizado. A diretriz recente da Sociedade Brasileira de Diabetes (SBD) além do parâmetro da hemoglobina glicada, traz como novidade a inclusão de metas para idosos em monitorização contínua de glicose (CGM). Parâmetros como o tempo no alvo (*TIR – time in range*) e o tempo em hipoglicemia podem ser utilizados (Tabela 1). A International Diabetes Federation (IDF) estabelece suas metas após classificar o paciente idoso em categorias funcionais (Quadro 1). A American Diabetes Association (ADA), em parceria com a American Geriatric Society (AGS), de maneira semelhante, categoriza os idosos para estabelecer suas metas de controle (Quadro 2).

ABORDAGEM TERAPÊUTICA NÃO FARMACOLÓGICA

Modificações no estilo de vida fazem parte do tratamento do diabetes no idoso, assim como no jovem. A orientação alimentar do idoso segue os princípios básicos estabelecidos para o indivíduo com diabetes sem complicações. É importante ajustar as calorias da dieta de acordo com o peso do paciente. Nos pacientes com sarcopenia, atenção especial deve ser dada à ingesta proteica. A recomendação é estimular o consumo de 1,2 a 1,5 g de proteína/kg/dia, desde que a função renal permita. Para os hipertensos a recomendação é limitar a ingesta de sal a 6 g/dia e, para aqueles que apresentam hipercolesterolemia, o consumo de gordura saturada deve ser menor do que 7% da quantidade inicialmente proposta.

O exercício físico é fundamental como intervenção terapêutica não farmacológica para

TABELA 1 Metas de tratamento, segundo a Sociedade Brasileira de Diabetes

	Pacientes DM1 ou DM2	Idoso saudável*	Idoso comprometido*	Idoso muito comprometido*
HbA1c %	< 7	< 7,5	< 8,5	Evitar sintomas de hiper ou hipoglicemia
Glicemia de jejum pré e pós-prandial	8-130	80-130	90-150	100-180
Glicemia 2 horas pós-prandial	< 180	< 180	< 180	–
Glicemia ao deitar	90-150	90-150	100-180	110-200
TIR 70-180 mg/dL	> 70%	> 70%	> 50%	–
T Hipog < 70 mg/dL	< 4%	< 4%	< 1%	0
T Hipog < 54 mg/dL	< 1%	< 1%	0	0

Classificação do estado clínico do idoso

Saudável	Comprometido	Muito comprometido
▪ Poucas comorbidades crônicas. ▪ Estado funcional preservado. ▪ Estado cognitivo preservado.	▪ Múltiplas comorbidades crônicas.* ▪ Comprometimento funcional leve a moderado.• ▪ Comprometimento cognitivo moderado.	▪ Doença terminal.** ▪ Comprometimento funcional grave.•• ▪ Comprometimento cognitivo leve.

** As comorbidades crônicas consideradas incluem: câncer, artrite reumatoide, insuficiência cardíaca congestiva, depressão grave, enfisema, doença de Parkinson, infarto do miocárdio, acidente vascular cerebral, insuficiência renal crônica classe III ou pior.*
*** Câncer metastático, ICC CF III-IV, DPOC em oxigenoterapia, IRC em diálise.*
• Comprometimento de 2 ou mais AIVD.
•• Comprometimento de 2 ou mais ABVD.
ABVD: atividades básicas de vida diária; AIVD: atividades instrumentais de vida diária; AR: artrite reumatoide; AVC: acidente vascular cerebral; DRC Est < 3: doença renal crônica a partir do estágio 3; IAM: infarto agudo do miocárdio; ICC: insuficiência cardíaca congestiva; DPOC: doença pulmonar obstrutiva crônica; DRC: doença renal crônica; DM1: diabetes mellitus tipo 1; DM2: diabetes mellitus tipo 2; HbA1c: hemoglobina glicada; T Hipog: tempo em hipoglicemia; TIR: time in range
Fonte: adaptada de SBD (2022).

QUADRO 1 Metas de tratamento – International Diabetes Federation (IDF)

Categoria funcional	Meta de HbA1C (%)
1. Independente (independente, sem prejuízo nas AVD e sem auxílio de cuidadores)	7-7,5%
2. Dependente (indivíduos com prejuízo nas AVD, auxílio de cuidadores e risco de institucionalização)	7-8%
2a. Fragilidade 2b. Demência	Até 8,5%
3. Cuidados paliativos (indivíduos com doenças sistêmica grave ou maligna, com expectativa de vida < 1 ano)	Evitar hiperglicemia sintomática

AVD: atividades de vida diária.
Fonte: adaptado de IDF (2013).

QUADRO 2 Metas de tratamento – American Diabetes Association (ADA)/American Geriatrics Society (AGS)

Característica do paciente/estado de saúde	Metas de HbA1c	Metas de PA (mmHg)	Dislipidemia
Saudável/bom (poucas doenças crônicas coexistentes, cognição e funcionalidade preservadas)	< 7,5%	< 140/80	Usar estatina
Complexo/intermediário (múltiplas doenças crônicas coexistentes, ≥ 3 ou prejuízo de 2+ AIVD, ou prejuízo cognitivo leve a moderado)	< 8%	< 140/80	Usar estatina
Muito complexo/ruim (institucionalizados ou doenças crônicas em estágio final, ou dependência de 2+ ABVD, ou prejuízo cognitivo moderado a grave)	< 8,5%	< 150/90	Considerar o uso de estatina na prevenção secundária

ABVD: atividade básica de vida diária; AIVD: atividade instrumental de vida diária; HbA1c: hemoglobina glicada; PA: pressão arterial.
Fonte: adaptado de ADA (2019).

o controle do diabetes. A prescrição do exercício deve ser guiada pelas condições do paciente. Deve-se levar em conta as limitações físicas, habilidades, preferências e a presença de outras condições associadas ao diabetes. É importante realizar uma avaliação cardiológica antes de iniciar um programa de exercícios físicos. O ideal é a prescrição de exercícios combinados, incluindo aeróbicos e resistidos.

ABORDAGEM TERAPÊUTICA FARMACOLÓGICA

A escolha do esquema terapêutico farmacológico para controle do diabetes no paciente idoso é um grande desafio. O sucesso dessa escolha passa pela montagem de um complexo quebra-cabeças, devendo o médico considerar diversos fatores e, com base nesses dados, construir o perfil do paciente e avaliar a classe de medicamento que mais se encaixa para aquele perfil. A SBD atualizou sua diretriz em 2022 propondo dois algoritmos para tratamento do diabetes tipo 2. O primeiro algoritmo para o paciente sem complicações cardiovasculares ou renais (Figura 1), e o segundo para o paciente com doença cardiovascular aterosclerótica (Figura 2).

A seguir, são comentadas, resumidamente, as particularidades de cada classe de medicamento utilizada para tratamento do diabetes no idoso.

Biguanidas

A metformina, única representante dessa classe, é um medicamento de primeira linha no tratamento do diabetes no idoso. Tem como principal mecanismo de ação diminuir a produção hepática de glicose e como mecanismos secundários melhorar a captação muscular e diminuir a absorção intestinal de glicose. É um medicamento que tem ótima relação custo-benefício. Tem baixo custo, boa potência para redução da hemoglobina glicada e segurança cardiovascular demonstrada pelo estudo *UKPDS*. Apresenta como efeitos adversos principais: náusea, epigastralgia, diarreia e distensão abdominal.

A apresentação XR reduz a chance de ocorrência de efeitos adversos. O medicamento não deve ser utilizado quando o *clearance* de creatinina (CLCr) estiver abaixo de 30 mL/minuto, e deve ter sua dose corrigida em pacientes com CLCr abaixo de 60 mL/minuto.

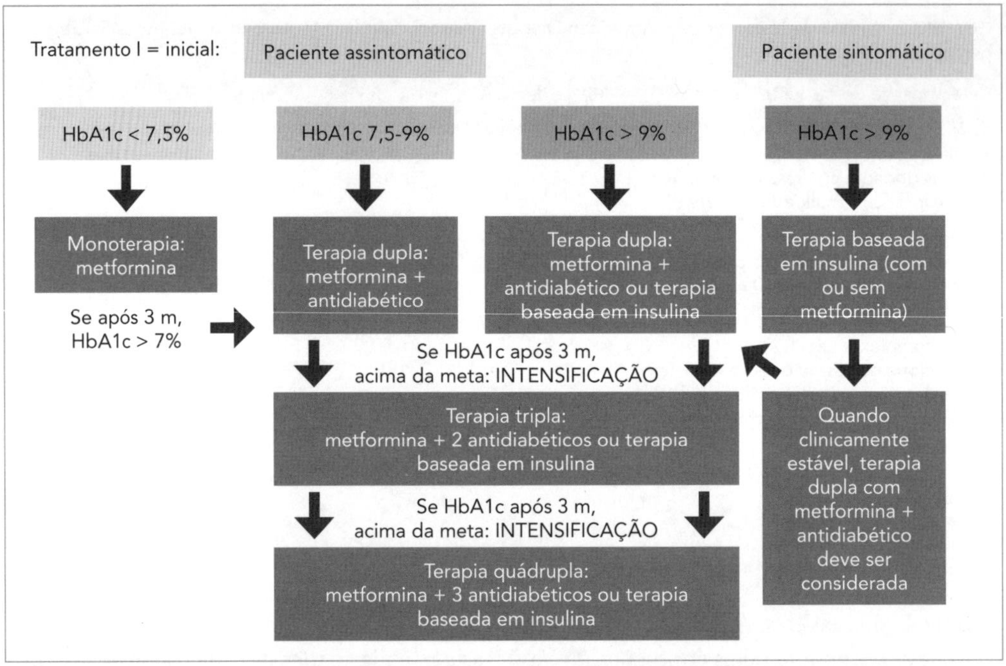

FIGURA 1 *Diabetes mellitus 2* sem complicações cardiovasculares ou renais.

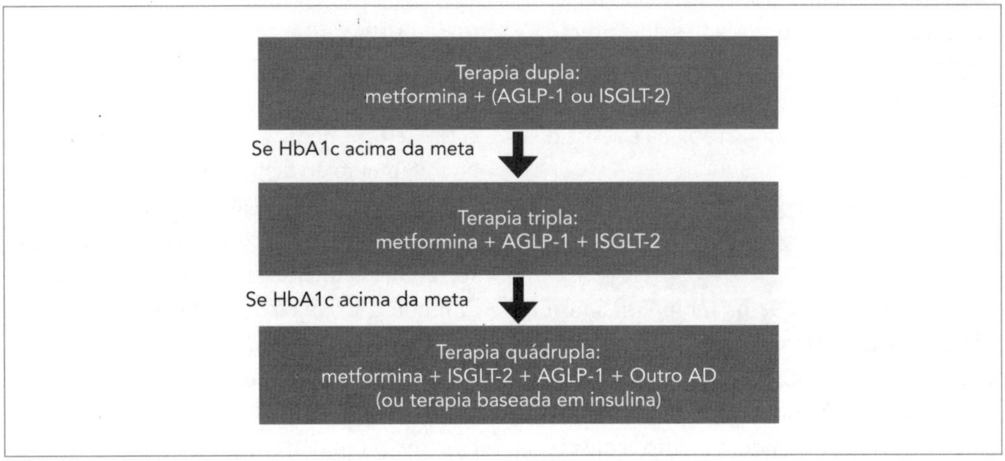

FIGURA 2 *Diabetes mellitus 2* com doença cardiovascular aterosclerótica.

Alguns aspectos de interesse para o idoso devem ser mencionados: o medicamento não deve ser utilizado em pacientes com insuficiência cardíaca descompensada e deve ser suspenso temporariamente naqueles pacientes que serão submetidos a exames contrastados devido ao risco de acidose lática. Deve-se monitorizar a vitamina B12, já que o medicamento diminui sua absorção, e ter cuidado ao prescrevê-lo para o paciente frágil com perda de peso. Por outro lado, a metformina pode melhorar o perfil lipídico, reduzir esteatose hepática e tem baixo risco de causar hipoglicemia.

Sulfonilureias

As sulfonilureias têm como principal mecanismo de ação aumentar a produção endógena de insulina pela célula beta, com duração de ação de média a prolongada. Sulfonilureias de ação prolongada como a clorpropamida e a glibenclamida devem ser evitadas no idoso pelo maior risco de hipoglicemia. Deve-se dar preferência para a prescrição da gliclazida ou glipizida. É uma classe que tem bom potencial para redução da hemoglobina glicada, com baixo custo, porém com elevado risco para hipoglicemias.

A glibenclamida pode piorar o recondicionamento cardíaco pós-isquêmico, porém o estudo *Advance* demonstrou efeito neutro da gliclazida para eventos cardiovasculares. Essa classe de medicamento não deve ser administrada em idosos que apresentem CLCr < 30 mL/minuto.

Glinidas

As glinidas são medicamentos com mecanismo de ação semelhante ao das sulfonilureias, ou seja, estimulam a produção endógena de insulina pela célula, porém com curta duração (1 a 3 horas). Dessa maneira, a principal utilização é para tratamento das hiperglicemias pós-prandiais. Tem custo moderado, e a repaglinida tem melhor potência do que a nateglinida.

São medicamentos que podem piorar o recondicionamento cardíaco pós-isquêmico. É possível ocorrer hipoglicemia, porém pode-se omitir a dose caso o idoso não faça determinada refeição.

Glitazonas

A pioglitazona é o único representante dessa classe, após a rosiglitazona ter sido retirada do mercado por aumentar risco de infarto agudo do miocárdio. As glitazonas têm como mecanismo de ação principal melhorar a sensibilidade à insulina no músculo e no tecido adiposo por meio de efeito agonista no receptor ativado por proliferador de peroxissoma gama (PPAR-gama). Tem potência e custo moderado e como efeitos adversos principais pode causar edema de membros inferiores, anemia dilucional e ganho de peso.

Algumas considerações importantes devem ser feitas para o uso na população idosa: o medicamento não pode ser utilizado em pacientes com insuficiência cardíaca e pode aumentar o risco de fratura periférica em mulheres pós-menopausa. Por outro lado, pode melhorar a esteatose hepática e reduzir a espessura médio-intimal carotídea. Hipoglicemias são raras.

Inibidores da alfaglicosidase

A acarbose é o único representante dessa classe. Seu mecanismo de ação principal consiste em inibir a enzima alfaglicosidase, retardando a absorção pós-prandial de glicose e com isso atenuando a hiperglicemia pós-prandial.

A tolerância desse medicamento entre os idosos é baixa em razão dos efeitos adversos frequentemente apresentados, como flatulência, cólicas abdominais, diarreia e obstipação intestinal.

Inibidores da DPP-4

Os inibidores da dipeptidil petpidase-4 (DPP-4) têm como mecanismos de ação principal o aumento da vida média do peptídeo semelhante a glucagon-1 (GLP-1) endógeno, por meio da inibição da enzima DPP-4, principal responsável pela degradação do GLP-1. Essa ação depende do estímulo da glicose. Quando a vida média do GLP-1 aumenta, ocorre estimulação da secreção de insulina pela célula beta e diminuição da produção de glucagon pela célula alfa.

Estão disponíveis para uso clínico: vildagliptina, sitagliptina, alogliptina, saxagliptina, linagliptina e evogliptina. Esses medicamentos podem ser utilizados em idosos com insuficiência renal, devendo-se apenas fazer ajustes na dosagem de cada representante. Exceção se faz à linagliptina e à evogliptina, que não necessitam de ajustes.

É uma classe de potência intermediária e custo moderado. Apresenta baixa incidência de efeitos adversos para a população idosa. Os principais efeitos adversos são dor articular, urticária e pancreatite aguda. Pode ser usada em idosos frágeis, hipoglicemias são raras e tem efeito neutro no peso.

Os inibidores de DPP-4 têm efeito neutro em eventos cardiovasculares e mortalidade por doença cardiovascular.

Agonistas dos receptores GLP-1

Os agonistas dos receptores GLP-1 têm múltiplos mecanismos de ação. Além do aumento da secreção de insulina e da redução da produção e síntese de glucagon pelo pâncreas, lentificam o esvaziamento gástrico e promovem efeito sacietógeno central, com consequente redução do apetite e perda moderada de peso. Apresenta bom potencial de redução da hemoglobina glicada, porém apresenta elevado custo.

O fato de ser injetável faz com que a adesão seja menor entre os idosos, uma vez que são necessárias habilidades visual, motora e cognitiva para utilização correta do medicamento.

Algumas considerações importantes para a utilização entre os idosos: pacientes com síndrome metabólica apresentam o perfil ideal para uso, pois, além da perda de peso, outro efeito interessante é a redução dos níveis da pressão arterial sistólica. Os estudos de segurança cardiovascular demonstram perfil favorável, com redução de eventos e diminuição da mortalidade cardiovascular. A hipoglicemia é rara, porém efeitos adversos gastrointestinais, como náusea, vômito e diarreia, podem limitar o uso em alguns pacientes. Há risco de pancreatite aguda. Deve ser evitado no idoso com síndrome da fragilidade e em idosos com CLCr abaixo de 30 mL/minuto.

Estão disponíveis para uso clinico: liraglutida, dulaglutida, semaglutida, lixisenatida e exenatida. A dulaglutida e a semaglutida são administradas semanalmente, enquanto os outros necessitam de aplicação subcutânea diária. A semaglutida foi o primeiro agonista do receptor GLP-1 lançado recentemente por via oral.

Inibidores do SGLT-2

Os inibidores do cotransportador de sódio/glicose 2 (SGLT-2) atuam impedindo a reabsorção de sódio e glicose no túbulo proximal, promovendo glicosúria. Estão disponíveis para uso clínico: dapaglifozina, empaglifozina e canaglifozina. Devido a seu mecanismo de ação, alguns efeitos adversos podem limitar a utilização na população idosa: aumento da incidência de infecção genital e urinária, poliúria, desidratação, hipotensão e confusão mental. Portanto, é uma classe de medicamento que deve ser evitada no idoso com síndrome da fragilidade.

A canaglifozina foi associada a maior risco de amputação de membros inferiores e a maior risco de fraturas. Pode beneficiar idosos com síndrome metabólica devido aos efeitos de redução do peso e da pressão arterial sistólica, porém pode ocorrer aumento dos níveis de LDL colesterol. Não deve ser administrado em idosos com CLCr abaixo de 30 mL/minuto.

Os estudos sobre segurança demonstram benefícios tanto na redução de eventos como na mortalidade por doenças cardiovasculares.

Insulinas

Em razão da dificuldade no manuseio de seringas e agulhas, do receio de hipoglicemias e dos diversos falsos conceitos sobre a utilização da insulina, frequentemente os médicos não prescrevem ou adiam sua utilização entre os idosos.

Há diversas indicações para utilização de insulina no paciente idoso. Dentre as principais, estão: pacientes com emagrecimento rápido, níveis de hemoglobina glicada acima de 9% ou glicemias acima de 300 mg/dL, doença renal ou hepática grave, coma hiperosmolar, infecções que necessitam de hospitalização, internados para procedimentos cirúrgicos e ineficácia ao tratamento farmacológico com outros antidiabéticos.

Tem como principais efeitos adversos a hipoglicemia e o ganho de peso. Apresenta efeito neutro em estudos de segurança cardiovascular.

O custo do tratamento é muito variável, dependendo do tipo e da dose de insulina utilizada. Enquanto as insulinas NPH humana e regular são disponibilizadas gratuitamente para a população, os análogos de ação prolongada (glargina 100, glargina 300, detemir ou degludeca) podem ter custo elevado a depender da dose utilizada.

Os análogos apresentam menor risco de hipoglicemia quando comparados à insulina NPH, devendo-se, por esse motivo, priorizá-la na síndrome da fragilidade.

Para melhor controle das hiperglicemias pós-prandiais, recomenda-se a utilização das insulinas ultrarrápidas (asparte, lispro ou glulisina). As preparações bifásicas de insulina e de análogos de insulinas podem ser opções para aqueles que apresentam hábitos de vida mais regulares, menores flutuações da glicemia e dificuldade para realizar duas aplicações.

É importante comentar sobre o recente lançamento do dispositivo para monitorização da glicemia no fluido intersticial. Esse dispositivo permite que o paciente monitore sua glicemia com mais frequência e sem punctura digital. Dessa maneira ocorre diminuição do estresse na monitorização, além da melhora na qualidade de vida desses pacientes.

CONSIDERAÇÕES FINAIS

O tratamento de idosos com diabetes deve obedecer aos mesmos princípios aplicados a indivíduos mais jovens.

Não há evidências de que o controle glicêmico rigoroso em idosos evite eventos cardiovasculares.

A terapia intensificada em idosos com diabetes está associada a maior risco de hipoglicemia.

A escolha do melhor esquema de tratamento medicamentoso para o diabetes no idoso deve ser baseado na análise dos seguintes fatores: duração do diabetes, presença de complicações macro e microvasculares, presença de doença cardiovascular, presença de demência ou fragilidade, capacidade funcional, risco de hipoglicemia, suporte social e financeiro, expectativa de vida e preferências do paciente.

Quando a insulinoterapia é necessária em pacientes idosos, as insulinas basais mais modernas devem constituir a primeira opção, em virtude da menor incidência de hipoglicemias.

BIBLIOGRAFIA

Abdelhafiz AH, Rodriguez-Mañas L, Morley JE, Sinclair AJ. Hypoglycemia in older people: a less well recognized risk fator for frailty. Aging Dis. 2015;6(2):156-67.

American Diabetes Association (ADA) standards of medical care in diabetes. Diabetes Care. 2019;42(Suppl 1):S139-S147.

Bellary S, Kyrou I, Brown JE, Bailey CJ. Type 2 diabetes mellitus in older adults: clinical considerations and management. Nat Rev Endocrinol. 2021;17(9):534-48.

Centers for Disease Control and Prevention (CDC). National Diabetes Statistics Report 2022. Available: https://www.cdc.gov/diabetes/data/statistics-report/diagnosed-undiagnosed-diabetes.html (acesso 30 de nov 2022).

Chia CW, Egan JM, Ferrucci L. Age-related changes in glucose metabolism, hyperglycemia, and cardiovascular risk. Circ Res. 2018;14:123(7):886-904.

Dunning T, Sinclair A, Colagiuri S. New IDF Guideline for managing type 2 diabetes in older people. Diabetes Res Clin Pract. 2014;103(3):538-40.

Lyra R, Albuquerque L, Cavalcanti S, Tambascia M, Valente F, Bertoluci M. Tratamento farmacológico da hiperglicemia no DM2. Diretriz Oficial da Sociedade Brasileira de Diabetes (2022).

Meneilly GS. Pathophysiology of diabetes in the elderly. In: Sinclair AJ Diabetes in Olde Age 2009.

Pititto B, Dias M, Moura F, Lamounier R, Calliari S, Bertoluci M. Metas no tratamento do diabetes. Diretriz Oficial da Sociedade Brasileira de Diabetes (2022).

Scheen AJ. Diabetes mellitus in the elderly: insulin resistance and/or impaired insulin secretion? Diabetes Metab. 2005;31:5S27-5S34.

The IDF Diabetes Atlas 9th edition. 2019. Available: https://diabetesatlas.org/atlas/ninth-edition (acesso 30 nov 2022).

The IDF Diabetes Atlas 10th edition. 2021. Available: https://diabetesatlas.org/idfawp/resource-files/2021/07/IDF_Atlas_10th_Edition_2021.pdf (acesso 30 nov 2022).

Insulinoterapia no idoso | 11

Giovana de Gobbi Azevedo
Patricia Moreira Gomes

INTRODUÇÃO

O aumento da expectativa de vida populacional está atrelado a maior prevalência de diabetes *mellitus* (DM) no idoso, sobretudo o DM tipo 2 (DM2). No entanto, devido ao envelhecimento dos pacientes, o número de portadores de DM tipo 1 (DM1) e outros tipos de DM também tem se elevado. Diante desse cenário, torna-se imprescindível que o geriatra seja capaz de manejar o tratamento do idoso em insulinoterapia, seja ele DM1, DM2 ou pancreatectomizado, e reconhecer as peculiaridades que existem por trás de cada paciente, independentemente de sua faixa etária.

Os consensos elaborados para orientar o tratamento de pacientes idosos portadores de DM geralmente dividem esse grupo em três grandes categorias:

1. Pacientes saudáveis sem comprometimento cognitivo ou funcional e com expectativa de vida prolongada (> 10-15 anos).
2. Pacientes com algumas comorbidades e/ou um grau leve de comprometimento cognitivo ou funcional.
3. Pacientes portadores de múltiplas comorbidades, com importante declínio cognitivo ou funcional e baixa expectativa de vida (< 5 anos).

Dessa forma, antes de iniciar ou ajustar um esquema de insulina é necessária uma anamnese, além de avaliação clínica minuciosa. Pacientes portadores de complicações microvasculares, sem função pancreática residual e/ou dependentes de cuidados, são mais suscetíveis a apresentar episódios de hipoglicemia grave, muitas vezes fatal. Um estudo observacional prospectivo publicado por Schwartz et al. em 2008 verificou que o controle glicêmico intensivo de idosos em terapia insulínica esteve associado a maior risco de quedas, principalmente naqueles cujos valores de hemoglobina glicada (HbA1c) estiveram abaixo de 6%, provavelmente devido a episódios de hipoglicemia. Já Huang et al. demonstraram uma relação entre valores de HbA1c < 6% e aumento do risco de mortalidade em idosos.

Em adultos de forma geral, objetivamos um valor de HbA1c ≤ 7%, no entanto tal valor não se aplica aos pacientes idosos, principalmente os mais frágeis. Dessa forma, as doses de insulina devem ser tituladas de acordo com alvos glicêmicos individualizados, conforme será discutido adiante e tendo por objetivo principal minimizar os episódios de hipoglicemia.

TIPOS DE INSULINA

Desde o desenvolvimento da primeira insulina derivada de extrato pancreático de origem canina, em 1921, o tratamento do DM vem sofrendo evoluções constantes a partir do desenvolvimento da tecnologia de DNA recombinante. As insulinas são diferenciadas de acordo com seu perfil de ação farmacocinética em: ultrarrápidas (UR), rápidas, intermediárias, longas, ultralongas e pré-misturas (Quadro 1 e Figura 1).

QUADRO 1 Resumo das propriedades farmacocinéticas das insulinas humanas e análogas

Humanas	Início de ação	Pico de ação	Duração do efeito
NPH (intermediária)	2-4 horas	4-10 horas	10-18 horas
Regular (rápida)	0,5-1 hora	2-3 horas	5-8 horas
Análogas de ação rápida	**Início de ação**	**Pico de ação**	**Duração do efeito**
Asparte (Novorapid®)	5-15 minutos	0,5-2 horas	3-5 horas
Lispro (Humalog®)	5-15 minutos	0,5-2 horas	3-5 horas
Glulisina (Apidra®)	5-15 minutos	0,5-2 horas	3-5 horas
Análogas de ação UR	**Início de ação**	**Pico de ação**	**Duração do efeito**
Faster-aspart (Fiasp®)	0-10 minutos	0,35-2 horas	3-5 horas
Inalável tecnosfera (Afrezza®)	12 minutos	33-55 minutos	1,5-4,5 horas
Análogas de ação longa	**Início de ação**	**Pico de ação**	**Duração do efeito**
Glargina (Lantus®, Basaglar®)	2-4 horas	Mínimo	20-24 horas
Detemir (Levemir®)	1-3 horas	6-8 horas	12-20 horas
Análogas de ação UL	**Início de ação**	**Pico de ação**	**Duração do efeito**
Glargina U 300 (Toujeo®)	6 horas	Ausente	36 horas
Degludeca (Tresiba®)	2 horas	Ausente	42 horas
Pré-misturas	**Início de ação**	**Pico de ação**	**Duração do efeito**
70% NPH/30% regular	0,5-1 hora	3-12 horas (duplo)	10-16 horas
75% NPL/25% lispro	5-15 minutos	1-4 horas (duplo)	10-16 horas
50% NPL/50% lispro	5-15 minutos	1-4 horas (duplo)	10-16 horas
70% NPA/30% asparte	5-15 minutos	1-4 horas (duplo)	10-16 horas

NPA: protamina neutra asparte; NPH: protamina neutra Hagedorn; NPL: protamina neutra lispro; UL: ultralonga; UR: ultrarrápida.
Fonte: SBD (2020).

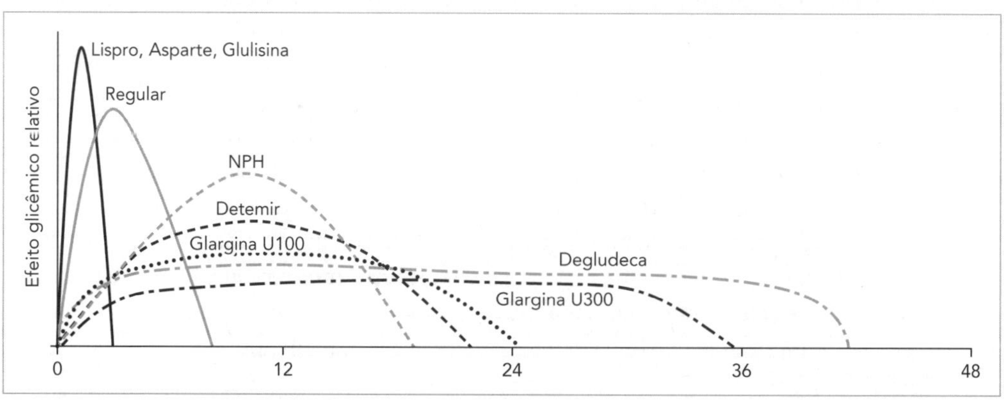

FIGURA 1 Perfis de ação das insulinas.
Adaptado de: McMahon et al., 2007.

O surgimento das insulinas análogas de ação rápida e UR tornou possível um melhor controle da excursão glicêmica pós-prandial, assim como as análogas de ação longa e UL possibilitaram menores taxas de hipoglicemia, sobretudo durante a madrugada. Dessa forma, em associação, essas novas insulinas possibilitam menor variabilidade glicêmica e contribuem para um aumento do tempo no alvo. Apesar de as insulinas análogas não se encontrarem disponíveis no âmbito do Sistema Único de Saúde (SUS) para pacientes portadores de DM2, desde 2018 vêm sendo disponibilizadas canetas de insulina humana NPH e regular descartáveis (em tubetes de 3 mL) e agulhas para caneta aplicadora a pacientes que se enquadrem nas faixas etárias definidas pelo governo. No início do ano de 2022, seu fornecimento foi ampliado para adultos a partir de 45 anos, sejam DM1 ou DM2, o que contribui para a adesão dos pacientes, sobretudo idosos, ao tratamento.

De forma geral, em idosos, deve-se evitar a utilização de um esquema complexo de múltiplas injeções diárias de insulina (basal-*bolus*) que possam dificultar a compreensão do paciente. Deve-se dar preferência às insulinas análogas de ação longa ou UL por possuírem um perfil farmacocinético mais fisiológico e estarem associadas a menor risco de hipoglicemia.

INSULINIZANDO O IDOSO

Não existe uma orientação específica quanto à maneira adequada de iniciar a insulinização do paciente idoso. De forma geral, conforme a última diretriz da Associação Americana de Diabetes (ADA), deve-se iniciar a insulina para pacientes que apresentem glicemia de jejum ≥ 300 mg/dL, HbA1c > 10% ou diante de sintomas hiperglicêmicos (poliúria, polidipsia, polifagia). No entanto, pacientes idosos geralmente relatam queixas inespecíficas diante de tal descontrole, como fadiga e perda ponderal, o que pode passar despercebido a um olhar menos atento e cuidadoso. Conforme sugestão da Diretriz Luso-Americana para tratamento do DM2, também se deve considerar o início de insulina para aqueles que não atinjam o controle glicêmico desejado apesar de estarem em uso otimizado de até quatro classes de antidiabéticos orais.

A ADA sugere que, para pacientes adultos que necessitem de terapia injetável com insulina, a dose inicial de insulina basal prescrita seja de 10 unidades (UI) ou 0,1-0,2 UI/kg/dia. Em caso de utilização da NPH, é necessário que seja aplicada antes de dormir (*bed time*). Em média a cada 3 dias, realiza-se uma titulação da dose de acordo com a glicemia de jejum alvo. Se houver necessidade de aumento progressivo da dose de insulina basal, pode-se dividi-la em 2 vezes ao dia (2/3 pela manhã e 1/3 *bed time*). Caso o paciente mantenha a HbA1c fora do alvo desejado apesar do uso de > 0,5 UI/kg/dia de insulina basal ou apresente importante descontrole glicêmico pós-prandial, será necessário adicionar uma insulina prandial. Tal dose poderá ser fixa (4 UI) ou calculada a partir da insulina basal (10% da dose) antes da(s) refeição(ões) em que ocorre maior excursão glicêmica. A dose poderá ser aumentada ou reduzida em 10-20% de acordo com a necessidade.

APLICAÇÃO DA INSULINA

Agulhas de 4 mm de comprimento para uso com caneta injetora e de 6 mm para as seringas devem ser as escolhas de primeira linha, visto que são mais seguras, confortáveis e menos dolorosas. As agulhas de 4 mm devem ser inseridas de forma perpendicular, sem necessidade de prega subcutânea, devido ao baixo risco de administração intramuscular. Já as de 6 mm necessitam da prega, a qual deve ser realizada delicadamente com os dedos polegar e indicador.

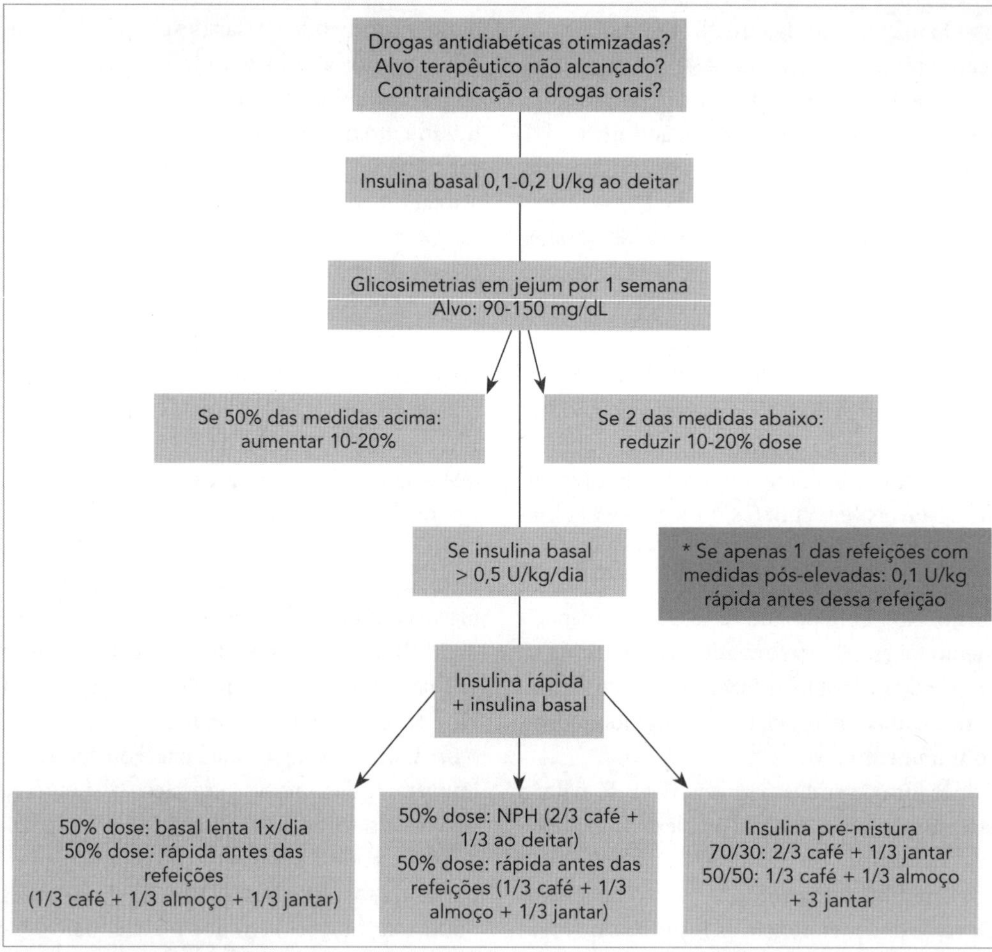

FIGURA 2 Algoritmo de insulinoterapia no idoso.
NPH: protamina neutra *Hagedorn*.
Fonte: adaptada de American Diabetes Association (2020).

A insulina pode ser aplicada em diversos locais (Figura 3):

- Braços: face posterior, 3-4 dedos abaixo da axila e acima do cotovelo.
- Nádegas: quadrante superior lateral externo.
- Coxas: face anterior e lateral externa superior, 4 dedos abaixo da virilha e acima do joelho.
- Abdome: regiões laterais direita e esquerda, com distância de 3-4 dedos da cicatriz umbilical.

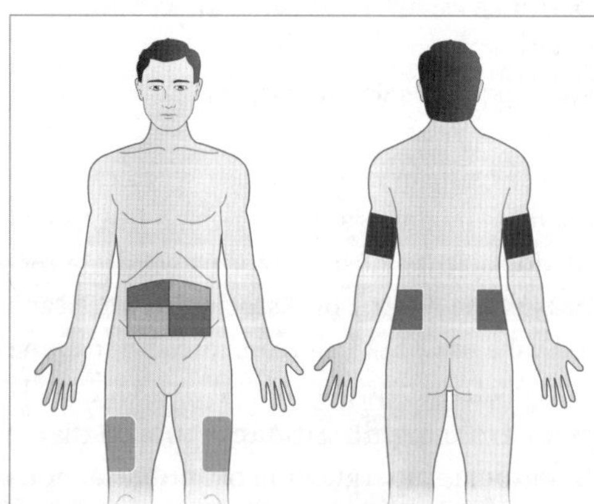

FIGURA 3 Locais mais apropriados para a aplicação da insulina.
Fonte: SBD (2017).

Os pacientes também devem se lembrar da necessidade de realizar um rodízio dos pontos de aplicação para reduzir a variabilidade glicêmica e a ocorrência de lipo-hipertrofia.

As canetas ou frascos de insulina que não tiverem sido abertos devem ser mantidos sob refrigeração com temperaturas entre 2-8°C. Já as insulinas em uso podem ser armazenadas em temperatura ambiente (até 30°C) por tempo especificado pelo fabricante.

MONITORIZAÇÃO GLICÊMICA E METAS TERAPÊUTICAS

Atrelado ao emprego das insulinas análogas, os pacientes idosos usuários de múltiplas doses diárias de insulina (MDI) também se beneficiam do uso de novas tecnologias e dispositivos que possibilitem a monitorização contínua de glicose, principalmente aqueles com histórico de episódios frequentes de hipoglicemia ou incapacidade de reconhecimento destes. Um estudo clínico multicêntrico e randomizado denominado *Diamond* demonstrou que pacientes com idade ≥ 60 anos, portadores de DM1 ou DM2 em uso de MDI, apresentaram melhora dos níveis de HbA1c e menor variabilidade glicêmica após a instalação de dispositivos capazes de monitorar continuamente e de forma real a glicose intersticial desses pacientes em comparação à automonitorização da glicosimetria capilar.

Idosos portadores de DM possuem características clínicas heterogêneas e necessitam de um plano terapêutico diferenciado e de metas individualizadas. O tempo de duração da doença, as complicações associadas, o *status* funcional e a presença de sarcopenia e/ou síndrome da fragilidade são alguns fatores que devem ser avaliados antes da instituição do tratamento e da definição de alvos glicêmicos.

Apesar de não existirem muitos ensaios clínicos randomizados tendo por objetivo avaliar desfechos associados à intensidade de controle glicêmico em pacientes diabéticos acima de 80 anos, um grande estudo denominado *Accord* (*Action to control cardiovascular risk in diabetes*) mudou paradigmas ao sugerir um aumento do risco de mortalidade por todas as causas em pacientes idosos portadores de DM2 que obtiveram um controle glicêmico mais rigoroso (HbA1c média de 6,4% *versus* 7,5% nos grupos de tratamento intensivo e padrão, respectivamente), o que não foi reportado em outros importantes estudos como o *Advance* (*Action in diabetes and vascular disease*) e o VADT (*Veterans affairs diabetes trial*). Em idosos, os benefícios sabidamente associados ao controle glicêmico intensivo, tais como redução de complicações micro e macrovasculares, estiveram inversamente associados às comorbidades, comprometimento funcional e, consequentemente, à expectativa de vida dos pacientes, conforme sugerido por uma simulação computacional.

A nova diretriz desenvolvida pela Sociedade Brasileira de Diabetes (SBD) sugere que, após uma análise ampla e pormenorizada das características clínicas do paciente idoso, é possível classificá-lo em uma das seguintes categorias: saudável, comprometido ou muito comprometido. Pacientes considerados saudáveis são aqueles que possuem poucas comorbidades e um estado funcional e cognitivo preservado. Os muito comprometidos são os portadores de doença terminal e que apresentam declínio funcional e cognitivo grave. Já os classificados como comprometidos apresentam características intermediárias às dos grupos previamente citados. A depender dessa estratificação é que as metas terapêuticas serão definidas (Quadro 2).

CONSIDERAÇÕES FINAIS

Com o envelhecimento populacional, o número de pacientes idosos portadores de DM em insulinoterapia vem aumentando substancialmente. O surgimento de insulinas análogas mais fisiológicas e de dispositivos que possi-

QUADRO 2 Metas individualizadas para o tratamento de pacientes idosos portadores de diabetes *mellitus* de acordo com a diretriz de 2022 da SBD

SBD 2022	Idoso saudável	Idoso comprometido	Idoso muito comprometido
HbA1c (%)	< 7,5	< 8,5	Evitar sintomas de hipo ou hiperglicemia
Glicemia de jejum e pré-prandial (mg/dL)	80-130	90-150	100-180
Glicemia 2 horas pós-prandial (mg/dL)	< 180	< 180	–
Glicemia ao deitar (mg/dL)	90-150	100-180	110-200

HbA1c: hemoglobina glicada.
Fonte: SBD (2022).

bilitam a monitorização contínua da glicose intersticial tem impactado de forma positiva o tratamento do DM como um todo, sobretudo no idoso. Levando em consideração a heterogeneidade desse grupo, os alvos glicêmicos devem ser criteriosamente definidos para que os pacientes, principalmente os mais frágeis e/ou portadores de outras síndromes geriátricas, não sejam submetidos a um controle glicêmico rigoroso e desnecessário.

Devemos sempre ponderar riscos e benefícios para evitar episódios de hipoglicemia, quedas e até mesmo o aumento da mortalidade geral desses pacientes, pois, tratando-se de *diabetes mellitus* na população idosa, muitas vezes o bom pode ser inimigo do ótimo.

BIBLIOGRAFIA

American Diabetes Association. Older adults: standards of medical care in diabetes – 2020.

American Diabetes Association. Older adults: standards of medical care in diabetes – 2022. Diabetes Care. 2022;45: S195-S207.

Bellary S, Kyrou I, Brown JE, Bailey CJ. Type 2 diabetes mellitus in older adults: clinical considerations and management. Nature Reviews Endocrinology. 2021;17(9):534-48.

Bertoluci MC, Salles JEN, Silva-Nunes J, Pedrosa HC, Moreira RO, Duarte RMCS, et al. Portuguese-Brazilian evidence-based guideline on the management of hyperglycemia in type 2 diabetes mellitus. Diabetology and Metabolic Syndrome. 2020;12(1).

Diretrizes da Sociedade Brasileira de Diabetes 2019-2020: Práticas seguras para preparo e aplicação de insulina. p.189-205.

Duckworth W, Abraira C, Moritz T, Reda D, Emanuele N, Reaven PD, et al. Glucose control and vascular complications in veterans with type 2 diabetes. New England Journal of Medicine. 2009;360(2):129-39.

Gerstein HC, Miller ME, Byington RP, Goff Jr DC, Bigger JT, Buse JB, et al. Effects of intensive glucose lowering in type 2 diabetes. New England Journal of Medicine. 2008;358(24):2545-59.

Hegele RA, Maltman GM. Insulin's centenary: the birth of an idea. The Lancet Diabetes and Endocrinology. 2020;8(12):971-7.

Huang ES. Management of diabetes mellitus in older people with comorbidities. BMJ (online). 2016;353.

Huang ES, Liu JY, Moefet HH, John PM, Karter AJ. Glycemic control, complications, and death in older diabetic patients The Diabetes and Aging Study. Published online 2011.

Huang ES, Zhang Q, Gandra N, Chin MH, Meltzer DO. The effect of comorbid illness and functional status on the expected benefits of intensive glucose control in older patients with type 2 diabetes: a decision analysis. 2008.

Ikegami H, Hiromine Y, Noso S. Insulin-dependent diabetes mellitus in older adults: current status and future prospects. Geriatrics & Gerontology International. Published online June 16, 2022.

McMahon GT, et al. Intention to treat: initiating insulin and the 4-T study. N Engl J Med. 2007;357(17): 1759-61.

Ministério da Saúde. Nota Técnica MS/SCTIE/DAF/CGAFB n. 169/2022, de 29 de abril de 2022. Atualização sobre distribuição e critérios sugeridos para dispensação das canetas aplicadoras de insulina humana NPH (Insulina Humana NPH 100 UI/mL, tubete de 3 mL), insulina humana regular (Insulina Humana Regular 100 UI/mL, tubete de 3 mL) e agulhas de aço inoxidável para caneta aplicadora. Published online 2022.

Munshi MN, Meneilly GS, Rodríguez-Mañas L, Close KL, Conlin PR, Cukierman-Yaffe T, et al. Diabetes in ageing: pathways for developing the evidence base for clinical guidance. The Lancet Diabetes and Endocrinology. 2020;8(10):855-67.

Patel A, MacMahon S, Chalmers J, Neal B, Billot L, Woodward M, et al. Intensive blood glucose control and vascular outcomes in patients with type 2 diabetes. New England Journal of Medicine. 2008;358(24):2560-72.

Pharmacologic approaches to glycemic treatment: standards of medical care in diabetes – 2022. Diabetes Care. 2022;45:S125-S143.

Pimazoni Netto A, Franco DR, Krakauer M, Kenji MJ. Posicionamento Oficial SBD n. 01/2017: Recomendações sobre o tratamento injetável do diabetes: insulinas e incretinas. 2017.

Pititto BA, Dias ML, Moura FF, et al. Metas no tratamento do diabetes. In: Diretriz oficial da Sociedade Brasileira de Diabetes. Conectando Pessoas; 2022.

Pititto BA, Dias ML, Moura FF, et al. Técnicas de aplicação de insulina. In: Diretriz oficial da Sociedade Brasileira de Diabetes. Conectando Pessoas; 2022.

Posicionamento Oficial SBD n. 07/2019: Abordagem da pessoa idosa com diabetes.

Rodbard HW, Rodbard D. Biosynthetic human insulin and insulin analogs. American Journal of Therapeutics. 2020;27:42-51.

Ruedy KJ, Parkin CG, Riddlesworth TD, Graham C. Continuous glucose monitoring in older adults with type 1 and type 2 diabetes using multiple daily injections of insulin: results from the Diamond trial. Journal of Diabetes Science and Technology. 2017;11(6):1138-46.

Schwartz A, Vittinghoff E, Sellmeyer DE, Feingold KR, Rekeneire N, Strotmeyer ES, et al. Diabetes-related complications, glycemic control, and falls in older adults. Diabetes Care. 2008;31.

Sociedade Brasileira de Diabetes (SBD). Diretriz oficial da Sociedade Brasileira de Diabetes 2022. Available: https://diretriz.diabetes.org.br/metas-no-tratamento-do-diabetes/.

Sociedade Brasileira de Diabetes (SBD). Posicionamento Oficial SBD n. 01/2017: Recomendações sobre o tratamento injetável do diabetes: insulinas e incretinas. São Paulo: Sociedade Brasileira de Diabetes; 2017.

Sociedade Brasileira de Diabetes (SBD). Posicionamento Oficial SBD n. 01/2019 – Conduta terapêutica no diabetes tipo 2: algoritmo SBD 2019.

Sociedade Brasileira de Diabetes (SBD). Posicionamento Oficial SBD n. 01/2020 – Conduta terapêutica no diabetes tipo 1: algoritmo SBD 2020.

Umpierrez GE, Pasquel FJ. Management of inpatient hyperglycemia and diabetes in older adults. Diabetes Care. 2017;40(4):509-17.

12 Dislipidemias no idoso

Loren Suyane Oliveira de Andrade
José Renato G. Amaral

INTRODUÇÃO

Denominam-se dislipidemias alterações isoladas ou combinadas do metabolismo das proteínas transportadoras de lipídios, que são insolúveis no plasma, e dos triglicerídeos. As principais lipoproteínas são a de alta densidade (HDL colesterol ou HDL-c) e a de baixa densidade (LDL colesterol ou LDL-c).

Tais alterações são fatores de risco para a doença aterosclerótica: 70% das manifestações precoces de doença coronariana associam-se à dislipidemia. Como o risco absoluto de doença aterosclerótica aumenta com a idade e diante das evidências do benefício do tratamento das dislipidemias em idosos, trata-se de um tema importante para a prática geriátrica e cardiológica.

DIAGNÓSTICO E CLASSIFICAÇÃO

Segundo a diretriz brasileira, as dislipidemias classificam-se quanto à etiologia ou quanto à dosagem laboratorial. Em relação à etiologia, podem ser primárias, quando o distúrbio é de origem genética, ou secundárias, decorrentes de estilo de vida inadequado, de certas patologias ou de medicamentos. Na população idosa, a grande maioria dos casos é de etiologia secundária. Quanto à dosagem laboratorial, classificam-se da seguinte maneira:

- Hipercolesterolemia isolada: aumento isolado do LDL-c (≥ 160 mg/dL).
- Hipertrigliceridemia isolada: aumento isolado de triglicerídeos (≥ 150 mg/dL ou ≥ 175 mg/dL, se a amostra for obtida sem jejum).
- Hiperlipidemia mista: aumento do LDL-c e dos triglicerídeos; se triglicerídeos ≥ 400 mg/dL, o cálculo do LDL-c pela fórmula de Friedewald é inadequado, devendo-se considerar a hiperlipidemia mista quando o não HDL-c ≥ 190 mg/dL.
- HDL-c baixo: redução do HDL-c (homens < 40 mg/dL e mulheres < 50 mg/dL) isolada ou em associação ao aumento de LDL-c ou de triglicerídeos.

TRATAMENTO

Medicamentos hipolipemiantes

Há diversas classes de medicamentos hipolipemiantes. Uma vez que, ao longo das últimas décadas, o tratamento das dislipidemias vem sendo extensamente pesquisado por meio de estudos clínicos de boa qualidade e com grande número de pacientes, a escolha do agente apropriado deve ser realizada de acordo com as diretrizes disponíveis.

Estatinas

São inibidores competitivos da 3-hidroxi-3metilglutaril coenzima A (HMG-CoA) redutase, enzima que atua no controle da taxa da síntese do colesterol. Essa inibição leva ao aumento da expressão do receptor hepático de LDL e ao aumento da depuração dessa partícula da circulação.

É a classe de medicamentos hipolipemiantes mais estudada, demonstrando 25% de redução de risco relativo de desfechos cardiovasculares, com baixo risco de eventos adversos (musculoesqueléticos < 0,1%; lesão hepática grave: 0,001%; diabetes *mellitus*: 0,2%/ano).

A Figura 1 ilustra as estatinas disponíveis e suas respectivas potências.

Ezetimiba

Fármaco que inibe a absorção de colesterol na borda em escova do intestino delgado, levando à diminuição dos níveis de colesterol hepático e ao estímulo à síntese do receptor de LDL, com consequente redução do nível plasmático de LDL-c de 10 a 25%. A dose empregada é de 10 mg/dia.

Fibratos

Estimulam os receptores nucleares denominados receptores ativados por proliferadores peroxissomais alfa (PPAR-alfa, *peroxisome proliferator-activated receptor alpha*), o que leva ao aumento da produção e da ação da LPL (lipase lipoproteica), responsável pela hidrólise intravascular dos triglicerídeos, reduzindo assim suas taxas séricas de 30 a 60%.

Os efeitos colaterais são infrequentes: distúrbios gastrointestinais, mialgia, astenia, litíase biliar, diminuição de libido, erupção cutânea, prurido, cefaleia e perturbação do sono. Casos de rabdomiólise têm sido descritos com a associação de estatinas com genfibrozila.

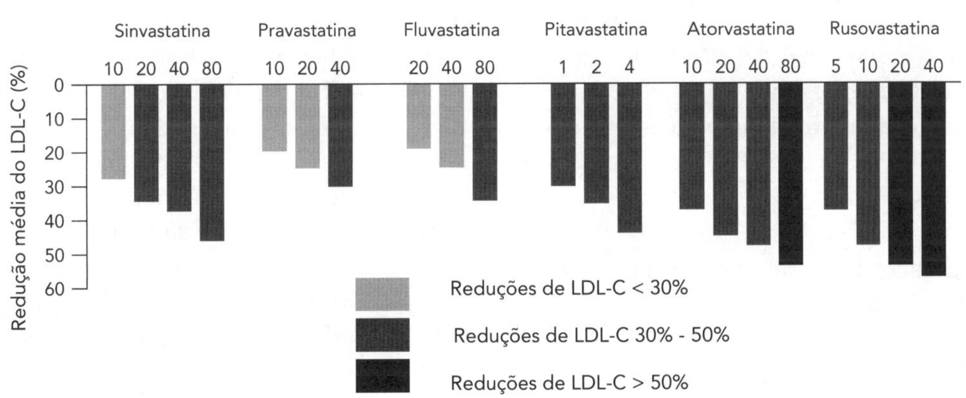

Recomendação: este documento reforça a indicação das estatinas como primeira opção na prevenção primária e secundária da doença aterosclerótica (Grau de Recomendação: I; Nível de Evidência: A). Dosagem de creatinoquinase deve ser realizada no início do tratamento e durante o tratamento somente se ocorrerem sintomas musculares, introdução de fármacos que interagem com estatinas ou quando se eleva a dose de estatina (Grau de Recomendação: IIa; Nível de evidência: B). Dosagem das enzimas hepáticas deve ser realizada no início e durante o tratamento somente se houver sinais de hepatotoxicidade (Grau de Recomendação: IIa; Nível de evidência: B).

FIGURA 1 Reduções do colesterol da lipoproteína de baixa densidade com as estatinas e as doses disponíveis no mercado nacional.

LDL-c: *low density lipoprotein-cholesterol* (*cholesterol*-lipoproteína de baixa densidade).

Fonte: Faludi et al. (2017).

Essa classe consiste na primeira escolha apenas quando os triglicerídeos estão acima de 500 mg/dL devido ao risco de pancreatite. Não são utilizadas no contexto de prevenção de doença cardiovascular, haja vista não terem comprovado efeito em redução de desfechos.

Inibidores da proproteína convertase subtilisina/cexina tipo 9

A PCSK9 (*proprotein convertase subtilisin/kexin type 9*) é uma enzima que se liga ao receptor da LDL para promover sua degradação intra-hepática. Ao inibi-la, aumenta a disponibilidade de receptores de LDL no hepatócito, aumentando o *clearance* do LDL-c da circulação. O resultado é uma redução de cerca de 60% nos níveis de LDL-c.

Estão disponíveis: alirocumabe e evolocumabe, ambos de aplicação subcutânea – alirocumabe a cada 2 semanas, na dose de 75 ou 150 mg, e evolucumabe com injeção de 140 mg, a cada 2 semanas, ou 420 mg, 1 vez por mês.

Em geral, são seguros e bem tolerados. É descrita a ocorrência de nasofaringite, náuseas, fadiga e aumento da incidência de reações no local da injeção. Ainda em estudo de fase 3 há o inclisiram, projetado para atingir o RNA mensageiro do PCSK9 e, assim, inibir a sua síntese.

Indicações de tratamento das dislipidemias

Prevenção primária

O tratamento das dislipidemias é uma estratégia de prevenção primária de eventos clínicos decorrentes de doença aterosclerótica. Nesse contexto se encaixa o tratamento com estatinas para redução do LDL-c, dada a estreita e comprovada relação entre seus valores e o risco de eventos cardiovasculares e a mortalidade decorrente deles.

Primeiramente, recomenda-se para todos os pacientes sob risco de desenvolver doenças cardiovasculares mudanças de estilo de vida: alimentação saudável com pouca gordura saturada, exercício físico e perda de peso.

Para avaliar a indicação de iniciar o tratamento com estatinas, é recomendada a avaliação do risco cardiovascular em 10 anos utilizando as calculadoras de risco. As diversas diretrizes oferecem calculadoras diferentes, cada uma englobando uma faixa etária um pouco diferente e categorizando os pacientes em diferentes níveis de risco. Entre os diversos algoritmos existentes, a diretriz brasileira recomenda o Escore de Risco Global (ERG), que estima o risco de infarto do miocárdio, acidente vascular encefálico, insuficiência cardíaca, fatais ou não fatais, ou insuficiência vascular periférica em 10 anos.*

Entretanto, indivíduos com condições de alto risco não necessitam dessa avaliação para iniciar o tratamento com estatinas, como portadores de aterosclerose na forma subclínica (ultrassonografia de carótidas com presença de placa, índice tornozelo-braquial < 0,9, escore de cálcio arterial coronariano > 100, ou presença de placas ateroscleróticas na angiotomografia de coronárias); aneurisma de aorta abdominal; doença renal crônica com taxa de filtração glomerular < 60 mL/minuto e concentrações de LDL-c ≥ 190 mg/dL.

São também considerados de alto risco pacientes com diabetes *mellitus* tipos 1 ou 2, com LDL-c entre 70 e 189 mg/dL e doença aterosclerótica subclínica ou presença de estratificadores de risco (idade ≥ 48 anos no homem e ≥ 54 anos na mulher, diagnóstico há mais de 10 anos, história familiar de parente de primeiro grau com doença cardiovascular prematura, tabagismo, hipertensão arterial sistêmica, síndrome metabólica, albuminúria > 30 mg/g de creatinina e/ou retino-

*A calculadora pode ser obtida no site do Departamento de Aterosclerose da Sociedade Brasileira de Cardiologia: http://departamentos.cardiol.br/sbc-da/2015/CALCULADORAER2017/index.html. (Acesso jan 2023.)

patia, taxa de filtração glomerular < 60 mL/minuto).

Para aqueles que são submetidos ao cálculo de risco, as seguintes categorias são possíveis, de acordo com o ERG:

- Alto risco: homens > 20% e mulheres > 10%.
- Risco intermediário: homens entre 5 e 20% e mulheres entre 5 e 10%.
- Baixo risco: ambos < 5%.

De acordo com o risco, são estabelecidas as seguintes metas de LDL-c:

- Alto risco: < 70 mg/dL.
- Risco intermediário: < 100 mg/dL.
- Baixo risco: < 130 mg/dL.

Sabe-se que os benefícios da estatina surgem em longo prazo, após anos de tratamento, especialmente no contexto da prevenção primária. Ademais, a população de idosos acima de 75 anos foi incluída em pequena proporção nos ensaios clínicos. Portanto, é necessária avaliação individualizada e decisão compartilhada com esses pacientes para indicação de estatinas.

Isso não significa, contudo, que não haja benefício para esses pacientes. Estudos já mostraram que idosos recebem menos estatinas do que pacientes mais jovens, em especial no cenário da prevenção primária, às vezes pelo desconhecimento do benefício da medicação ou pelo receio dos riscos da polifarmácia. Metanálise publicada em 2019 evidenciou tendência a menor redução de risco relativo no grupo com mais de 75 anos; sabendo-se que o risco absoluto de eventos nessa faixa etária é maior, a redução de risco absoluto tem maior magnitude, de modo que o benefício da estatina se mantém nessa subpopulação.

Vale lembrar que os ensaios clínicos que avaliaram estatinas para prevenção primária utilizaram doses de potência baixa a moderada (pravastatina 40 mg, lovastatina 20 a 40 mg, atorvastatina 10 mg, rosuvastatina 10 mg); para indivíduos com alto risco de eventos, contudo, é recomendada estatina de alta potência, que, quando não tolerada, pode ser substituída pelo inibidor da PCSK9.

Uma vez iniciada a terapia com estatina, uma nova dosagem do perfil lipídico deve ser realizada em 8 a 12 semanas. Se a meta tiver sido atingida, a coleta deve ser repetida anualmente. Para a decisão sobre o tratamento, mais importante do que a análise isolada do fator idade é a avaliação individualizada dos pacientes com multimorbidades não cardíacas e expectativa de vida inferior a 5 anos, visto que os benefícios da terapia são limitados nesse contexto e podem trazer malefícios, na medida em que contribuem para a polifarmácia.

Prevenção secundária

A prevenção secundária tem como objetivo evitar novos eventos cardiovasculares naqueles pacientes com doença cardiovascular estabelecida, portanto considerados com risco cardiovascular alto ou muito alto. Esses pacientes apresentam alto risco de desenvolver eventos vasculares ateroscleróticos futuros.

Existe ainda um subgrupo classificado como de muito alto risco, que são aqueles com infarto agudo do miocárdio (IAM) no último ano, hipercolesterolemia familiar, diabetes com lesão em órgão-alvo, doença renal crônica em estágio avançado, doença aterosclerótica múltipla ou obstrução arterial acima de 50% em qualquer território.

É consenso das diversas diretrizes que esses pacientes se beneficiam do tratamento com estatina de alta potência, pois reduzem o risco de novos eventos em cerca de 20%, com um número de pacientes necessários para tratar (NNT) de 33 a 100 a cada 10 anos de tratamento para cada redução de 38,7 mg/dL de LDL-c. São consideradas estatinas de alta potência: atorvastatina 40 a 80 mg ou rosuvastatina 20 a 40 mg. É esperado que elas reduzam o LDL-c em 50% ou mais.

Diversos ensaios clínicos têm mostrado que a magnitude de redução do risco cardiovascular é proporcional ao grau de redução do LDL-c. Entretanto, ainda há divergências no que tange às metas de LDL-c a serem atingidas. Apesar de alguns estudos terem mostrado segurança de manter níveis muito baixos de LDL-c, como 30 mg/dL, ainda não se sabe ao certo a partir de que valor se perde o benefício adicional da terapia.

Na prevenção secundária, a terapia inicial deve consistir, portanto, em estatina de alta potência, independentemente do valor de base do LDL-c, visando à redução de pelo menos 50%. Após o início da terapia, esses pacientes devem ser reavaliados com dosagem do perfil lipídico em 4 a 12 semanas inicialmente; em seguida, a cada 3 a 12 meses. Se essa meta não for atingida ou o paciente mantiver LDL-c ≥ 70 mg/dL, uma vez confirmada a adequada adesão medicamentosa, parte-se para a terapia dupla ou tripla.

A segunda droga de escolha, em geral, será a ezetimiba, devido ao menor custo e maior facilidade de uso. Se ainda assim o paciente mantiver LDL-c ≥ 70 mg/dL, deve-se considerar um inibidor da PCSK-9, que pode ser adicionado à terapia dupla ou substituir a ezetimiba. Em pacientes de muito alto risco, pode-se considerar o inibidor da PCSK-9 como segunda droga. Naqueles com efeitos colaterais importantes com a estatina, a primeira estratégia é trocar por outra estatina ou reduzir a dose.

O estudo *Improve-it*, que comparou sinvastatina e sinvastatina mais ezetimiba em pacientes com síndrome coronariana aguda, mostrou que a terapia dupla levou à maior redução do LDL-c e do desfecho primário composto (mortalidade cardiovascular, infarto não fatal, angina instável com necessidade de hospitalização, nova revascularização miocárdica e acidente vascular cerebral – AVC não fatal) em um seguimento de 6 anos, com NNT de 50 para prevenir evento cardiovascular maior em 7 anos.

O estudo *Fourier*, por sua vez, comparou pacientes com doença cardiovascular estabelecida no uso de estatina de potência moderada a alta associada a inibidor da PCSK-9 (evolocumabe) ou placebo. Após acompanhamento de 2,2 anos, a adição do evolocumabe reduziu o risco do desfecho primário combinado: mortalidade cardiovascular, IAM, AVC, angina instável e revascularização miocárdica. Entretanto, analisados separadamente, não houve redução de mortalidade cardiovascular ou por todas as causas. O *Fourier* foi um estudo de grande importância também por mostrar segurança em atingir níveis de LDL-c tão baixos quanto 30 mg/dL.

Apesar de a maioria dos estudos ter incluído uma parcela menor de idosos com 75 anos ou mais, os benefícios das estatinas na prevenção secundária são evidentes em análises de subgrupo. Ademais, essa é a população que apresenta maior risco absoluto de eventos cardiovasculares, portanto a que tende a apresentar maior benefício.

Metanálise que visou avaliar os benefícios e a segurança das estatinas em pacientes de diferentes faixas etárias demonstrou que a redução de risco relativo de eventos cardiovasculares era semelhante nos pacientes jovens e naqueles com mais de 75 anos no cenário da prevenção secundária. Essa metanálise também corroborou a segurança com o uso das estatinas, na medida em que não houve aumento na incidência de câncer e na mortalidade por causas não vasculares.

No cenário da prevenção secundária, os benefícios das estatinas são mais consistentes e podem ser observados em um intervalo de tempo mais curto. Ainda assim, em se tratando dos grandes idosos, o tratamento deve ser individualizado, com base nos dados da avaliação geriátrica ampla e no grau de fragilidade. Indivíduos com doenças crônicas avançadas e expectativa de vida limitada não viverão tempo suficiente para se beneficiar da ação das estatinas, portanto seu emprego constitui medida fútil.

Ademais, deve-se lembrar que os idosos são mais suscetíveis aos efeitos colaterais dos medicamentos e às interações medicamentosas devido à polifarmácia. Portanto, idealmente, a máxima *start low, go slow, but go* deve ser seguida, ou seja, iniciar estatina em baixa dose, aumentando lentamente conforme a tolerância e tentando chegar à dose-alvo. Por outro lado, não subtratar pacientes idosos apenas em função da idade.

BIBLIOGRAFIA

Arsenault BJ, Perrot N, Puri R. Therapeutic agents targeting cardiometabolic risk for preventing and treating atherosclerotic cardiovascular diseases. Clin Pharmacol Ther. 2018;104(2): 257-68.

Cannon CP, Blazing MA, Giugliano RP, McCagg A, White JA, Theroux P, et al. Ezetimibe added to statin therapy after acute coronary syndromes. N Engl J Med. 2015;372(25):2387-97.

Cholesterol Treatment Trialists Collaboration. Efficacy and safety of statin therapy in older people: a meta-analysis of individual participant data from 28 randomised controlled trials. Lancet. 2019;393(10170):407-15.

Everett BM, Mora S, Glynn RJ, MacFadyen J, Ridker PM. Safety profile of subjects treated to very low low-density lipoprotein cholesterol levels (< 30 mg/dL) with rosuvastatin 20 mg daily (from Jupiter). Am J Cardiol. 2014;114(11):1682-9.

Faludi AA, Izar MCO, Saraiva JFK, Chacra APM, Bianco HT, Afiune Neto A, et al. Atualização da Diretriz brasileira de dislipidemias e prevenção da aterosclerose – 2017. Arq Bras Cardiol. 2017;109(2 Suppl 1):1-76.

Ference BA, Ginsberg HN, Graham I, Ray KK, Packard CJ, Bruckert E, et al. Low-density lipoproteins cause atherosclerotic cardiovascular disease. 1. Evidence from genetic, epidemiologic, and clinical studies: a consensus statement from the European Atherosclerosis Society Consensus Panel. Eur Heart J. 2017;38(32):2459-72.

Grundy SM, Stone NJ, Bailey AL, Beam C, Birtcher KK, Blumenthal RS, et al. 2018 AHA/ACC/AACVPR/AAPA/ABC/ACPM/ ADA/AGS/APhA/ASPC/NLA/PCNA Guideline on the management of blood cholesterol: executive summary: a report of the American College of Cardiology/American Heart Association Task Force on Clinical Practice Guidelines. J Am Coll Cardiol. 2019;73(24):3168-209.

Hsia J, MacFadyen JG, Monyak J, Ridker PM. Cardiovascular event reduction and adverse events among subjects attaining low-density lipoprotein cholesterol < 50 mg/dL with rosuvastatin. The Jupiter Trial (Justification for the use of statins in prevention: an intervention trial evaluating rosuvastatin). J Am Coll Cardiol. 2011;57(16):1666-75.

Jenkins DJ, Kendall CW, Marchie A, Faulkner DA, Wong JM, de Souza R, et al. Effects of a dietary portfolio of cholesterol-lowering foods vs lovastatin on serum lipids and C-reactive protein. JAMA. 2003;290(4):502-10.

Koskinas KC, Siontis GCM, Piccolo R, Mavridis D, Räber L, Mach F, et al. Effect of statins and non-statin LDL-lowering medications on cardiovascular outcomes in secondary prevention: a meta-analysis of randomized trials. Eur Heart J. 2018;39(14): 1172-80.

Martin SS, Joshi PH, Michos ED. Lipids in coronary heart disease: from epidemiology to therapeutics. In: Aronow WS, McClung JA, editors. Translational research in coronary artery disease. Boston: Academic Press; 2016. p.67-80.

Newman CB, Preiss D, Tobert JA, Jacobson TA, Page RL 2nd, Goldstein LB, et al. Statin safety and associated adverse events: a scientific statement from the American Heart Association. Arterioscler Thromb Vasc Biol. 2019;39(2):e38-e81.

Nissen SE, Stroes E, Dent-Acosta RE, Rosenson RS, Lehman SJ, Sattar N, et al. Efficacy and tolerability of evolocumab vs ezetimibe in patients with muscle-related statin intolerance: the GAUSS-3 randomized clinical trial. JAMA. 2016;315(15): 1580-90.

O'Donoghue ML, Fazio S, Giugliano RP, Stroes ESG, Kanevsky E, Gouni-Berthold I, et al. Lipoprotein(a), PCSK9 inhibition, and cardiovascular risk: insights from the Fourier trial. Circulation. 2019;139(12):1483-92.

Ramos R, Comas-Cufí M, Martí-Lluch R, Balló E, Ponjoan A, Alves-Cabratosa L, et al. Statins for primary prevention of cardiovascular events and mortality in old and very old adults with and without type 2 diabetes: retrospective cohort study. Br Med J. 2018;362:k3359.

Ray KK, Landmesser U, Leiter LA, Kallend D, Dufour R, Karakas M, et al. Inclisiran in patients at high cardiovascular risk with elevated LDL cholesterol. N Engl J Med. 2017;376(15):1430-40.

Ridker PM, Danielson E, Fonseca FA, Genest J, Gotto AM Jr, Kastelein JJ, et al. Rosuvastatin to prevent vascular events in men and women with elevated C-reactive protein. N Engl J Med. 2008;359(21):2195-207.

Sabatine MS, Giugliano RP, Keech AC, Honarpour N, Wiviott SD, Murphy SA, et al. Evolocumab and clinical outcomes in patients with cardiovascular disease. N Engl J Med. 2017;376(18): 1713-22.

Sabatine MS, Wiviott SD, Im K, Murphy SA, Giugliano RP. Efficacy and safety of further lowering of low-density lipoprotein cholesterol in patients starting with very low levels: a meta-analysis. JAMA Cardiol. 2018;3(9):823-8.

Soran H, Kwok S, Adam S, Ho JH, Durrington PN. Evidence for more intensive cholesterol lowering. Curr Opin Lipidol. 2017;28(4):291-9.

13 Doença arterial coronariana em idosos

Gustavo Jardim Volpe
Olga Laura Sena Almeida
Laís Araújo dos Santos Vilar

DEFINIÇÃO

A doença arterial coronariana (DAC), também conhecida como doença cardíaca isquêmica, é definida pela presença de um ou mais sintomas, sinais ou complicações cardiovasculares decorrentes da oferta insuficiente de sangue e oxigênio ao miocárdio por um mecanismo obstrutivo arterial. A causa mais comum é a obstrução das artérias coronarianas epicárdicas devido à aterosclerose.

Há evidências mostrando uma forte ligação entre o envelhecimento e a doença aterotrombótica, com aumento significativo do risco de doença cardiovascular em idosos. Essa associação é de grande importância, visto que a prevalência populacional de idosos vem crescendo de modo exponencial, especialmente no Brasil. Além disso, há ainda uma sub-representatividade dessa população nos ensaios clínicos, com pouca evidência da segurança e eficácia de alguns tratamentos nessa faixa etária.

O espectro clínico da DAC varia desde a isquemia silenciosa em pacientes assintomáticos, condição mais prevalente em idosos, até manifestações clínicas mais graves da doença, como a síndrome coronariana aguda (SCA). O diagnóstico e a abordagem dessas condições serão descritos em detalhes no decorrer deste capítulo.

EPIDEMIOLOGIA

Doenças cardiovasculares são a principal causa de óbito em homens e mulheres idosas. Mais de 80% de todas as mortes atribuídas a causas cardiovasculares ocorrem em pessoas com mais de 65 anos. No Brasil, dados do Ministério da Saúde (DATASUS) mostram que as doenças cardiovasculares são a principal causa de morte em qualquer faixa etária, porém com maior prevalência com o envelhecimento. O registro Nhanes (National Health and Nutrition Examination Survey) reportou maior prevalência de DAC em homens (30,6%) comparados com mulheres (21,7%) octogenários, com dados semelhantes mostrados também no FHS (*Framingham Heart Study*).

Aproximadamente metade dos pacientes apresenta um evento de SCA como a primeira manifestação da doença aterosclerótica. A idade média do primeiro episódio de SCA é de 65 anos nos homens e de 70 anos nas mulheres. A prevalência e a incidência de infarto agudo do miocárdio (IAM) aumentam dramaticamente com a idade, sendo 7 vezes mais prevalente e 10 vezes mais incidente em idosos entre 65 e 74 anos, com aumento da incidência ainda maior naqueles com mais de 80 anos. Um dado que chama a atenção é que mais de 40% dos infartos são clinicamente silenciosos em pacientes com 75 anos ou mais, especialmente nas mulheres, o que retarda o início do tratamento e aumenta a mortalidade. Além disso, há predominância de SCA sem supradesnivelamento do segmento ST nessa faixa etária, diferente do que ocorre em pacientes mais jovens. É importante destacar também que pacientes com mais de 85 anos têm lesões vasculares mais complexas, com maior acometimento triarterial e de tronco da artéria coronária esquerda, além de maior taxa de calcificação, tortuosidade e lesões ostiais. Octogenários representam 20% das hospitalizações por infarto e 30% de todas as mortes hospitalares por SCA.

A idade é um fator de risco independente para desfechos adversos na SCA. As principais razões para essa evolução desfavorável são atraso na chegada ao hospital, maior dificuldade diagnóstica, menor probabilidade de receber tratamento intervencionista, menor taxa de uso de betabloqueador e maior número de comorbidades associadas. Em estudo de banco de dados nacional, a utilização de terapias comprovadamente eficazes após SCA aumentou nos últimos 15 anos tanto nos muito idosos (idade > 80 anos) quanto nos mais jovens (< 50 anos), sendo tal aumento associado à melhora da sobrevida pós-alta nos dois grupos.

Sabe-se que a DAC em idosos está associada a pior prognóstico, com elevada morbimortalidade e aumento do risco de perda de funcionalidade, déficit cognitivo e custos em saúde. O aumento da vulnerabilidade do idoso com DAC é consequência de vários fatores: doença coronariana mais extensa e mais grave, diminuição da reserva cardíaca, além do aumento da prevalência e associação de fatores de risco cardiovasculares, multimorbidades e doença subclínica.

FISIOPATOLOGIA

O evento inicial da doença aterosclerótica é a lesão endotelial, que pode ser química, mecânica ou inflamatória. O principal fator envolvido nesse processo é a hipercolesterolemia. Sabe-se que a lipoproteína de baixa densidade (LDL) difunde-se na parede das artérias coronarianas, sofrendo oxidação e desencadeando uma severa resposta inflamatória que leva à disfunção endotelial. Esse processo inflamatório perturba o equilíbrio entre o óxido nítrico, agente vasodilatador e antiproliferativo, e a endotelina, agente vasoconstritor, além de liberar fatores quimiotáticos e de crescimento no local da aterosclerose, atraindo ainda mais células inflamatórias. O resultado é que a LDL oxidada é absorvida pelos macrófagos, levando ao desenvolvimento de um núcleo lipídico envolvido por células musculares lisas e tecido fibroso, que forma a placa aterosclerótica.

Existem dois tipos de placa aterosclerótica, que levarão a diferentes manifestações clínicas da DAC: a placa estável e a instável. A placa estável tem um pequeno núcleo lipídico, com poucas células inflamatórias, e é coberta por uma capa fibrosa espessa. Essa placa é de crescimento lento e tipicamente causa a angina estável, que se manifesta quando há aumento da demanda miocárdica e é de caráter mais crônico. A placa instável é de maior risco para evento cardiovascular grave e consiste em um grande núcleo lipídico trombogênico coberto por uma fina capa fibrosa. O processo inflamatório na periferia da placa leva à liberação de metaloproteinases que degradam a capa fibrosa, com consequente ruptura da placa, causando a SCA. A Figura 1 ilustra o vaso coronariano não aterosclerótico comparado ao vaso acometido pelas diferentes placas descritas.

Existem inúmeras alterações que ocorrem com o envelhecimento e que contribuem para o desenvolvimento de DAC no idoso. O Quadro 1 resume as principais alterações relacionadas à idade que alteram o balanço homeostático, favorecendo o dano e dificultando o reparo tecidual, o que leva a alterações na estrutura vascular e cardíaca, com impacto direto na ocorrência, apresentação e manifestações da DAC no idoso.

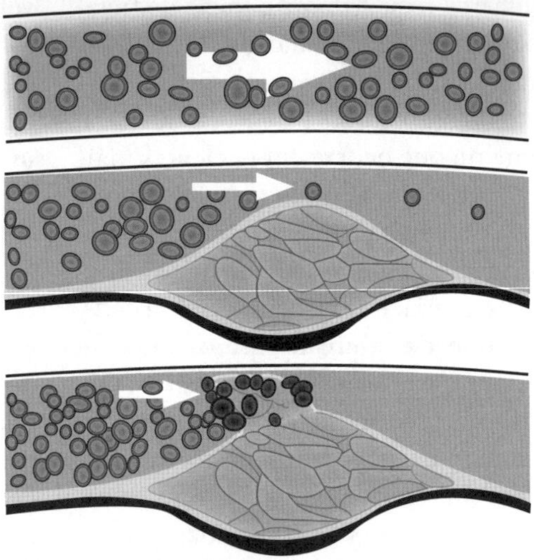

FIGURA 1 Representação de uma circulação coronariana normal comparada à circulação da doença aterosclerótica coronariana.
SCA: síndrome coronariana aguda.

QUADRO 1 Alterações relacionadas à idade que favorecem o desenvolvimento de doença arterial coronariana no idoso

- Aumento dos níveis séricos de LDL.
- Oxidação e redução das propriedades ateroprotetoras das HDL.
- Alterações na elasticidade da parede vascular com disfunção endotelial.
- Desequilíbrio na síntese e degradação da matriz extracelular.
- Modificações no sistema hemostático favorecendo um estado de hipercoagulabilidade e prejuízo da fibrinólise.
- Alterações nos canais de cálcio dos miócitos.
- Disfunção mitocondrial com aumento das espécies reativas de oxigênio.
- Capacidade cardíaca regenerativa reduzida.

HDL: lipoproteínas de alta densidade.

FATORES DE RISCO

Os fatores de risco para DAC em idosos são os mesmos de pacientes mais jovens e estão resumidos no Quadro 2. O controle adequado desses fatores sabidamente reduz o risco de evento cardiovascular.

QUADRO 2 Principais fatores de risco para doença arterial coronariana em idosos

- Diabetes *mellitus*.
- Hipertensão arterial sistêmica.
- Dislipidemia.
- Tabagismo.
- Obesidade.
- Sedentarismo.
- História familiar positiva em parentes de primeiro grau do sexo masculino antes dos 55 anos e do sexo feminino antes dos 65 anos.

QUADRO CLÍNICO

O quadro clínico clássico da DAC crônica manifesta-se como uma angina estável, caracterizada por dor retroesternal ou precordial, em aperto, difusa, irradiada para o ombro ou braço esquerdos, epigástrio e/ou pescoço. Costuma apresentar-se de forma crônica, ter duração menor que 20 minutos, ser tipicamente desencadeada pelo esforço ou estresse emocional, com melhora ao repouso ou com uso de nitrato. Entretanto, em idosos, a dor precordial típica ocorre em apenas metade dos pacientes e, após os 80 anos de idade, somente uma minoria de pacientes apresenta o quadro clínico clássico.

Grande parte dos idosos com DAC crônica não relaciona os sintomas cardiovasculares ao esforço físico, o que pode ser atribuído à atividade física limitada, déficit cognitivo ou perceção de dor alterada por outras condições clínicas. Além disso, a isquemia silenciosa ocorre com maior frequência nesses pacientes, manifestando-se de forma assintomática ou com sintomas atípicos como dispneia, ortopneia, dispneia paroxística noturna e arritmias cardíacas, os quais são descritos como "equivalentes anginosos". A DAC crônica pode, ainda, manifestar-se nesses pacientes como dor no ombro ou nas costas, fraqueza, fadiga, desconforto epigástrico e dor pós-prandial ou noturna, tornando necessário o diagnóstico diferencial com doenças osteomusculares, doença ulcerosa péptica, doença do refluxo gastroesofágico, colelitíase, depressão e ansiedade.

A SCA pode manifestar-se de diferentes maneiras, como angina em repouso com duração maior que 20 minutos, angina aos esforços com aumento progressivo da intensidade ("angina em crescendo") ou angina de início recente, em menos de 2 meses. A ocorrência dor anginosa 2 semanas após um IAM, bem como a presença de B3, sopro mitral, crepitações pulmonares ou hipotensão arterial ao exame físico durante um episódio de dor retroesternal, também são sugestivos de SCA.

Em idosos com SCA, a apresentação com sintomas atípicos também é mais comum. A dor torácica é relatada em apenas 40% daqueles ≥ 80 anos quando comparados a 80% nos ≤ 65 anos de idade. Os sintomas comuns nessa faixa etária são: dispneia (29,4%), sudorese (26,2%), náuseas e vômitos (24,3%), síncope e pré-síncope (19,1%). Nesses pacientes, principalmente naqueles com estado cognitivo mais comprometido, o *delirium* deve ser também valorizado como possível manifestação de SCA.

O Quadro 3 resume as principais manifestações clínicas atípicas de DAC no idoso.

DIAGNÓSTICO

Doença arterial coronariana crônica

A avaliação inicial dos pacientes com angina estável ou dor torácica crônica inclui história clínica detalhada, exame físico para descartar causas não cardíacas e realização de testes e procedimentos para confirmação diagnóstica e avaliação da gravidade da DAC, que serão detalhados mais adiante.

Dentre os exames laboratoriais a serem solicitados para pacientes com angina estável, são recomendados: glicemia de jejum, perfil lipídico, hemoglobina e creatinina, além de hormônio tireoestimulante (TSH) em mulheres. O eletrocardiograma (ECG) de repouso deve ser solicitado de rotina, porém deve-se ter em mente que na população idosa ele tem alta prevalência de achados importantes, como ondas Q patológicas, bloqueios de ramo, hipertrofia ventricular esquerda, alterações da onda ST-T e fibrilação/*flutter* atrial, o que limita sua utilidade como ferramenta de triagem.

QUADRO 3 Principais manifestações atípicas de doença arterial coronariana no idoso

Doença arterial coronariana crônica	Síndrome coronariana aguda
▪ Dispneia.	▪ Dispneia súbita.
▪ Ortopneia.	▪ Diaforese.
▪ Dispneia paroxística noturna.	▪ Náuseas/vômitos.
▪ Dor no ombro ou nas costas.	▪ Mal-estar inespecífico.
▪ Fraqueza inespecífica.	▪ Síncope.
▪ Fadiga.	▪ Edema agudo de pulmão.
▪ Desconforto epigástrico.	▪ *Delirium*.

Os exames diagnósticos complementares para avaliação detalhada da angina estável devem ser indicados com base na probabilidade de DAC significativa, que depende do tipo de dor, do sexo, da idade e das comorbidades do paciente. Após a estimativa da probabilidade pré-teste, deve-se classificá-la como baixa (< 10%), intermediária (10 a 90%) e alta (> 90%). Em pacientes com baixa probabilidade de DAC, os exames complementares devem ser dirigidos para a pesquisa de causas não cardíacas. Nos casos de probabilidade intermediária ou alta, deve-se prosseguir com a estratificação cardiovascular individualizada.

Para prosseguir com a investigação diagnóstica, na maioria dos casos, inicialmente são realizados testes não invasivos, visto que a mortalidade geral de pacientes com angina estável é baixa, entre 1,2 e 2,4% ao ano. Em idosos, é inadequado optar por métodos diagnósticos invasivos, que têm maior incidência de complicações, quando não há evidência clara de benefício. Como opções de exames não invasivos, estão disponíveis ECG de esforço (teste ergométrico), ecocardiograma com estresse, cintilografia miocárdica com estresse, ressonância magnética cardíaca com estresse e a angiotomografia de coronárias.

O Quadro 4 descreve os exames diagnósticos que podem ser solicitados no idoso para estratificação cardiovascular não invasiva e suas especificidades.

QUADRO 4 Exames diagnósticos não invasivos para estratificação cardiovascular no idoso

Exame	Especificidades
Teste ergométrico	▪ Condições físicas podem limitar sua realização em idosos, tais como instabilidade de marcha, mobilidade reduzida, déficit cognitivo, comorbidades descompensadas. ▪ Anormalidades no ECG de repouso impossibilitam a avaliação do segmento ST: bloqueio de ramo esquerdo, uso de marca-passo, pré-excitação. ▪ O escore Duke não foi capaz de predizer mortalidade cardiovascular ou IAM em adultos idosos.
Ecocardiografia transtorácico com estresse	▪ O estresse pode ser físico ou com uso de dobutamina. ▪ Permite a detecção de alterações da mobilidade segmentar em repouso e durante o estresse. ▪ Permite avaliação da função ventricular e da viabilidade miocárdica. ▪ Tem maior sensibilidade e especificidade que o teste ergométrico, em torno de 88% de sensibilidade e 83% de especificidade.
Cintilografia miocárdica com estresse	▪ O estresse pode ser físico ou farmacológico (adenosina, dipiridamol ou dobutamina). ▪ Dipiridamol e adenosina estão contraindicados na presença de doença do nó sinusal, bloqueio atrioventricular avançado e broncoespasmo. ▪ Apresenta sensibilidade de 95% e especificidade de 75% para detecção de obstrução coronariana grave.
Angiotomografia computadorizada de artérias coronárias	▪ Método anatômico não invasivo: pode detectar e quantificar a doença aterosclerótica sem requerer o uso de estresse farmacológico ou físico. ▪ Acurácia reduzida para quantificação de estenoses em idosos devido à alta prevalência de calcificação nessa faixa etária. ▪ Insuficiência renal limita o uso de contraste. ▪ Necessita de controle adequado da frequência cardíaca (50-60 bpm). ▪ Apresenta aproximadamente sensibilidade de 95% e especificidade de 80% para detecção de obstrução coronariana > 50%.
Ressonância magnética cardíaca com estresse	▪ Estresse deve ser farmacológico (adenosina, dipiridamol ou dobutamina). ▪ Dipiridamol e adenosina estão contraindicados na presença de doença do nó sinusal, bloqueio atrioventricular avançado e broncoespasmo. ▪ Alta resolução espacial com possibilidade de avaliar outros parâmetros de caracterização tecidual do miocárdio (fibrose, edema, função). ▪ Claustrofobia pode ser limitação. ▪ Poucos estudos voltados para a avaliação de isquemia em pacientes idosos.

bpm: batimentos por minuto; ECG: eletrocardiograma; IAM: infarto agudo do miocárdio.

A realização de cinecoronariografia diagnóstica é um procedimento invasivo que permite não só o diagnóstico de DAC como a quantificação de sua gravidade, sendo fundamental para definição terapêutica em alguns casos. É recomendada para pacientes com testes não invasivos de alto risco para lesão de tronco da artéria coronária esquerda ou de doença multiarterial, pacientes com angina estável refratários à terapia medicamentosa otimizada, pacientes com angina estável e disfunção ventricular, pacientes com angina estável ou equivalentes anginosos recorrentes dentro de 9 a 12 meses após a intervenção coronária percutânea e pacientes com história de morte súbita ou arritmia ventricular grave. Nesses casos, a realização de cinecoronariografia deve ser considerada como primeira opção.

Por seu caráter invasivo, é um exame que acarreta mais riscos de complicações, como nefropatia induzida por contraste, especialmente em idosos com mais de 75 anos. Complicações vasculares maiores podem ocorrer em 3,6% dos pacientes idosos submetidos a angiografia coronária diagnóstica. Porém, a idade por si só não consiste em uma limitação à realização desse procedimento. A única contraindicação absoluta para a realização desse exame é a recusa por parte do paciente ou de seus familiares (quando este estiver incapacitado) para autorizar a execução do procedimento. Dessa forma, quando considerada a solicitação da cinecoronariografia em pacientes com idade avançada, a abordagem deve ser caso-específica, pesando os potenciais riscos e benefícios da avaliação invasiva.

Síndrome coronariana aguda

Diante da suspeita de SCA, preconiza-se a realização de ECG de 12 derivações em no máximo 10 minutos para todo paciente que se apresenta no pronto-socorro com sintomas sugestivos, com repetição após 4 a 8 horas da admissão, ou a qualquer momento em caso de instabilidade hemodinâmica ou precordialgia recorrente. As alterações de ECG sugestivas de isquemia são alterações do segmento ST, bloqueio de ramo esquerdo (BRE) novo, inversões transitórias da onda T e surgimento de onda Q patológica. No entanto, o ECG é inespecífico em 43% dos idosos > 85 anos de idade.

Há evidências que mostram um retardo na realização de ECG em idosos com suspeita de SCA, com tempo médio entre a admissão no pronto-socorro e o primeiro ECG de 7 minutos a mais nos pacientes acima de 85 anos de idade, quando comparados com aqueles abaixo de 65 anos. Mulheres acima de 85 anos apresentam média de atraso de 45 minutos entre a chegada e o primeiro ECG, provavelmente pela apresentação clínica atípica.

Devem ser solicitados, também, os marcadores bioquímicos de necrose miocárdica na admissão e após 6 a 9 horas se a primeira dosagem for normal ou discretamente elevada. A troponina de alta sensibilidade é o marcador de escolha. A radiografia simples do tórax também deve ser solicitada para realização do diagnóstico diferencial de outras causas de precordialgia e para a avaliação de congestão pulmonar.

Após essa avaliação inicial, o paciente que não tiver supradesnivelamento do segmento ST nem marcadores de necrose miocárdica positivos recebe o diagnóstico de angina instável e deve ser classificado quanto ao risco de morte ou IAM em baixo, médio ou alto risco por meio de escores de risco padronizados, como o *Thrombolysis in Myocardial Infarction* (TIMI) *Risk* e o *Global Registry of Acute Coronary Events* (Grace), por exemplo. Essa estratificação é importante por direcionar para uma melhor estratégia na abordagem diagnóstica e terapêutica, aumentando o uso de antitrombóticos, anticoagulação e revascularização miocárdica, com consequente redução do risco de morte, infarto e isquemia recorrente na população idosa. Deve-se ressaltar que ter mais de 70 anos de idade confere risco moderado (70 a 75 anos) a alto (> 75 anos) para doença coronariana. Também se recomenda a avaliação do risco de sangramento durante a hospitalização por meio do escore CRUSADE (*Can rapid risk stratification of unstable angina patients supress adverse events*), que tem acurácia relativamente alta para estimar o risco de sangramento por incorporar variáveis de admissão e de tratamento, e que em população brasileira foi preditor não apenas de sangramento, mas também de mortalidade intra-hospitalar.

Pacientes sem alteração do segmento ST porém com elevação de marcadores de necrose miocárdica são diagnosticados com IAM sem supradesnivelamento de ST e imediatamente classificados como alto risco.

Pacientes classificados como baixo risco são submetidos a estratificação não invasiva, que deve ser realizada idealmente em até 72 horas e pode ocorrer em regime ambulatorial. Pacientes classificados como médio e alto risco devem ser submetidos a cinecoronariografia precoce, dentro de 72 e 24 horas, respectivamente. Pacientes que apresentem características de maior gravidade, como angina refratária, sinais e sintomas de insuficiência cardíaca ou insuficiência mitral nova, angina recorrente ou angina em repouso apesar do tratamento clínico adotado devem ser encaminhados para cinecoronariografia idealmente em até 2 horas. Há evidências de benefícios da estratégia intervencionista precoce, principalmente em idosos.

Pacientes com supradesnivelamento de ST no ECG admissional já têm o diagnóstico estabelecido de IAM com supradesnivelamento de ST, devendo ser prontamente encaminhados para terapia de reperfusão mecânica ou farmacológica, conforme será descrito adiante.

A Figura 2 resume o fluxograma de atendimento do paciente com suspeita de SCA.

TRATAMENTO

A transição demográfica com aumento da população idosa representa um grande desafio dentro do tratamento das doenças cardiovasculares, uma vez que os pacientes idosos não têm representatividade em ensaios clínicos. Isso torna as decisões terapêuticas nessa população mais difíceis, visto que não há respaldo suficiente na literatura médica quanto à eficácia e segurança dos tratamentos disponí-

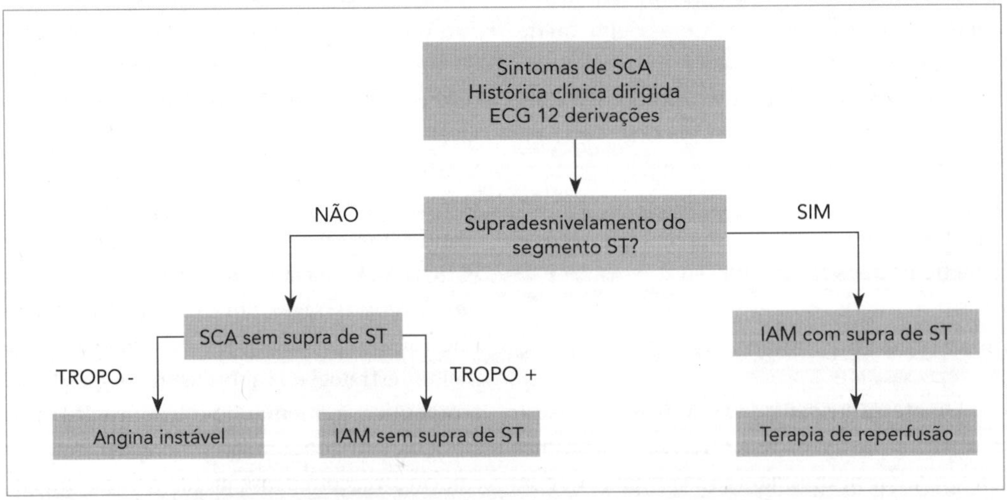

FIGURA 2 Fluxograma de atendimento do paciente idoso com suspeita de SCA.
ECG: eletrocardiograma; IAM: infarto agudo do miocárdio; SCA: síndrome coronariana aguda.

veis como em pacientes mais jovens. Pacientes com idade igual ou superior a 75 anos correspondem a apenas 10% dos pacientes avaliados em ensaios clínicos. Além disso, as apresentações atípicas da DAC em idosos, com consequente atraso no diagnóstico, repercutem muitas vezes em tratamento inadequado.

Na tomada de decisão, é extremamente relevante a avaliação da funcionalidade do idoso, especialmente com relação a seu grau de dependência para as atividades de vida diária. A tomada de decisão baseada exclusivamente na idade cronológica, sem levar em consideração as comorbidades e o grau de dependência e atividade física do idoso, pode levar a iatrogenias, com super ou subtratamentos.

Historicamente, médicos tendem a ser mais conservadores e a usar terapias menos agressivas em idosos. Por exemplo, o Minap (Myocardial Ischaemia National Audit Project) demonstrou que, entre 2009 e 2010, 32,2% dos pacientes com IAM com supra ST ≥ 85 anos de idade receberam angioplastia primária em comparação com 52,1% naqueles com idade < 55 anos. No entanto, dada sua condição de alto risco, os idosos com coronariopatia são um grupo com grande probabilidade de experimentar benefícios em sua resposta clínica e estado funcional ao serem submetidos à terapia de revascularização. Há evidências que mostram que, quanto mais idoso for o paciente, maior a mortalidade esperada na SCA sem supradesnivelamento de ST e, portanto, maior o benefício dos tratamentos em termos de redução de mortalidade, tanto proporcional quanto absoluta. Os idosos também são mais propensos a sofrer complicações durante o processo terapêutico, devido a alterações fisiológicas relacionadas à idade, fragilidade e comorbidades. Logo, a decisão sobre investigar DAC em idosos e submetê-los a terapia de revascularização é complexa. Nesse cenário, a fragilidade é um preditor importante e independente de mortalidade, permanência hospitalar mais prolongada, aumento do risco de sangramento e morbidade na população idosa com SCA.

O manejo terapêutico de DAC crônica e SCA deve seguir de forma geral os mesmos procedimentos e medicações recomendados para a população adulta, conforme as diretrizes mais atuais.

Doença arterial coronariana crônica

O tratamento farmacológico da angina estável tem por objetivo: prevenir a ocorrência de SCA, reduzir a mortalidade e os sintomas anginosos, promovendo melhor qualidade de vida. O manejo ideal de diabetes, hipertensão e outros fatores de risco cardiovascular em pacientes idosos pacientes com DAC é essencial, embora frequentemente desafiador devido aos efeitos colaterais de medicação e/ou suas interações. Orientações dietéticas, exercício físico, perda de peso e cessação do tabagismo são modificações no estilo de vida fundamentais no tratamento da DAC, embora os pacientes mais velhos tenham menor probabilidade de receber tais intervenções em comparação com os indivíduos mais jovens.

O tratamento clínico medicamentoso baseia-se no uso de antiagregantes plaquetários, estatinas e inibidores da enzima conversora de angiotensiva (iECA) ou bloqueadores do receptor de angiotensina (BRA), que comprovadamente reduzem mortalidade. Na contraindicação absoluta ao uso de ácido acetilsalicílico (AAS), os derivados tienopiridínicos (clopidogrel e ticlopidina), antagonistas da ativação plaquetária mediada pela adenosina difosfato (ADP), podem ser usados.

Os betabloqueadores não reduzem mortalidade em pacientes com DAC estável (nível de evidência C), mas devem ser usados como droga antianginosa de primeira linha nesses pacientes (nível de evidência A). Outras opções de drogas anti-isquêmicas que podem ser usadas em caso de contraindicação ou refratariedade ao uso de betabloqueadores são: bloqueadores dos canais de cálcio (diltiazem ou verapamil) na ausência de disfunção ventricular, trimetazidina e nitratos de ação prolongada. A ivabradina também pode ser utilizada para controle da frequência cardíaca em pacientes sintomáticos com frequência cardíaca acima de 70 batimentos por minuto (bpm), em ritmo cardíaco sinusal e com terapia otimizada.

As principais indicações de terapia intervencionista na DAC crônica, seja por intervenção coronariana percutânea (ICP) ou cirurgia de revascularização miocárdica (CRM), estão resumidas no Quadro 5.

Até o momento, nenhum grande ensaio clínico comprovou que a estratégia invasiva na coronariopatia crônica reduz as taxas de infarto e morte se comparada ao tratamento clínico otimizado. Em geral, pacientes com DAC estável e de baixo risco devem ser inicialmente tratados com terapia medicamentosa otimizada, especialmente aqueles com comorbidades de alto risco, anatomias coronarianas difíceis, levemente sintomáticos e sem isquemia extensa.

Em pacientes com boa expectativa de vida e sintomas refratários à terapia medicamentosa otimizada, a terapia intervencionista pode ser indicada quando tecnicamente viável e com um nível de risco aceitável. Nesse momento, a CRM segue como estratégia preferencial nos pacientes com DAC triarterial e características clínicas e angiográficas de maior gravidade: idade avançada, fração de ejeção reduzida, disfunção renal, doença vascular periférica, diabetes *mellitus* ou escore Syntax > 22 na cinecoronariografia. No entanto, em pacientes com menor risco, a ICP demonstra um perfil de segurança equivalente ao da CRM e pode ser postulada como estratégia de revascularização inicial.

Síndrome coronariana aguda

Todos os pacientes diagnosticados com SCA devem ser mantidos em repouso no leito, com acesso venoso periférico e monitorização multiparamérica contínua. Oxigênio suplementar deve ser ofertado para manter a saturação de oxigênio maior que 92%. Além disso devem receber, nos primeiros 10 minutos da admissão, 200 a 300 mg de AAS para serem mastigados. Para fins didáticos, descreveremos inicialmente o manejo terapêutico de angina instável e IAM sem supradesnivelamento de ST, seguido pelo manejo terapêutico do IAM com supradesnivelamento de ST.

Angina instável ou infarto agudo do miocárdio sem supradesnivelamento de ST

Para controle da dor, podem ser administrados nitratos. Inicialmente, pode-se usar o dinitrato de isossorbida 5 mg sublingual, sendo feitas, no máximo, 3 doses. Se não houver resposta adequada, pode-se iniciar nitroglicerina endovenosa, 5 a 10 mcg/minuto, aumentando a dose até o alívio dos sintomas. Esses tratamentos são contraindicados caso haja hipotensão arterial (pressão arterial sistólica – PAS < 90 mmHg ou queda de PA > 30% em pacientes hipertensos). O uso de sildenafil nas últimas 24 horas ou tadalafila nas últimas 48 horas também contraindica a administração dessas medicações. O betabloqueador deve ser introduzido, rotineiramente, nas primeiras 24 horas, com o objetivo de manter a frequência

QUADRO 5 Principais indicações de terapia intervencionista na doença arterial coronariana crônica

- Pacientes sintomáticos com estenose coronariana > 50% e angina limitante a despeito da terapia medicamentosa otimizada.
- Pacientes com alto risco de SCA.
- Pacientes com disfunção ventricular.

SCA: síndrome coronariana aguda.

cardíaca em torno de 60 bpm, exceto em casos de contraindicação (sinais de disfunção ventricular ou asma, p. ex.). Nos casos em que os pacientes persistem com dor, mesmo após o uso de nitrato e betabloqueador, pode ser usado o diltiazem se não houver sinais de disfunção ventricular, na dose de 30 a 60 mg, via oral, a cada 8 horas.

Devem ser introduzidos também estatina, iECA e um segundo antiagregante plaquetário. Há três opções de antiagregante plaquetário disponíveis no mercado que podem ser utilizados na SCA:

1. Clopidogrel, com ataque de 300 mg.
2. Prasugrel, que é contraindicado em idosos com idade maior que 75 anos, em pacientes de baixo peso (< 60 kg) e pacientes com antecedentes de acidentes vascular encefálico ou ataque isquêmico transitório.
3. Ticagrelor, que, em relação ao clopidogrel, foi capaz de reduzir a mortalidade, sendo o medicamento de primeira escolha, se disponível.

A despeito de idosos terem maior risco de sangramento, o uso de dupla antiagregação plaquetária reduz a taxa de mortalidade em pacientes acima de 65 anos.

Associada aos antiplaquetários, a anticoagulação deve ser realizada nos pacientes classificados com risco intermediário ou alto. Nesses pacientes, seu uso deve ser feito desde a admissão até a realização da angioplastia coronariana. Naqueles em que for mantido apenas tratamento clínico sem angioplastia, deve-se manter a anticoagulação por 8 dias ou até a alta hospitalar. As opções disponíveis são a heparina não fracionada, a enoxaparina e o fondaparinux. A opção de primeira escolha em idosos é a enoxaparina, na dose de 1 mg/kg, subcutânea, a cada 12 horas, com ajuste da dose para 0,75 mg/kg em pacientes com mais de 75 anos. Naqueles com *clearance* de creatinina abaixo de 30 mL/minuto/1,73 m^2, administra-se 1 mg/kg de 24 em 24 horas.

Em pacientes com angina instável de baixo risco, se não apresentarem recorrência da dor, pode-se considerar a alta com seguimento ambulatorial para estratificação cardiovascular em no máximo 72 horas. Idealmente, em pacientes com fatores de risco para doença coronariana, a estratificação deve ser realizada com testes não invasivos ainda no hospital. Caso haja a presença de isquemia ou obstrução grave, o paciente deve ser encaminhado para estratificação invasiva com cinecoronariografia.

Pacientes com risco intermediário e alto devem ser prontamente internados e submetidos à cinecoronariografia em 24 horas da admissão. Em pacientes de risco intermediário com alto risco de sangramento ou insuficiência renal, pode-se considerar inicialmente a realização de teste não invasivo. Pacientes de alto risco e com sinais de instabilidade devem ser encaminhados para a cinecoronariografia de emergência.

De forma geral, a angioplastia é restrita geralmente apenas ao vaso culpado, salvo em casos excepcionais, como pacientes em choque cardiogênico com outras lesões críticas residuais. Quando há indicação cirúrgica, o clopidogrel é imediatamente suspenso e se aguardam 5 dias para o procedimento.

Infarto agudo do miocárdio com supradesnivelamento de ST

Em pacientes com SCA com supradesnivelamento do segmento ST, o objetivo do tratamento é a recanalização do vaso culpado no menor tempo possível. A angioplastia primária é o método de eleição. Caso haja indisponibilidade de serviço de hemodinâmica ou não seja possível a transferência do paciente a um serviço de hemodinâmica com realização de angioplastia dentro de 120 minutos, é indicada terapia fibrinolítica para todos os pacientes que tenham iniciado sintomas em no máximo 12 horas. O tempo porta-agulha ideal, isto é, o tempo decorrido entre a entrada do paciente no hospital e o início da trombólise, é de no máximo 30 minutos. Atenção deve ser dada às contraindicações absolutas aos trombolíticos, descritas no Quadro 6.

Há evidências mostrando que pacientes idosos com mais de 75 anos e sintomas iniciados há no máximo 12 horas apresentam redução significativa nas taxas de mortalidade quando tratados com trombolíticos. Desse modo, existe benefício demonstrado na utilização de trombolíticos também nessa faixa etária, não sendo a idade um fator limitante para a utilização desse tipo de terapia de reperfusão. No entanto, comparativamente a pacientes mais jovens, idosos apresentam maior taxa de mortalidade relacionada ao uso de trombolíticos devido às alterações da complacência vascular, hipertrofia e remodelamento ventricular e redução da resposta adrenérgica. Além disso, entre pacientes submetidos a trombólise, idosos têm maior risco de ruptura cardíaca e hemorragia intracraniana. Esses riscos podem ser reduzidos com o ajuste das doses de anticoagulantes e antiplaquetários.

Caso o paciente apresente contraindicação à trombólise ou esteja instável, com choque cardiogênico e sinais de disfunção grave do ventrículo esquerdo, este deve ser estabilizado hemodinamicamente e encaminhado para outro serviço onde seja possível a realização de cinecoronariografia.

QUADRO 6 Contraindicações absolutas ao uso de trombolíticos

- Doença terminal.
- Lesão vascular ou neoplasia no sistema nervoso central.
- História prévia de coagulopatia hemorrágica.
- Acidente vascular hemorrágico prévio.
- Acidente vascular isquêmico nos últimos 3 meses.
- Trauma significante na cabeça ou rosto nos últimos 3 meses.
- Sangramento ativo ou diátese hemorrágica (exceto menstruação).
- Dissecção aguda de aorta.

Evidências na literatura apontam resultados mais favoráveis quando a angioplastia primária é realizada em idosos, principalmente pela menor incidência de complicações hemorrágicas. Em um recente registro com pacientes ≥ 75 anos com IAM com supra ST e DAC acometendo múltiplos vasos, a ICP multiarterial foi relacionada com melhores resultados especialmente com procedimentos estagiados (não realizados no mesmo dia). Entre aqueles submetidos a ICP multiarterial, a completude da revascularização definida anatomicamente não teve influência prognóstica.

Todos os pacientes que sofreram IAM, com ou sem supradesnivelamento de ST, devem receber estatina, betabloqueador, iECA ou BRA, por tempo indefinido, e um bloqueador do receptor de adenosina difosfato (ADP) por 1 ano.

CONSIDERAÇÕES FINAIS

A DAC é uma condição muito prevalente em idosos, com elevada morbimortalidade, e pode se manifestar de forma aguda ou crônica. As manifestações clínicas no idoso são, com frequência, atípicas, o que dificulta o diagnóstico e atrasa o tratamento, piorando o prognóstico nesses pacientes. Quando confirmada, o tratamento deve ser prontamente instituído, considerando as particularidades e a funcionalidade do idoso para a tomada de decisão. A individualização terapêutica deve ser sempre realizada, evitando iatrogenias, promovendo o aumento da sobrevida e preservando a qualidade de vida do paciente.

BIBLIOGRAFIA

Alexander KP, Newby LK, Cannon CP, Armstrong PW, Gibler WB, Rich MW, et al. Acute coronary care in the elderly, part I: Non-ST-segment-elevation acute coronary syndromes: a scientific statement for healthcare professionals from the American Heart Association Council on Clinical Cardiology: in collaboration with the Society of Geriatric Cardiology. Circulation. 2007;115(19):2549-69.

Avezum Junior A, Piegas LS, Timerman A, Feitosa GS, Nicolau JC, Mattos LAP, et al. V Diretriz da Sociedade Brasileira de Cardiologia sobre tratamento do infarto agudo do miocárdio com supradesnível do segmento. Arq Bras Cardiol. 2015 Aug;105(2 Suppl 1):1-105.

Badimon L, Bugiardini R, Cubedo J. Pathophysiology of acute coronary syndromes in the elderly. Int J Cardiol. 2016;222:1105-9.

de La Torre Hernandez JM, Gomez Hospital JA, Baz JA, Brugaletta S, Perez de Prado A, Linares JA, et al. Multivessel disease in patients over 75 years old with ST elevated myocardial infarction: current management strategies and related clinical outcomes in the Estrofa MI+75 nation-wide registry. Cardiovasc Revasc Med. 2018;19(5 Pt B):580-8.

Cesar LA, Ferreira JF, Armaganijan D, Gowdak LH, Mansur AP, Bodanese LC S. Diretriz de doença coronária estável. Arquivos Brasileiros de Cardiologia. 2014;103(2).

Feitosa-Filho GS, Peixoto JM, Pinheiro JES, Afiune Neto A, Albuquerque ALT, Cattani AC, et al. Atualização das diretrizes em cardiogeriatria da Sociedade Brasileira de Cardiologia. Arq Bras Cardiol. 2019;112(5):649-705.

Jackson CF, Wenger NK. Cardiovascular disease in the elderly. Rev Esp Cardiol. 2011;64(8):697-712.

Madhavan MV, Gersh BJ, Alexander KP, Granger CB, Stone GW. Coronary artery disease in patients ≥ 80 years of age. Journal of the American College of Cardiology. 2018;71(18):2015-40.

Nicolau JC, Feitosa Filho, GS, Petriz JL, Furtado RHM, Précoma DB, Lemke W, et al. Diretrizes da Sociedade Brasileira de Cardiologia sobre angina instável e infarto agudo do miocárdio sem supradesnível do segmento ST – 2021. Arquivos Brasileiros de Cardiologia. 2021; 17(1):181-264.

Roger VL, Go AS, Lloyd-Jones DM, Benjamin EJ, Berry JD, Borden WB, et al. Heart disease and stroke statistics – 2012 update. Circulation. 2012;125:e2-220.

Skolnick AH, Alexander KP, Chen AY, Roe MT, Pollack CV Jr, Ohman EM, et al. Characteristics, management, and outcomes of 5,557 patients age > or = 90 years with acute coronary syndromes: results from the CRUSADE Initiative. J Am Coll Cardiol. 2007;49(17):1790-7.

Wenger NK, Helmy T, Patel AD, Lerakis S. Evidence based management of coronary artery disease in the elderly: current perspectives. Medscape General Medicine. 2005;7(2):75.

Yazdanyar A, Newman AB. The burden of cardiovascular disease in the elderly: morbidity, mortality, and costs. Clin Geriatr Med. 2009;25(4):563-77.

14 Insuficiência cardíaca

Marcus Vinicius Simões
Leonardo Pippa Gadioli

INTRODUÇÃO

A insuficiência cardíaca (IC) pode ser definida como uma síndrome clínica complexa, na qual o coração é incapaz de bombear sangue suficiente para atender às necessidades metabólicas do organismo, ou pode fazê-lo somente com elevações das pressões de enchimento. Atualmente, a IC é considerada epidemia global com elevada morbidade e mortalidade. Além da alta prevalência, a IC é uma condição de mau prognóstico quando atinge suas fases clínicas mais avançadas, sendo que apenas 50% dos pacientes sobrevivem 5 anos. Essa sobrevida é menor em comparação com diversos tipos de cânceres (neoplasia de mama, útero, próstata e linfoma não Hodgkin).

A IC acomete 1 a 2% da população adulta, atingindo aproximadamente 23 milhões de pessoas ao redor do mundo. Vale salientar que as principais causas de IC estão ligadas a doenças crônico-degenerativas como hipertensão arterial, diabetes *mellitus* e doença arterial coronária, sendo, portanto, uma condição com incidência fortemente ligada ao envelhecimento da população. De fato, a prevalência da IC dobra a cada década de vida, atingindo aproximadamente 10% da população após os 80 anos de idade. Estima-se que na população acima dos 40 anos de idade o risco de desenvolver a doença ao longo da vida seja em torno de 20%.

No Brasil, não há levantamentos estatísticos populacionais sobre a prevalência da IC. Resultados do I Registro Brasileiro de IC (Registro Breathe) salientam a importância da síndrome no nosso meio, mostrando elevada taxa de mortalidade intra-hospitalar e a contribuição de etiologias consideradas como doenças negligenciadas, tais como a doença reumática e a doença de Chagas.

CLASSIFICAÇÃO

A IC pode ser classificada de acordo com o grau de incapacidade física causada pela doença (classe funcional pela New York Heart Association – NYHA e/ou escala de atividade específica – SAS). A determinação da classe funcional permite a avaliação da evolução da doença, do prognóstico e a monitoração ao longo do tempo do efeito de medidas terapêuticas, devendo ser obtida na abordagem inicial e repetida a cada consulta de acompanhamento.

A mais amplamente conhecida classificação funcional é a da New York Heart Association (NYHA), que, no entanto, apresenta algumas limitações. O emprego de parâmetros vagos e subjetivos na caracterização da capacidade física a torna um instrumento de baixa reprodutibilidade na prática clínica. É comum que classes intermediárias sejam artificialmente criadas (p. ex., classe II/III), representando a imprecisão dos parâmetros utilizados.

Para tornar mais objetiva e aumentar a reprodutibilidade da classificação funcional da NYHA, Goldman et al. propuseram uma abordagem apoiada em uma escala de atividades físicas específicas, com gasto metabólico de oxigênio previamente conhecido. O Quadro 1 resume os aspectos usados nas duas abordagens para determinação da classe funcional. A Figura 1 mostra uma proposta simplificada de perguntas no formato de um algoritmo para rápida determinação da classe funcional baseada na escala de atividades específicas.

A síndrome de IC também pode ser classificada como IC aguda, caracterizada pelo rápido início ou agravamento de sintomas até manifestações graves em repouso ou mínimos esforços, ocorrendo ao longo de 1 a 2 semanas; enquanto IC crônica se refere a sintomas estáveis e persistentes por pelo menos 3 meses.

A IC pode ainda ser classificada de acordo com seu estágio evolutivo ou a gravidade do acometimento estrutural/funcional do coração (Figura 2). Essa classificação é mais recente e salienta o conceito de que a IC, na grande maioria das vezes, desenvolve-se a partir de, ou é agravada, por fatores de risco não controlados agindo longo tempo antes do início da doença, como hipertensão arterial, *diabetes mellitus*, etilismo, agentes cardiotóxicos. Essa classificação realça a importância da prevenção da IC, mediante o controle desses fatores de risco. Além disso, as recomendações terapêuticas

QUADRO 1 Classificação funcional pela New York Heart Association (NYHA) e pela Escala de Atividades Específicas (SAS)

Classe	Classificação funcional (NYHA)	Classificação pelas atividades físicas específicas (SAS), com correspondentes gastos metabólicos expressos em MET (equivalente metabólico)
I	Pacientes com doença cardíaca, mas sem limitação para atividade física. Atividade física usual, não causa fadiga, dispneia, palpitação desproporcional (desmedida) ou angina.	Pacientes podem executar até o final qualquer atividade que requeira ≥ 7 MET. ▪ Esporte recreativo (futebol, basquete). ▪ Caminhar 8 km/hora, *jogging*.
II	▪ Pacientes com doença cardíaca resultando em limitação leve da atividade física. ▪ Atividade física usual resulta em fadiga, palpitações, dispneia ou angina.	▪ Pacientes podem completar qualquer atividade requerendo ≥ 5 MET, mas não podem completar atividades que requeiram 7 MET. ▪ Limpeza pesada, faxina. ▪ Caminhar a 6 km/hora no plano. ▪ Trabalho em construção civil.
III	▪ Pacientes com doença cardíaca resultando em acentuada limitação das atividades físicas, sendo ainda confortáveis ao repouso. ▪ Atividade física menor que a usual, causa fadiga, palpitações, dispneia ou angina.	Pacientes podem executar até o fim qualquer atividade que requeira > 2 MET, mas não conseguem completar tarefas que requeiram MET. ▪ Caminhar lentamente no plano. ▪ Vestir-se ou despir-se sozinho. ▪ Tomar banho. ▪ Lavar janelas, pendurar roupa lavada.
IV	▪ Paciente com doença cardíaca resultando em inabilidade para executar qualquer atividade física sem desconforto. ▪ Sintomas de insuficiência cardíaca ou de angina podem estar presentes mesmo em repouso. ▪ Se qualquer atividade é executada, o desconforto aumenta.	Pacientes não podem ou não são capazes de executar atividades físicas requerendo > 2 MET listadas no item imediatamente acima. Sintomas podem ocorrer em repouso.

Fonte: adaptada de Ainsworth et al., 2000.
Equivalente metabólico (1 MET = 3,5 mL/kg/minuto de consumo de oxigênio).

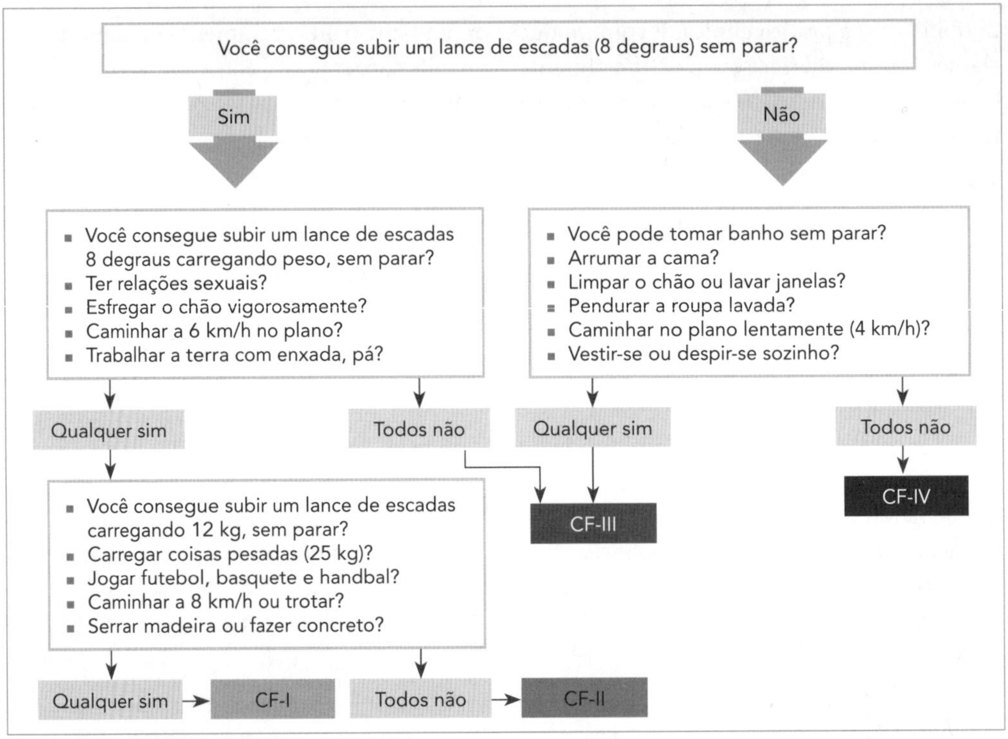

FIGURA 1 Algoritmo prático para determinação da capacidade funcional pelo emprego da escala de atividade específica (SAS).
Fonte: adaptada de Goldman et al. (1981).

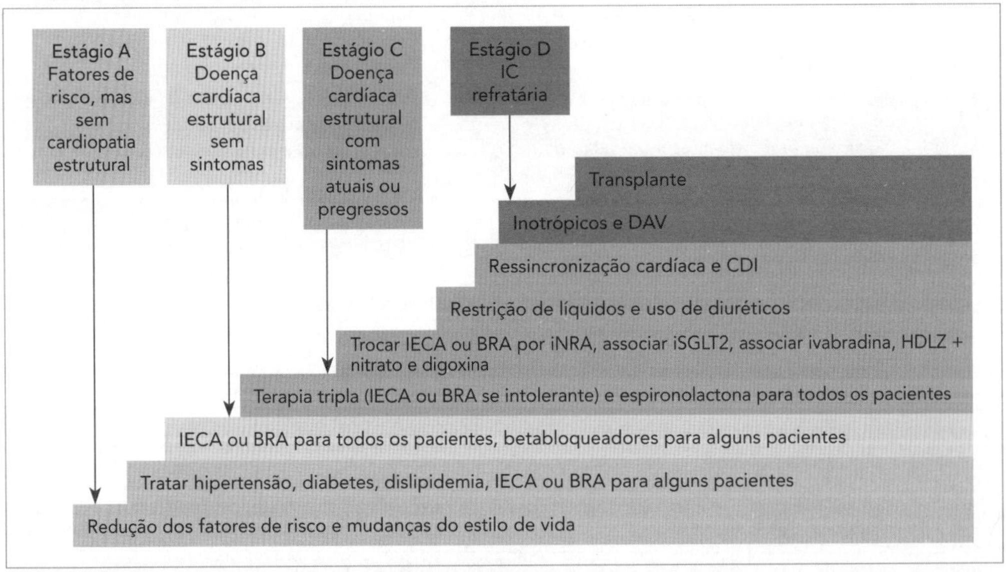

FIGURA 2 Estágios de evolução da insuficiência cardíaca de acordo com a American Heart Association e as medidas terapêuticas recomendadas para o manejo em cada estágio.
BRA: bloqueadores de receptores da angiotensina; CDI: cardiodesfibrilador implantável; DAV: dispositivo de assistência ventricular; HDLZ: hidralazina; iECA: inibidores da enzima conversora da angiotensina; iNRA: inibidor da neprislina e dos receptores da angiotensina; iSGLT2: inibidor do cotransportador de sódio e glicose tipo 2.

podem ser graduadas conforme o estágio evolutivo em que se encontra um dado paciente.

A IC pode ser também classificada de acordo com o *status* da função sistólica ventricular esquerda global, mensurada pela fração de ejeção do ventrículo esquerdo (FEVE), usualmente medida pelo ecocardiograma, em IC com FEVE reduzida (ICFER) (< 40%), IC com FEVE levemente reduzida (41 a 49%) e IC com FEVE preservada (FEVE ≥ 50%). Recentemente, as sociedades de cardiologia ao redor do mundo endossaram a nova definição e classificação universal de IC, acrescentando a IC com fração de ejeção melhorada (ICFEm) para pacientes com FEVE prévia < 40%, e tiveram um aumento de 10 pontos percentuais atingindo taxas acima de 40%. Estima-se que metade dos pacientes com IC exiba FEVE preservada, sendo mais comum em mulheres, idosos, diabéticos e portadores de hipertensão arterial sistêmica (HAS).

FISIOPATOLOGIA DA INSUFICIÊNCIA CARDÍACA COM FRAÇÃO DE EJEÇÃO REDUZIDA

O componente fisiopatológico central da síndrome de IC é a precoce ativação reflexa de sistemas neuro-hormonais, desencadeada pela redução do débito cardíaco causada pela perda de massa miocárdica contrátil secundária a lesão miocárdica cicatricial, com hipoperfusão de órgãos-chave e estímulo de pressorreceptores arteriais e quimiorreceptores. Dessa forma, ocorre intensa e sustentada hiperatividade adrenérgica, do sistema renina-angiotensina-aldosterona e do hormônio antidiurético. A ativação desses sistemas não só contribui para a gênese dos sintomas mediante retenção de sódio e água, com aumento da volemia, e redução da perfusão tissular por vasoconstricção, como provoca remodelamento cardíaco com hipertrofia miocárdica, fibrose intersticial e perivascular, com deterioração progressiva da função sistólica cardíaca. Dessa forma, fecha-se um círculo vicioso de agravamento progressivo da disfunção cardíaca e acentuação da síndrome clínica de IC (Figura 3).

MANIFESTAÇÕES CLÍNICAS

As manifestações cardinais da síndrome clínica de IC são dispneia, edema e fadiga aos esforços. A dispneia surge inicialmente desencadeada aos esforços físicos. Nas fases mais avançadas, a dispneia pode ocorrer em repouso, caracteristicamente acompanhada de ortopneia e dispneia paroxística noturna.

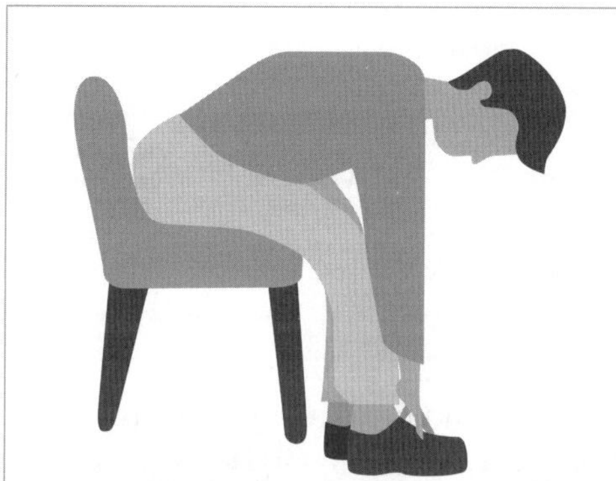

O paciente senta na cadeira, curva-se e toca seus pés. É considerado "bendopneia" se surgir dispneia em até 30 segundos na posição. A palavra original inglesa é *bendopnea*, que deriva do verbo *to bend*, que significa dobrar.

O *exame físico* pode confirmar a presença de congestão sistêmica (edema de membros inferiores, turgência venosa jugular, refluxo hepatojugular, hepatomegalia congestiva, derrame pleural, ascite) e de congestão pulmonar (estertores inspiratórios nas bases pulmonares), bem como sinais de redução da perfusão tissular (extremidades frias com cianose e redução da velocidade de enchimento capilar). A detecção de redução da pressão sistólica denota IC grave, significando mau prognóstico. Outros achados no exame físico, como alterações no *ictus cordis*, sopros valvares orgânicos, terceira e quarta bulha, podem indicar a presença de cardiopatia subjacente e auxiliar no diagnóstico da forma de cardiopatia.

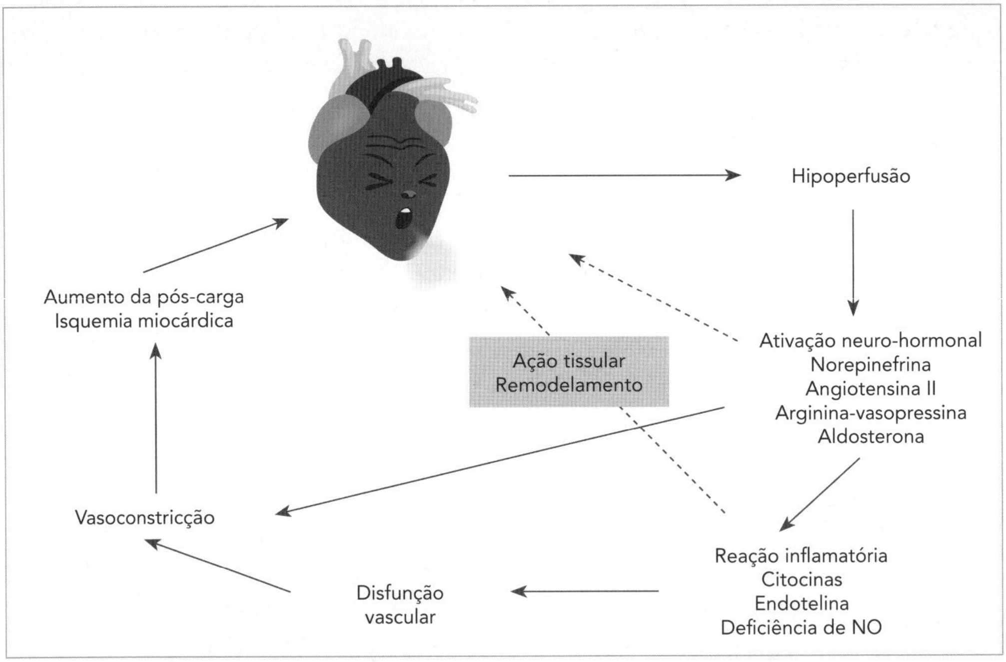

FIGURA 3 Círculo vicioso da ativação neuro-humoral.

O peso corpóreo é um parâmetro fundamental que deve ser registrado na avaliação inicial e durante todo o acompanhamento do paciente. O aumento do peso significativo (1 a 2 kg) em curto período de tempo é indicativo de retenção hidrossalina significativa e precede o aparecimento ou acentuação de outros sintomas da IC descompensada. A monitoração domiciliar do peso e ajuste da dose de diurético é uma medida efetiva de controle do paciente com IC grave que pode reduzir o número de internações hospitalares.

CONFIRMAÇÃO DO DIAGNÓSTICO DA INSUFICIÊNCIA CARDÍACA

Deve-se enfatizar que a IC é uma síndrome de diagnóstico eminentemente clínico, e, apesar de todo avanço tecnológico e científico dos últimos anos, a análise de sintomas e sinais é ainda a principal forma de diagnóstico. Contudo, dispneia, fadiga e edema podem ser difíceis de interpretar, particularmente na população de idosos, obesos e portadores de pneumopatia. Portanto, a suspeita clínica inicial deve ser seguida de testes mais objetivos para detectar a disfunção cardíaca.

A Figura 4 ilustra os critérios diagnósticos da IC, em que sinais/sintomas típicos devem ser conjugados a resultados de ecocardiograma, para constatar alterações estruturais ou funcionais cardíacas, e de dosagem de peptídeos natriuréticos, para evidenciar a congestão ou aumento da pressão de enchimento das cavidades cardíacas.

Nos casos em que o diagnóstico diferencial da dispneia é difícil (particularmente nos obesos mórbidos, idosos, portadores de pneumopatia crônica), a confirmação do diagnóstico de IC pode ser feita mediante a detecção de níveis séricos elevados de peptídeo natriurético, principalmente em pacientes sem uso prévio de diurético – ver Tabela 1. O peptídeo natriurético (BNP) ou seu precursor (NT-pró-BNP) é um marcador bioquímico produzido pelos cardiomiócitos e cujos níveis séricos se

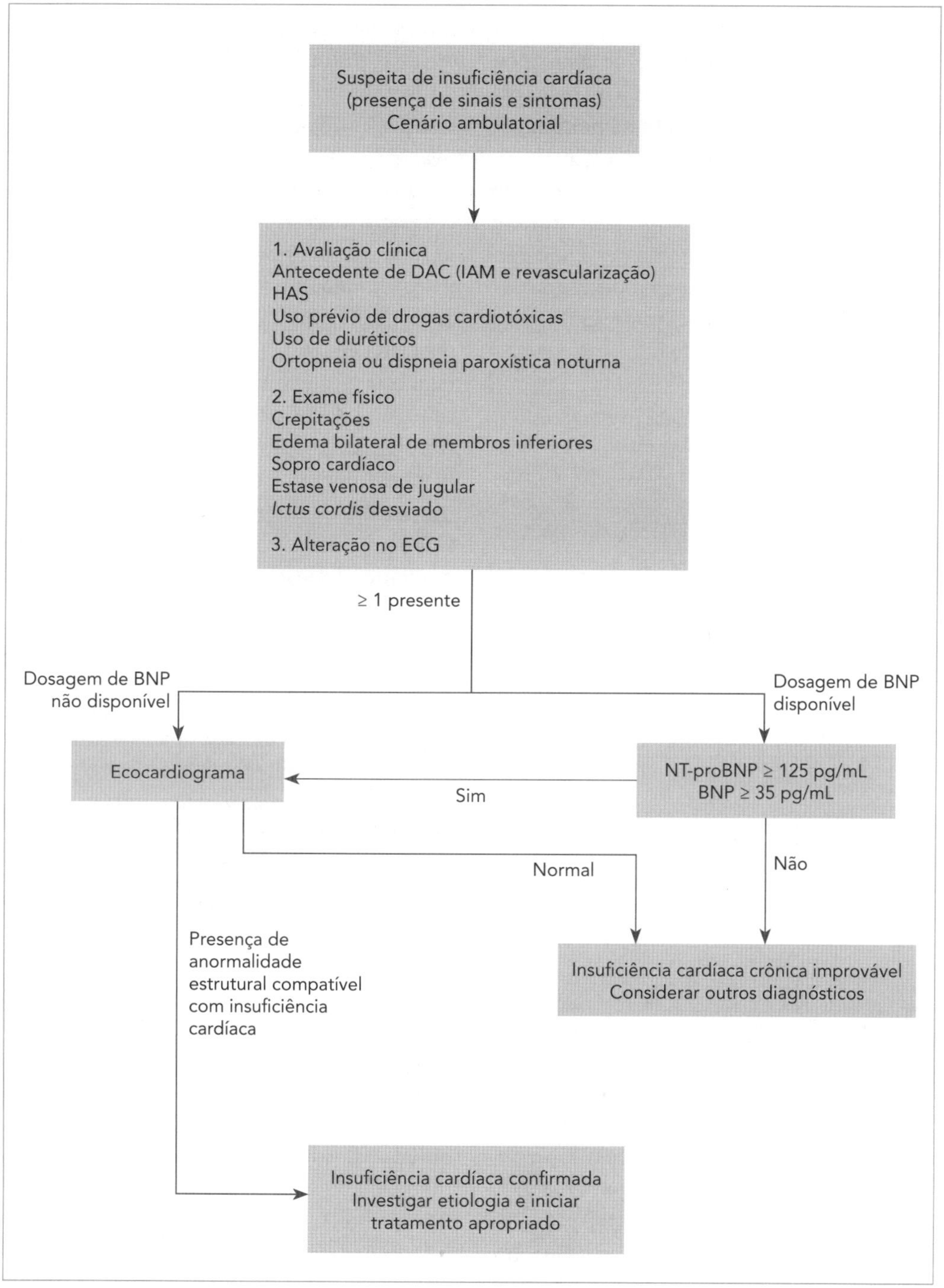

FIGURA 4 Algoritmo diagnóstico na suspeita clínica de insuficiência cardíaca.

BNP: peptídeo natriurético do tipo B; DAC: doença arterial coronariana; IAM: infarto agudo do miocárdio; HAS: hipertensão arterial sistêmica; IC: insuficiência cardíaca; NT-pró-BNP: porção N-terminal do peptídeo natriurético tipo B.

Fonte: adaptada da Diretriz Europeia de Insuficiência Cardíaca da Sociedade Europeia de Cardiologia (2016).

elevam precocemente pela distensão das paredes do coração nas sobrecargas de volume ou pressão. Além de serem usados para diagnóstico, os peptídeos natriuréticos podem ser usados para estratificação prognóstica.

Nos casos em que persiste dúvida quanto ao diagnóstico de IC ou a dosagem do BNP não é disponível, a constatação de rápida perda ponderal (2 a 3 kg) após a utilização de diuréticos e vasodilatadores pode ser útil para confirmar o diagnóstico de IC.

TABELA 1 Valores dos peptídeos natriuréticos e interpretação para auxílio diagnóstico

Biomarcador	IC altamente provável	IC possível	IC improvável
Emergência			
BNP	> 400	100-400	< 100
NT-pró-BNP			
< 50 anos	> 450	300-450	< 300
50-75 anos	> 900	300-900	< 300
> 75 anos	> 1.800	300-1.800	< 300
Ambulatório			
BNP			< 35-50
NT-pró-BNP			< 125

BNP: peptídeo natriurético do tipo B; IC: insuficiência cardíaca; NT-pró-BNP: porção N-terminal do peptídeo natriurético tipo B.
Fonte: Comitê Coordenador da Diretriz de Insuficiência Cardíaca (2018).

DIAGNÓSTICO ETIOLÓGICO E DE COMORBIDADES

Na abordagem inicial do paciente com IC, além da classe funcional, do estágio evolutivo e da condição fisiopatológica (FEVE preservada ou reduzida), é também fundamental a definição das etiologias específicas da IC e das comorbidades presentes. Essas informações são críticas para o planejamento da terapêutica, uma vez que o tratamento da doença de base e o controle dos fatores de risco (diabetes, hipertensão arterial, etilismo, tabagismo, dislipidemia) são importantes determinantes do sucesso do tratamento. A maior parte dos casos de ICFER tem como etiologia a cardiopatia isquêmica, HAS, etilismo, a doença de Chagas, a valvopatia reumática ou degenerativa.

A investigação da cardiopatia isquêmica em paciente com ICFER deve ser realizada inicialmente por minuciosa anamnese e exame físico, culminando com exames complementares. A cineangiocoronariografia deve ser realizada em pacientes com angina típica ou naqueles sem angina, porém com fatores de risco para doença arterial coronariana. A estratificação não invasiva doença isquêmica (ecocardiograma com estresse, cintilografia miocárdica de perfusão, ressonância magnética cardíaca (RMC) com imagens de realce tardio de contraste paramagnético e angiotomografia de coronárias) pode ser feita em pacientes que não se encaixam nas características descritas acima.

Além de identificar a presença da fibrose miocárdica típica da cardiopatia isquêmica, é também importante reconhecer a presença de isquemia miocárdica vigente, uma vez que a revascularização de regiões alvo de territórios vasculares isquêmicos pode associar-se à melhora da função ventricular esquerda e a maior impacto positivo no prognóstico.

Além disso, são importantes fatores precipitantes de descompensação ou agravantes da síndrome de IC, que devem ser pesquisados rotineiramente nos pacientes com piora de sintomas, hospitalizações ou progressão de disfunção: infecção, interrupção da medicação ou falta de adesão ao esquema terapêutico, ingestão excessiva de sódio e/ou fluidos, anemia, embolia arterial pulmonar, disfunção tireoidiana, arritmias cardíacas (bradi ou taquiarritmias), uso abusivo de álcool, uso inadvertido de drogas anti-inflamatórias não esteroides (Aine), uso de agentes inotrópicos negativos (bloqueadores dos canais de cálcio, propafenona).

EXAMES COMPLEMENTARES

A *avaliação diagnóstica complementar laboratorial de rotina* pode contribuir para identificar distúrbios metabólicos ou condições subjacentes que devem receber atenção terapêutica. Os exames complementares devem incluir função renal, eletrólitos, função hepática, dosagem de hormônio estimulador da tireoide (TSH), glicemia, ácido úrico, sorologia para doença de Chagas (na presença de epidemiologia positiva), perfil de ferro (ferro sérico, ferritina e saturação de transferrina).

O *ECG de repouso* deve ser pedido em todos os casos e pode trazer informação útil sobre a etiologia (presença de zonas eletroinativas na cardiopatia isquêmica), presença de arritmias (fibrilação e *flutter* atriais), presença de complexo QRS alargado (acima de 150 ms implica mau prognóstico).

A *radiografia simples do tórax* deve ser obtida de rotina, podendo informar sobre o grau de cardiomegalia, presença e intensidade da congestão pulmonar e derrame pleural. Informa ainda sobre comorbidades associadas, como doenças da aorta e do parênquima pulmonar.

O *ecocardiograma* é exame de imagem extremamente útil, e deve ser obtido em todos os casos por fornecer informações-chave de valor prognóstico que orientam a terapia, como o grau de remodelamento cardíaco, a presença de hipertrofia, o valor da fração de ejeção, o estado do aparelho valvar e do pericárdio.

Exames de medicina nuclear podem ser também úteis nos pacientes com IC para avaliar sequencialmente a fração de ejeção dos ventrículos direito e esquerdo, mediante o emprego da ventriculografia nuclear, particularmente naqueles pacientes sem janela acústica para realização de ecocardiograma; e avaliação da presença de viabilidade miocárdica e isquemia pelo emprego da cintilografia de perfusão miocárdica.

A *RMC* fornece informações anatômicas e funcionais, assim como avaliação de fibrose miocárdica e viabilidade. Devido a sua alta resolução espacial, permite avaliação precisa dos volumes ventriculares, da função sistólica ventricular, da massa e espessura do miocárdio, sendo considerada padrão-ouro na avaliação desses parâmetros. É excelente opção quando o ecocardiograma não oferece diagnóstico preciso da etiologia da cardiopatia. Além das informações anatômicas e funcionais, a RMC permite diferenciação entre miocardiopatia isquêmica e não isquêmica.

Fibrose miocárdica pode ser identificada por gadolínio com a técnica de realce tardio. Na miocardiopatia isquêmica o realce tardio encontra-se no subendocárdio ou tem apresentação transmural, enquanto na miocardiopatia não isquêmica localiza-se no mesocárdio e no epicárdio. O realce tardio também está presente em outras miocardiopatias que cursam com insuficiência cardíaca, como miocardite, sarcoidose, miocardiopatias infiltrativas e miocardiopatia hipertrófica.

A RMC com gadolínio está contraindicada em portadores de insuficiência renal avançada com *clearance* de creatinina < 30 mL/kg/minuto. Os agentes de contraste contendo gadolínio são excretados inalterados quase exclusivamente pelos rins. Nessa situação pode-se desenvolver fibrose nefrogênica sistêmica caracterizada pelo espessamento e endurecimento irreversível da pele que recobre as extremidades e tronco e fibrose de outras estruturas profundas como músculo, fáscia, pulmão e coração.

O teste cardiopulmonar (TCP), atualmente, é considerado o método padrão-ouro na avaliação funcional cardiorrespiratória. pois permite avaliar a capacidade funcional de forma objetiva pela medida direta do consumo de oxigênio ($\dot{V}O_2$). Além disso, a mensuração da produção de gás carbônico ($\dot{V}CO_2$) e da ventilação minuto ($\dot{V}E$), somada a variáveis obtidas a partir dessas medidas em conjunto com a monitorização eletrocardiográfica, hemodinâmica (frequência cardíaca e pressão arterial) e oximetria de pulso, permite uma análise integrada dos sistemas cardiovascular, pulmonar, metabólico e musculoesquelético.

O TCP também pode ser muito útil no diagnóstico diferencial de dispneia, principalmente por discriminar a dispneia de origem cardíaca da dispneia de origem pulmonar. No contexto da IC, o TCP propicia informações diagnósticas e prognósticas, sendo o método recomendado para triagem de pacientes candidatos a transplante cardíaco.

As principais variáveis prognósticas obtidas pelo TCP são: o VO_2 pico, relação entre VE e produção de CO_2 (VE/VCO_2 *slope*), ventilação oscilatória e inclinação da eficiência da captação do oxigênio (OUES).

HISTÓRIA NATURAL DA INSUFICIÊNCIA CARDÍACA

A partir das premissas de que a síndrome de IC no mundo ocidental contemporâneo é quase sempre devida à disfunção do músculo cardíaco, na grande maioria das vezes originada a partir de sequela de infarto miocárdico antigo, e que a disfunção miocárdica é uma condição progressiva impulsionada pela ativação neuro-humoral persistente, podemos observar que os pacientes com IC evoluem ao longo de suas vidas seguindo uma história natural que se repete com relativa frequência. Essa história natural está ilustrada na Figura 5.

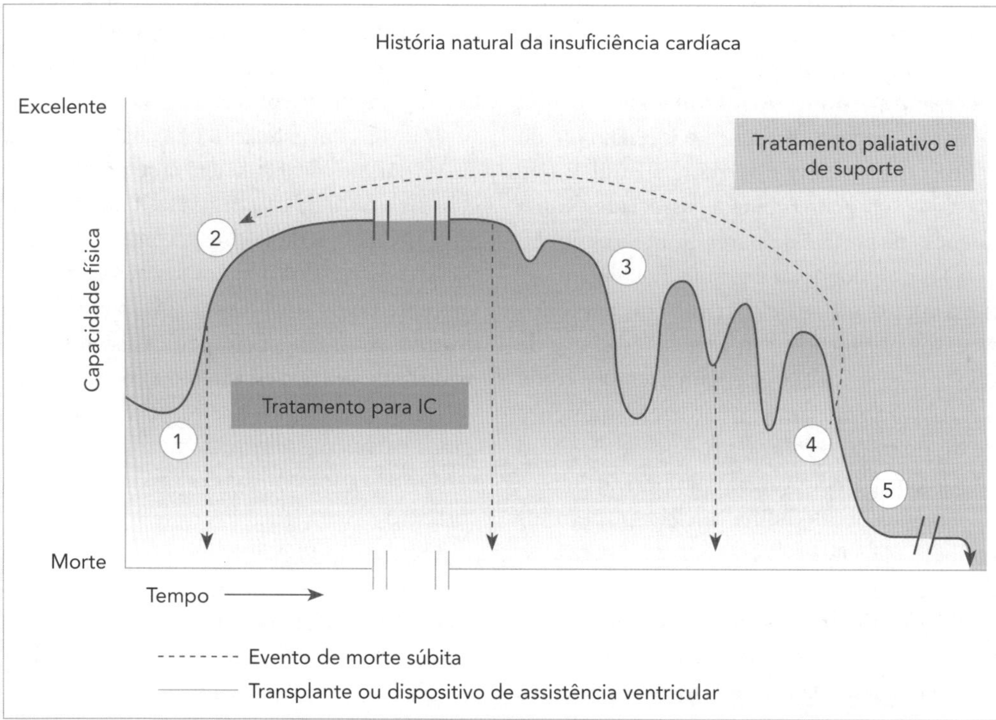

FIGURA 5 História natural do paciente com insuficiência cardíaca, com as diversas fases ou momentos clínicos de evolução: 1: início do tratamento com melhora dos sintomas; 2: platô de estabilidade clínica; 3: início de internações hospitalares e piora progressiva da condição clínica; 4: estágio avançado ou refratário; 5: fase terminal, com óbito por falência progressiva de bomba.
Fonte: adaptada de Goodlin et al. (2009).

Segundo esse modelo evolutivo, os pacientes iniciam seus sintomas alguns meses ou anos após o estabelecimento de lesão miocárdica (momento 1 da Figura 5). Logo após o estabelecimento de tratamento farmacológico adequado, sempre incluindo doses máximas toleradas dos bloqueadores neuro-humorais capazes de melhorar os sintomas e a função ventricular esquerda, os pacientes exibem melhora clínica e ascendem ao patamar de estabilidade (momento 2). Os pacientes permanecerão neste "patamar de estabilidade clínica", durante tempo menor (meses) ou maior (anos), de acordo com a gravidade da cardiopatia subjacente e outros fatores prognóstico (ver adiante). Durante essa fase estável, "patamar de estabilidade clínica", o modo preferencial de morte dos pacientes é a morte súbita. Grande parte dos pacientes continuará a exibir piora progressiva da disfunção cardíaca (momento 3), e, com remodelamento cardíaco continuado, vão experimentar piora de sintomas, internações hospitalares e piora progressiva da IC, adentrando o estágio D, com IC refratária, com alta mortalidade (momento 4), que usualmente se dá nessa fase por falência progressiva da bomba cardíaca (momento 5); são necessários tratamentos alternativos como o transplante cardíaco ou implante de dispositivos de assistência ventricular para restabelecer um prognóstico mais favorável. Nessa fase mais avançada é usual considerar a instituição de cuidados paliativos visando à melhora da qualidade de vida, particularmente naqueles pacientes refratários com internações prolongadas e repetidas não candidatos ao transplante cardíaco.

É pertinente salientar que os momentos mais valiosos para estabelecer um melhor prognóstico e intervir na história natural da IC são o momento 1, quando se pode obter remodelamento reverso e melhora significativa da função cardíaca e portanto melhor prognóstico, e o momento 2, em que os pacientes estáveis podem ter seu tratamento otimizado para permanecerem no platô estável com melhor prognóstico e postergar ou evitar a IC avançada e seu significado ominoso.

TRATAMENTO DA INSUFICIÊNCIA CARDÍACA

Várias opções terapêuticas medicamentosas e não medicamentosas, incluindo dispositivos implantáveis, podem ser usados no tratamento da IC. A terapia deve ser individualizada conforme a progressão da doença e a gravidade das manifestações (Figuras 1 e 6). Vale salientar que as medidas de controle dos fatores de risco e das condições agravantes da IC devem ser iniciadas em todos os casos: controle do peso com dieta apropriada, se paciente com índice de massa corporal (IMC) > 35 a 40 kg/m2, atividade física regular, controle da HAS, tratamento da dislipidemia e do diabetes *mellitus*, cessação do tabagismo e da ingestão alcoólica.

Para os pacientes com IC em estágio A, apenas as medidas de controle dos fatores de risco estão recomendadas. Para aqueles no estágio B (presença de alteração estrutural cardíaca assintomática), deve-se adicionalmente considerar o uso de drogas que possam bloquear o processo de remodelamento ventricular e impedir, ou postergar, a progressão da doença estrutural para disfunção ventricular sintomática. Dessa forma, são recomendados os inibidores da enzima de conversão da angiotensina (iECA), ou os bloqueadores dos receptores de angiotensina (BRA) em substituição a estes nos casos de intolerância ao iECA, e os betabloqueadores em pacientes após infarto agudo do miocárdio.

Para os pacientes com IC sistólica sintomática (estágios C e D), um panorama geral do emprego sequencial das diversas opções de terapia encontra-se delineado na Figura 6. A pedra angular do tratamento é o emprego precoce até dose-alvo (mostradas eficazes em grandes estudos) ou doses máximas toleradas

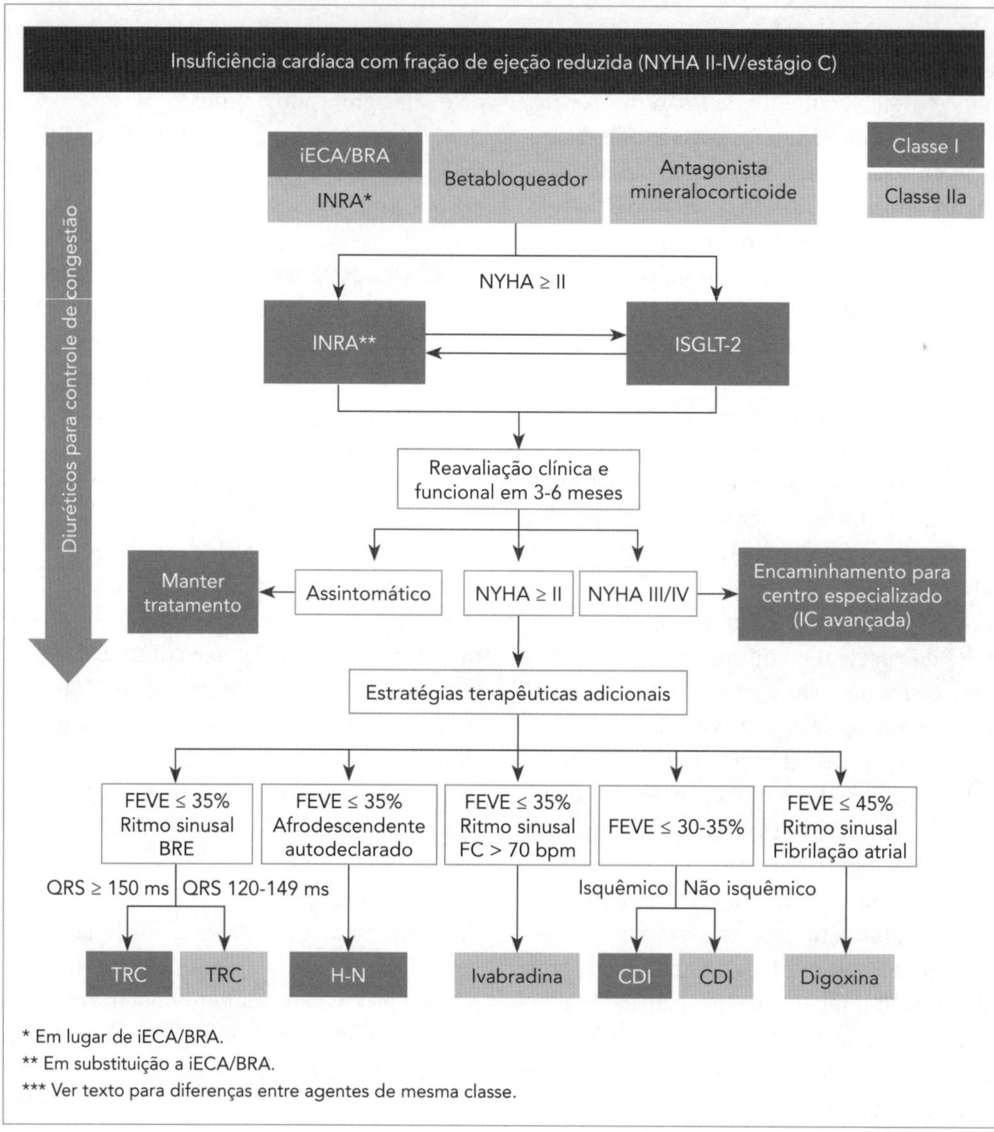

FIGURA 6 Fluxograma de tratamento da insuficiência cardíaca crônica sintomática por disfunção sistólica. bpm: batimentos por minuto; BRA: bloqueadores dos receptores de angiotensina; CDI: cardiodesfibrilador implantável; FC: frequência cardíaca; FEVE: fração de ejeção do ventrículo esquerdo; H: hidralazina; iECA: inibidores da enzima de conversão da angiotensina; N: nitrato; NYHA: New York Heart Association; TRC: terapia de ressincronização cardíaca.

para cada paciente dos agentes bloqueadores neuro-hormonais que aliviam sintomas e prolongam a sobrevida: Arni ou iECA (ou BRA nos intolerantes), iSGLT-2, betabloqueadores e antagonistas da aldosterona.

Diuréticos de alça, mais usualmente furosemida, devem ser empregados ao longo de todo o curso do tratamento na dose suficiente para controle das manifestações de congestão, apenas se elas estiverem presentes, sendo as mais comuns edema, turgência jugular, hepatomegalia congestiva, ortopneia e dispneia paroxística noturna.

À luz das evidências atuais, o modelo convencional de sequenciamento farmacológico de tratamento da ICFER, atingindo dose-alvo tolerada de cada droga antes de introduzir a seguinte, tornou-se obsoleto em virtude do surgimento de drogas com grande impacto em redução da mortalidade que não são bloqueadores neuro-hormonais, como o iSGLT-2, e pelo retardo da otimização terapêutica por até 6 meses quando se usa o sequenciamento convencional, privando os pacientes de maior benefício mais precoce de redução de mortalidade. Atualmente, o modelo de sequenciamento farmacológico ideal propõe a introdução das 4 classes de drogas (INRA, betabloqueador, antagonista da aldosterona e iSGLT-2) em 4 semanas, ainda que em doses iniciais, procedendo-se posteriormente à titulação das doses até as doses-alvo, conforme toleradas.

Uma proposta de sequência de tratamento seguindo esses princípios está ilustrada na Figura 7, podendo ser empregada em pacientes sem sinais e sintomas de congestão mais grave. Naqueles mais congestos e mais graves, é recomendável que a introdução do betabloqueador seja postergada e uma droga com ação vasodilatadora como o INRA deve ser usada logo no primeiro momento.

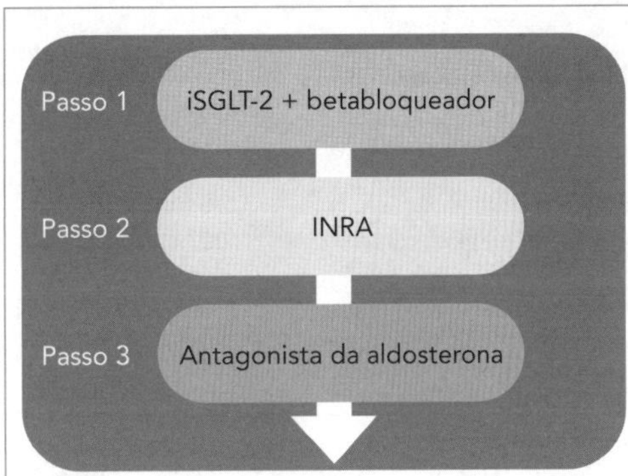

FIGURA 7 Novo modelo de otimização do tratamento farmacológico na ICFER (insuficiência cardíaca com fração de ejeção reduzida).

As classes medicamentosas empregadas para o tratamento da ICFER são apresentadas de forma sintética nos quadros a seguir.

Terapia medicamentosa

Inibidores da enzima conversora da angiotensina (iECA) e bloqueadores dos receptores da angiotensina (BRA)
Por que prescrever? Aumentam a sobrevida, melhoram os sintomas e capacidade funcional e reduzem hospitalização.
Mecanismos de ação: Efeito vasodilatador arteriolar e venoso, reduz a pré e a pós-carga ventricular esquerda, dessa forma contribuindo para a facilitação da ejeção ventricular, aumento do débito cardíaco e redução dos sintomas. Bloqueiam a ação da angiotensina-2 sobre o miocárdio, reduzindo assim a extensão da fibrose intersticial, da apoptose e evitando/retardando o remodelamento reverso e a perda progressiva da função sistólica.
Principais indicações: ▪ Potencialmente empregados em todos os pacientes com FEVE < 40%. ▪ Terapia de primeira linha em pacientes sintomáticos (CF II-IV NYHA) em associação com betabloqueadores e antagonistas da aldosterona. ▪ Assintomáticos (CF I – NYHA) com FEVE < 40%.
Contraindicações: Angioedema, estenose de artéria renal bilateral e gestantes.

(continua)

(Continuação)

Medicações e doses:

iECA	Dose inicial	Dose-alvo	Frequência ao dia
Captopril	6,25 mg	50 mg	3 vezes ao dia
Enalapril	2,5 mg	10-20 mg	2 vezes ao dia
Lisinopril	2,5-5 mg	40 mg	1 vez ao dia
Perindopril	2 mg	16 mg	1 vez ao dia
Ramipril	1,5-2,5 mg	10 mg	1 vez ao dia
BRA			
Candesartana	4-8mg	32 mg	1 vez ao dia
Losartana	25 mg	100-150 mg	1 vez ao dia
Valsartana	40 mg	160 mg	2 vezes ao dia

Como usar?

- Iniciar de preferência o iECA com baixa dose e progredir até a dose máxima tolerada.
- Reservar o uso do BRA para os pacientes intolerantes ao iECA por tosse ou angioedema.
- Valores de pressão entre 90 e 100 mmHg não contraindicam o início ou progressão da terapia.
- Checar função renal e eletrólitos no início e a cada 2 semanas após ajuste da dose.
- Incrementar (dobrar) a dose a cada 2 semanas se possível.
- Não iniciar iECA ou BRA se potássio > 5,5 mEq/L e/ou creatinina > 2,5 mg.

Resolvendo problemas:

Deve-se interromper o tratamento se potássio sérico > 6 mEq/L e reduzir a dose se > 5,5 mEq/L.
O aumento de creatinina de até 50% dos valores basais, desde que abaixo de 3 mg, ainda é aceitável.
Se houver hipotensão sintomática, considerar a retirada dos nitratos, bloqueadores dos canais de cálcio e diuréticos (se não houver sinais de congestão).
Caso ocorra tosse seca persistente (20% dos pacientes), pode ser feita a troca do iECA por BRA.

Betabloqueadores

Por que prescrever?

Aumentam a sobrevida, melhoram os sintomas e reduzem a hospitalização. Reduzem o risco de morte súbita.

Mecanismo de ação:

Inibem a hiperatividade adrenérgica, promovem a recuperação energética da fibra cardíaca, inibem apoptose, reduzem o estresse parietal e o consumo miocárdico de oxigênio, reduzem isquemias e arritmias. A longo prazo, aumentam o volume sistólico ejetado, promovem remodelamento reverso, aumento da fração de ejeção e melhoram a *performance* diastólica.

Principais indicações:

Potencialmente em todos os pacientes estáveis com FEVE < 40%.

- Terapia de primeira linha em pacientes sintomáticos (CF II-IV NYHA) em associação com iECA e antagonistas da aldosterona.
- Assintomáticos (CF I – NYHA) com FEVE < 40% após infarto agudo do miocárdio.

Contraindicações absolutas:

- Bloqueio atrioventricular de segundo e terceiro graus (na ausência de marca-passo permanente).
- IC descompensada ou choque circulatório.

Contraindicações relativas:

- Asma é contraindicação relativa [é possível prescrever bloqueador beta-2-seletivo (bisoprolol) e monitorizar].
- Frequência cardíaca < 50 bpm, intervalo PR > 0,24 segundo.
- Nos pacientes com obstrução arterial periférica sintomática, usar o carvedilol, que possui ação vasodilatadora periférica mediante bloqueio simultâneo dos receptores alfa-1-adrenérgicos.
- Hipoperfusão periférica
- DPOC não é contraindicação.

Medicações e doses:

	Dose inicial	Dose-alvo	Frequência ao dia
Bisoprolol	1,25 mg	10 mg	1 vez ao dia
Carvedilol	3,125 mg	25 mg (< 85 kg) e 50 mg (> 85 kg)	2 vezes ao dia
Succinato de Metoprolol	12,5-25 mg	200 mg	1 vez ao dia

(continua)

(Continuação)

Como usar?
- Iniciar baixa dose e progredir até a dose máxima tolerada.
- Incrementar (dobrar) a dose a cada 2 semanas se possível.
- Carvedilol promove vasodilatação arterial periférica (ação alfabloqueadora), conferindo melhor tolerância na fase de titulação da droga em pacientes com disfunção ventricular grave.
- Bisoprolol é o agente de escolha em pacientes com antecedentes de asma brônquica ou DPOC, ou que apresentaram sibilância e broncoespasmo com uso de carvedilol ou metoprolol.

Resolvendo problemas:
- Se houver piora da classe funcional e aumento dos sinais de congestão (edema, dispneia) com um aumento programado da dose, pode-se tentar aumentar a dose de diuréticos ou dos vasodilatadores para compensação do quadro e garantir o uso da droga.
- Caso ocorra hipotensão sintomática (ou PAS < 85 mmHg), deve-se cogitar a redução da dose dos diuréticos ou vasodilatadores (iECA/BRA), se em doses altas, dando prioridade para o emprego do betabloqueador.
- Reduzir a dose ou suspender a medicação se houver bradicardia importante, hipotensão arterial grave, alargamento do intervalo PR > 0,28 segundo, broncoespasmo grave ou agudização de DPOC.
- No desenvolvimento de bradicardia, considerar a suspensão de outras drogas concomitantes que possam estar contribuindo para redução da frequência cardíaca como digital e amiodarona, priorizando a manutenção do uso de betabloqueador.

Antagonistas dos receptores de mineralocorticoides

Por que prescrever?
Aumentam a sobrevida, melhoram os sintomas e reduzem a hospitalização. Estão associados à redução do risco de morte súbita.

Mecanismo de ação:
Bloqueiam a ação da aldosterona sobre o miocárdio, com efeito antirremodelamento, antifibróticos, aumentam a captação miocárdica de norepinefrina, diminuem a perda de potássio, além de ação antiarrítmica com diminuição de morte súbita.

Principais indicações:
Terapia de primeira linha em pacientes sintomáticos (CF II-IV NYHA) com FEVE ≤ 35% em associação com iECA e betabloqueador.
Assintomáticos (CF I – NYHA) com FEVE ≤ 40% após infarto agudo do miocárdio.

Contraindicações absolutas:
- Uso simultâneo da combinação de iECA com BRA, ou outro diurético poupador de potássio (amilorida).
- Doença de Addison, hiperpotassemia ou outras condições associadas com anúria; uso de eplerenona concomitante; hiperpotassemia.

Medicações e doses:

	Dose inicial	Dose-alvo	Frequência ao dia
Espironolactona	25 m	25-50 mg	1 vez ao dia

Como usar?
- Recomenda-se a introdução da espironolactona após a otimização das doses de iECA ou BRA, devido ao risco de hiperpotassemia.
- Não iniciar se potássio > 5 mEq/L e/ou creatinina > 2,5 mg.
- Checar potássio sérico 1 semana e 4 semanas após o início ou aumento de dose.

Resolvendo problemas:
- A ginecomastia é frequente; se acentuada e dolorosa pode ser considerada a interrupção do medicamento.
- Recomenda-se reduzir a dose à metade se potássio sérico > 5,5 mEq/L e interromper o uso se > 6 mEq/L.
- Caso a creatinina eleve-se > 2,5 mg/dL durante o tratamento, deve-se reduzir a dose pela metade.
- Caso a creatinina > 3,5 mg/dL, deve-se suspender a droga.
- Cuidado com o uso de sal com baixo conteúdo de sódio e alto conteúdo de potássio.

Inibidores da neprilisina e dos receptores da angiotensina (sacubitril/valsartana)

Por que prescrever?
Aumentam a sobrevida, reduzem a morte súbita e diminuem a hospitalização

Mecanismo de ação:
Duplo mecanismo de ação:
1. Bloqueiam a neprilisina (endopeptidase neutra que degrada peptídeos vasoativos como o BNP, bradicinina e adrenomedulina), produzindo aumento dos níveis séricos e potencializando a ação do BNP endógeno com efeito natriurético, antifibróticos miocárdicos, efeito vasodilatador periférico (aumento da produção de óxido nítrico), reduzindo a liberação de renina e angiotensina-II.
2. Bloqueiam os receptores da angiotensina, trazendo os efeitos benéficos dos BRA.

Principais indicações:
- Em substituição ao iECA (ou BRA), para pacientes com ICFER sintomática (FEVE ≤ 40%), já em uso de terapia tripla otimizada para reduzir mortalidade e morbidade.
- Potencialmente em todos os pacientes com ICFER sem prescrição prévia de iECA ou BRA.

Contraindicações:
- Concomitante ou dentro de 36 horas da última dose de iECA.
- Concomitante ao BRA.
- História pregressa de angioedema.
- Gestantes e lactantes.
- Insuficiência hepática grave (Child-Pugh C).
- Uso concomitante de alisquereno em pacientes com diabetes.
- Hipersensibilidade ao iECA e/ou BRA.
- Potássio > 5,5 mEq/L.

Medicações e doses:

	Dose inicial	Dose-alvo	Frequência ao dia
Sacubitril/valsartana	24/26 ou 49/51 mg	97/103 mg	2 vezes ao dia

Como prescrever?
- Pacientes em uso de iECA: deve-se suspender 36 horas antes do início do sacubitril/valsartana.
- Pacientes em uso de BRA: não é necessário o período de 36 horas.

Qual dose deve ser prescrita?
Dose moderada ou alta de IECA ou BRA => iniciar 49/51 mg 12/12 horas.
(Equivalente ≥ 10 mg por dia de enalapril ou ≥ 50 mg por dia de losartana)
Baixa dose de IECA ou BRA => iniciar 24/26 mg 12/12 horas.
(Equivalente < 10 mg por dia de enalapril ou < 50 mg por dia de losartana) ou
Sem uso prévio de iECA ou BRA ou
Doença renal crônica (*clearance* de creatinina < 30 mL/minuto/1,73 m^2)
Idosos (idade ≥ 75 anos)
Insuficiência hepática moderada (Child Pugh B)

Como usar?
- Checar função renal e eletrólitos no início e 2 semanas após ajuste da dose.
- Incrementar (dobrar) a dose a cada 2 semanas se possível, na ausência de hipotensão arterial sintomática, piora da função renal ou hiperpotassemia.

Resolvendo problemas:
- Deve-se interromper o tratamento se potássio sérico > 6 mEq/L, ou reduzir dose se potássio > 5,5 mEq/L, devendo-se rever e corrigir outros fatores indutores de hiperpotassemia (uso de espironolactona, alimentos ricos em potássio, uso concomitante de Aine).
- Se houver hipotensão sintomática, considerar a retirada dos nitratos, bloqueadores dos canais de cálcio, anlodipino ou outros hipotensores que não têm impacto em aumentar sobrevida.
- Se houver hipotensão sintomática, é recomendado que se reduza a dose do diurético de alça, se não houver sinais de congestão.

iSGLT2

Por que prescrever?
Aumenta a sobrevida, melhora os sintomas e reduz a hospitalização.

Mecanismo de ação:
Vasoconstrição da arteríola aferente, diminuindo a pressão intraglomerular com melhora da função renal, natriurese, aumento do metabolismo energético cardíaco, diminuição da pré e pós-carga e diminuição da atividade simpática.

Principais indicações:
Terapia de primeira linha em pacientes com FEVE ≤ 40%.

Contraindicações absolutas:
- Alergia.
- Gravidez e aleitamento materno.
- Taxa de filtração glomerular < 20 mL/minuto/ 1,73 m^2.
- Sintomas de hipotensão: pressão arterial sistólica < 95 mmHg.

Medicações e doses:

	Dose inicial	Dose-alvo	Frequência ao dia
Dapagliflozina	10 mg	10 mg	1 vez ao dia
Empagliflozina	10 mg	10 mg	1 vez ao dia

Como usar?
- Verifique a função renal ao iniciar a terapia e monitore regularmente. Sabe-se que a TFG diminui ligeiramente após o início, mas os inibidores de SGLT-2 parecem ser renoprotetores.
- Monitore a glicemia regularmente, sobretudo quando o paciente é diabético. Considere a modificação de outras drogas diabéticas.
- Identificar os fatores de risco que predispõem à cetoacidose diabética e elimine-os, se possível.
- Monitore o equilíbrio hidroeletrolítico regularmente, sobretudo quando um paciente está tomando diuréticos, é idoso e/ou frágil. Considere um ajuste de terapia diurética e fluido.

Resolvendo problemas:
Infecções geniturinárias:
Os pacientes devem ser monitorados no contexto de sintomas e sinais de infecções fúngicas geniturinárias.
Hipoglicemia:
Outros medicamentos para diabetes (particularmente derivados de insulina e/ou sulfonilureia) podem predispor à hipoglicemia; neste caso, a estratégia de tratamento do diabético precisa ser modificada.
Desidratação, hipotensão e insuficiência renal pré-renal:
- Os inibidores de SGLT-2 podem intensificar a diurese, principalmente quando acompanhados de Sac/Val e terapia diurética.
- O equilíbrio de fluidos precisa ser monitorado. As doses de diuréticos juntamente com a ingestão de líquidos devem ser equilibradas para evitar desidratação, hipotensão sintomática e insuficiência renal pré-renal.
- Pacientes idosos e frágeis correm um risco particular de desenvolver essas complicações.

Diuréticos de alça

Por que prescrever?
Alívio de sintomas e sinais congestivos e redução da volemia.

Mecanismo de ação:
Os diuréticos de alça atuam na alça de Henle e produzem efeito potente sobre a excreção de água e sódio, mantendo sua eficácia mesmo na situação de queda da função renal leve a moderada (muito frequente nos pacientes com IC).

Principais indicações:
- Potencialmente em todos os pacientes com sinais e sintomas de congestão volêmica, independentemente da fração de ejeção do ventrículo esquerdo.
- Devem ser prescritos em combinação com iECA, betabloqueador e antagonista da aldosterona.

(continua)

(Continuação)

Contraindicações absolutas:
- Pacientes euvolêmicos.
- Hipersensibilidade à medicação.

Medicações e doses:

Diuréticos de alça	Dose inicial	Dose máxima diária
Furosemida	20-40 mg	40-240 mg (dividida em 2 doses diárias)
Bumetanida	0,5-2 mg	10 mg (dividida em 2 doses diárias)

Como usar?
- Recomenda-se utilizar a menor dose necessária para obter a resolução progressiva dos sinais/sintomas de congestão ou efeito clínico desejado (redução de peso corpóreo: 1 a 2 kg/dia nos pacientes hospitalizados).
- Monitorizar sinais clínicos de congestão e o peso a cada consulta.
- Em pacientes com IC sintomática é usual que se mantenha por longo tempo a dose de diurético de alça que foi cuidadosamente ajustada para atingir o estado de euvolemia, não sendo necessária a retirada do diurético ou redução da dose, uma vez que a própria redução da volemia provoca uma redução do efeito diurético e a manutenção de um estado de euvolemia.
- Naqueles pacientes em estado euvolêmico, isto é, sem sinais congestão e assintomáticos (CF-I), tardiamente (> 6 meses) após a titulação até a dose máxima de iECA/BRA e betabloqueador, a cuidadosa redução ou suspensão do diurético deve ser considerada, devendo-se monitorar a recrudescência do quadro congestivo.
- Checar função renal e eletrólitos 1 a 2 semanas após início ou aumento de dose.

Resolvendo problemas:
- Assintomáticos e com hipotensão arterial: reduzir a dose se não houver sinais e sintomas de congestão.
- Hipotensão sintomática: reduzir a dose se não houver sinais e sintomas de congestão e considerar a retirada dos nitratos, bloqueadores dos canais de cálcio.
- Hipocalemia e hipomagnesemia: considerar aumento da dose de iECA ou BRA, prescrição de antagonista da aldosterona e suplementos de potássio e magnésio.
- Nos casos refratários ao tratamento com diuréticos de alça (resistência ao diurético), a associação com diurético tiazídico, promovendo o bloqueio sequencial do néfron, pode produzir aumento do efeito diurético.
- Os efeitos adversos mais frequentes são distúrbios eletrolíticos (hipomagnesemia e hipocalcemia) e metabólicos (hiperuricemia, hiperglicemia e hiperlipidemia).

Diuréticos tiazídicos

Por que prescrever?
Os diuréticos tiazídicos têm potência diurética muito reduzida e não são usados para combater a congestão nos paciente com IC.
Mas podem ser usados para promover o bloqueio sequencial do néfron em pacientes com congestão persistente e síndrome de resistência diurética, apesar do uso de doses elevadas de diuréticos de alça, para alívio de sintomas e sinais congestivos e redução da volemia.

Mecanismo de ação:
Os diuréticos tiazídicos agem no túbulo contorcido distal e têm ação natriurética modesta quando usados isoladamente, mas podem potencializar grandemente o efeito dos diuréticos de alça.

Principais indicações:
Síndrome de resistência diurética em pacientes com congestão refratária apesar do uso de doses elevadas de diuréticos de alça.

Contraindicações:
- Pacientes euvolêmicos.
- Hipersensibilidade à medicação.

Medicações e doses:

Tiazídicos	Dose inicial	Dose máxima diária
Hidroclorotiazida	50 mg	200 mg
Clortalidona	50 mg	200 mg

Na insuficiência cardíaca, diferente do que se pratica na HAS, a dose inicial de diuréticos tiazídicos é mais alta = 50 mg/dia. A ideia é produzir efeito diurético significativo e produzir bloqueio do néfron, o que não é necessário na HAS em que se inicia doses de 12,5 mg

(continua)

(Continuação)

Como usar?
- Deve-se iniciar com a dose de 50 a 100 mg ao dia, podendo-se progredir até 200 mg ao dia.
- O efeito de bloqueio do néfron ocorre a partir de um "limiar de dose", sendo que alguns pacientes não respondem à dose de 50 mg e necessitam de doses maiores, de 100 a 200 mg/dia.
- Ao atingir o efeito de bloqueio do néfron, a diurese exibe incremento importante (praticamente dobra o volume urinário em 24 horas).
- Quando os sinais e sintomas de hipervolemia se resolvem, o diurético tiazídico deve ser suspenso, uma vez que não há fenômeno de "frenagem diurética" quando se usa a associação de diuréticos de alça + tiazídicos para bloqueio sequencial do néfron.
- Quando o efeito diurético precisa ser reduzido para garantir um ritmo mais brando de retirada de volume, deve-se manter a dose por tomada que alcançou o efeito de bloqueio e reduzir a frequência de administração do diurético tiazídico, que passa a ser administrado em dias alternados ou a cada 3 dias, uma vez que redução da dose abaixo de 50 mg/dia não produz bloqueio do néfron.
- Monitorizar sinais clínicos de congestão e o peso a cada consulta.
- Checar função renal e eletrólitos 1 a 2 semanas após início ou aumento de dose.

Resolvendo problemas:
- É comum o desenvolvimento de hiponatremia, situação em que o diurético tiazídico pode ser substituído por acetazolamida (250 mg a 2 g/dia), que se associa a menor espoliação de sódio.
- A hipocalemia também pode ocorrer com frequência e deve ser manejada com o uso concomitante de doses mais elevadas de espironolactona ou reposição de potássio.
- Outros efeitos adversos frequentes são distúrbios eletrolíticos (hipomagnesemia e hipocalcemia) e metabólicos (hiperuricemia, hiperglicemia e hiperlipidemia).

Ivabradina

Por que prescrever?
Reduzir hospitalizações e melhorar os sintomas de insuficiência cardíaca.

Mecanismo de ação:
Inibe especificamente o canal If do nó sinusal, modulando suas correntes iônicas e reduzindo a frequência cardíaca no repouso e durante o esforço. É um agente bradicardizante puro, sem outros efeitos cardiovasculares de hipotensão ou fadiga, sem indução de broncoespasmo.

Principais indicações:
Pode ser adicionada à terapia-padrão em doses máximas toleradas (iECA/BRA, betabloqueador, diuréticos) para controle de sintomas e redução do número de internações em pacientes com ICFER crônica em ritmo sinusal, que persistem com FC ≥ 70 bpm.

Contraindicações:
- Pacientes instáveis (síndrome coronariana aguda, AVC, AIT, hipotensão grave).
- Doença do nó sinusal.
- Bloqueio atrioventricular de segundo e terceiro graus.
- Frequência cardíaca < 60 bpm.
- Fibrilação atrial.
- Gestantes e lactantes.
- Insuficiência hepática grave.

Medicações e doses:

	Dose inicial	Dose-alvo	Frequência ao dia
Ivabradina	2,5-5 mg	7,5 mg	2 vezes ao dia

Como prescrever?
- Idade ≥ 75 anos: iniciar 2,5 mg 12/12 horas.
- Idade < 75 anos: iniciar 5 mg 12/12 horas.

Como usar?
- Reavaliar a FC após 2 a 4 semanas.
- Aumentar a dose em 2,5 mg/tomada caso FC ainda > 60 bpm.
- Diminuir a dose caso FC < 50 bpm.
- FC ideal (50 a 60 bpm).

(continua)

(Continuação)

Resolvendo problemas:
- Deve-se interromper ou diminuir a dose se FC < 50 bpm e sintomas de bradicardia.
- A ivabradina pode também interagir com a corrente *Ih* da retina, que é muito semelhante à corrente *If* cardíaca, produzindo fenômenos visuais luminosos transitórios chamados de fosfenos que geralmente desaparecem durante o tratamento, raramente causa de descontinuidade da medicação.
- Cuidado com a interação com medicações que inibem a isoenzima CYP3A4 do citocromo P450. Exemplo: antifúngicos (cetoconazol, itraconazol), antibióticos macrolídeos e inibidores da protease (nelfinavir e ritonavir).

Digoxina

Por que prescrever?
Melhora os sintomas e reduz a hospitalização por IC descompensada.

Mecanismo de ação:
Efeito inotrópico positivo, produz leve natriurese e associa-se à redução da taxa de condução atrioventricular do estímulo elétrico cardíaco.

Principais indicações:
- A digoxina pode ser adicionada à terapia-padrão (iECA/BRA, betabloqueador, diuréticos) para controle de sintomas e redução do número de internações em pacientes com ICFER (FEVE ≤ 45%) em ritmo sinusal ou com fibrilação atrial controle de frequência ventricular, que persistam gravemente sintomáticos (CF III-IV), que tenham internações hospitalares recentes.

Contraindicações:
- Doença do nó sinusal.
- Bloqueio atrioventricular de segundo e terceiro graus.
- Intolerância pregressa à digoxina.
- Disfunção do VE assintomática ou ICFEP em ritmo sinusal.
- Síndrome de pré-excitação ventricular.
- Disfunção hepática e cirrose hepática.

Medicações e doses

	Dose inicial	Dose de manutenção	Frequência ao dia
Digoxina	0,25 mg	0,125-0,25 mg	1 vez ao dia, ou dias alternados

Como usar?
- Análises *post hoc* de estudos clínicos recentes e registros têm sugerido que a digoxina pode associar-se a risco aumentado de morte súbita em pacientes com fibrilação atrial quando os níveis séricos ultrapassam 1,2 ng/mL, sendo sugerida a monitoração do seu nível sérico.
- Mulheres, idosos e pacientes com disfunção renal ou massa magra reduzida devem receber doses reduzidas de 0,125 mg/dia.
- Alguns medicamentos podem elevar o nível sérico da digoxina e predispor à intoxicação: amiodarona, diltiazen, verapamil, quinidina, e alguns antibióticos.
- Recomenda-se monitorar regularmente a digoxinemia, sendo o nível sérico ideal entre 0,7 e 0,9 ng/mL.

Resolvendo problemas:
- Deve-se reduzir a dose caso identifique digoxinemia > 0,9 ng/mL.
- Mulheres, idosos e pacientes com disfunção renal ou massa magra reduzida, aspectos associados a maior risco de intoxicação digitálica, devem receber doses reduzidas de 0,125 mg/dia e em dias alternados.
- Devem-se reconhecer manifestações de intoxicação digitálica: náuseas/vômitos, visão amarelada (xantopsia), arritmia ventricular e distúrbios de condução AV, taquicardia atrial com bloqueio AV.

Combinação de hidralazina e nitrato

Por que prescrever?
Aumenta a sobrevida, melhora os sintomas e reduz a hospitalização.

Mecanismo de ação:
Hidralazina (HDLZ) é um vasodilatador arteriolar direto, e o nitrato é um vasodilatador venoso mediado por óxido nítrico, os quais oferecem os efeitos hemodinâmicos da mesma natureza que os iECA/BRA. A combinação das drogas também age no miocárdio, reduzindo o estresse oxidativo, diminuindo lesão das fibras miocárdicas e associando-se à indução de remodelamento reverso.

Principais indicações:
- Disfunção sistólica sintomática em classe funcional II-IV (NYHA), com contraindicações ao IECA/BRA (insuficiência renal e/ou hipercalemia) independentemente da etnia.
- Disfunção sistólica sintomática para negros autodeclarados (maior força de indicação e evidência de benefícios) ou não negros em classe funcional III-IV (NYHA), apesar da terapêutica otimizada.

Contraindicações:
- Hidralazina: doença arterial coronariana grave sintomática e lesões valvares com estenose grave.
- Hidralazina: alergia ou síndrome *lupus-like* induzida.
- Nitrato: uso concomitante com sildenafila e tadalafila.

Medicações e doses:

	Dose inicial	Dose-alvo	Frequência ao dia
Hidralazina + dinitrato de isossorbida	25/10 mg	100/40 mg	3 vezes ao dia

Como usar?
- Usar com cuidado ou evitar o uso se pressão arterial sistólica < 90 mmHg, ou na presença de hipotensão sintomática.
- É usual que a pressão arterial apresente aumento paradoxal após a introdução das drogas, traduzindo aumento do volume sistólico ejetado em face da redução da impedância ejetiva do VE.
- A dose deve ser titulada a cada 2 a 4 semanas, com monitoração de sintomas hipotensivos e níveis de PA ≥ 90 mmHg.
- Deve-se prescrever a combinação de hidralazina + nitrato a cada 8 horas.
- Não é necessário prescrever doses assimétricas do nitrato.

Resolvendo problemas:
- O efeito colateral mais frequente é a hipotensão, mas usualmente se alivia com o tempo. Para reduzir a intensidade desse efeito colateral, deve-se cogitar a redução da dose de outros agentes hipotensores eventualmente em uso (que não iECA/BRA, betabloqueador/espironolactona).
- Raramente pode ocorrer a síndrome semelhante a lúpus (*lupus-like*) (artralgia, exantema cutâneo, febre, pericardite/pleurite), o que indica a suspensão.

Terapia não medicamentosa

Restrição hídrica e salina

A restrição de sódio na insuficiência cardíaca sempre foi fortemente recomendada. Recentemente essa orientação vem apresentando pontos de controvérsia. Alguns estudos têm indicado que dietas com teor muito reduzido de sódio (consumo diário < 2 g de sódio/dia) podem associar-se a maior ativação neuro-hormonal e maior mortalidade, bem como menor ingesta de proteínas e desnutrição. Por outro lado, a restrição dietética inferior a 3 g de sódio por dia associou-se a benefícios apenas nos portadores de IC avançada, mas não foram observados efeitos benéficos nos pacientes com IC leve.

Apesar de as evidências atuais não apontarem para um nível definitivo de restrição de sal na dieta, deve-se salientar que o consumo médio de sal é tipicamente elevado na população geral e também entre os portadores de IC, de modo que a recomendação geral para uma ingestão de sal em níveis não superiores a 5 g ao dia para portadores de IC deve ser empregada. A restrição hídrica com ingestão máxima de 1.000 a 1.500 mL/dia está indicada nos pacientes com classe funcional avançada (CF III e IV) e com sinais congestivos refratários.

Vacinação

Portadores de IC devem receber anualmente vacinação para influenza. Atualmente, também está indicada a vacina para Covid-19. De modo adicional, a vacinação para pneumococo polivalente deve ser realizada em dose única com possibilidade de reforço a cada 5 anos.

Reabilitação cardiovascular

A reabilitação cardiovascular, conduzida em sessões de treinamento monitoradas por profissional experiente e incluindo exercícios aeróbios e resistidos, pode aumentar a capacidade aeróbica e recuperar a massa muscular, produzindo melhora dos sintomas e aumento da capacidade de esforço. Pode ser indicada em pacientes com IC moderadamente sintomática (CF II-III) e clinicamente estáveis. De maneira geral a reabilitação cardiovascular acompanha-se de redução de hospitalização e sintomas, melhora na qualidade de vida e na autoestima dos pacientes.

Os pacientes que mais se beneficiam do programa de reabilitação são aqueles que, apesar da terapia farmacológica otimizada, persistem com sintomas de fadiga e dispneia na ausência de outros sinais de hipervolemia ao exame físico (pacientes "secos). Esse quadro de "dispneia residual" ou "dispneia seca" pode dever-se à exacerbação de reflexos originados na musculatura periférica que provocam hiperventilação desproporcional aos esforços desenvolvidos e decorrem da presença de hipoperfusão e atrofia da musculatura esquelética, secundárias à IC, que podem ser mitigados pelo treinamento físico.

A abordagem multidisciplinar da insuficiência cardíaca

A abordagem multidisciplinar da IC, também conhecida como "Clínica de IC", é um programa de manejo da doença que inclui várias medidas: atividades educativas voltadas para o paciente quanto à doença e seus cuidados, esclarecimento e envolvimento dos familiares e cuidadores no tratamento, suporte psicológico e nutricional, reabilitação física, programa de orientação e monitoração do peso domiciliar com dose variável de diuréticos, contato frequente (presencial ou telefônico) com enfermeira especializada em IC para detecção precoce de acentuação de sintomas que caracterizem precocemente a descompensação da IC e possam ser tratados ambulatorialmente, reduzindo as taxas de reinternação.

Outro ponto-chave desse programa é a orientação e preparação da alta dos pacientes internados com IC, medida que reduz de forma significativa a taxa de reinternação precoce.

As clínicas de IC têm mostrado em estudos multicêntricos efeito positivo em prolongar a sobrevida e promover a redução de reinternações nos pacientes com IC avançada e risco elevado, principalmente nos pacientes com internações recentes ou curso clínico instável.

Terapia de ressincronização cardíaca

A terapia de ressincronização cardíaca (TRC), mediante implante de marca-passo multissítio, baseia-se no conceito de que o remodelamento ventricular esquerdo avançado está associado a importante retardo da progressão da onda de contração da parede lateral do ventrículo esquerdo em relação à parede septal, que é a mais precocemente ativada. Esse dessincronismo intraventricular esquerdo causa agravamento da disfunção sistólica (redução da FEVE) e diastólica do ventrículo esquerdo, além de acentuação da insuficiência mitral funcional.

O restabelecimento do sincronismo contrátil pela TRC é uma opção não medicamentosa efetiva para melhora dos sintomas e aumento da sobrevida em pacientes com IC avançada. Contudo, uma parcela dos pacientes, cerca de 30%, não apresentam resposta favorável à TRC. Nesse cenário, diversos estudos identificaram as melhores características clínicas de pacientes hiper-respondedores, como sexo feminino, etiologia não isquêmica, duração do QRS ≥ 150 ms, padrão típico de bloqueio de ramo esquerdo (BRE), átrio esquerdo de menor volume e IMC < 30 kg/m^2.

Atualmente, a indicação de TRC restringe-se a pacientes em ritmo sinusal que persistam sintomáticos apesar do tratamento clínico otimizado e que apresentam FEVE ≤ 35% e QRS alargado ≥ 150 ms com morfologia de BRE. Nos pacientes com QRS entre 130 e 150 ms com morfologia de BRE e ritmo sinusal, a TRC também pode ser indicada, mas com menor evidência de benefício.

Vale reforçar que a indicação da TRC somente deve ser considerada após análise crítica cautelosa dos critérios de indicação e a constatação de que o tratamento medicamentoso está plenamente otimizado há pelo menos 3 meses, incluindo sacubitril-valsartana, iSGLT-2, betabloqueadores e antagonista da aldosterona nas doses preconizadas ou nas máximas doses toleradas.

Cardiodesfibrilador implantável

O implante de cardiodesfibrilador implantável (CDI) tem o objetivo de prevenir a morte súbita, uma vez que cerca de 80% são decorrentes de arritmias ventriculares como taquicardia ventricular (TV) e fibrilação ventricular (FV).

As indicações para implante de CDI podem ser divididas em prevenção primária e secundária. Na prevenção primária, recomenda-se o implante de CDI em pacientes com disfunção sistólica (FEVE ≤ 35%) sintomática em classe funcional II-III (NYHA) de etiologia isquêmica, pelo menos 40 dias após o infarto e 90 dias após cirurgia de revascularização miocárdica com terapêutica otimizada e com boa expectativa de vida em 1 ano. Na etiologia não isquêmica, a indicação é semelhante à etiologia isquêmica, porém a terapêutica otimizada deve ter mais de 6 meses de evolução.

Na prevenção secundária, recomenda-se o implante de CDI em pacientes sobreviventes de parada cardíaca devido a FV ou TV sustentada, na presença de TV sustentada estável ou instável e na presença de síncope recorrente com indução de taquicardia ventricular instável ou FV no estudo eletrofisiológico invasivo.

Abordagem na insuficiência cardíaca refratária

Pacientes que se apresentam acentuadamente sintomáticos (classe funcional III ou IV), mesmo após o estabelecimento de terapêutica adequada com doses otimizadas, podem ser considerados portadores de IC refratária. Ainda que esse quadro clínico possa dever-se à própria gravidade da cardiopatia, na abordagem desses doentes é altamente recomendado que se busquem ativamente e se removam os fatores agravantes ou contribuintes para a refratariedade.

O Quadro 2 lista os principais aspectos clínicos e laboratoriais que devem ser explorados nessa situação. Para aqueles pacientes que permanecem refratários (CF III-IV), com disfunção de órgãos, hospitalizações frequentes por IC (> 1 por ano), hipotensão persistente e frequência cardíaca elevada, deve ser considerado o encaminhamento para o especialista em IC, sendo candidatos a tratamentos alternativos como o transplante cardíaco

Transplante cardíaco

O transplante cardíaco é um tratamento alternativo que pode restabelecer a sobrevida em níveis aceitáveis a longo prazo e deve ser considerado em portadores de IC exibindo mau prognóstico com CF III ou IV persistente com sintomas incapacitantes (estágio D) e sem alternativa de tratamento clínico ou cirúrgico. Um dos grandes desafios encontra-se na seleção de candidatos que mais se beneficiem do procedimento em termos de sobrevida e qualidade de vida, uma vez que o número de doadores é muito escasso. Dados da Associação Brasileira de Transplante de Órgãos (ABTO)

QUADRO 2 Indicações de transplante cardíaco

Classe de recomendação	Indicação
I	IC avançada na dependência de drogas inotrópicas e/ou suporte circulatório mecânico.
	IC avançada classe funcional III persistente e IV com tratamento otimizado na presença de outros fatores de mau prognóstico.
	IC avançada e VO_2 de pico ≤ 12 mL/kg/minuto em pacientes em uso de betabloqueadores.
	IC avançada e VO_2 de pico ≤ 14 mL/kg/minuto em pacientes intolerantes a betabloqueadores.
	Arritmias ventriculares sintomáticas e refratárias ao manejo com fármacos, dispositivos elétricos e procedimentos de ablação.
IIa	IC refratária e VO_2 de pico ≤ 50% do previsto em pacientes com < 50 anos e mulheres.
	Doença isquêmica com angina refratária sem possibilidade de revascularização.
IIb	IC refratária e VO_2 de pico ajustado para massa magra ≤ 19 mL/kg/minuto em pacientes com IMC > 30.
	IC refratária e equivalente ventilatório de gás carbônico (relação VE/VCO_2) > 35 particularmente se VO_2 de pico ≤ 14 mL/kg/minuto e/ou teste cardiopulmonar submáximo (RER < 1,05).
III	Disfunção sistólica isolada.
	Prognóstico adverso estimado apenas por escores prognósticos ou VO_2 de pico isoladamente.
	IC classe funcional NYHA III-IV sem otimização terapêutica.

IC: insuficiência cardíaca; IMC: índice de massa corporal; VO_2: consumo de oxigênio; VE/VCO_2: equivalente ventilatório de gás carbônico; RER: coeficiente respiratório; NYHA: New York Heart Association.

revelam um número de 150 a 200 transplantes cardíacos realizados no Brasil nos últimos anos.

A avaliação objetiva da capacidade funcional com mensuração direta do consumo máximo ou pico de oxigênio (VO_2) pelo teste cardiopulmonar deve ser realizada em todos os possíveis candidatos. Deve-se enfatizar que o achado de fração de ejeção gravemente reduzida não representa isoladamente indicação de transplante. O Quadro 2 sumariza as indicações de transplante cardíaco segundo as diretrizes da Sociedade Brasileira de Cardiologia.

PARTICULARIDADES NO TRATAMENTO DA INSUFICIÊNCIA CARDÍACA NO IDOSO

À luz das evidências atuais, apenas um estudo multicêntrico randomizado e placebo-controlado foi realizado em indivíduos portadores de IC e com idade > 70 anos, o estudo Seniors (*Study of effects of nebivolol intervention on outcomes and rehospitalization in seniors with heart failure*), que demonstrou eficácia do nebivolol em reduzir hospitalizações por IC. Na maioria dos outros estudos, os muitos idosos são excluídos ou sub-representados. Apesar disso, subanálises de estudos com iECA (*Heart outcomes prevention evaluation – Hope*), BRA (*Candesartan in heart failure*: assessment of reduction in mortality and morbidity – *Charm-Alternative*) e betabloqueadores (*Organized program to initiate lifesaving treatment in hospitalized patients with heart failure – Optimize-HF*) e com sacubitril/valsartana (*Paradigm-HF*) observaram eficácia semelhante aos relatados no grupo geral.

Recentemente, análise *post hoc* do estudo *Dapa-HF* também mostrou efeitos consistentes em todas as categorias de idade para todos os resultados do estudo. É importante salientar que a magnitude do efeito da dapagliflozina na redução do desfecho composto de morte e internação por IC e o desfecho secundário de

QUADRO 3 Condições associadas à IC refratária ao tratamento
Baixa aderência à terapêutica medicamentosa.
Ingesta de sal superior à recomendada (2-3 g/dia).
Hipervolemia persistente causada por resistência ao diurético de alça (necessidade de otimização da dose e/ou associação de diuréticos tiazídicos).
Uso de medicações que interferem com boa evolução da IC: AINH (causam disfunção renal e hipervolemia), drogas inotrópicas negativas como propafenona e bloqueadores de canal de cálcio (exceção para anlodipina).
Presença de comorbidades como anemia, hiper ou hipotireoidismo, insuficiência renal
FA sem controle adequado da FC

AINH: anti-inflamatórios não hormonais; FA: fibrilação atrial; FC: frequência cardíaca; IC: insuficiência cardíaca.

visita urgente por IC e hospitalização foi numericamente maior naqueles com idade maior que 75 anos em comparação com categorias de idade mais jovem. Dessa forma, recomenda-se tratamento análogo aos indivíduos portadores de IC com idade > 70 anos em comparação com os indivíduos mais jovens, porém com maior atenção para interações medicamentosas e tolerabilidade.

Particularmente, o controle cardiovascular mais deficiente do idoso pode fazê-lo mais propenso à hipotensão postural e reduzir a tolerabilidade das medicações bloqueadoras neuro-hormonais que têm efeito intrínseco de redução da pressão arterial.

Adicionalmente, é comum o idoso exibir bradicardia ou incompetência cronotrópica por disfunção do nó sinusal, também associada ao avançar da idade, fazendo com que a monitoração do ritmo cardíaco e da frequência cardíaca seja mais rigorosa.

INSUFICIÊNCIA CARDÍACA COM FRAÇÃO DE EJEÇÃO PRESERVADA

A insuficiência cardíaca com fração de ejeção preservada (ICFEP) é responsável 30 a 55% das internações por IC descompensada, de acordo com registros e estatísticas dos EUA e Europa. Nos últimos anos, a prevalência de ICFEP em relação à ICFER vem aumentando, com estimativa de tornar-se o fenótipo de IC predominante nas próximas décadas. Esse aumento de prevalência prende-se em grande parte ao envelhecimento da população, uma vez que a ICFEP é a forma preponderante de IC nos idosos. Desse modo, pode-se dizer que a ICFEP é um importante e crescente problema de saúde pública.

Grande parte desses pacientes é formada por idosos, com predominância do gênero feminino, obesos, hipertensos de longa evolução, diabéticos, portadores de fibrilação atrial e doença aterosclerótica coronariana. Notadamente, pacientes com ICFEP apresentam maior prevalência de comorbidades não cardíacas em comparação com aqueles portadores de IC com fração de ejeção reduzida (ICFER).

No que tange aos mecanismos fisiopatológicos, a ICFEP também difere da ICFER (Figura 8). A hipótese fisiopatológica mais atual sugere que a ICFEP seja fruto de anormalidades do cardiomiócito (aumento da rigidez, sobrecarga de cálcio) e da matriz extracelular secundários à ação de citocinas inflamatórias que causam disfunção microvascular agindo ao longo da vida nos pacientes com comorbidades associadas ao aumento da atividade inflamatória sistêmica, como obesidade, diabetes, hipertensão arterial, doença pulmonar obstrutiva crônica (DPOC) e disfunção renal.

Quadro clínico

Os sinais e sintomas de ICFEP são indistinguíveis daqueles exibidos pelos pacientes com ICFER, à exceção da menor presença de terceira bulha e de cardiomegalia. Nos últimos anos, diversos estudos têm mostrado que a ICFEP é bastante heterogênea e complexa em relação à fisiopatologia de suas manifestações clínicas, com grande variação individual dos mecanismos e das anormalidades funcionais/estruturais. De forma geral, além da disfunção diastólica, são mecanismos amplamente aceitos como contribuintes para a disfunção cardíaca nos pacientes com ICFEP: marcante incompetência cronotrópica durante esforço, disfunção endotelial e insuficiente vasodilatação arteriolar periférica, rigidez arterial, disfunção sistólica atrial esquerda, desacoplamento ventrículo-arterial, aumento das pressões de enchimento do VE durante esforço.

Outro aspecto marcante é a heterogeneidade dos fenótipos clínicos encontrados quando da apresentação dos pacientes, conforme resumido no Quadro 4.

Ao contemplar o Quadro 4, é relevante considerar que os pacientes podem inicialmente apresentar-se com o fenótipo mais brando de dispneia aos esforços, podendo permanecer nesse estágio por longo tempo e, eventualmente, progredir para fenótipos mais graves, com manifestações congestivas e/ou hipertensão pulmonar pós-capilar muito evidentes, havendo correspondente piora do prognóstico nessas últimas fases. Por outro lado, não é incomum encontrar pacientes cuja primeira manifestação

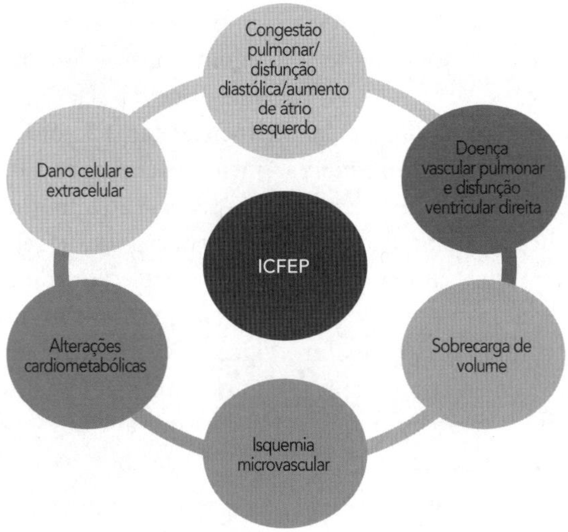
Congestão pulmonar/ disfunção diastólica/aumento de átrio esquerdo
Doença vascular pulmonar e disfunção ventricular direita
Sobrecarga de volume
Isquemia microvascular
Alterações cardiometabólicas
Dano celular e extracelular
ICFEP

FIGURA 8 Fisiopatologia da insuficiência cardíaca com fração de ejeção preservada (ICFEP).
Fonte: adaptada de Lam et al. (2018).

QUADRO 4 Fenótipos da ICFEP

Fenótipo	Inicial – ambulatorial	Congestão evidente	Hipertensão pulmonar
Clínica	Elevação da pressão de enchimento do VE induzida pelo exercício, manifestação de dispneia aos esforços, paciente ambulatorial	Congestão pulmonar e/ou sistêmica. IC descompensada, podendo haver hospitalização. Disfunção diastólica comumente detectada em repouso.	Hipertensão pulmonar pós-capilar com remodelamento do VD e congestão venosa sistêmica predominante.
Peptídeos natriuréticos	Normal ou levemente elevado	Elevado	Frequentemente elevado

ICFEP: insuficiência cardíaca com fração de ejeção preservada; VD: ventrículo direito; VE: ventrículo esquerdo.
Fonte: adaptado de Shah et al. (2014).

de ICFEP sejam os fenótipos mais graves congestivos, sem que haja em sua história pregressa o comemorativo de dispneia aos esforços precedendo o aparecimento da síndrome congestiva.

Diagnóstico da insuficiência cardíaca com fração de ejeção preservada

Na suspeita clínica de ICFEP, os pacientes devem ser inicialmente avaliados com história clínica, exame físico e ECG. É importante ressaltar que dispneia e intolerância aos esforços são sintomas altamente sugestivos de IC, mas muito inespecíficos e frequentes em idosos com comorbidades. Desse modo, o diagnóstico de ICFEP deve obedecer rigorosamente aos critérios diagnósticos estabelecidos recentemente na diretriz brasileira de insuficiência cardíaca.

A Figura 9 ilustra o algoritmo diagnóstico de ICFEP, de acordo com a última diretriz da Sociedade Brasileira de Cardiologia (2021).

De modo diverso em relação ao que ocorre na ICFER, existem limitações no diagnóstico da ICFEP. Dessa forma, a utilização dos escores H_2FPEF e HFA PEFF (Quadros 5 e 6) favorece principalmente o diagnóstico ou a exclusão da doença. Assim, os pacientes considerados de alta e baixa probabilidade são considerados como tendo ou não ICFEP, respectivamente. Nos pacientes com baixa pro-

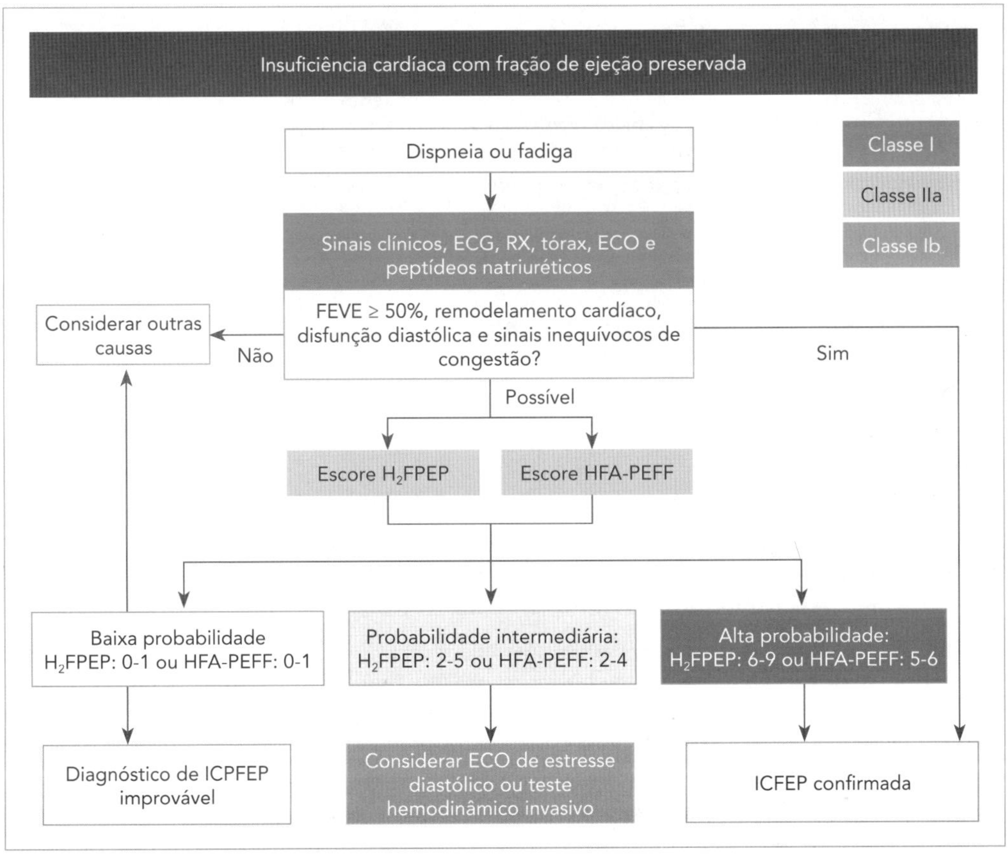

FIGURA 9 Algoritmo diagnóstico de ICFEP proposto pela Sociedade Brasileira de Cardiologia (2021).
ECG: eletrocardiograma; FEVE: fração de ejeção do ventrículo esquerdo; ICFEP: insuficiência cardíaca com fração de ejeção preservada; RX; radiografia.
Fonte: SBD (2021).

QUADRO 5 Descrição do H_2FPEF escore

Sigla	Variável clínica	Valores	Pontos (0-9)
H_2	*Heavy* (peso) Hipertensão arterial	IMC > 30 kg/m² ≥ 2 anti-hipertensivos	2 1
F	Fibrilação atrial	Paroxística e persistente	3
P	Hipertensão pulmonar	Pressão sistólica na artéria pulmonar pelo ECO > 35 mmHg	1
E	*Elder* (idade)	> 60 anos	1
F	*Filling pressure* (pressões de enchimento)	Doppler tecidual E/é > 9	1

ECO: ecocardiograma; IMC: índice de massa corporal.
Fonte: adaptado de Reddy et al. (2018).

QUADRO 6 Escore HFA PEFF para diagnóstico de ICFEP

Critérios	Maior (2 pontos)	Menor (1 ponto)
Funcional	e' septal < 7 ou e' lateral < 10 ou E/e' < 15 ou Velocidade RT < 2,8 m/s (PSAP > 35 mmHg)	E/e' 9-14 ou GLS < 16%
Morfológico	VAEI > 34 mL/m² ou Massa VE . 149/122 g/m² (H/M) e ERP > 0,42	VAEi 29-34 mL/m² ou Massas VE > 115/95 g/m² (H/M) ou ERP > 0,42 ou Septo ou PP ≥ 12 mm
Biomarcador (ritmo sinusal)	NT-pró-BNP > 220 pg/mL ou BNP > 80 pg/mL	NT-pró-BNP 125-220 pg/mL ou BNP 35-80 pg/mL
Biomarcador (fibrilação atrial)	NT-pró-BNP > 660 pg/mL ou BNP > 240 pg/mL	NT-pró-BNP > 365-660 pg/mL ou BNP > 105-240 pg/mL

BNP: peptídeo natriurético do tipo B; ERP: espessura relativa de parede; GLS: strain global longitudinal*; H: homens; ICFEP: insuficiência cardíaca com fração de ejeção preservada; M: mulheres; NT-pró-BNP: peptídeo natriurético N-terminal pró-tipo B: PP: parede posterior; VAEi: índice de volume atrial esquerdo; VE: ventrículo esquerdo; velocidade RT: velocidade do fluxo de regurgitação da valva tricúspide.*
Fonte: adaptado de Pieske et al. (2020).

babilidade para a ICFEP, recomenda-se a investigação de outras causas de dispneia e fadiga. No entanto, os pacientes com probabilidade intermediária, a avaliação da função diastólica durante estresse, que pode ser realizado mediante teste hemodinâmico invasivo ou ecocardiografia de estresse diastólico, é capaz de auxiliar no diagnóstico de ICFEP.

A probabilidade baixa (0 ou 1 ponto) praticamente exclui o diagnóstico de ICFEP. Por outro lado, a probabilidade alta (6 a 9 pontos) permite estabelecer o diagnóstico. Ao observar a probabilidade intermediária (2 a 5 pontos), deve-se realizar testes adicionais para confirmação diagnóstica.

Etiologias específicas da ICFEP

De forma semelhante ao que se preconiza para a ICFER, após o diagnóstico firmado de ICFEP, também se recomenda a busca de etiologias específicas que podem levar a esse fenótipo clínico que não seja puramente decorrente da ICFEP "primária", ou seja, aquela advinda do remodelamento cardíaco causado por hipertensão, obesidade, diabetes, sedentarismo e envelhecimento.

Dentre as etiologias específicas, devem ser particularmente pesquisadas a cardiomiopatia hipertrófica e a amiloidose cardíaca. Esta última condição, particularmente nas formas selvagens da amiloidose cardíaca por transtirretina (AC-ATTR), parece ser mais comum do que anteriormente se pensava, podendo estar presente como causa específica de ICFEP em homens idosos em até 12% dos casos. Dessa forma, é recomendado ter em mente sinais de alerta que podem indicar a presença de AC-ATTR, como neuropatia periférica sensitivo-motora, intolerância a anti-hipertensivos e hipotensão postural, síndrome do túnel do carpo bilateral, sinais de infiltração miocárdica no ECG (baixa voltagem ou desproporção de espessura de paredes do VE com a voltagem do QRS relativamente não aumentada; paredes ventriculares espessadas no ecocardiograma com septo interventricular > 12 mm e aspecto granuloso e sinal de *apical sparing* do *strain longitudinal global*).

Maiores detalhes sobre esse assunto podem ser encontrados no recente Posicionamento sobre diagnóstico e tratamento da amiloidose cardíaca publicado pela SBC (Simões et al., 2021).

Tratamento da insuficiência cardíaca com fração de ejeção preservada

Até o momento, nenhum estudo clínico mostrou benefício na redução de mortalidade em portadores de ICFEP. Por outro lado, nos últimos anos foram publicados dois estudos pivotais (*Emperor-Preserved e Deliver*) que evidenciaram redução do desfecho composto de morte cardiovascular, hospitalização ou visitas urgentes ao pronto-socorro por descompensação da IC em 21 e 18%, respectivamente. Esses dois estudos balizaram a prescrição de iSGLT-2 na ICFEP com classe de recomendação IIa, nível de evidência A pela diretriz mais atual (2022) da Sociedade Americana de Cardiologia (AHA). Na prática, a abordagem do tratamento da ICFEP deve ser fundamentada em cinco principais pilares:

1. Controle da hipervolemia e sintomas congestivos com diuréticos de alça em doses eficazes.
2. Controle dos níveis de pressão arterial e da frequência cardíaca (fibrilação atrial).
3. Tratamento das comorbidades para diminuir sintomas e progressão da doença.
4. Prescrição de iSGLT-2 (empagliflozina ou dapagliflozina) para redução de morte cardiovascular, hospitalizações e melhora dos sintomas.
5. Prescrição de espironolactona e BRA para possível redução de hospitalizações e melhora da capacidade funcional deve ser considerada, particularmente como drogas preferenciais para controle da hipertensão arterial nessa população.

Reabilitação cardiovascular na ICFEP

A utilização do exercício físico na IC crônica promove melhora dos sintomas, da qualidade de vida e da função diastólica avaliada pelo ecocardiograma. Adicionalmente, observam-se efeitos benéficos na função endotelial, hemodinâmica, marcadores inflamatórios, ativação neuro-hormonal, bem como estrutura e função da musculatura esquelética.

Dentre os estudos de treinamento físico em pacientes com ICFEP, o estudo *Ex-DHF* é considerado o principal. Nele foram randomizados 64 pacientes com ICFEP para treinamento supervisionado aeróbico e resistido adicionalmente ao tratamento padrão *versus* tratamento padrão isolado. Observou-se aumento do VO_2 pico após 3 meses no grupo treinado, bem como remodelamento reverso atrial e melhora da função diastólica. Adicionalmente, recente metanálise indigitou que o treinamento físico foi seguro e mostrou-se uma intervenção factível para a melhora dos sintomas e para ganho em capacidade funcional e *endurance*. Ganhos em fatores periféricos e não cardíacos, particularmente na musculatura esquelética, são os maiores contribuintes para a melhora da capacidade funcional relacionada ao treinamento em pacientes idosos com ICFEP.

BIBLIOGRAFIA

AJS, Tsutsui H, Abdelhamid CM, Adamopoulos S, Albert N, et al. Universal definition and classification of heart failure: a report of the Heart Failure Society of America, Heart Failure Association of the European Society of Cardiology, Japanese Heart Failure Society and Writing Committee of the Universal Definition of Heart Failure: endorsed by Canadian Heart Failure Society, Heart Failure Association of India, the Cardiac Society of Australia and New Zealand, and the Chinese Heart Failure Association. Eur J Heart Fail. 2021 Feb 19.

Albuquerque DC, Neto JD, Bacal F, Rohde LE, Bernardez-Pereira S, Berwanger O, et al.; Investigadores Estudo Breathe. I Brazilian Registry of Heart Failure: clinical aspects, care quality and hospitalization outcomes. Arq Bras Cardiol. 2015;104(6):433-42.

Bacal F, Marcondes-Braga FG, Rohde LEP, Xavier Júnior JL, de Souza Brito F, Moura LZ, et al. 3ª diretriz brasileira de transplante cardíaco. Arq Bras Cardiol. 2018;111(2):230-89.

Ainsworth BE, Haskell WL, Whitt MC, Irwin ML, Swartz AM, Strath SJ, et al. Compendium of physical activities: an update of activity codes and MET intensities. Med Sci Sports Exerc. 2000;32(9 Suppl):S498-504.

Comitê Coordenador da Diretriz de Insuficiência Cardíaca. Diretriz Brasileira de Insuficiência Cardíaca Crônica e Aguda. Arq Bras Cardiol. 2018;111(3):436-539.

Edelmann F, Gelbrich G, Düngen H-D, Fröhling S, Wachter R, Stahrenberg R, et al. Exercise training improves exercise capacity and diastolic function in patients with heart failure with preserved ejection fraction. J Am Coll Cardiol. 2011;58(17):1780-91.

Feitosa-Filho GS, Peixoto JM, Pinheiro JES, Afiune Neto A, Albuquerque ALT, Cattani AC, et al. Atualização das diretrizes em cardiogeriatria da Sociedade Brasileira de Cardiologia. Arq Bras Cardiol. 2019;112(5):649-705.

Goldman L, Hashimoto B, Cook EF, Loscalzo A. Comparative reproducibility and validity of systems for assessing cardiovascular functional class: advantages of a new specific activity scale. Circulation. 1981;64:1227-34.

Goodlin SJ. Palliative care in congestive heart failure. J Am Coll Cardiol. 2009;54(5):386-96.

Jessup M, Brozena S. Heart failure. N Engl J Med. 2003 May 15;348(20):2007-18. Review.

Komajda M, Lam CS. Heart failure with preserved ejection fraction: a clinical dilemma. Eur Heart J. 2014;35(16):1022-32.

Lam CSP, Voors AA, de Boer RA, Solomon SD, van Veldhuisen DJ. Heart failure with preserved ejection fraction: from mechanisms to therapies. Eur Heart J. 2018;39(30):2780-92.

Martinez FA, Serenelli M, Nicolau JC, Petrie MC, Chiang C-E, Tereshchenko S, et al. Efficacy and safety of dapagliflozin in heart failure with reduced ejection fraction according to age: insights from DAPA-HF. Circulation. 2020;141:100-11.

Pearson MJ, Mungovan SF, Smart NA. Effect of exercise on diastolic function in heart failure patients: a systematic review and meta-analysis. Heart Fail Rev. 2017;22(2):229-42.

Pieske B et al. Heart Failure Association (HFA) of the European Society of Cardiology (ESC). Eur J Heart Fail. 2020;22:391-42.

Reddy YNV, Carter RE, Obokata M, Redfield MM, Borlaug BA. A simple, evidence based approach to help guide diagnosis of heart failure with preserved ejection fraction. Circulation. 2018;138(9):861-70.

Redfield MM. Heart failure with preserved ejection fraction. N Engl J Med. 2016;375(19):1868-77. Review.

Shah SJ, Katz DH, Deo RC. Phenotypic spectrum of heart failure with preserved ejection fraction. Heart Fail Clin. 2014;10(3):407-18.

Simões MV, Fernandes F, Marcondes-Braga FG, Scheinberg P, Correia EB, Rohde LEP, et al. Position statement on diagnosis and treatment of cardiac amyloidosis – 2021. Arq Bras Cardiol. 2021;117(3):561-98.

Thibodeau JT, Turer AT, Gualano SK, Ayers CR, Velez-Martinez M, Mishkin JD, et al. Characterization of a novel symptom of advanced heart failure: bendopnea. JACC Heart Fail. 2014;2(1):24-31.

Ziaeian B, Fonarow GC. Epidemiology and aetiology of heart failure. Nat Rev Cardiol. 2016;13(6):368-78.

Acidente vascular cerebral isquêmico 15

Millene Rodrigues Camilo
José Rosemberg Costa Lima Filho
Lara Guimarães Queiroz Silva
Thiago Oscar Goulart
Octávio Marques Pontes Neto

INTRODUÇÃO

Globalmente, o acidente vascular cerebral (AVC) está entre as principais causas de óbito e de incapacidade permanente. Dentre a população, indivíduos mais idosos que sofrem um AVC têm maior risco de mortalidade, maior incapacidade, hospitalização mais prologada e são menos propensos a receber alta para domicílio. De fato, entre aqueles acima de 65 anos, após 6 meses de um AVC isquêmico, cerca de 26% ficam dependentes para atividades de vida diária, 30% permanecem incapazes de deambular sem assistência e 46% apresentam déficits cognitivos. Estima-se que, entre 2010 e 2050, o número de casos de AVC mais que dobrará, com maior aumento entre os idosos acima de 75 anos e grupos minoritários, particularmente hispânicos.

Define-se o AVC como um episódio agudo decorrente de disfunção focal do cérebro, retina ou medula espinhal com duração superior a 24 horas, ou com qualquer duração, se imagem (tomografia computadorizada ou ressonância nuclear magnética) ou autópsia mostrarem infarto focal ou hemorragia relevante para os sintomas. Cabe ressaltar que, em alguns casos, quando há melhora espontânea dos déficits neurológicos, principalmente nas primeiras horas, podemos estar diante de um ataque isquêmico transitório (AIT). Além da reversão completa dos déficits, para que se defina um AIT é necessário exame de neuroimagem que comprove a ausência de lesão tecidual. Após um AIT, o risco de AVC isquêmico é de 3 a 15% em 90 dias.

O AVC pode ser dividido em duas principais categorias:

1. O isquêmico, responsável por cerca de 80% dos casos, decorrente da obstrução arterial, levando à redução drástica da perfusão cerebral em determinado território.
2. O hemorrágico, correspondente aos aproximados 20% restante dos casos, originado a partir da ruptura de um vaso intracraniano.

Nos últimos anos, houve importantes avanços no tratamento do AVC isquêmico agudo, possibilitando melhores desfechos clínicos e, consequentemente, redução do impacto socioeconômico. A seguir, serão abordadas especificamente as terapias de recanalização, bem como outros aspectos relevantes sobre essa dramática doença cerebrovascular.

EPIDEMIOLOGIA

Nos últimos anos, a população mundial tem experimentado uma importante mudança em sua estrutura demográfica. O envelhecimento populacional com o aumento da expectativa de vida traz consigo grandes impactos na saúde pública. A Organização Mundial da Saúde (OMS) estima que para o ano de 2025 a população mundial será composta por cerca de 828 milhões de pessoas acima de 65 anos, com aumento ainda mais expressivo na América Latina, acarretando, portanto, elevadas taxas de prevalência e incidência de doenças crônicas não transmissíveis.

Em 2020, segundo dados do Sistema de Informação de Mortalidade, o AVC foi responsável por cerca de 99 mil óbitos, sendo a segunda causa de mortalidade no Brasil. Contudo, em 2022, segundo dados da Associação dos Registradores de Pessoas Naturais do Brasil (Arpen), houve um aumento de 8,3% de óbitos por AVC. Em consequência disso, o AVC retornou como principal causa de óbito no Brasil. Globalmente, permanece como segunda causa, sendo responsável por cerca de 6,6 milhões de óbitos no mundo.

FATORES DE RISCO

O AVC apresenta múltiplos fatores de risco, sendo seu reconhecimento fundamental para a implementação de estratégias públicas e individuais de prevenção primária e secundária. Os fatores de risco podem ser divididos em não modificáveis e modificáveis. Entre os não modificáveis incluem-se idade, raça, sexo e hereditariedade. Considerando a importância desses fatores na faixa etária geriátrica, destacamos que o risco de AVC dobra a cada década após os 55 anos, com discreta prevalência na população masculina idosa.

Quanto aos fatores de risco modificáveis, demonstrou-se que hipertensão arterial sistêmica (HAS), diabetes *mellitus* dislipidemia, tabagismo, alcoolismo, obesidade, sedentarismo, causas cardíacas, fatores dietéticos e psicossociais combinados representam um risco atribuível populacional maior que 90% para a ocorrência de AVC. Portanto, o controle adequado desses fatores seria capaz de reduzir de forma expressiva a incidência do AVC na população. Por sua extrema importância, ressaltaremos a seguir alguns dos principais fatores de risco modificáveis.

Hipertensão arterial

A HAS é o principal fator de risco para a ocorrência do AVC, sendo responsável por cerca de 48% do risco atribuível à população. Indivíduos normotensos acima de 55 anos têm 90% de risco de desenvolver hipertensão ao longo da vida. E o risco para a ocorrência de AVC em hipertensos é 3 vezes maior do que em normotensos. Portanto, o tratamento intensivo da hipertensão arterial com a mudança no estilo de vida e/ou uso de medicações, objetivando valores < 140 × 90 mmHg, é fundamental para a redução da prevalência de AVC na população geral.

Diabetes *mellitus*

Diabetes *mellitus* (DM) é fator de risco independente para AVC com importante relação com a ocorrência e recorrência de eventos cerebrovasculares. A presença de DM aumenta em 2 vezes o risco de AVC. Medidas como mudança no estilo de vida e implementação do tratamento farmacológico têm demonstrado redução no risco de AVC.

Dislipidemia

A dislipidemia é um importante fator de risco aterogênico. Contudo, existe uma complexa relação entre dislipidemia e AVC. Enquanto o LDL-colesterol apresenta forte associação com a ocorrência de AVC isquêmico, o mesmo não se observa com o colesterol total. Para cada 1 mmol/L (39 mg/dL) de redução das taxas de LDL-colesterol com o uso de estatinas, é atribuída uma queda de 21% no risco de AVC.

Tabagismo

Assim como HAS e DM, o tabagismo tem mostrado importante relação com a ocorrência de AVC, especialmente para doença de pequenos vasos. O tabagismo aumenta em cerca de 2 vezes o risco de AVC, podendo potencializar os efeitos de outros fatores de risco, incluindo HAS. A cessação do tabagismo está associada a uma rápida redução do risco de AVC e outros eventos cardiovasculares a um nível que se aproxima, mas não atinge, aquele de quem nunca fumou. O consumo de tabaco por via não inalatória – ato de mascar tabaco –, assim como o tabagismo passivo, também estão relacionados à ocorrência de AVC.

Alcoolismo

A relação entre o consumo de álcool e o AVC está fortemente associada à quantidade ingerida e ao tipo de AVC. Evidências mais recentes têm demonstrado que o consumo leve a moderado de álcool (até 2 doses/dia para homens e 1 dose/dia para mulheres) tem fator protetor para AVC, ao passo que o consumo excessivo aumenta o risco de AVC isquêmico. O consumo de álcool tem uma relação linear mais direta com AVC hemorrágico, de modo que sua ingestão, mesmo em pequenas quantidades, parece aumentar o risco de hemorragia.

Obesidade e dieta

A obesidade é um importante componente da síndrome metabólica, além da dislipidemia, hipertensão arterial, resistência à insulina, estado protrombótico e pró-inflamatório. Quando comparados a indivíduos de peso normal, aqueles com sobrepeso e obesos têm risco aumentado de AVC isquêmico em 22 e 64%, respectivamente. O aumento da circunferência abdominal, mais que o peso global (índice de massa corpórea – IMC), está cada vez mais sendo reconhecido como preditor de risco para AVC.

A chamada dieta do Mediterrâneo, rica em frutas e vegetais, tem sido associada à redução do risco de AVC. Possivelmente essa redução também está relacionada à influência da dieta na prevenção e no controle da hipertensão, diabetes, obesidade e dislipidemia.

Fibrilação atrial

Dentre as várias causas cardíacas, a fibrilação atrial (FA) é reconhecida como um dos principais fatores de risco para AVC. De fato, indivíduos com FA têm cerca de 5 vezes mais chance de sofrerem um AVC em comparação aos não portadores. Estima-se que a prevalência de FA seja de 5 a 9% em indivíduos entre 60 e 80 anos e de 10% naqueles acima de 80 anos. Assim, com o progressivo aumento da expectativa de vida e o envelhecimento populacional, espera-se um aumento no desenvolvimento de FA em idosos.

O diagnóstico de FA impõe grandes desafios, sobretudo pela ocorrência de FA paroxística, não sendo, por muitas vezes, flagrada durante os exames de rotina (eletrocardiograma e Holter). No entanto, o aumento do risco de AVC é similar para FA paroxística, persistente e permanente. Nesses casos é fundamental a pesquisa ativa de sinais sugestivos de atriopatia, como taquicardia supraventricular paroxística, extrassístoles atriais pareadas, dilatação atrial acentuada, aumento do NT-pró-BNP, uma vez que esses achados estão associados tanto à FA quanto ao tromboembolismo. Os pacientes pós-AVC com FA têm indicação formal de anticoagulação contínua. Mesmo os idosos se beneficiam da anticoagulação, embora possam ter risco aumentado para sangramento.

MANIFESTAÇÕES CLÍNICAS

As manifestações clínicas do AVC caracterizam-se por déficits neurológicos focais de início súbito, que podem envolver sintomas leves até manifestações graves e incapacitantes. Os déficits mais comuns incluem alteração de linguagem, tais como dificuldade para se expressar ou para compreender; dificuldade na articulação da fala; redução de força e/ou sensibilidade em um membro ou hemicorpo; incoordenação motora e desequilíbrio; tontura e alteração visual. É importante salientar que os sintomas têm instalação súbita e geralmente são persistentes, portanto esse é um dado relevante para que seja feita a adequada suspeita diagnóstica, tendo em vista que é um quadro que requer atenção imediata.

Para avaliação clínica do AVC, utilizamos a *National Institutes of Health Stroke Scale* (NIHSS), uma escala que avalia o exame físico neurológico por estes itens:

1. Consciência (nível de consciência, orientação quanto ao mês atual e à idade e realização de comandos verbais).
2. Olhar conjugado horizontal.
3. Campos visuais.
4. Paresia facial.
5. Força muscular nos quatro membros.
6. Ataxia apendicular.
7. Sensibilidade.
8. Linguagem.
9. Disartria.
10. Extinção/negligência.

A pontuação varia de 0 a 42 e tem relação direta com a gravidade do AVC, bem como com o desfecho funcional a longo prazo, com maiores pontuações associadas a piores desfechos.

Nos pacientes que apresentam déficits neurológicos focais transitórios sem alteração no exame físico neurológico, caracterizando um possível AIT, pode-se utilizar a escala ABCD2, que prediz o risco de um posterior AVC. Essa escala avalia idade, pressão arterial (PA), características dos sintomas (fraqueza muscular e alteração da fala), duração dos sintomas e presença de diabetes. O escore varia de 0 a 7 pontos, com pontuações de 0 a 3 representando baixo risco, 4 a 5 moderado risco e 6 a 7 alto risco de AVC.

DIAGNÓSTICO

Diante de um paciente com quadro clínico suspeito, a realização de neuroimagem é obrigatória. A tomografia computadorizada (TC) de crânio sem contraste é o exame de escolha na fase aguda, tanto por sua disponibilidade quanto pela rápida aquisição de imagem, devendo ser realizada, idealmente, em até 25 minutos após a admissão hospitalar. O objetivo principal da TC de crânio é excluir a presença de sangue ou outras lesões que contraindiquem a realização da terapia de reperfusão.

Geralmente, nas primeiras horas do AVC isquêmico, a TC de crânio será normal ou terá apenas alterações precoces, como a perda da diferenciação de substância branca e cinzenta. Isso indica que a lesão isquêmica ainda não está estabelecida e, provavelmente, o paciente terá benefício do tratamento, caso seja elegível. A TC de crânio deve ser repetida após 12 a 24 horas do início dos sintomas, ou antes em caso de piora neurológica, para avaliação da área isquêmica em formação e de possíveis complicações. Além da TC de crânio, também é indicada a realização da angiotomografia (ângio-TC) de vasos cervicais e intracranianos, principalmente para identificação de oclusão proximal de grandes vasos, o que pode denotar a necessidade de trombectomia mecânica.

ETIOLOGIA E PREVENÇÃO SECUNDÁRIA

A etiologia do AVC isquêmico é de extrema importância para definição de profilaxia secundária adequada e redução do risco de recorrência de novos eventos.

Para fins de determinação dos subtipos de AVC isquêmico, diversas classificações têm sido propostas ao longo dos anos. Um sistema para classificação foi desenvolvido para o *Trial of Org 10172 in acute stroke treatment* (*Toast*). Esta classificação foi elaborada a partir das características clínicas e resultados de estudos complementares. É composta por 5 categorias com base nas principais etiologias:

1. Aterosclerose de grande artéria.
2. Oclusão de pequenos vasos.
3. Cardioembolismo.
4. Outra etiologia determinada.
5. Origem indeterminada.

Embora amplamente utilizada em estudos clínicos, a classificação de *Toast* tem sido largamente criticada, uma vez que superestima o grupo de etiologia indeterminada ao incluir nessa categoria pacientes com pelo menos duas etiologias potenciais, com investigação negativa ou incompleta. Assim, Amarenco et al. propuseram uma classificação fenotípica, cujo objetivo é não negligenciar outros grupos de doenças diagnosticadas no paciente que pudessem estar relacionadas ao evento isquêmico principal. Para isso, todos os pacientes devem ser classificados e investigados de acordo com 4 fenótipos (ASCOD) predefinidos (A: aterosclerose; S: doença de pequenos vasos; C: doenças cardíacas; O: outras causas; D: dissecção). Para cada um dos fenótipos investigados usa-se uma pontuação (0: doença não presente, 1: doença presente e causa definida do AVC; 2: causalidade incerta; 3: doença presente, mas pouco provável de ser a causa direta do AVC; 9: investigação não finalizada ou não realizada) e o nível de evidência com base no instrumento diagnóstico utilizado na investigação de cada doença.

A aterosclerose de grandes vasos é responsável por aproximadamente 15% dos casos de AVC isquêmico, principalmente na circulação carotídea (artérias carótidas internas e artérias cerebrais médias). Dessa maneira, é indicada a realização de estudo de vasos cervicais e intracranianos em todos os pacientes com AVC isquêmico ou AIT para avaliar a presença de estenoses ou oclusões e indicar a terapia adequada. Essa avaliação deve ser feita idealmente através de angio-TC de vasos cervicais e intracranianos, que geralmente é realizada na fase aguda, mas também podem ser utilizados outros métodos, como a angiorressonância ou a ultrassonografia.

Os eventos cardioembólicos são relacionados a cerca de 35% dos casos de AVC isquêmico, sendo uma das causas mais frequentes. Podem estar associados à FA, insuficiência cardíaca com fração de ejeção reduzida, valvulopatias e cardiomiopatias. Por isso, é recomendada avaliação cardiológica inicial por meio de eletrocardiograma e ecocardiograma transtorácico. O Holter 24 horas também deve ser realizado em alguns casos selecionados, principalmente em pacientes idosos, hipertensos e que possuam alta suspeita de FA paroxística que não foi evidenciada no eletrocardiograma.

A doença de pequenos vasos é multifatorial, acomete principalmente os idosos e está relacionada a outras comorbidades, como hipertensão arterial, diabetes e tabagismo. É responsável pela maioria dos eventos isquêmicos lacunares, nos quais a lesão formada na neuroimagem geralmente está localizada em região subcortical e tem diâmetro menor que 15 mm. A TC de crânio é um método limitado para avaliação de doença de pequenos vasos, sendo ideal a realização de ressonância nuclear magnética (RM).

Outras causas menos comuns de eventos cerebrovasculares isquêmicos, principalmente em pacientes jovens, são doenças inflamatórias como a vasculite primária do sistema nervoso central, doenças infecciosas como sífilis, endocardite bacteriana, trombofilias, doenças autoimunes, estado protrombótico associado à neoplasia e doenças genéticas como Cadasil/Carasil, doença de Fabry e Melas. A investigação dessas causas raras deve ser individualizada, levando em consideração idade do paciente, comorbidades, quadro clínico e padrão de imagem.

O AVC isquêmico de causa indeterminada pode ser aquele em que ainda não foi realizada investigação etiológica completa, ou em que mesmo após a realização dos principais exames não foi identificada a causa ou foi identificada mais de uma possível causa. A ausência de etiologia definida após a investigação adequada caracteriza o AVC criptogênico. Dentro desse grupo, temos aqueles de provável etiologia embólica, os quais têm um padrão não lacunar na neuroimagem, não estando associados à estenose de grandes vasos e não sendo identificada uma fonte emboligênica cardíaca após investigação padrão, sendo denominados ESUS (*Embolic Stroke of Undetermined Source*). Nesses casos, é necessária a ampliação da investigação com ecocardiograma transesofágico, monitorização prolongada de ritmo cardíaco e, em alguns casos selecionados, TC ou RM cardíaca.

A profilaxia secundária do AVC isquêmico envolve medidas comportamentais e terapia medicamentosa. São recomendadas mudanças no estilo de vida, com dieta balanceada, perda ponderal e realização de atividade física regularmente. A alimentação deve ser baseada na dieta mediterrânea com consumo de vegetais, carnes magras e gorduras monoinsaturadas, além de redução no consumo de sódio (< 2,5 g/dia). Exercícios físicos são estimulados quando possível, idealmente com atividades de moderada intensidade por 150 minutos/semana. A cessação do tabagismo tem grande relevância na redução do risco de recorrência de eventos cerebrovasculares, assim como é recomendada redução no consumo de bebidas alcoólicas.

O controle de fatores de risco como HAS, DM e dislipidemia é imperativo. A terapia com anti-hipertensivos orais deve ser iniciada ou ajustada, com o objetivo de manter a PA menor que 130 × 80 mmHg. Pacientes diabéticos descompensados necessitam de ajuste medicamentoso para atingir meta de hemoglobina glicada abaixo de 7%. O uso de hipolipemiante para redução do LDL-colesterol deve ser iniciado ou a dose ajustada, preferencialmente com estatina de alta potência (atorvastatina 40-80 mg/dia ou rosuvastatina 20-40 mg/dia), visando atingir LDL menor que 70 mg/dL.

A terapia antitrombótica é definida de acordo com a etiologia, podendo ser utilizados antiagregantes plaquetários (p. ex., ácido acetilsalicílico – AAS e/ou clopidogrel) ou anticoagulantes orais (p. ex., varfarina ou anticoagulante oral direito – DOAC). Na fase aguda, principalmente nas primeiras 48 horas, é recomendado o início do AAS, tendo em vista seu benefício precoce na redução de recorrência do AVC. Após a realização dos exames para investigação etiológica, direcionamos a terapia antitrombótica adequada.

De forma geral, pacientes com AVC isquêmico secundário a eventos cardioembólicos farão uso de anticoagulantes orais caso não haja contraindicação. Porém, a definição sobre tempo de início e qual anticoagulante utilizar deve ser individualizada, a depender da idade do paciente, gravidade do AVC, tamanho da lesão, presença ou não de complicações hemorrágicas, controle pressórico, entre outros. Nos demais casos, a grande maioria dos pacientes permanecerá com antiagregante plaquetário, podendo ser indicada, em determinadas situações, dupla antiagregação por período determinado.

TRATAMENTO CLÍNICO GERAL

O AVC é uma emergência médica. Dessa forma, deve ser tratado com prontidão, levando em conta a rápida percepção dos sintomas, o acionamento da equipe de saúde, o transporte para hospital de referência, além do atendimento seguindo o ABC preconizado pelo ACLS (*Advanced Cardiovascular Life Support*).

Uma máxima no tratamento do AVC é a frase "Tempo é cérebro". Por conta disso, a conscientização da população e de profissionais de saúde para a célere percepção de sintomas relativos ao AVC são imprescindíveis para o pronto diagnóstico e por conseguinte o tratamento. Escalas foram criadas visando o reconhecimento dos sintomas mais comuns de AVC. Como exemplo, destaca-se a Escala de Cincinatti, que surgiu a princípio nos EUA e *a posteriori* foi validada com adaptação cultural para o Brasil, resultando no acrônimo SAMU: Sorria (para avaliar paralisia facial), Abrace (hemiparesia), Música (falar/cantar e verificar disartria ou afasia) e Urgência (indicando a necessidade de ação imediata).

O estudo *Racecat*, realizado na região da Catalunha, demonstrou que o transporte imediato de pacientes com suspeita de oclusão proximal para um serviço terciário com todos os recursos potencialmente necessários para o tratamento do AVC, inclusive equipe de radiologia intervencionista para trombectomia, não foi superior no desfecho funcional dos pacientes. Assim, o rápido transporte para um centro hospitalar em um área mais próxima com suporte por telemedicina tem tanto benefício quanto uma área mais distante com mais recursos.

No Brasil, o transporte é realizado pelo Serviço de Atendimento Móvel de Urgência (SAMU), porém o desconhecimento da população sobre como acioná-lo tem sido um obstáculo importante para o pronto atendimento. Isso pôde ser comprovado em um estudo brasileiro que verificou que a maioria das pessoas entrevistadas não sabia que o número do Samu era 192, sendo que muitos responderam até mesmo 911 (número de emergência dos EUA).

É imperativo ressaltar que toda essa necessidade de prontidão ao atendimento ao AVC não deve fazer a equipe médica negligenciar o ABC. Por vezes, pacientes com AVC, em especial com lesão extensa, podem ter rebaixamento de nível de consciência, podendo demandar uma via aérea assegurada por meio de intubação orotraqueal. Assim como pacientes com diversas comorbidades (p. ex., insuficiência cardíaca e HAS) podem estar com a respiração e a hemodinâmica comprometidas, necessitando de adequada abordagem desses quesitos antes de proceder ao atendimento do AVC em si, com tratamento específico.

TRATAMENTO ESPECÍFICO

O tratamento específico do AVC isquêmico consiste nas terapias de recanalização, que visam à recuperação da perfusão do tecido cerebral antes que a região de penumbra, a qual sofre redução do fluxo, mas sem morte neuronal, torne-se uma região isquemiada. Para isso, existem duas terapias, que podem ser realizadas a depender das indicações e contraindicações: a trombólise endovenosa e a trombectomia mecânica (TM). Antes da inovação que essas terapias provocaram no tratamento do AVC isquêmico, os pacientes acometidos não tinham nenhum tratamento específico, e com isso não eram tidos como casos de urgência. Esses tratamentos mudaram sobremaneira o atendimento ao paciente com AVC, tornando-o uma emergência médica.

Trombólise endovenosa

A trombólise representa a primeira terapia de recanalização no contexto do AVC isquêmico e consiste na administração endovenosa de trombolítico, com o objetivo de dissolver o trombo no lúmen arterial e recuperar a perfusão do tecido cerebral.

Em 1995, o *NINDS*, um estudo controlado e randomizado, utilizou o alteplase como trombolítico para tratar o AVC isquêmico agudo em comparação ao placebo, com janela de *ictus* até 3 horas. Verificou-se uma melhora do desfecho funcional substancial, aferida pela escala modificada de Rankin (mRS). Houve um aumento da transformação hemorrágica, no entanto o benefício da trombólise foi superior a esse risco.

Para a administração do alteplase, necessita-se verificar se há alguma contraindicação, por exemplo:

- Uso de anticoagulante recente (o tempo pode variar conforme cada anticoagulante).
- AVC isquêmico extenso nos últimos 3 meses.
- AVC hemorrágico prévio.
- Déficits neurológicos mínimos.
- Plaquetas < 100.000, entre outros.

Vale ressaltar que algumas dessas contraindicações podem ser relativas e, mesmo presentes, a depender do caso, pode-se administrar o medicamento, ficando essa decisão a cargo do especialista. A dose do alteplase é de 0,9 mg/kg (máximo de 90 mg), sendo administrada em *bolus* (10% da dose) e infusão do restante em 1 hora. Além disso, para o *bolus* da medicação necessita-se de uma PA abaixo de 185/110 mmHg; e, para a infusão restante, 180/105 mmHg.

A janela para trombólise endovenosa foi estendida para 4,5 horas, a partir da publicação do estudo europeu *ECASS-3*, em 2008. Essa janela foi estabelecida, uma vez que após esse tempo o risco de transformação hemorrágica superava o benefício da trombólise. Contudo, o advento de novas tecnologias de avaliação de neuroimagem, como TC-perfusão, permitiu a indicação da trombólise endovenosa até 9 horas, em casos selecionados.

Atualmente, está em estudo a utilização de tenecteplase (TNK) como trombolítico. Medicação já consolidada para o tratamento de infarto agudo do miocárdico e que apresenta potenciais benefícios em relação ao alteplase, já que é realizada apenas em *bolus*. Com esse intuito, foi realizado o estudo *Extend-IA* TNK com até 4,5 horas do *ictus*, o qual demonstrou que o TNK antes da trombectomia foi associado a maior incidência de reperfusão e melhor desfecho funcional. Atualmente, ensaios clínicos com TNK estão em andamento no Brasil, inclusive com extensão da janela terapêutica.

Trombectomia mecânica

Apesar do grande avanço que a trombólise endovenosa trouxe para o tratamento do AVC isquêmico agudo, verificou-se que, em alguns casos, tinha menor eficácia para a recanalização da artéria acometida, em especial quando a obstrução era proximal. De fato, essa eficácia é de cerca de 6% para o topo da artéria carótida interna (ACI), ao passo que é de cerca de 44% na segunda porção da artéria cerebral média (M2). Por conta disso, desenvolveu-se outra técnica para a recanalização do vaso, chamada trombectomia mecânica (TM), que consiste na retirada mecânica do trombo intra-arterial, utilizando procedimento de radiologia intervencionista e lançando mão de dispositivos como Aspiração ou Stentriever, introduzindo-os via punção arterial (radial ou femoral). Não havia comprovação dessa técnica até meados de 2015, pois estudos como *Merci* e *Penumbra* foram negativos para melhora do desfecho funcional. Atribui-se esse fato à necessidade de evolução dos dispositivos e de melhora no desenho dos estudos. Essas questões técnicas foram aprimoradas, resultando em 5 grandes ensaios clínicos randomizados independentes e controlados para TM de circulação anterior (ACI ou ACM proximal) com janela até 6 horas. Posteriormente, foi realizada uma metanálise, *Hermes*, comprovando excelente benefício da TM para melhora do desfecho funcional (mRS) em 90 dias após o *ictus*.

A janela para TM de circulação anterior foi, então, estendida em 2018, com os estudos *Dawn* (até 24 horas) e *Defuse* (até 16 horas), os quais utilizaram neuroimagem multimodal (TC-perfusão), com o uso do *software* Rapid, para seleção de pacientes que tinham uma relação entre penumbra e *core* isquêmico favorável ao procedimento.

Os estudos supracitados foram realizados em países desenvolvidos. Contudo, foi realizado no Brasil o *Resilient* (2020), um estudo controlado, randomizado, multicêntrico, com resultado favorável para TM em comparação ao controle, com janela de até 8 horas do *ictus*. Na presente data, encontra-se em andamento o *Resilient Extend*, também brasileiro, multicêntrico, randomizado e controlado, com o intuito de expandir a janela para 24 horas, sem necessidade de TC-perfusão.

A circulação posterior ainda carece de comprovação científica quanto ao benefício. Publicaram-se os estudos *Best* (Liu, 2020) e *Basics* (Langezaal, 2021), os quais foram negativos. Porém, em análise de subgrupo, verificou-se que havia melhora na mRS após 90 dias do *ictus*. Com isso, desenharam-se dois estudos para TM em AVC isquêmico de circulação posterior, o *Attention* (6 a 12 horas do tempo de oclusão da basilar, determinado como o tempo de início da piora súbita, como rebaixamento do nível de consciência) e o *Baoche* (6 a 24 horas do *ictus* ou do último horário visto bem), os quais também validaram tal técnica para a circulação posterior.

Atualmente, tem-se buscado aprimorar tal técnica para casos em que o vaso é recanalizado, porém sem prover melhora do desfecho funcional. Tal fenômeno nomeamos de recanalização fútil. Em 2022, o estudo *Choice* demonstrou que a infusão intra-arterial de alteplase 0,25 mg/kg após a TM pode resultar em melhor funcionalidade. Acredita-se que parte do fenômeno se deva à doença cerebral de pequenos vasos, porém mais estudos são requeridos para averiguar essa hipótese.

CONSIDERAÇÕES FINAIS

- O AVC está entre as principais causas de óbito e incapacidade no mundo.
- Com o controle dos fatores de risco modificáveis, há uma redução de até 90% do risco de AVC.
- O AVC é uma emergência médica. O rápido reconhecimento de seus sintomas e a transferência do paciente para um centro de referência são essenciais.
- O tratamento de fase aguda do AVC isquêmico consiste na tentativa de recanalização arterial por meio da trombólise endovenosa e/ou trombectomia mecânica.
- Estudos em andamento no Brasil investigam o uso de tenecteplase, bem como a extensão da janela terapêutica.
- A investigação etiológica é fundamental para a instituição adequada da profilaxia secundária.

BIBLIOGRAFIA

Adams HP Jr, Bendixen BH, Kappelle LJ, Biller J, Love BB, Gordon DL, et al. Classification of subtype of acute ischemic stroke: definitions for use in a multicenter clinical trial. Toast. Trial of Org 10172 in Acute Stroke Treatment. Stroke. 1993;24(1):35-41.

Albers GW, Bernstein R, Brachmann J, Camm AJ, Fromm P, Goto S, et al. Reexamination of the embolic stroke of undetermined source concept. Stroke. 2021;52(8):2715-22.

Albers GW, Marks MP, Kemp S, Christensen S, Tsai JP, Ortega-Gutierrez S, et al.; Defuse 3 Investigators. Thrombectomy for stroke at 6 to 16 hours with selection by perfusion imaging. N Engl J Med. 2018;378(8):708-18.

Almeida PMV, Bazan R, Pontes-Neto OM, Minelli C, Corrente JE, Modolo GP, et al. Translation, cross-cultural adaptation and validation of the Cincinnati prehospital stroke scale in Brazil. Arq Neuropsiquiatr. 2021;79(4):272-7.

Amarenco P, Bogousslavsky J, Caplan LR, Donnan GA, Wolff ME, Hennerici MG. The ASCOD phenotyping of ischemic stroke (Updated Asco Phenotyping). Cerebrovasc Dis. 2013;36(1):1-5.

Amarenco P, Kim JS, Labreuche J, Charles H, Abtan J, Béjot Y, et al.; Treat stroke to target investigators: a comparison of two LDL cholesterol targets after ischemic stroke. N Engl J Med. 2020;382(1):9.

Boehme AK, Esenwa C, Elkind MS. Stroke risk factors, genetics, and prevention. Circ Res. 2017;120(3):472-95.

Brasil. Ministério da Saúde. Mortalidade. 2020. Available: http://tabnet.datasus.gov.br/cgi/deftohtm.exe?sim/cnv/obt10uf.def.

Brasil. Sistema de Registro Civil Nacional – CRC Nacional, 2022. Available: https://sistema.registrocivil.org.br/portal/?CFID=85998223&CFTOKEN=ec5ff77fad30c-025-78639683-CC61-CCC3-F5D1A3376218610A.

Campbell BCV, Mitchell PJ, Churilov L, Yassi N, Kleinig TJ, Dowling RJ, et al.; Extend-IA TNK Investigators. Tenecteplase versus alteplase before thrombectomy for ischemic stroke. N Engl J Med. 2018;378(17):1573-82.

Chen Q, Yi Z, Cheng J. Atrial fibrillation in aging population. Aging Med (Milton). 2018;1(1):67-74.

Cincura C, Pontes-Neto OM, Neville IS, Mendes HF, Menezes DF, Mariano DC, et al. Validation of the National Institutes of Health Stroke Scale, modified Rankin Scale and Barthel Index in Brazil: the role of cultural adaptation and structured interviewing. Cerebrovasc Dis. 2009;27(2):119-22.

Cole JW. Large artery atherosclerotic occlusive disease. Continuum (Minneap Minn). 2017;23(1, Cerebrovascular Disease):133-57.

GBD 2019 Stroke Collaborators. Global, regional, and national burden of stroke and its risk factors, 1990-2019: a systematic analysis for the Global Burden of Disease Study 2019. Lancet Neurol. 2021;20(10):795-820.

Go AS, Mozaffarian D, Roger VL, Benjamin EJ, Berry JD, Blaha MJ, et al.; American Heart Association Statistics Committee and Stroke Statistics Subcommittee. Heart disease and stroke statistics – 2014 update: a report from the American Heart Association. Circulation. 2014;129(3):e28-e292.

Goyal M, Menon BK, van Zwam WH, Dippel DW, Mitchell PJ, Demchuk AM, et al.; Hermes collaborators. Endovascular thrombectomy after large-vessel ischaemic stroke: a meta-analysis of individual patient data from five randomised trials. Lancet. 2016;387(10029):1723-31.

Hacke W, Kaste M, Bluhmki E, Brozman M, Dávalos A, Guidetti D, et al.; ECASS Investigators. Thrombolysis with alteplase 3 to 4.5 hours after acute ischemic stroke. N Engl J Med. 2008;359(13):1317-29.

Intensive blood-glucose control with sulphonylureas or insulin compared with conventional treatment and risk of complications in patients with type 2 diabetes (UKPDS 33). UK Prospective Diabetes Study (UKPDS) Group. Lancet. 1998;352(9131):837-53.

Johnston SC, Rothwell PM, Nguyen-Huynh MN, Giles MF, Elkins JS, Bernstein AL, et al. Validation and refinement of scores to predict very early stroke risk after transient ischaemic attack. Lancet. 2007;369(9558):283-92.

Jovin TG, Li C, Wu L, Wu C, Chen J, Jiang C, et al.; Baoche Investigators. Trial of thrombectomy 6 to 24 hours after stroke due to basilar-artery occlusion. N Engl J Med. 2022;387(15):1373-84.

Kitagawa K, Yamamoto Y, Arima H, Maeda T, Sunami N, Kanzawa T, et al.; Recurrent Stroke Prevention Clinical Outcome (Respect) Study Group. Effect of standard vs intensive blood pressure control on the risk of recurrent stroke: a randomized clinical trial and meta-analysis. JAMA Neurol. 2019;76(11):1309-18.

Kleindorfer DO, Towfighi A, Chaturvedi S, Cockroft KM, Gutierrez J, Lombardi-Hill D, et al. 2021 guideline for the prevention of stroke in patients with stroke and transient ischemic attack: a guideline from the American Heart Association/American Stroke Association. Stroke. 2021;52(7):e364-e467.

Langezaal LCM, van der Hoeven EJRJ, Mont'Alverne FJA, de Carvalho JJF, Lima FO, Dippel DWJ, et al.; Basics Study Group. Endovascular therapy for stroke due to basilar--artery occlusion. N Engl J Med. 2021;384(20):1910-20.

Levine DA, Perkins AJ, Sico JJ, Myers LJ, Phipps MS, Zhang Y, et al. Hospital factors, performance on process measures after transient ischemic attack, and 90-day ischemic stroke incidence. Stroke. 2021;52(7):2371-8.

Liu X, Dai Q, Ye R, Zi W, Liu Y, Wang H, et al.; Best Trial Investigators. Endovascular treatment versus standard medical treatment for vertebrobasilar artery occlusion (Best): an open-label, randomised controlled trial. Lancet Neurol. 2020;19(2):115-22.

Ma H, Campbell BCV, Parsons MW, Churilov L, Levi CR, Hsu C, et al.; Extend Investigators. Thrombolysis guided by perfusion imaging up to 9 hours after onset of stroke. N Engl J Med. 2019;380:1795-1803.

Martins SO, et al. Manual de rotinas para atenção ao AVC. Brasília: Editora do Ministério da Saúde; 2013.

Martins SO, Mont'Alverne F, Rebello LC, Abud DG, Silva GS, Lima FO, et al.; Resilient Investigators. Thrombectomy for stroke in the public health care system of Brazil. N Engl J Med. 2020;382(24):2316-26.

Mathews S, De Jesus O. Thrombectomy. 2022 Aug 22. In: StatPearls [Internet]. Treasure Island (FL): StatPearls Publishing; 2022.

Menon BK. Neuroimaging in acute stroke. Continuum (Minneap Minn). 2020;26(2):287-309.

Meschia JF, Bushnell C, Boden-Albala B, Braun LT, Bravata DM, Chaturvedi S, et al.; American Heart Association Stroke Council; Council on Cardiovascular and Stroke Nursing; Council on Clinical Cardiology; Council on Functional Genomics and Translational Biology; Council on Hypertension. Guidelines for the primary prevention of stroke: a statement for healthcare professionals from the American Heart Association/American Stroke Association. Stroke. 2014 Dec;45(12):3754-832.

National Institute of Neurological Disorders and Stroke rt-PA Stroke Study Group. Tissue plasminogen activator for acute ischemic stroke. N Engl J Med. 1995;333(24):1581-7.

Nogueira RG, Jadhav AP, Haussen DC, Bonafe A, Budzik RF, Bhuva P, et al.; Dawn Trial Investigators. Thrombectomy 6 to 24 hours after stroke with a mismatch between deficit and infarct. N Engl J Med. 2018;378(1):11-21.

O'Donnell MJ, Chin SL, Rangarajan S, Xavier D, Liu L, Zhang H, et al.; Interstroke investigators. Global and regional effects of potentially modifiable risk factors associated with acute stroke in 32 countries (Interstroke): a case--control study. Lancet. 2016;388(10046):761-75.

Penumbra Pivotal Stroke Trial Investigators. The penumbra pivotal stroke trial: safety and effectiveness of a new generation of mechanical devices for clot removal in intracranial large vessel occlusive disease. Stroke. 2009;40(8):2761-8.

Pérez de la Ossa N, Abilleira S, Jovin TG, García-Tornel Á, Jimenez X, Urra X, et al.; Racecat Trial Investigators. Effect of direct transportation to thrombectomy-capable center vs local stroke center on neurological outcomes in patients with suspected large-vessel occlusion stroke in nonurban areas: The Racecat randomized clinical trial. JAMA. 2022;327(18): 1782-94.

Pontes-Neto OM, Silva GS, Feitosa MR, de Figueiredo NL, Fiorot JA Jr, Rocha TN, et al. Stroke awareness in Brazil: alarming results in a community-based study. Stroke. 2008;39(2):292-6.

Renú A, Millán M, San Román L, Blasco J, Martí-Fàbregas J, Terceño M, et al.; Choice Investigators. Effect of intra--arterial alteplase vs placebo following successful thrombectomy on functional outcomes in patients with large vessel occlusion acute ischemic stroke: the Choice randomized clinical trial. JAMA. 2022;327(9):826-35.

Rha JH, Saver JL. The impact of recanalization on ischemic stroke outcome: a meta-analysis. Stroke. 2007;38(3):967-73.

Rost NS, Etherton M. Cerebral small vessel disease. Continuum (Minneap Minn). 2020;26(2):332-52.

Sacco RL, Kasner SE, Broderick JP, Caplan LR, Connors JJ, Culebras A, et al.; American Heart Association Stroke Council, Council on Cardiovascular Surgery and Anesthesia; Council on Cardiovascular Radiology and Intervention; Council on Cardiovascular and Stroke Nursing; Council on Epidemiology and Prevention; Council on Peripheral Vascular Disease; Council on Nutrition, Physical Activity and Metabolism. An updated definition of stroke for the 21st century: a statement for healthcare professionals from the American Heart Association/American Stroke Association. Stroke. 2013; 44(7):2064-89.

Smith WS, Sung G, Saver J, Budzik R, Duckwiler G, Liebeskind DS, et al. Mechanical thrombectomy for acute ischemic stroke: final results of the Multi MERCI trial. Stroke. 2008; 39(4):1205-12.

Tao C, Nogueira RG, Zhu Y, Sun J, Han H, Yuan G, et al.; Attention Investigators. Trial of endovascular treatment of acute basilar-artery occlusion. N Engl J Med. 2022;387(15):1361-72.

Thomalla G, Simonsen CZ, Boutitie F, Andersen G, Berthezene Y, Cheng B, et al.; Wake-Up Investigators. MRI-guided thrombolysis for stroke with unknown time of onset. N Engl J Med. 2018 Aug 16;379(7):611-22.

Tsao CW, Aday AW, Almarzooq ZI, Alonso A, Beaton AZ, Bittencourt MS, et al. Heart disease and stroke statistics – 2022 update: a report from the American Heart Association. Circulation. 2022;145(8):e153-e639.

WHO steps stroke manual: the WHO STEPwise approach to stroke surveillance / Noncommunicable diseases and mental health, World Health Organization. Available: https://apps.who.int/iris/handle/10665/43420.

16 Desafios da anticoagulação no idoso

Paulo José Fortes Villas Boas
Adriana Polachini do Valle
Pâmela Stábile da Silva
Pedro Manoel Marques Garibaldi
Diego Villa Clé
Vânia Ferreira de Sá Mayoral

INTRODUÇÃO

Com o envelhecimento populacional, os eventos tromboembólicos passam a ser importantes causas de morbidade e mortalidade na população idosa. Em parcela desses pacientes o tratamento a curto ou longo prazo com medicamento anticoagulante provavelmente será necessário em algum momento da vida.

Essa faixa etária representa grupo com alto risco tromboembólico, mas também está associada a alto risco hemorrágico. Assim, há uma tendência a subutilizar os anticoagulantes nessa parcela da população, seja por subestimar o risco tromboembólico e/ou superestimar o risco de sangramento. Porém, os pacientes com maior risco hemorrágico muitas vezes são aqueles que terão maior benefício com a terapia anticoagulante.

Contribuem para o maior risco de sangramento na população geriátrica a idade avançada e a presença de fatores fisiológicos (redução da função renal) e patológicos (multimorbidades: doenças cardiovasculares, pulmonares, renais e demências; risco aumentado de quedas; baixo peso, fragilidade e polifarmácia com interações farmacológicas). Por essas condições, a tomada de decisão clínica sobre a anticoagulação se torna ainda mais desafiadora.

Entre as condições clínicas relacionadas a fenômenos tromboembólicos e que apresentam elevada prevalência na população idosa tem-se: trombose venosa profunda (TVP), embolia pulmonar (EP) e acidente vascular encefálico (AVE) decorrente de fibrilação atrial (FA).

TROMBOSE VENOSA PROFUNDA E EMBOLIA PULMONAR

Epidemiologia

Tromboembolismo venoso (TEV), que inclui embolia pulmonar (EP) e trombose venosa profunda (TVP), é um grande problema de saúde, levando a significativas morbidade e mortalidade. Como o aumento da idade é um fator de risco para o desenvolvimento de um TEV, sua incidência na população idosa é maior do que na população adulta em geral, sendo inferior a 1 por 10 mil pessoas/ano na população mais jovem, aumentando para 1 por 100 pessoas/ano em idosos, com o risco dobrando a cada década após os 40 anos. Quarenta por cento dos eventos ocorrem em pacientes com 70 anos de idade ou mais.

Os fatores de risco para o aumento da incidência em pacientes geriátricos incluem doenças malignas, imobilização, insuficiência cardíaca, doença pulmonar obstrutiva crônica (DPOC), diabetes e uso de terapia de reposição hormonal. Os idosos também apresentam maior mortalidade com TEV do que a população adulta em geral devido à maior incidência de EP e à coexistência de comorbidades.

Etiologia e fisiopatologia

O TEV é uma patologia multicausal. As duas condições, TVP e EP, embora clinicamente distintas, apresentam importantes semelhanças em relação à fisiopatologia e ao tratamento. Os mecanismos fisiopatológicos associados aos TEV resumidamente têm como base a tríade de Virchow, que corresponde a lesão endotelial (traumática ou não), estase venosa e hiperviscosidade.

A idade representa o principal fator de risco para a ocorrência de TEV. Esse achado está associado a fatores fisiológicos específicos da idade associados ao acúmulo de fatores de risco convencionais, adquiridos ou genéticos, que são de maior prevalência na população idosa (imobilização ou fragilidade, neoplasias, hospitalização prolongada), atingindo assim o limiar de trombose. Os principais fatores de risco para eventos tromboembólicos são apresentados no Quadro 1.

QUADRO 1 Principais fatores de risco para eventos tromboembólicos

Idade > 75 anos	Trauma
Imobilidade/restrição de mobilidade	Neoplasia
História prévia de TVP ou EP	Tratamento quimioterápico
Cirurgia	Obesidade
Tabagismo	Trombofilia hereditária
Insuficiência venosa crônica	Tromboembolismo prévio
Doença clínica aguda ou internação prolongada	Terapia de reposição hormonal
Neoplasias mieloproliferativas	Síndrome nefrótica
Síndrome do anticorpo antifosfolipídico	Cateterização venosa central

EP: embolia pulmonar; TVP: trombose venosa profunda.

O aumento da incidência de TVP na população idosa pode ser explicado pela redução do trofismo e da massa musculares, reduzindo a bomba muscular dos membros inferiores e levando à estase venosa. Nessa faixa etária ocorre um remodelamento nos vasos venosos, que leva à disfunção endotelial, favorecendo as propriedades coagulantes, a estase venosa e a diminuição da retenção de trombos e êmbolos, respectivamente. Ocorre aumento progressivo de fatores pró-coagulantes (fatores de coagulação VII, VIIIa e XI) e de peptídeos relacionados com hipercoagulabilidade, como fragmentos de protrombina.

Independentemente de tais considerações, a maior prevalência de doenças como AVE, imobilidade ou câncer no idoso predispõe a maior incidência de TEV. Em pessoas que serão submetidas a procedimentos cirúrgicos, o risco de TEV está mais relacionado com o tipo de cirurgia ou a presença de comorbidades do que com a própria idade.

Pessoas que irão realizar viagens prolongadas, com duração de mais de 8 horas, devem ser avaliadas quanto ao risco de TEV e orientadas a respeito de medidas preventivas. A imobilização prolongada que ocorre nos períodos pós-operatórios está fortemente associada à TVP. Com frequência, EP tem ocorrido após a alta hospitalar, pois durante a internação o paciente é forçado a deambular, o que não ocorre na residência; além disso, a tendência atual é reduzir a hospitalização ao menor período possível.

Situações nas quais ocorre lesão endotelial, como em cirurgias ortopédicas, em especial de quadril e joelho ou traumatismos, aumentam o risco de TVP, especialmente em pacientes com estados subclínicos de hipercoagulabilidade. Pacientes vítimas de AVE isquêmico agudo apresentam TVP como complicação frequente, acometendo principalmente o membro paralisado.

Doenças malignas, pela síntese e secreção de pró-coagulantes, podem se apresentar com TVP idiopática, trombose venosa recorrente e trombose em locais incomuns. Deve-se suspeitar de malignidade em casos de trombose recorrente, mesmo em vigência do uso adequado de terapia anticoagulante, e em pacientes com tromboflebite migratória, na ausência de outras causas detectáveis. Doença inflamatória intestinal, veias varicosas e uso prolongado de cateteres venosos profundos são outras condições que merecem ser citadas como fatores predisponentes, bem como uma história de TVE prévio.

O estrogênio, mesmo nas baixas dosagens utilizadas na reposição hormonal pós-menopausa, pode dobrar o risco de TEV. O risco também é aumentado para o raloxifeno, modulador seletivo de receptor de estrogênio.

FIBRILAÇÃO ATRIAL

A prevalência da FA aumenta com a idade. Em 2016 existiam cerca de 3 milhões de indivíduos com FA nos EUA, com projeções de dobrar no ano de 2050, com mais de 50% dos indivíduos afetados tendo mais de 80 anos de idade. A FA é mais comum em homens do que em mulheres de todas as idades. A prevalência é de 0,5% na população entre 50 e 59 anos e de 8,8% nos maiores de 80 anos. Em idosos, a FA ocorre mais comumente no quadro de anomalias valvares, hipertensão, doença arterial coronariana (DAC) ou insuficiência cardíaca. Pode ocorrer em idosos com doenças sistêmicas, como pneumonia, e após cirurgia cardíaca e não cardíaca. São condições precipitantes adicionais da FA: hipertireoidismo (incluindo subclínico), doença pulmonar aguda ou crônica, distúrbios respiratórios relacionados com o sono, EP e doença pericárdica.

A FA não ameaça a vida de imediato, mas pode resultar em complicações significativas quando não tratada adequadamente, sendo a principal complicação o AVE. Alterações cognitivas, insuficiência cardíaca e implicações socioeconômicas também são consequências importantes da FA. Em pacientes com insuficiência cardíaca, a FA foi considerada fator de risco independente para mortalidade.

As diretrizes nacionais e internacionais sobre FA recomendam que se utilize o escore CHA_2DS_2-VASc para a estratificação de risco (cuja sigla é explicada na Tabela 1), estimando o risco anual de AVE nesses pacientes (Tabela 2).

TABELA 1 Escore de CHA_2DS_2-VASc para avaliação de risco para fenômenos tromboembólicos em pacientes portadores de fibrilação atrial

CH_2DS_2-VASc	Pontuação
C*ongestive heart failure/left ventricular dysfunction* (ICC/disfunção ventricular esquerda)	1
H*ypertension* (hipertensão)	1
A*ge ≥ 75 yrs* (idade ≥ 75 anos)	2
D*iabetes mellitus*	1
S*troke/transient ischemic attack/TE* (histórico de AVE)	2
V*ascular disease (prior myocardial infarction, peripheral artery disease or aortic plaque)* (doença vascular)	1
A*ge 65-74 yrs* (idade 65-74 anos)	1
S*ex category (i.e. female gender)* (sexo feminino)	1

AVE: acidente vascular encefálico; ICC: insuficiência cardíaca congestiva.

TABELA 2 Escore CHA_2DS_2-VASc e taxa ajustada de AVE em 1 ano (%)

Escore	Taxa ajustada de AVE (%/ano)
0	0
1	1,3
2	2,2
3	3,2
4	4
5	6,7
6	9,8
7	9,6
8	6,7
9	15,2

AVE: acidente vascular encefálico.

A recomendação de anticoagulação segundo CHA_2DS_2-VASc é descrita no Quadro 2.

QUADRO 2 Recomendação de anticoagulação segundo CHA_2DS_2-VASc

Escore	Conduta
0	Não necessitam de anticoagulação.
1	Anticoagulação é opcional e fica na dependência do risco de sangramento e opção do paciente, visto que o risco é considerado baixo.
≥ 2 em homens	▪ Está indicado ACO, cujas opções são: varfarina, dabigatrana, rivaroxabana, apixabana e edoxabana. ▪ Quando da indicação de anticoagulação, é importante avaliar o risco de sangramento.

ACO: anticoagulante oral.

INDICAÇÕES DO USO DE ANTICOAGULANTES

As principais indicações do uso de anticoagulantes correspondem à profilaxia de TVE em situações clínicas e cirúrgicas, no tratamento de TVP e EP e na prevenção de AVE nos pacientes com FA.

Algumas considerações devem ser feitas no momento de indicar a anticoagulação e na escolha do anticoagulante com o objetivo de maximizar a segurança do tratamento, haja vista maior risco de sangramento nessa população. Deve-se excluir a presença de contraindicações (sangramento ativo, distúrbio da coagulação, trauma ou cirurgia recentes, história de sangramento no sistema nervoso central – SNC –, entre outras) e avaliar a função renal, a presença de comorbidades e o risco de quedas, aspectos farmacodinâmicos dos anticoagulantes, a associação com agentes antiplaquetários e o desejo e entendimento do paciente de/ou familiares. Em situações específicas podem ser utilizados escores de risco como o HAS-BLED, que avalia o risco de sangramento maior (Tabelas 3 e 4).

TABELA 3 Fatores de risco de sangramento

Hipertensão mal controlada	1
> 65 anos	1
História de sangramento	1
RNI lábil	1
Medicamentos (Aine, antiplaquetários)	1
Abuso de álcool	1
Disfunção renal	1
Disfunção hepática	1

ACO: anticoagulante oral; Aine: anti-inflamatórios não esteroides; RNI: razão normalizada internacional. Pontuação maior que 3 indica maior risco de hemorragia pelo ACO. Deve-se destacar, contudo, que esse escore não contraindica o uso de ACO, mas orienta quanto à necessidade de cuidados especiais para tornar o tratamento mais seguro. Estudos mostram 40% de não utilização das recomendações sobre ACO da Sociedade Europeia de Cardiologia, associando-se, portanto, a maiores desfechos desfavoráveis.

TABELA 4 Escore HAS-BLED

Escore HAS-BLED	Risco de sangramento (%/ano)
0	1,13
1	1,02
2	1,88
3	3,74
4	8,7
5	12,5
6-9	> 1

Controle pressórico

A hipertensão mal controlada aumenta o risco de AVE, inclusive hemorrágico. Portanto, na população geriátrica, o controle pressórico adequado é mandatório e as avaliações devem ser mensais. Para início da anticoagulação, o alvo terapêutico para a pressão arterial (PA) é abaixo de 160 × 90 mmHg, sendo ideal menor que 140 × 90 mmHg. Quando a PA estiver acima de 180 × 100 mmHg, o início do tratamento deve ser postergado até se obter o controle adequado.

MEDICAMENTOS UTILIZADOS NA ANTICOAGULAÇÃO

Antagonistas da vitamina K

O medicamento mais estudado entre os antagonistas da vitamina K (AVK) é a varfarina. Os AVK levam à inibição da produção hepática de fatores coagulantes (fatores II, VII, IX e X) e anticoagulantes (proteínas C e S), predominando em longo prazo a função anticoagulante.

Os AVK apresentam características que interferem diretamente na eficácia, riscos de anticoagulação e sangramento, embora com baixo custo, ampla disponibilidade e grande experiência clínica. Apresentam elevada interação com alimentos ricos em vitamina K (couve, espinafre, brócolis), sendo necessário manter ingestão estável desses alimentos, podendo restringir o hábito alimentar do paciente.

Ocorre também importante interação farmacológica, pela similaridade de metabolização entre os fármacos pelo CIP2C9 hepático, sendo necessária maior vigília em relação a medicamentos de uso contínuo e habituais. São exemplos de medicamentos que aumentam a metabolização da varfarina: azatioprina, barbitúricos, carbamazepina, fenitoína, rifampicina. Associações de uso com outros medicamentos que aumentam o RNI: ácido acetilsalicílico, anti-inflamatório não esteroide (Aine), clopidogrel, inibidores seletivos da receptação da serotonina, tiroxina. Outros medicamentos diminuem a metabolização da varfarina: amiodarona, celecoxibe, eritromicina, flucinazol, isoniazida, piroxicam, tamoxifeno.

A aderência ao uso dos AVK é afetada diretamente pela necessidade de monitorização laboratorial, que deve ser estrita, uma vez que estudos mostram que pacientes idosos mantêm a razão normalizada internacional (RNI) fora do alvo terapêutico 50 a 60% do tempo, estando esse dado diretamente relacionado com os riscos de TEV e sangramento (hemorragia intracraniana), observados com RNI < 1,9 e > 3,1, respectivamente.

Nos primeiros dias de uso de AVK o paciente pode apresentar um estado de hipercoagulação devido ao efeito da varfarina sobre as proteínas C e S, tornando necessária a utilização concomitante de heparina, que deve ser mantida até o RNI atingir a faixa terapêutica por 24 horas. O nível preconizado de RNI para anticoagulação é a manutenção entre 2 e 3, porém, para portadores de prótese valvar na posição mitral ou prótese metálica, o RNI deve ser mantido entre 2,5 e 3,5.

A recomendação atual para o início do uso de varfarina é:

- Usar doses iniciais baixas para pacientes idosos < 85 anos (3 a 4 mg) e 2,5 mg para pacientes idosos ≥ 85 anos, pacientes com síndrome de fragilidade, desnutrição ou doença hepática e insuficiência renal moderada a avançada (depuração de creatinina < 30 mL/minuto).
- Mensurar o RNI em 3 dias. Se houver reajuste de dose, nova mensuração em 7 dias. Se a dose permanecer estável, mensurar em 14 dias.
- Na sequência a mensuração do INR é semanal durante os primeiros 90 dias em pacientes com maiores riscos, quaisquer que sejam, > 85 anos, fragilidade, insuficiência hepática ou renal, história de quedas, comprometimento cognitivo, baixa escolaridade e tratamento inicial.

O ajuste para atingir a dose terapêutica deve ser realizado seguindo estas orientações:

- Paciente com valor de RNI inferior ao alvo definido: medicação deve ser aumentada em 5 a 20% da dose semanal anterior.
- Paciente com valor da anticoagulação acima do preconizado: ajustar a dose do medicamento conforme o Quadro 3.

O uso dos AVK requer um controle adequado da anticoagulação, definido como um tempo na faixa terapêutica (TTR, *time in therapeutic range*) com média individual acima de 70%, o que está associado com melhores resultados de eficácia e segurança. O TTR é percentual que o RNI está dentro da faixa indicada.

O Escore SAMe-TT_2R_2 foi elaborado como um meio de identificar um controle deficiente da terapia com varfarina em pacientes com FA, em que um paciente com escore de 0 a 2 pode responder bem à AVK com um TTR elevado, enquanto outro com escore acima de

QUADRO 3 Orientação de conduta quando há RNI com mensuração supraterapêutica

Condição	Conduta
RNI acima da faixa terapêutica, porém > 5, na ausência de sangramento ou apenas com sangramento menor*	a) Suspender a dose de 1 dia e reavaliar causas associadas (medicamentos, alteração da dieta): reduzir a dose até cessar a causa. b) Sem fatores associados: reduzir a dose.
RNI de 5-9, na ausência de sangramento ou apenas com sangramento menor*	Suspender 1-2 doses subsequentes e avaliar: ▪ Pacientes com baixo risco de sangramento ou causa associada: reduzir a dose até cessar a causa e monitorizar RNI com maior frequência. ▪ Em fatores associados: reduzir a dose e monitorizar RNI com maior frequência. ▪ Paciente com risco de sangramento: administrar vitamina K (1,25 mg VO).
RNI > 9 na ausência de sangramento ou apenas com sangramento menor*	Suspender varfarina. ▪ Monitorizar RNI. ▪ Administrar vitamina K (3,5 mg VO).
RNI > 9 na presença de sangramento maior**	Suspender varfarina. ▪ Administrar vitamina K (10 mg IV lentamente). ▪ Em caso de urgência, usar plasma fresco e concentrado de complexos protrombínicos.
Sangramento com risco de morte	Suspender varfarina. ▪ Administrar plasma fresco, concentrado de complexos protrombínicos e vitamina K (10 mg IV lentamente).

IV: intravenoso; RNI: razão normalizada internacional; VO: via oral.
** Sangramento menor: consiste primariamente em epistaxe e hematomas.*
*** Sangramento maior: necessita de intervenção, como hospitalização ou transfusão, ou resulta em morbidade significativa (como sangramento intra-articular ou cerebral).*

QUADRO 4 Escore SAMe-TT_2R_2

Acrônimo	Definições	Escore
S	Sexo (feminino)	1
A	Idade (≤ 60 anos)	1
Me	História médica (2 ou mais dos seguintes): hipertensão, diabetes, DAC / infarto do miocárdio, DAP, ICC, AVC prévio, doença pulmonar e doença hepática ou renal.	1
T	Tratamento (interação medicamentosa, p. ex., amiodarona)	2
T	Tabagismo (dentro de 2 anos)	2
R	Raça (não brancos)	8

AVC: acidente vascular cerebral; DAC: doença arterial coronariana; DAP: doença arterial periférica; ICC: insuficiência cardíaca congestiva.

2 tem menor probabilidade de alcançar um TTR ideal.

Heparinas

O grupo das heparinas é composto predominantemente por heparina não fracionada (HNF), heparina de baixo peso molecular (HBPM) e fondaparinux. Atuam indiretamente, ligando-se à antitrombina, levando a uma alteração conformacional dessa proteína e potencializando sua ação inativadora dos fatores de coagulação, especialmente o fator Xa.

As heparinas mantêm sua importância clínica em cenários específicos como: início da anticoagulação de TEV agudos previamente à transição para cumarínicos e inibidores da trombina (inibidores do fator Xa não necessitam do uso prévio de heparina), neoplasias, síndrome coronariana aguda (SCA), profilaxia e ponte para cirurgias e procedimentos. Tem-se que a via de administração parenteral dificulta seu uso ambulatorial.

A HNF é uma mistura de glicosaminoglicanos, os quais ativam a antitrombina para inativar a trombina (fator IIa) e o fator X ativado (fator Xa), prevenindo a formação e a potencial disseminação de trombos. A HNF pode ser administrada tanto por via subcutânea (SC) como intravenosa (IV), e nesse caso é mais seguro o uso de bomba de infusão. Pacientes idosos necessitam de doses menores da HNF para atingir níveis terapêuticos de tempo de tromboplastina parcial ativada (TTPa). A dose inicial de tratamento deve ser ajustada conforme o peso do paciente.

Os efeitos adversos possíveis com o uso de HNF são risco de hemorragia e trombocitopenia induzida pela heparina. A trombocitopenia induzida pela heparina ocorre por volta de 14 dias após o início da anticoagulação ou mesmo após sua suspensão e é caracterizada pela queda de 50% da contagem de plaquetas ou valores inferiores a 150×10^3/mcL.

Heparina de baixo peso molecular

As heparinas de baixo peso molecular (HBPM) são derivadas da HNF e apresentam maior afinidade com o fator Xa do que com a trombina, sendo administradas apenas SC, com absorção e anticoagulação conhecidas. A monitorização dos níveis do antifator Xa não é recomendada, mas pode ser realizada nos casos em que se suspeitar de alteração da anticoagulação por modificação em sua farmacocinética e farmacodinâmica, o que pode ser observado em obesos e gestantes, ou por acúmulo do fármaco, o que pode ocorrer em idosos e nefropatas. Na prática clínica, a dosagem deve ser realizada diante de sangramentos ou falência terapêutica. As HBPM disponíveis são:

- Enoxaparina: 100 unidades/mg de atividade antifator Xa.

- Dalteparina: 156 unidades/mg de atividade antifator Xa.
- Tinzaparina: 70 a 120 unidades/mg de atividade antifator Xa.
- Nadroparina: várias formulações que têm atividade antifator Xa.

As HBPM mais comumente utilizadas são a dalteparina e a enoxaparina.

Na prática clínica, as HBPM são mais amplamente utilizadas do que a HNF devido a seu menor risco de sangramento e trombocitopenia, além de sua facilidade posológica.

As complicações hemorrágicas e a trombocitopenia induzida por heparina têm menor risco de ocorrência com o uso das HBPM quando comparadas às HNF, de forma que, quando disponíveis, devem ser o fármaco de escolha; em pacientes com doença renal crônica, porém, seu uso deve ser individualizado. Uma revisão sistemática mostrou que, após a estabilização clínica do paciente, a terapia em ambiente hospitalar ou ambulatorial não mostrou diferença em relação aos eventos adversos.

Fondaparinux sódico

É um análogo sintético da heparina que age apenas no fator Xa, não apresentando ação na formação da trombina. A administração é feita SC e tem absorção e ação anticoagulante conhecidas, não necessitando de monitorização. Tem risco de sangramento semelhante ao das HBMP e não causa trombocitopenia induzida pela heparina. No uso individualizado em pacientes com *clearance* de creatinina (Cl_{cr}) < 50 mL/minuto há necessidade de ajuste de dose e o uso é contraindicado com Cl_{cr} abaixo de 20 mL/minuto. O fondaparinux sódico deve ser administrado SC 1 vez/dia, com dose habitual de 7,5 mg. Pacientes com peso inferior a 50 kg devem ter a dose ajustada para 5 mg e os com peso superior a 100 kg, aumentada para 10 mg/dia. A dose profilática é de 2,5 mg, 1 vez/dia.

Anticoagulantes orais diretos

Como o nome sugere, os anticoagulantes orais diretos (ACD), também denominados anticoagulantes orais não vitamina K, são terapias-alvo que interferem pontualmente na cascata de coagulação. São compostos por dois grupos principais: os inibidores diretos do fator X (rivaroxabana, apixabana e edoxabana) e os inibidores diretos da trombina (dabigatrana). São aprovados na prática clínica para a profilaxia de AVE isquêmico em pacientes com FA não valvar, tratamento agudo e manutenção de TEV e profilaxia de TEV após procedimentos cirúrgicos.

Estudos com os ACD em comparação com varfarina, no contexto de FA e profilaxia secundária de TEV, demonstraram, no subgrupo dos idosos, eficácia similar na prevenção de fenômenos tromboembólicos, com melhor perfil de sangramentos em algumas situações naqueles em uso dos ACD. Esses achados difundiram o uso dessas medicações dentro da população idosa, devendo ser feito de forma individualizada, levando em consideração as propriedades farmacodinâmicas desses medicamentos e fatores associados ao envelhecimento, como polifarmácia, menor peso, constituição corporal e disfunção renal.

Foi observada maior aderência dos pacientes idosos em uso dos ACD em relação aos AVK. Deve-se isso à manutenção de posologia estável, sem necessidade de monitorização laboratorial na população com maior restrição de mobilidade e dificuldade de acesso a exames laboratoriais. Há menor interação com a alimentação, sem necessidade de dietas restritivas ou de medicamentos. Deve-se atentar ao uso concomitante de medicamentos como cetoconazol, rifampicina e verapamil, que levam à potencialização e inibição do efeito anticoagulante.

- Dabigatrana: inibidor direto da trombina IIa, foi aprovada para prevenção de AVE em pacientes com FA não valvar, tratamento de TVP e EP em pacientes já tratados com anticoagulante parenteral por 5 a 10 dias. Indicada para reduzir o risco de TVP ou EP recorrente em pacientes que foram tratados anteriormente.

- Rivaroxabana: inibidor do fator Xa, foi aprovada para profilaxia da TVP em pacientes submetidos à cirurgia de joelho ou quadril e para prevenção de AVE em pacientes com FA não valvar; tratamento de TVP e EP e prevenção de TVP e EP.
- Apixabana: inibidor do fator Xa, foi aprovada para prevenção de AVE em pacientes com FA não valvar e para profilaxia da TVP em pacientes submetidos a substituição de joelho ou quadril.
- Edoxabana: inibidor do fator Xa, foi aprovada para prevenção de AVE em pacientes com FA não valvar e para tratamento de TVP e EP após 5 a 10 dias de terapia inicial com anticoagulante parenteral.

Comparação entre os anticoagulantes orais diretos

Comparados à varfarina, os ACD têm um rápido início de ação, sem efeito pró-coagulante inicial, meia-vida curta, poucas interações com alimentos e medicamentos, e não requerem titulação da dose ou monitoramento por testes de sangue. O Quadro 6 resume suas características.

Dabigatrana (inibidor da coagulação fator IIa) e rivaroxabana, apixabana e edoxabana (inibidores do fator Xa) apresentam semelhanças farmacológicas quanto ao início de ação anticoagulante, mas diferenças quanto à eliminação, meia-vida e excreção renal. Não existem trabalhos controlados randomizados comparando os ACD, não sendo possível citar qual é o mais eficaz e seguro, porém é possível identificar características que permitem a opção de um ACD em detrimento de outro.

Em pacientes com maior risco de sangramento, a opção pode ser apixabana 5 mg, 2 vezes ao dia (único ACD que não apresentou associação com aumento de risco de sangramento gastrointestinal), ou dabigatrana 110 mg, 2 vezes ao dia. Para indivíduos com 80 anos ou mais e doença renal (taxa de filtração glomerular – TFG < 50 mL/minuto) a escolha pode ser apixabana. Rivaroxabana ou edoxabana podem ser preferíveis em pacientes com FA e má adesão, tendo em vista a comodidade posológica.

A eliminação renal é característica de todos os ACD, como demonstra o Quadro 5. Assim, a função renal deve ser avaliada previamente, ao início do tratamento, e anualmente, durante seu uso, para avaliar a necessidade de ajuste da dose. A presença de disfunção renal grave (Cl_{cr} < 15 mL/minuto) corresponde a um fator limitante para o uso dessas medicações.

Antídotos específicos para anticoagulantes orais diretos

Têm surgido medicamentos-alvo com o objetivo de reverter a ação anticoagulante dos ACD, porém não estão comercialmente disponíveis no Brasil até o presente momento. Assim, diferentemente do que ocorre com os cumarínicos, não há uma abordagem bem definida na vigência de sangramentos em pacientes sob uso de ACD, gerando insegurança em sua prescrição por parte dos médicos. Porém, isso não impacta em maior morbidade ou mortalidade nos pacientes sob uso de ACD.

Estudos em pacientes em anticoagulação oral com ACD ou varfarina, com sangramento no SNC, mostraram que, independentemente das maiores opções de reversão no grupo da varfarina, este apresentou maior mortalidade intra-hospitalar.

QUADRO 5 Características dos anticoagulantes orais diretos (ACD)

	Apixabana	Edoxabana	Rivaroxabana	Dabigatrana	Varfarina
Mecanismo (inibição)	Fator Xa	Fator Xa	Fator Xa	Fator IIa	Inibe produção II, VII, IX, X
Dose-padrão	10 mg, 2x/dia, por 7 dias. Depois, 5 mg, 2x/dia	60 mg, 1x/dia.	15 mg, 2 x/dia, por 7 dias. Depois, 20 mg, 1 x/dia.	150 mg, 2 x/dia.	Dose ajustada pelo RNI (RNI ideal: 2-3).
Redução de dose	2,5 mg, 2 x/dia, se pelo menos dois: ▪ > 80 anos. ▪ Peso < 60 kg. ▪ Creatinina > 1,33 mg/dL.	30 mg, 1 x/dia, se qualquer: ▪ Cl_{cr} < 50 mL/minuto. ▪ Peso < 60 kg.	15 mg, 1 x/dia, se: ▪ Clcr < 50 mL/minuto.	110 mg, 2 x/dia, se: ▪ 80 anos. ▪ Uso de verapamil. Considerar se: ▪ 75-80 anos. ▪ Clcr 30-50 mL. ▪ Gastrite.	Dose ajustada pelo RNI.
Meia-vida	8-15 horas	10-14 horas	5-9 horas	12-18 horas	36-60 horas
Excreção renal	25%	35%	65%	80%	0%
Monitorização	Não	Não	Não	Não	Sim (RNI)
Interação medicamentosa	Glicoproteína P CIP3A4		Glicoproteína P CIP3A4	Glicoproteína P	Sim
Interação alimentar	Não	Não	Atrasa absorção	Vitamina K	
Contraindicação	Cl_{cr} < 15 mL/minuto. Doença hepática grave.	Cl_{cr} < 15 mL/minuto. Doença hepática com coagulopatia. Hipertensão grave descontrolada.	Cl_{cr} < 15 mL/minuto. Doença hepática com coagulopatia.	Cl_{cr} < 30 mL/minuto. Doença hepática com coagulopatia.	–
Reduz sangramento em idoso	Sim (SNC)		Não significativo	Sim (SNC). Aumento TGI	–
Efeitos adversos	Náusea		–	Dispepsia/gastrite	–
Agente para reversão	Andexanet alfa (aprovado pela FDA)			Idarucizumabe (aprovado na Europa)	Vitamina K. Plasma fresco.

Cl_{cr}: clearance de creatinina; FDA: Food and Drug Administration; RNI: razão normalizada internacional; SNC: sistema nervoso central.

PREVENÇÃO E TRATAMENTO DA TROMBOSE VENOSA PROFUNDA E DA EMBOLIA PULMONAR

Indicação da prevenção

Em pessoas que serão submetidas a procedimentos cirúrgicos, o risco de TEV está mais relacionado com o tipo de cirurgia ou com a presença de comorbidades do que com a própria idade. Pacientes que vão realizar viagens prolongadas, com duração de mais de 8 horas, devem ser avaliados quanto ao risco de TEV e orientados a respeito de medidas preventivas a serem tomadas e da indicação de profilaxia com anticoagulação. O Quadro 6 apresenta as

QUADRO 6 Recomendações de tromboprofilaxia para pacientes internados

	Baixo risco	Risco moderado	Alto risco
Condições	▪ Cirurgias menores em pacientes com mobilidade preservada. ▪ Pacientes clínicos com mobilidade preservada.	▪ Maioria dos pacientes submetidos a procedimentos urológicos ou ginecológicos. ▪ Pacientes clínicos restritos ao leito.	▪ Artroplastia de joelho ou quadril/cirurgia de fratura de quadril. ▪ Trauma maior/lesão na medula espinal.
Risco aproximado de TEV sem tromboprofilaxia	< 10%	10-40%	40-80%
Opção de profilaxia	▪ Não há indicação de tromboprofilaxia específica. ▪ Estimular deambulação precoce e intensa.	HBPM ou HNF em baixa dose ou fondaparinux ou ACD.	HBPM ou fondaparinux ou varfarina (RNI 2-3) ou ACD.

ACD: anticoagulantes orais diretos; HBPM: heparina de baixo peso molecular; HNF: heparina não fracionada; RNI: razão normalizada internacional; TEV: tromboembolismo venoso.

indicações de profilaxia para TEV do American College of Chest Physicians (ACCP).

Posologia

Para o tratamento de TVP e EP pode ser utilizada HNF ou HBPM. As doses de HNF são:

- Dose inicial de 80 UI/kg.
- Seguida de manutenção de 18 UI/kg/h, ajustada de acordo com o TTPa, mantendo-o entre 1,5 e 2,5 vezes o valor basal do paciente e evitando ultrapassar 1,5 vez o valor de controle nos pacientes nefropatas.

Para profilaxia do TEV é 5.000 UI, 2 a 3 vezes ao dia, por 10 a 14 dias, em pacientes clínicos, e 10 a 30 dias em pacientes cirúrgicos ou enquanto persistir o risco.

As doses recomendadas de HBPM são:

- Tratamento do TEV:
  - Enoxaparina (SC):
    - 1 mg/kg, 2 vezes ao dia.
    - 1,5 mg/kg, 1 vez ao dia, para os idosos com nefropatias.
  - Dalteparina (SC):
    - 200 UI/kg/dia, em uma única tomada.
    - 100 Ul/kg, 2 vezes ao dia, em idosos com alto risco para eventos hemorrágicos.
- Profilaxia:
  - Enoxaparina: 40 mg, se 1 vez ao dia.
  - Dalteparina: 5.000 UI, se 1 vez ao dia.
- Pacientes nefropatas: dose da HBPM a partir da dosagem da atividade anti-Xa.

Prevenção de fenômenos tromboembólicos no paciente com fibrilação atrial

Um estudo com pacientes idosos e diagnóstico de FA demonstrou que o benefício da anticoagulação em prevenir TEV suplantou o risco de sangramento, sendo maior ainda nos pacientes com idade mais avançada. Isso demonstra que a idade isoladamente não deve ser barreira para indicar a anticoagulação em indivíduos com indicação terapêutica.

A partir da estratificação de risco de AVE pelo Escore CHA_2DS_2-VASC, se a soma alcançar 2 pontos para homem e 3 para mulher, há indicação formal da anticoagulação. No entanto, mesmo pacientes com 1 ou 2 pontos podem ter benefícios. Nessa situação, porém, a decisão de anticoagular deve ser individualizada.

Para escolher o medicamento deve ser levado em consideração o risco de sangramento (menor com os ACD), aderência do paciente, potencial de interação medicamentosa, conveniência da dose, efetividade, segurança, características e preferências do paciente e aspectos sociais e econômicos. Um algoritmo sugerido para a utilização dos sistemas de Escore CHA_2DS_2-VASc, HAS-BLED e SAMe-TT_2R_2 na determinação do risco de AVC, risco de sangramento e probabilidade de eficácia do AVK, respectivamente, está demonstrado na Figura 1.

ANTICOAGULAÇÃO EM SITUAÇÕES COMUNS EM IDOSOS

Outros fatores que contribuem para a subutilização dos anticoagulantes no idoso são o risco de queda e a presença de déficits cognitivos. Respectivamente, estudos demonstram que em pacientes com alto risco tromboembólico (p. ex., CHA_2DS_2-VASc ≥ 2) o risco de queda não deve influenciar no uso da anticoagulação, assim como pacientes com déficits cognitivos leves e moderados em uso de anticoagulantes não apresentam maiores incidências de sangramento.

Neoplasias

A incidência de neoplasias aumenta com a idade, tornando-se uma das principais causas de morbimortalidade nessa população. Sabe-se que os indivíduos com câncer apresentam alto risco de TEV devido a um estado de hipercoagulabilidade multifatorial, em que as células

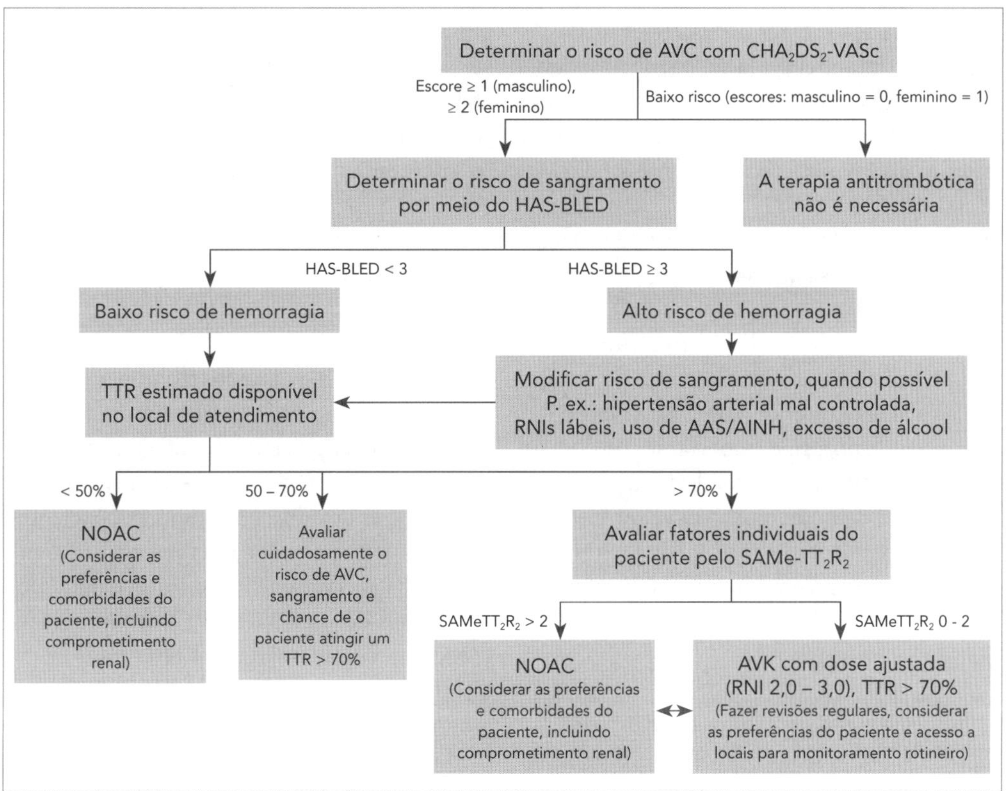

FIGURA 1 Algoritmo de anticoagulação para pacientes latino-americanos com fibrilação atrial.

AAS: ácido acetilsalicílico; AINH: anti-inflamatório não hormonal; AVC: acidente vascular cerebral; AVK: antagonista da vitamina K.; NOAC: anticoagulantes orais não antagonistas da vitamina K (ACD); RNI: razão normalizada internacional; TTR: tempo na faixa terapêutica.

neoplásicas agem como fator pró-coagulante através das moléculas de adesão e liberação de citocinas.

Fatores associados ao tumor (tipo, localização e estadiamento), ao paciente (comorbidades e idade) e às terapias (quimioterapia, cirurgia, radioterapia) interferem diretamente no risco de TEV, devendo ser considerados na decisão da anticoagulação profilática em conjunto com o risco de sangramento.

A profilaxia está bem estabelecida para pacientes internados que apresentam mobilidade reduzida e após procedimentos cirúrgicos, cenário no qual esse grupo apresenta 40% de risco de TVE. Deve ser feita com HBPM, HNF ou fondaparinux. Para os pacientes ambulatoriais a profilaxia não é rotina, devendo limitar-se a pacientes sob uso de imunomoduladores, neoplasias de alto risco (pâncreas), história prévia de TEV e escores de risco elevado.

O início de anticoagulação terapêutica deve ser garantido em todos os pacientes com câncer e TEV novo ou recorrente. Na fase aguda deve-se utilizar preferencialmente a HBPM, limitando o uso da HNF aos pacientes com disfunção renal. Os cumarínicos e os ACD não são opções na fase aguda. A anticoagulação deve ser mantida por no mínimo 3 a 6 meses, podendo ser prolongada em pacientes com malignidade ativa e com alto risco de recorrência (alta carga tumoral, metástase e uso de imunomoduladores). É importante considerar risco de sangramento, qualidade de vida e custo.

A terapia de manutenção deve ser realizada preferencialmente com HBPM, embora estudos mostrem a eficácia dos ACD.

Pacientes com risco de queda

Em pacientes com 75 anos ou mais, somente a história de quedas frequentes aumenta o risco de sangramento intracraniano. Diante desses dados, é possível afirmar que anticoagulação isolada para essa população não aumenta o risco de evento hemorrágico, porém, quando acontece, é mais grave e apresenta maior mortalidade nos primeiros 30 dias.

Em geral, o risco de sangramento é inferior ao risco de AVE no idoso portador de FA. No idoso com história de duas ou mais quedas ao ano (considerado "caidor" crônico) é importante identificar os fatores predisponentes para quedas, principalmente os modificáveis (uso de medicamentos, hipotensão ortostática, déficits visuais, causas extrínsecas). Caso esses fatores não estejam presentes, a escolha de anticoagulação deve ser individualizada.

Em pacientes com CHA_2DS_2-VASc maior ou igual 3, com história de quedas frequentes, o benefício da anticoagulação é superior ao risco de sangramento intracraniano. Porém, caso aconteça queda e haja evolução para sangramento intracraniano, a anticoagulação deve ser suspensa. Pacientes com CHA_2DS_2-VASc abaixo de 2 não devem ser anticoagulados. Os ACD apresentam menor risco de sangramento intracraniano quando comparados com os AVK e devem ser o fármaco de escolha para essa população.

Déficit cognitivo

A ocorrência de eventos tromboembólicos está associada a risco para demência 2 a 3 vezes maior, pela presença de infartos cerebrais silenciosos e redução volumétrica encefálica, muitas vezes devido à FA. Assim, em pacientes com demência, é necessária uma avaliação individualizada do benefício da anticoagulação.

Fatores de risco para AVE e trombose sistêmica em portadores de FA e de eventos tromboembólicos devem ser levados em conta, assim como a fase de demência em que o paciente se encontra. Nesses pacientes o envolvimento da família ou cuidador é fundamental para aumentar a aderência na terapêutica.

Fragilidade

Evidências de estudo recente que avaliou a eficácia e a segurança da anticoagulação em idosos frágeis com FA demonstraram que o tratamento com anticoagulantes orais foi associado a riscos reduzidos de AVC isquêmico e morte cardiovascular, sem aumento do risco de sangramento maior. Esse benefício foi maior com os anticoagulantes orais diretos do que com a varfarina. Os resultados favoráveis foram mais evidentes em indivíduos com pontuação CHA_2DS_2-VASc maior ou igual a 3.

CONTRAINDICAÇÕES PARA ANTICOAGULAÇÃO

De modo geral, as contraindicações clínicas para anticoagulação, até o momento, são:

- Expectativa de vida menor do que 6 meses.
- Demência grave.
- Dependência funcional grave.
- Depuração de creatinina < 15 mL/minuto.
- Insuficiência hepática moderada/grave (Child-Pugh B ou C).
- Sangramento ativo ou alto risco de sangramento recorrente.

São contraindicações relativas, principalmente por falta de dados, as condições clínicas:

- Síndrome da fragilidade.
- Idade > 90 anos.
- Câncer.
- Desnutrição ou disfagia.
- Polifarmácia.

Desse modo, a decisão de iniciar ou não a anticoagulação deve ser individualizada e sempre compartilhada com o paciente (quando possível), familiares e cuidadores.

MANEJO DA ANTICOAGULAÇÃO EM PACIENTES QUE SERÃO SUBMETIDOS A PROCEDIMENTOS CIRÚRGICOS

O manejo da anticoagulação em pacientes submetidos a procedimentos cirúrgicos é desafiador, pois interromper a anticoagulação para um procedimento aumenta transitoriamente o risco de tromboembolismo. Ao mesmo tempo, cirurgia e procedimentos invasivos têm associado riscos de sangramento que são aumentados pelos anticoagulantes administrados para prevenção de tromboembolismo.

Se o paciente sangrar com o procedimento, o anticoagulante pode precisar ser interrompido por um período mais longo, resultando em um período mais longo de risco tromboembólico aumentado. Um equilíbrio entre reduzir o risco de tromboembolismo e prevenir sangramentos excessivos deve ser alcançado para cada paciente.

Questões adicionais estão relacionadas com o anticoagulante específico usado. Para aqueles que utilizam AVK (p. ex., varfarina), o efeito anticoagulante demora vários dias até que seja reduzido e depois restabelecido no perioperatório; os riscos e benefícios da substituição por agente de ação mais curta, como a heparina, durante esse período não são claros. Os ACD têm meia-vida mais curta, facilitando a interrupção e a retomada rápida, mas os inibidores diretos do fator Xa não possuem um antídoto específico aprovado para o medicamento, o que suscita preocupações sobre o tratamento do sangramento e o manejo de pacientes que necessitam de cirurgia urgente ou procedimento invasivo.

É importante observar que riscos trombóticos e hemorrágicos podem variar dependendo das circunstâncias individuais, e dados de estudos randomizados ou estudos observacionais bem projetados não estão disponíveis para orientar a prática em muitos contextos. Além disso, o melhor substituto para a resolução completa do efeito anticoagulante nem sempre é conhecido ou está disponível para os ACD. Assim, a abordagem deve ser usada como orientação clínica e não deve substituir o julgamento do médico nas decisões sobre o manejo anticoagulante perioperatório de pacientes individuais.

Na abordagem devem ser avaliadas algumas condições:

- Risco tromboembólico estimado: um risco tromboembólico maior aumenta a importância de minimizar o intervalo sem anticoagulação. Deve-se estimar o risco tromboembólico para pacientes com FA com base na idade e em comorbidades. Para aqueles com TVP recente ou EP, o risco é estimado com base no intervalo desde o diagnóstico. Se o risco tromboembólico for transitoriamente aumentado (p. ex., AVC recente, EP recente), deve-se preferir adiar a cirurgia até que o risco retorne à linha de base, se possível. Para pacientes com mais de uma condição que predispõe ao tromboembolismo, a condição com maior risco tromboembólico tem precedência.
- Estimativa do risco de sangramento: maior risco de sangramento confere maior necessidade de hemostasia perioperatória e, portanto, um período mais longo de interrupção anticoagulante. O risco de sangramento é dominado pelo tipo e urgência da cirurgia; algumas comorbidades dos pacientes também contribuem.
- Determinar o tempo de interrupção do anticoagulante: esse tempo depende do agente específico que o paciente está recebendo, como será visto posteriormente. Considerações adicionais podem ser necessárias para indivíduos com função renal ou hepática reduzida.
- Determinar se é necessário usar anticoagulação em ponte: para a maioria dos pacientes, não há necessidade do uso de anticoagulação em ponte (uso de um agente parenteral de ação curta para reduzir o intervalo sem anticoagulação), porque aumenta o risco de sangramento sem reduzir a taxa de tromboembolismo. No entanto, alguns pacientes sob uso de varfarina com risco tromboembólico especialmente alto (p. ex., válvula cardíaca mecânica e AVC recente) podem se beneficiar da ponte com heparina ou HBPM.

Procedimentos com baixo risco de sangramento (p. ex., extrações dentárias, pequenas cirurgias de pele) geralmente podem ser realizados sem interrupção da anticoagulação. Intervenções odontológicas como limpeza, extração e procedimentos endodentários (tratamento de canal) podem ser realizadas em vigência do uso do ACD ou da varfarina, sendo recomendado que o paciente receba enxague bucal pró-hemostático (p. ex., ácido tranexâmico) antes e depois. Se um sangramento maior for esperado, 2 dias antes o ACD deve ser descontinuado e retomado na noite posterior ao procedimento.

Pequenas cirurgias, como retirada de lesões de pele, injeções intra-articulares e cirurgia de catarata, podem ser realizadas com segurança durante o uso concomitante de ACD ou varfarina, desde que o INR esteja dentro dos limites terapêuticos. Quando da realização de outros procedimentos cirúrgicos, a suspensão do ACO precisa ser individualizada. Há necessidade de avaliar:

- Anticoagulante utilizado.
- Função renal do paciente, risco de tromboembolia, indicação prévia da anticoagulação, tempo decorrido desde o episódio trombótico e tipo de procedimento.
- Tipo de cirurgia (risco de sangramento baixo ou alto).
- Caráter da cirurgia (eletiva ou de urgência).

- Tipo de anestesia (geral, espinhal ou regional).

Quando do uso de ACO, esses medicamentos devem ser suspensos na realização de procedimentos de alto risco. O tempo de suspensão dependerá do Cl_{cr}, conforme o Quadro 7.

Em caso de realização de procedimentos de urgência em pacientes anticoagulados com varfarina, esta deve ser suspensa e é possível utilizar a vitamina K IV, o concentrado de complexo protrombínico, que apresenta pouco respaldo na literatura, ou o plasma fresco congelado, com duração de 6 horas. Em intervenções cirúrgicas que necessitam ser realizadas em 24 a 96 horas, os pacientes devem receber a vitamina K oral, na dose de 2 a 3 mg a cada 8 a 24 horas, até a redução da RNI para uma faixa segura.

Procedimentos anestésicos como o bloqueio neuroaxial (anestesia espinal, anestesia epidural ou analgesia epidural contínua) devem ser evitados em pacientes com discrasias sanguíneas ou sob uso de anticoagulantes, estando contraindicadas anestesias e analgesias neuroaxiais em pacientes com o RNI > 1,5, TP > 1,5 vez o controle e contagem plaquetária < 50.000/mm.

MONITORIZAÇÃO E ACOMPANHAMENTO DO PACIENTE SOB ANTICOAGULANTES ORAIS

Pacientes submetidos à terapia de anticoagulação devem ser avaliados rotineiramente para risco de AVE e sangramentos, e, quando o risco de sangramento for maior do que a possibilidade de eventos cerebrovasculares, o tratamento deve ser descontinuado. É importante ressaltar, contudo, que o risco de eventos tromboembólicos e a taxa de mortalidade se encontram elevados na população com alto risco hemorrágico, e essa decisão deve ser compartilhada com o paciente e a família. Um paciente em fase final de doença não tem aumento de sobrevida com a anticoagulação, que deve

QUADRO 7 Intervalo entre a última dose da ACO e o início do procedimento cirúrgico

Agente	Administração	Intervalo
Varfarina	Oral	▪ 1-8 dias, dependendo do RNI. ▪ RNI ≤ 1,5 m, média de 5 dias.
HNF	IV ou SC	Dependendo da dose: IV 2-6 horas, e SC, 12-24 horas.
HBPM	SC	24 horas.
Fondaparinux	SC	36-48 horas.
Dabigatrana	Oral	▪ Cl_{cr} ≥ 50 mUmin: 1-2 dias. ▪ Cl_{cr} < 50 mUmin: 3-5 dias.
Rivaroxabana	Oral	▪ Função renal normal: ≥ 1 dia. ▪ Cl_{cr} 60-90 mUmin: 2 dias. ▪ Cl_{cr} 30-59 mUmin: 3 dias.
Apixabana	Oral	▪ Cl_{cr} > 60 mUmin: 1-2 dias. ▪ Cl_{cr} 50-59 mUmin: 3 dias. ▪ Cl_{cr} < 30-49 mUmin: 5 dias.
AAS	Oral	7-10 dias.
Clopidogrel	Oral	5 dias.

AAS: ácido acetilsalicílico; Cl_{cr}: clearance de creatinina; HBPM: heparina de baixo peso molecular; HNF: heparina não fracionada; IV: intravenoso; RNI: razão normalizada internacional; SC: subcutâneo.

ser descontinuada. Indivíduos em terapia anticoagulante com sangramento intracraniano devem ter a terapia suspensa.

RECOMENDAÇÕES PARA USO DE ANTICOAGULANTES ORAIS EM ADULTOS COM FIBRILAÇÃO ATRIAL

- **Escolha do tipo de anticoagulação:** para a maioria dos pacientes com FA com indicação de anticoagulação, recomenda-se um anticoagulante oral direto (DOAC) em vez de um AVK (p. ex., varfarina) (grau 1A).
- **Considerações para mudar para um DOAC:** para pacientes com FA que foram tratados com varfarina e estão confortáveis com a medição periódica da razão normalizada internacional (INR) com um tempo anual na faixa terapêutica (TTR) de pelo menos 70%, sugere-se a consideração de mudar para DOAC (grau 2B). No entanto, é razoável continuar com AVK nesses pacientes por questões de custo e preferência do paciente.
- **Quando usar um AVK:** ressalvas à preferência geral pelo uso de DOAC em vez de AVK em pacientes com FA com indicação de anticoagulação incluem:
  - Estenose mitral reumática grave ou clinicamente significativa (área valvar mitral $\leq 1,5\ cm^2$).
  - Válvulas cardíacas mecânicas de qualquer tipo e em qualquer localização.
  - Válvula bioprotética (cirúrgica ou transcateter) implantada nos 3 a 6 meses anteriores.
  - Interações medicamentosas (indutores de bomba de efluxo de drogas de glicoproteína P, que podem diminuir o efeito anticoagulante dos DOAC) ou antivirais que podem aumentar o efeito anticoagulante dos DOAC.

POSSÍVEIS RAZÕES PARA USAR UM AVK

- Pacientes que possivelmente não cumprirão a dose 2 vezes ao dia de dabigatrana ou apixabana e que não podem tomar rivaroxabana ou edoxabana 1 vez ao dia devido à intolerância.
- Pacientes para os quais os agentes DOAC levarão a um aumento inaceitável no custo do tratamento.
- Pacientes com doença renal crônica grave cuja taxa de filtração glomerular estimada (Cl_{cr} de Cockcroft-Gault) é inferior a 30 mL/minuto.

MODIFICAÇÃO DA CLASSE DO ANTICOAGULANTE

Em algumas situações clínicas, é necessária a modificação da prescrição da classe do anticoagulante.

A seguir, serão apresentadas algumas recomendações na forma de quadros. Elas oferecem uma orientação para alternar o uso dos medicamentos, porém não substituem o julgamento clínico dos riscos individuais de trombose e sangramento do paciente.

QUADRO 8 Modificação do uso de DOAC para varfarina

Medicação em uso	Modo de modificar
Dabigatrana	Sobrepor varfarina com dabigatrana por 3 dias (função renal normal); 2 dias (Cr_{Cl} 30-50 mL/minuto); ou 1 dia (Cr_{Cl} 15-30 mL/minuto); observar que a dabigatrana pode contribuir para a elevação do INR. OU Sobrepor varfarina com dabigatrana até que o INR seja terapêutico com varfarina.*
Apixabana	Se for necessária anticoagulação contínua, descontinuar apixabana e iniciar anticoagulante parenteral com varfarina; continuar o agente parenteral até que o INR seja terapêutico com varfarina (PI). Observar que o apixabana pode contribuir para a elevação do INR* OU Sobrepor a varfarina com apixabana até que o INR seja terapêutico com a varfarina, testando imediatamente antes da próxima dose de apixabana para minimizar o efeito da apixabana na elevação do INR.*
Edoxabana	Reduzir a dose pela metade (p. ex., 60-30 mg/dia ou 30-15 mg/dia) e iniciar varfarina concomitantemente. Descontinuar edoxaban quando o INR for ≥ 2; observar que o edoxaban pode contribuir para a elevação do INR* OU Descontinuar edoxaban e iniciar anticoagulante parenteral com varfarina; continuar o agente parenteral até que o INR seja terapêutico com varfarina* OU Sobrepor a varfarina com edoxaban até que o INR seja terapêutico com a varfarina, testando imediatamente antes da próxima dose de edoxaban para minimizar o efeito do edoxaban na elevação do INR.*
Rivaroxabana	Suspender a rivaroxabana e iniciar anticoagulante parenteral com varfarina; continuar o agente parenteral até que o INR seja terapêutico com varfarina. Observar que a rivaroxabana pode contribuir para a elevação do INR* OU Sobrepor varfarina com rivaroxabana até que o INR seja terapêutico com varfarina, testando imediatamente antes da próxima dose de rivaroxabana para minimizar o efeito da rivaroxabana na elevação do INR.*

Cr_{Cl}: depuração de creatinina; DOAC: anticoagulante oral direto; INR: razão normalizada internacional; ASH: Diretriz de prática clínica da Sociedade Americana de Hematologia; PI: bula; PT: tempo de protrombina.
** Dois a três dias de sobreposição após o INR se tornar terapêutico podem ser necessários em indivíduos com maior risco de trombose, porque o PT/INR entrará na faixa terapêutica antes que ocorra a anticoagulação completa. Em indivíduos com sobreposição de varfarina e um DOAC, o DOAC pode contribuir para a elevação do INR.*
Indivíduos que mudam de um DOAC para varfarina são mais propensos a necessitar de anticoagulação contínua se tiverem um evento tromboembólico recente ou se apresentarem risco especialmente alto de tromboembolismo.

QUADRO 9 Modificação do uso de varfarina para DOAC

Dabigatrana	Interromper a varfarina, monitorar o TAP/INR e iniciar a dabigatrana quando INR for < 2.
Apixabana	Interromper a varfarina, monitorar PAT/INR e iniciar apixabana quando INR for < 2.
Edoxabana	Interromper a varfarina, monitorar o PAT/INR e iniciar o edoxaban quando INR for ≤ 2,5.
Rivaroxabana	Interromper a varfarina, monitorar o PAT/INR e iniciar a rivaroxabana quando INR for < 3.

DOAC: anticoagulante oral direto; INR: razão normalizada internacional.

QUADRO 10 Modificação do uso de um DOAC para outro diferente

Qualquer DOAC	Iniciar o segundo DOAC quando a próxima dose do primeiro DOAC deveria ter vencido; não se sobreponha

DOAC: anticoagulante oral direto.

CONSIDERAÇÕES FINAIS

- A população idosa apresenta maior incidência de TEV e é o grupo com maior benefício do uso da anticoagulação. Assim, não se deve subestimar o risco tromboembólico dessa população, a despeito do maior risco de sangramento.
- O escore CHA_2DS_2-VASc deve ser utilizado para avaliação de risco para fenômenos tromboembólicos em pacientes portadores de FA.
- A idade, o risco de queda e o déficit cognitivo não devem ser barreiras para a anticoagulação. A avaliação de risco de sangramento deve ser realizada de forma cautelosa.
- Embora os cumarínicos ainda sejam opções efetivas e seguras, os ACD apresentam vantagens como facilidade posológica e de monitorização, menos interações e menor risco de sangramento em algumas situações.
- A escolha da terapia anticoagulante deve ser realizada de forma individualizada, levando em consideração fatores como função renal, interações medicamentosas, risco de sangramento e desejo do paciente.
- A HBPM continua sendo a terapia de escolha em pacientes com TEV associados a neoplasias, tanto para tratamento na fase aguda quanto na manutenção. O tempo de tratamento deve ser de no mínimo 3 meses, devendo ser individualizado em relação ao risco de recorrência e risco de sangramento.

BIBLIOGRAFIA

Baron TH, Kamath PS, McBane RD. Management of antithrombotic therapy in patients undergoing invasive procedures. N Engl J Med. 2013;368(22):2113-24.

Best JG, Bell R, Haque M, Chandratheva A, Werring DJ. Atrial fibrillation and stroke: a practical guide. Pract Neurol. 2019;19(3):208-24.

Bethishou L, Gregorian T, Won K, Lopez K, Tsu LV. Management of venous thromboembolism in the elderly: a review of the non-vitamin K oral anticoagulants. Consult Pharm. 2018;33(5):248-61.

Borges JL. Anticoagulantes orais no idoso com fibrilação atrial. In: Manual de cardiogeriatria. 4ª ed. São Paulo: Jairo Lins Borges; 2018. p.205-21.

Chan NC, Eikelboom JW. How I manage anticoagulant therapy in older individuals with atrial fibrillation or venous thromboembolism. Blood. 2019;133(21):2269-78.

Chen ST, Patel MR. Comparison of anticoagulant therapy for atrial fibrillation: novel oral anticoagulants versus vitamin K antagonists. Prog Cardiovasc Dis. 2018;60(4-5):514-23.

Diener H-C, Aisenberg J, Ansell J, Atar D, Breithardt G, Eikelboom J, et al. Choosing a particular oral anticoagulant and dose for stroke prevention in individual patients with non-valvular atrial fibrillation: part 1. Eur Heart J. 2017;38(12):852-9.

Díez-Villanueva P, Alfonso F. Atrial fibrillation in the elderly. J Geriatr Cardiol. 2019;16(1):49-53.

Djulbegovic M, Lee AI. An update on the "novel" and direct oral anticoagulants, and long-term anticoagulant therapy. Clin Chest Med. 2018;39(3):583-93.

Feitosa-Filho GS, Peixoto JM, Pinheiro JES, Afiune Neto A, de Albuquerque ALT, Cattani ÁC, et al. Updated geriatric cardiology guidelines of the Brazilian Society of Cardiology - 2019. Arq Bras Cardiol. 2019 May;112(5):649-705.

Hindricks G, Potpara T, Dagres N, Arbelo E, Bax JJ, Blomström-Lundqvist C, et al. 2020 ESC guidelines for the diagnosis and management of atrial fibrillation developed in collaboration with the European Association for Cardio-Thoracic Surgery (EACTS): The Task Force for the diagnosis and management of atrial fibrillation of the European Society of Cardiology (ESC) developed with the special contribution of the European Heart Rhythm Association (EHRA) of the ESC. Eur Heart J. 2021; 42(5):373-498.

January CT, Wann LS, Calkins H, Chen LY, Cigarroa JE, Cleveland JC, et al. 2019 AHA/ACC/HRS FOCUSED UPDATE of the 2014 AHA/ACC/HRS guideline for the management of patients with atrial fibrillation: a report of the American College of Cardiology/American Heart Association Task Force on Clinical Practice Guidelines and the Heart Rhythm Society. Circulation. 2019;74(1): 104-32.

Kearon C, Akl EA, Ornelas J, Blaivas A, Jimenez D, Bounameaux H, et al. Antithrombotic therapy for VTE disease: Chest guideline and expert panel report. Chest. 2016;149(2):315-52.

Kim D, Yang PS, Sung JH, Jang E, Yu HT, Kim TH, et al. Effectiveness and safety of anticoagulation therapy in frail patients with atrial fibrillation. Stroke. 2022 ;53(6):1873-82.

Lee AYY. When can we stop anticoagulation in patients with cancer-associated thrombosis? Blood. 2017;130(23):2484-90.

Lip GYH, Nieuwlaat R, Pisters R, Lane DA, Crijns HJ. Refining clinical risk stratification for predicting stroke and thromboembolism in atrial fibrillation using a novel risk factor-based approach: the euro heart survey on atrial fibrillation. Chest. 2010;137(2):263-72.

Magalhães L, Figueiredo M, Cintra F, Saad E, Kuniyoshi R, Teixeira R, et al. II diretrizes brasileiras de fibrilação atrial. Arq Bras Cardiol. 2016;106(4 Suppl 2):1-22.

Massaro AR, Lip GYH. Prevenção do acidente vascular cerebral na fibrilação atrial: foco na América Latina. Arq Bras Cardiol. 2016;107(6):576-89.

Ng KH, Hart RG, Eikelboom JW. Anticoagulation in patients aged ≥ 75 years with atrial fibrillation: role of novel oral anticoagulants. Cardiol Ther. 2013;2(2):135-49.

Proietti M, Nobili A, Raparelli V, Napoleone L, Mannucci PM, Lip GYH, et al. Adherence to antithrombotic therapy guidelines improves mortality among elderly patients with atrial fibrillation: insights from the Reposi study. Clin Res Cardiol. 2016;105(11):912-20.

Robert-Ebadi H, Le Gal G, Righini M. Use of anticoagulants in elderly patients: practical recommendations. Clin Interv Aging. 2009;4:165-77.

Rohla M, Weiss TW, Pecen L, Patti G, Siller-Matula JM, Schnabel RB, et al. Risk factors for thromboembolic and bleeding events in anticoagulated patients with atrial fibrillation: the prospective, multicentre observational Prevention of thromboembolic events – European Registry in Atrial Fibrillation (Prefer in AF). BMJ Open. 2019;9(3):e022478.

Silverstein RL, Bauer KA, Cushman M, Esmon CT, Ershler WB, Tracy RP. Venous thrombosis in the elderly: more questions than answers. Blood. 2007;110(9):3097-101.

Singer DE, Chang Y, Fang MC, Borowsky LH, Pomernacki NK, Udaltsova N, et al. Should patient characteristics influence target anticoagulation intensity for stroke prevention in nonvalvular atrial fibrillation?: the Atria study. Circ Cardiovasc Qual Outcomes. 2009;2(4):297-304.

Wigle P, Hein B, Bloomfield HE, Tubb M, Doherty M. Updated guidelines on outpatient anticoagulation. Am Fam Physician. 2013;87(8):556-66.

Witt DM, Nieuwlaat R, Clark NP, Ansell J, Holbrook A, Skov J, et al. American Society of Hematology 2018 guidelines for management of venous thromboembolism: optimal management of anticoagulation therapy. Blood Adv. 2018;2:3257.

Xu Y, Schulman S, Dowlatshahi D, Holbrook AM, Simpson CS, Shepherd LE, et al. Direct oral anticoagulant- or warfarin-related major bleeding: characteristics, reversal strategies, and outcomes from a multicenter observational study. Chest. 2017;152(1):81-91.

Yoo HH, Nunes-Nogueira VS, Fortes Villas Boas PJ, Broderick C. Outpatient versus inpatient treatment for acute pulmonary embolism. Cochrane Database Syst Rev. 2019;3:CD010019.

You JJ, Singer DE, Howard PA, Lane DA, Eckman MH, Fang MC, et al. Antithrombotic therapy for atrial fibrillation: antithrombotic therapy and prevention of thrombosis, 9th ed. American College of Chest Physicians Evidence-Based Clinical Practice Guidelines. Chest. 2012;141(2 Suppl):e531S-75S.

SEÇÃO III

Doenças pulmonares e gastrointestinais

Asma no idoso | 17

Marcelo Bezerra de Menezes

INTRODUÇÃO

Sendo asma um assunto muito amplo e a fim de enfatizar peculiaridades do idoso, opto neste capítulo por não abordar exacerbações agudas de asma e não expor explícita e detalhadamente os esquemas terapêuticos e os passos do tratamento mais aceitos.

Há documentos de qualidade que apresentam adequadamente esses pontos, sendo o mais bem aceito o da Global Initiative for Asthma (GINA), atualizado anualmente e disponível em https://ginasthma.org. Pela carência de textos sobre particularidades do idoso asmático e a abundância de textos gerais, considero mais proveitoso fornecer aqui informações e opiniões específicas sobre asma nessa população, que podem complementar os textos gerais.

EPIDEMIOLOGIA

Apesar das inúmeras dificuldades em diagnosticar asma no idoso, estima-se que a doença tenha uma prevalência entre 4 e 13% em indivíduos com 65 anos ou mais, com grande variabilidade entre países/regiões geográficas. Independentemente da prevalência, sabe-se que idosos têm maior morbidade e mortalidade por asma do que não idosos. Particularidades do idoso e lacunas do conhecimento da doença nessa faixa etária contribuem para esse quadro.

A definição mais aceita e atual (endossada pelo documento GINA) será usada nos tópicos subsequentes:

> "A asma é uma doença heterogênea, geralmente caracterizada por inflamação crônica de vias aéreas. É definida por história de sintomas respiratórios como chiado, falta de ar, aperto no peito e tosse que variam no tempo e em intensidade, além de limitação variável de fluxo aéreo expiratório."

FISIOPATOLOGIA: INFLAMAÇÃO

> "A asma é uma doença heterogênea, geralmente caracterizada por inflamação crônica de vias aéreas."

Reconhecer o substrato inflamatório da doença é essencial para seu tratamento correto, que visa à redução de sintomas e de mortalidade, de exacerbações e de obstrução persistente das vias aéreas. O desenvolvimento de asma em um indivíduo decorre de interações entre elementos genéticos e ambientais, mas no caso dos idosos há fenômenos extras a estudar. Do ponto de vista inflamatório:

- Imunossenescência: alterações funcionais imunes em idosos que levam a uma resposta atenuada após lesão tecidual/eventos patogênicos.

- *Inflammaging*: células senescentes, embora não se proliferem adequadamente, mantêm atividade inflamatória sistêmica de baixa intensidade e persistente.

Uma gama grande de alterações celulares e de liberação de mediadores já foi descrita em decorrência desses processos, que vêm sendo associados ao desenvolvimento de doença cardiovascular, síndrome da fragilidade do idoso e outras. Aventa-se que ao menos uma parcela dos asmáticos idosos possa ter menor resposta ao tratamento habitual por essas alterações imunológicas. Sendo um tópico ainda pouco conhecido no contexto da asma, é prudente apenas reconhecer que a fisiopatologia da doença no idoso pode diferir da asma no não idoso, e que individualizar a abordagem é importante.

QUADRO CLÍNICO

> "... É definida por história de sintomas respiratórios como chiado, falta de ar, aperto no peito e tosse que variam no tempo e em intensidade, ..."

O quadro clínico típico de asma conta com dispneia, chiado, aperto no peito e tosse geralmente seca, que caracteristicamente pioram mediante exposição a antígenos, irritantes ou mudanças climáticas. Também típicos são a piora durante a madrugada ou nas primeiras horas da manhã e algum alívio após a inalação de broncodilatadores. Esses elementos são as manifestações clínicas da hiper-responsividade brônquica: a via aérea responde "excessivamente" a diversos tipos de estímulo (irritantes, alérgenos etc.), com contração de musculatura lisa brônquica e redução transitória de calibre dos brônquios. Sintomas sugestivos de hiper-responsividade brônquica sempre devem ser bem explorados na anamnese de paciente com sintomas respiratórios. Se típicos, podem direcionar o diagnóstico para uma doença predominante ou exclusivamente de via aérea (em detrimento, p. ex., de doenças de parênquima pulmonar ou cardiovasculares).

No caso dos idosos, mesmo que os sintomas não sejam típicos à primeira abordagem, é adequado explorá-los, já que a asma tem uma grande prevalência e pode se apresentar atipicamente. À semelhança de outras condições patológicas, o idoso tende a ter uma atitude mais estoica diante das manifestações clínicas: a percepção de dispneia é multifatorial, influenciada por fatores psicológicos e fisiológicos, e nem sempre tem boa correlação com gravidade do acometimento das vias aéreas. No caso da população idosa, há alguns pontos importantes:

- Hipopercepção: para um mesmo grau de obstrução de vias aéreas, idosos tendem a ter menos sintomas.
- Não relato dos sintomas: mesmo percebendo o sintoma, é comum que o idoso não o identifique como algo anormal ou relevante, e sim como inerente ao processo de envelhecimento e suas limitações. Ademais, déficits cognitivos podem dificultar ainda mais o relato.
- Comorbidades: são comuns comorbidades às quais o paciente atribui sintomas e limitações: doenças cardiovasculares, osteoarticulares e depressão são exemplos prevalentes.

O exame físico mais típico de indivíduos com obstrução de vias aéreas conta com sibilos (por vezes, roncos) expiratórios. Se presentes, ajudam a direcionar o diagnóstico para uma doença que acomete vias aéreas, mas a ausência não a exclui (no caso da asma, vale lembrar que os sintomas "variam com o tempo e em intensidade" – definição acima).

Quanto à atitude do médico, muitos profissionais consideram que a asma acomete idosos muito mais raramente do que é real. É preciso ter em mente que nem todo asmático tem as características clínicas mais aceitas como típicas: início antes dos 12 anos de idade, presença de atopia manifesta em outros sistemas ou sintomas característicos (*vide* item seguinte).

FENÓTIPOS/ENDÓTIPOS

"A asma é uma doença heterogênea, ..."

A heterogeneidade da asma vem sendo a cada dia mais valorizada e utilizada em passos da abordagem que vão do diagnóstico ao tratamento. Fenótipos são os subtipos de doença classificados de acordo com características clínicas observadas. Endótipos são subtipos definidos por mecanismos fisiopatológicos distintos. Há décadas, pesquisadores vêm fazendo esforços para agrupar asmáticos em fenótipos e endótipos, o que pode influenciar diagnóstico e tratamento.

Um exemplo de classificação divide a doença em:

- Asma alérgica (início na infância, história de atopia).
- Asma não alérgica (padrão inflamatório heterogêneo).
- Asma de início tardio (geralmente sem alergia, tende a ser refratária a corticosteroide inalatório).
- Asma com obstrução fixa (conta com remodelamento de vias aéreas).
- Asma com obesidade (pouca inflamação eosinofílica).

Há outras classificações, mas esta ilustra bem como os pacientes podem ser diferentes embora contem com a mesma doença. É comum que médicos refutem a ideia de asma de início tardio, geralmente sem alergia e muitas vezes com um padrão inflamatório predominantemente neutrofílico (característica que pode conferir relativa refratariedade ao tratamento). No entanto, e apesar de inúmeras discussões, até o momento os vários fenótipos/endótipos encaixam-se no que ora definimos como asma.

Em idosos, as caracterizações fenotípicas são ainda menos estudadas e estabelecidas, mas há evidências de que não só a idade de diagnóstico deve ser levada em conta. Inúmeras diferenças têm sido encontradas entre asmáticos idosos que têm início mais precoce da doença (asma de longa duração) e início mais tardio (asma de início tardio), independentemente da idade em que é realizado o diagnóstico. Alguns estudos apontam para o fato de que, quando identificada no idoso, a doença de início mais precoce conte com mais atopia, pior função pulmonar e que acometa mais frequentemente os não obesos.

O que deve ser enfatizado para o geriatra é que, embora a caracterização de fenótipos e endótipos não seja bem estabelecida em idosos, a heterogeneidade não deve ser assumida como exclusiva de pacientes mais jovens. Isso pode ajudar o médico a não descartar asma como hipótese diagnóstica mesmo que haja manifestações atípicas.

OBSTRUÇÃO DE VIAS AÉREAS

"... além de limitação variável de fluxo aéreo expiratório."

Mesmo havendo heterogeneidade, a hiper-responsividade brônquica é um elemento muito típico cujas manifestações clínicas foram descritas anteriormente. Ela não é patognomônica de asma: pode ocorrer em diversas outras doenças crônicas (doença pulmonar obstrutiva crônica – DPOC –, bronquiectasias etc.) ou transitoriamente em situações agudas (exemplo: após infecção viral aguda de vias aéreas superiores). No entanto, e como já exposto, o registro de sintomas e sinais típicos no idoso pode não ser simples.

Felizmente, há formas de documentar objetivamente a limitação variável do fluxo aéreo. O geriatra precisa estar minimamente familiarizado com a espirometria (Figura 1) para saber quando solicitar, e é importante conhecer um pouco da terminologia referente a ela. Espirometria é um exame que registra como o ar entra e sai dos pulmões, possibilitando diagnóstico de distúrbios ventilatórios (obstrutivo com ou sem resposta a broncodilatador, restritivo, misto). A espirometria diagnostica o distúrbio ventilatório, mas não é um exame que tem como resultado uma entidade nosológica. Ou seja: pode evidenciar um padrão compatível com uma doença, mas não ter como laudo um nome de doença (asma, DPOC etc.). Alguns conceitos básicos úteis para o geriatra:

1. Distúrbio obstrutivo é caracterizado por uma relação VEF_1/CVF reduzida (VEF_1: volume expiratório forçado no primeiro segundo; CVF: capacidade vital forçada). O *software* do espirômetro calcula valores previstos para diversos parâmetros obtidos no exame a partir de características do indivíduo (sexo, estatura e idade são as principais). Há obstrução quando a relação VEF_1/CVF está abaixo do limite inferior da normalidade calculado pelo *software*. É incorreto considerar que relação $VEF_1/CVF < 0,7$ é sempre sinônimo de obstrução. Embora esse valor seja bastante difundido e usado no diagnóstico de DPOC, não deve ser usado indistintamente para diagnóstico de obstrução. Seu uso para DPOC também é questionável, embora parcialmente justificável pela praticidade quando usado pelo clínico geral. A relação VEF_1/CVF tem uma queda em valor absoluto com a idade, fisiologicamente; assim, usar valores corrigidos para as características do paciente é importantíssimo, sobremaneira no caso de idosos. O geriatra não deve se espantar em obter espirometrias em que o valor de VEF_1/CVF é menor do que 0,7, porém não há obstrução, uma vez que esse valor pode estar acima do limite inferior da normalidade para aquele indivíduo.
2. Resposta a broncodilatador é avaliada objetivamente ao se realizar espirometria antes e após o uso de broncodilatador inalado. Se houver aumento de VEF_1 ou de CVF de 10% ou mais em relação ao previsto, há resposta ao broncodilatador (esse é o critério mais recentemente proposto; existem outros classicamente usados). O significado da resposta é que aquele indivíduo, naquela situação pré-broncodilatador, tinha uma obstrução ao menos parcialmente causada por contração de musculatura lisa brônquica (que relaxa sob ação de broncodilatador). É, portanto, uma evidência de hiper-responsividade brônquica. Preencher o critério de resposta a broncodilatador não implica que o indivíduo deixe de ter obstrução após a medicação; isso pode ou não acontecer. A Figura 2 mostra resultado típico de distúrbio obstrutivo com resposta a broncodilatador, mesmo com persistência de obstrução na segunda situação.

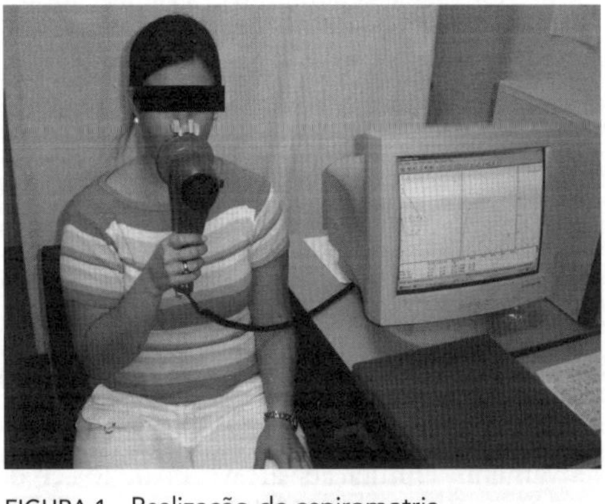

FIGURA 1 Realização de espirometria.

A execução de espirometria de boa qualidade técnica demanda do paciente adequada compreensão do procedimento, coordenação e cumprimento de comandos dados pelo técnico que realiza o exame. Idosos podem ter dificuldade em atender todos esses requisitos

	Previsto	Limite inferior da normalidade	Observado pré-BD	Observado pós-BD	Variação absoluta	Variação em relação ao previsto
CVF	2,83 L	2,33 L	1,39 L	2,8 L	1,41 L	63%
VEF_1	2,23 L	1,71 L	0,82 L	1,6 L	0,78 L	35%
VEF_1/CVF	0,77	0,72	0,59	0,57		

FIGURA 2 Detalhe de espirometria de asmática de 65 anos de idade acompanhada no HCFMRP-USP. VEF_1/CVF observado antes da administração de broncodilatador ("Observado pré-BD") é menor do que o limite inferior da normalidade, portanto há obstrução. Variação absoluta (em volume) do VEF_1 após administração de broncodilatador ("Observado pós-BD" – "Observado pré-BD") = 0,78 L. Variação em relação ao previsto ("Variação absoluta"/"previsto") = 35%. Trata-se, então, de distúrbio obstrutivo com resposta a broncodilatador. Notar que, após broncodilatador ("Observado pós-BD"), VEF_1/CVF permanece abaixo do limite inferior da normalidade, portanto ainda há obstrução.

BD: broncodilatador; CVF: capacidade vital forçada; HCFMRP-USP: Hospital das Clínicas da Faculdade de Medicina de Ribeirão Preto da Universidade de São Paulo; VEF_1: volume expiratório forçado no primeiro segundo.

por inúmeros motivos, mas laboratórios de função pulmonar de boa qualidade, que contam com técnicos experientes e persistentes, comumente conseguem obter bons exames. Assim, o médico que indica a espirometria deve ser cauteloso ao assumir *a priori* que o paciente não conseguirá realizá-la. Há pacientes que não conseguem realizar os procedimentos, mas, sendo um exame que mostra objetivamente uma característica fisiopatológica típica da doença, e sabendo das dificuldades em confiar em sintomas relatados, documentar a obstrução variável de fluxo aéreo é extremamente importante para diagnóstico e seguimento do asmático.

Asmáticos idosos comumente têm mais remodelamento de vias aéreas do que asmáticos não idosos. O remodelamento é caracterizado por certas alterações estruturais em vias aéreas (hiperplasia de células caliciformes, fibrose subepitelial, hipertrofia e hiperplasia de camada muscular). Sendo estruturais, contribuem para a obstrução das vias aéreas, mas não sofrem efeito agudo de broncodilatadores. Assim, a variação espirométrica pós-broncodilatador em idosos asmáticos tende a ser menor do que o típico para não idosos.

DIAGNÓSTICO

O diagnóstico de asma no idoso deve ser feito da mesma forma que no não idoso: história clínica, exame físico e exames de função pulmonar (comumente, espirometria) sugestivos/compatíveis. As particularidades clínicas e espirométricas do idoso explicitadas previamente devem ser levadas em consideração, assim como a maior prevalência de comorbidades. Portanto, é importante que sejam realizados exames subsidiários que descartem outras doenças potencialmente responsáveis pelo quadro. É recomendável que sejam feitos ao menos radiografia de tórax e eletrocardiograma para uma triagem simples de outras doenças respiratórias (doenças intersticiais, p. ex.) e cardiovasculares (arritmias, insuficiência cardíaca). A quantidade e a natureza de outros exames necessários devem ser individualizadas. A pouca percepção/pouco relato de sintomas dificultam o diagnóstico de asma no idoso, além de dificultar sobremaneira a avaliação de controle clínico durante o acompanhamento. Assim, o uso de parâmetros mais objetivos de acometimento fisiológico (espirometria é o mais usado) deve ser encorajado entre os médicos.

Uma das maiores dificuldades em diagnóstico diferencial no idoso é distinguir entre asma e DPOC, já que ambas compartilham várias características. Entre os pneumologistas muito se discute quanto a critérios diagnósticos de uma sobreposição asma-DPOC. Ainda não há consenso mesmo sobre se essa sobreposição deve ser considerada uma entidade nosológica à parte; considero que, se a dúvida entre diagnóstico de asma ou DPOC persistir, o paciente deve ser encaminhado a um especialista.

TRATAMENTO

Não há protocolo específico para tratamento de idosos asmáticos, portanto a terapêutica segue os consensos mais aceitos mundialmente, como o GINA. A seguir, alguns aspectos do tratamento relevantes para o geriatra.

Dispositivos inalatórios

O esteio do tratamento farmacológico da asma são medicações inaladas, que têm mais efeito local em vias aéreas e menos efeitos colaterais sistêmicos. A variedade de dispositivos inalatórios é grande; o uso deles pode contar com muitos passos até ativação e liberação adequadas de droga. Vários passos exigem coordenação e cognição preservadas, acuidade visual adequada, esforço inspiratório considerável etc. Mesmo a presença de um único erro de técnica nos vários passos de ativação do dispositivo pode gerar não liberação ou liberação de dose insuficiente da medicação. Erros na técnica do uso dos dispositivos são muito frequentes, não só no Brasil e não só em idosos. Exemplo: um estudo envolvendo asmáticos australianos e de vários países europeus com mais de 18 anos de idade, que usavam dispositivos inalatórios cronicamente, mostrou que 55% deles cometiam entre um e dez erros graves no uso do dispositivo.

No caso dos idosos, diversos estudos (inclusive no Brasil) já mostraram que a prevalência de erros é ainda maior do que em não idosos. Um recente estudo conduzido por nosso grupo de pesquisa no Hospital das Clínicas da Faculdade de Medicina de Ribeirão Preto identificou que apenas 19,5% dos asmáticos idosos avaliados usavam os dispositivos corretamente (dados ainda não publicados).

Some-se a isso a frequente polifarmácia, o esquecimento do uso da medicação, comorbidades etc. Assim, ao escolher o esquema terapêutico, sugiro mostrar os diversos dispositivos disponíveis e sempre que possível escolher qual/quais são utilizados melhor por cada paciente. Se há necessidade de uso de mais de uma droga (p. ex., corticosteroide + beta-agonista de ação prolongada), o ideal é usar formulações em que um mesmo dispositivo já contenha ambas, assim como formulações que demandem o menor número possível de aplicações por dia. Infelizmente, nem sempre é possível contemplar todas essas especificações; entre outros motivos, por questões financeiras. O programa de medicações de alto custo do Sistema Único de Saúde (SUS) fornece medicações inalatórias para asma; nosso grupo de pesquisa e outros já publicaram análises de dados do SUS mostrando que a instauração desse programa teve impacto em reduzir internações hospitalares. Nem sempre, no entanto, há muitas opções de dispositivos inalatórios; assim, se a opção for por usar as medicações disponíveis no SUS, é importante que o médico conheça quais dispositivos existem em sua região antes da prescrição.

Tipos de medicação (de controle e de alívio)

Para adesão adequada, o paciente deve compreender que o tratamento conta com dois tipos de medicação:

1. Medicações de controle.
2. Medicações de alívio.

Medicações de controle

Usadas para evitar sintomas. À exceção de casos mais leves, devem ser usadas diariamente, independentemente de haver sintomas. Por vezes, é difícil que o paciente compreenda ou aceite o uso diário de uma medicação estando assintomático (*vide* tratamento de outras doenças crônicas como hipertensão arterial sistêmica), portanto o uso assíduo deve ser reforçado a cada consulta. Estudos duplo-cegos randomizados placebo-controlados em asma muito comumente não incluem idosos; no entanto, um princípio deve ser sempre levado em conta: para tratamento de manutenção sempre deve haver corticosteroide inalado (CEi). É uma classe de droga que comprovadamente reduziu a mortalidade, a frequência de sintomas, de exacerbações e que promove melhora de qualidade de vida de asmáticos. É errado prescrever outras classes de droga inaladas de controle sem associação com eles (uma grande diferença em relação ao tratamento da DPOC, diga-se).

O médico que prescreve medicações para idosos pode preocupar-se com potenciais efeitos colaterais. Metanálises e revisões sistemáticas de literatura avaliando efeitos colaterais de CEi (fraturas, desenvolvimento de catarata e outros) mostram que boa parte dos estudos de qualidade não contempla especificamente idosos; alguns incluem indivíduos com outras doenças, como DPOC; o tipo de CEi testado nem sempre foi o mesmo etc.

A maioria dos grandes estudos que testaram eficácia e segurança de medicações para asma excluiu idosos, o que reduz ainda mais o conhecimento a respeito. No entanto, diante de uma conduta que comprovadamente tem benefício *versus* efeitos colaterais não homogênea e plenamente conhecidos, recomenda-se o tratamento com essas drogas em idosos. Certamente é preciso rever paciente a paciente e consulta a consulta se há indícios de efeitos colaterais atribuíveis aos corticosteroides, principalmente se prescritas doses equivalentes ou maiores do que 1.000 mcg/dia de budesonida (o documento GINA conta com uma excelente tabela de equivalência de doses que pode ser consultada por qualquer médico).

Medicações de alívio

Usadas para alívio de sintomas quando eles surgem. Beta-agonistas e anticolinérgicos inalados são as principais drogas, e recentemente vem crescendo a tendência a sempre administrar CEi quando se usa um beta-agonista de alívio. A proposta de tratamento preferencial do GINA ("caminho 1", naquele documento) é de uso de formoterol (beta-agonista de ação prolongada) + CEi em baixa dose para alívio. Essa suposta mudança de paradigma tem gerado dúvidas e ansiedade entre os médicos prescritores, principalmente porque nem sempre há acesso a formulações adequadas de forma universal. O uso de formoterol + budesonida como alívio em todos os passos do tratamento ("caminho 1") traz vantagens como:

- "Garantir" que pacientes usem CEi (esteio do tratamento) mesmo que a adesão seja subótima (o que é muito comum em idosos).
- Evitar que pacientes confiem excessivamente em beta-agonistas de ação curta e os usem como medicação de controle em detrimento de CEi (beta-agonistas de ação curta comumente são "preferidos" por pacientes por gerar alívio rápido de sintomas).
- Facilidade posológica com uso de um dispositivo inalatório apenas.

No entanto, até o momento não é amplamente aceito ou peremptoriamente demonstrado que asmáticos que usam CEi diariamente e beta-agonista isolado para alívio evoluem pior do que os que usam formoterol + budesonida para alívio. Outro problema para a prática do prescritor: a combinação de medicações comprovadamente efetiva para esse fim é APENAS formoterol + budesonida em baixa dose, e não qualquer beta-agonista de ação longa com qualquer CEi; é improvável que todos tenham acesso a essa formulação. Ainda não há estudos suficientes em nosso contexto avaliando se, do ponto de vista de saúde pública, o fornecimento de formoterol-budesonida como medicação de alívio + controle, como recomendado pelo GINA, é factível, efetivo, custo-efetivo e se seria aceito em países como o Brasil. Assim, estamos diante de uma situação em que há um esquema terapêutico que tem se tornado o mais preconizado no mundo e uma realidade que por ora não acompanha essa tendência.

Neste momento, minha sugestão é que, se o paciente tiver condições de usar a "caminho 1" do GINA, pode fazê-lo. Se não houver condições, o "caminho 2" (em que a medicação de alívio é beta-agonista de ação curta) deve ser tomado e provavelmente será o mais prevalente em nosso meio por ora. O médico não deve se sentir acanhado por não cumprir a sugestão preferencial do GINA; o uso das alternativas condizentes com a realidade de cada paciente e que são comprovadamente efetivas não é ilícito.

CONSIDERAÇÕES FINAIS

Ainda que haja muitas lacunas no conhecimento sobre asma no idoso, alguns pontos principais são de grande importância para o geriatra:

- O diagnóstico e o tratamento devem seguir, via de regra, os protocolos usados para não idosos.
- É preciso insistir em caracterização meticulosa de sintomas, mesmo que atípicos, uma vez que a doença é heterogênea e idosos tendem a perceber/relatar menos sintomas do que não idosos.
- Sempre que os pacientes tiverem condição, tentar documentar objetivamente a obstrução de vias aéreas e hiper-responsividade brônquica por espirometria.
- A cada consulta, a adesão e a técnica do uso de dispositivos inalatórios devem ser checadas.
- Se indicado tratamento com medicações de controle, corticosteroide inalado deve ser usado.

BIBLIOGRAFIA

Baptist AP, Busse PJ. Asthma over the age of 65: all's well that ends well. J Allergy Clin Immunol Pract. 2018;6(3):764-73.

Barnes PJ, Szefler SJ, Reddel HK, Chipps BE. Symptoms and perception of airway obstruction in asthmatic patients: clinical implications for use of reliever medications. J Allergy Clin Immunol. 2019;144(5):1180-6.

Bezerra de Menezes M, Ponte EV, Bertagni Mingotti CF, Carvalho Pinto RM, Bagatin E, Bião Lima V, et al. Provision of inhaled corticosteroids is associated with decrease in hospital admissions in Brazil: a longitudinal nationwide study. Respir Med. 2020;166:105950.

Brito TS, Luiz RR, Silva JRLE, Campos HDS. Asthma mortality in Brazil, 1980-2012: a regional perspective. J Bras Pneumol. 2018;44(5):354-60.

Dunn RM, Busse PJ, Wechsler ME. Asthma in the elderly and late-onset adult asthma. Allergy. 2018;73(2):284-94.

Fulop T, Larbi A, Dupuis G, Le Page A, Frost EH, Cohen AA, et al. Immunosenescence and inflamm-aging as two sides of the same coin: friends or foes? Front Immunol. 2018; 8:1960.

Global Initiative for Asthma (GINA). Global strategy for asthma management and prevention. 2022. Available: https://ginasthma.org/wp-content/uploads/2021/05/GINA-Main-Report-2021-V2-WMS.pdf. (Acesso fev 2023.)

González-Díaz SN, Villarreal-Gonzalez RV, Lira-Quezada CE, Guzman-Avilan RI. Outcome measures to be considered on asthma in elderly. Curr Opin Allergy Clin Immunol. 2019;19(3):209-15.

Herscher ML, Wisnivesky JP, Busse PJ, Hanania NA, Sheng T, Wolf MS, et al. Characteristics and outcomes of older adults with long-standing versus late-onset asthma. J Asthma. 2017;4(3):223-9.

Mattishent K, Thavarajah M, Blanco P, Gilbert D, Wilson AM, Loke YK. Meta-review: adverse effects of inhaled corticosteroids relevant to older patients. Drugs. 2014;74(5): 539-47.

Moore WC, Meyers DA, Wenzel SE, Teague WG, Li H, Li X, et al.; National Heart, Lung, and Blood Institute's Severe Asthma Research Program. Identification of asthma phenotypes using cluster analysis in the Severe Asthma Research Program. Am J Respir Crit Care Med. 2010; 181(4):315-23.

Mortimer K, Reddel HK, Pitrez PM, Bateman ED. Asthma management in low and middle income countries: case for change. Eur Respir J. 2022;60(3):2103179.

Ozseker ZF, Aksu K, Mutlu LC, Mutlu P, Ozturk C; Turkish Respiratory Society, Asthma, Allergic Respiratory Disease Scientific Committee. Expert Opinion on Practice Patterns in Mild Asthma After the GINA 2019 updates: a major shift in treatment paradigms from a long-standing Saba-only approach to a risk reduction-based strategy with the use of symptom-driven (as-needed) low-dose ICS/Laba. Curr Allergy Asthma Rep. 2022;22(10):123-34.

Pawelec G. Age and immunity: what is "immunosenescence"? Exp Gerontol. 2018 May;105:4-9.

Pennington E, Yaqoob ZJ, Al-Kindi SG, Zein J. Trends in asthma mortality in the United States: 1999 to 2015. Am J Respir Crit Care Med. 2019;199(12):1575-7.

Shaw DE, Gaynor CM, Fogarty AW. Changes in asthma mortality in England and Wales since 2001. Thorax. 2019; 74(12):1174-5.

Singh D, Garcia G, Maneechotesuwan K, Daley-Yates P, Irusen E, Aggarwal B, et al. New versus old: the impact of changing patterns of inhaled corticosteroid prescribing and dosing regimens in asthma management. Adv Ther. 2022;39(5):1895-914.

Stanojevic S, Kaminsky DA, Miller MR, Thompson B, Aliverti A, Barjaktarevic I, et al. ERS/ATS technical standard on interpretive strategies for routine lung function tests. Eur Respir J. 2022;60(1):2101499.

Westerik JA, Carter V, Chrystyn H, Burden A, Thompson SL, Ryan D, et al. Characteristics of patients making serious inhaler errors with a dry powder inhaler and association with asthma-related events in a primary care setting. J Asthma. 2016;53(3):321-9.

Yáñez A, Cho SH, Soriano JB, Rosenwasser LJ, Rodrigo GJ, Rabe KF, et al. Asthma in the elderly: what we know and what we have yet to know. World Allergy Organ J. 2014;7(1):8.

18 Doença pulmonar obstrutiva crônica no idoso

Abel de Barros Araújo Filho
Aldo Agra de Albuquerque Neto

INTRODUÇÃO E DEFINIÇÕES

A doença pulmonar obstrutiva crônica (DPOC) é uma condição pulmonar heterogênea caracterizada por sintomas respiratórios crônicos (tosse, dispneia e expectoração) secundários a anormalidades nas vias aéreas (bronquite, bronquiolite) e/ou alvéolos (enfisema), que causam obstrução aérea persistente e frequentemente progressiva. Tais alterações são associadas à exposição significativa a partículas e gases tóxicos.

A DPOC é uma doença prevalente na população idosa, com elevada morbidade e mortalidade. É subdiagnosticada nas faixas etárias mais elevadas devido à inespecificidade dos sintomas (frequentemente a dispneia é atribuída a patologias cardiovasculares) e à subutilização de testes de função pulmonar, especialmente na atenção primária. Idosos com tosse produtiva crônica e dispneia deveriam ser avaliados por espirometria, principalmente na presença de fatores de risco para a doença, como a exposição ao tabagismo e a queima de biomassa.

Evidências clínicas e patológicas de acometimento de vias aéreas (bronquite crônica) e de parênquima pulmonar (enfisema) habitualmente estão presentes em todos os pacientes, porém com variação significativa na magnitude de cada componente entre indivíduos, de modo que a apresentação clínica e radiológica é bastante heterogênea.

EPIDEMIOLOGIA

A prevalência, a morbidade e a mortalidade da DPOC variam bastante entre diferentes países. Um estudo populacional realizado em cinco capitais da América Latina mostrou uma prevalência de DPOC de 15,8% na cidade de São Paulo em indivíduos com mais de 40 anos. É consideravelmente maior no sexo masculino, porém há uma tendência à redução dessa diferença devido ao aumento progressivo de mulheres fumantes observado nas últimas décadas. Apesar da elevada prevalência, apenas 1 em cada 8 pacientes com DPOC detectado na pesquisa já havia recebido o diagnóstico da doença, evidenciando a grande quantidade de casos subdiagnosticados e, portanto, subtratados no país. A prevalência da doença aumenta com a idade. Dos 40 aos 59 anos, fica em torno de 9,2%, elevando-se para 22,6% entre 60 e 79 anos. Em 1990, era a sexta causa de morte e passou para a quarta desde os anos 2000. Em 2019, causou mais de 3 milhões de mortes e passou a ser a terceira causa de morte no mundo.

ETIOLOGIA E FISIOPATOLOGIA

A maioria dos pacientes portadores de DPOC tem história atual ou pregressa de tabagismo, que é reconhecido como o mais importante fator para o desenvolvimento da doença, principalmente em países desenvolvidos. Entretanto, de 1/4 até 1/3 dos pacientes nunca fumaram, sendo o quadro atribuído a tabagismo passivo, poeira ocupacional, fumaça química, combustão de biomassa (lenha, carvão vegetal, esterco de animais e restos de lavoura) e poluição ambiental. No Brasil e nos demais países em desenvolvimento, ainda é bastante comum o diagnóstico de DPOC em pacientes com histórico de exposição a fogão a lenha. A queima de biomassa em ambientes internos é um fator de risco importante em mulheres não fumantes que são expostas a concentrações elevadas de poluentes durante o ato de cozinhar, principalmente em áreas rurais. O Instituto Brasileiro de Geografia e Estatística (IBGE) estimou em 40,9% a proporção de moradores rurais e em 2,6% a de moradores da zona urbana que utilizavam fogão a lenha no país.

Com o avançar da idade, ocorrem alterações na parede torácica e na arquitetura do parênquima pulmonar que modificam a fisiologia respiratória e aumentam o trabalho para respirar (Quadro 1). Portanto, a população idosa é particularmente suscetível a doenças que cursem com perda de função pulmonar, pois o sinergismo das alterações fisiológicas e patológicas pode levar a apresentações clínicas mais graves nesse grupo de pacientes.

A partir dos 30 anos de idade, indivíduos saudáveis não fumantes perdem cerca de 30 mL/ano do volume expiratório forçado no primeiro segundo (VEF_1). A capacidade vital forçada (CVF) também declina com a idade, com aceleração da queda de VEF_1 e CVF a partir dos 65 anos. A relação VEF_1/CVF também é reduzida em idosos, podendo levar a falsos diagnósticos de obstrução brônquica. O volume residual (VR), que é o volume de ar que persiste nos pulmões após uma expiração completa, eleva-se aproximadamente 50% entre 20 e 70 anos de idade. A força da contração diafragmática é 25% menor na oitava década de vida em comparação à terceira.

A relação entre a ventilação alveolar (V) e a perfusão capilar pulmonar (Q) determina a capacidade do pulmão de realizar trocas gasosas de oxigênio (O_2) e gás carbônico (CO_2). As alterações fisiológicas tanto na ventilação quanto na perfusão pulmonar existentes nos idosos promovem um desequilíbrio V/Q, com consequente prejuízo nas trocas gasosas. A pressão arterial de O_2 (PaO_2) costuma ser reduzida nessa população, enquanto a pressão arterial de CO_2 ($PaCO_2$) geralmente se encontra preservada devido ao aumento compensatório no volume-minuto (volume corrente x frequência respiratória).

O aumento do número de células inflamatórias, que resulta em produção anormal de citocinas pró-inflamatórias, e o desequilíbrio

QUADRO 1 Alterações no sistema respiratório com o envelhecimento

Alterações na estrutura pulmonar
▪ Alteração na rede de fibras de colágeno. ▪ Dilatação de ductos alveolares e alargamento do alvéolo. ▪ Redução do recolhimento elástico dos pulmões.
Alterações na estrutura extrapulmonar
▪ Alterações degenerativas da coluna (p. ex., cifose). ▪ Aumento do diâmetro anteroposterior do tórax. ▪ Redução da curvatura do diafragma. ▪ Redução da massa dos músculos respiratórios.

entre a formação de radicais livres e a capacidade antioxidante, resultando em sobrecarga oxidativa, provavelmente são mecanismos envolvidos na inflamação local e sistêmica de pacientes portadores de DPOC.

QUADRO CLÍNICO

O sintoma mais característico da DPOC é a dispneia, geralmente progressiva e com piora aos esforços. Frequentemente, é atribuída a outras condições como cardiopatia, obesidade, sedentarismo ou ao próprio envelhecimento. A limitação da realização de esforços físicos na rotina dos idosos frágeis dificulta a detecção da dispneia em estágios iniciais, ficando evidente apenas quando evolui para os pequenos esforços ou mesmo ao repouso. A tosse habitualmente é produtiva, sendo frequentes os episódios de exacerbação com piora na quantidade e no aspecto da expectoração, que se torna mais amarelo-esverdeada, e pode levar à busca por atendimento em pronto-socorro por associação a sibilância e piora da dispneia. Infecções de vias aéreas superiores costumam desencadear piora dos sintomas habituais.

A DPOC tem sido cada vez mais compreendida como uma doença sistêmica, no contexto de aumento de mediadores inflamatórios, e associada a diversas comorbidades clínicas. A sarcopenia, a depender da definição utilizada, afeta 15 a 25% dos pacientes com DPOC, e tem impacto na *performance* funcional e qualidade de vida do paciente. Pacientes com sarcopenia têm menor tolerância ao exercício físico, maiores escores na escala de dispneia e maior gravidade da DPOC.

A inflamação sistêmica pode ser um fator importante no desenvolvimento de sarcopenia nos portadores de DPOC, e níveis mais elevados de interleucina-6 (IL-6) e fator de necrose tumoral alfa (FNT-alfa) têm sido encontrados nesses subgrupos de pacientes. Fadiga, perda de peso e hiporexia são problemas comuns em pacientes com DPOC. Também é maior o risco de ansiedade e depressão. Uma revisão sistemática publicada em 2017 mostrou que até 30% dos pacientes com DPOC têm depressão associada.

Osteopenia, osteoporose e fraturas patológicas são frequentes em pacientes portadores de DPOC. Em um estudo realizado com 3.321 tabagistas e ex-tabagistas, foi encontrada baixa densidade mineral óssea (BDMO) em 84% dos pacientes com DPOC muito grave contra 58% na população geral do estudo. A DPOC foi associada a BDMO e fraturas de vértebras após ajustes para uso de corticoides, idade, sexo, índice de massa corporal (IMC) e carga tabágica. Diversos estudos já reportaram a associação de DPOC e de disfunção cognitiva. Um estudo de coorte que acompanhou 4.150 idosos por 6 anos mostrou que os escores nos testes de cognição foram significativamente menores em pacientes com DPOC grave.

DIAGNÓSTICO E EXAMES COMPLEMENTARES

A avaliação da função pulmonar é necessária para o diagnóstico de DPOC e para quantificar a intensidade da obstrução nas vias aéreas. O diagnóstico é mais provável em pacientes acima de 40 anos, fumantes ou ex-fumantes, especialmente com carga tabágica acima de 10 maços/ano.

No contexto clínico apropriado, o diagnóstico de DPOC é confirmado com um resultado de espirometria que evidencie um VEF_1/CVF abaixo de 0,7 após o uso de broncodilatador, que define uma obstrução não reversível ao fluxo aéreo. Entretanto, já se reconhece que a utilização dessa relação VEF_1/CVF leva a um superdiagnóstico de obstrução e DPOC, em especial na população idosa. Como comentado anteriormente, valores de VEF_1, CVF e VEF_1/CVF diminuem com a idade em proporções diferentes. Ao interpretar os dados da espirometria nesse subgrupo, deve-se dar preferência ao uso do limite inferior da normalidade (ou percentil 5%) utilizando valores de referência apropriados (Figura 1).

A prova de função pulmonar ou espirometria é um exame não invasivo geralmente realizado com boa confiabilidade em mais de 80% dos idosos. Sua realização pode ser particularmente difícil em idosos frágeis, devido à necessidade de esforço expiratório intenso, e em pacientes com quadro de demência, devido à dificuldade de compreensão das manobras. Também não é possível realizar o exame em pacientes traqueostomizados. Nesses casos, o julgamento clínico e demais exames complementares devem guiar a conduta terapêutica.

É importante que o pneumologista faça uma análise cuidadosa das curvas fluxo x volume e volume x tempo da espirometria para verificar se a técnica utilizada foi adequada e, portanto, se o exame é confiável. Algumas contraindicações ao método, como infarto agudo do miocárdio recente, descolamento de retina e aneurisma de aorta, devem ser levadas em consideração antes da solicitação do exame, assim como o exame não deve ser realizado em vigência de infecção respiratória ou próxi-

Altura (cm): 153,0 — Peso (kg): 48,0 — Idade no teste: 61 — Sexo: feminino — Protocolo de esforço: ATS 1994 — Série prevista: Crapo 1981, Polgar (Peds) 1971

Results	Pred	LLN	Pre	%Prd	Post	%Prd	%Chg
CVF (L)	2,60	-	1,44	55%	1,36	52%	–6%
VEF_1 (L)	2,10	-	0,51	24%	0,60	29%	18%
VEF_1/CVF	0,80	-	0,35	44%	0,44	55%	25%
FEF25-75% (L/s)	2,23	-	0,13	6%	0,23	10%	77%
PFE (L/s)	5,55	-	1,61	29%	1,88	34%	17%

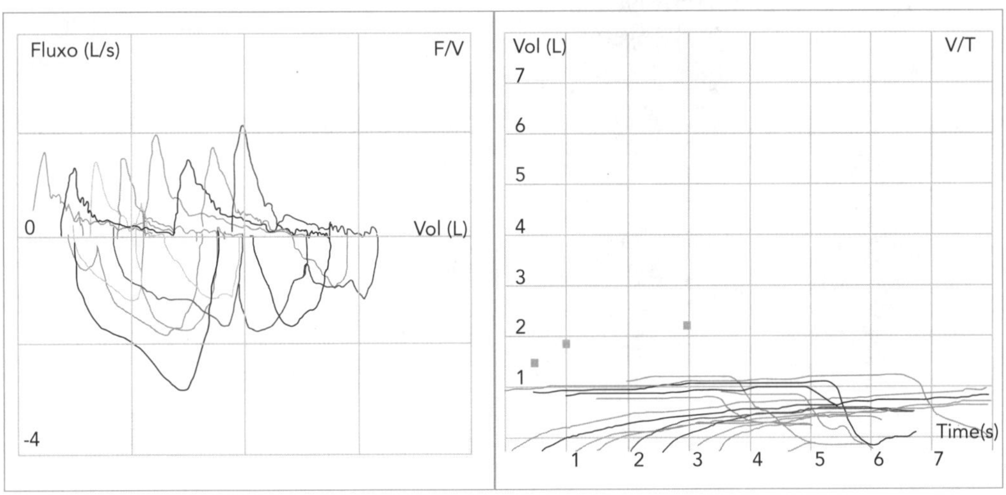

FIGURA 1 Paciente de 61 anos, sexo feminino, tabagista ativa, 80 maços/ano. Espirometria simples evidenciando distúrbio ventilatório obstrutivo muito grave com CVF reduzida. VEF_1/CVF = 0,44 pós-broncodilatador, compatível com obstrução não reversível. VEF_1 < 30% no contexto clínico adequado configura DPOC muito grave (estágio Gold IV).

%Chg: percentual de mudança do parâmetro pós-broncodialtador; %Prd: percentual do valor predito; CVF: capacidade vital forçada; FEF 25-75%: fluxo expiratório forçado 25-75%; LLN: limite inferior da normalidade; PFE: pico de fluxo expiratório; Post: teste pós-broncodilatador; Pre: teste pré-broncodilatador; VEF_1: volume de ar exalado no primeiro segundo da manobra de CVF.

Fonte: acervo pessoal.

mo a períodos de exacerbação, o que pode subestimar a função pulmonar do paciente.

Exames complementares adicionais podem ser solicitados para corroborar o diagnóstico, avaliar diagnósticos diferenciais ou a gravidade da doença. A radiografia de tórax pode apresentar como achados: aumento do diâmetro anteroposterior do tórax, retificação de cúpulas diafragmáticas, aumento do espaço retroesternal, arcos costais retificados e aumento dos espaços intercostais, coração verticalizado "em gota" e hipertransparência pulmonar (Figura 2).

A tomografia de tórax não é indicada de rotina para o diagnóstico da DPOC e deve ser solicitada apenas na suspeita de outros diagnósticos como neoplasia, embolia pulmonar ou bronquiectasias. Nesse método, o achado de enfisema pulmonar é comum em fumantes ou ex-fumantes e não confirma diagnóstico de DPOC. Dois estudos sobre *screening* para neoplasia de pulmão utilizando tomografia de tórax de baixa dosagem (TCBD) mostraram melhora de sobrevida em pacientes de 55 a 74 anos de idade, fumantes ou ex-fumantes há menos de 15 anos, com carga tabágica acima de 30 maços/ano.

Gasometria arterial deve ser solicitada em pacientes com saturação de O_2 abaixo de 92% à oximetria de pulso ou na presença de sinais clínicos de *cor pulmonale*. Pode mostrar PaO_2 reduzida e $PaCO_2$ e bicarbonato elevados, evidenciando quadro de insuficiência respiratória crônica, mais comum em pacientes com VEF_1 abaixo de 50%. O hemograma completo pode apresentar quadro de policitemia em pacientes expostos a hipoxemia crônica. Na presença de sinais clínicos de *cor pulmonale*, deve ser solicitado ecocardiograma.

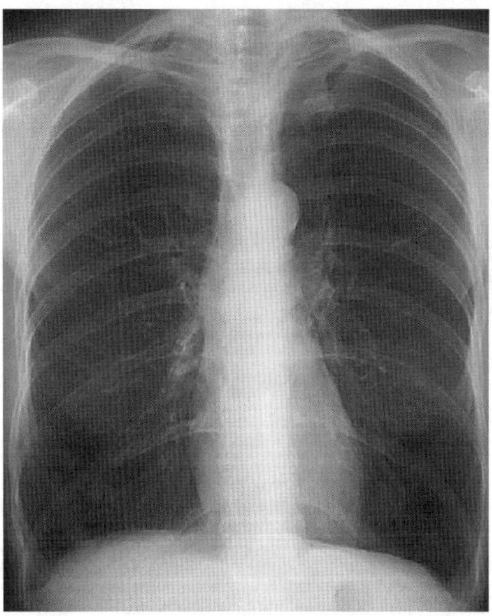

FIGURA 2 Paciente de 70 anos, sexo masculino, tabagista ativo, 52 maços/ano, portador de DPOC. Radiografia simples de tórax mostrando aumento dos espaços intercostais, retificação de cúpulas diafragmáticas, coração verticalizado e hipertransparência pulmonar.
DPOC: doença pulmonar obstrutiva crônica.
Fonte: acervo pessoal.

TRATAMENTO

O tratamento na DPOC tem como objetivo reduzir os sintomas respiratórios, a limitação das atividades, a piora da função pulmonar, o número de exacerbações e melhorar a qualidade de vida. Divide-se em tratamento não farmacológico, baseado na promoção da cessação do tabagismo, vacinação, exercício físico com reabilitação pulmonar e tratamento farmacológico.

Aproximadamente 12% da população acima de 65 anos na Europa, 9% nos EUA e 7,4% no Brasil (Vigitel 2021) são tabagistas. A cessação do tabagismo melhora a dispneia e outros sintomas respiratórios, reduz a progressão da piora da função pulmonar, aumenta a sobrevida e reduz o risco para doenças cardiovasculares e neoplasia em pacientes com DPOC. Para melhor taxa de sucesso, deve-se combinar a terapia farmacológica específica com a terapia cognitivo-comportamental, focada na mudança de hábitos relacionados com o tabagismo, que pode ser oferecida em grupo ou de forma individual. São drogas de primeira linha para tratamento de tabagismo: vareniclina, bupropiona e terapia de reposição de nicotina. Nortriptilina e clonidina são considerados tratamentos de segunda linha, e seu uso deve ser desencorajado em pacientes idosos devido ao perfil desfavorável de efeitos colaterais nessa população.

Infecções traqueobrônquicas virais ou bacterianas estão envolvidas em 50 a 70% das exacerbações. Vacinação anti-influenza e antipneumocócica tem mostrado resultados positivos na prevenção de exacerbação em pacientes com DPOC. A vacina anti-influenza deve ser administrada anualmente. No mercado existem duas vacinas antipneumocócicas: uma vacina pneumocócica polissacarídica 23-valente (VPP-23) não conjugada a carreador proteico, que possui antígenos da parede de 23 sorotipos pneumocócicos, e a pneumocócica conjugada 13-valente (VPC-13), que utiliza um carreador proteico para os antígenos polissacarídeos. Esta última formulação aumenta o efeito imunogênico e confere proteção mais duradoura.

A Sociedade Brasileira de Imunizações (SBIm) recomenda atualmente para idosos (> 60 anos) vacinação sequencial antipneumocócica, iniciando com uma dose da VPC-13 seguida de uma dose da VPP-23 após 6 a 12 meses e uma segunda dose da VPP-23 5 anos depois da primeira. Se a segunda dose de VPP-23 for aplicada antes dos 65 anos, é recomendada uma terceira dose depois dessa idade, com intervalo mínimo de 5 anos da última dose. Portadores de DPOC devem ser imunizados contra SARS-CoV-2 (covid-19) em linha com as recomendações nacionais. O *Center of Disease Control* (CDC) tem recomendado a vacina tríplice bacteriana (dPTa) para indivíduos que não tenham recebido a vacinação na adolescência e a vacina para herpes-zóster rotineiramente, recomendação também presente no Global Initiative for Chronic Obstructive Lung Disease (GOLD).

Pacientes com DPOC têm perda na quantidade e na qualidade da musculatura e estão dentro de uma espiral da dispneia (Figura 3). Quebrar essa espiral é um desafio ao tratamento da doença, devido à grande resistência e às dificuldades para a realização de exercícios físicos. Quando praticados regularmente, proporcionam significativa melhora sintomática e de qualidade de vida. O treinamento físico é o melhor meio disponível para melhorar a função muscular na DPOC, e todo paciente com DPOC deve ser estimulado a realizar esse tipo de atividade.

Um conceito maior do que apenas exercício físico é a reabilitação pulmonar, que, segundo a recomendação conjunta da American Thoracic Society (ATS) e da European Respiratory Society (ERS), "é uma intervenção abrangente baseada em uma avaliação completa do paciente, seguida por terapias personalizadas que incluem, mas não limitadas a, treinamento físico, educação e mudança de comportamento, projetadas para melhorar a condição física

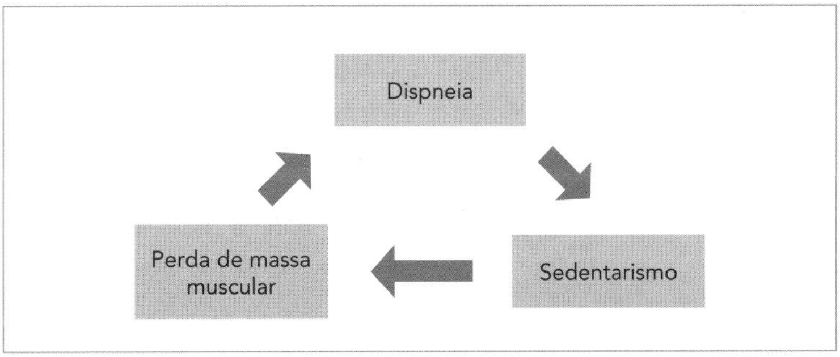

FIGURA 3 Espiral da dispneia na doença pulmonar obstrutiva crônica.

e psicológica de pessoas com doença respiratória crônica e promover a adesão a longo prazo aos comportamentos de melhoria da saúde". É objetivo da reabilitação a minimização do impacto dos sintomas, aumento da capacidade de exercício, promoção da autonomia e da participação em atividades cotidianas e melhora da qualidade de vida relacionada com a saúde.

A reabilitação pulmonar é indicada para a maioria dos pacientes com DPOC, apresentando maior evidência de benefícios para doença moderada a grave. Hoje há dificuldades para encaminhar os pacientes para centros de referência em reabilitação. No entanto, já existem evidências de que a reabilitação domiciliar, de custo mais baixo, pode ser tão efetiva quanto a realizada em centros especializados.

Também faz parte da reabilitação o ensinamento das técnicas de conservação de energia, que nada mais são que a adoção de certas posturas que diminuem o gasto energético para realização das atividades de vida diária e atividade física. São exemplos dessas técnicas: uso de cadeira para tomar banho, organização da disposição dos utensílios em casa de acordo com a frequência do uso para possibilitar o acesso com menor esforço e maneira de calçar os sapatos com a perna dobrada sobre a outra, evitando que o paciente se abaixe para amarrar o sapato e que haja compressão do diafragma pelos órgãos abdominais, com piora da dispneia.

O tratamento farmacológico na DPOC é composto de várias classes de medicamentos, com dois objetivos: alívio da dispneia por meio da broncodilatação e prevenção das exacerbações. Para o primeiro objetivo são utilizados três grupos de agentes broncodilatadores (Quadro 2): os beta-2-adrenérgicos, os anticolinérgicos e, com menor importância, as xantinas. Para o segundo objetivo também são utilizados broncodilatadores, além de outras classes, como corticoesteroides inalatórios, inibidor da fosfodiesterase-4, macrolídeos e N-acetilcisteína.

Os broncodilatadores têm papel central no tratamento da DPOC. As principais classes de broncodilatadores são os beta-2-agonistas, que ativam o sistema simpático nas vias aéreas, e os antagonistas muscarínicos, que agem inibindo o sistema parassimpático. A ação broncodilatadora produz relaxamento da musculatura lisa das vias aéreas, resultando em redução da limitação ao fluxo aéreo e da resistência das vias aéreas e, consequentemente, melhorando a mecânica ventilatória, o que reduz a hiperinsuflação pulmonar e o aprisionamento aéreo. A ação dos broncodilatadores reflete no individuo clinicamente com redução da dispneia e melhora na capacidade de exercício.

Existem beta-2-agonistas e anticolinérgicos de curta e de longa ação. Em pacientes pouco sintomáticos ou com sintomas ocasionais, pode ser tentado o uso de medicação de curta ação apenas para alívio ou prevenção de sintomas antes dos esforços. Pacientes mais sintomáticos se beneficiam de broncodilatadores de longa ação, podendo ter benefício adicional pelo uso combinado de beta-2-agonistas e anticolinérgicos, ainda mantendo as medicações de curta duração antes dos esforços e para resgate.

Deve ser dada atenção ainda para a escolha do dispositivo inalatório para a população idosa, pois eles podem ter dificuldade na geração de fluxo aéreo suficiente para uso correto dos dispositivos em pó inalável e incoordenação no uso dos aerossóis dosimetrados (o uso de espaçador pode ajudar). A técnica de uso deve ser conferida em todas as consultas, já que erros são comuns e estão entre os principais motivos de não melhora dos sintomas.

Dados mostram que a dupla broncodilatação com beta-2-adrenérgicos e anticolinérgicos é benéfica na prevenção da exacerbação. Recentemente, dois grandes estudos clínicos evidenciaram que a terapia tripla (LABA + LAMA + ICS) reduziram a mortalidade quando comparada à dupla broncodilatação em pacientes sintomáticos com perfil clínico exacerbador.

Os efeitos colaterais mais comuns dos beta-2-agonistas são taquicardia sinusal e tremo-

QUADRO 2 Medicações inalatórias utilizadas na terapia da DPOC

Droga (genérico)	Tipo	Duração da ação
Beta-2-agonistas		
▪ Curta ação (SABA)		
Fenoterol	Gotas, aerossol dosimetrado	4-6 horas
Salbutamol	Gotas, aerossol dosimetrado	4-6 horas
▪ Longa ação (LABA)		
Formoterol	Pó seco	12 horas
Salmeterol	Pó seco, aerossol dosimetrado	12 horas
Indacaterol	Pó seco	24 horas
Olodaterol	Névoa suave	24 horas
Anticolinérgicos		
▪ Curta ação (SAMA)		
Ipratrópio	Gotas, aerossol dosimetrado	6-8 horas
▪ Longa ação (LAMA)		
Tiotrópio	Névoa suave	24 horas
Glicopirrônio	Pó seco	12-24 horas
Umeclidínio	Pó seco	24 horas
Combinação LABA + LAMA		
Indacaterol + glicopirrônio	Pó seco	12-24 horas
Vilanterol + umeclidínio	Pó seco	24 horas
Olodaterol + tiotrópio	Névoa suave	24 horas
Combinação LABA + ICS		
Formoterol + beclometasona	Pó seco, aerossol dosimetrado	12 horas
Formoterol + budesonida	Pó seco, aerossol dosimetrado	12 horas
Salmeterol + fluticasona	Pó seco, aerossol dosimetrado	12 horas
Vilanterol + fluticasona	Pó seco	24 horas
Tripla combinação LABA + LAMA + ICS		
Formoterol + beclometasona + glicopirrônio	Aerossol dosimetrado	12 horas
Vilanterol + umeclidínio + fluticasona	Pó seco	24 horas

DPOC: doença pulmonar obstrutiva crônica; ICS: corticoesteroide inalatório; Laba: b-2-agonista de longa ação; Lama: antimuscarínico de longa ação; Saba: beta-2-agonista de curta ação; Sama: antimuscarínico de curta ação.

res de extremidades. Em pacientes suscetíveis, podem desencadear distúrbios do ritmo cardíaco, efeito que é raro quando utilizada a via inalatória (via preferencial), porém mais frequente quando utilizadas as vias oral ou parenteral, sendo desencorajado o seu uso. Hipocalemia pode ocorrer especialmente quando são utilizadas doses elevadas de beta-2-agonistas. Os anticolinérgicos inalatórios têm baixa absorção sistêmica e têm se mostrado drogas muito seguras a longo prazo. O principal efeito colateral é a boca seca. Há relatos de precipitação de crise de glaucoma agudo quando a medicação é utilizada com nebulização, provavelmente como resultado direto do contato entre a solução e os olhos.

A teofilina, metilxantina mais utilizada, é metabolizada pelo citocromo P450. O *clearance* da droga diminui com a idade e sua janela terapêutica é estreita, com o benefício clínico sendo alcançado apenas em níveis séricos próximos à dose tóxica. O uso dessa classe não é recomendado de rotina, sendo reservado para casos particulares de refratariedade à terapia inalatória ou dificuldade de acesso às medicações de primeira linha.

O documento *Global Initiative for Chronic Obstructive Lung Disease* (GOLD) ainda coloca como opção terapêutica o uso de corticoide inalatório em pacientes que apresentam exacerbação grave, quando há internação, ou duas ou mais exacerbações moderadas, quando o paciente necessita do uso de corticoide oral ou venoso e/ou antibioticoterapia para tratar sua exacerbação no último ano. Uma série de estudos tem mostrado que a contagem de eosinófilos no sangue periférico pode predizer a magnitude do efeito do corticoide inalatório em prevenir futuras exacerbações. Pouco ou nenhum efeito é observado em pacientes com eosinófilos < 100 células/mcL. O limiar sugerido de 300 eosinófilos seleciona pacientes com maior probabilidade de benefício clínico com a medicação. Não há indicação de monoterapia com corticoide inalatório na DPOC. Em pacientes que ainda permanecem com exacerbações frequentes, apesar de terapia otimizada, existem no momento três opções terapêuticas: macrolídeos, inibidor da fosfodiesterase-4 e N-acetilcisteína.

Macrolídeos são antibióticos utilizados na DPOC com objetivo de prevenção das exacerbações pelo efeito imunomodulador inerente à classe, sendo indicado em pacientes com história de tabagismo prévio. Os principais estudos são com a azitromicina, sendo indicada na DPOC em esquema de 500 mg, 3 vezes por semana. Até o momento não se sabe exatamente o tempo de uso da medicação, porém ela tem se mostrado segura. São cuidados para

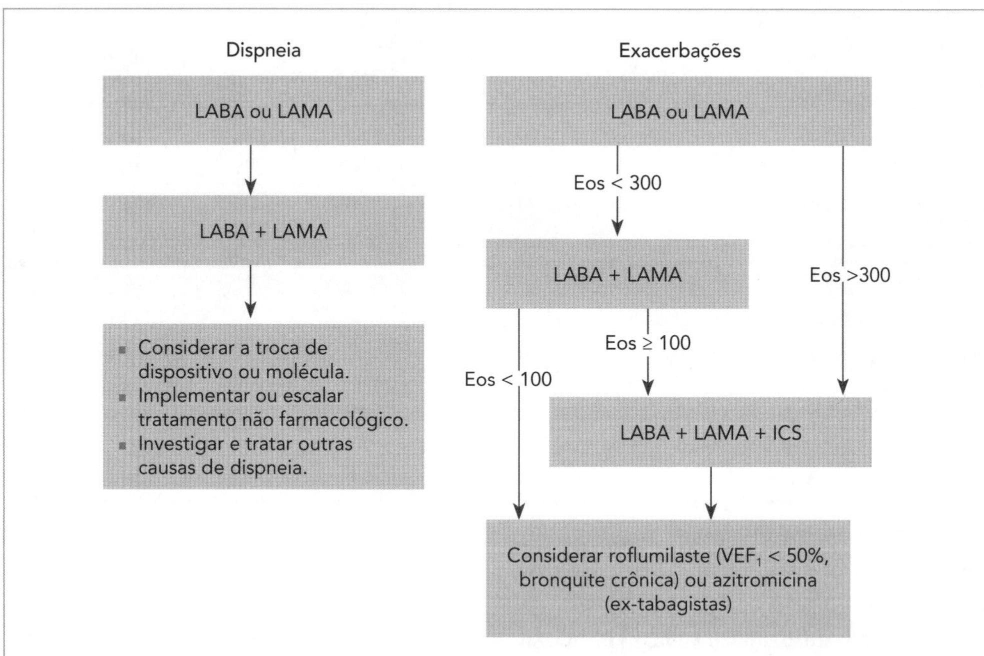

FIGURA 4 Tratamento farmacológico da DPOC.

CVF: capacidade vital forçada; DPOC: doença pulmonar obstrutiva crônica; Eos: contagem de eosinófilos em sangue periférico (células/mcL); ICS: corticoesteroide inalatório; LABA: b-2-agonista de longa ação; LAMA: antimuscarínico de longa ação; VEF_1: volume de ar exalado no primeiro segundo da manobra de CVF.

Fonte: adaptada de Gold Report, 2023.

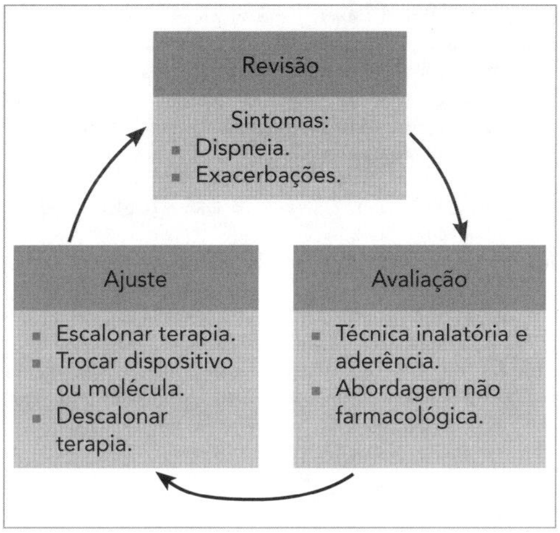

FIGURA 5 Manejo clínico da DPOC.
Fonte: adaptada de Gold Report, 2023.

o uso crônico de macrolídeos: avaliação do intervalo QT, pois a medicação está associada a seu prolongamento e pode aumentar o risco de arritmias graves, e relato da associação com hipoacusia, devendo haver monitorização audiométrica dos pacientes.

O roflumilaste, inibidor da fosfodieterase-4, é uma medicação anti-inflamatória de ação pulmonar que tem como objetivo a redução das exacerbações. É uma medicação oral de uso diário. As principais limitações são diarreia, que habitualmente melhora com o uso contínuo, perda ponderal, que pode limitar o uso em pacientes caquéticos, e cefaleia. A N-acetilcisteína é um agente com função antioxidante. Uma revisão sistemática colocou-a como um agente que também pode ser benéfico com o uso crônico em pacientes com DPOC e história de exacerbação.

Oxigenoterapia domiciliar prolongada deve ser indicada para pacientes que apresentam, na gasometria arterial em ar ambiente, $PaO_2 <$ 55 mmHg ou < 60 mmHg na presença de *cor pulmonale* ou policitemia secundária, pois a correção da hipoxemia mostrou redução de mortalidade nesse subgrupo de pacientes em estudos clínicos da década de 1980, com uso de oxigênio por pelo menos 15 horas/dia.

O uso da ventilação não invasiva (VNI) com pressão positiva está bem estabelecido na exacerbação aguda da DPOC, com nível de evidência A. Estudos recentes têm demonstrado também benefício clínico de redução de reinternação e de mortalidade no subgrupo de pacientes com hipercapnia persistente após internação por exacerbação.

Cuidados paliativos devem ser integrados ao cuidado do paciente com DPOC grave, especialmente em indivíduos com insuficiência respiratória crônica, dispneia intensa, limitação grave das atividades da vida diária e internações frequentes, inclusive sendo necessária unidade de terapia intensiva (UTI). A escolha do paciente pode ser desafiadora, uma vez que é difícil predizer o prognóstico, mas habitualmente são referenciados pacientes com DPOC estágios Gold 3 e 4 mais exacerbações frequentes, insuficiência respiratória hipercápnica e comorbidades graves, como insuficiência cardíaca ou renal avançada. Deve ser oferecido tratamento multidisciplinar com pneumologista, psicólogo, fisioterapeuta e assistente social. Sempre que possível, o paciente deve participar ativamente das decisões.

CONSIDERAÇÕES FINAIS

- A DPOC é uma doença prevalente na população idosa com elevada morbidade e mortalidade e tendência de aumento nas próximas décadas.
- É subdiagnosticada em idosos devido a sintomas inespecíficos e à subutilização de testes de função pulmonar.
- Sintomas clínicos de dispneia, tosse crônica e expectoração devem levar à solicitação de espirometria na avaliação de pacientes idosos.
- É uma doença sistêmica associada a fadiga, hiporexia, sarcopenia, osteopenia, ansiedade e depressão.

- Os objetivos do tratamento são melhorar sintomas e prevenir piora da função pulmonar e exacerbações.
- Cessação do tabagismo, medicações inalatórias e reabilitação pulmonar são a chave do tratamento individualizado de pacientes idosos com DPOC.

BIBLIOGRAFIA

Arbex MA, Santos UP, Martins C, Saldiva PHN, Pereira AA, Braga ALF. A poluição do ar e o sistema respiratório. J Bras Pneumol. 2012;38(5):643-55.

Bock K, Bendstrup E, Hilberg O, Løkke A. Screening tools for evaluation of depression in chronic obstructive pulmonary disease (COPD): a systematic review. Eur Clin Respir J. 2017;4(1):1332931.

Byun MK, Cho EN, Chang J, Ahn CM, Kim HJ. Sarcopenia correlates with systemic inflammation in COPD. Int J Chron Obstruct Pulmon Dis. 2017;12:669-75.

Cazzola M, Calzetta L, Page C, Jardim J, Chuchalin AG, Rogliani P, et al. Influence of N-acetylcysteine on chronic bronchitis or COPD exacerbations: a meta-analysis. Eur Respir Rev. 2015;24(137):451-61.

Cazzola M, Matera MG. Bronchodilators: current and future. Clin Chest Med. 2014;35(1):191-201.

Celli BR, Halbert RJ, Nordyke RJ, Schau B. Airway obstruction in never smokers: results from the third national health and nutrition examination survey. Am J Med. 2005; 118(12):1364-72.

Froes F, Roche N, Blasi F. Pneumococcal vaccination and chronic respiratory diseases. Int J Chron Obstruct Pulmon Dis. 2017;12:3457-68.

(Gold) Global Initiative for Chronic Obstructive Lung Disease. Global Strategy for the Diagnosis, Management and Prevention of Chronic Obstructive Pulmonary Disease: 2023 Report. Gold; 2023. Available: https://goldcopd.org (acesso 2023 jan 28).

Hung WW, Wisnivesky JP, Siu AL, Ross JS. Cognitive decline among patients with chronic obstructive pulmonary disease. Am J Respir Crit Care Med. 2009;180(2):134-7.

Jaramillo JD, Wilson C, Stinson DS, Lynch DA, Bowler RP, Lutz S, et al. Reduced bone density and vertebral fractures in smokers. men and COPD patients at increased risk. Ann Am Thorac Soc. 2015;12(5):648-56.

Jones SE, Maddocks M, Kon SSC, Canavan JL, Nolan CM, Clark AL, et al. Sarcopenia in COPD: prevalence, clinical correlates and response to pulmonary rehabilitation. Thorax. 2015;70:213-18.

Kopsaftis Z, Wood-Baker R, Poole P. Influenza vaccine for chronic obstructive pulmonary disease (COPD). Cochrane Database Syst Rev. 2018;6:CD002733.

Lipson DA, Barnhart F, Brealey N, Brooks J, Criner GJ, Day NC, et al; Impact Investigators. Once-Daily Single-Inhaler Triple versus Dual Therapy in Patients with COPD. N Engl J Med. 2018;378(18):1671-80.

Lopez-Campos JL, Tan W, Soriano JB. Global burden of COPD. Respirology. 2016;21(1):14-23.

Menezes AM, Perez-Padilla R, Jardim JR, Muiño A, Lopez MV, Valdivia G, et al. Chronic obstructive pulmonary disease in five Latin American cities (the Platino study): a prevalence study. Lancet. 2005;366(9500):1875-81.

Moreira MA, Barbosa MA, Jardim JR, Queiroz MC, Inácio LU. Doença pulmonar obstrutiva crônica em mulheres expostas à fumaça de fogão a lenha. Revista da Associação Médica Brasileira. 2013;59(6):607-13.

National Lung Screening Trial Research Team. Reduced lung-cancer mortality with low-dose computed tomographic screening. N Engl J Med. 2011;365(5):395-409.

Pradella CO, Belmonte GM, Maia MN, Delgado CS, Luise APT, Nascimento OA, et al. Home-based pulmonary rehabilitation for subjects with COPD: a randomized study. Respir Care. 2014;60(4):526-32.

Rabe KF, Martinez FJ, Ferguson GT, Wang C, Singh D, Wedzicha JA, et al; Ethos Investigators. Triple Inhaled Therapy at Two Glucocorticoid Doses in Moderate-to-Very-Severe COPD. N Engl J Med. 2020;383(1):35-48.

Sociedade Brasileira de Imunizações (SBIm). Calendário de vacinação do idoso. Recomendações da Sociedade Brasileira de Imunizações (SBIm) – 2019/2020.

Singh D, Agusti A, Martinez FJ, Papi A, Pavord ID, Wedzicha JA, et al. Blood eosinophils and chronic obstructive pulmonary disease: a global initiative for Chronic Obstructive Lung Disease Science Committee 2022 review. Am J Respir Crit Care Med. 2022;206(1):17-24.

Skloot GS. The effects of aging on lung structure and function. Clin Geriatr Med. 2017;33(4):447-57.

Spruit MA, Singh SJ, Garvey C, ZuWallack R, Nici L, Rochester C, et al. An official American Thoracic Society / European Respiratory Society statement: key concepts and advances in pulmonary rehabilitation. Am J Respir Crit Care Med. 2013;188(8):e13-e64.

Walters JA, Tang JN, Poole P, Wood-Baker R. Pneumococcal vaccines for preventing pneumonia in chronic obstructive pulmonary disease. Cochrane Database Syst Rev. 2017;1:CD001390.

Wedzicha JA, Banerji D, Chapman KR, Vestbo J, Roche N, Ayers RT, et al. Indacaterol-glycopyrronium versus salmeterol-fluticasone for COPD. N Engl J Med. 2016; 374(23):2222-34.

Wilson ME, Dobler CC, Morrow AS, Beuschel B, Alsawas M, Benkhadra R, et al. Association of Home Noninvasive Positive Pressure Ventilation with Clinical Outcomes in Chronic Obstructive Pulmonary Disease: a systematic review and meta-analysis. JAMA. 2020;323(5):455-65.

19 Pneumonia no idoso

Luis Felipe Moraes Falavigna
Simone Bonafé Gianotto

DEFINIÇÕES E EPIDEMIOLOGIA

As infecções do trato respiratório inferior continuam sendo uma das principais causas de mortalidade em todas as idades – a quarta causa de mortalidade global – e a principal entre as doenças infecciosas. Embora a mortalidade esteja decaindo ao longo dos anos, o impacto ainda é imenso: 2,5 milhões de mortes somente em 2019. No Brasil, há mais de 600 mil internações ao ano devido à pneumonia. Em 2022, houve mais de 45 mil mortes decorrentes da doença. É causada por diversos agentes patológicos, principalmente vírus e bactérias, embora também possa decorrer de outros microrganismos, como riquétsias, micobactérias, fungos e leveduras. O envelhecimento está associado à deterioração orgânica, o que não só aumenta o risco de adquirir a doença como também determina quadro clínico e prognóstico distintos. Assim, 80% das pneumonias em idosos são tratadas em ambiente hospitalar.

A pneumonia constitui diagnóstico diferencial de quase todas as demais doenças respiratórias. É definida por infecção do parênquima pulmonar, em que a consolidação da parte afetada e o preenchimento dos espaços alveolares com exsudato composto por células inflamatórias e fibrina são característicos. É frequentemente dividida pelo local de infecção: pneumonia adquirida na comunidade (PAC) e pneumonia adquirida no hospital (nosocomial), este último termo utilizado quando a infecção se dá após 48 horas da internação hospitalar.

A incidência está entre 8 e 18 a cada mil indivíduos idosos; entretanto, portadores de doença pulmonar obstrutiva crônica (DPOC) e em uso crônico de corticoide sistêmico tiveram incidência maior, de 46 e 40 a cada mil indivíduos, respectivamente. O risco de PAC é 4 vezes maior nos indivíduos maiores de 65 anos e 10 vezes maior naqueles acima de 85 anos, em comparação a adultos abaixo de 45 anos e entre 50 e 64 anos, respectivamente. Idosos com morbidades associadas, como cardiopatas, diabéticos, dependentes de bebida alcoólica e asmáticos, têm de 3 a 6 vezes maior risco de pneumonia do que indivíduos mais jovens. Quando institucionalizados, esse risco aumenta 11 vezes.

Devido ao desenvolvimento geralmente agudo da doença e aos sintomas por vezes inespecíficos, aproximadamente 75% dos diagnósticos de pneumonia são realizados em serviços de urgência e emergência. Ainda, a pneumonia corresponde a 30 a 40% das internações em idosos, e o risco de hospitalização é 9 vezes maior nos indivíduos entre 65 e 79 anos, e 25 vezes maior naqueles acima de 80 anos quando comparados a adultos jovens.

FISIOPATOLOGIA, ETIOPATOGENIA E FATORES DE RISCO

Independentemente da idade, a pneumonia ocorre quando a capacidade de penetração e infecção do patógeno suplanta os mecanismos de defesa do hospedeiro. As alterações decorrentes do envelhecimento não só aumentam o risco de infecção como também sua gravidade.

Alterações estruturais e funcionais aumentam o risco e a gravidade da pneumonia no idoso. Esses fatores incluem:

1. Menor atividade mucociliar, um importante mecanismo de defesa contra a entrada de patógenos nas vias aéreas superiores e na árvore respiratória, o que gera uma depuração mais lenta e menos eficiente das secreções pelo sistema mucociliar.
2. Redução da força muscular e da mobilidade da parede torácica, devido à alteração da articulação costovertebral, calcificação da cartilagem costal, perda de força muscular e mudanças na forma da caixa torácica, como cifose ou escoliose.
3. Redução da complacência pulmonar, decorrente de alterações no parênquima pulmonar, que afeta o recuo elástico do pulmão.
4. Redução do reflexo de tosse e vômito, o que aumenta o risco de microaspirações, principalmente silenciosa, uma vez que alguns estudos demonstram disfagia orofaríngea em até 91% dos idosos diagnosticados com PAC.
5. Menor sensibilidade do centro respiratório à hipóxia e à hipercapnia, fato este que pode atrasar o diagnóstico, o tratamento ou subestimar a gravidade do quadro.
6. Maior colonização do trato respiratório, o que leva ao aumento da probabilidade de aspiração química complicar em pneumonia aspirativa.
7. Alteração da imunidade em idosos, muitas vezes denominada *inflammaging*, que resulta em desregulação da resposta imune inata e adquirida, em que há menor proliferação celular, produção de interleucinas e imunoglobulinas, além de redução da resposta de anticorpos às vacinas.

A microaspiração continua sendo a causa mais comum de pneumonia, mesmo em idosos, ainda que macroaspiração, infecção por contiguidade e por disseminação hematogênica também possam ocorrer. Os fatores de risco para pneumonia em idosos estão listados no Quadro 1. É importante salientar que, quanto

QUADRO 1 Fatores de risco para pneumonia em idosos

Morbidade ou condição	Fatores ambientais	Fatores comportamentais e sociais	Medicamentos
Doença respiratória crônica (p. ex., DPOC)	Residentes em ILP	Tabagismo	Polifarmácia
Apneia obstrutiva do sono	Infecção respiratória prévia (p. ex., influenza)	Abuso de álcool	Corticoide inalatório ou oral
Cardiopatia	Internação hospitalar recente < 3 meses	Doença odontológica	IBP ou antagonista H2
AVE[a]	Contato com crianças		Benzodiazepínico
Demência	Baixo nível socioeconômico		
Desnutrição			
Fragilidade			
Imunodepressão[b]			

AVE: acidente vascular encefálico; DPOC: doença pulmonar obstrutiva crônica; IBP: inibidor de bomba de prótons ; ILP: instituição de longa permanência.
[a] *Principalmente quando compromete gânglios da base.*
[b] *Portadores do vírus HIV, asplenia funcional ou anatômica, doença hepática crônica, diabetes* mellitus.

maior o número de comorbidades e menor o status funcional, pior será o prognóstico do paciente. De forma semelhante, pacientes residentes em instituições de longa permanência (ILP), que geralmente apresentam multimorbidade e baixa funcionalidade, apresentam risco 11 vezes maior de pneumonia do que idosos da comunidade. Ainda, residentes em ILP frequentemente apresentam fatores de risco para aspiração, como disfagia moderada a grave ou presença de alimentação por via alternativa (sonda nasoenteral ou gastrostomia).

Há grande dificuldade para o diagnóstico etiológico da PAC, a despeito das melhorias tecnológicas, além de influência recente da vacinação. Portanto, no estudo *Epic* de 2015, não houve agente identificado em 62% dos casos. Nesse mesmo estudo, a infecção viral isolada correspondeu a 22% dos casos e a bacteriana a 11%. Houve 3% de coinfecção vírus-bactéria, porém esse dado variou em outros periódicos, atingindo até 40%.

Estudos que incluem em seu escopo de trabalho a reação em cadeia da polimerase (*polymerase chain reaction*, PCR) como ferramenta de diagnóstico têm detectado a presença de vírus em aproximadamente um terço dos casos de PAC em adultos. Esse fato é particularmente interessante uma vez que a infecção viral é fator de risco para a pneumonia bacteriana. No mecanismo fisiopatológico, certos vírus levam à destruição do epitélio respiratório e expõem a membrana basal, regulam positivamente as moléculas utilizadas pelas bactérias como receptores e comprometem a função de neutrófilos e macrófagos. O principal vírus envolvido nessa dinâmica é o da influenza, porém há descrição de infecções causadas por rinovírus, vírus sincicial respiratório, vírus parainfluenza, adenovírus e metapneumovírus. Essa ação facilita a adesão bacteriana e compromete a atividade bactericida do tecido respiratório. Portanto, há maior suscetibilidade à infecção bacteriana, particularmente ao *Streptococcus pneumoniae*, e evidências que reforçam a indicação de testes complementares, em especial os testes moleculares, como a PCR, para o diagnóstico de vírus, notadamente nos casos de PAC grave.

Em estudos realizados em idosos, dentre os agentes bacterianos, o *Streptococcus pneumoniae* foi o principal e corresponde a 20 e 85% dos casos em idosos, seguido do *Haemophilus influenza* (2,9 a 29,4%). A *Legionella* é detectada em 1 a 17,5% dos casos e em alguns estudos é considerada a segunda ou terceira causa mais comum de pneumonia em idosos, particularmente em casos de PAC grave. Outros organismos atípicos, incluindo *Mycoplasma pneumoniae* e *Chlamydia* spp., variaram quanto a sua detecção em idosos. Porém, na maior parte dos estudos foram mais raramente identificados em adultos com mais de 65 anos. *Pseudomonas aeruginosa* foi identificada em 2 a 17% dos casos, porém estudos mais recentes revelaram que menos de 3% dos casos estão relacionados com esse patógeno. *Staphylococcus aureus* é citado com incidência entre 1 e 25% dos casos de PAC.

Entre os residentes de ILP, o *Streptococcus pneumoniae* (12,9%) também foi identificado como a causa mais comum de pneumonia, seguido por *Haemophilus influenzae* (6,4%), *Staphylococcus aureus* (6,4%) e *Moraxella catarrhalis* (4,4%). As bactérias Gram-negativas entéricas foram responsáveis por 4,2 a 14,3% dos casos, ou seja, porcentagem significativamente maior do que nos idosos não institucionalizados. O papel dos patógenos atípicos (*Chlamydia* spp., *Mycoplasma pneumoniae* e *Legionella*) é menos definido.

Apesar de o *Staphylococcus aureus* resistente a meticilina (MRSA) ser uma importante causa de pneumonia grave no idoso, particularmente naqueles institucionalizados, sua incidência é menor do que 1% e a colonização da orofaringe pelo *Staphylococcus aureus* é mais frequente em pacientes que tiveram um episódio anterior de influenza. Enterobactérias são detectadas entre 2 e 14% dos casos e estão associadas a doença cardíaca, cerebrovascular e disfagia orofaríngea.

Em pacientes com pneumonia aspirativa grave, bacilos Gram-negativos foram os patógenos mais isolados, correspondendo a 49% dos casos. Os principais fatores de risco para PAC foram hospitalização nos últimos 2 anos e presença de qualquer doença pulmonar crônica. Os fatores de risco para germes multirresistentes ou de maior gravidade estão descritos no Quadro 2.

QUADRO CLÍNICO, DIAGNÓSTICO E DIAGNÓSTICOS DIFERENCIAIS

O diagnóstico clínico de pneumonia em idosos é complexo. Os sintomas clássicos de pneumonia geralmente são menos frequentes do que em adultos jovens. Ocasionalmente, a única expressão clínica pode ser a presença de queixas inespecíficas, descompensação de doença crônica (p. ex., insuficiência cardíaca), queda, comprometimento funcional agudo ou

QUADRO 2 Fatores de risco para germes multirresistentes ou que têm maior gravidade em idosos

Patógeno	Fatores de risco
Streptococcus pneumoniae não suscetível	▪ Uso de betalactâmico, macrolídeos ou quinolonas nos últimos 3 meses. ▪ DPOC. ▪ Provável pneumonia aspirativa. ▪ Episódio prévio de pneumonia no último ano.
Pneumonia aeruginosa	▪ DPC grave com VEF_1 < 35% do previsto. ▪ DPOC com < 4 ciclos de antibiótico no último ano. ▪ Bronquiectasias. ▪ Sonda nasoenteral ou nasogástrica. ▪ Admissão em UTI ou necessidade de VM. ▪ Hospitalização ≥ 2 dias nos últimos 3 meses. ▪ Uso de antibiótico nos últimos 3 meses. ▪ Disfagia ou provável aspiração. ▪ Uso de IPB ou antagonistas H2. ▪ Cultura prévia positiva para *Pseudomonas aeruginosa* no último ano. ▪ Imunossupressão. ▪ Diagnóstico de PAC grave.
Haemophilus influenzae resistente à penicilina	▪ Uso de antibiótico nos últimos 3 meses.
MRSA	▪ Rápida progressão de infiltrados pulmonares ou derrame pleural. ▪ Infiltrados bilaterais com cavitações. ▪ Necrose pulmonar ao diagnóstico ou no início do curso da doença. ▪ Hemoptise. ▪ Portadores de úlcera por pressão ou erupção eritematosa. ▪ Episódio prévio de infecção por Influenza. ▪ Residentes em ILP. ▪ Em diálise nos últimos 30 dias. ▪ Hospitalização < 2 dias nos últimos 3 meses. ▪ Uso de antibiótico nos últimos 3 meses. ▪ Comorbidades (ICC, DM, demência, doença cerebrovascular).
Enterobactéria (bacilos Gram-negativos ou anaeróbios)	▪ Disfagia, DRGE, acamado, demência, doença cerebrovascular ou outras condições que aumentam o risco para aspiração. ▪ Doença periodontal ou má higiene oral. ▪ Residentes em ILP. ▪ Sonda nasoenteral. ▪ Uso de IBP ou antagonistas H2. ▪ Insuficiência cardíaca.

DM: diabetes mellitus*; DPOC: doença pulmonar obstrutiva crônica; DRGE: doença do refluxo gastroesofágico; IBP: inibidor da bomba de prótons; ICC: insuficiência cardíaca congestiva; ILP: instituições de longa permanência; MRSA:* Staphylococcus aureus *resistente à meticilina; PAC: pneumonia adquirida na comunidade; UTI: unidade de terapia intensiva; VEF1: volume expiratório forçado no primeiro segundo; VM: ventilação mecânica.*

subagudo ou *delirium*. Sintomas atípicos são mais comuns em pacientes com história prévia de baixa funcionalidade.

À medida que o paciente envelhece, o número de sintomas decai e há maior chance de um quadro atípico. Assim, a febre está ausente em 25 a 55% dos casos e, em proporção similar, o idoso se apresenta com alteração do nível de consciência. A presença de tosse associada a febre foi observada em apenas um terço dos pacientes. Entre os que residem em ILP, os sinais e sintomas relacionados com pneumonia demonstraram ser mais sutis do que em pacientes com PAC da mesma faixa etária. Febre e sintomas respiratórios foram menos comuns do que no idoso da comunidade, e houve maior presença de alteração do estado mental (73% dos casos). Ainda, nesses indivíduos institucionalizados a anamnese e o exame físico apresentam baixa sensibilidade (47 a 69%) e especificidade (58 a 75%) para o diagnóstico de pneumonia. Portanto, a ausência de febre, hipoxemia ou sintomas respiratórios não permite excluir o diagnóstico. Os quadros clínico-radiológicos típico, atípico, misto e indefinido estão descritos no Quadro 3.

O diagnóstico de pneumonia no idoso depende de alta suspeição e deve ser considerado na presença de um dos seguintes sinais ou sintomas: confusão, delírio, desorientação ou perda de apetite. Particularmente em idoso dementado, a rápida deterioração do quadro clínico ou a fraqueza podem representar um indicador precoce de pneumonia. De forma semelhante, a exacerbação de doenças subjacentes, como insuficiência cardíaca, asma, DPOC ou descontrole de diabetes, também pode indicar infecção subjacente. Ao exame físico, frequência respiratória maior do que 25 respirações por minuto (rpm) e saturação periférica de oxigênio (SpO_2) menor do que 90% (avaliada pela oximetria de pulso) têm alta sensibilidade para pneumonia e, se presentes, indicam a necessidade de avaliação laboratorial e radiológica complementar para o diagnóstico de PAC. Nos residentes em ILP, a saturação de oxigênio menor do que 94% foi sensível e específica para o diagnóstico (80 e 91%, respectivamente).

Todo paciente com suspeita de infecção deve realizar radiografia de tórax posteroanterior e perfil. Nos casos da impossibilidade

QUADRO 3 Quadro clínico-radiológico de apresentação da pneumonia

Quadro típico	▪ Apresentação aguda (dias). ▪ Febre alta (≥38°C) com calafrios. ▪ Tosse produtiva com expectoração purulenta. ▪ Dor pleurítica. ▪ Ausculta com crepitantes e/ou sopro tubário. ▪ Radiografia de tórax com infiltrado / condensação homogênea e bem delimitada com broncograma aéreo.[a]
Quadro atípico	▪ Início subagudo ou insidioso. ▪ Tosse seca ou pouco produtiva e predomínio de sintomas extrapulmonares (principalmente no início): febre variável, mialgia, cefaleia, alteração do nível de consciência, vômitos e diarreia. ▪ Radiografia de tórax com infiltrado variável, distribuição multifocal ou padrões intersticiais.[b]
Quadro misto	▪ Inicialmente de lenta progressão ou atípico, porém que evolui para quatro típico (p. ex., *Legionella* spp.).
Quadro indefinido	▪ Sem orientação clara para um dos quadros clínicos ou com dados compatíveis com ambos (típico e atípico).

[a] *Geralmente infecção por* Staphylococcus pneumoniae, Haemophilus influenzae e Moraxella catarrhalis.

[b] *Patógenos mais comuns: PAC zoonótica atípica: psitacose, febre Q ou tularemia; PAC atípica não zoonótica:* Mycoplasma pneumoniae, Chlamydophila pneumoniae *ou* Legionella *spp.; Pneumonia viral: influenza, parainfluenza, adenovírus ou vírus sincicial respiratório.*

dessas incidências, como em pacientes acamados, proceder à posição anteroposterior com cabeceira elevada a 45 graus para melhor avaliação do parênquima pulmonar em detrimento da cabeceira a zero grau. Particularmente em idosos, a radiografia pode não detectar a pneumonia em até 30% dos casos, especialmente nas primeiras 12 horas, em pacientes desidratados ou neutropênicos.

Quanto ao uso de outros métodos de imagem, a ultrassonografia de tórax (UST) apresenta sensibilidade de 94 a 95% (e especificidade de 90 a 96% em mãos experientes) e um valor preditivo negativo de 67% contra 60 e 25%, respectivamente, da radiografia de tórax. Os principais achados ultrassonográficos na PAC são consolidação, padrão intersticial focal, lesões subpleurais e anormalidades na linha pleural. A tomografia computadorizada (TC) de tórax é o método mais sensível na identificação de acometimento infeccioso do parênquima pulmonar, porém envolve alto custo e exposição à radiação. Trata-se de exame útil principalmente nos casos em que a acurácia da radiografia de tórax e da UST é baixa, como em pacientes obesos, imunossuprimidos e indivíduos com alterações radiológicas prévias. Além disso, está indicada na suspeita de infecções fúngicas e para auxiliar na exclusão de outros diagnósticos em casos selecionados (citados em diagnósticos diferenciais). Ressalta-se ainda a importância da TC de tórax na avaliação de complicações da PAC, como abscesso de pulmão e derrame pleural loculado, além de investigação da causa da falha terapêutica.

Exames laboratoriais não são obrigatórios, porém geralmente recomendados (Quadro 4). Dentre estes, recomenda-se: hemograma completo, função renal (creatinina e ureia), eletrólitos (sódio, potássio), glicemia, bilirrubina total e frações, transaminases (aspartato aminotransferase – AST e alanina aminotransferase – ALT) e gasometria arterial (se SpO_2 ≤ 93%, frequência respiratória > 20 rpm ou comorbidade cardiorrespiratória). Atualmente, diante da pandemia pela Covid-19, indica-se também a realização da pesquisa para Sars-Cov-2 mediante RT-PCR ou teste rápido de antígeno, principalmente quando houver achados radiológicos sugestivos dessa afecção viral. A realização de exames que busquem outras etiologias é somente necessária para pacientes com PAC grave, ou que não respondem à terapia empírica inicial ou, ainda, naqueles internados em unidade de terapia intensiva (UTI). Esses testes incluem: exame direto e cultura de escarro, hemocultura, testes para detecção de antígenos urinários para *Staphylococcus pneumoniae* e *Legionella* spp., testes sorológicos e eventual cultura para germes atípicos.

O exame direto e a cultura de amostras de escarro (ou de aspirado nasotraqueal para os que não conseguem expectorar) devem obedecer aos critérios de qualidade da amostra, isto é, menos de 10 células epiteliais e mais de 25 leucócitos por campo examinado. A especificidade foi bem superior à sensibilidade (*Staphylococcus pneumoniae*: 91,5 contra 62,5%), muito semelhante aos resultados de outros agentes bacterianos identificados. Destaca-se que o tratamento empírico estava correto nos casos em que o patógeno foi identificado.

Quanto às hemoculturas, recomenda-se a coleta de duas amostras nos pacientes que serão internados e sempre antes do início do tratamento antibiótico, ainda que o tratamento não deva atrasar para esse fim. As hemoculturas, coletadas previamente ao início do antibiótico, são positivas para um patógeno em 7 a 16% dos pacientes hospitalizados. *Staphylococcus pneumoniae* é o responsável por dois terços das hemoculturas positivas.

O antígeno urinário para *Staphylococcus pneumoniae* é um método rápido e pode ser útil especialmente em casos graves. Sua sensibilidade na urina direta é em torno de 66% e sobe para 75 a 85% quando há bacteriemia,

QUADRO 4 Exames recomendados para idosos com suspeita de PAC

Todos	PAC grave ou imunodeprimidos	Situações especiais
Hemograma completo	Exame direto e cultura de escarro[c]	USG de tórax se diagnóstico dúbio ou suspeita de complicações com necessidade de realização à beira do leito.
Creatinina e ureia	2 hemoculturas	Química e bioquímica[e], citologia, bacterioscopia e cultura do líquido pleural (se derrame pleural puncionável).
Eletrólitos (sódio e potássio)	Antígeno urinário para *Staphylococcus pneumoniae*	Teste molecular em PAC grave com suspeita de coinfecção viral ou por germes atípicos.
Bilirrubina total e frações	TC de tórax[d]	Considerar aspiração endotraqueal ou LBA[f] nos pacientes em VM com evolução desfavorável.
AST/TGO e ALT/TGP		
Glicemia		
Gasometria arterial[a]		
Radiografia do tórax[b]		

ALT/TGP: alanina aminotransferase/transaminase glutâmico-pirúvica; AST/TGO: aspartato aminotransferase/transaminase glutâmico-oxalacética; LBA: lavado broncoalveolar; PAC: pneumonia adquirida na comunidade; TC: tomografia computadorizada; USG: ultrassonografia; VM: ventilação mecânica.

[a] *Se $SpO_2 \leq 93\%$, frequência respiratória > 20 rpm ou comorbidade cardiorrespiratória.*

[b] *Incidências posteroanterior e perfil (no caso de impossibilidade dessas incidências, como em pacientes acamados, proceder a posição anteroposterior com cabeceira elevada a 45 graus).*

[c] *Proceder ao aspirado nasotraqueal para os que não conseguem expectorar.*

[d] *Se paciente imunossuprimido ou com alterações radiológicas prévias (p. ex., pneumopatia intersticial).*

[e] *pH, proteínas totais, lactato desidrogenase (LDH) e glicose do derrame pleural e séricos são recomendados de rotina.*

[f] *Para realização de exames químicos e bioquímicos, citologia, bacterioscopia e cultura.*

enquanto a especificidade é maior que 95%. O resultado pode ser obtido em pouco tempo (cerca de 15 minutos). Algumas limitações incluem a possibilidade de falsos positivos em casos de colonização por pneumococo ou infecções por outros *Streptococcus* spp. Por sua vez, o antígeno da *Legionella* na urina deve ser solicitado especialmente em casos graves e epidemiologicamente suspeitos, normalmente após verificação da negatividade do antígeno pneumocócico. Deve-se levar em conta que só detectam sorogrupos do tipo 1 (responsáveis por mais de 90% dos casos em humanos).

Para a detecção de germes atípicos, o teste molecular *film array respiratory panel* é um teste multiplex, rápido (1 hora), que detecta 20 patógenos respiratórios (17 vírus e 3 bactérias, incluindo *Mycoplasma pneumoniae, Chlamydophila pneumoniae* e *Bordetella pertussis*). Outro teste, o *Nxtag Respiratory Pathogen Panel*, é capaz de identificar 18 vírus, além de *Mycoplasma pneumoniae* e *Chlamydophila pneumoniae.*

Os principais diagnósticos diferenciais incluem câncer de pulmão, tromboembolismo pulmonar, asma, atelectasia, DPOC exacerbado, insuficiência cardíaca com edema pulmonar, hemorragia pulmonar, pneumonite química, pneumopatia secundária ao uso de fármaco, doenças reumáticas (principalmente vasculites e doenças do colágeno) e doenças intersticiais (como sarcoidose e pneumonite de hipersensibilidade).

TRATAMENTO

Uma vez feito o diagnóstico de pneumonia, estratificar o paciente em relação à sua gravidade ajuda a reduzir a mortalidade, além de definir o local de tratamento – ambulatorial, enfermaria ou UTI. Também auxilia na escolha do tratamento antimicrobiano e de sua via de administração. Diversas escalas foram propostas e devem ser utilizadas na avaliação inicial do idoso com pneumonia.

O *Pneumonia Severity Index* (PSI) é composto por 20 itens, entre característica demográfica, comorbidades, alterações em exame físico, radiológicas e laboratoriais (Quadro 5). A classificação é feita em 5 categorias e estima a mortalidade em 30 dias de cada uma delas (Quadro 6). Um ponto negativo dessa avaliação é o uso de muitas variáveis, o que torna seu cálculo mais difícil em relação a outras formas de avaliação. Outro método disponível é o CURB-65 (Quadro 7). O acrônimo significa em inglês cada um dos itens avaliados: confusão mental, dosagem de ureia sérica (> 50 mg/dL), frequência respiratória (> 30 ipm) e pressão arterial (pressão arterial sistólica < 90 mmHg ou diastólica < 60 mmHg), além da idade maior ou igual a 65 anos. Como fica evidente na mudança de sua sigla, a forma simplificada desse método (CRB-65) exclui a dosagem da ureia e é de muita utilidade em ambientes onde o acesso a exames laboratoriais é mais difícil ou os recursos são escassos. No

QUADRO 5 Pontuação da Escala *Pneumonia Severity Index*

Fatores demográficos	Comorbidades	Exame físico	Laboratório e imagem
Doença respiratória crônica (p. ex., DPOC)	Residentes em ILP	Tabagismo	Polifarmácia
▪ Idade (1 ponto por ano). ▪ Homens = idade. ▪ Mulheres = idade – 10. ▪ ILP: +10.	▪ Neoplasia: +30. ▪ Doença hepática: +20. ▪ ICC: +10. ▪ Doença cerebrovascular: +10. ▪ Doença renal: +10.	▪ Alteração do NC: +20. ▪ FR > 30 rpm: +20. ▪ PAS < 90 mmHg: +20. ▪ Temperatura < 35° ou > 45°C: +15. ▪ FC ≥ 125 bpm: +10.	▪ pH < 7,35: +30. ▪ Ureia > 65 mg/dL: +20. ▪ Sódio < 130 mEq/L: +20. ▪ Glicose > 250 mg/d: + 10. ▪ Hematócrito < 30%: +10. ▪ PaO_2 < 60 mmHg: +10. ▪ Derrame pleural: +10.

FC: frequência cardíaca; FR: frequência respiratória; ICC: insuficiência cardíaca congestiva; ILP: instituição de longa permanência; NC: nível de consciência; PaO_2: pressão arterial de O_2; PAS: pressão arterial sistólica.

QUADRO 6 Estratificação de risco e local de tratamento sugerido pela Escala *Pneumonia Severity Index*

Classe	Pontuação	Mortalidade (em 30 dias)	Local de tratamento
I	0	0,1%	Ambulatorial
II	< 70	0,6%	Ambulatorial
III	71-90	2,8%	Internação breve
IV	91-130	8,2%	Internação
V	> 130	29,2%	Internação

QUADRO 7 Estratificação de risco e local de tratamento sugerido pela Escala CURB-65

Pontuação[a]	Mortalidade (%)	Local de tratamento
0	0,7	Ambulatorial
1	2,1	Ambulatorial
2	9,2	Internação breve
3	14,5	Internação
4	40	Internação (considerar UTI)
5	57	Internação (considerar UTI)

CURB-65: acrônimo de Confusion *(confusão mental),* blood urea nitrogen *(nitrogênio ureico no sangue) > 7 mmol/L,* Respiratory rate *(frequência respiratória) ≥ 30,* systolic blood pressure *(pressão arterial sistólica) < 90 mmHg* and diastolic blood pressure *(pressão arterial diastólica) ≤ 60 mmHg,* age *(idade) ≥ 65; UTI: unidade de terapia intensiva.*

[a] *Somar 1 ponto a cada uma das variáveis descritas no acrônimo CURB-65.*

CRB-65, qualquer pontuação (≥ 2 quando idade maior que 65 anos) indica internação. A maior limitação desse método é a falta de inclusão de comorbidades, o que pode aumentar as chances de complicações do quadro; entretanto, é simples e de fácil aplicabilidade em ambiente hospitalar ou não. Adicionalmente, a falta de avaliação socioeconômica e demográfica pode superestimar a capacidade do paciente para o tratamento domiciliar, sendo que alguns podem não aderir ao tratamento de forma correta, retornando depois com piora do quadro. Quanto à decisão da internação em UTI, sugere-se a versão simplificada das Diretrizes da American Thoracic Society/Infectious Diseases Society of America (ATS/IDSA) 2019 (Quadro 8).

Diversos consensos sugerem diferentes opções de tratamento para a PAC, porém não há dados clínicos suficientes que comprovem que uma *guideline* seja melhor do que a outra. Sem dúvida, as classes betalactâmicos, macrolídeos e quinolonas respiratórias são os pilares do tratamento empírico da PAC. A escolha do antimicrobiano, seja em associação ou não, deve levar em conta a gravidade do quadro clínico, o patógeno mais provável, os fatores de risco individuais, a presença de doenças associadas, além de possível resistência antimicrobiana.

Segundo o Consenso Brasileiro, para os pacientes com PAC aptos para tratamento ambulatorial há a opção do uso de macrolídeo ou betalactâmico isolado. Essa recomendação vai na contramão da americana e da europeia, porém no Brasil se observa que a resistência ao Pneumococo por macrolídeo é menor do que a encontrada nesses países; assim, existe a possibilidade do uso de monoterapia com betalactâmico ou macrolídeos para pacientes ambulatoriais, sem comorbidades, que não tenham utilizado antibióticos recentemente e não possuam fatores de risco para resistência e contraindicação ou história de alergia a essas drogas. Para aqueles indivíduos com história de uso de antibiótico nos últimos 90 dias, procedentes de área onde a resistência aos macrolídeos é maior que 25% (p. ex., EUA) ou que apresentem comorbidades, recomenda-se que o tratamento ambulatorial da PAC seja feito com a associação do betalactâmico com macrolídeo ou monoterapia com quinolona respiratória por 5 a 7 dias. O ciprofloxacino, embora seja uma fluoroquinolona de segunda geração, não é recomendado para o tratamento da PAC por germes comunitários. O uso de betalactâmico isolado pode ser usado se houver exclusão confirmada de *Legionella* spp. (Quadro 9).

A amoxicilina com clavulanato tem se mostrado uma boa opção em casos leves de pneumonia. Essa medicação possui cobertura para *Streptococcus pneumoniae*, *Haemophilus influenzae* e germes encontrados com maior

QUADRO 8 Estratificação de risco segundo o consenso da American Thoracic Society/Infectious Diseases Society of America (ATS/IDSA)

Critérios maiores	Critérios menores	Indicação de internação em UTI
▪ Choque séptico. ▪ Necessidade de VM.	▪ Confusão mental. ▪ FR > 30 rpm. ▪ Ureia ≥ 50 mg/dL. ▪ PAS < 90 mmHg. ▪ PaO_2/FiO_2 < 250. ▪ Infiltrados multilobares. ▪ Hipotermia (< 36°C). ▪ Hipotensão que requer ressuscitação volêmica. ▪ Leucopenia (< 4.000 células/mcL). ▪ Trombocitopenia (< 100.000/mcL).	≥ 1 critério maior ou ≥ 3 critérios menores.

FiO_2: fração inspirada de O_2; FR: frequência respiratória; PaO2: pressão arterial parcial de oxigênio; PAS: pressão arterial sistólica; VM: ventilação mecânica.

QUADRO 9 Orientação para antibioticoterapia em idosos com PAC

Estratificação de risco	Opções de antibioticoterapia[a]	Considerações[a]
PSI I ou II ou CURB-65 0 ou 1	▪ Amoxicilina (VO 1 g 8/8 horas) ou amoxicilina/clavulanato (VO 875/125 mg 8/8 horas) por 7 dias + azitromicina (VO 500 mg/dia) ou claritromicina (VO 500 mg 12/12 horas ou 1 g LP/dia) por 5 dias. ▪ Levofloxacino (VO 500 mg/dia por 7 dias ou 750 mg/dia por 5 dias) ou moxifloxacino (VO 400 mg/dia por 7 dias).	Utilizar quinolonas em caso de alergia a betalactâmicos ou macrolídeos.
PSI III ou IV ou CURB-65 2 ou 3 (paciente internado em enfermaria)	▪ Ceftriaxona (EV 1 g 12/12 horas[b]) ou ampicilina/sulbactam (EV 3 g 6/6 horas) por 7-10 dias + macrolídeo (azitromicina ou claritromicina VO ou EV) por 5-7 dias. ▪ Ceftriaxona (EV 1 g 12/12 horas[b]) ou amoxicilina/clavulanato (VO 1 g/200 mg 8/8 horas) por 7-10 dias. ▪ Levofloxacino[c] (500 mg/dia por 7 dias ou 750 mg/dia por 5-7 dias) ou moxifloxacino[c] (400 mg/dia por 7 dias).	▪ A associação de uma cefalosporina de 3ª geração com um macrolídeo é a terapêutica mais recomendada. ▪ Se corticoterapia adjuvante: metilprednisolona EV 0,5 mg/kg de 12/12 horas por 5 dias ou prednisona 50 mg/dia por 7 dias. ▪ Se suspeita de pneumonia aspirativa: utilizar cefalosporina de terceira geração ou quinolona respiratória. ▪ Se aspiração de conteúdo gástrico, pneumonia necrosante, abscesso pulmonar ou doença periodontal grave: amoxicilina/clavulanato (EV 2 g 8/8 horas), clindamicina, moxifloxacino ou piperacilina/tazobactam. ▪ Se suspeita de *Pseudomonas* spp.[d]: piperacilina/tazobactan (EV 4/0,5 g 6/6 ou 8/8 horas), meropenem (EV 1 g 8/8 horas), levofloxacino (EV ou VO 750 mg/dias), ou raramente polimixina B, por 10-14 dias.
PSI IV ou V ou CURB-65 4 ou 5 (paciente internado em UTI) ou ATS/IDSA > 1 critério maior ou > 3 critérios menores	▪ Ceftriaxona (EV 1 g 12/12 horas[b]) ou ampicilina/sulbactam (EV 3 g 6/6 horas) por 7-14 dias + macrolídeo (azitromicina ou claritromicina EV) por 5-7 dias. ▪ Ceftriaxona (EV 1 g 12/12 horas[b]) + levofloxacino (EV 500-750 mg/dia) ou moxifloxacino (EV 400 mg/dia) por 7-14 dias.	▪ Recomendam-se ao menos 10 dias do uso de cefalosporinas ou quinolona respiratória para pacientes internados em UTI. Azitromicina pode ser administrada somente 5 dias. ▪ Se suspeita de MRSA: linezolida (EV 600 mg 12/12 horas), vancomicina (EV 15-20 mg/kg/dose, máximo 2 g/dose, 12/12 ou 8/8 horas) ou clindamicida (EV 600 mg 8/8 horas) por 7-21 dias. ▪ Se suspeita de ESBL: ertapenem (EV 1 g/dia) por 7-14 dias.

ESBL: enterobactérias produtoras de betalactamase de espectro estendido; EV: endovenosa; LP: liberação prolongada; MRSA: Staphylococcus aureus *resistente a meticilina; PSI:* pneumonia severity index*; UTI: unidade de terapia intensiva; VO: via oral.*
[a] *Ajustar dose dos antimicrobianos nos pacientes com insuficiência renal.*
[b] *Em casos selecionados, pode-se utilizar a posologia: 2 g/24 horas.*
[c] *Primeira dose EV.*
[d] *São fatores de risco: internação hospitalar recente (< 90 dias), uso prévio de antibióticos < 90 dias, imunossupressão, uso de bloqueador gástrico, alimentação enteral, hemodiálise e colonização intestinal prévia por bactéria multirresistente ou MRSA nasal.*

frequência nas pneumonias do idoso. Além disso, essa opção é altamente recomendada por consensos internacionais, como o americano e o espanhol, associada ou não com macrolídeo (preferencialmente a azitromicina).

Um estudo em pacientes com PAC não grave avaliou o tratamento com monoterapia (seja ela com betalactâmico ou fluoroquinolona) e terapia combinada de betalactâmico associado a macrolídeo. Não houve inferioridade entre os esquemas quanto à mortalidade nos primeiros 90 dias. Porém, outro estudo com pacientes que apresentavam PAC moderada a grave demonstrou pior prognóstico no grupo que utilizou a monoterapia com betalactâmicos em comparação com a associação betalactâmico-macrolídeo. Nesse estudo, houve maior tempo para estabilidade clínica e maior taxa de readmissão hospitalar nos primeiros 30 dias, especialmente nos pacientes maiores de 65 anos.

De fato, a monoterapia com betalactâmico não é recomendada para pacientes internados. A escolha entre associá-los ao macrolídeo ou a fluoroquinolona deve ser feita com base no padrão local referente a dados de epidemiologia e possíveis resistências aos antimicrobianos. Essa associação é recomendada principalmente para os pacientes internados em UTI. Segundo a recomendação brasileira, a terapia combinada deve ser utilizada em pacientes com PAC grave e indicação de admissão em UTI por reduzir a mortalidade. Deve incluir preferencialmente um macrolídeo e um betalactâmico, por via intravenosa. A administração dos antibióticos deve ocorrer o quanto antes.

O tempo de tratamento depende de uma série de fatores: gravidade do quadro clínico inicial, presença de complicações pulmonares e extrapulmonares, e tempo até atingir a estabilidade clínica após o início da antibioticoterapia. Em pacientes que se tornam afebris em até 72 horas do início do antibiótico e atingem nesse período estabilidade clínica, recomendam-se 5 a 7 dias de tratamento. Estudo recente sugeriu intervalo mais curto de tratamento para pacientes admitidos no hospital com PAC que preencham os critérios de estabilidade clínica (apirexia (temperatura ≤ 37,8°C), resolução ou melhora dos sintomas respiratórios e nenhum tratamento antibiótico adicional por qualquer causa). Neste estudo, a descontinuação do tratamento com betalactâmicos após 3 dias não foi inferior a 8 dias de tratamento padrão. Naqueles que demoram para estabilizar clinicamente ou que apresentam infecção, confirmada ou suspeita, por patógenos como *Legionella pneumophila*, *Pseudomonas aeroginosa* ou MRSA, recomenda-se tratamento estendido até 14 dias.

Para o tratamento do MRSA adquirido na comunidade, os dados nacionais são escassos, porém os pacientes com fatores de risco devem ser considerados para esse germe. Os medicamentos de escolha para o tratamento são aqueles que inibem a produção de toxina, como clindamicina, linezolida ou vancomicina. Esses podem ser utilizados em monoterapia, associados entre si (linezolida e clindamicina ou vancomicina e clindamicina) ou à rifampicina no caso de cepas resistentes ou de dificuldade de penetração em tecido necrótico. O tratamento de pneumococo resistente à penicilina é realizado com cefalosporinas de terceira ou quarta geração. Recentemente, um estudo com cefalosporina de quinta geração (ceftarolina) mostrou sua superioridade ao uso de ceftriaxona para o tratamento de pneumonia por pneumococo. Em locais com baixa resistência aos betalactâmicos e em quadros de infecção não grave, o uso de cefuroxima e ampicilina-sulbactam tem sido uma opção segura, bem como de fluoroquinolonas, uma vez que a resistência em pneumococos é rara com essas medicações.

Nos casos de pneumonia por MRSA, a linezolida tem demonstrado superioridade em relação ao tratamento com vancomicina. O ertapenem é boa opção para tratamento ambulatorial de enterobactérias produtoras de betalactamase de espectro estendido (ESBL), pois sua posologia é em dose única diária, via intramuscular ou endovenosa, e pode ser aplicada em regime de hospital-dia. O tratamento de *Pseudomonas* resistente é feito com base em seu perfil de sensibilidade, em que as quinolonas respiratórias, piperacilina com tazobactam, meropenem ou polimixina B são opções viáveis, em monoterapia ou em associação.

Apesar do tratamento empírico apropriado, as taxas de mortalidade da doença se mantêm altas, especialmente naqueles pacientes com PAC grave e admitidos em UTI. Isso se deve à exacerbada resposta inflamatória do sistema imunológico do paciente. Com o objetivo de melhorar a evolução dos pacientes com PAC, o corticoide tem sido administrado juntamente com a antibioticoterapia. Os benefícios de seu uso incluem redução no tempo de internação e estabilidade clínica mais rápida, além de diminuir a evolução do quadro para síndrome da angústia respiratória aguda do adulto (SARA) e a necessidade de ventilação invasiva. O uso do corticoide em pacientes graves mostrou-se não apenas seguro como benéfico em diversos desfechos clínicos. Porém, ainda são necessários mais estudos para avaliar seu real impacto sobre a mortalidade. Adicionalmente, é notório lembrar quanto ao cuidado no uso indiscriminado dessa terapia, utilizada preferencialmente em pacientes com maior grau de inflamação sistêmica. Nesse cenário, o uso da proteína C-reativa pode ser um bom marcador para guiar essa terapia. Vale lembrar que o corticoide não é indicado para pacientes com PAC de menor gravidade e em tratamento ambulatorial, pois existe o risco de hiperglicemia, sangramento gastrointestinal e complicações neuropsiquiátricas pelo seu uso (Quadro 9).

A procalcitonina é um biomarcador utilizado no auxílio do diagnóstico e na estimativa de prognóstico dos pacientes portadores de alguma condição clínica. Ela é produzida em grande quantidade pelas células parenquimatosas em resposta a toxinas bacterianas e citocinas pró-inflamatórias, sendo pouco produzida em infecções virais. Sua vantagem em relação à proteína C-reativa é ser mais específica para infecções bacterianas, uma vez que esta última se eleva em qualquer processo inflamatório. Seu uso deve ser complementar à avaliação clínica, e não deve ser usada como critério isolado para conduta terapêutica. Orienta-se a utilizar a procalcitonina durante o diagnóstico da PAC e juntamente com a proteína C-reativa na avaliação da resposta ao tratamento medicamentoso. Valores acima de 0,05 ng/mL sugerem infecção bacteriana e acima de 0,85 ng/mL, infecção pneumocócica. Quanto maior for o valor, pior o prognóstico. Há risco aumentado de mortalidade para valores maiores que 1 ng/mL. Considerar internação em UTI principalmente se maior que 10 ng/mL.

Quanto ao tratamento não farmacológico, ressalta-se o papel fundamental da reabilitação. Em estudo retrospectivo com mais de 20 mil idosos, entre os pacientes que foram submetidos a um curto período de reabilitação para disfagia, aqueles com reabilitação precoce (iniciada em ambiente hospitalar) foram mais propensos (OR 1,32; $p < 0,001$) a atingir a ingestão oral necessária ao dia na ocasião da alta do que aqueles com reabilitação tardia (após a internação). Outro estudo, também de coorte retrospectiva, demonstrou que a fisioterapia iniciada nos primeiros 3 dias da admissão e mantida por ao menos 7 dias reduziu a mortalidade intra-hospitalar em 29%. Nesse estudo, o número necessário para tratamento (NNT) foi de 53 pacientes. Da mesma forma, a mobilização precoce reduziu o tempo de internação em pacientes com PAC. Esses dados reforçam a adoção de medidas não farmacológicas em idosos com pneumonia para reduzir complicações e o tempo de internação. Atentar ainda para o controle de comorbidades, a cessação do tabagismo e a vacinação como medidas complementares ao tratamento descrito.

Exames de imagem para controle terapêutico não estão indicados em pacientes com completa resolução clínica após o tratamento adequado. Ainda assim, há uma oportunidade para rastreio de câncer broncogênico, naqueles que preencham os critérios para sua indicação, ou para aconselhamento com a finalidade de reduzir fatores de risco e promover maior qualidade de vida ao paciente.

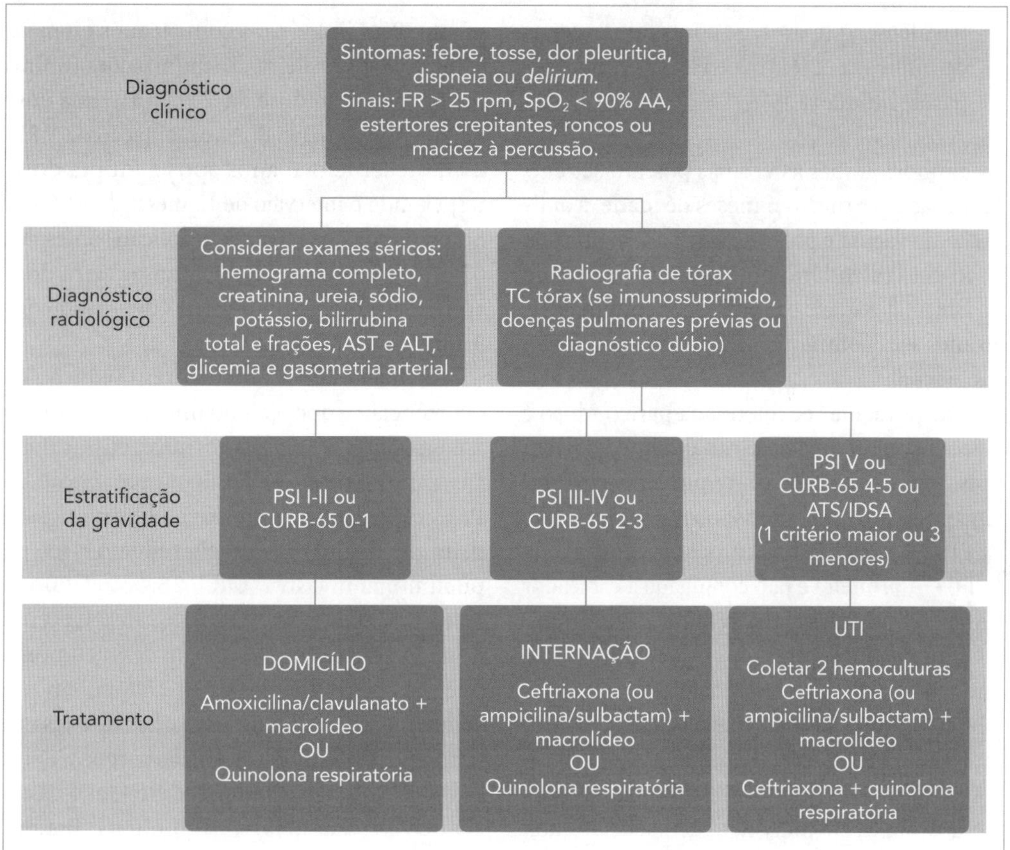

FIGURA 1 Fluxograma proposto para diagnóstico e conduta da pneumonia bacteriana em idosos.
ALT: alanina aminotransferase; AST: aspartato aminotransferase; ATS/IDSA: American Thoracic Society/Infectious Diseases Society of America; CURB-65: acrônimo de *Confusion* (confusão mental), *blood urea nitrogen* (nitrogênio ureico no sangue) > 7 mmol/L, *Respiratory rate* (frequência respiratória) ≥ 30, *systolic blood pressure* (pressão arterial sistólica) < 90 mmHg *and diastolic blood pressure* (pressão arterial diastólica) ≤ 60 mmHg, *age* (idade) ≥ 65; FR: frequência respiratória; PSI: *Pneumonia Severity Index*; SpO_2: saturação periférica de oxigênio; TC: tomografia computadorizada.

PREVENÇÃO

Influenza é uma infecção viral com manifestação sistêmica e alto potencial para evolução desfavorável, devido à forte associação entre infecção por influenza e pneumonia bacteriana secundária. A vacina contra influenza diminui a intensidade dos sintomas, a necessidade de internação e a mortalidade pela doença. Dados epidemiológicos de 2017 mostraram que quase 30% das infecções por influenza foram causadas pelo subtipo B e que esse número tem aumentado no decorrer dos últimos anos.

Existem dois tipos de vacinas:

1. Vacina trivalente contra influenza: disponível no Sistema Único de Saúde (SUS), nas unidades básicas de saúde durante as campanhas de vacinação, sendo fornecida apenas aos pacientes que se encontram no grupo prioritário definido pelo Ministério da Saúde. Confere imunidade para duas cepas do influenza A (H1N1 e H3N2) e uma cepa do influenza B.
2. Vacina tetravalente ou quadrivalente contra influenza: disponível em clínicas privadas, com as mesmas indicações da vacina

trivalente, que protege contra duas cepas de influenza A (H1N1 e H3N2) e duas cepas de influenza B.

Embora ambas as vacinas possam ser empregadas a partir dos 6 meses de idade, a aplicação da vacina é preconizada para grupos de risco pelo calendário do Ministério da Saúde do Brasil, dos quais os indivíduos com mais de 60 anos se encontram no grupo prioritário para vacinação.

Outra vacina recomendada para o idoso é a vacina pneumocócica. Atualmente, existem dois tipos de vacinas contra pneumococo: vacina pneumocócica polissacarídica 23-valente (VPP-23) e vacina pneumocócica conjugada (VPC). A primeira é não conjugada a carreador proteico e possui antígeno contra 23 sorotipos. A segunda utiliza carreador proteico para seus antígenos, o que promove maior efeito imunogênico e proteção mais duradoura. A formulação conjugada com 13 antígenos (VPC-13) está indicada para adultos. Essa vacina é dada em dose única em indivíduos acima de 50 anos, especialmente naquelas com alguma comorbidade e mesmo naqueles que já receberam a vacina VPP-23 (respeitando um período de 12 meses entre as 2 doses). Não existem dados sobre a necessidade de revacinação até o momento. Para indivíduos com 60 anos ou mais, a Sociedade Brasileira de Imunizações (SBIm) recomenda uma dose da VPC-13 e uma dose da VPP-23 sequencial. A revacinação da VPP-23 deve ser feita 5 anos após a última dose, respeitando o intervalo de 12 meses da VPC-13. Se a segunda dose tiver sido aplicada antes dos 65 anos, deve-se realizar uma terceira dose após essa idade com intervalo de pelo menos 5 anos da última dose (Figura 2).

As duas vacinas demonstram redução da ocorrência de doença pneumocócica invasiva na população adulta. As vacinas polissacarídicas têm menor efetividade na prevenção de PAC, especialmente em pacientes imunossuprimidos. Ainda assim, ela reduz o risco de pneumonia invasiva (OR 0,26, 95% CI 0,15-0,46) e não invasiva (OR 0,46, 95% CI 0,25-0,84). A eficácia na prevenção de pneumonia pneumocócica em idosos é de 27%, porém não reduziu a mortalidade por todas as causas e apresenta declínio de efetividade após 5 anos. A vacina conjugada reduz em até 45,6% os casos de PAC causados pelos sorotipos contidos na vacina, 45% dos casos de pneumonia bacteriana e 75% dos casos de doença pneumocócica invasiva. A VPC-13 apresenta eficácia de 31% na prevenção de pneumonia pneumocócica em idosos. Quando se considera a pre-

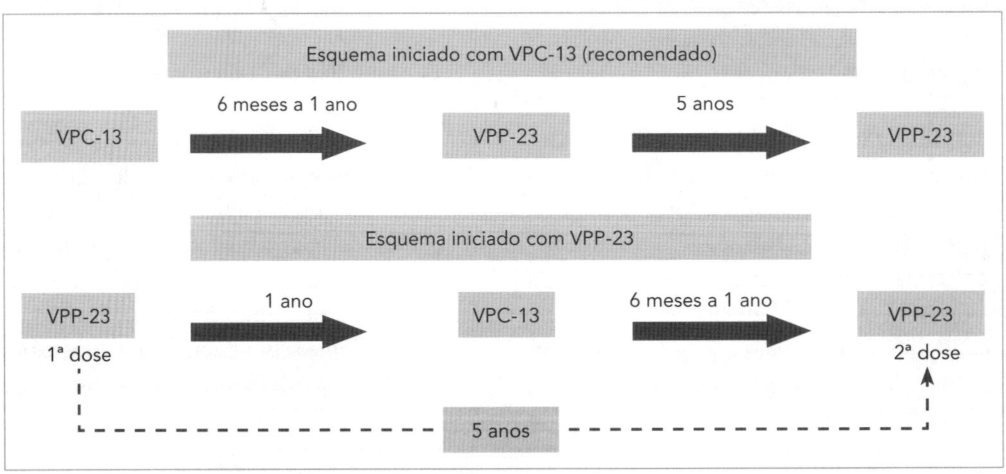

FIGURA 2 Esquema das vacinas pneumocócicas no idoso.
VPC-13: vacina pneumocócica conjugada 13-valente; VPP-23: vacina pneumocócica polissacarídica 23-valente.

venção de pneumonia por qualquer etiologia também nessa população, a eficácia é de 5%. É notório salientar que, assim como a VPP-23, também não apresentou impacto na mortalidade. A coadministração das vacinas de influenza e pneumocócica é segura e não altera a efetividade de ambas as vacinas. Além da vacinação, outras medidas de prevenção são relevantes: cessação do tabagismo, controle de comorbidades e prevenção de quedas (principalmente em pacientes internados).

PROGNÓSTICO

As taxas de mortalidade na pneumonia permanecem altas, apesar das opções de tratamento efetivo, aumento das taxas de vacinação e aumento da disponibilidade de testes diagnósticos. A taxa de mortalidade varia de 4,9 a 48% e se eleva com a idade e a gravidade da doença. Foi observada taxa em torno de 30% em 2 a 5 anos, mesmo naqueles sem comorbidades. Estudo realizado nos EUA em 2020 demonstrou taxa de mortalidade de 30% em 1 ano. A idade é um preditor independente de mortalidade, mesmo após o ajuste para comorbidades.

Outros preditores de mortalidade em idosos são: residir em ILP, doença cerebrovascular, hepatopatia crônica, falha de tratamento, imunossupressão, desnutrição e pneumonia grave de acordo com o índice CURB-65. Além disso, a admissão no hospital foi associada a um aumento da mortalidade em comparação com pacientes que foram tratados ambulatorialmente. Em uma revisão retrospectiva recente de 2.320 adultos hospitalizados com PAC em cinco centros de atendimento terciário nos EUA, 52 (2,2%) morreram durante a internação. Cerca de metade dessas mortes foi diretamente atribuível a PAC e mais de 60% ocorreram em pacientes com idade acima de 65 anos e naqueles com múltiplas comorbidades.

Em pacientes que receberam alta após a PAC, a taxa de readmissão em 30 dias foi de 16 a 20% e a pneumonia foi um dos principais motivos de reinternação. Os fatores para readmissão são: idade, DPOC, tabagismo, alta pontuação no PSI e admissão prévia à UTI. Além disso, a falha na comunicação com pacientes acerca de sua doença e quanto às recomendações de tratamento no momento da alta também foi associada a risco maior de readmissão.

A causa da alta mortalidade é multifatorial, mas o aumento da doença cardíaca, incluindo o infarto agudo do miocárdio (IAM) e a insuficiência cardíaca, é um fato relevante. Até 20% dos pacientes com pneumonia pneumocócica bacterêmica podem apresentar essas complicações cardiovasculares. A mais comum é a insuficiência cardíaca, seguida por arritmia cardíaca e IAM. Idade avançada, residência em ILP, doença cardiovascular preexistente e gravidade da pneumonia estão associadas a sua ocorrência. Esse risco não é apenas agudo como se estende por vários meses até anos depois do tratamento da pneumonia. O aumento da incidência de acidente vascular encefálico (AVE) nos 6 meses após PAC, particularmente nos primeiros 30 dias, também foi observado. A hospitalização por pneumonia em idosos também está associada a comprometimentos funcionais e cognitivos subsequentes. Um estudo de coorte prospectivo com 1.434 pacientes de 50 anos ou mais demonstrou maior risco de declínio funcional, comprometimento cognitivo e transtorno depressivo.

Um aspecto importante quando se considera o tratamento da pneumonia é que a infecção pode ser uma complicação comum em pacientes idosos com fragilidade importante e um prognóstico de vida limitado, sendo frequentemente a causa final do óbito. A identificação desses pacientes é muito importante para fornecer tratamento paliativo adequado. Não foram demonstrados benefícios claros do tratamento com antibiótico intravenoso em pacientes com demência avançada ou portadores de outras indicações de cuidados paliativos. Portanto, a abordagem do paciente e/ou familiares e a implementação do tratamento paliativo deve ser considerada individualmente.

CONSIDERAÇÕES FINAIS

A PAC em idosos é importante causa de internação e mortalidade. Idosos apresentam alterações correlacionadas à idade que aumentam o risco de pneumonia, assim como suas complicações. O quadro clínico frequentemente se apresenta de modo atípico e o laboratório e os exames de imagem podem resultar em pouca ou nenhuma alteração, mesmo diante de doença grave.

O diagnóstico e o início do tratamento precoces são importantes definidores de prognóstico. Há diversas escalas para auxílio na definição do local de tratamento, tendo sido citadas neste capítulo as principais. A reabilitação é tratamento adjuvante capaz de reduzir tempo de internação e mortalidade. Ainda, a vacinação constitui medida efetiva de prevenção e deve ser realizada sempre que possível.

Por último, deve-se sempre procurar conhecer o perfil de resistência bacteriana local e considerar germes multirresistentes como fatores de risco.

BIBLIOGRAFIA

Alicino C, Ludici R, Alberti M, Durando P. The dangerous synergism between influenza and Streptococcus pneumoniae and innovative perspectives of vaccine prevention. J Prev Med Hyg. 2011;52(3):102-6.

Almirall J, Serra-Prat M, Bolíbar I, Balasso V. Risk factors for community-acquired pneumonia in adults: a systematic review of observational studies. Respiration. 2017;94(3): 299-311.

Arnold FW, Vega AMR, Salunkhe V, Furmanek S, Furman C, Morton L, et al. Older adults hospitalized for pneumonia in the United States: incidence, epidemiology, and outcomes. Journal of the American Geriatrics Society. 2020;68(5):1007-14.

Bartlett JG. Diagnostic approach to community-acquired pneumonia in adults. UpToDate. 2018. Available: https://www.uptodate.com/ (acesso 2019 out 18).

Centro de Vigilância Epidemiológica. Informe Técnico de Influenza 2018. Available: https://saude.rs.gov.br/upload/arquivos/201912/27150713-boletim-inluenza-2018-06-09-1.pdf. (Acesso jan 2023.)

Corrales-Medina VF, Musher DM, Wells GA, Chirinos JA, Chen L, Fine MJ. Cardiac complications in patients with community-acquired pneumonia: incidence, timing, risk factors, and association with short-term mortality. Circulation. 2012;125(6):773-81.

Corrêa RA, Costa AN, Lundgren F, Michelin L, Figueiredo MR, Holanda M, et al. Recomendações para o manejo da pneumonia adquirida na comunidade 2018. J Bras Pneumol. 2018;44(5):405-23.

Dalager-Pedersen M, Søgaard M, Schønheyder HC, Nielsen H, Thomsen RW. Risk for myocardial infarction and stroke after community-acquired bacteremia: a 20-year population-based cohort study. Circulation. 2014;129(13):1387-96.

Davydow DS, Hough CL, Levine DA, Langa KM, Iwashyna TJ. Functional disability, cognitive impairment, and depression after hospitalization for pneumonia. Am J Med. 2013;126(7):615-24.e5.

Dinh A, Ropers J, Duran C, Davido B, Deconinck L, Matt M, et al. Discontinuing β-lactam treatment after 3 days for patients with community-acquired pneumonia in non-critical care wards (PTC): a double-blind, randomised, placebo-controlled, non-inferiority trial. Lancet. 2021; 397(10280):1195-203.

Ferraz RO, Oliveira-Friestino JK, Francisco PMSB. Tendência de mortalidade por pneumonia nas regiões brasileiras no período entre 1996 e 2012. J Bras Pneumol. 2017;43(4): 274-9.

Froes F, Roche N, Blasi F. Pneumococcal vaccination and chronic respiratory diseases. Int J Chron Obstruct Pulmon Dis. 2017;12:3457-3468.

Garin N, Genne D, Carballo S, Chuard C, Eich G, Hugli O, et al. β-lactam monotherapy vs β-lactam-macrolide combination treatment in moderately severe community-acquired pneumonia: a randomized noninferiority trial. JAMA Intern Med. 2014;174(12):1894-901.

González-Castillo J, Martín-Sánchez FJ, Llinares P, Menéndez R, Mujal A, Navas E, et al. Guidelines for the management of community-acquired pneumonia in the elderly patient. Rev Esp Quimioter. 2014;27(1):69-86.

Heffner JE. Diagnostic evaluation of a pleural effusion in adults: initial testing. UpToDate. 2018. Available: https://www.uptodate.com/. (Acesso jan 2023.)

Henig O, Kaye KS. Bacterial pneumonia in older adults. Infect Dis Clin North Am. 2017;31(4):689-713.

Jain S, Self WH, Wunderink RG, Fakhran S, Balk R, Bramley AM, et al. Community-acquired pneumonia requiring hospitalization among U.S. adults. N Engl J Med. 2015; 373(5):415-27.

Julián-Jiménez A, Valero IA, López AB. Recomendaciones para la atención del paciente con neumonía adquirida en la comunidad en los servicios de urgencias. Rev Esp Quimioter 2018;31(2):186-202. Available: https://seq.es/wp-content/uploads/2018/04/julian05apr2018.pdf. (Acesso jan 2023.)

Lim WS, van der Eerden MM, Laing R, Boersma WG, Karalus N, Town GI, et al. Defining community acquired pneumonia severity on presentation to hospital: an international derivation and validation study. Thorax. 2003;58(5): 377-82.

Metlay JP, Waterer GW, Long AC, Anzueto A, Brozek J, Crothers K, et al. Diagnosis and treatment of adults with community-acquired pneumonia: an official clinical practice guideline of the American Thoracic Society and Infectious Diseases Society of America. American Journal of Respiratory and Critical Care Med, 2019;200(7): e45-e67.

Momosaki R, Yasunaga H, Matsui H, Horiguchi H, Fushimi K, Abo M. Effect of dysphagia rehabilitation on oral intake in elderly patients with aspiration pneumonia. Geriatr Gerontol Int. 2015;15(6):694-9.

Momosaki R, Yasunaga H, Matsui H, Horiguchi H, Fushimi K, Abo M. Effect of early rehabilitation by physical therapists on in-hospital mortality after aspiration pneumonia in the elderly. Arch Phys Med Rehabil. 2015;96(2): 205-9.

Mundy LM, Leet TL, Darst K, Schnitzler MA, Dunagan WC. Early mobilization of patients hospitalized with community-acquired pneumonia. Chest. 2003;124(3):883-9.

Musher DM: Pneumococcal vaccination in adults. UpToDate. 2018. Available https://www.uptodate.com/. (Acesso jan 2023.)

Postma DF, van Werkhoven CH, van Elden LJ, Thijsen SF, Hoepelman AI, Kluytmans JA, et al. Antibiotic treatment strategies for community-acquired pneumonia in adults. N Engl J Med. 2015;372(14):1312-23.

Ramirez JA. Overview of community-acquired pneumonia in adults. UpToDate. 2018. Available: https://www.uptodate.com/. (Acesso jan 2023.)

Ruuskanen O, Lahti E, Jennings LC, Murdoch DR. Viral pneumonia. Lancet. 2011;377(9773):1264-75.

Sociedade Brasileira de Imunizações (SBIm). Calendário de vacinação do idoso. Recomendações da Sociedade Brasileira de Imunizações (SBIm) – 2018/2019.

Stedman's medical dictionary. 27th ed. Baltimore: Lippincott, Williams and Wilkins; 2003.

Stupka JE, Mortensen EM, Anzueto A, Restrepo MI. Community-acquired pneumonia in elderly patients. Aging Health. 2009;5(6):763-74.

Sistema Único de Saúde (SUS). Portal da Saúde. Available: http://www2.datasus.gov.br/DATASUS/index.php?area=0205. (Acesso jan 2023.)

Tin Tin Htar M, Stuurman AL, Ferreira G, Alicino C, Bollaerts K, Paganino C, et al. Effectiveness of pneumococcal vaccines in preventing pneumonia in adults, a systematic review and meta-analyses of observational studies. PloS One. 2017;12(5):e0177985.

Vila-Corcoles A, Ochoa-Gondar O, Rodriguez-Blanco T, Raga-Luria X, Gomez-Bertomeu F, EPIVAC Study Group. Epidemiology of community-acquired pneumonia in older adults: a population-based study. Respir Med. 2009;103(2):309-16.

Von Baum H, Welte T, Marre R, Suttorp N, Ewig S, Capnetz Study Group (2010). Community-acquired pneumonia through Enterobacteriaceae and Pseudomonas aeruginosa: diagnosis, incidence and predictors. Eur Respir J. 2010;35(3):598-605.

Wang Y, Zhang S, Li L, Xie J. The usefulness of serum procalcitonin, C-reactive protein, soluble triggering receptor expressed on myeloid cells 1 and Clinical Pulmonary Infection Score for evaluation of severity and prognosis of community-acquired pneumonia in elderly patients. Arch Gerontol Geriatr. 2019;80:53-7.

Waterer GW, Self WH, Courtney DM, Grijalva CG, Balk RA, Girard TD, et al. In-hospital deaths among adults with community-acquired pneumonia. Chest. 2018;154(3):628-35.

World Health Organization (WHO). The top 10 causes of death. 2020 Available: https://www.who.int/news-room/fact-sheets/detail/the-top-10-causes-of-death. (Acesso jan 2023.)

Wunderink RG, Waterer G. Advances in the causes and management of community acquired pneumonia in adults. BMJ. 2017;358:j2471.

20 Constipação intestinal no idoso

Bruna Macêdo de Carvalho
Helena Teixeira Araújo da Silva
José Renato G. Amaral

INTRODUÇÃO E DEFINIÇÕES

A constipação intestinal é uma queixa comum em consultórios e enfermarias que prestam atendimento a idosos e traz grande impacto na qualidade de vida dos pacientes. A incidência de constipação intestinal em idosos varia entre 24 e 54%, e dentre estes 10 a 19% fazem uso diário de laxativos. Cerca de 30% dos pacientes internados na enfermaria de Geriatria do Hospital das Clínicas da Faculdade de Medicina da Universidade de São Paulo (HC-FMUSP) refere constipação intestinal, sendo esse um dos principais fatores associados a *delirium* no ambiente hospitalar.

A idade é considerada um fator de risco importante para a constipação, e sua prevalência aumenta de forma progressiva após os 60 anos. São outros fatores de risco: gênero feminino, inatividade física, medicamentos concomitantes, baixo poder aquisitivo, ansiedade e depressao. Segundo os critérios de Roma IV, constipação crônica funcional, também conhecida como constipação crônica idiopática, é definida pela presença de pelo menos dois dos seguintes:

- Esforço evacuatório.
- Uso de manobras digitais.
- Sensação de evacuação incompleta.
- Fezes endurecidas e irregulares.
- Sensação de obstrução anorretal ou bloqueio de 25% dos movimentos intestinais.
- Frequência de evacuações inferior a 3 por semana.

Por definição, é necessário que os sintomas estejam presentes nos últimos 3 meses, com início há pelo menos 6 meses, e que seja excluído o diagnóstico de síndrome do intestino irritável com predomínio de constipação, que apresenta como principal componente a dor abdominal. Na prática clínica, a distinção entre as duas condições pode ser difícil.

Constipação é um sintoma que pode ser secundário a múltiplas doenças e medicamentos (Quadro 1) ou ser uma condição primária, consequente da alteração funcional dos cólons e da região anorretal. Faz parte da investigação uma breve revisão dos medicamentos em uso pelo paciente, bem como da interação entre eles. A constipação induzida por opioides é bastante comum em idosos.

FISIOPATOLOGIA DA CONSTIPAÇÃO CRÔNICA IDIOPÁTICA

Quando se considera a disfunção primária dos cólons, existem dois mecanismos essenciais: lentificação do trânsito intestinal e desordem da defecação. A lentificação do trânsito intestinal pode ser secundária a desordens miogênicas,

QUADRO 1 Constipação em adultos idosos

Causa	Exemplo
Medicamento	▪ Opioides. ▪ Anti-hipertensivos (bloqueadores dos canais de cálcio, diuréticos, betabloqueadores, hidralazina, clonidina, metildopa etc.). ▪ Benzodiazepínicos. ▪ Antidepressivos tricíclicos e ISRS. ▪ Inibidores da bomba de prótons. ▪ Preparações de ferro. ▪ Drogas antiepilépticas (carbamazepina, fenitoína etc.). ▪ Suplementos de cálcio. ▪ Contraste baritado. ▪ Hipolipemiantes (estatinas, colestiramina). ▪ Antiparkinsonianos (anticolinérgicos e dopaminérgicos). ▪ Aine. ▪ Anti-histamínicos anti-H1. ▪ Anticolinérgicos antiespasmódicos (p. ex., escopolamina). ▪ Agentes citostáticos.
Neurológico	▪ Lesão medular. ▪ Doença de Parkinson. ▪ Paraplegia. ▪ Esclerose múltipla. ▪ Neuropatia autonômica.
Gastrointestinal	▪ Neoplasia de cólon. ▪ Massa extraintestinal. ▪ Doença inflamatória do intestino. ▪ Isquemia mesentérica. ▪ Estenose cirúrgica. ▪ Retocele ou enterocele.
Miogênico	▪ Dermatomiosite. ▪ Polimiosite. ▪ Esclerodermia. ▪ Amiloidose. ▪ Pseudo-obstrução intestinal.
Anorretal	▪ Fissura anal. ▪ Estreitamento anal. ▪ Doença inflamatória intestinal. ▪ Proctite. ▪ Prolapso retal.
Dieta ou hábitos de vida.	▪ Baixa ingesta hídrica. ▪ Inatividade física / imobilismo. ▪ Baixa ingesta de fibras.
Endócrino ou metabólico	▪ Diabetes. ▪ Hipotireoidismo. ▪ Hipercalcemia. ▪ Hipo ou hipermagnesemia. ▪ Porfiria. ▪ Doença renal crônica. ▪ Pan-hipopituitarismo.

Aine: anti-inflamatórios não esteroides; ISRS: inibidores seletivos da recaptação de serotonina.

metabólicas, neurológicas ou medicamentos, como também pode ser primária pelo decréscimo do número de células intersticiais de Cajal e diminuição da resposta ao estímulo colinérgico, que ocorrem com o envelhecimento.

Durante a defecação, há um aumento coordenado na pressão abdominal, por meio da contração dos músculos da parede e do diafragma, concomitante com o relaxamento do esfíncter anal. A falha nesse processo é chamada de desordem para defecação ou defecação dissinérgica. As desordens para defecação são causadas pela redução da sensibilidade retal e pela incoordenação durante a defecação secundária ao aumento da pressão no esfíncter anorretal ou a propulsão inadequada do conteúdo fecal.

ACHADOS CLÍNICOS

A avaliação inicial de idosos com constipação deve apresentar história clínica detalhada e exame físico com foco em excluir causas secundárias. É importante caracterizar o início e a duração dos sintomas, a forma e consistência das fezes com auxílio da escala de Bristol (Figura 1), comorbidades e cirurgias prévias, bem como estar atento aos sinais de alarme (Quadro 2), que levarão a uma investigação mais extensiva.

Devem ser parte do exame físico: inspeção da região perianal e do reto e realização do toque retal. O toque retal, que deve avaliar o tônus do esfíncter anal e a presença de fezes na ampola retal, é uma ferramenta importante na identificação de complicações relacionadas com constipação crônica, como hemorroidas, fissuras anais, prolapso anal, úlceras retais, impactação e incontinência fecais.

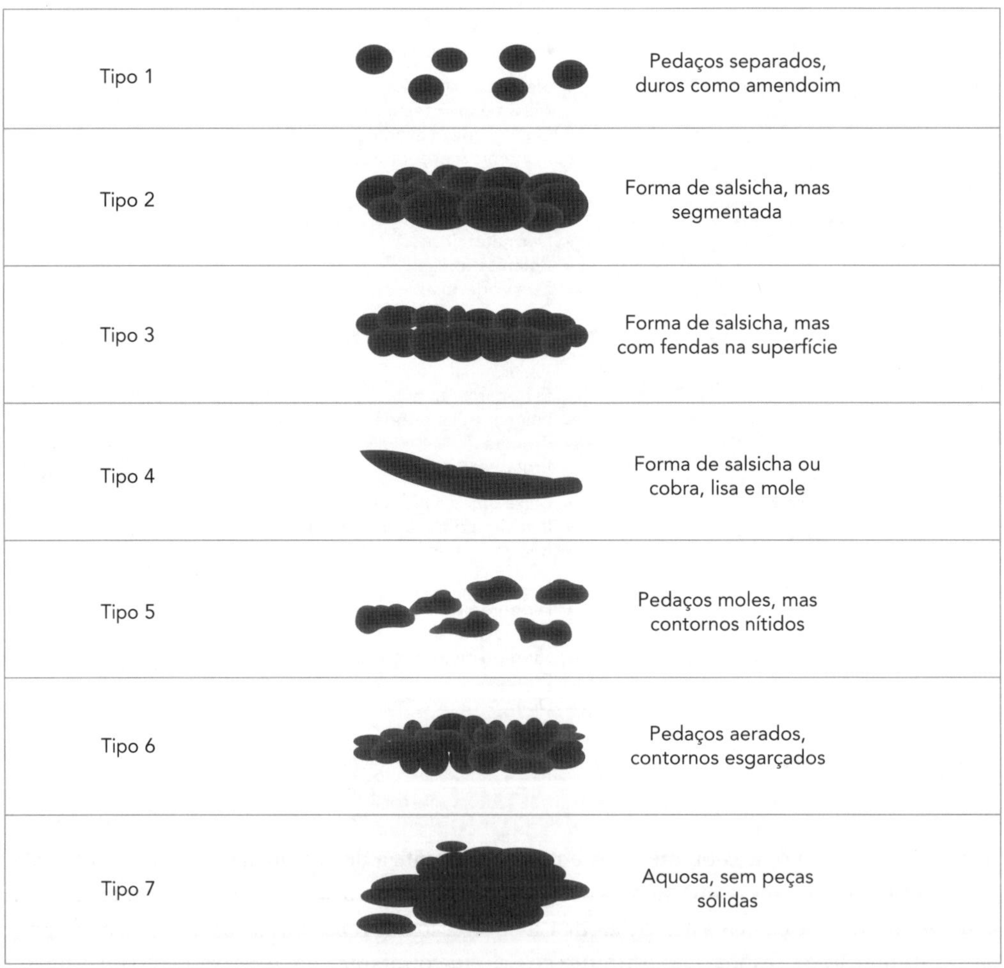

FIGURA 1 Escala de Bristol.

QUADRO 2 Sinais de alarme

- Hematoquezia.
- Pesquisa de sangue oculto nas fezes positiva.
- Sintomas de obstrução.
- Início agudo da constipação.
- Constipação não responsiva ao tratamento.
- Perda ponderal superior a 4,5 kg.
- Alteração no calibre das fezes.
- História familiar de câncer colorretal.
- Doença inflamatória intestinal.

EXAMES COMPLEMENTARES

Pacientes que preenchem critérios de Roma IV para constipação crônica idiopática não necessitam ser submetidos a testes diagnósticos adicionais, que se tornam importantes na presença de sinais de alarme (Quadro 2), suspeita de causa orgânica, início dos sintomas após os 50 anos e na ausência de resposta ao tratamento. Nessas situações devem ser solicitados exames laboratoriais, como hemograma, perfil metabólico com dosagem de eletrólitos e função tireoidiana, entre outros, de acordo com a etiologia presumível, e colonoscopia. São realizadas a cada ano na enfermaria de geriatria do HC-FMUSP 150 colonoscopias; em 75% delas é encontrada alguma alteração, e em 10 a 15% são encontradas lesões neoplásicas.

Outros testes complementares podem ser solicitados de forma individualizada de acordo com a hipótese diagnóstica, como o estudo de trânsito colônico por meio de cápsulas radiopacas, ressonância nuclear magnética na suspeita de retocele, manometria anorretal e teste de expulsão do balão nos casos de defecação dissinérgica, ou ainda a defecografia.

TRATAMENTO

Medidas gerais

O primeiro passo para o tratamento da constipação crônica funcional é a mudança nos hábitos de vida. Medidas gerais como aumentar a ingestão hídrica (1 a 2 L/dia) e praticar atividade física são sugeridas, porém há pouca evidência científica que as suporte. O ato de iniciar a defecação é um reflexo condicionado que é mais ativo após acordar e fazer refeições. É aconselhável encorajar os pacientes a terem uma rotina regular de defecações, com um treinamento de toalete. Recomenda-se pelo menos duas idas ao banheiro, 30 minutos após as refeições, nas quais o paciente deve permanecer sentado por pelo menos 5 minutos.

Em relação à dieta, é recomendada uma ingestão de fibras de 20 a 30 g/dia. As fibras aumentam a massa fecal e têm efeito propulsivo, embora possa levar semanas, podendo vir acompanhado de distensão e flatulência. É recomendada a introdução gradual de fibras na dieta para adaptação do trato gastrointestinal e menor ocorrência de eventos adversos. Além disso, a descontinuação de medicações desnecessárias também consta entre os primeiros passos do tratamento da constipação no idoso.

Laxativos

O uso de laxativos em idosos deve ser individualizado, devendo-se ter em mente a história clínica do paciente, suas comorbidades, interações medicamentosas, custos e efeitos colaterais. Em linhas gerais, é respeitada a seguinte ordem:

- 1ª escolha: formadores de fezes ou laxativos osmóticos.
- 2ª escolha: irritativos.

Medicamentos de segunda linha

Laxativos salinos como hidróxido de magnésio não foram estudados para uso em idosos e devem ser usados com cautela pelo risco de hipermagnesemia. Agentes emolientes tais como óleo mineral e docusato de sódio são substâncias bem toleradas e não agressivas. Devem ser administrados com cautela em pa-

QUADRO 3 Medicamentos para constipação

Medicação	Mecanismo	Exemplos	Principais efeitos adversos
Formadores de massa	Polissacarídeos naturais ou sintéticos que exercem efeito laxativo pelo aumento de absorção de água e da massa fecal.	▪ Psílio (p. ex., Metamucil®). ▪ Metilcelulose. ▪ Policarbofila cálcica. ▪ Dextrina de trigo.	Bom perfil de segurança e poucos efeitos colaterais, como distensão abdominal e flatulência.
Osmóticos	Contêm íons ou moléculas não absorvíveis que aumentam a absorção de água e a massa fecal.	▪ PEG (1ª escolha).* ▪ Lactulona. ▪ Sorbitol.	▪ Dor abdominal e flatulência. ▪ Os idosos são mais suscetíveis a tais efeitos, que são dose-dependentes. ▪ Recomenda-se iniciar tratamento com baixas doses (p. ex., 17 g/dia de PEG).
Irritativos	Afetam o transporte de eletrólitos através da mucosa intestinal, estimulando a motilidade.	▪ Sene. ▪ Bisacodila. ▪ Picossulfato de sódio.	Segurança e longo prazo não estudada.

PEG: polietilenoglicol.
** O uso de PEG é preferível ao uso de lactulona, por ter sido superior em alguns estudos nos seguintes aspectos: aumento da frequência de evacuações, alteração da consistência das evacuações e melhora do desconforto abdominal.*

cientes com distúrbios da deglutição pelo risco de pneumonia lipoide. Supositórios de glicerina e enemas, apesar de muito utilizados, têm eficácia clínica limitada e podem causar danos à mucosa retal. Supositórios de glicerina e de bisacodila podem ser usados em idosos institucionalizados com defecação dissinérgica para ajudar na impactação retal.

Não é recomendada a utilização de enemas com fosfato de sódio (p. ex., Fleet® enema) para tratamento de constipação em idosos. Em estudos retrospectivos, seu uso foi associado a maior risco de complicações, como depleção volêmica, hipotensão, hipo ou hipercalemia, hipocalcemia, acidose metabólica e lesão renal aguda. Há maior risco de eventos adversos quando é realizada dose superior a 1 aplicação em 24 horas e em pacientes com doença renal crônica.

Secretagogos colônicos

Lubiprostona é um ácido graxo oral que ativa canais de cloro tipo 2 nas células epiteliais do intestino, aumentando a secreção de água no lúmen intestinal. Em estudos em andamento, esse medicamento, na dose de 24 mcg 2 vezes ao dia, tem se mostrado efetivo para o tratamento de constipação em pacientes idosos. O efeito adverso mais significativo é a náusea, que pode ser reduzida quando a medicação é tomada durante as refeições. Até o momento seu uso tem sido reservado para pacientes em que outras terapias bem estabelecidas tenham sido insatisfatórias.

Linaclotida e plecanatida são agonistas do receptor C da guanilato ciclase que estimulam a secreção de fluidos no intestino e aumentam o trânsito intestinal. Estudos têm demonstrado a efetividade desses medicamentos no tratamento da constipação intestinal crônica. A linaclotida é disponível em três doses: 72, 145 e 290 mcg ao dia, com recomendação de iniciar a menor dose em idosos. Já a plecanatida tem apresentação única de 3 mg ao dia. Lubiprostona e linaclotida são medicamentos aprovados pela Agência Nacional de Vigilância Sanitária (Anvisa).

Antagonistas de opioides

Antagonistas dos receptores Mu periféricos podem ser efetivos na constipação induzida por opioides, e, por não cruzar a barreira hematoencefálica, não interferem no controle de dor. Entre as drogas da classe estão naloxegol, metilnaltrexone e naldemedina. O metilnaltrexone é disponível em apresentação oral e subcutânea, além de ser capaz de reverter o prurido induzido por opioides em associação a constipação. Entretanto, faltam estudos que justifiquem seu uso na população idosa.

Agonistas do receptor 5-HT4

A serotonina é um regulador da motilidade intestinal. A prucaloprida é um agonista do receptor 5-HT4 seletivo que tem se mostrado efetivo em acelerar o trânsito intestinal e pode ser indicado em pacientes que não respondem satisfatoriamente a fibras, laxativos osmóticos ou irritativos. A dose recomendada é de 2 mg ao dia. A medicação tem como principais efeitos adversos cefaleia, náuseas e diarreia. Até o momento faltam estudos que comprovem sua eficácia e segurança a longo prazo. Esse medicamento é liberado pela Anvisa.

Inibidor do transportador de ácido biliar

O elobixibat é um inibidor do transportador de ácido biliar que age localmente e se mostrou efetivo no tratamento da constipação em comparação com placebo em estudo randomizado com duração de 2 semanas. Entre os efeitos adversos, pode apresentar diarreia e dor abdominal, geralmente leves. Necessita-se de mais estudos que comprovem a segurança em pacientes idosos.

Probióticos

Atualmente, existem evidências limitadas que justifiquem o uso de probióticos para aceleração do trânsito intestinal e frequência evacuatória. A maioria dos estudos é heterogênea, e não se sabe quais seriam as cepas ideais. Dessa forma, até o momento seu uso não é recomendado.

Impactação fecal

Nos casos mais graves de constipação, pode ocorrer a impactação fecal. Nesse caso, o exame retal pode evidenciar fezes endurecidas ocupando a ampola retal. É importante ter em mente, no entanto, que a impactação pode ocorrer acima do reto, com necessidade de exame radiológico para sua detecção.

O tratamento da impactação fecal inclui fragmentação manual seguida de enemas de água morna. Caso seja ineficaz, pode ser necessária limpeza com auxílio de retossigmoidoscópio. Em caso de dor abdominal importante e suspeita de isquemia ou perfuração, uma tomografia de abdome de urgência pode ser necessária, uma vez que pode ter como complicação perfuração da úlcera estercoral. Como a recorrência da impactação fecal é comum, é importante tratar a constipação proativamente com as medidas já citadas.

Biofeedback

Biofeedback é uma terapia indolor que consiste no treinamento da musculatura do assoalho pélvico e da parede abdominal. A técnica pode ser executada com o auxílio de eletrodos e tem maior benefício para pacientes com defecação dissinérgica. São necessários mais estudos para estabelecer a eficácia dessa prática em idosos. Além disso, independentemente da idade, é necessária uma adequada capacidade mental e física para alcançar resultados bem-sucedidos.

Cirurgia

A realização de colectomia subtotal é uma opção de exceção para tratamento de constipação crônica funcional e lentificação do trânsito intestinal quando não houve resposta a outros tratamentos e o quadro clínico traz grande repercussão sobre a qualidade de vida do paciente. Além das complicações inerentes ao procedimento cirúrgico (infecções, aderências etc.), alguns pacientes desenvolvem diarreia.

Antes da realização do procedimento é necessária uma investigação da motilidade do trato gastrointestinal, incluindo manometria, a fim de evitar a ocorrência de oclusão intestinal no pós-operatório.

Estudos sugerem que a idade está associada a maiores taxas de complicação e mortalidade cardiovascular em 1 ano.

CONSIDERAÇÕES FINAIS

- Constipação é uma queixa comum na população idosa e traz grande impacto na qualidade de vida dos pacientes.
- Trata-se de um sintoma que pode estar associado a múltiplas doenças e medicamentos ou ser consequência da alteração funcional do cólon e da região anorretal.
- Devem ser parte do exame físico a inspeção das regiões perianal e retal e a realização do toque retal.
- Pacientes que preenchem os critérios de Roma IV para constipação crônica idiopática não necessitam ser submetidos a testes diagnósticos adicionais, que se tornam importantes na presença de sinais de alarme.
- O uso de laxativos em idosos deve ser individualizado, devendo-se ter em mente a história clínica do paciente, suas comorbidades, interações medicamentosas, custos e efeitos colaterais.

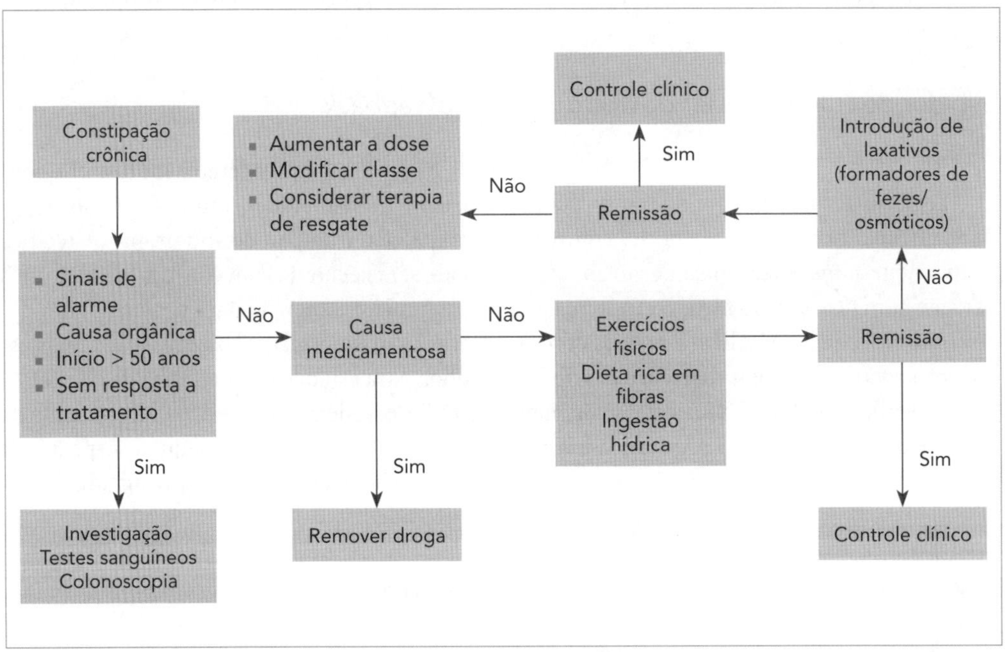

FIGURA 2 Manejo da constipação.

BIBLIOGRAFIA

ASGE Standards of Practice Committee, Early DS, Ben-Menachem T, Decker GA, Evans JA, Fanelli RD, et al. Appropriate use of GI endoscopy. Gastrointest Endosc. 2012;75(6):1127-31.

Baffy N, Foxx-Orenstein A, Harris LA, Sterler S. Intractable constipation in the elderly. Curr Treat Options Gastroenterol. 2017;15(3):363-81.

Costilla VC, Foxx-Orenstein AE. Constipation: understanding mechanisms and management. Clin Geriatr Med. 2014;30(1):107-15.

Crockett SD, Greer KB, Heidelbaugh JJ, Falck-Ytter Y, Hanson BJ, et al.; American Gastroenterological Association Institute Clinical Guidelines Committee. American Gastroenterological Association Institute guideline on the medical management of opioid-induced constipation. Gastroenterology. 2019;156(1):218-26.

Deb B, Prichard DO, Bharucha AE. Constipation and fecal incontinence in the elderly. Curr Gastroenterol Rep. 2020;22(11):54.

Hospital das Clínicas da Faculdade de Medicina da Universidade de São Paulo (HC-FMUSP). Research Electronica Data Capture. Vanderbilt Universtity, 2019. Available: https://redcap.hc.fm.usp.br/.

Kang SJ, Cho YS, Lee TH, Kim SE, Ryu HS, Kim JW, et al.; Constipation Research Group of the Korean Society of Neurogastroenterology and Motility. Medical management of constipation in elderly patients: systematic review. J Neurogastroenterol Motil. 2021;27(4):495-512.

Koliani-Pace J, Lacy BE. Update on the management of chronic constipation. Curr Treat Options Gastroenterol. 2017;15(1):126-34.

Krogh K, Chiarioni G,Whitehead W. Management of chronic constipation in adults. United European Gastroenterol J. 2017;5(4):465-72.

Leppert W, Zaiaczkowska R, Wordliczek J. The role of oxycodone/naloxone in the management of patients with pain and opioid-induced constipation. Expert Opin Pharmacother. 2019:20(5):511-22.

Lewis SJ, Heaton KW. Stool form scale as a useful guide to intestinal transit time. Scand J Gastroenterol. 1997; 32(9):920-4.

Lucak S, Lunsford TN, Harris LA. Evaluation and treatment of constipation in the geriatric population. Clin Geriatr Med. 2021;37(1):85-102.

Rao SSC. Constipation in older adults. UpTodate. 2019 [updated 2018 May 21]. Available: https://www.uptodate.com/contents/constipation-in-the-older-adult.

Serra J, Mascort-Roca J, Marzo-Castillejo M, Delgado Aros S, Ferrándiz Santos J, Rey Diaz Rubio E, et al. Clinical practice guidelines for the management of constipation in adults. Part 1: Definiton, aetiology and clinical manifestations. Gastroenterol Hepatol. 2017;40(3):132-40.

Serra J, Mascort-Roca J, Marzo-Castillejo M, Delgado Aros S, Ferrándiz Santos J, Rey Diaz Rubio E, et al. Clinical practice guidelines for the management of constipation in adults. Part 2: Diagnosis and treatment. Gastroenterol Hepatol. 2017;40(4):303-16.

Serra J, Pohl D, Azpiroz F, Chiarioni G, Ducrotté P, Gourcerol G, et al.; Functional Constipation Guidelines Working Group. European Society of Neurogastroenterology and Motility guidelines on functional constipation in adults. Neurogastroenterol Motil. 2020;32(2):e13762.

21 Diarreia no idoso

Sandro da Costa Ferreira
Gabriela Carolina Borges
Juarez Roberto Vasconcelos

INTRODUÇÃO E DEFINIÇÕES

A diarreia é um sintoma comum em todas as faixas etárias, inclusive nos idosos. Sua definição, embora varie entre as diretrizes, consiste na presença de fezes com consistência amolecida ou aquosa e frequência de evacuações aumentada, tipicamente mais de 3 vezes ao dia. Portanto, trata-se de um sintoma que reflete um aumento no teor líquido das fezes, usualmente relacionado a um distúrbio de absorção intestinal ou, ainda, a uma secreção ativa e anormal de água pelo trato gastrointestinal.

Para melhor caracterização dessa manifestação, pode-se utilizar a escala de Bristol, que facilita a visualização da consistência e forma das fezes. Geralmente o paciente dirá que suas evacuações se assemelham àquelas de números 6 ou 7.

Deve-se questionar também sobre a frequência e o volume das evacuações. Isso porque a diarreia que se origina por disfunções do intestino delgado usualmente é volumosa, associada a cólicas e distensões, porém com baixa frequência, enquanto as disfunções do intestino grosso cursam com fezes de baixo volume e alta frequência, tipicamente acompanhadas de dor ao evacuar e produtos patológicos visíveis nas fezes.

Alguns autores classificam ainda as diarreias em secretórias ou osmóticas. As primeiras se relacionam a grandes volumes de fezes aquosas que persistem no jejum, pois são consequência da hiperprodução do intestino delgado. Já as osmóticas são menos volumosas e desaparecem no jejum e, consequentemente, no período noturno. Esta última classificação tem aplicação limitada, mas pode auxiliar na diferenciação de distúrbios motores e disabsortivos do trato digestivo.

Além disso, é importante também definir o início dos sintomas: classifica-se como diarreia aguda aquela com 2 semanas ou menos de duração, como subaguda ou persistente aquela com duração entre 14 e 30 dias e, por fim, como crônica quando o quadro se arrasta por mais de 1 mês. Por fim, deve-se questionar o doente sobre a presença de sinais de quebra de barreira mucosa intestinal, como sangramento, pus ou muco nas fezes, que caracterizam a diarreia invasiva ou inflamatória.

DIARREIAS AGUDAS

Etiologias

As diarreias agudas são usualmente autolimitadas e de origem infecciosa. Os vírus (norovírus, rotavírus, adenovírus) são os agentes etiológicos mais comuns, porém bactérias (*Salmonella*, *Campylobacter*, *Shigella*, *Escherichia coli*, *Clostridioides difficile*) e protozoários

(*Giardia*, *Entamoeba*, *Cryptosporidium*) também estão comumente envolvidos.

O que diferencia clinicamente uma diarreia de etiologia viral de uma bacteriana é a gravidade dos sintomas. Embora a maioria das infecções não leve a toxemias graves, as diarreias por agentes bacterianos cursam em geral com uma frequência evacuatória maior, além de sinais de invasão mucosa (mucorreia e hematoquezia) e febre.

Além da caracterização da diarreia, a anamnese deve investigar sobre viagens recentes, histórico alimentar, exposições ocupacionais, animais de estimação, uso de antibióticos recentes e história patológica pregressa. Essas informações podem trazer pistas sobre o diagnóstico. Viagens a locais com baixo saneamento básico, por exemplo, devem aumentar a suspeição para infecções parasitárias ou bacterianas. O uso recente de antibióticos pode favorecer diarreia por *Clostridioides difficile*.

Avaliação clínica

Ao avaliar um indivíduo idoso com diarreia aguda, particularmente em > 70 anos, deve-se atentar para sinais de desidratação (mucosas secas, taquicardia, hipotensão postural, tempo de enchimento capilar lentificado, redução do volume urinário) e de toxemia. Devido à imunossenescência, esses pacientes estão predispostos a infecções mais graves e a maior incidência de disfunções orgânicas como consequência, principalmente lesão renal aguda. Por isso, na presença de sinais de diarreia invasiva (com sangue, muco e/ou pus), orienta-se o uso de antibioticoterapia empírica no tratamento, visto que esses sinais aumentam as chances de tratar-se de uma etiologia bacteriana, até mesmo por agentes produtores da toxina Shiga (como a *E. coli* O157:H7).

Se disponível, pode-se solicitar um teste de painel molecular ou ainda uma cultura das fezes para determinação do agente etiológico, porém são exames pouco disponíveis e de baixo rendimento. A pesquisa de leucócitos fecais ou da lactoferrina pode ser mais acessível aos serviços de pronto atendimento, auxiliando no diagnóstico de diarreia invasiva.

A pesquisa de doenças parasitárias por métodos de análise fecal não tem bom custo-benefício. Assim, sugere-se terapia empírica naqueles pacientes com diarreia aguda que residam em locais com tratamento de água e resíduos ineficazes ou que tenham viajado recentemente.

É importante lembrar que o número de idosos com o vírus da imunodeficiência humana (HIV) cresce a cada ano: entre 2007 e 2017, o aumento foi de 657%, segundo o Ministério da Saúde. Apenas em 2007 foram registrados 168 novos diagnósticos entre pessoas com mais de 60 anos de idade, enquanto em 2018 esse número foi de 627. Portanto, diante de comportamentos sexuais de risco, deve-se realizar a investigação dessa possível causa de imunossupressão que pode manifestar-se com diarreia, tanto por HIV aguda quanto por infecção oportunista, tipicamente *Isospora beli*, *Crystosporidium* e Citomegalovírus.

Em surtos de diarreia aguda em instituições de longa permanência de idosos, os agentes implicados por veiculação hídrica contaminada ou surtos fecal-orais são *Giardia*, *Cryptosporidium* e norovírus. Por isso, nessas situações, a investigação de doenças parasitárias pode oferecer maior benefício.

Abordagem e tratamento

O primeiro passo no tratamento do paciente idoso com diarreia aguda é o manejo da desidratação, visto que ela é a maior responsável pela morbidade nessa população. A reposição de fluidos deve, se possível, ocorrer pela via oral, com soros de reidratação que contenham sais, água e açúcar. Isso porque, na maioria das doenças diarreicas, a absorção intestinal de glicose via cotransporte sódio-glicose permanece intacta. Assim, mesmo na vigência de hipersecreção do delgado por infecção aguda, o intestino continua capaz de absorver água desde que ela esteja associada a glicose e sal. Caso não seja possível a reposição oral, deve-se realizar hidratação venosa.

Na população idosa, o médico deve atentar para comorbidades que predisponham à congestão sistêmica, como insuficiência cardíaca e renal, e, a partir daí, realizar a reidratação em alíquotas, evitando a hipervolemia. Da mesma forma, é importante manter a nutrição desses doentes, mesmo adaptando a dieta conforme a aceitação com formulações mais brandas. Isso porque o jejum prolongado pode predispor a quebras na barreira mucosa dos enterócitos, facilitando a invasão de novos ou mais patógenos.

Conforme discutido, dado o baixo rendimento dos métodos diagnósticos para as diarreias agudas, o tratamento empírico com antibióticos é frequentemente adotado. É fundamental, contudo, compreender que a maioria dos quadros agudos tem etiologia viral e que o uso indiscriminado da antibioticoterapia promove efeitos colaterais, aumento da resistência bacteriana, aumento do risco de infecção posterior por *Clostridioides difficile* e, ainda, erradicação da flora intestinal normal. Portanto, os antibióticos devem ser reservados para pacientes com doença grave (sinais de toxemia, desidratação grave, mais de 6 evacuações por dia), sinais de diarreia invasiva (febre, mucorreia e hematoquezia) ou em pacientes de altíssimo risco (idosos frágeis, imunocomprometidos e com comorbidades caquetizantes avançadas como insuficiência cardíaca).

Recomenda-se o uso de azitromicina ou fluoquinolonas (ciprofloxacino, levofloxacino, norfloxacino etc.) por 3 a 5 dias. Todavia, deve-se atentar na população idosa para os riscos da utilização destas últimas, pois essa classe pode estar relacionada à ocorrência de lesões do tecido conjuntivo, especialmente na aorta e em tendões. Por isso, tanto a agência americana Food and Drug Administration (FDA) quanto o Ministério da Saúde recomendam que essas medicações sejam evitadas em pacientes com doença aterosclerótica documentada e idosos frágeis.

O uso de antidiarreicos pode ser feito naqueles pacientes sem sinais de diarreia invasiva (afebris, com fezes aquosas sem produtos patológicos). A loperamida é o agente antimotilidade mais utilizado. A dose habitual é de 4 mg (2 comprimidos) de imediato, depois 2 mg após cada evacuação até uma dose máxima de 16 mg/dia. A racecadotrila é outra opção, embora menos disponível. Já o uso de probióticos é controverso e tem grande heterogeneidade de estudos clínicos, não havendo nenhuma recomendação formal para seu uso.

Na suspeita de etiologia parasitária, a terapia empírica pode ser feita com nitazoxanida por 3 dias ou albendazol por 5 dias. Assim, haverá cobertura de protozoários e helmintos.

DIARREIAS CRÔNICAS

A ocorrência de diarreia por períodos prolongados (maiores que 30 dias) é bastante frequente em idosos, ocorrendo em até 14% da população geriátrica, ao passo que na população geral ocorre em uma frequência de 5%.

Importante destacar que há aumento da prevalência na presença de comorbidades, tanto as diretamente relacionadas ao trato gastrointestinal (como a doença inflamatória intestinal) como as que se relacionam de maneira indireta (como o diabetes *mellitus*). Outros fatores também contribuem de maneira importante, como o frequente uso de medicamentos, por vezes de maneira desnecessária e sem a devida orientação médica.

Principais causas na população idosa

Conforme descrito, o uso de múltiplos medicamentos na população idosa é uma das principais causas a serem lembradas durante a anamnese. Destaque deve ser dado ao uso de anti-hipertensivos (como os inibidores da enzima conversora de angiotensina), antidiabéticos orais (como a metformina) e anti-inflamatórios não esteroidais. Além disso, o uso indiscriminado de suplementos (como os que contêm magnésio) também exerce importante contribuição nesse sentido. Por fim, deve-se atentar para o uso atual ou recente de antibióticos, principalmente em idosos hospitalizados, que pode desencadear a diarreia por *Clostridioides difficile*, conforme discutido anteriormente (Quadro 1).

Hábitos alimentares também podem induzir quadros diarreicos crônicos, com destaque para a ingestão de cafeína, adoçantes artificiais (como sorbitol) e álcool. A intolerância à lactose também deve ser levada em consideração, principalmente se os quadros diarreicos se associam com a ingestão de leite/derivados e se outros sintomas também estão presentes, como dor e distensão abdominal. Nesses casos, existe uma deficiência da enzima lactase (primária ou secundária a outras doenças intestinais), fazendo com que a lactose não seja adequadamente absorvida no intestino delgado e passe mais rapidamente para o cólon, desencadeando maior secreção de água e eletrólitos (mecanismo osmótico de diarreia) e fermentação por bactérias (com liberação de gás hidrogênio e consequente distensão abdominal).

A lembrança de uma neoplasia associada à diarreia deve estar presente em populações idosas, principalmente na presença de sinais de alarme, como sangramentos recorrentes associados às evacuações, despertar noturno (por dor ou diarreia) e perda ponderal não intencional, em um período de tempo curto. Particularmente no caso de neoplasias acometendo o intestino grosso, espera-se maior frequência das evacuações, mas com menor volume, havendo por vezes sangue nas fezes e tenesmo (vontade imperiosa de defecar, com sensação de esvaziamento incompleto).

Deve-se ressaltar a importância do rastreio de neoplasias de cólon em indivíduos com idade superior a 45 anos, independentemente da presença de diarreia; esse rastreio pode ocorrer até os 75 anos, desde que a expectativa de vida seja de 10 anos ou mais.

Causas disabsortivas também devem ser lembradas, seja por deficiências exócrinas (pancreatite crônica) ou enzimáticas (deficiência

QUADRO 1 Medicamentos que causam diarreia

Sistema de atuação do medicamento	Classe e exemplos
Cardiovascular	▪ Antiarrítmicos (digoxina, procainamida). ▪ Anti-hipertensivos (enalapril, captopril, losartana, betabloqueadores, hidralazina, metildopa). ▪ Antilipemiantes (estatinas). ▪ Diuréticos (furosemida, acetazolamida).
Sistema nervoso central	▪ Ansiolíticos (alprazolam, fluoxetina, lítio). ▪ Antiparkinsonianos (levodopa).
Endócrino	▪ Hipoglicemiantes (metformina). ▪ Agentes tireoidianos (levotiroxina).
Gastrointestinal	▪ Antiácidos (agentes contendo magnésio, inibidores da bomba de prótons). ▪ 5-aminossalicitatos (mesalazina, olsalazina). ▪ Ácido ursodexosicólico.
Musculoesquelético	▪ Anti-inflamatórios (colchicina, ibuprofeno, naproxeno).
Outros	▪ Antibióticos (amoxicilina, ampicilina, cefalosporinas, clindamicina). ▪ Quimioterápicos. ▪ Álcool. ▪ Adoçantes (sorbitol). ▪ Vitaminas (magnésio, vitamina C).

de lactase, primária ou secundária, promovendo intolerância à lactose). Alterações anatômicas também podem gerar síndromes disabsortivas, seja em consequência de procedimentos cirúrgicos (como ressecções gástricas/intestinais) ou de patologias do trato gastrointestinal (como fístulas no contexto da doença diverticular complicada).

Doenças inflamatórias intestinais também têm importância cada vez maior na população idosa. Sabe-se que tais doenças possuem incidência bimodal, com o primeiro pico na segunda década de vida e o segundo a partir dos 65 anos de idade (cerca de 15% do total). Muitas vezes, esse diagnóstico é tardio, pelo maior número de diagnósticos diferenciais possíveis nessa faixa etária. Nesses casos, a doença colônica (retocolite ulcerativa) tem maior frequência que a doença acometendo o delgado e demais segmentos do trato gastrointestinal (doença de Crohn).

As apresentações também costumam ser menos graves nessa faixa etária, embora as hospitalizações cursem com maior morbidade em comparação com pacientes jovens.

A diarreia por ácidos biliares (também denominada *diarreia colerética*), por sua vez, deve ser interrogada se existe o relato de colecistectomia ou ressecções ileais. Nesses casos, há menor absorção ileal dos ácidos biliares, que surgem em maior quantidade no cólon, implicando mecanismo osmótico de diarreia, ou seja, maior secreção de água e eletrólitos; além disso, a presença dos ácidos biliares promove aumento direto da motilidade intestinal.

A ocorrência de quadro diarreico aquoso não sanguinolento em mulheres idosas deve levantar a suspeita de colite microscópica; outras características aumentam essa suspeita, como a presença concomitante de doenças autoimunes e o uso de determinados medicamentos, como inibidores de bombas de prótons.

O supercrescimento bacteriano de delgado é uma causa menos frequente na população geral, mas que adquire maior importância entre idosos. Essa condição se caracteriza por maior colonização intestinal por microrganismos aeróbios/anaeróbios, devendo ser particularmente lembrada nos casos de distúrbios da motilidade (que podem ocorrer em pacientes diabéticos, por exemplo) e de alterações estruturais/pós-cirúrgicas. Outro fator contribuinte é a hipocloridria gástrica (comumente em idosos pelo uso prolongado dos inibidores da bomba de prótons).

A hipótese de transtorno funcional também deve ser aventada entre os idosos, desde que causas orgânicas tenham sido excluídas, seja pela avaliação clínica ou por exames complementares. Sendo a diarreia crônica em indivíduos com idade superior a 50 anos um sinal de alarme para causas orgânicas, por vezes é necessário realizar exames complementares (como a colonoscopia) antes de considerar o transtorno funcional em idosos.

Particularmente no caso da síndrome do intestino irritável (forma diarreica), além da ausência dos sinais de alarme, existe a dor abdominal recorrente (uma ou mais vezes por semana, nos últimos 3 meses), que se relaciona com a defecação, mudança na frequência das evacuações ou mudança na consistência das fezes (pelo menos duas dessas características, conforme os critérios de Roma IV).

Abordagem da diarreia crônica no idoso

A abordagem envolve de forma indispensável uma anamnese direcionada para os fatores possivelmente relacionados: cirurgias prévias, hábitos alimentares, medicamentos utilizados e comorbidades (como diabetes e hipertireoidismo). Além disso, é necessário interrogar ativamente se existem sinais de alarme – a ocorrência de tais sinais deve direcionar para exames complementares como a colonoscopia, considerando essencialmente a possibilidade de neoplasia.

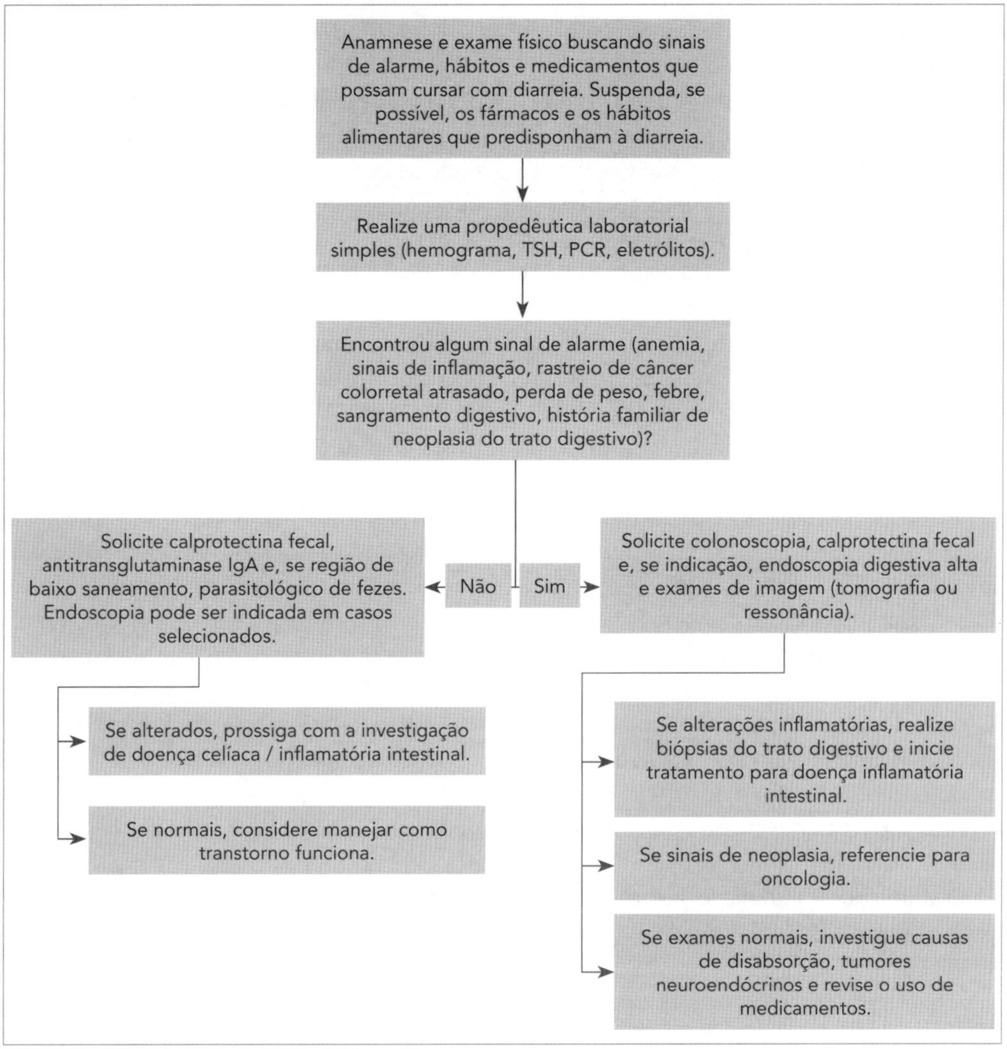

FIGURA 1 Sugestão de fluxograma de investigação da diarreia crônica em idosos.
TSH: hormônio estimulador da tireoide.

Outros exames complementares podem ser solicitados em uma investigação inicial, a saber: hemograma, perfil de ferro (ferro, ferritina e capacidade total de ligação do ferro), hormônio estimulador da tireoide – TSH (pela possibilidade de hipertireoidismo associado), calprotectina fecal/lactoferrina fecal (provas de atividade inflamatória utilizadas na suspeita de doença inflamatória intestinal) e o parasitológico de fezes. Adicionalmente, podem ser solicitados outros exames, de acordo com as hipóteses imaginadas durante a anamnese.

Particularmente nos casos de uso atual ou recente de antibiótico, em que se suspeita de diarreia por *Clostridioides difficile*, pode ser realizada pesquisa de toxina para essa bactéria nas fezes (toxinas A e B). O tratamento envolve inicialmente a suspensão do antibiótico utilizado; casos leves e graves envolvem também prescrição de vancomicina oral, 125 mg a cada 6 horas; alternativamente, pode ser prescrito o metronidazol oral, 500 mg a cada 8 horas. Casos fulminantes envolvem dose maior de vancomicina oral (500 mg a cada 6 horas), podendo ser associado metronidazol endovenoso (500 mg a cada 8 horas).

Diante da associação da diarreia com ingestão de leite e derivados, suspeitando-se de intolerância à lactose, idealmente é realizado o teste respiratório de hidrogênio, que mede a quantidade de gás hidrogênio expirado após a ingestão de 25 a 50 g de lactose – quantidades liberadas superiores a 20 ppm são indicativas de intolerância à lactose. Entretanto, em locais com menos recursos diagnósticos, deve-se considerar diminuir a ingesta de leite ou alimentos contendo lactose, observando se há melhora dos sintomas.

As características das evacuações podem induzir a hipótese de esteatorreia – fezes espumosas, de odor fétido, que por vezes ficam aderidas ao vaso. Nesses casos pode ser solicitada pesquisa de elastase fecal. Em casos selecionados, como em etilistas de longa data com suspeita de pancreatite crônica, pode-se realizar a ressonância magnética. Após confirmada associação da esteatorreia com pancreatite crônica, o tratamento envolve o uso de suplementação de enzimas pancreáticas, 2 cápsulas (50 mil unidades) durante as principais refeições e 1 cápsula (25 mil unidades) durante os lanches.

Conforme discutido, doenças inflamatórias intestinais também têm importância na população idosa, e, diante da suspeita desse diagnóstico etiológico, deve-se lançar mão de ferramentas diagnósticas, como a calprotectina fecal e a colonoscopia com biópsia. Exames de imagem também têm papel relevante, particularmente a enterotomografia e a enterorressonância.

A associação de dados clínicos, laboratoriais, endoscópicos, histológicos e de imagem favorece o diagnóstico, não havendo um exame definitivo. Esses casos devem ser preferencialmente referenciados para um especialista, visando ao início da terapia de remissão (com corticoides, p. ex.), seguida da terapia de manutenção.

Quadros diarreicos que surgem após ressecções ileais ou colecistectomias induzem a hipótese de diarreia por ácidos biliares, conforme comentado anteriormente. Nesses casos pode-se fazer uso empírico da colestiramina, inicialmente em baixas doses (2 g, 1 ou 2 vezes ao dia).

Caso haja a suspeita clínica de colite microscópica, é necessário realizar colonoscopia com biópsia, mesmo que não sejam observadas alterações macroscópicas durante o exame colonoscópico. A histologia poderá revelar um percentual de linfócitos maior que 20%, nos casos de colite linfocítica; pode também ser visualizada uma banda colônica subepitelial de colágeno espessada, favorecendo o diagnóstico de colite colagenosa. O manejo desses casos envolve a suspensão de possíveis medicamentos implicados, como anti-inflamatórios não esteroidais. Além disso, podem ser utilizados antidiarreicos, como a loperamida.

O uso de corticoides também se faz necessário nas doenças ativas: pode ser utilizada a budesonida oral, 9 mg ao dia, por 6 a 8 semanas, com posterior desmame (6 mg ao dia por 2 semanas, em seguida 3 mg ao dia por mais 2 semanas).

A suspeita de supercrescimento bacteriano de delgado, por sua vez, também requer exames confirmatórios, preferencialmente cultura de aspirado do duodeno ou, de forma menos invasiva, a medida seriada do hidrogênio expirado. O tratamento envolve o uso de antibióticos, com destaque para a rifaximina (1 comprimido de 550 mg a cada 8 horas, durante 14 dias). Esquemas alternativos de tratamento envolvem o uso de ciprofloxacino, metronidazol, sulfametoxazol-trimetroprima e amoxicilina-clavulanato.

Diante da suspeita de doença celíaca, marcadores sorológicos devem ser solicitados, com destaque para a antitransglutaminase IgA; o diagnóstico definitivo é realizado a partir da análise histológica duodenal. Confirmado o diagnóstico, o tratamento envolve a exclusão de alimentos contendo glúten da dieta (trigo, centeio e cevada).

Os transtornos funcionais, como a síndrome do intestino irritável, são de diagnóstico clínico, mas podem ser necessários exames complementares em casos selecionados, conforme discutido anteriormente. A abordagem terapêutica desses casos envolve uma adequada relação médico-paciente, esclarecendo sobre o caráter benigno da condição.

Outra estratégia não medicamentosa possível é a adoção de dieta com baixo teor de oligo, di e monossacarídeos fermentáveis e polióis (*Fodmap*); esses carboidratos de cadeia curta são mal absorvidos e osmoticamente ativos no lúmen intestinal.

Dentre as estratégias medicamentosas, antidiarreicos como a loperamida merecem destaque, podendo ser ingerida antes das refeições. Antiespasmódicos também podem ser utilizados para alívio da dor, com destaque para a mebeverina e a papaverina. Outra opção são os antidepressivos tricíclicos (como a amitriptilina e nortriptilina), particularmente se são detectados transtornos depressivos ou ansiosos em associação (Quadro 2).

BIBLIOGRAFIA

Ananthakrishnan AN, McGinley EL, Binion DG. Inflammatory bowel disease in the elderly is associated with worse outcomes: a national study of hospitalizations. Inflamm Bowel Dis. 2009;15(2):182-9.

Arasaradnam RP, Brown S, Forbes A, Fox MR, Hungin P, Kelman L, et al. Guidelines for the investigation of chronic diarrhoea in adults: British Society of Gastroenterology. 3rd edition. Gut. 2018;67:1380.

Avery ME, Snyder JD. Oral therapy for acute diarrhea: the underused simple solution. N Engl J Med. 1990;323:891.

Brasil. Ministério da Saúde. Boletim epidemiológico especial. 2021. Available: https://www.gov.br/saude/pt-br/centrais-de-conteudo/publicacoes/boletins/epidemiologicos/especiais/2021/boletim-epidemiologico-especial-hiv-aids-2021.pdf/view.

Costa S, Gattoni S, Nicolardi ML, Costetti M, Maimaris S, Schiepatti A, et al. Prevalence and clinical features of bile acid diarrhea in patients with chronic diarrhea. J Dig Dis. 2021;22:108.

Dryden MS, Gabb RJ, Wright SK. Empirical treatment of severe acute community: acquired gastroenteritis with ciproftoxacin. Clin Infect Dis. 1996;22:1019.

Dutra B, Siddiqui S, Everett J. A clinical aproach to chronic diarrhea. Gastroenterology. 2022;162:707.

Gardner TB, Adler DG, Forsmark CE, Sauer BG, Taylor JR, Whitcomb DC. ACG clinical guideline: chronic pancreatitis. Am J Gastroenterol. 2020;115:322.

Gomez-Escudero O, Remes-Troche JM. Aproach to the adult patient with chronic diarrhea: a literature review. Rev Gastroenterol Mex (Engl Ed). 2021.

Guerrant RL, Van Gilder T, Steiner TS, Thielman NM, Slutsker L, Tauxe RV, et al. Practice guidelines for the management of infectious diarrhea. Clin Infect Dis. 2001;32:331.

QUADRO 2 Revisão sobre causas de diarreia e seus respectivos tratamentos

Causa	Investigação	Tratamento
Diarreia por *Clostridioides difficile*	Toxinas A e B fecais	Metronidazol ou vancomicina via oral
Intolerância à lactose	Teste respiratório de hidrogênio	Redução de ingesta e lactase
Pancreatite crônica (esteatorreia)	Elastase fecal	Enzimas pancreáticas
Doenças inflamatórias intestinais	Calprotectina fecal, colonoscopia e endoscopia digestiva alta com biópsias	Imunossupressão
Diarreia por ácidos biliares	Pacientes com histórico de colecistectomia	Colestiramina
Colite microscópica	Biópsias do cólon via colonoscopia	Loperamida e corticoesteroides
Supercrescimento bacteriano	Cultura de aspirado duodenal ou teste respiratório de hidrogênio	Rifaximina, ciprofloxacino ou metronidazol
Doença celíaca	Testes sorológicos e biópsia endoscópica do duodeno	Exclusão de glúten da dieta
Transtornos funcionais	Ausência de sinais de alarme, exames normais e história sugestiva	Antiespasmódicos, antidiarreicos e orientação sobre *Fodmap*

Fodmap: oligo, di e monossacarídeos fermentáveis e polióis.

Kelly CR, Fisher M, Allegretti JR, LaPlante K, Stewart DB, Limketkai BN, et al. ACG clinical guidelines: prevention, diagnosis and treatment of Clostridioides difficile infections. Am J Gastroenterol. 2021;116:1124.

Lacy BE, Pimentel M, Brenner DM, Chey WD, Keefer LA, Long MD, et al. ACG clinical guideline: management of irritable bowel syndrome. Am J Gastroenterology. 2021;116:17.

Miehlke S, Guagnozzi D, Zabana Y, Tontini GE, Fiehn A-MK, Wildt S, et al. European guidelines on microscopic colitis: United European Gastroenterology and European Microscopic Colitis Group statements and recommendations. United European Gastroenterol J. 2020; 2050640620951905.

Pimentel M, Saad RJ, Long MD, Rao SSC. ACG clinical guideline: small intestinal bacterial overgrowth. Am J Gastroenteorol. 2020;115:165.

Riddle MS, DuPont HL, Connor BA. ACG clinical guideline: diagnosis, treatment, and prevention of acute diarrheal infections in adults. Am J Gastroenterol. 2016;111:602.

Rubin DT, Ananthakrishnan AN, Siegel CA, Sauer BG, Long MD. ACG clinical guideline: ulcerative colitis in adults. Am J Gastroenrol. 2019;114: 384.

Thielman NM, Guerrant RL. Clinical practice: acute infectious diarrhea. N Engl J Med. 2004;350:38.

U.S. Food & Drug Administration. FDA warns about increased risk of ruptures or tears in the aorta blood vessel with fluoroquinolone antibiotics in certain patients. Available: https://www.fda.gov/drugs/drug-safety-and-availability/fda-warns-about-increased-risk-ruptures-or-tears-aorta-blood-vessel-fluoroquinolone-antibiotics.

SEÇÃO IV

Doenças osteomioarticulares

Lombalgias: princípios básicos, avaliação, tratamento e reabilitação

22

Daniel Rubio de Souza
Flávia Tiemi Tashiro Nakamura

INTRODUÇÃO

Não há dúvida da enorme importância epidemiológica da ocorrência de dores lombares na população. É possível afirmar que todo ser humano experimentará pelo menos um episódio de dor lombar durante sua vida. Essa queixa é uma das principais causas de procura pelo médico e uma das principais causas de afastamento temporário ou definitivo do trabalho. Sua incidência e prevalência aumentam com o envelhecimento.

Estima-se que 13,5% da população brasileira seja acometida por lombalgia não específica. Vinte a 30% dos casos são recorrentes ou crônicos, gerando incapacidade funcional e diminuição da participação social. Por isso não há como questionar o enorme impacto sobre a saúde populacional e seus consequentes custos econômicos associados.

Portanto, todo médico, independentemente de sua especialidade, deveria dominar os princípios básicos da abordagem e tratamento inicial das lombalgias.

FISIOPATOLOGIA

A causa das dores lombares é certamente um dos grandes mistérios da medicina. Muitos atribuem a causa a uma ou outra estrutura, mas essa disputa continuará sem vencedores. Múltiplas estruturas podem gerar dor, porém o consenso é de que as causas são multifatoriais e se sobrepõem. Quanto mais crônica a queixa, mais difícil será apontar uma causa específica.

As principais fontes nociceptivas são os discos intervertebrais, as facetas articulares e as alterações degenerativas dos platôs vertebrais. No entanto, há vasta investigação sobre a grande incidência de alterações dessas estruturas identificadas por exames de imagem em pacientes assintomáticos. É possível concluir que os achados de exames, especialmente em população mais idosa, devem ser interpretados com parcimônia. Vale, contudo, ressaltar que, de forma primária (como principal causa) ou secundária, a dor de origem muscular, em especial a síndrome dolorosa miofascial, deve ser considerada, na maior parte dos casos, de lombalgia.

Acredita-se que a soma de alterações posturais, alterações degenerativas e a predisposição de ordem física, emocional e social (Quadros 1 e 2) possa desencadear processos que culminem com a manifestação dolorosa.

Outro conceito importante para o entendimento do quadro de dor é o fenômeno da sensibilização central. Quando há um estímulo nociceptivo periférico persistente, as vias supressoras de dor nos níveis periférico, medular e encefálico sofrem transformações funcionais e metabólicas. Essas alterações podem

QUADRO 1 Fatores de risco para dor lombar

- Episódio prévio de lombalgia.
- Outras dores crônicas.
- Doenças crônicas (asma, cefaleia, diabetes etc.).
- Doenças mentais.
- Tabagismo.
- Obesidade.
- Antecedente familiar de lombalgia crônica.
- Posturas inadequadas.
- Tarefas manuais pesadas.
- Fadiga.
- Alta carga de trabalho.
- Sobrecarga física e emocional.
- Atividade frequente de inclinar o tronco ou carregar peso.

QUADRO 2 Fatores de risco para cronificação da lombalgia

Fatores biofísicos	Constituição muscular (tamanho e distribuição dos tipos de fibra).
	Coordenação motora.
Fatores psicológicos	Depressão.
	Ansiedade.
	Catastrofismo.
	Baixa autoestima.
	Comportamento de medo e evitação.
	Sensação de baixa autoeficácia.
Fatores sociais	Baixo nível educacional.
	Baixo nível socioeconômico.

não reverter mesmo após a retirada do fator desencadeante inicial. Portanto, deve-se considerar esse fenômeno na instituição de tratamento, isto é, promover ações voltadas às alterações no sistema nervoso central, principalmente nos casos mais crônicos.

INVESTIGAÇÃO

A quase totalidade das lombalgias terá causa inespecífica. A investigação com exames complementares deve ser direcionada a descartar causas específicas de dor lombar quando há suspeita de fratura vertebral, doenças inflamatórias, neoplasias, infecções e causas intra-abdominais. Cerca de 1% dos casos de lombalgia estarão relacionados com essas causas.

É recomendável que o clínico esteja atento às chamadas bandeiras vermelhas (Quadro 3), conjunto de sinais e sintomas que devem alertar para a possibilidade de causas específicas de dor lombar. No entanto, investigações recentes demonstram que até 80% das lombalgias não específicas podem ter pelo menos uma bandeira vermelha; portanto, mesmo com esses sinais o médico deve manter o espírito crítico para solicitar exames. A realização de exames está diretamente relacionada com maior ocorrência de iatrogenia e intervenções mais agressivas e desnecessárias.

CAUSAS ESPECÍFICAS DE LOMBALGIA

Fratura vertebral

É muito rara antes dos 50 anos, exceto se associada a trauma de grande energia ou doença óssea. Sua prevalência aumenta em pacientes com uso crônico de corticoides. A ocorrência de trauma com contusão ou abrasão da pele aumenta a suspeita. A dor pode cronificar em até um terço dos casos.

Espondiloartrite axial

Acomete principalmente homens entre os 20 e os 40 anos de idade. Relaciona-se com a presença de HLA-B27. Características clínicas

QUADRO 3 Bandeiras vermelhas

- Traumatismo grave.
- Traumatismo moderado em pacientes > 50 anos.
- Perda de peso.
- Febre.
- Uso de drogas intravenosas.
- Imunossupressão.
- História pessoal de câncer.
- Osteoporose.
- Uso crônico de corticoide.
- Idade > 70 anos.
- Déficit neurológico progressivo ou incapacitante.
- Perda de controle esfincteriano.
- Dor noturna (que desperta o paciente).
- Sem melhora ao repouso ou ao decúbito dorsal horizontal.
- Duração > 6 semanas

incluem rigidez matinal lombar e melhora com o exercício, mas não com o repouso. Muitas vezes tem seu diagnóstico tardio.

A principal doença desse grupo é a espondilite anquilosante, mas ele também inclui artrites reativas, artrite psoriásica e artrite da doença inflamatória intestinal. A recente descoberta de medicações que podem interferir na evolução dessa doença altamente incapacitante deve chamar a atenção para essa suspeita em pacientes jovens com queixa de lombalgia crônica ou recorrente.

Neoplasias

Noventa e sete por cento das lesões tumorais na coluna são metastáticas; portanto, deve-se estar atento a história de adenocarcinomas (próstata, mama, pulmão, tireoide e trato gastrointestinal). O tumor primário mais comum é o mieloma múltiplo e geralmente se apresenta como dor lombar persistente em pacientes com mais de 60 anos. Sintomas sistêmicos como emagrecimento, perda de apetite, dor noturna e não melhora com o repouso podem estar presentes.

Infecções

Incluem espondilodiscite, osteomielite e abcesso epidural. Geralmente o paciente tem história mais arrastada com sintomas sistêmicos de febre, mal-estar e dor intensa localizada. Pode estar associada a procedimentos cirúrgicos ou infecções a distância disseminadas via hematogênica. São causadas em geral por infecção estafilocóccica. Há suspeitas em pacientes imunossuprimidos e usuários de drogas intravenosas. Em países em desenvolvimento, a prevalência de tuberculose é alta.

Síndrome da cauda equina

Caracteriza-se por quadro de lombociatalgia de instalação aguda associada a perda de controle esfincteriano (geralmente incontinência ou retenção urinária) e anestesia em sela associada ou não a déficit motor distal. A suspeita desse quadro, principalmente nas unidades de emergência, é de suma importância, pois a intervenção cirúrgica precoce com descompressão pode melhorar o prognóstico neurológico.

Síndromes dolorosas associadas à lombalgia

Síndrome dolorosa miofascial

Principal causa de dor lombar como síndrome principal ou secundária. Pode mimetizar dores originadas em outros sítios. Caracteriza-se por dor regional associada à região de enduramento muscular, formando um cordão ou nódulo muscular (banda tensa), na qual se pode encontrar uma região mais dolorosa (ponto de gatilho miofascial) que, ao ser pressionada, irradia dor para uma região específica (região de dor referida). Associa-se à diminuição da amplitude de movimento da articulação envolvida.

É geralmente causada pelo uso excessivo da musculatura envolvida. Na lombalgia, comumente estão envolvidos os músculos quadrado lombar, glúteos médio e mínimo, paravertebrais lombares e piriformes.

Dor discogênica

Dor axial sem irradiação, com piora ao sentar e aos movimentos de flexão e torção, e melhora ao repouso deitado ou ao andar. Correlaciona-se com alterações de Modic tipo 1 e desidratação de discos intervertebrais na ressonância magnética.

Síndrome facetária

Dor localizada não axialmente e geralmente sem irradiação para membros inferiores. Acomete indivíduos mais idosos. Piora com hiperextensão, rotação e lateralização da coluna, assim como ao mudar da posição sentada para em pé. Pode ocorrer rigidez matinal. Não piora com a manobra de Valsalva.

Dor sacroilíaca

Dor não axial que piora na posição sentada. Pode estar relacionada com a síndrome facetária e ter origem degenerativa ou inflamatória. A piora é desencadeada por manobras de estresse da articulação sacroilíaca.

Dor radicular

Há alteração sensitiva (hipoestesia ou dor de característica neuropática), diminuição de força e diminuição ou ausência de reflexos profundos em distribuição dermatoméria na raiz acometida. A intensidade da apresentação e o acometimento muscular estão relacionados com a intensidade da compressão. Pode ser mimetizada por acometimento miofascial ou ainda por compressão por síndrome dolorosa miofascial de músculo piriforme. Sintomas de dor periféricos são de maior intensidade que os de dor lombar.

Estenose do canal lombar

Geralmente tem origem degenerativa e acomete pacientes idosos. Relaciona-se com diâmetros do canal lombar menores do que 10 mm e estenose foraminal menor do que 15 mm. Caracteriza-se por dor axial geralmente associada a claudicação intermitente, isto é, os sintomas aparecem ou pioram após caminhar alguns metros. Os sintomas incluem dor de característica mista ou neuropática e perda de força muscular. A algia também piora ao ficar em pé ou descer escadas ou ladeiras. Pode estar associada a bexiga neurogênica em casos graves.

TRATAMENTO

Ainda que esta condição clínica tenha alta prevalência e que haja muitos estudos publicados, existem poucas evidências para a maioria das recomendações devido a seu amplo espectro de apresentações e às múltiplas intervenções terapêuticas possíveis. Portanto, sempre se deve escolher com sabedoria os tratamentos que potencialmente tragam conforto e envolvam menor risco de complicações secundárias.

A seguir, serão apresentadas as principais possibilidades terapêuticas baseadas em nossa prática clínica e na literatura consultada.

Medicação analgésica

Tanto nas lombalgias agudas como nas crônicas, a medicação analgésica não consegue mudar o perfil funcional dos pacientes, mas pode oferecer maior conforto para enfrentar as crises álgicas. Como em todo caso de dor, após a coleta de uma boa história clínica, deve ser determinado se a dor tem mais características nociceptivas ou neuropáticas.

Nas queixas de dor nociceptiva, devem ser indicados por curtos períodos analgésicos comuns, anti-inflamatórios não hormonais e opioides, conforme escala analgésica da Organização Mundial da Saúde (OMS), atentando a todas as contraindicações relacionadas com essas medicações. A prescrição de opioides deve ser bem cuidadosa, devido ao risco de dependência e ao aumento de morbimortalidade observados em estudos recentes.

Em nossa experiência, o uso de ciclobenzaprina em pacientes com dor miofascial associada pode ser benéfico. Em dores com características neuropáticas, devem ser associados analgésicos e antidepressivos (tricíclicos ou duloxetina) ou anticonvulsivantes (carbamazepina, gabapentina ou pregabalina). A injeção de corticoide extraforaminal pode trazer algum benefício nas lombociatalgias agudas quando realizada nos primeiros dias de instalação do quadro clínico.

Exercícios e atividade física

O paciente deve ser estimulado a manter-se ativo e trabalhando. Há forte correlação do tempo de inatividade e afastamento do trabalho com mau prognóstico. Deve ser evitado repouso no leito acima de 48 horas.

Não há consenso entre as modalidades de exercício a serem recomendadas nos casos de lombalgias, mas se pode afirmar que a realização de exercícios orientados com profissional capacitado (geralmente o fisioterapeuta) pode trazer benefício e diminuir o índice de recidivas. O programa de exercícios deve ser individualizado e envolver várias modalidades, como fortalecimento, alongamento, mobilização, controle motor e treino cardiovascular. Os exercícios devem ser introduzidos com cargas e intensidade progressivas, respeitando a tolerância do paciente.

Pacientes com lombalgia crônica podem ser especialmente beneficiados com exercícios de controle motor. Atividades como tai chi chuan e ioga também podem ser adjuvantes no tratamento de pacientes crônicos.

Terapia manual, massagem e acupuntura

Essas terapias podem trazer benefício analgésico imediato, mas não modificam a história natural da doença e a funcionalidade do paciente. Logo, podem fazer parte do arsenal de tratamento, como meio de permitir a realização de exercícios, mas nunca como modalidade isolada.

Meios físicos

Muitas vezes pacientes são encaminhados para a fisioterapia e submetidos somente a tratamentos analgésicos passivos, através de meios físicos como ultrassom, ondas curtas, *laser*, compressas e eletroterapia. É sempre importante investigar a que modalidade de fisioterapia o paciente foi submetido, pois tais meios físicos não modificam a evolução da doença e devem apenas servir de ponte para facilitar a realização de exercícios terapêuticos.

Coletes e taping

Também são modalidades de terapia passiva que não modificam a evolução da doença. Não devem ser usadas de maneira isolada de outras medidas.

Educação em saúde

Informações educativas na forma verbal e escrita são recomendadas a todos os pacientes, com ênfase nos cuidados para evitar desencadeantes ou perpetuantes do quadro álgico, diminuir a ansiedade em relação à doença, diminuir peso corporal, manejar o estresse, manter atividade física e realizar exercícios domiciliares.

Orientações relativas a cuidados com postura, ergonomia e hábitos de vida são muito importantes, entre elas:

- Evitar atividades com flexão sustentada do tronco.
- Evitar longos períodos de imobilidade sentado ou em pé.
- Adequar a cadeira de trabalho (apoio de pés, joelhos e quadris a 90 graus, apoio para braços).
- Ajustar a tela do computador na altura dos olhos.
- Evitar o uso excessivo do celular.
- Alinhar bem a coluna durante o sono (adequar travesseiros, usar almofada entre os joelhos, decúbito lateral, colchão sem muita rigidez nem muito macio).
- Evitar bolsas muito pesadas e distribuir o peso em mochilas com duas alças.

Psicoterapia

Várias condições emocionais podem predispor à cronificação e à manutenção de dor lombar. O clínico deve estar atento às condições de humor e ansiedade do paciente. Em casos crônicos, pode ser indicada uma abordagem psicoterapêutica, em especial as terapias cognitivo-comportamentais.

CONSIDERAÇÕES FINAIS

A lombalgia inespecífica é uma condição clínica muito comum, e todo médico deveria estar minimamente capacitado para seu atendimento. Uma intervenção adequada deve visar ao conforto do paciente, evitar condutas agressivas que aumentem a morbimortalidade relacionada e identificar precocemente causas específicas de lombalgia de evolução diferenciadas, como as relativas a câncer, infecções e doenças inflamatórias.

As principais medidas terapêuticas para o tratamento das lombalgias envolvem o uso de medicações analgésicas adequadas, exercícios terapêuticos, orientações sobre a evolução da doença e medidas posturais. Pacientes com dor crônica demandam abordagens mais complexas, geralmente com mais de uma modalidade terapêutica, envolvendo uma equipe multiprofissional mais ampla e maior enfoque em medidas de suporte psicológico.

BIBLIOGRAFIA

Allegri M, Montella S, Salici F, Valente A, Marchesini M, Compagnone C, et al. Mechanisms of low back pain: a guide for diagnosis and therapy. Version 2. F1000Res. 2016;5(F1000 Faculty Rev):1530.

Chou R, Deyo R, Friedly J, Skelly A, Hashimoto R, Weimer M, et al. Nonpharmacologic therapies for low back pain: a systematic review for an American College of Physicians Clinical Practice Guideline. Ann Intern Med. 2017; 166(7):493-505.

Danve A, Deodhar A. Axial spondyloarthritis in the USA: diagnostic challenges and missed opportunities. Clin Rheumatol. 2019;38(3):625-34.

den Boer C, Dries L, Terluin B, van der Wouden JC, Blankestein AH, van Wilgen CP, et al. Central sensitization on chronic pain and medically unexplained symptom research: a systematic review of definitions, operationalizations and measurement instruments. J Psychom Res. 2019;117:32-40.

Donnelly JM, de las Peñas CF, Finnegan M, Freeman JL. Travell and Simmons' miofascial pain and dysfunction: the trigger point manual. 3rd ed. Philadelphia: Wolters Kluwer Health; 2019.

Falcetta FS, Dal Pizzol A, Assman JB, Della Giustina A, Franzoi M, Georg AE, et al. Mal de Pott: uma doença milenar em um novo século. Rev HCPA. 2009;29(2):170-3. Available: https://seer.ufrgs.br/hcpa/article/view/8643/5818 (acesso fev 2023).

Gentile L, Benazzo F, de Rosa F, Bonano S, Dallagiacoma G, Franceschetti G, et al. A systematic review: characteristics, complications and treatment of spondylodiscitis. Eur Rev Med Pharmacol Sci. 2019;23(2 Suppl):117-28.

Greve JMA. Reabilitação nas algias vertebrais. In: Greve JMA, Amatuzzi MM, editores. Medicina de reabilitação aplicada à ortopedia e traumatologia. São Paulo: Roca; 1995. p.135-57.

Hartvigsen J, Hancock M, Kongsted A, Louw Q, Ferreira ML, Genevay S, et al. What low back pain is and why we need to pay attention. Lancet. 2018;391(10137):2356-67.

Joaquim AF, Maturana FAP, Anderle DV, Zambelli HJL, Maldaun MVC. Metástases da coluna vertebral. Rev Neurocienc. 2007;15(3):240-5. Available: http://www.revistaneurociencias.com.br/edicoes/2007/RN%2015%2003/Pages%20from%20RN%2015%2003-12.pdf (acesso 2019 nov 1).

Ministério da Saúde. Portaria SAS/MS n. 1.083, de 2 de outubro de 2012. Protocolo Clínico e Diretrizes Terapêuticas da Dor Crônica. Available: https://bvsms.saude.gov.br/bvs/saudelegis/sas/2012/prt1083_02_10_2012.html (acesso fev 2023).

Nascimento PRC, Costa LOP. Low back pain prevalence in Brazil: a systematic review. Cad Saúde Pública. 2015; 31(6):1141-55.

See S, Ginzburg R. Choosing a skeletal muscle relaxant. Am Fam Physician. 2008;78(3):365-70. Available: https://www.aafp.org/afp/2008/0801/p365.html (acesso fev 2023).

Stochkendahl MJ, Kjaer P, Hartvigsen, Kongsted A, Aaboe J, Andersen M, et al. National clinical guidelines for non-surgical treatment of patients with recent onset low back pain or lumbar radiculopathy. Eur Spine J. 2017;27(1):60-75.

Vilar MCH, Kaziyama HHS. Reabilitação em lombalgia: diagnóstico e tratamento. In: Greve JMA, Amatuzzi MM, editores. Medicina de reabilitação aplicada à ortopedia e traumatologia. São Paulo: Roca; 1995. p.103-25.

Princípios do tratamento e reabilitação da osteoartrite

23

Daniel Rubio de Souza
Claudia Sayuri Furukawa Oshiro
Denise Junqueira dos Santos

INTRODUÇÃO

Osteoartrite é uma doença progressiva, dinâmica e complexa que envolve processos inflamatórios, biomecânicos e degenerativos da cartilagem, do osso subcondral, assim como de toda a estrutura osteoarticular, composta pela membrana sinovial, meniscos, ligamentos, musculatura e gordura periarticular.

Segundo o Colégio Americano de Reumatologia (ACR), pode-se definir a osteoartrite como "um grupo heterogêneo de condições que levam a sinais e sintomas articulares, que estão associados com defeitos na integridade da cartilagem articular, além de mudanças relacionadas com o osso subjacente à margem articular". Embora seja mais comumente relatada nos joelhos, pode ocorrer em qualquer articulação do corpo; 5 a 25% das pessoas com osteoartrite apresentam acometimento de várias articulações.

A osteoartrite é umas das principais causas de dor crônica, sendo caracterizada por artralgia, rigidez, restrição de movimento, crepitação, efusão ocasional, graus variáveis de inflamação local e sofrimento psicológico, resultando em perda de funcionalidade e da qualidade de vida. O sintoma de dor está relacionado a citocinas catabólicas e inflamatórias que levam à sensibilização das vias nociceptivas pela ativação de nervos aferentes primários em resposta à lesão tecidual. Além dos mecanismos de dor nociceptiva periféricos, há o componente neuropático central em pacientes com osteoartrite.

No exame físico podem ser encontrados dor à palpação, alargamento articular, aumento da temperatura local e derrame articular na fase aguda. Em estágios mais avançados o paciente pode evoluir com importante limitação de movimento e instabilidade da marcha.

EPIDEMIOLOGIA

A osteoartrite é uma doença muito comum, sendo o distúrbio articular mais prevalente no ser humano, com alto custo individual, social e financeiro. Pode acometer cerca de 6 a 12% da população adulta e mais de um terço da população acima dos 65 anos de idade, com predominância no sexo feminino e em indivíduos com excesso de peso. É uma das dez principais causas de incapacidade no mundo, e a principal causa na população idosa.

As articulações mais acometidas são joelho, quadril e mão. Aproximadamente 30% dos indivíduos maiores de 45 anos possuem evidência radiográfica de osteoartrite de joelho, e metade destes apresenta sintomas. Em relação aos fatores de risco, pode-se considerar que a idade, o sexo feminino e a obesidade são fatores que aumentam a probabilidade de desenvolver osteoartrite.

Com os crescentes índices de obesidade e a tendência de envelhecimento populacional, a osteoartrite tende a ser um problema clínico cada vez maior. A prevalência mundial da osteoartrite de joelho é de aproximadamente 3,8%. Nos EUA a prevalência é de 12,1%, e no Canadá, de 10,5%. Nos EUA, estima-se por volta de 54 milhões de pacientes com osteoartrite clínica, que corresponde a um custo anual direto e indireto de cerca de 15 mil dólares por pessoa. Há poucos dados consistentes da população brasileira, mas estima-se a ocorrência em 4,14% da população adulta.

Em uma população de pacientes brasileiros com obesidade mórbida foi observada ocorrência de 63,1% de acometimento no joelho e de 40,8% nos quadris. No Brasil, a osteoartrite ocupa o terceiro lugar na lista dos segurados da Previdência Social, com 65% das causas de incapacidade. Em estudo nacional recente publicado em 2022, foi identificado registro de 74.730 internações hospitalares de indivíduos acima de 50 anos por osteoartrite entre 2017 e 2021.

ETIOLOGIA

A etiologia da osteoartrite é bastante complexa e envolve múltiplos fatores de origem biomecânica, bioquímica e neuromuscular. Existem três fatores que levam à degeneração articular na osteoartrite: lesão cartilaginosa, remodelação de osso subcondral e inflamação sinovial. Esses fenômenos ocorrem de maneira independente e se integram em uma complexa cadeia de reações mediadas por inúmeras vias. Isso explica a necessidade de tratamentos multimodais e a falta de resposta uniforme a medicações isoladas. A intensidade da ocorrência desses fenômenos pode variar de indivíduo para indivíduo.

FATORES DE RISCO

A identificação de fatores de risco (Quadro 1) é de extrema importância para detectar indivíduos com potencial para o desenvolvimento da doença. Sabe-se que os principais fatores relacionados à osteoartrite são: idade, obesidade, sexo feminino e injúria articular prévia.

QUADRO CLÍNICO

A história natural da osteoartrite costuma apresentar-se de forma insidiosa como dor protocinética, com melhora ao repouso, presença de crepitação, aumento do volume articular, rigidez articular menor que 30 minutos, piora pela manhã e após períodos prolongados de imobilidade. Ao longo do tempo, essas alterações podem levar a diminuição da amplitude articular e deformidades.

O acometimento em membros inferiores pode levar a diminuição da mobilidade, ocasionando alterações secundárias como perda da propriocepção e sarcopenia. Essas alterações

QUADRO 1 Fatores de risco

Constitucionais	▪ Idade* > 45 anos. ▪ Sexo feminino.* ▪ Etnia: negros > brancos> orientais.	Clínicos	▪ Obesidade.* ▪ Grande ganho de peso. ▪ Comorbidades clínicas. ▪ Cirurgias articulares prévias. ▪ Esportes de contato. ▪ Contratura em flexo. ▪ Derrame articular.
Psicossociais	▪ Estratégias de enfrentamento precárias. ▪ Alterações de saúde mental. ▪ Traumas psicológicos.	Imagem	▪ Edema ósseo. ▪ Perda de cartilagem. ▪ Sinovite. ▪ Gravidade radiográfica.

** Principais fatores para incidência e progressão do acometimento articular.*

levam a um aumento de 2,5 vezes do risco de queda, fraturas e de morbimortalidade.

Ao exame físico, é possível observar aumento do volume articular, eventual espessamento sinovial, crepitações, deformidades em varo, em valgo ou em flexão (indicadores de gravidade da doença) e diminuição da amplitude de movimento.

A presença de crepitação é sensível (89%), embora um pouco inespecífica (58%). O achado de osteófitos nas radiografias de joelho tem 91% de sensibilidade e 83% de especificidade. A combinação de osteófitos e dor no joelho tem boa sensibilidade (83%) e especificidade (93%).

Vale destacar que muitas vezes a dor articular pode estar relacionada com síndrome dolorosa miofascial (Quadro 2). Esse fenômeno pode ocorrer de forma primária ou secundária às alterações articulares. Por isso é necessário palpar a musculatura de áreas adjacentes à articulação durante o exame físico.

Estudos afirmam que a sensibilização à dor se mostrou independente da gravidade da alteração radiográfica ou da duração da doença, no entanto a presença de sinovite e o derrame articular estão diretamente relacionados à dor apresentada pelo paciente acometido por osteoartrite.

Pacientes com dor crônica de origem osteoartrítica também estão sujeitos a desenvolver sensibilização central. Sabe-se que um estímulo nociceptivo periférico contínuo e intenso pode levar a alterações neuroquímicas e metabólicas nas vias centrais de supressão e percepção de dor. Essas alterações levam à amplificação da percepção dolorosa na região dolorida e até mesmo a aumento da área de percepção de dor. Mesmo com o afastamento do fator desencadeante, por exemplo, a colocação de uma prótese, pode ocorrer manutenção da dor local.

DIAGNÓSTICO E EXAMES COMPLEMENTARES

O diagnóstico de osteoartrite é essencialmente clínico. Deve ser baseado sobretudo nas características clínicas e nos fatores de risco,

QUADRO 2 Articulações mais acometidas por osteoartrite e musculatura associada

Área de dor relatada	Músculos		
Mão	Abdutor do dedo mínimo	Flexor superficial dos dedos	Peitoral maior
	Braquial	Flexor ulnar do carpo	Peitoral menor
	Coracobraquial	Grande dorsal	Pronador redondo
	Escalenos	Infraespinal	Serrátil anterior
	Extensor radial do carpo (curto e longo)	Interósseos	Serrátil posterior
	Extensor ulnar do carpo	Oponente do polegar	Subclávio
	Flexor radial do carpo	Palmar longo	Tríceps
Quadril	Quadril	Ilíaco	Psoas
	Adutor da coxa (curto e longo)	Multifídeos	Quadrado lombar
	Adutor magno	Pectíneo	Sartório
	Grácil	Piramidal	Vasto intermédio
Joelho	Adutor da coxa (curto e longo)	Glúteo mínimo	Sóleo
	Adutor magno	Grácil	Tensor da fáscia lata
	Bíceps femoral	Reto femoral	Vasto lateral
	Fibular longo e breve	Semimembranoso	Vasto medial
	Gastrocnêmio	Semitendinoso	

uma vez que é extremamente prevalente. Radiografias simples não são obrigatórias, mas, assim como os exames laboratoriais, devem ser solicitadas quando há necessidade de avaliar possíveis complicações, apresentação atípica, infecção ou neoplasia. Na radiografia podem ser identificados danos articulares estruturais, e sua especificidade aumenta quando há presença de osteófitos ou estreitamento do espaço articular.

As radiografias de quadril e joelho são tipicamente avaliadas utilizando a classificação Kellgren Lawrence:

- Grau 0: ausência de patologia.
- Grau 1: presença questionável de osteófitos.
- Grau 2: presença definida de osteófitos.
- Grau 3: estreitamento do espaço articular.
- Grau 4: estreitamento avançado do espaço articular.

As alterações radiográficas mais comuns são diminuição de espaço articular, osteófitos, esclerose cortical e cistos subcondrais.

Não há necessidade de ressonância magnética na suspeita de osteoartrite, no entanto sua realização é importante na suspeita de fratura por insuficiência subcondral, tumor ou infecção. A associação entre dor e alteração estrutural vista na radiografia nem sempre está presente. A solicitação de exames de imagem está diretamente associada a maior número de intervenções cirúrgicas desnecessárias e maior iatrogenia.

Uma adequada anamnese com investigação de sintomas típicos de osteoartrite deve ser feita antes da solicitação de exame de imagem, pois, em indivíduos idosos, alterações radiográficas assintomáticas são muito prevalentes.

TRATAMENTO

O tratamento da osteoartrite deve respeitar toda a complexidade da doença, por isso é recomendável utilizar diversas estratégias terapêuticas associadas à abordagem multiprofissional. Os principais objetivos do tratamento são:

- Alívio da dor.
- Diminuição da incapacidade.
- Desaceleração da progressão da doença.
- Promoção de estratégias de enfrentamento.
- Impedimento de complicações secundárias.
- Retardo do tratamento cirúrgico.

As terapias disponíveis objetivam o alívio da dor e da limitação funcional. A cirurgia deve ser considerada após a falha de resposta aos tratamentos conservadores. A seguir, serão descritas as principais estratégias de tratamento da osteoartrite.

Exercício físico

Indicado pelas principais diretrizes de osteoartrite, o exercício físico deve ser a principal estratégia e o foco principal do tratamento. Além disso, a atividade física traz outros benefícios às condições gerais de saúde como um todo. Pode haver resistência do paciente à recomendação de atividade física, pois a dor está associada ao movimento e muitos profissionais de saúde podem ter recomendado repouso no passado. Exercícios com enfoque no fortalecimento dos músculos dos membros inferiores oferecem melhorias na funcionalidade e na dor de paciente com osteoartrose de joelho e quadril.

Os exercícios devem respeitar os limites de cada pessoa e ser individualizados em relação à intensidade, volume e progressão, principalmente para pacientes com múltiplos acometimentos articulares ou portadores de outras comorbidades. A abordagem inicial deve ser preferencialmente realizada por um fisioterapeuta e deve incluir atividade aeróbica, alongamento, exercício resistido e de equilíbrio.

Alguns *guidelines* recomendam atividades como ioga e tai chi, pois são práticas que incluem exercício de força, equilíbrio e atuam na prevenção de quedas. Recomendam-se alongamentos, fortalecimento muscular iniciando com exercícios isométricos, sem flexões extremas, com aumento de carga de 10% por semana até atingir 1 hora diária.

Exercícios aquáticos podem trazer benefícios quando há grande limitação, mas não podem ser usados como terapia exclusiva, pois o suporte do próprio peso é importante para o fortalecimento muscular. Estudos comprovam que a atividade terrestre promove maior controle do sintoma de dor a longo prazo do que exercícios aquáticos.

Há relato em estudos de que indivíduos portadores de osteoartrite de quadril e joelho apresentam 20% a mais de risco de mortalidade em comparação ao grupo controle de mesma idade, provavelmente devido à baixa prática de atividade física.

Perda de peso

Recomenda-se perda de 5 a 7,5% do peso em pacientes com índice de massa corporal (IMC) acima de 25. A combinação de dieta e exercício pode resultar em perda de peso substancial, alívio da dor, melhora funcional e redução dos marcadores inflamatórios em comparação com o exercício isolado.

Programa educativo

O paciente deve ser orientado sobre sua doença: o que é, como evolui, fatores de piora e melhora, fatores de risco associados, sinais de alerta, prognóstico e riscos relacionados com a colocação de prótese. Os principais *guidelines* defendem como tratamento de primeira linha a junção de perda de peso para pacientes com sobrepeso ou obesidade, programas de educação compostos por definição de metas, orientação sobre exercício físico e uso correto das medicações em caso de permanência dos sintomas.

Terapia cognitivo-comportamental

O objetivo da terapia cognitivo-comportamental é transformar pensamentos negativos, avaliar crenças e percepções considerando soluções positivas e fornecer ferramentas para mudar padrões cognitivos e comportamentais negativos.

Alguns *guidelines* citam essa terapia como adjuvante no tratamento medicamentoso, principalmente em pacientes com sintomas depressivos e ansiosos relacionados ao quadro de dor articular crônica.

Tratamento farmacológico

O tratamento medicamentoso da osteoartrite tem se concentrado no uso de analgesia paliativa. Apesar de vários avanços na compreensão da fisiopatologia da osteoartrite e da expectativa de desenvolver uma medicação que pudesse funcionar tanto para alívio sintomático como para inibir a progressão da condição, as chamadas drogas modificadoras de doença ainda não puderam comprovar sua efetividade com estudos robustos.

As medicações servem para controle dos sintomas mantidos mesmo após adoção de medidas não farmacológicas. Felizmente, existem inúmeras linhas de pesquisa com diferentes substâncias oferecendo perspectivas promissoras.

- Anti-inflamatórios não hormonais: podem trazer alívio da dor, mas devem ter o uso restrito a períodos breves pelos grandes riscos associados. Seu uso abusivo pode propiciar lesão de mucosa gástrica, sangramento digestivo e insuficiência renal. A utilização deve ser evitada em idosos, indivíduos portadores de outras comorbidades crônicas, em usuários de anticoagulante e de corticosteroides. As principais diretrizes recomendam que seu uso seja feito na menor dose e no menor tempo possível.

Uma opção é a formulação tópica, com bons resultados no controle álgico de osteoartrite de mãos e joelhos, além de apresentar melhor perfil de segurança.

- Paracetamol: é menos eficaz do que os anti-inflamatórios não hormonais no manejo de dor, mas pode ser usado como adjuvante no tratamento. Seu uso deve ser evitado em pacientes portadores de doença hepática.
- Dipirona: apesar do largo uso, não existem estudos de sua eficácia na osteoartrite. Existem evidências de uso seguro na literatura, porém é proibida em vários países pelo risco (muito raro) de agranulocitose. Acredita-se que possa ser uma droga importante para analgesia adjuvante no tratamento da osteoartrite.
- Opioides: podem ser analgésicos eficazes, principalmente se utilizados juntamente com analgésico simples. Porém, devem ser usados por períodos curtos, pois estão associados a importantes efeitos colaterais, como sonolência, tontura, constipação e náusea, além do risco de abuso e intoxicação. Seu uso é desencorajado pela maioria dos *guidelines* de osteoartrite.
- Capsaicina tópica: é uma substância derivada de pimentas com o potencial de aliviar a dor por meio da regulação negativa da atividade do receptor nociceptivo. Seu uso promove a dessensibilização das fibras nociceptivas e a inibição da transmissão de estímulos da dor.
- Duloxetina: a dor da osteoartrite, como as demais dores crônicas, também está associada à mediação pelo sistema nervoso central (SNC). A duloxetina é um antidepressivo inibidor da recaptação de serotonina e noradrenalina e atua na redução da sensibilização central à dor. Ensaios clínicos randomizados comprovaram sua eficácia no controle de sintomas da osteoartrite. Outras drogas com ação no SNC, como a venlafaxina e os gabapentinoides, também demonstraram efeito benéfico na osteoartrite.

Meios físicos

Não modificam o curso da doença, mas podem oferecer analgesia adjuvante ao tratamento.

- Compressas quentes ou frias: apesar da ausência de comprovação de seu benefício com ensaios clínicos robustos, alguns pacientes referem alívio da dor e do edema, principalmente após exercício extenuante.
- Estimulação elétrica nervosa transcutânea: a estimulação elétrica nervosa transcutânea é um tipo de eletroterapia indicada para controle de sintoma na osteoartrite de joelhos e quadril. Seu mecanismo é composto por uma corrente elétrica de baixa tensão e alta frequência através de eletrodos na pele para estimulação de fibras nervosas A-beta e bloqueio da transmissão do sinal nociceptivo no corno dorsal da medula espinhal. Apesar de apresentar efeitos adversos mínimos, não deve ser usada por pessoas usuárias de marca-passo ou outros dispositivos eletrônicos. Há outras eletroterapias disponíveis para o controle álgico da osteoartrite (p. ex., terapia de campo eletromagnético pulsado, terapia pulsada de ondas curtas), porém não há evidências suficientes para indicar seu uso.
- Acupuntura: alguns estudos comprovam o benefício em pacientes com osteoartrite de joelho.
- Terapia por ondas de choque: os dados ainda são recentes, mas há sinais de que seja um bom tratamento adjuvante.

Órteses e meios auxiliares de marcha

Podem ser meios adjuvantes para analgesia e melhora funcional. Apesar de estudos com desenhos de vários vieses, não causam efeitos colaterais graves e podem trazer potenciais benefícios. Embora existam poucos estudos robustos que defendam seu papel na redução da dor, várias diretrizes recomendam a utilização de auxiliares de marcha para melhorar a estabilidade e reduzir o risco de quedas, um problema comum em idosos portadores de osteoartrite. Sua prescrição deve ser sempre feita por profissional com experiência, que deve treinar e orientar o uso do equipamento de forma correta.

- Bengala.
- Joelheira elástica: seu mecanismo de ação é desconhecido, mas auxilia na instabilidade articular.
- Joelheira com suporte antivaro no joelho.
- Palmilhas antivaro ou antivalgo: em especial na osteoartrite unicompartimental de joelho.
- *Taping* lateral de patela.
- *Splint* para base de polegar.
- Calçado biomecânico: os resultados dos ensaios clínicos realizados ainda não comprovaram benefício no controle de sintomas com o uso desses dispositivos, porém podem ser um auxílio adicional para melhoria da marcha e estabilidade articular.

Nutracêuticos e fitoterápicos

Foram desenvolvidos como potenciais drogas modificadoras de doença, no entanto sua efetividade em relação à prevenção ainda não está comprovada. O uso de óleo de peixe, vitamina D, glicosamina e sulfato de condroitina é desencorajado na osteoartrite pelas principais diretrizes. Ainda há necessidade de maiores estudos para confirmação de sua ação no controle dos sintomas da doença.

Os fitoterápicos têm importante participação no tratamento das dores articulares pela medicina popular. No entanto, suas evidências científicas ainda são fracas. Existem estudos que sugerem que tenham potencial analgésico semelhante aos anti-inflamatórios sem, no entanto, causar os mesmos riscos e efeitos colaterais.

Exemplos de nutracêuticos que podem servir como adjuvantes no tratamento analgésico:

- Diacereína: tem efeito anti-inflamatório por inibir a interleucina-1. Apesar de alguns pacientes referirem melhora dos sintomas com diacereína, seu uso é desencorajado pelas principais diretrizes devido à ausência de evidências claras demonstrando algum benefício.
- Cúrcuma e *Boswellia serrata:* esses agentes possuem propriedades anti-inflamatórias e analgésicas vistas em estudos com significância estatística. Porém, há necessidade de ensaios maiores para determinar a relevância clínica e suas indicações.
- Colágeno hidrolisado: sua suplementação tem sido utilizada para diminuir a degeneração da cartilagem e retardar a progressão da osteoartrite. Apesar do baixo risco de efeito colateral, estudos não comprovaram melhora funcional e sintomática em longo prazo.
- Insaponificáveis de abacate e soja: são feitos de frações insaponificáveis de um terço de óleo de abacate e dois terços do óleo de soja. *In vitro*, foi identificada melhora no desequilíbrio entre processos anabólicos e catabólicos em tecido cartilaginoso, porém não se evidenciou melhora clínica significativa e melhora estrutural em estudos de longo prazo.
- Extrato de *Boswellia serrata* e pycnogenol: alguns estudos identificaram ação anti-inflamatória dessas substâncias, com melhora considerável da dor em pacientes com osteoartrite, mas há necessidade de estudos do tipo ensaio clínico mais robustos para comprovação de sua eficácia.
- Glucosamina e condroitina: seu uso não é estimulado por diretrizes desenvolvidas por

organizações profissionais, visto que há resultados conflitantes de ensaios clínicos randomizados para o tratamento de osteoartrite de joelho. No entanto, alguns pacientes apresentam benefício de diminuição da dor e melhora da funcionalidade com sulfato de glucosamina ou condroitina, principalmente na dose de 1.500 mg/dia e 800 mg/dia, respectivamente.

- Óleo de peixe: tem sido estudado na artrite reumatoide com resultados positivos, provavelmente por meio dos efeitos anti-inflamatórios dos ácidos eicosapentaenoico e docosa-hexaenoico. Apesar de pacientes terem relatado melhora na dor e na funcionalidade em estudo com duração de 2 anos, seu benefício clínico na osteoartrite ainda não está claro.

Terapias intra-articulares

Têm papel de adjuvante no tratamento da osteoartrite, em especial de joelhos.

- Corticoides: podem ser infiltrados facilmente nos joelhos, mas em outras articulações, como no quadril, a aplicação deve ser feita sob a orientação de um aparelho de ultrassom. O efeito é local e tem baixa ação sistêmica comparada à do corticoide oral. Sua ação analgésica dura em torno de 3 meses, e seu uso deve ser evitado em caso de suspeita de infecção osteoarticular. Alguns estudos relatam que infiltrações repetidas também podem contribuir para a degeneração articular, por isso não se deve realizar aplicações com intervalos menores do que 4 a 6 meses.
- Ácido hialurônico: apesar do aumento do uso e da melhora dos sintomas em alguns pacientes, há controvérsia na interpretação dos estudos realizados sobre seu benefício. O uso deve ser avaliado em caso de falência terapêutica com as medidas de primeira linha. A baixa comprovação de benefício em estudos e o alto custo devem ser avaliados juntamente com o paciente.
- Toxina botulínica: ainda não há evidência científica robusta para sua indicação.
- Plasma rico em plaquetas (PRP): é derivado do sangue autólogo, sendo as plaquetas seu principal constituinte. O mecanismo de ação não é bem compreendido, mas acredita-se que sua atuação articular se deva a altas concentrações de fatores de crescimento, que podem mediar a proliferação de células-tronco mesenquimais e aumentar a síntese de matriz e a formação de colágeno. Apesar de estar sendo cada vez mais utilizado, seu uso ainda não é encorajado pelos principais *guidelines* no manejo da OA.
- Proloterapia: são infiltrações intra e periarticulares de soluções hipertônicas, geralmente de dextrose. Seu mecanismo de ação não é bem definido. Apesar de os estudos necessitarem de maior aprofundamento, parece ter bom potencial para terapia adjuvante na osteoartrose de joelho e de quadril. Ainda não há evidência sobre uso em osteoartrite em mão.

Alterações biomecânicas e tecnologias assistivas

- Alterações biomecânicas: a reeducação postural e a mudança de hábitos podem ter benefício no manejo da dor. Portanto, recomendações sobre evitar saltos altos, evitar escadas, evitar posturas agachadas e reorganizar as atividades domésticas e de trabalho podem trazer vantagens ao paciente.
- Tecnologias assistivas: equipamentos que facilitem as atividades de vida diária e prática podem trazer bastante conforto, como calçadeiras, pegadores de objetos, elevação de assento sanitário.

Encaminhamento para cirurgia protética

É importante identificar os sinais de falha no tratamento conservador para o encaminhamento correto ao tratamento cirúrgico. Os principais sinais da falência do tratamento clínico são:

- Dor persistente mesmo com analgesia otimizada.
- Evitar andar em ambiente externo.
- Limitação para atividades da vida diária.
- Alteração radiográfica compatível com quadro clínico.

Pacientes com dor persistente mesmo após a otimização da terapia medicamentosa, restrição das atividades diárias e alteração radiográfica por osteoartrose principalmente de quadril e joelhos são candidatos a artroplastia total do joelho (ATJ) ou de quadril (ATQ). Nos EUA, são realizadas anualmente mais de 700 mil cirurgias de ATJ e 330 mil de ATQ. Menos de 10% das ATJ e 20% das ATQ precisam de reabordagem cirúrgica ao longo de 20 anos. Estudos comprovam a eficácia da artroplastia de joelhos e de quadril em idosos e mais de 10% das ATJ; aproximadamente 20% das ATQ precisam ser revisadas ao longo de 20 anos.

Uma opção cirúrgica para pacientes com osteoartrite de joelho é a colocação de uma prótese unicompartimental. Pode ser uma alternativa para pacientes idosos ou indivíduos com múltiplas comorbidades, pois o tempo de reabilitação é mais curto, com possibilidade de alta precoce e menor taxa de complicações em pós-operatório.

A seleção pré-operatória dos pacientes deve ser feita com cuidado, pois possíveis resultados insatisfatórios são mais comuns em indivíduos com certas características, por exemplo, portadores de transtornos depressivos, osteoartrite com alteração radiográfica pequena, osteoartrite com sintomas leves e obesos. A decisão pelo tratamento cirúrgico deve ser feita de forma compartilhada com o paciente após serem fornecidos dados sobre possíveis resultados.

Ainda assim, o clínico tem participação importante na identificação e no tratamento da sensibilização central (cerca de 25% dos pacientes mantêm quadro álgico após a protetização de quadril). O preparo pré-operatório deve visar ao controle das comorbidades e à estabilização clínica, além de garantir humor estável e tratamento de possíveis infecções.

CONSIDERAÇÕES FINAIS

A osteoartrite é uma doença de etiologia complexa e não totalmente esclarecida. Há alta prevalência populacional e expectativa de aumento dos casos pelo envelhecimento populacional e pelo aumento nos casos de obesidade. É a doença que mais causa incapacidade em idosos, e seu impacto social e econômico é enorme.

O tratamento envolve uma série de ações integradas e necessita de atenção multiprofissional. A realização de exercícios e o controle do peso são as principais medidas. São terapias complementares: educação do paciente, uso de medicações analgésicas, medidas de proteção articular e postural além de eventuais procedimentos mais invasivos, como infiltrações articulares, que podem prorrogar a indicação de prótese.

BIBLIOGRAFIA

Altman R, Asch E, Bloch D, Bole G, Borenstein D, Brandt K, et al. Development of criteria for the classification and reporting of osteoarthritis: classification of osteoarthritis of the knee. Diagnostic and Therapeutic Criteria Committee of the American Rheumatism Association. Arthritis Rheum. 1986;29(8):1039-49.

Bannuru RR, Osani MC, Vaysbrot EE, et al. Oarsi guidelines for the non-surgical management of knee, hip, and polyarticular osteoarthritis. Osteoarthritis Cartilage. 2019;27(11):1578-89.

Bastick AN, Runhaar J, Belo JN, Bierma-Zeinstra SM. Prognostic factors for progression of clinical osteoarthritis of the knee: a systematic review of observational studies. Arthritis Res Ther. 2015;17:152.

Bello AE, Oesser S. Collagen hidrolysate for treatment of osteoarthritis and other joints disorders: a review of literature Curr Med Res Opin. 2006. 22(11):2221-32.

Bertolini FM, Leopoldino AAO, Mesquita JVD, Cousin E, Passos VMA. Aumento da carga de osteoartrite no Brasil de 2000 a 2017: resultados do Estudo Global de Carga de Doenças (GBD). Acta Fisiátrica. 2020;27(2):76-81. Available: https://www.revistas.usp.br/actafisiatrica/article/view/169409.

Bowden JL, Hunter DJ, Deveza LA, Duong V, Dziedzic KS, et al. Core and adjunctive interventions for osteoarthritis: efficacy and models for implementation. Nature Reviews Rheumatology. 2020;16(8):434-47.

Campos GC, Sousa EB, Hamdan PC, Almeida Jr CS, Tieppo AM, Rezende MU, et al. Brazilian Consensus Statement on Viscosupplementation of the Knee (Cobravi). Acta Ortop Bras. 2019;27(4):230-6.

Collins NJ, Hart HF, Mills KAG. Osteoarthritis year in review 2018: rehabilitation and outcomes. Osteoarthritis Cartilage. 2019;27(3):378-91.

Costa T, Rodrigues-Manica S, Lopes C, Gomes J, Marona J, Falcão S, et al. Ozone therapy in knee osteoarthritis: a systematic review. Acta Med Port. 2018;31(10):576-80.

Donnelly JM, de las Peñas CF, Finnegan M, Freeman JL. Travell and Simmons' miofascial pain and dysfunction: the trigger point manual. 3rd ed. Philadelphia: Wolters Kluwer Health; 2019.

Eckstein F, Le Graverand MP. Plain radiography or magnetic resonance imaging (MRI): which is better in assessing outcome in clinical trials of disease-modifying osteoarthritis drugs? Summary of a debate held at the World Congress of Osteoarthritis 2014. Semin Arthritis Rheum. 2015;45(3):251-6.

Honvo G, Reginster JY, Rabenda V, Geerinck A, Mkinsi O, Charles A, et al. Safety of symptomatic slow-acting drugs for osteoarthritis out-comes: a systematic review and meta-analysis. Drugs Aging. 2019;36(Suppl 1):65-99.

Hoops ML, Rosenblatt NJ, Hurt CP, Crensshaw J, Grabiner MD. Does lower extremity osteoarthritis exacerbate risk factors for fall in older adults? Women's Health (London). 2012;8(6):685-98.

Hunter DJ, Bierma-Zeinstra S. Osteoarthritis. Lancet. 2019;393(10182):1745-59.

Imamura M, Imamura ST, Kaziyama HH, Targino RA, Hsing WT, Souza LPM, et al. Impact of nervous system hyperalgesia on pain, disability and quality of life in patients with knee osteoarthritis: a controlled analysis. Arthritis Rheum. 2008;59(10):1424-31.

Jordan JM, Helmick CG, Renner JB, Luta G, Dragomir AD, Woodard J, et al. Prevalence of knee symptoms and radiographic and symptomatic knee osteoarthritis in African Americans and Caucasians: the Johnston County Osteoarthritis Project. J Rheumatology. 2007;34(1):172-80.

Jüni P, Hari R, Rutjes AW, Fischer R, Silleta MG, Reichenbach S, et al. Intra-articular corticosteroid for knee osteoarthritis. Cochrane Database Syst Rev. 2015;CD005328.

Liu X, Eyles J, McLachlan AJ, Mobasheri A. Which supplements can I recommend to my osteoarthritis patients?. Rheumatology (Oxford). 2018;57(Suppl_4):iv75-iv87.

Katz JN, Arant KR, Loeser RF. Diagnosis and treatment of hip and knee osteoarthritis: a review. JAMA. 2021; 325(6):568-78.

Kolasinski SL, Neogi T, Hochberg MC, Oatis C, Guyatt G, Block J, et al. 2019 American College of Rheumatology/ Arthritis Foundation Guideline for the Management of Osteoarthritis of the Hand, Hip, and Knee. Arthritis Care Res (Hoboken). 2020;72(2):149-62.

Kongtharvonskul J, Anothaisintawee T, McVoy M, Attia J, Woratanarat P, Thakkinstian A. Efficacy and safety of glucosamine, diacerein and NSAIDs in osteoarthritis of knee: a systematic review and network meta-analysis. Eur J Med Res. 2015;20:24.

Kraus VB, Blanco FJ, Englund M, Karsdal MA, Lohmander LS. Call for standardized definitions of osteoarthritis and risk stratification for clinical trials and clinical use. Osteoarthritis Cartilage. 2015;23(8):1233-41.

Kroon FPB, Carmona L, Schoones JW, Kloppenburg M. Efficacy and safety of non-pharmacological, pharmacological and surgical treatment for hand osteoarthritis: a systematic literature review infor-ming the 2018 update of the Eular recommendations for the management of hand osteoarthritis. RMD Open. 2018;4(2):e000734.

Migliore A, Procopio S. Effectiveness and utility of hialuronic acid in osteoarthritis. Clin Cases Miner Bone Metab. 2015;12(1):31-3.

Miller RE, Tran PB, Obeidat AM, Raghu P, Ishihara S, Miller RJ, et al. The role of peripheral nociceptive neurons in the pathophysiology of osteoarthritis pain. Curr Osteoporos Rep. 2015;13(5):318-26.

Neogi T. The epidemiology and impact of pain in osteoarthritis. Osteoarthritis Cartilage. 2013;21(9):1145-53.

Oo WM, Yu SP, Daniel MS, Hunter DJ. Disease-modifying drugs in osteoarthritis: current understanding and future therapeutics. Expert Opin Emerg Drugs. 2018; 23(4):331-47.

Ornetti P, Nourissat G, Berenbaum F, Sellam J, Richette P, Chevalier X. Does platelet-rich plasma have a role in the treatment of osteoarthritis? Joint Bone Spine. 2016; 83(1):31-6.

Pacca DM, Campos GC, Zorzi AR, Chaim EA, Miranda JB. Prevalence of joint pain and osteoarthritis in obese Brazilian population. Arq Bras Cir Dig. 2018;31(1):e1344.

Reist L, Erlenwein J, Meissner W, Stammschulte T, Stuber F, Stamer VM. Dypirone is the preferred nonopioid analgesic for the treatment of acute and chronic pain: a survey of clinical practice in German-speaking countries. 2018;22(6):1103-12.

Robago D, Nourani B. Prolotherapy for osteoarthritis and tendinopathy: descriptive review. Curr Rheumatol Rep. 2017;19(6):34.

Senna ER, Barros ALP, Silva EO, Costa IF, Pereira LVB, Ciconelli RM, et al. Prevalence of rheumatic diseases in Brazil: a study using the Copcord approach. J Rheumatol. 2004;31(3):594-7.

Souza, FMD, Matos MA, Rocha FA, Silveira Junior PFA, Stecca TM, Gehhlen SHJ, et al. Análise das características epidemiológicas e hospitalares da osteoartrite referente aos casos registrados no Brasil nos últimos 5 anos. Research, Society and Development. 2022;11(16):e292111638383-e292111638383.

The Royal Australian College of General Practitioners. Guideline for the management of knee and hip osteoarthritis. 2nd ed. East Melbourne: RACGP; 2018.

Vuik FE, Koehestanie P, Herbers AH, Terhaar Sive Droste JS. Chronic use of metamizole: not so safe after all?. Neth J Med. 2017;75(2):81-3.

Walzer SM, Weinmann D, Toegel S. Medical plant extracts for treating knee osteoarthristis: a snapshot of recent clinical trials and their biological background. Current Rheumatol Rep. 2015;17(8):54.

Wang ZY, Shi SY, Li SJ, Chen F, Chen H, Lin HZ, et al. Efficacy and safety of duloxetine on osteoarthritis knee pain: a meta-analysis of randomized controlled trials. Pain Med. 2015;16(7):1373-85.

Yu SP, Hunter DJ. What is the selection process for osteoarthritis pharmacotherapy?. Expert Opinion on Pharmacotherapy. 2020;21(12):1393-7.

Zafar H, Algadir A, Anwer S, Al-Eisa E. Therapeutics effects of whole body vibration training in knee osteoarthritis: a systematic review and meta-analysis. Arch Phys Med Rehabil. 2015;96(8):1525-32.

Zeng C, Dubreuil M, LaRochelle MR, Lu N, Wei J, Choi HK, et al. Association of tramadol with all-cause mortality among patients with osteoarthritis. JAMA. 2019;321(10):969-82.

Zhong Z, Liu B, Liu G, Chen J, Li Y, Chen J, et al. A randomized controlled trial on the effects of low-dose extracorporeal shockwave therapy in patients with knee osteoarthritis. Arch Phys Med Rehabil. 2019;100(9):1695-702.

24 Osteoporose

Maria do Carmo Sitta
Tabatha Loureiro de Proença Sé

INTRODUÇÃO

A osteoporose é uma doença osteometabólica que se caracteriza pela redução da massa óssea e alteração de sua microarquitetura, resultando em fragilidade óssea e suscetibilidade a fraturas.

As fraturas e suas complicações são as principais manifestações clínicas, tornando essa doença um importante problema de saúde pública, principalmente por estar relacionada ao envelhecimento da população, uma vez que sua prevalência aumenta exponencialmente a partir dos 50 anos. Até o surgimento da primeira fratura, as manifestações clínicas são bem inespecíficas. Diante desse fato, a investigação na prática ambulatorial se realiza por meio de fatores preditivos para futuras fraturas e exclusão de causas secundárias, acrescidas de exame complementar como a densitometria óssea (DXA), ferramentas como calculadora FRAX e rastreio de fraturas de fragilidade. As fraturas típicas ocorrem no colo do fêmur, vértebras e antebraço, porém todos os ossos são suscetíveis.

A fratura de colo de fêmur é a mais grave manifestação da osteoporose; 5 a 20% das vítimas desse tipo de fratura falecerão no mesmo ano em que ocorreu o evento e cerca de 50% dos sobreviventes ficarão incapacitados ou dependentes de modo permanente.

A osteoporose pode ser classificada em primária ou secundária. A primária pode ser de dividida em:

- Tipo I ou pós-menopausa: caracterizada por aumento da reabsorção óssea.
- Tipo II ou senil, caracterizada por diminuição da formação óssea.

A osteoporose secundária, decorrente de outras patologias, pode ser desencadeada por doenças endócrinas, reumatológicas, renais, síndrome de má absorção, uso de medicamentos e neoplasias (Quadro 1).

FATORES DE RISCO

Os fatores de risco mais importantes para a redução da densidade mineral óssea (DMO) na osteoporose primária estão relacionados principalmente a:

- Idade maior que 50 anos.
- Etnia – caucasianos e asiáticos.
- Sexo feminino.
- Pós-menopausa.
- História familiar de osteoporose (parentesco de primeiro grau).
- História prévia de fratura.
- Baixo índice de massa corporal (IMC).
- Tabagismo.

QUADRO 1 Causas de osteoporose secundária

Endocrinopatias: ▪ Hipogonadismo. ▪ Hiperparatireoidismo. ▪ Hipertireoidismo.	Doenças reumáticas: ▪ Artrite reumatoide.
Medicamentos: ▪ Corticoesteroides. ▪ Anticonvulsivantes. ▪ Anticoagulantes: – Varfarina – inibidor de vitamina K.	Doenças gastrointestinais: ▪ Doenças inflamatórias intestinais. ▪ Doença celíaca. ▪ Ileostomias. ▪ Hepatopatias. ▪ Doenças renais (DRC).

DRC: doença renal crônica.

- Etilismo.
- Diabetes *mellitus*.

AVALIAÇÃO DA MASSA ÓSSEA

A medida da massa óssea é a maior determinante mensurável do risco de fratura por osteoporose, sendo a DXA a melhor forma de quantificá-la. A massa óssea aumenta durante a infância e a adolescência, atinge seu pico na terceira década de vida e depois inicia um declínio progressivo e contínuo com a idade. A mulher adulta tem menor massa óssea em relação ao homem em todas as idades, e apresenta acentuada aceleração de perda de massa óssea durante os 5 anos seguintes à menopausa. A perda de massa óssea associada à idade é de aproximadamente 1% ao ano e pode acelerar até 5% ao ano após a menopausa (Figura 1).

DENSITOMETRIA COM DUPLA ENERGIA

A densitometria com dupla energia (DXA, *double energy X-ray absorptiometry*) é o prin-

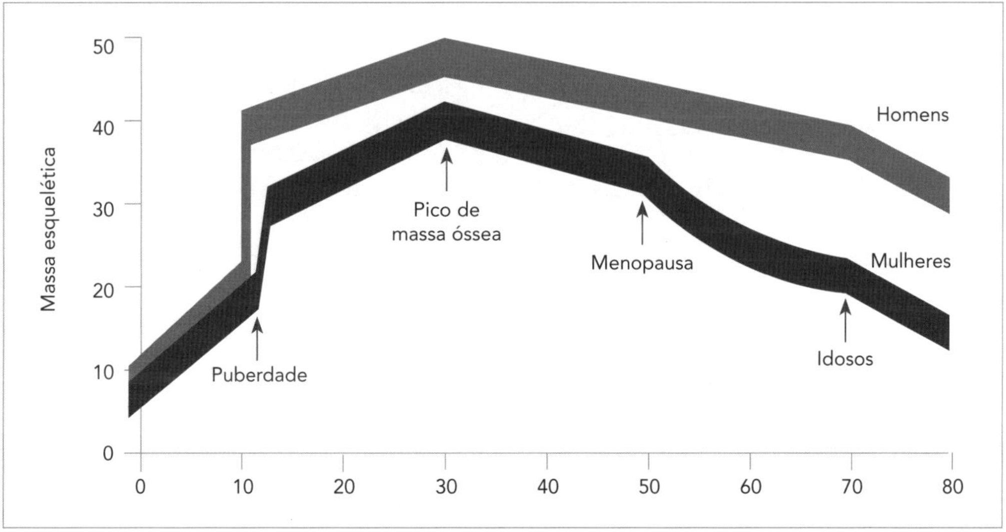

FIGURA 1 Evolução da massa óssea ao longo dos anos.

cipal exame disponível e o único que está padronizado pela Organização Mundial da Saúde (OMS) para diagnóstico de osteoporose e osteopenia. Além de mensurar a DMO, fornece dois índices que auxiliam o diagnóstico:

- *T-Score*: representa o desvio-padrão (DP) da DMO em relação à média de adulto jovem (20 a 30 anos) e está indicado para mulheres pós-menopausa e homens acima de 50 anos.
- *Z-Score*: representa o número de DP em relação à média da DMO para a população de mesma idade, indicado para mulheres pré-menopausa e homens menores que 50 anos.

As medidas de densitometria são realizadas na coluna lombar e no colo do fêmur. São avaliadas as vértebras L1, L2, L3 e L4 e o fêmur proximal (colo do fêmur ou a média do fêmur do total).

Interpretação do valor do desvio-padrão (DP) para *T-Score*:

- Normal: ≥ –1.
- Osteopenia: –1 a –2,5.
- Osteoporose: ≤ –2,5.

EM QUAIS PACIENTES SE DEVE MEDIR A DENSIDADE MINERAL ÓSSEA?

A National Osteoporosis Foundation (NOF) recomenda que a DXA seja realizada nas seguintes situações:

- Todas as mulheres com 65 anos ou mais.
- Mulheres com deficiência estrogênica com menos de 45 anos.
- Mulheres na peri e pós-menopausa com fatores de risco.
- Mulheres com amenorreia secundária prolongada (> 1 ano).
- Todos os indivíduos que tenham sofrido fratura sem trauma ou com trauma mínimo.
- Indivíduos com evidências radiográficas de osteopenia ou fraturas vertebrais.
- Homens com 70 anos ou mais.
- Indivíduos que apresentam perda de estatura (> 2,5 cm) ou hipercifose torácica.
- Indivíduos em uso de corticoides por mais de 3 meses (dose > 5 mg de prednisona).
- Mulheres com baixo IMC (< 19 kg/m^2).
- Portadores de doenças ou sob uso de medicamentos associados à perda de massa óssea.
- Para monitoramento da evolução da doença e dos diferentes tratamentos disponíveis.

AVALIAÇÃO DE RISCO DE FRATURA (FRAX)

O Instrumento de Avaliação do Risco de Fratura (FRAX) é um algoritmo que permite a estimativa do risco de fratura do colo do fêmur e de fratura osteoporótica maior (quadril, coluna, úmero e antebraço) nos próximos 10 anos em pacientes não tratados. Essa ferramenta está disponível no site https://abrasso.org.br/calculadora/calculadora/ e usa como parâmetros: idade, sexo, peso, altura, DMO do colo do fêmur, antecedente pessoal de fratura, antecedente de fratura de quadril em parentes de primeiro grau, presença de artrite reumatoide, tabagismo atual, uso de glicocorticoides, osteoporose de causa secundária e etilismo.

Considera-se um paciente como sendo de alto risco de fratura quando seu risco de fratura de quadril é maior que 3% ou quando seu risco combinado de fratura osteoporótica maior é maior que 20%. A inclusão da DXA referente ao colo do fêmur é opcional, não sendo necessária para calcular o FRAX, porém quando incluída no algoritmo aumenta a acurácia da porcentagem de risco.

O FRAX permite orientar a seleção dos pacientes que merecem o tratamento farmacológico e contribui também para a estratificação de risco. Considera-se por convenção de cada país o valor considerado para avaliar o risco de fraturas.

Atualmente, são reconhecidas várias limitações dessa ferramenta, apesar de ser validada em mais de 60 países. Ajustes têm sido propostos; por exemplo, na última diretriz britânica (2022), as orientações foram para que portadores de diabetes *mellitus* tipo 2 (doença não incluída na ferramenta) sejam marcados como se tivessem artrite reumatoide, dados seus riscos semelhantes de contribuição para desenvolvimento de osteoporose. Com relação ao uso de glicocorticoides, a calculadora não considera ajuste com relação à dose, o que diminui a precisão nesses casos. O FRAX também não considera o risco de quedas; essa mesma diretriz sugere que, para indivíduos com duas ou mais quedas no último ano, os riscos sejam aumentados em 30% (multiplicado por 0,3).

AVALIAÇÃO BIOQUÍMICA: MARCADORES BIOQUÍMICOS ÓSSEOS

Os marcadores bioquímicos são a determinação da alteração do metabolismo ósseo. Conhecendo o defeito do metabolismo ósseo é possível traçar uma terapêutica mais racional com a utilização de medicamentos para inibir a reabsorção ou para aumentar a formação óssea. A osteocalcina, a fosfatase alcalina óssea, o peptídeo procolágeno, a osteonectina e a sialoproteína óssea II são os principais marcadores séricos de formação óssea. Os principais marcadores de reabsorção disponíveis são as dosagens séricas dos fragmentos amino e carboxiterminais das moléculas de colágeno tipo I, como os interligadores N-terminais (NTX) e os interligadores C-telopeptídeo (CTX). Este último vem sendo muito utilizado na prática clínica como marcador de resposta de drogas antirreabsortivas. Seus níveis aumentam com a reabsorção óssea (p. ex., pós-menopausa), consequentemente diminuindo após o início de drogas antirreabsortivas como os bifosfonatos.

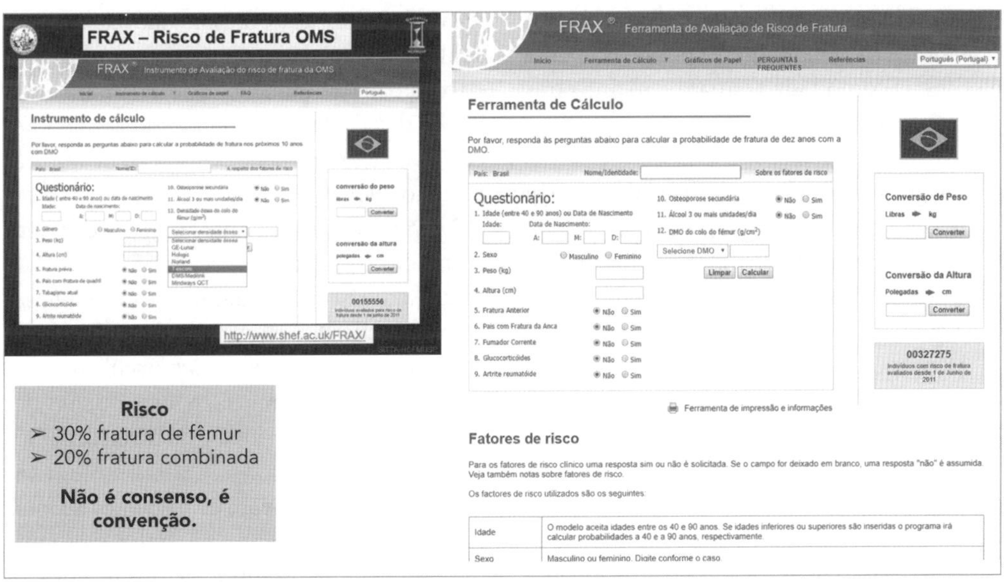

FIGURA 2 Instrumento de avaliação do risco de fratura (FRAX®).
Fonte: Centre for Metabolic Bone Diseases. Disponível em: http://www.shef.ac.uk/FRAX/.
* O teste preditivo pode ser acessado em http://www.shef.ac.uk/FRAX/. Clicar em Calculation Tool e selecionar o país Brasil, pois já é validado em português.

Deve-se também determinar a dosagem de cálcio, fósforo, fosfatase alcalina, fosfatase ácida, vitamina D e calciúria de 24 horas. Na urina, o cálcio de 24 horas deve estar acima de 75 mg/24 horas. O cálcio urinário baixo sugere deficiência de vitamina D ou baixo aporte de cálcio na dieta, e reflete a baixa absorção intestinal do cálcio.

TRATAMENTO

Definição quanto ao início do tratamento

O tratamento da osteoporose não é padronizado e se divide em não farmacológico e farmacológico. Ambos são muito importantes para o manejo e a prevenção de fraturas. Para todos os pacientes, os tratamentos não farmacológicos devem ser aconselhados e otimizados, sendo eles: ajustes na dieta com relação a ingestão de cálcio, correção do nível sérico de vitamina D, atividade física regular, redução do risco de quedas e mudança de estilo de vida com redução dos fatores de riscos associados. O tratamento farmacológico está indicado para mulheres pós-menopausa e homens com idade acima de 50 anos que apresentem:

- Diagnóstico de osteoporose na densitometria óssea, T-escore < -2,5.
- Histórico pessoal de fratura por fragilidade (quadril ou vertebral) independente do T-escore.
- Densitometria óssea com T-escore entre -1 e -2,5, com alto risco de fratura nos próximos 10 anos (> 3% fêmur ou > 20% para fratura osteoporótica maior) calculados pelo FRAX Brasil.

A decisão terapêutica tem se norteado pela estratificação de risco. Não existe nenhum consenso sobre qual a melhor classe para se iniciar o tratamento da osteoporose, geralmente as drogas de primeira escolha são os bifosfonatos. O auxílio da ferramenta FRAX não define o tratamento isoladamente em alguns países, a exemplo do Brasil e da Europa, onde avaliam-se mais fatores associados. Nesse caso, os resultados percentuais do FRAX são estratificados em um gráfico para tomada de decisão. Nos EUA, por sua vez, o resultado percentual de fratura de fêmur e fratura maior é suficiente para validar a indicação de introdução de tratamento farmacológico.

Vários medicamentos estão aprovados para o tratamento da osteoporose. São eles:

- Inibidores da reabsorção óssea: bifosfonatos, denosumabe, estrogênio, moduladores seletivos do receptor de estrogênio (SERMs) e calcitonina.
- Estimuladores de formação óssea: teriparatida; abaloparatida e romosozumabe.

Apesar dos antirreabsortivos serem a terapêutica mais utilizada, a individualização de acordo com a estratificação de risco do paciente está cada vez mais frequente na prática clínica. A estratificação, mesmo que não consensual em baixo risco, alto risco e muito alto risco, auxilia na tomada de decisão para escolha da droga elegível, atendendo assim a necessidade e urgência da prevenção de fraturas e ganho de massa óssea.

Ainda não existe nenhum consenso em torno das diretrizes sobre a classificação de muito alto risco, no entanto é importante separar essa classificação, pois pode-se direcionar esse grupo para uma terapia específica de tratamento. Como referência, podem-se considerar os critérios definidos pela diretriz da Sociedade Americana dos Endocrinologistas Clínicos, que classificam os pacientes de muito alto risco que apresentam: fraturas durante o tratamento de osteoporose nos últimos 12 meses; múltiplas fraturas (> 2 sítios ósseos); fraturas em uso de drogas que reduzem massa óssea, como corticosteroides; valores muito baixo na DXA (T-escore < -3); Pacientes caidores crônicos e pacientes com FRAX maior que 30% para fratura osteoporótica maior e mais de 4,5% para fratura de quadril.

Em pacientes com muito alto risco, a introdução de drogas anabólicas, como o recém-aprovado anticorpo monoclonal romosozumabe, torna-se a primeira escolha terapêutica, bem como mudanças de agentes terapêuticos para melhor resposta. Apesar disso, os antirreabsortivos representados pelos bifosfonatos continuam sendo a primeira escolha de tratamento, não só pela diminuição de risco de fraturas maiores e de quadril, mas também porque apresentam eficácia comprovada de prevenção de fraturas nos estudos de evidência clínica, além de terem custo mais acessível de tratamento e, no caso do Brasil, disponibilidade no Sistema Único de Saúde (SUS).

Tratamento não farmacológico

Para os pacientes com diagnóstico de osteopenia e osteoporose, bem como promoção de envelhecimento bem-sucedido, aconselham-se:

- Medidas de prevenção de quedas (correção de déficits visuais e auditivos, medidas de segurança na residência, calçados adequados e avaliação da marcha).
- Redução de fatores de risco, como cessação de tabagismo, diminuição de uso excessivo de cafeína e álcool.
- Dieta rica em cálcio, manutenção da vitamina D.
- Exercícios físicos regulares.

Os exercícios físicos combinados, aeróbicos e resistidos, reduzem a taxa de perda de massa óssea, melhoram a força muscular e também o equilíbrio e a estabilidade. Exercícios regulares semanal (totalizando 150 minutos), incluindo 3 vezes de exercícios resistidos (45 a 60 minutos), demonstram capacidade de melhorar a massa óssea e reduzir risco de fraturas. Atualmente, a prescrição de exercícios resistidos colabora para potencializar o efeito dos medicamentos prescritos e tem demonstrado um alicerce importante para o tratamento não farmacológico da osteoporose. A prescrição adequada e individualizada é fundamental para pacientes com fraturas vertebrais para evitar o risco de compressão sobre as vértebras ou o surgimento de novas fraturas.

Tratamento farmacológico

Cálcio e vitamina D

A ingesta adequada de cálcio é fundamental para a saúde óssea. A via preconizada é preferencialmente pela ingesta alimentar. A recomendação diária varia de acordo com a faixa etária e as condições clínicas: para adultos até 70 anos de idade, a dose recomendada é de 1.000 mg/dia, para mulheres na pós-menopausa (> 50 anos) e para homens > 70 anos, segundo o Institute of Medicine (IOM), a dose recomendada é de 1.200 mg/dia. A recomendação de ingesta é preferencialmente pela via alimentar, porém, se houver necessidade de suplementação, é importante saber a posologia para orientação de efeitos colaterais e dosagem adequada. São as opções de suplementação: carbonato de cálcio (40% de cálcio elementar), essa forma de apresentação depende da acidez gástrica para melhor absorção, sendo indicada sua ingestão durante as refeições; e citrato de cálcio (21% de Ca elementar) pode ser ingerido em qualquer horário do dia, não depende da acidez gástrica, ou lactobionato + gliconato de cálcio (em pó) 500 mg de cálcio elementar, também não depende da acidez gástrica (sua absorção intestinal é melhor que do carbonato de cálcio). Citrato e gliconato de cálcio podem ser indicados para pacientes com acloridria, por apresentar melhor absorção. É importante saber que o nosso intestino consegue absorver apenas 1.000 mg de cálcio durante cada refeição, sendo inadequado usar dosagens muito superiores a essa. A suplementação deve ser controlada por meio de solicitação laboratorial de cálcio sérico, paratormônio (PTH) e calciúria de 24 h. Esta última ajuda a adequação da dose: taxas de 2 a 4 mg de calciúria/kg/dia são ideais, mas em pacientes com nefrolitíase deve-se manter a calciúria < 200 mg/24 h. Os efeitos colaterais mais comuns são constipação intestinal, dispepsia e urolitíase. Efeitos cardiovasculares ainda não foram comprovados em estudos clínicos.

A vitamina D tem um papel importantíssimo no metabolismo mineral ósseo, sendo imprescindível sua manutenção adequada em pacientes com perda de massa óssea acentuada. Atualmente, recomendam-se níveis superiores a 30 ng/mL em indivíduos mais vulneráveis à deficiência de vitamina D, como: idosos > 60 anos, mulheres pós-menopausa, doenças como hiperparatireoidismo primário e secundário, doenças ósseas como osteomalácia e raquitismo, doença renal crônica e má absorção intestinal (incluindo cirurgias bariátricas). Pacientes com osteopenia ou osteoporose, segundo a Sociedade Brasileira de Endocrinologia e Metabologia (SBEM), deverão manter níveis idealmente de vitamina D, entre 30 e 60 ng/mL.

A suplementação de vitamina D3 (colecalciferol) para indivíduos sem doença óssea é sugerida na dose diária de 400 a 800 UI, especialmente em pacientes com baixa ingestão de alimentos ricos em vitamina D (salmão, atum, sardinha e ovos), baixa exposição ao sol ou com má-absorção.

Considera-se deficiência de vitamina D, valores < 20 ng/mL para a população geral e < 30 ng/mL para pacientes com risco aumentado ou doença óssea estabelecida. O tratamento consiste em:

- Deficiências graves < 20 ng/ml: doses elevadas de vitamina D3 (calcitriol) ou colecalciferol 50.000 UI por semana, ou 7.000 UI diária, durante 6 a 8 semanas.
- Deficiências leves 20-30 ng/mL: doses de 7.000 UI semanal ou de 1.000 UI dia são suficientes.

É possível avaliar o nível sérico de 25-OH--vitamina D, que se tornou um recurso muito útil para a sua reposição e suplementação. Níveis tóxicos são descritos acima de 150 ng/mL. Outro fator importante é a dosagem antes da introdução de drogas antirreabsortivas de alta potência, como ácido zoledrônico, denosumabe e anabólicos, como teleparatide e romosozumabe. Nesses casos, os níveis de vitamina D deverão estar adequados, para evitar hipocalcemia ou mesmo a diminuição da própria vitamina D em caso, por exemplo, de estar sob uso de teleparatide.

Estrógeno e moduladores seletivos do receptor de estrógeno

A reposição de estrogênio em mulheres menopausadas protege contra fraturas tardias por osteoporose. Além do efeito sobre a massa óssea, o estrogênio promove melhora do equilíbrio e coordenação, minimizando o risco de quedas. Todavia, os riscos associados ao seu uso prolongado (câncer de mama, infarto, acidente vascuular encefálico, trombose), sua recomendação deve ser individualizada e seu uso deve ser iniciado no pós-climatério imediato e sintomático.

O raloxifeno apresenta os mesmos benefícios da reposição hormonal a nível ósseo, com interação no receptor de estrogênio. Sua atuação se dá por inibir a reabsorção óssea por meio de um mecanismo agonista estrogênico no receptor específico e antagonista no sistema nervoso central e na mama. Seu uso é por comprimidos de 60 mg, que devem ser tomados na dose de 1 comprimido/dia. O raloxifeno é a primeira droga da classe dos moduladores seletivos do receptor de estrógeno (SERM) aprovada para prevenção e tratamento da osteoporose pós-menopausa, porém não demonstrou proteção em fratura de quadril. É indicado em mulheres pós-menopausa com contraindicação a bifosfonatos, sem indicação de terapia hormonal. Os efeitos colaterais são: sintomas vasomotores, edema, cãibra e risco de tromboembolismo venoso (TEV) aumentado.

Calcitonina

A calcitonina do salmão (Fortical®) atua como inibidor de receptores dos osteoclastos, com efeito antirreabsortivo e hipocalcemiante. Porém seu uso de forma contínua favorece muito a taquifilaxia. Trata-se de medicação pouco utilizada na atualidade por ter seu efeito limitado, não demonstrando eficiência para diminuir a prevalência de novas fraturas. Apresenta importante ação analgésica óssea, pela liberação de endorfinas, e um mecanismo de acomodação do receptor após 2 a 3 anos de uso e perde sua ação de inibir a reabsorção óssea. É utilizada na forma injetável (subcutâneo ou intramuscular), na dose de 50 a 100 UI/dia. Na forma de spray nasal, a dosagem eficiente é de 100 a 200 UI/dia. Demonstrou efeito protetor na fratura vertebral apenas. Não demonstrou eficiência para diminuir a prevalência de novas fraturas.

Bifosfonatos

Os bifosfonatos são potentes inibidores da reabsorção óssea e comprovadamente aumentam a massa óssea e diminuem a frequência de novas fraturas. São antirreabsortivos usados para o tratamento da osteoporose e doenças que aumentam o remodelamento ósseo. São efetivos para prevenir a perda óssea associada à deficiência de estrógenos, ao uso de glicocorticoides e à imobilidade. São considerados um tratamento de primeira linha na osteoporose e na prevenção de fraturas.

Os bifosfonatos são análogos do pirofosfato e se ligam aos cristais de hidroxiapatita na superfície óssea, particularmente em sítios de remodelação ativa. Essa classe de medicamentos inibe diretamente os osteoclastos, diminuindo a ação reabsortiva e a produção de enzimas lisossomais. Diminuem também a reabsorção óssea e reduzem o *turnover* ósseo, principalmente durante os 2 primeiros anos de tratamento. Há diminuição tanto dos marcadores de reabsorção quanto de formação óssea, mostrando diminuição do processo de remodelação. O predomínio do bloqueio da reabsorção sobre a formação leva a aumento da DMO, que ocorre por meio de um aumento do processo da mineralização óssea.

Os bifosfonatos são absorvidos no intestino delgado, e, em condições ideais, menos de 5% da dose oral do alendronato de sódio é absorvida (a absorção varia e 0,5 a 7%). A absorção é significativamente reduzida se forem administrados com alimentos que contêm cálcio ou bebidas que não a água. Cerca de 20 a 50% dos bifosfonatos absorvidos se ligam à superfície óssea após 12 a 24 horas de sua administração. Não são metabolizados no organismo e são excretados de forma intacta pela urina. Devido à eliminação renal, não devem ser usados em pacientes com insuficiência renal grave (clearance de creatinina inferior a 35 ml/minuto). A hipocalcemia é rara.

Podem ocorrer alguns efeitos colaterais no trato gastrointestinal, como esofagite, náuseas e vômitos. Um efeito colateral grave e raro relacionado com bifosfonatos é a osteonecrose de mandíbula, relatada principalmente em pacientes com câncer e que fazem uso de altas doses por via intravenosa.

Há relatos de aumento da frequência de fraturas diafisárias e atípicas de fêmur, que podem estar relacionadas com o uso prolongado de bifosfonatos (> 10 anos), e ainda se questiona qual o tempo de seu uso mais apropriado. Embora não haja consenso, é razoável considerar intercalar o uso por 5 a 10 anos com períodos de descanso ("*holiday*") para que não haja desaceleração intensa do mecanismo de metabolismo ósseo. Dessa classe, estão disponíveis alendronato de sódio, risedronato de sódio, ibandronato de sódio e ácido zoledrônico.

Alendronato de sódio

O alendronato de sódio está disponível em comprimidos de 10 mg para uso diário e de 70 mg para uso semanal, sendo que esta última posologia é a mais utilizada. Deve ser tomado com água, com grande intervalo da dose do comprimido de cálcio e também do horário das refeições. Recomenda-se preferencialmente o uso em jejum e 30 minutos antes da refeição. O comprimido não deve ser ingerido na posição deitada, pelo risco de úlcera esofágica. Contraindicações absolutas para o uso do alendronato são: insuficiência renal grave e doenças do trato gastrointestinal alto, como acalásia e estenose de esôfago. A doença do refluxo gastroesofágico é considerada contraindicação relativa. Os maiores inconvenientes são os efeitos colaterais digestivos, como gastrite e esofagite. O comprimido de uso semanal passou a ser alternativa segura, pois ameniza os efeitos dispépticos indesejáveis e aumenta a aderência ao tratamento. Essa medicação demonstrou redução de fratura vertebral, não vertebral e colo de fêmur.

Risedronato de sódio

O risedronato está disponível nas apresentações de 5 mg para uso diário, 35 mg para uso semanal e 150 mg para uso mensal e tem se mostrado eficaz em aumentar a DMO de coluna e fêmur e proteção a qualquer tipo de fratura. O risedronato também é eficaz para prevenir a perda da massa óssea em pacientes com uso crônico de corticoides. São válidas as mesmas recomendações citadas para o alendronato. Até o momento, é o bifosfonato que melhor demonstrou redução de fraturas de fêmur.

Ibandronato de sódio

O ibandronato apresenta as mesmas características farmacológicas dos demais bifosfonatos e pode ser usado na dose mensal de 150 mg por via oral ou 3 mg por via intravenosa a cada 3 meses. Apresenta a vantagem de melhorar a aderência e a tolerância ao tratamento via oral, porém estudos recentes demonstraram menor eficácia em prevenção de fraturas de quadril. É considerada a medicação de menos valia dos bifosfonatos.

Zoledronato (ácido zoledrônico)

O uso do zoledronato intravenoso tem efeito protetor para qualquer tipo de fratura. É aprovado para uso em hipercalcemia maligna, mieloma múltiplo, metástases ósseas e doença de Paget, como também para osteoporose na dose única anual de 5 mg, ou prevenção 5 mg a cada 2 anos. Facilita a aderência ao tratamento e pode ser uma alternativa para pacientes com intolerância gástrica ao uso de bifosfonatos orais. Seu uso pode ser realizado em 3 anos consecutivos, após esse período, necessita de reavaliação ou troca de terapêutica (*holiday*).

Teriparatida

A teriparatida (Forteo®) é um paratormônio recombinante sintético (PTH 1-34), que tem efeito anabólico ósseo, por meio da inibição da esclerostina e da ação nos osteoblastos por meio da via IGF-1 e da redução expressão do RANKL. O PTH, quando usado de forma intermitente (forma contínua causa hiperparatireodismo com efeito reabsortivo ósseo), exerce função anabólica, com aumento principalmente do osso trabecular. É recomendado para osteoporose grave, muito alto risco de fraturas e osteoporose induzida por glicocorticoides. Sua posologia consiste em injeções subcutâneas na dose de 20 mcg/dia por 24 meses. Esse tempo foi determinado pelo risco de osteossarcoma e pico máximo de aumento da densidade mineral óssea, após esse período é necessária reintrodução de outra terapia como os antirreabsortivos para evitar perda de massa óssea. São contraindicações absolutas os casos de hipercalcemia não esclarecidos, hiperparatireoidismo e doença de Paget. Como efeitos colaterais, pode haver hipercalcemia transitória, mas o cálcio não apresenta oscilações significativas nas 24 horas, vertigem, cãibras, náuseas, vômitos e hipercalciúria.

Denosumabe

O denosumabe (Prolia®) é um anticorpo monoclonal humano e faz parte da classe dos imunobiológicos, com efeito anti-RANKL (proteína reguladora dos osteoclastos). Tem ação antirreabsortiva e supressora na remodelação óssea. É opção de tratamento para os pacientes com doença renal crônica (ClCr < 30 mL/min), pacientes que estão fazendo o *holiday* dos bifosfonatos, como também alternativa segura para pacientes com intolerância gástrica, má adesão terapêutica dos antirreabsortivos ou falha terapêutica de outras drogas, sendo sua indicação individualizada. Sua posologia é mais tolerável, podendo ser administrado 60 mg, a cada 6 meses, por via subcutânea, e pode ser usada por até 3 anos descritos pela maioria das diretrizes. Porém não existe consenso sobre o tempo para a sua descontinuação. Os principais efeitos colaterais são: *rash* cutâneo, alergias e infecção de pele (eczema, celulite, dermatite). Além do custo ser elevado, o principal fator negativo é que, após a suspensão da droga, a perda de massa óssea é rápida e todo o ganho durante o tratamento se torna reversível, principalmente por não apresentar efeito residual, apresentando assim risco de múltiplas fraturas. Para suspensão do tratamento, é necessário um plano terapêutico, para evitar perda de massa óssea importante e risco de fraturas. Contraindicado em pacientes imunossuprimidos ou com doenças crônicas dermatológicas.

Romosozumabe

É um anticorpo monoclonal, com efeito bloqueador da proteína esclerostina (responsável por inibir a formação óssea, liberada pelos osteócitos e osteoblastos), sendo assim, ao ser bloqueada pelo romosozumabe, permite não só a formação como também a não reabsorção óssea. Essa medicação tem efeito duplo de atuação, anabólico e antirreabsortivo, e é a droga mais nova para tratamento de osteoporose, porém indicada apenas para pacientes com osteoporose grave ou com muito alto risco de desenvolvimento de novas fraturas. É uma droga injetável, subcutânea, mensal com dosagem de 210 mg. Estudos recentes com mulheres pós-menopausa demonstraram aumento da densidade mineral óssea nos primeiros 12 meses de tratamento e redução significativa de fraturas. Atualmente, o tempo de tratamento preconizado é de 1 ano, visto que estudos com utilização da droga por 2 anos não demonstraram aumentos significativos de massa óssea após esse período. É necessária a reintrodução de outra terapia, como os bifosfonatos, para evitar perda de massa óssea. Os principais efeitos colaterais consistem em cefaleia, artralgias e reações cutâneas no local da aplicação. Essa medicação já está disponível no Brasil, com um fator desfavorável de ter alto custo.

Outros tratamentos

O hormônio de crescimento (GH, *growth hormone*) só mostrou eficiência em pacientes com deficiência comprovada. Em pacientes com níveis séricos normais de fator de crescimento semelhante à insulina tipo 1 (IGF-1, *insulin-like growth factor 1*), o uso é controverso e os efeitos colaterais apresentados o contraindicam nesses casos.

Androgênios não são recomendados para a maioria das mulheres devido a seus efeitos virilizantes. Podem ser recomendados em casos especiais para melhora da massa muscular ou em pacientes com hipopituitarismo. A testosterona é recomendada em homens que apresentem osteoporose e deficiência comprovadas.

O melhor entendimento do metabolismo ósseo permitirá em poucos anos o desenvolvimento de terapias mais efetivas para prevenção de fraturas e melhora da qualidade óssea. O Quadro 2 resume as principais terapias disponíveis e as doses utilizadas.

QUADRO 2 Opções, doses, indicações e efeitos comprovados de medicamentos utilizados para o tratamento da osteoporose

Medicamento	Mecanismo de ação	Dose	Prevenção de fraturas
Calcitonina	Antirreabsortivo	100-200 UI *spray* nasal	Não comprovada
Alendronato de sódio	Antirreabsortivo	10 mg/dia 70 mg/semana VO	Coluna Fêmur*
Risendronato de sódio	Antirreabsortivo	5 mg/dia 35 mg/semana VO	Coluna Fêmur
Ibandronato de sódio	Antirreabsortivo	150 mg/mês VO	Coluna Fêmur*
Ácido zoledrônico	Antirreabsortivo	5 mg/ano IV	Coluna Fêmur
Denosumabe	Antirreabsortivo	60 mg/semestre SC	Coluna Fêmur*
Teriparatida	↑ Formação	20 mcg/dia SC	Coluna Fêmur

IV: intravenoso; SC: subcutâneo; VO: via oral.
** Efeito positivo provável, mas ainda controverso.*

ACOMPANHAMENTO TERAPÊUTICO

Pacientes em tratamento deverão ser acompanhados quanto à tolerância e à aderência terapêutica desde o primeiro mês após seu início, sendo necessárias, na sequência, avaliações anuais para verificar a eficácia da medicação escolhida, por meio da densitometria óssea, para comparação de ganho ou perda de DMO. As radiografias (coluna torácica e lombar) deverão ser solicitadas nos intervalos de 3, 5 e 10 anos a contar do início do tratamento, com o objetivo de rastreio de novas fraturas.

A individualização e estratificação de risco anual devem nortear a decisão terapêutica. As classes de medicações não reabsortivas e anabólicas óssea necessitam de intervalos (*holiday*) para evitarem efeitos colaterais graves de uso prolongado. No caso dos bifosfonatos, são preconizados para os usos orais pausas de 5-10 anos e, para os injetáveis, pausas de 3 anos. No caso dos anabólicos, cada medicação apresentará determinação do tempo de uso e exige plano terapêutico para que o paciente não tenha perda de massa óssea e aumento do risco de fraturas. Importante destacar que o tempo dessas pausas atualmente tem sido ponderado de acordo com a estratificação de risco do paciente, observando-se a melhor terapêutica e o melhor manejo do tempo de administração de cada classe de forma individualizada. A seguir, encontra-se um resumo do acompanhamento ambulatorial:

- Manutenção da DMO: manter o tratamento se tolerável e repetir após 1 ano.
- Aumento da DMO: pode-se manter o tratamento e repetir a cada 2 anos.
- Diminuição da DMO: confirmar aderência, avaliar fatores de risco e benefício de troca do tratamento. Repetir DXA após 1 ano para confirmar. Realizar os marcadores bioquímicos especialmente de reabsorção, que deverão estar reduzidos nos pacientes em uso de bifosfonatos e raloxifeno (CTX), ou de formação, no caso da teriparatida (osteocalcina).
- Diminuição da DMO após segundo ano: modificar o tratamento farmacológico e pesquisar causas secundárias. Repetir a densitometria após 1 ano para verificar a resposta terapêutica.

- Fraturas na vigência de denosumabe ou bifosfonatos sugerem troca de terapêutica.

CONSIDERAÇÕES FINAIS

Os métodos para aferição da densidade óssea são capazes de detectar pacientes com maior risco de fratura, que podem se beneficiar dos tratamentos disponíveis. No seguimento com DXA, somente após 1 ano se pode ter noção real da eficiência do tratamento instituído. Os marcadores bioquímicos, quando disponíveis, podem revelar após 3 meses se o tratamento instituído está modificando o metabolismo ósseo, principalmente com diminuição dos marcadores de reabsorção óssea.

Com base nas evidências atuais e na análise de custo-benefício, sugere-se a medida da DMO em mulheres com mais de 65 anos ou antes dos 65 anos, mas com fatores de risco para osteoporose e fratura, permitindo eleger as pacientes que possam se beneficiar do tratamento medicamentoso preventivo.

Para o tratamento, as doses necessitam ser adaptadas para cada paciente e os medicamentos podem ser combinados de acordo com a gravidade da osteoporose e as doenças preexistentes. Há evidências de que o tratamento é eficaz e mais longo em mulheres com osteoporose e com maior número de fatores de risco em relação às mulheres sem osteoporose.

Os medicamentos antirreabsortivos agem nos osteoclastos, inibindo o processo de reabsorção e diminuindo a perda de massa óssea. Ao se inibir a reabsorção, pode haver uma diminuição da remodelação óssea, mas existe ganho de DMO por meio de um processo de mineralização secundária. Há evidências de que os medicamentos antirreabsortivos, como alendronato, risedronato e raloxifeno, contribuem para a diminuição do número de novas fraturas no período pós-menopausa, em que predomina o aumento da reabsorção óssea. Há, entretanto, situações em que predomina a diminuição do processo de formação óssea, e nesses casos, ao se inibir a reabsorção, haverá bloqueio ainda maior da formação e da remodelação óssea. Esse processo é particularmente importante no homem e na mulher idosa após os 85 anos.

Em caso de osteoporose grave ou de fraturas na vigência do tratamento antirreabsortivo deve-se optar pelo uso da teriparatida. Quando há dúvida sobre a disfunção do metabolismo ósseo, seus marcadores bioquímicos são fundamentais para colaborar na decisão da terapêutica mais racional.

Há boas perspectivas de tratamento e reversão da osteoporose, mas a melhor medida ainda é a prevenção com dieta rica em cálcio, sol (fonte de vitamina D), suplementação de vitamina D e atividade física. Toda fratura osteoporótica representa uma oportunidade perdida de fazer a prevenção ou a detecção precoce de uma doença que, além da alta mortalidade, interfere radicalmente na qualidade de vida do indivíduo.

BIBLIOGRAFIA

Bonaiuti D, Shea B, Iovine R, Negrini S, Robinson V, Kemper HC, et al. Exercise for preventing and treating osteoporosis in postmenopausal women. Cochrane Database Syst Rev. 2002;(3):CD000333.

Centre for Metabolic Bone Diseases, University of Sheffield, UK. FRAX® Fracture Risk Assessment Tool. Sheffield, UK: University of Sheffield; 2008. Available: http://www.shef.ac.uk/FRAX (acesso fev 2023).

Cummings SR, Eckert S, Krueger KA, Grady D, Powles TJ, Cauley JA, et al. The effect of raloxifene on risk of breast cancer in postmenopausal women: results from the More randomized trial. JAMA. 1999;281(23):2189-97.

Favus MJ. Bisphosphonates for osteoporosis. N Engl J Med. 2010;363(21):2027-35.

Gass M, Dawson-Hughes B. Preventing osteoporosis-related fractures: an overview. Am J Med. 2006;119(4 Suppl 1):S3-S11.

Holick MF, Binkley NC, Bischoff-Ferrari HA, Gordon CM, Hanley DA, Heaney RP, et al. Evolution, treatment and prevention of vitamin D deficiency: an Endocrine Society Clinical practice guideline. J Clin Endocrinol Metab. 2011;96(7):1911-30.

Jackson RD, Lacroix AZ, Gass M, Wallace RB, Robbins J, Lewis CE, et al. Calcium plus vitamin D supplementation and the risk of fractures. N Engl J Med. 2006;354:669-83.

Kanis, JA, Borgstrom F, De Laet C, Johansson H, Johnell O, Jonsson B, et al. Assessment of fracture risk. Osteoporos Int. 2005;16(6):581-9.

Kanis JA, Burlet N, Cooper C, Delmas PD, Reginster JY, Borgstrom F, et al. European guidance for the diagnosis and management of osteoporosis in postmenopausal women. Osteoporos Int. 2008;19(4):399-428.

Kanis JA, Johnell O, Black DM, Downs RW Jr, Sarkar S, Fuerst T, et al. Effect of raloxifene on the risk of new vertebral fracture in postmenopausal women with osteopenia or osteoporosis: a reanalysis of the Multiple Outcomes of Raloxifene Evaluation trial. Bone. 2003;33(3):293-300.

Kanis JA, Johnell O, Oden A, Dawson A, De Laet C, Jonsson B. Ten year probabilities of osteoporotic fractures according to BMD and diagnostic thresholds. Osteoporos Int. 2001;12(12):989-95.

Lewiecki EM, Binkley N, Bilezikian JP, Kendler DL, Leib ES, Petak SM. Official positions of the International Society for Clinical Densitometry. Osteoporos Int. 2006;17(11): 1700-1.

Liberman UA. Long-term safety of bisphosphonate therapy for osteoporosis: a review of the evidence. Drugs Aging. 2006;23(4):289-98.

Meunier PJ, Roux C, Seeman E, Ortolani S, Badurski JE, Spector TD, et al. The effects of strontium ranelate on the risk of vertebral fracture in women with postmenopausal osteoporosis. N Eng J Med. 2004;350(5):459-68.

Moylan KC, Binder EF. Falls in older adults: risk assessment, management, and prevention. Am J Med. 2006;120(6):493. e1-e6.

National Osteoporosis Foundation (NOF). Clinician's guide for prevention and treatment of osteoporosis. Washington, DC: National Osteoporosis Foundation; 2010.

Neer RM, Arnaud CD, Zanchetta JR, Prince R, Gaich GA, Reginster JY, et al. Effect of parathyroid hormone (1-34) on fractures and bone mineral density in postmenopausal women with osteoporosis. N Eng J Med. 2001; 344(19): 1434-41.

Papapoulos SE. Ibandronate: a potent new bisphosphonate in the management of postmenopausal osteoporosis. Int J Clin Pract. 2003;57(5):417-22.

Park-Wyllie LY, Mamdani MM, Juurlink DN, Hawker GA, Gunraj N, Austin PC, et al. Biphosphonate use and risk of subtrochanteric or femoral shaft fractures in older women. JAMA. 2011;305(8):783-9.

Qaseem A, Snow V, Shekelle P, Hopkins Jr R, Forciea MA, Owens DK, et al. Pharmacologic treatment of low bone density or osteoporosis to prevent fractures: a clinical practice guideline from the American College of Physicians. Ann Int Med. 2008;149(6):404-15.

Rossouw JE, Anderson GL, Prentice RL, LaCroix AZ, Kooperberg C, Stefanick ML, et al. Risks and benefits of estrogen plus progestin in healthy postmenopausal women: principal results from the Women's Health Initiative randomized controlled trial. JAMA. 2002;288(3):321-33.

Sitta MC. Osteoporose. In: Jacob-Filho W, Kilichi EL. Geriatria e gerontologia básicas. Rio de Janeiro: Elsevier; 2011. p.353-76.

Sitta MC, Cassis SVA, Horie NC, Moyses RMA, Jorgetti V, Garcez-Leme LE. Osteomalacia and vitamin D deficiency in the elderly. Clinics. 2009;64(2):156-8.

Unger MD, Crupari L, Titan SM, Magalhães MCT, Sassaki AL, Reis LM, et al. Vitamin D status in a sunny country: where has the sun gone? Clin Nutr. 2010;29(6):784-8.

Vieira IO, Graciolli FG, Reis LM, Moyses RMA, Jorgetti V. Nefrologia clínica: citocinas e osteodistrofia renal. J Bras Nefrol. 2001;23(4):224-9. Available: http://bjn.org.br/export-pdf/487/23-04-06.pdf (acesso fev 2023).

Whitaker M, Guo J, Kehoe T, Benson G. Biphosphonates for osteoporosis: where do we go from here?. N Eng J Med. 2012;366(22):2048-51.

25 Sarcopenia, dinapenia e síndrome da fragilidade

Olga Laura Sena Almeida
Victor de Carvalho Brito Pontes
Eduardo Ferriolli

SARCOPENIA E DINAPENIA

Definição

A perda progressiva de massa muscular que ocorre com o envelhecimento já era conhecida de longa data. Entretanto, foi o Professor Irwin Rosenberg, em 1989, que propôs o termo "sarcopenia" para descrever a redução da massa muscular relacionada com a idade. Esse termo é de origem grega; *sarx* significa carne e *penia*, perda.

Com o passar dos anos e o avanço dos conhecimentos sobre o tema, esse conceito foi sendo modificado. Em 2010, o European Working Group on Sarcopenia in Older People (EWGSOP) definiu que o diagnóstico de sarcopenia exige não apenas a perda de massa muscular, mas também a perda de função (força ou desempenho) do músculo esquelético que ocorre com o envelhecimento. Desde então, a sarcopenia é definida como uma síndrome caracterizada pela perda progressiva e generalizada de massa e função muscular, que aumenta consideravelmente o risco de eventos adversos em idosos, como quedas e fraturas, perda de funcionalidade e qualidade de vida, incapacidade física, com elevada morbidade e mortalidade associadas.

Esse novo conceito decorre de fortes evidências de que a força muscular não depende somente da massa e que a relação entre força e massa não é linear. Portanto, definir sarcopenia apenas em termos de massa muscular seria muito restritivo e teria valor clínico limitado. Alguns autores até propuseram que a sarcopenia seria apenas parte de um processo que, além de alterações musculares, envolveria também alterações no sistema nervoso e que, por isso, deveria ser denominada dinapenia. Porém, em 2010 foi definido que, apesar de "dinapenia" ser um termo mais amplo e que descreve melhor a perda de função muscular, sarcopenia já era um termo amplamente reconhecido e, portanto, não deveria ser substituído.

Em 2018, foi publicado o Consenso Europeu de Sarcopenia revisado (EWGSOP2), em que houve uma atualização de sua definição original, incorporando os avanços científicos relacionados com o tema na última década. As principais mudanças ocorridas foram que a sarcopenia passou a ser considerada uma doença muscular, com código internacional de doenças próprio (CID-10-CM código M62.84), e que o papel da força muscular ultrapassou definitivamente o papel da massa muscular como principal componente desse processo.

O fato de a massa e a qualidade musculares serem tecnicamente difíceis de medir na prática clínica foi determinante para que, na presença isolada de redução da força muscular, já se faça o diagnóstico provável de sarcopenia para início da investigação de suas causas e de seu tratamento. A expectativa é que essa mudança facilite a identificação imediata de sarcopenia no consultório, permitindo intervenções terapêuticas mais precoces.

Epidemiologia

É difícil realizar uma comparação robusta da prevalência de sarcopenia entre diferentes populações devido à ampla variedade de fatores que influenciam seu início, progressão e diagnóstico. Além disso, a variabilidade de definições, o uso de diferentes métodos para mensuração da massa magra e a heterogeneidade das populações estudadas dificultam uma estimativa fidedigna de sua prevalência. Uma revisão sistemática utilizando os critérios diagnósticos do EWGSOP demonstrou que a prevalência de sarcopenia varia de 1 a 29% em idosos da comunidade, 14 a 33% naqueles vivendo em instituições de longa permanência e está presente em cerca de 10% dos idosos hospitalizados.

Em outra metanálise publicada recentemente, incluindo os diferentes critérios diagnósticos propostos, a prevalência de sarcopenia em idosos da comunidade variou consideravelmente de acordo com o método utilizado. Quando empregado o EWGSOP2, a prevalência média foi de 12,9%, com intervalo de confiança 95% de 9,9 a 15,9%.

Diversos estudos demonstraram aumento dos custos de hospitalizações de pacientes com sarcopenia, embora com metodologia e padrão de qualidade variando consideravelmente. Em estudo publicado recentemente foi estimado que, nos EUA, a presença de sarcopenia aumentava, por pessoa, em 2.315 dólares o custo anual de internação, com o custo total de 19,12 bilhões de dólares em idosos.

No Brasil, estima-se que a prevalência de sarcopenia na população idosa seja em torno de 17%, porém ainda não há estudos avaliando o impacto dessa condição nos gastos em saúde pública. A expectativa é que em 2030 o Brasil tenha cerca de 30,5 milhões de idosos, sendo que cerca de 5,2 milhões serão idosos sarcopênicos.

Fisiopatologia e classificação

A fisiopatologia da sarcopenia é multifatorial e envolve alterações hormonais, nutrição inadequada, inatividade física, redução da síntese de proteínas, aumento da proteólise, perda de neurônios motores, perda da integridade neuromuscular, aumento da gordura intramuscular e inflamação crônica. A Figura 1 mostra de forma resumida os principais mecanismos envolvidos no desenvolvimento da sarcopenia em idosos.

A sarcopenia pode ser classificada em primária ou secundária de acordo com a causa subjacente. A sarcopenia primária, também chamada de sarcopenia relacionada com a idade, é aquela em que nenhuma outra causa, além do envelhecimento, é evidente. Por outro lado, a sarcopenia secundária ocorre quando uma ou mais causas são evidentes, como inatividade física, doenças sistêmicas e desnutrição. Em muitos idosos, a causa da sarcopenia é multifatorial, dificultando sua classificação.

Recentemente foi proposta a classificação da sarcopenia também em aguda ou crônica. A sarcopenia aguda é aquela com duração menor que 6 meses, relacionada com alguma doença ou lesão aguda, enquanto a sarcopenia crônica é aquela com duração maior que 6 meses e que está associada a condições crônicas e progressivas, com elevado risco de mortalidade. Essa distinção pretende ressaltar a necessidade de realizar avaliações periódicas em indivíduos que possam estar em risco de sarcopenia, a fim de determinar a rapidez com que a condição está se desenvolvendo e de facilitar a intervenção precoce, com tratamentos que possam ajudar a prevenir ou retardar a progressão da sarcopenia e seus desfechos desfavoráveis.

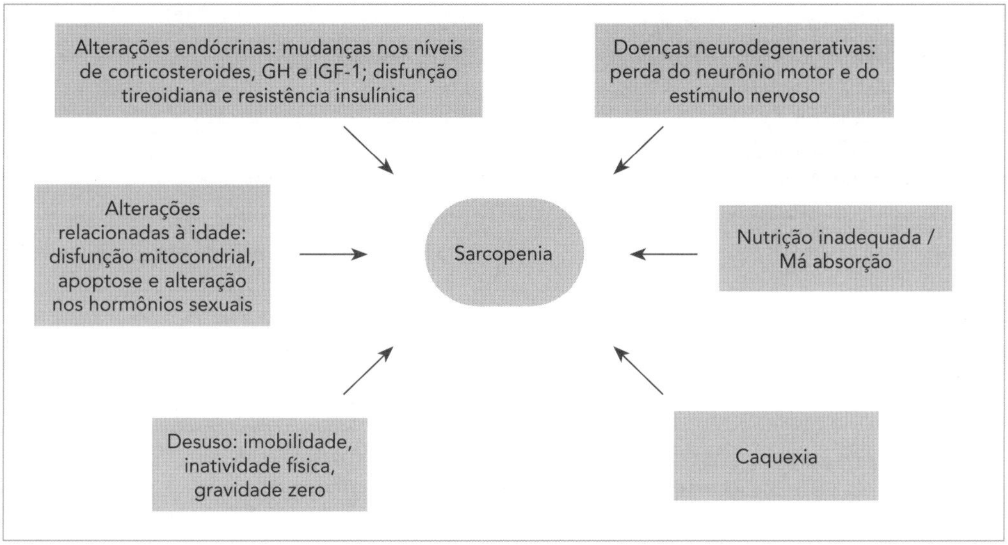

FIGURA 1 Mecanismos fisiopatológicos da sarcopenia.
Fonte: adaptada de Cruz-Jentoft et al. (2010a).
GH: hormônio do crescimento (*growth hormone*); IGF-1: fator de crescimento semelhante à insulina tipo 1 (*insulin-like growth factor 1*).

O Quadro 1 apresenta as classificações de sarcopenia já descritas.

Quadro clínico e rastreio

Na prática clínica, a sarcopenia manifesta-se com sinais inespecíficos, tais como instabilidade de marcha, fraqueza e lentidão para andar, quedas frequentes, perda de peso ou massa muscular, dificuldade para subir escadas e se levantar sozinho de uma cadeira e dificuldade para carregar objetos pesados. Se o diagnóstico e o tratamento não forem realizados precocemente, seus portadores evoluem com perda progressiva de funcionalidade e aumento da dependência para as atividades de vida diária.

O novo consenso europeu recomenda o uso do questionário Sarc-F como triagem para o risco de sarcopenia na prática diária, por meio do autorrelato de idosos sobre sinais característicos de sarcopenia, podendo ser utilizado em idosos da comunidade e em outros ambientes clínicos. O Sarc-F é um questionário de cinco itens, cujas respostas se baseiam na percepção do paciente sobre suas limitações em força, capacidade de andar, levantar-se de uma cadeira, subir escadas e quedas. A pontuação varia de 0 a 10, com 0 a 2 pontos para cada componente. Sugere-se que um escore igual ou maior que 4 é preditivo de sarcopenia e piores desfechos clínicos.

O Sarc-F tem sensibilidade baixa a moderada e elevada especificidade para predizer perda de força muscular, identificando principalmente os casos mais graves. Por ser uma ferramenta barata e de fácil aplicação, recomenda-se seu uso de maneira rotineira na prática clínica.

É importante ressaltar ainda que, durante sua validação no Brasil, foi visto que o Sarc-F sozinho não se mostrou adequado como ferramenta de triagem de sarcopenia. Porém, quando associado à medida da circunferência da panturrilha, houve melhora significativa em seu desempenho para rastreio dessa síndrome. O Quadro 2 mostra a versão brasileira do questionário Sarc-F.

QUADRO 1 Classificação de sarcopenia segundo o EWGSOP2

Primária x secundária	Aguda x crônica
Sarcopenia primária: relacionada com a idade, sem outra causa justificável.	Sarcopenia aguda: duração < 6 meses, relacionada com alguma doença ou lesão aguda.
Sarcopenia secundária: relacionada com inatividade física, ingestão proteica inadequada ou doenças crônicas.	Sarcopenia crônica: duração > 6 meses, associada a condições crônicas e progressivas.

EWGSOP2: European Working Group on Sarcopenia in Older People 2.

QUADRO 2 Ferramenta de rastreio para sarcopenia (Sarc-F)

Componente	Questão	Pontuação
Força	Quanto de dificuldade você tem para levantar e carregar 5 kg?	Nenhuma = 0 Alguma = 1 Muita ou não consegue = 2
Assistência para caminhar	Quanto de dificuldade você tem para atravessar um cômodo?	Nenhuma = 0 Alguma = 1 Muita, usa auxiliar de marcha ou não consegue = 2
Levantar de uma cadeira	Quanto de dificuldade você tem para levantar de uma cama ou cadeira?	Nenhuma = 0 Alguma = 1 Muita ou não consegue sem ajuda = 2
Subir escadas	Quanto de dificuldade você tem para subir um lance de escadas de 10 degraus?	Nenhuma = 0 Alguma = 1 Muita ou não consegue = 2
Quedas	Quantas vezes você caiu no último ano?	Nenhuma = 0 1 a 3 quedas = 1 4 ou mais quedas = 2

Diagnóstico

O Consenso Europeu de Sarcopenia revisado (EWGSOP2) destacou a força muscular como preditor importante de desfechos adversos, que antecede a redução da massa muscular, tornando o diagnóstico de sarcopenia provável quando a presença de baixa força muscular estiver presente. Dessa forma, em sua definição atual, o EWGSOP2 definiu baixa força muscular como parâmetro primário de sarcopenia, cujo diagnóstico é confirmado pela presença de redução de massa muscular associada. Caso o baixo desempenho físico também esteja presente, a sarcopenia é considerada grave. O Quadro 3 descreve os critérios diagnósticos de sarcopenia segundo o EWGSOP2.

Existem diversas maneiras de mensurar os parâmetros físicos exigidos para o diagnóstico de sarcopenia. A seguir, serão descritos os métodos recomendados pelo EWGSOP2 para identificação de cada critério diagnóstico.

QUADRO 3 Critérios para o diagnóstico de sarcopenia segundo o EWGSOP2

1. Baixa força muscular.
2. Baixa quantidade ou qualidade muscular.
3. Baixa *performance* física.

- Na presença do critério 1, o diagnóstico de sarcopenia é provavel, já sendo indicada a investigação de sua causa e o início do tratamento.
- A documentação adicional do critério 2 confirma o diagnóstico de sarcopenia.
- Se os critérios 1, 2 e 3 estiverem presentes, a sarcopenia é considerada grave.

EWGSOP2: European Working Group on Sarcopenia in Older People 2.

1. Força muscular:
   - Força de preensão palmar: é um importante preditor de desfechos clínicos desfavoráveis, como maior tempo de in-

ternação hospitalar, piora da funcionalidade, piora da qualidade de vida relacionada à saúde e morte. Correlaciona-se moderadamente com a força em outros segmentos do corpo, de modo que serve como substituto confiável para medidas mais complexas de força do braço e da perna. Por ser um método de aferição simples e de baixo custo, é recomendado para uso rotineiro na prática hospitalar, em ambientes clínicos especializados e na saúde comunitária. O uso de um dinamômetro portátil bem calibrado é recomendado para a medida da força de preensão manual. Os pontos de corte atualmente recomendados são de 27 kgf em homens e de 16 kgf em mulheres. Valores inferiores a eles, quando presentes, sugerem baixa força muscular.
- Teste de levantar-se e sentar na cadeira 5 vezes sem usar as mãos: pode ser usado para avaliar a força dos músculos das pernas, especialmente do grupo muscular do quadríceps. Esse teste mede a quantidade de tempo necessária para um paciente levantar-se e sentar na cadeira 5 vezes sem usar o apoio dos braços. O ponto de corte atualmente recomendado é de 15 segundos. Valores acima disso sugerem baixa força muscular.

2. Massa muscular esquelética:
   - Ressonância magnética (RM) e tomografia computadorizada (TC): são métodos de imagem de elevada precisão e considerados o padrão-ouro para estimativa da massa muscular, especialmente em pesquisas. Apresentam uso limitado na prática clínica devido a seu custo elevado e baixa disponibilidade. Além disso, os pontos de corte ainda não estão bem definidos.
   - Absorciometria de raios x de dupla energia (DXA): é um método não invasivo amplamente utilizado para determinar a quantidade de massa muscular, medida pela massa magra corporal total ou massa muscular esquelética apendicular. A massa muscular se correlaciona com o tamanho do corpo. Dessa forma, a quantificação da massa muscular esquelética apendicular deve ser ajustada para o tamanho corporal do indivíduo, utilizando fórmulas específicas, corrigidas para o peso, altura ou índice de massa corporal (IMC). Os pontos de corte recomendados são de 20 kg ou 7,0 kg/m^2 para homens e de 15 kg ou 6 kg/m^2 para mulheres.
   - Bioimpedância elétrica (BIA): é usada para estimativa da massa muscular esquelética total ou apendicular. O equipamento da BIA não mede a massa muscular diretamente, obtendo uma estimativa com base na condutividade elétrica do corpo inteiro, por meio de uma equação de conversão que é calibrada com uma referência de massa magra medida por DXA em uma população específica. O equipamento da BIA é portátil, de fácil aplicação e amplamente disponível.
   - Medidas antropométricas: embora a antropometria seja usada com frequência para avaliar o estado nutricional de idosos, não é uma boa ferramenta para mensuração da sua massa muscular. Apesar disso, a circunferência da panturrilha pode ser usada como um substituto diagnóstico para mensuração em locais onde não existem outros métodos diagnósticos disponíveis. O ponto de corte utilizado é de 31 cm. Valores abaixo disso predizem baixa massa muscular e baixo desempenho físico, com redução da sobrevida em idosos.
3. Desempenho físico:
   - Teste de velocidade de marcha (TVM): consiste na medida do tempo que o paciente leva para percorrer uma distân-

cia de 4 m em sua velocidade habitual. É considerado um teste rápido, seguro e altamente confiável para a predição de resultados adversos, como incapacidade, comprometimento cognitivo, necessidade de institucionalização, quedas e mortalidade. É fácil de ser realizado e altamente recomendado para uso na prática clínica. O ponto de corte é de 0,8 m/s. Valores ≤ 0,8 m/s sugerem sarcopenia grave.

- *Short Physical Performance Battery* (SPPB): consiste em uma bateria de testes que incluem avaliação da velocidade de marcha, do equilíbrio e do tempo para levantar-se e se sentar na cadeira. A pontuação máxima é de 12 pontos, e uma pontuação ≤ 8 pontos indica pior desempenho físico. É mais utilizado em pesquisa devido à necessidade de um tempo maior para execução do teste.
- Teste *Timed-Up and Go* (TUG): consiste no tempo que a pessoa gasta para levantar de uma cadeira com braços, andar uma distância de 3 m, virar, retornar e se sentar novamente. Considera-se pior desempenho físico um ponto de corte ≥ 20 segundos. É um teste que prediz mortalidade e é de fácil aplicação na prática diária.
- Teste de caminhada de 400 m: avalia a capacidade de caminhar da pessoa e sua resistência física. Os participantes devem completar 20 voltas de 20 m o mais rápido possível, sendo permitidas até duas paradas de descanso durante o teste. Considera-se um marcador de pior desempenho físico se a pessoa não consegue completar o percurso ou o faz em um tempo ≥ 6 minutos.

O Quadro 4 resume os principais testes utilizados para mensuração de força muscular, massa esquelética e desempenho físico e seus respectivos pontos de corte.

A Figura 2 mostra o algoritmo *Find-Assess-Confirm-Severity* (F-A-C-S), proposto pelo EWGSOP2 para avaliação de sarcopenia na prática clínica, que consiste no rastreio de casos, na avaliação e confirmação diagnóstica e na determinação de sua gravidade.

Tratamento

A abordagem terapêutica da sarcopenia consiste em intervenções não farmacológicas e farmacológicas. Quanto mais precoce for a intervenção, maior é a chance de reversibilidade clínica.

QUADRO 4 Pontos de corte para sarcopenia segundo EWGSOP2

Teste	Pontos de corte para homens	Pontos de corte para mulheres
Força muscular		
Força de preensão palmar	< 27 kg	< 16 kg
Teste de sentar-se e levantar da cadeira 5 vezes	> 15 s	> 15 s
Massa muscular		
Esquelética apendicular	< 20 kg	< 15 kg
Esquelética apendicular/altura	< 7 kg/m²	< 6 kg/m²
Desempenho físico		
Velocidade de marcha	≤ 0,8 m/s	
SPPB	≤ 8 pontos	
TUG	≤ 20 s	
Caminhada de 400 m	Não completou ou levou ≤ minutos para completar	

EWGSOP2: European Working Group on Sarcopenia in Older People 2; SPPB: Short Physical Performance Battery; *TUG:* timed-up and go.

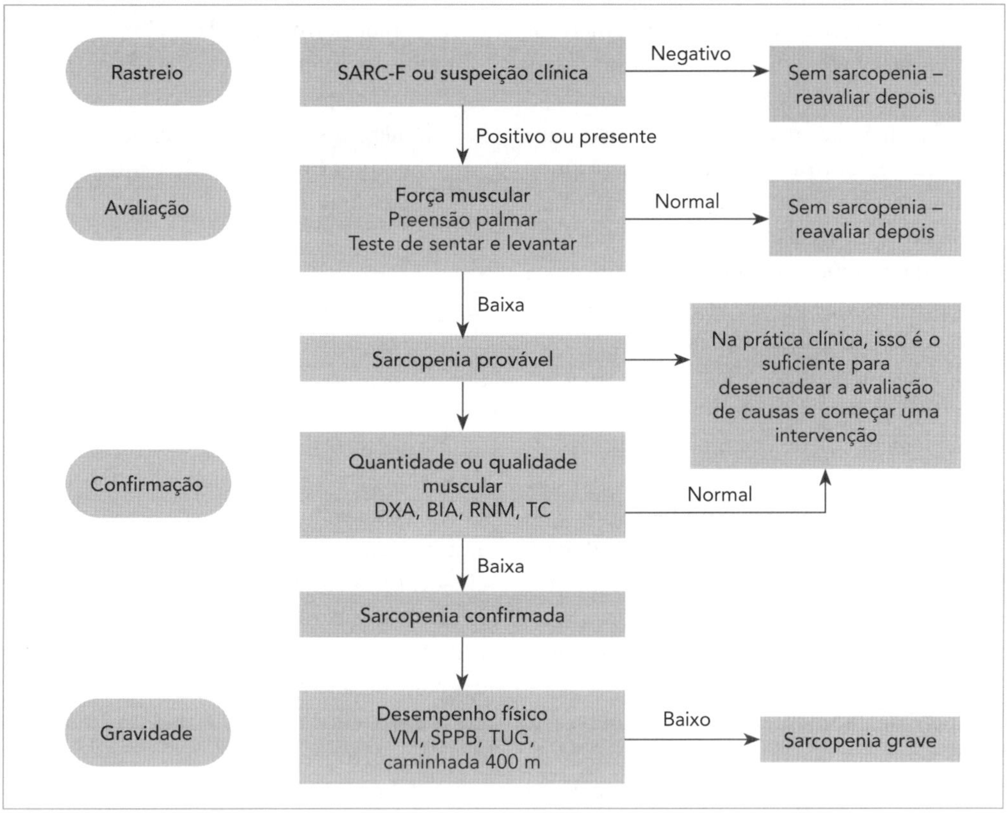

FIGURA 2 Algoritmo F-A-C-S para avaliação diagnóstica de sarcopenia, segundo EWGSOP2.
BIA: bioimpedância elétrica; DXA: absorciometria de radiografia de dupla energia; EWGSOP2: European Working Group on Sarcopenia in Older People 2; F-A-C-S: *Find-Assess-Confirm-Severity*; RNM: ressonância nuclear magnética; SPPB: *Short Physical Performance Battery*; TC: tomografia computadorizada; TUG: *timed-up and Go*; TVM: teste de velocidade da marcha.

É importante destacar ainda que o tratamento efetivo da sarcopenia exige uma abordagem multidisciplinar, envolvendo outros profissionais da área da saúde, como fisioterapeutas, educadores físicos e nutricionistas, permitindo uma abordagem ampla do paciente e melhores resultados terapêuticos. A educação do paciente e de seus familiares também é um pilar importante do tratamento para melhor adesão a longo prazo.

Tratamento não farmacológico

- Atividade física: a prescrição de treinamento físico resistido pode ser eficaz para melhora de força muscular, massa muscular e desempenho físico em idosos sarcopênicos e é considerada o tratamento de primeira linha nesses pacientes. Treinamento resistido refere-se a qualquer atividade física que provoca contração muscular pelo uso de resistência externa, como halteres, pesos livres, uso de bandas elásticas e o próprio peso corporal. Na prática, deve-se prescrever exercício físico resistido de acordo com as metas e preferências do paciente, sob supervisão de um educador físico ou fisioterapeuta para realização de um treinamento individualizado.
- Suplementação proteica: a prescrição de uma dieta hiperproteica pode ser benéfica para idosos sarcopênicos, apesar do baixo

grau de evidência científica para essa recomendação até o momento. Apesar disso, recomenda-se considerar a suplementação de leucina e seu derivado metabólico, o hidroximetilbutirato (HMB). Deve-se ainda discutir com o paciente sobre a importância de uma ingestão proteico-calórica adequada. É importante destacar ainda que a suplementação proteica deve ser combinada à atividade física para melhores resultados, apesar da fraca evidência devido à heterogeneidade dos estudos.

- Suplementação de vitamina D: existem evidências insuficientes para determinar que a suplementação de vitamina D por si só seja eficaz em idosos sarcopênicos. Porém, recomenda-se a suplementação de vitamina D em idosos sarcopênicos com níveis séricos deficientes de 25-hidroxivitamina D (< 20 ng/mL).
- Suplementação de ácidos graxos ômega-3: há alguns estudos mostrando benefício da suplementação de ômega-3 na dose de 2 a 3 g/dia para ganho e qualidade de massa muscular, especialmente em mulheres idosas sarcopênicas.

Tratamento farmacológico

Intervenções farmacológicas não são recomendadas como terapia de primeira linha para o manejo terapêutico da sarcopenia, mas há as seguintes opções:

- Hormônios anabólicos: a evidência atual é insuficiente para recomendar o tratamento de sarcopenia com hormônios anabolizantes, como testosterona e moduladores seletivos do receptor androgênico.
- Outras intervenções farmacológicas: não há evidências que justifiquem o uso de medicamentos como hormônio do crescimento (GH), anamorelina (agonista da grelina), anticorpos contra miostatina ou actina, perindopril (inibidor da enzima conversora de angiotensina – iECA) e espindolol (antagonista não específico de receptores adrenérgicos beta-1 e beta-2) na prática clínica como tratamento de primeira linha para a sarcopenia.

SÍNDROME DA FRAGILIDADE

Definição

Há algumas décadas, o conceito de fragilidade era restrito à funcionalidade do paciente, e eram considerados frágeis aqueles idosos com algum grau de dependência física ou incapacidade. Entretanto, com os avanços científicos relacionados com o tema, esse conceito foi se transformando ao longo do tempo, levando em consideração os mecanismos fisiopatológicos envolvidos, apesar de ainda ser utilizado de forma errônea.

A definição mais utilizada para síndrome da fragilidade foi proposta em 2001 por Fried et al., que definiram essa condição como um estado de vulnerabilidade fisiológica relacionado com a idade, resultante de reservas homeostáticas multissistêmicas comprometidas e de capacidade reduzida do organismo de resistir aos estressores. Embora existam divergências com relação aos critérios diagnósticos dessa condição, a definição é praticamente consensual entre os diferentes autores.

Na prática clínica, o que se observa é que idosos frágeis são mais vulneráveis a eventos estressores, quando comparados com aqueles não frágeis, evoluindo com perda progressiva de funcionalidade a cada novo evento. A Figura 3 ilustra a resposta do idoso frágil a algum evento estressor comparada com a do idoso não frágil.

Em 2013, foi publicado um consenso sobre a síndrome da fragilidade, após uma reunião das principais autoridades sobre o tema, com o objetivo de reavaliar sua definição e estabe-

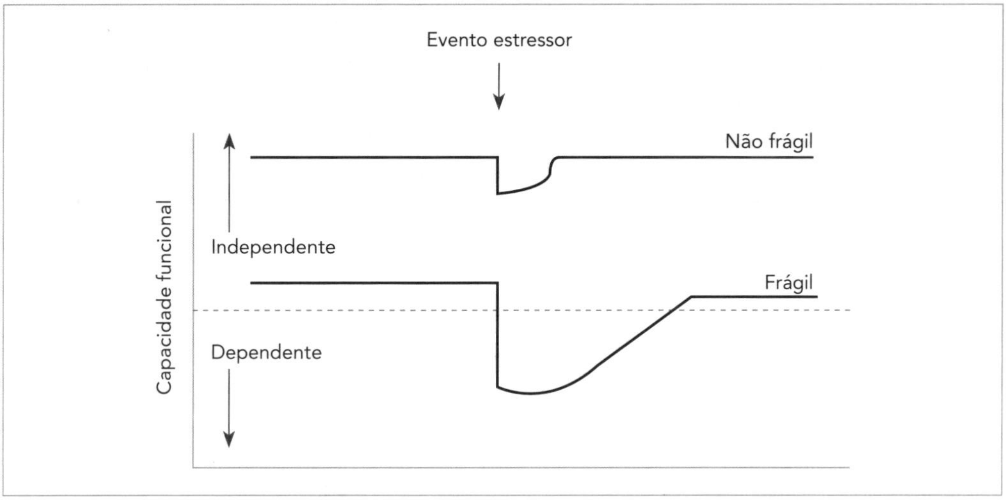

FIGURA 3 Comparação entre a resposta do idoso frágil e do idoso não frágil a algum evento estressor.
Fonte: adaptada de Clegg et al. (2013).

lecer as prioridades de pesquisa acerca dessa importante condição. Nesse consenso, foi definida como uma síndrome médica, com múltiplas causas e contribuintes, caracterizada pela diminuição da força, resistência e função fisiológicas, que aumenta a vulnerabilidade do indivíduo a um estado de maior dependência, com elevado risco de morte.

Independentemente do conceito utilizado, sabe-se que idosos frágeis são grandes usuários dos serviços de saúde por apresentarem risco maior de quedas, perda de funcionalidade, hospitalizações, institucionalizações e óbito. Portanto, é fundamental o entendimento dessa condição para a identificação e intervenção precoces, reduzindo as taxas de complicações e os custos em saúde.

Epidemiologia

Estima-se que a prevalência da síndrome da fragilidade varie de 4 a 59% em idosos da comunidade, com prevalência média de 9,9% de frágeis e 44,2% de pré-frágeis. O número variado de definições operacionais e a heterogeneidade das amostras envolvidas nos estudos populacionais explicam a substancial diferença entre as taxas de prevalência dessa condição na população geral. Observa-se ainda que a prevalência da síndrome da fragilidade aumenta substancialmente com a idade, sendo de 4% entre 65 e 69 anos, 7% entre 70 e 74 anos, 9% entre 75 e 79 anos, 16% entre 80 e 84 anos e 26% acima de 85 anos.

No estudo *Fibra*, realizado no Brasil, observou-se prevalência de frágeis de 9,1%, com elevada prevalência de idosos pré-frágeis, 49,6%. Além disso, observou-se que os frágeis eram mais velhos, realizavam mais consultas médicas, tinham maior chance de internação e mais eventos cerebrovasculares, diabetes, neoplasias, osteoporose e incontinência fecal e urinária, o que confirma que a presença de fragilidade implica desfechos negativos.

Fisiopatologia

A síndrome da fragilidade é uma condição clínica caracterizada por declínio espiral de energia decorrente de um tripé de alterações relacionadas com o envelhecimento, composto por sarcopenia, desregulação neuroendócrina e disfunção imunológica. A combinação dessas alterações fisiopatológicas leva à redução acentuada da massa muscular e a um estado inflamatório crônico que, quando associados a algum evento estressor, como doenças agudas ou crônicas, imobilidade e redução da ingestão alimentar, leva a um ciclo vicioso de redução de energia e aumento da dependência e suscetibilidade a agressores.

Essa diminuição acelerada das reservas fisiológicas do idoso frágil acomete vários sistemas além do muscular e é determinada por mecanismos complexos do envelhecimento, como combinação de fatores genéticos e ambientais com mecanismos epigenéticos que regulam a expressão de múltiplos genes, causando danos celular e molecular cumulativos. A Figura 4 ilustra resumidamente a fisiopatologia da síndrome da fragilidade.

Quadro clínico e diagnóstico

A síndrome da fragilidade manifesta-se como perda de peso significativa, fadiga, baixo nível de atividade física, lentidão e perda de força muscular. São comuns ainda a presença de distúrbios da marcha e equilíbrio, relato de quedas frequentes, sintomas depressivos, redução da massa óssea, alterações cognitivas e déficits sensoriais, ainda que não sejam, muitas vezes, utilizados como critérios diagnósticos.

Existem inúmeras ferramentas diagnósticas que podem ser utilizadas para detecção de pacientes frágeis na prática clínica, porém, até o momento, não há consenso a respeito da melhor, que seja universalmente aceita e empregada. As mais utilizadas estão descritas em detalhes a seguir:

- Fenótipo: embora criticado por vários autores devido a sua complexidade e dificuldade de aplicação na prática clínica, é a ferramenta mais avaliada e aplicada mundialmente para a detecção da síndrome da fragilidade, especialmente em seus aspectos físicos. É composta por cinco itens. A presença de três ou mais critérios caracteriza o idoso como frágil, um ou dois como pré-frágil e nenhum como não frágil. Os critérios diagnósticos do fenótipo estão descritos no Quadro 5.

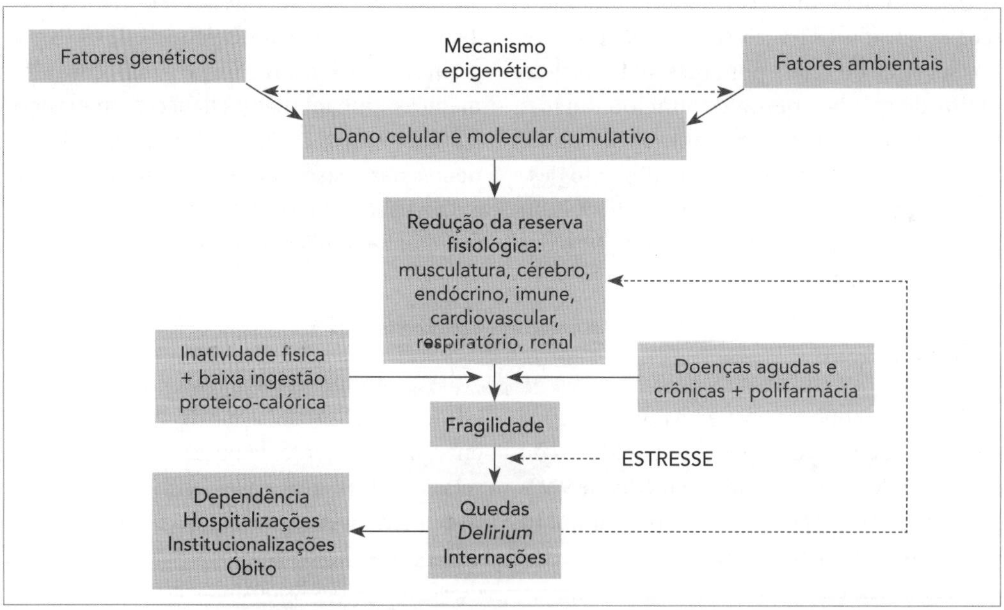

FIGURA 4 Fisiopatologia da síndrome da fragilidade.
Fonte: adaptada de Clegg et al. (2013).

QUADRO 5 Critérios diagnósticos do fenótipo

Redução da força de preensão palmar	< percentil 20 da população, corrigido por gênero e IMC.
Redução da velocidade de marcha	< percentil 20 da população, em tese de caminhada de 4,6 m, corrigido por gênero e estatura.
Perda de peso não intencional	> 4,5 kg referidos ou 5% do peso corporal, se medido, no último ano
Sensação de exaustão	Autorreferida (aplicação do questionário CES-D)
Atividade física baixa	< percentil 20 da população em kcal/semana (versão curta do questionário Minnesota)

CES-D: Center for Epidemiological Scale – Depression; IMC: índice de massa corporal.

Levando em conta que os itens de redução da força de preensão manual e lentidão da marcha podem sofrer influência de características antropométricas da população estudada, um subprojeto do estudo *Fibra* mostrou que os pontos de corte para força de preensão palmar e velocidade de marcha na população brasileira utilizando os critérios do fenótipo são menores do que os originais do estudo estadunidense. Essa informação é relevante quando se usa a escala do fenótipo para diagnóstico de síndrome da fragilidade no Brasil porque ao utilizar os cortes originais é possível superestimar o diagnóstico.

- Escala Frail: é fácil de ser aplicada e menos complexa que a do fenótipo, com pontuação semelhante. Vale ressaltar que, quando comparada com a do fenótipo, tem baixa sensibilidade e elevada especificidade, sendo uma excelente ferramenta de triagem para utilização no consultório. É também composta por cinco itens. A presença de três ou mais critérios caracteriza o idoso como frágil, um ou dois como pré-frágil e nenhum como não frágil. Seus critérios diagnósticos estão descritos no Quadro 6.

QUADRO 6 Critérios diagnósticos da Escala Frail

- Fadiga.
- Resistência (capacidade de subir um lance de escadas).
- Deambulação (capacidade de andar um quarteirão).
- Comorbidade (≥ doenças).
- Perda de peso (> 5%).

- Escala *Study of Osteoporotic Fractures* (SOF): outra opção disponível para uso na prática diária, ainda mais simples que a Frail, utiliza apenas três critérios. A presença de dois ou mais critérios caracteriza o idoso como frágil, um como pré-frágil e nenhum como não frágil. O SOF prediz risco de quedas, incapacidade, fratura e morte de forma semelhante ao instrumento do fenótipo, tornando-se útil para identificar idosos da comunidade com alto risco de fragilidade na prática clínica. Os critérios diagnósticos do SOF estão descritos no Quadro 7.
- Índice de fragilidade: envolve a avaliação de múltiplos domínios e baseia-se na detecção de déficits funcionais e biológicos acumulados, classificando o idoso desde muito saudável até gravemente frágil. Trata-se de um modelo de acúmulo de déficits, no qual é contado o número de deficiências e condições para criar um índice de fragilidade, resumindo de forma quantitativa a vulnerabilidade da pessoa. Alguns autores destacam a vantagem dessa escala de quantificar o grau de fragilidade, con-

QUADRO 7 Critérios diagnósticos da escala Study of Osteoporotic Fractures (SOF)

- Perda de peso de pelo menos 5% no período de 2 anos, intencional ou não.
- Incapacidade de levantar-se da cadeira 5 vezes seguidas sem a ajuda das mãos.
- Resposta "NÃO" à pergunta: "Você se sente cheio de energia?" (item 13 da escala de depressão geriátrica).

forme exposto; outros a criticam por envolver não apenas aspectos da fragilidade em si, mas também aspectos funcionais, que fugiriam do conceito original de fragilidade. De qualquer maneira, a fragilidade diagnosticada tanto pelo conceito do fenótipo quanto pelo do acúmulo de déficits é preditora de desfechos negativos semelhantes.

Atualmente, há ainda evidências do benefício de alguns biomarcadores para o diagnóstico e acompanhamento da síndrome da fragilidade. Estes pertencem a diferentes vias e processos ligados direta ou indiretamente a inflamação, remodelação muscular, lesão da junção neuromuscular e sinalização do crescimento muscular. Entre os biomarcadores inflamatórios, oito mediadores inflamatórios circulantes parecem possuir maior associação à diminuição de massa muscular e força e ao comprometimento da função física em idosos: proteína C-reativa, fator estimulante de colônias de granulócitos e monócitos (GM-CSF, do inglês *granulocyte-macrophage colony-stimulating factor*), interferon-gama, interleucinas-6 e 8, mieloperoxidase, P-selectina e fator de necrose tumoral alfa (TNF-alfa). Esses e outros novos biomarcadores têm ganhado espaço nos últimos anos, porém sua utilização na prática clínica ainda necessita de mais evidências e não se trata do objetivo deste capítulo o detalhamento teórico de suas aplicabilidades.

Tratamento

O padrão-ouro para o atendimento de idosos com fragilidade é a realização de uma avaliação geriátrica ampla (AGA). É a partir da AGA que será elaborado um plano terapêutico multidimensional do paciente. Deve ser realizada de preferência por uma equipe multidisciplinar envolvendo médicos geriatras, enfermeiros, fisioterapeutas, terapeutas ocupacionais, nutricionistas e assistentes sociais. Essa abordagem terapêutica comprovadamente reduz internações hospitalares e institucionalizações.

O objetivo da AGA é determinar as deficiências e incapacidades do idoso frágil e planejar seu cuidado e assistência a médio e longo prazos, tanto do ponto de vista médico como do psicossocial e funcional. Por meio da AGA é possível identificar comorbidades descompensadas com otimização do tratamento, revisar o uso de medicamentos inadequados aplicando os critérios STOPP/START (instrumento de triagem para prescrições de pessoas idosas/instrumento de triagem para alertar para o tratamento correto) ou os critérios de Beers, identificar déficits sensoriais e funcionais, comprometimento cognitivo e alterações do humor, além de vulnerabilidades sociais que podem contribuir para o processo de fragilização do idoso. O objetivo dessa avaliação é propor um tratamento individualizado de acordo com as necessidades de cada paciente.

Para o tratamento da síndrome da fragilidade, aplica-se ainda uma abordagem terapêutica semelhante à da sarcopenia, baseada na terapia não farmacológica, com treino físico aeróbico e resistido e dieta hiperproteica. A atividade física parece ter um papel importante no aumento da força muscular e melhor desempenho físico, embora não aumente consistentemente a massa muscular em idosos mais frágeis, sedentários e residentes na comunidade. A combinação de vários tipos de exercício em um programa individualizado parece ser uma boa alternativa.

A suplementação proteica tem sido recomendada como estratégia nutricional crucial em idosos com perda de peso associada à síndrome da fragilidade. A suplementação de proteína pode aumentar a massa muscular, reduzir complicações, melhorar a força de preensão palmar e produzir ganho de peso. Recomenda-se para pessoas idosas a ingestão de proteínas de 1,2 g/kg/dia por dieta ou suplementação. Idosos frágeis com doenças agudas ou crônicas precisam de ingestão de proteína ainda maior, em torno de 1,2 a 1,5 g/kg/dia. A suplementação de aminoácidos essenciais, como leucina (dose de 2,5 g/dia) e beta-HMB (metabólito ativo da leucina), sozinhos ou associados a exercício físico resistido, parecem ter algum efeito na massa e função muscular, embora as evidências ainda sejam limitadas.

Em suma, o tratamento da síndrome da fragilidade baseia-se essencialmente na implementação de um plano nutricional e de atividade física associado à intervenção sobre problemas detectados pela AGA.

CONSIDERAÇÕES FINAIS

Sarcopenia e síndrome da fragilidade são condições de reconhecimento relativamente recente, porém de suma importância no cuidado à saúde do idoso. Apesar de semelhantes em alguns aspectos, a sarcopenia refere-se à perda de função de um sistema específico (o muscular), enquanto a síndrome da fragilidade acomete múltiplos sistemas, ambas levando a aumento do risco de perdas funcionais, morbidade e mortalidade.

A dinapenia, por sua vez, refere-se exclusivamente à perda de função neuromuscular e não é um termo atualmente empregado na prática clínica. Pela importância clínica dessas condições, o geriatra deve estar sempre atento a sua presença, para diagnóstico e intervenções precoces. O tratamento de ambas se baseia na realização de atividade física e na intervenção nutricional. Não há medicações disponíveis até o presente momento para o tratamento específico dessas condições.

Para o tratamento da síndrome da fragilidade, é essencial a aplicação da AGA, com planejamento e implementação de uma intervenção individualizada.

BIBLIOGRAFIA

Abellan Van Kan G, Rolland YM, Morley JE, Vellas B. Frailty: toward a clinical definition. J Am Med Dir Assoc. 2008;9(2):71-2.

Alves NMC, Pfrimer K, Santos PC, de Freitas EC, Neves T, Pessini RA, et al. Randomised controlled trial of fish oil supplementation on responsiveness to resistance exercise training in sarcopenic older women. Nutrients. 2022;14(14):2844.

Barbosa-Silva TG, Menezes AM, Bielemann RM, Malmstrom TK, Gonzalez MC; Grupo de Estudos em Composição Corporal e Nutrição (Coconut). Enhancing Sarc-F: improving sarcopenia screening in the clinical practice. J Am Med Dir Assoc. 2016;17(12):1136-41.

Bauer J, Biolo G, Cederholm T, Cesari M, Cruz-Jentoft AJ, Morley JE, et al. Evidence-based recommendations for optimal dietary protein intake in older people: a position paper from the Prot-Age Study Group. J Am Med Dir Assoc. 2013;14(8):542-59.

Calado LB, Ferriolli E, Moriguti JC, Martinez EZ, Lima NKC. Frailty syndrome in an independent urban population in Brazil (Fibra study): a cross-sectional populational study. São Paulo Med J. 2016;134(5):385-92.

Calvani R, Picca A, Marini F, Biancolillo A, Cesari M, Pesce V, et al. The "Biomarkers associated with sarcopenia and physical frailty in elderly persons" (Biosphere) study: rationale, design and methods. Eur J Intern Med. 2018;56:19-25.

Clark BC, Manini TM. Sarcopenia ≠ dynapenia. J Gerontol A Biol Sci Med Sci. 2008;63(8):829-34.

Clegg A, Young J, Iliffe S, Rikkert MO, Rockwood K. Frailty in elderly people. Lancet. 2013;381(9868):752-62.

Collard RM, Boter H, Schoevers RA, Oude Voshaar RC. Prevalence of frailty in community-dwelling older persons: a systematic review. J Am Geriatr Soc. 2012;60(8):1487-92.

Cruz-Jentoft AJ, Bahat G, Bauer J, Boirie Y, Bruyère O, Cederholm T, et al. Sarcopenia: revised European consensus on definition and diagnosis. Age Ageing. 2019;48(1):16-31.

Cruz-Jentoft AJ, Baeyens JP, Bauer JM, Boirie Y, Cederholm T, Landi F, et al. Sarcopenia: European consensus on definition and diagnosis. Report of the European Working Group on Sarcopenia in Older People. Age Ageing. 2010a;19(4):412-23.

Cruz-Jentoft AJ, Landi F, Schneider SM, Zúñiga C, Arai H, Boirie Y, et al. Prevalence of and interventions for sarcopenia in ageing adults: a systematic review. Report of the International Sarcopenia Initiative (EWGSOP and IWGS). Age Ageing. 2014;43(6):748-59.

Cruz-Jentoft A, Landi F, Topinková E, Michel JP. Understanding sarcopenia as a geriatric syndrome. Curr Opin Clin Nutr Metab Care. 2010b;13(1):1-7.

Da Boit M, Sibson R, Sivasubramaniam S, Meakin JR, Greig CA, Aspden RM. Sex differences in the effect of fish-oil supplementation on the adaptive response to resistance exercise training in older people: a randomized controlled trial. Am J Clin Nutr. 2017;105(1):151-8.

Dent E, Morley JE, Cruz-Jentoft AJ, Arai H, Kritchevsky SB, Guralnik J. International clinical practice guidelines for sarcopenia (ICFSR): screening, diagnosis and management. J Nutr Health Aging. 2018;22(10):1148-61.

Diz JB, Leopoldino AA, Moreira BS, Henschke N, Dias RC, Pereira LS, et al. Prevalence of sarcopenia in older Brazilians: a systematic review and meta-analysis. Geriatr Gerontol Int. 2017;17(1):5-16.

Ensrud KE, Ewing SK, Taylor BC, Fink HA, Cawthon PM, Stone KL, et al. Comparison of 2 frailty indexes for prediction of falls, disability, fractures, and death in older women. Arch Intern Med. 2008;168(4):382-9.

Ensrud KE, Ewing SK, Taylor BC, Fink HA, Stone KL, Cauley JA, et al. Frailty and risk of falls, fracture,and mortality in older women: the study of osteoporoic fractures. J Gerontol A Biol Sci Med Sci. 2007;62(7):744-51.

Fitschen PJ, Wilson GJ, Wilson JM, Wilund KR. Efficacy of β-hydroxy-β-methylbutyrate supplementation in elderly and clinical populations. Nutrition. 2013;9(1):29-36.

Fried LP, Tangen CM, Walston J, Newman AB, Hirsch C, Gottdiener J, et al. Frailty in older adults: evidence for a phenotype. J Gerontol A Biol Sci Med Sci. 2001;56(3):M146-56.

Gillick M. Pinning down frailty. J Gerontol A Sci Med Sci. 2001;56(3):M134-5.

Goates S, Du K, Arensberg MB, Gaillard T, Guralnik J, Pereira SL. Economic impact of hospitalizations in US adults with sarcopenia. J. Frailty & Aging. 2019;8(2):93-99.

Instituto Brasileiro de Geografia e Estatística (IBGE). Projeção da população do Brasil e das Unidades da Federação. Available: https://www.ibge.gov.br/apps/populacao/projecao/index/html (acesso jan 2023).

Janssen I, Shepard DS, Katsmarzyk PT, Roubenoff R. The healthcare costs of sarcopenia in the United States. J Am Geriatr Soc. 2004;52(1):80-5.

Malmstrom TK, Morley JE. Sarc-F: a simple questionnaire to rapidly diagnose sarcopenia. J Am Med Dir Assoc. 2013;14(8):531-2.

Mayhew AJ, Amog K, Phillips S, Parise G, McNicholas PD, de Souza RJ, et al. The prevalence of sarcopenia in community-dwelling older adults, an exploration of differences between studies and within definitions: a systematic review and meta-analyses, Age Ageing 2019;48(1):48-56.

Mitnitski AB, Mogilner AJ, Rockwood K. Accumulation of deficits as a proxy measure of aging. Scientific World Journal. 2001;1:323-36.

Morley JE, Malmstrom TK, Miller DK. A simple frailty questionnaire (frail) predicts outcomes in middle aged African Americans. J Nutr Health Aging. 2012;16(7):601-8.

Morley JE, Vellas B, Abellan van Kan G, Anker SD, Bauer JM, Bernabei R, et al. Frailty consensus: a call to action. J Am Med Dir Assoc. 2013;14(6):392-7.

Peel NM, Kuys SS, Klein K. Gait speed as a measure in geriatric assessment in clinical settings: a systematic review. J Gerontol A Biol Sci Med Sci. 2013;68(1):39-46.

Podsiadlo D, Richardson S. The timed "Up & Go": a test of basic functional mobility for frail elderly persons. J Am Geriatr Soc. 1991;39(2):142-8.

Rockwood K, Mitnitski A. Frailty in relation to the accumulation of deficits. J Gerontol A Biol Sci Med Sci. 2007; 62(7):722-7.

Rodacki CL, Rodacki AL, Pereira G, Naliwaiko K, Coelho I, Pequito D, et al. Fish-oil supplementation enhances the effects of strength training in elderly women. Am J Clin Nutr. 2012;95(2):428-36.

Rosenberg I. Summary comments: epidemiological and methodological problems in determining nutritional status of older persons. Am J Clin Nutr. 1989;50(5):1231-3.

Silva SL, Silva VG, Máximo LS, Dias JMD, Dias RC. Comparação entre diferentes pontos de corte na classificação do perfil de fragilidade de idosos comunitários. Geriatria & Gerontologia. 2011;5(3):130-5.

Turner G, Clegg A. Best practice guidelines for the management of frailty: a British Geriatrics Society, Age UK and Royal College of General Practitioners report. Age Ageing. 2014;43(6):744-7.

Tonturas no idoso | 26

Antonio Carlos Pereira Barretto Filho

INTRODUÇÃO

A mobilidade é uma função humana básica necessária para a independência, a interação social e a execução das atividades da vida diária. Com o envelhecimento normal, ocorrem apenas pequenas alterações na marcha e no equilíbrio, que não são suficientes para afetar de maneira significativa a mobilidade de indivíduos idosos. Entretanto, atualmente é frequente que os idosos apresentem o que se chama de "envelhecimento patológico", com a presença de doenças associadas e hábitos de vida pouco saudáveis. Nesse caso, pode haver alterações da marcha e do equilíbrio bastante significativas, devidas, porém, a comorbidades e não ao envelhecimento.

DADOS EPIDEMIOLÓGICOS

A prevalência de alteração significativa na marcha e/ou no equilíbrio em indivíduos idosos não é grande. Imagens estereotipadas do envelhecimento utilizando como símbolo o idoso com bengala não refletem em absoluto o que se encontra na população em geral. A noção disseminada de que todo idoso apresenta uma marcha peculiar e diferente da do jovem está incorreta.

Na realidade, sabe-se que apenas um quarto dos pacientes acima dos 65 anos de idade apresentam alguma limitação para a execução das atividades da vida diária, como limpar a casa, lavar roupas ou fazer compras. Mesmo entre os pacientes acima dos 85 anos, apenas metade apresenta alguma limitação funcional. Entretanto, um terço dos idosos que vivem na comunidade relatam ao menos uma queda no ano anterior, e a incidência aumenta com a idade. Todos os anos nos EUA ocorrem 250 mil fraturas de quadril e 10 mil mortes como resultado de quedas em idosos.

ETIOLOGIA E FISIOPATOLOGIA

A mobilidade depende do bom funcionamento de três esferas:

1. Os sensores (propriocepção, sistema vestibular e visão).
2. Integração (no sistema nervoso central – SNC).
3. Os efetores (sistema musculoesquelético).

Distúrbios da marcha e do equilíbrio podem ocorrer devido a problemas nas três esferas ou, como é muito comum no idoso, a uma somatória de alterações, por vezes pequenas, em vários sistemas concomitantemente. A causa de uma alteração na marcha e/ou no equilíbrio no idoso é frequentemente multifatorial. Além da análise da função do sistema nervoso central e periférico, não se deve esquecer de avaliar a visão, cuja alteração comumente tem papel importante nesses quadros.

O enfraquecimento do sistema efetor do movimento (musculoesquelético), muito comum em idosos fragilizados ou com descondicionamento físico, pode se apresentar com alteração da marcha, mas também aparentar uma alteração do equilíbrio, ocasionada pela falta de força muscular para cumprir as ordens do sistema nervoso e manter a postura.

Atenção especial deve ser dada aos medicamentos em uso. Vários deles podem diminuir a coordenação, a cognição e/ou os reflexos posturais, afetando a marcha e o equilíbrio (Quadro 1).

QUADRO 1 Principais medicamentos que podem afetar a marcha e o equilíbrio

- Benzodiazepínicos (especialmente os de longa duração).
- Neurolépticos.
- Antidepressivos tricíclicos.
- Anticolinérgicos.
- Anti-histamínicos.
- Relaxantes musculares.
- Anti-hipertensivos.
- Álcool.
- Anticonvulsivantes.
- Opioides.
- Hipoglicemiantes.
- Outros hipnóticos e sedativos.

QUADRO CLÍNICO

A tontura é uma das principais queixas do idoso ambulatorial. É a mais comum para visitas ao médico na população acima dos 75 anos e a terceira razão mais comum para a visita em pacientes acima dos 65 anos.

Há apenas um pequeno declínio da função vestibular com a idade. Entretanto, há também um declínio dos mecanismos compensatórios (principalmente dos sistemas neuromuscular e visual e também da propriocepção), o que deixa os idosos vulneráveis a condições de instabilidade postural às quais uma pessoa jovem poderia facilmente se adaptar.

Em pacientes jovens, geralmente o principal tipo de tontura é a vertigem; em idosos, é a tontura tipo desequilíbrio. Torna-se mais frequente em idosos a presença de mais de um tipo de tontura, seja por associação de doenças, seja porque a tontura leva o idoso a limitar em demasiado suas atividades, acarretando um quadro de desequilíbrio por descondicionamento físico.

Apesar de haver aumento da prevalência de causas centrais de vertigem, as causas periféricas ainda são as mais comuns no idoso – sendo a vertigem posicional paroxística benigna (VPPB) a mais comum –, assim como no jovem, e não a chamada "labirintite". As causas de pré-síncope são as mesmas, mas a prevalência de doenças cardíacas e de hipotensão postural aumenta. Na tontura tipo desequilíbrio do idoso surge o déficit sensorial múltiplo, causa pouco presente em jovens e que, juntamente com a fraqueza de membros inferiores e o uso de medicações, constitui a maioria dos diagnósticos. As doenças neurológicas, diferentemente do que ocorre com os jovens, não são a causa principal de desequilíbrio no idoso.

Independentemente do tipo de tontura no idoso, sua causa costuma ser multifatorial. Déficits visuais são muito comuns, e a perda de força muscular é quase regra, de modo que tais deficiências também podem ser cofatores ou uma das causas.

Além da possibilidade de mais de um diagnóstico como causa principal, comumente alguma medicação em uso tem papel causal ou é cofator na tontura. Em qualquer tipo de tontura no idoso, as medicações e seus efeitos colaterais têm um papel muito maior que no jovem, seja pelo maior número de medicações em uso, seja pela maior sensibilidade do idoso aos efeitos colaterais. Uma revisão detalhada deve ser realizada, e medicações que possam estar implicadas devem ter sua indicação discutida. É comum que o idoso faça uso crônico de antivertiginosos, o que é deletério e muitas vezes mal indicado para pacientes que não apresentam nem nunca apresentaram vertigem. O uso crônico de medicações sedativas é igualmente ruim, e a consulta por queixa de tontura é um ótimo momento para trabalhar em sua cessação, se for possível.

O sistema musculoesquelético é um órgão de choque no idoso. O envelhecimento normal reduz a massa muscular, o que é agravado pelo frequente sedentarismo. Pode-se dizer que o idoso não tem reserva funcional no sistema muscular. A maioria dos idosos normais não consegue se levantar rapidamente de uma cadeira e o faz utilizando 100% da capacidade muscular do quadríceps, daí a afirmação de que a reserva é zero. Dessa forma, trabalhar para melhorar o sistema musculoesquelético é benéfico em qualquer idoso, sobretudo naqueles com tontura, e é um dos pilares do tratamento do desequilíbrio no idoso.

O sistema visual é outro muito afetado em idosos e também não se deve ao envelhecimento normal. Deve-se testar sistematicamente a acuidade visual do idoso com tontura e lembrá-lo da necessidade da consulta anual com o oftalmologista. Mesmo quando o déficit visual não está diretamente implicado na tontura, a melhora da visão geralmente traz alívio ao quadro de tontura, por ser um dos órgãos do sistema vestibular que mais conseguem compensar o déficit de outros, além de contribuir significativamente para a segurança do paciente com tontura.

Para determinar a causa da queixa de tontura no idoso, primeiro se deve discernir o tipo de tontura. Queixas de tontura tipo vertigem elicitam determinada abordagem, descrita no tópico seguinte. Se há queixa de pré-síncope e/ou síncope, há a necessidade de uma investigação mais detalhada se a causa não for evidente. O Quadro 2 lista algumas das principais causas de pré-síncope no idoso.

Não havendo descrição de quadros de vertigem ou pré-síncope, a pergunta seguinte é se a tontura afeta o equilíbrio do paciente. Se a tontura é apenas um sintoma referido e o equilíbrio está mantido, chama-se tontura tipo atordoamento, cujas causas principais são psicológicas ou psiquiátricas. Havendo sinal ou sintoma de prejuízo do equilíbrio e não havendo vertigem ou pré-síncopes no momento em questão, chama-se tontura tipo desequilíbrio, o tipo mais comum de tontura no idoso, e sua abordagem é descrita em um dos tópicos a seguir. É importante ressaltar novamente que muitos idosos relatam mais de um tipo de tontura, e cabe ao médico discernir separadamente se há episódios vertiginosos, pré-sincopais ou de desequilíbrio e abordar cada uma dessas queixas da maneira apropriada.

VERTIGEM NO IDOSO

Vertigem é a sensação de movimento ilusório, não necessariamente rotatório, do paciente em relação ao ambiente ou o contrário. Perguntar ao paciente se ele sente "rodar" não é, portanto, adequado, devendo-se perguntar se há sensação de movimento durante a tontura. Sintomas associados, como náusea e vômitos, e sintomas autonômicos, como sudorese fria, são indicativos de vertigem, mesmo que o paciente não descreva sua tontura como tal, e sugerem causa periférica, apesar de poderem ser vistos em doenças vestibulares centrais.

QUADRO 2 Principais causas de pré-síncope no idoso

1. Doenças cardiocirculatórias: qualquer condição que reduza o débito cardíaco, valendo destacar:
   - Arritmias.
   - Infarto agudo do miocárdio.
   - Tromboembolismo pulmonar.
   - Hipersensibilidade do seio carotídeo.
   - Estenose aórtica.
2. Hipotensão postural.
3. Episódio vasovagal (ou síncope neurocardiogênica).
4. Hipoglicemia.
5. Hipocapnia e hipóxia.
6. Síndrome do pânico.
7. Isquemia vertebrobasilar.
8. Convulsão.
9. Síncope da micção.

Os diagnósticos mais comuns no idoso com crises vertiginosas são de causas periféricas: VPPB, vestibulopatia periférica (labirintite ou neuronite) e doença de Menière. A maioria das causas centrais de vertigem é incomum e deve ser suspeitada quando existem sinais e sintomas neurológicos associados, nistagmo de características centrais ou quando há uma evolução diferente daquela esperada nas causas periféricas.

A vertigem originária do ouvido interno frequentemente tem início súbito. História de instalação gradual de um quadro de vertigem direciona para o SNC. A vertigem intermitente é típica de doenças do ouvido interno, enquanto sintomas contínuos remetem ao SNC. Quando a vertigem é intermitente, a duração dos episódios é importante. Entre as causas mais comuns, a VPPB apresenta crises de menos de 1 minuto, a doença de Menière tem crises habituais de horas de duração e a crise de neuronite vestibular usualmente dura dias.

Tontura ou vertigem desencadeada por movimentos da cabeça ou do corpo, especialmente olhar para cima ou para baixo, suscitam imediatamente a hipótese de VPPB, que deve ser descartada com a manobra propedêutica descrita mais adiante. Faz diagnóstico diferencial com hipotensão postural ou tontura ortostática. É importante lembrar que vários tipos de tontura pioram com o movimento, independentemente da etiologia.

VERTIGEM POSICIONAL PAROXÍSTICA BENIGNA

É a causa mais comum de vertigem no idoso (e também no adulto em geral). Seu diagnóstico e tratamento são inteiramente realizados com manobras à beira do leito, dispensando-se exames complementares e medicações.

A doença deve-se à presença de partículas de carbonato de cálcio (otólitos) flutuando na endolinfa do canal semicircular posterior, que se desprendem da mácula do utrículo por razões desconhecidas e se depositam no canal semicircular posterior do labirinto por ação da gravidade e dos movimentos da cabeça. Quando o canal semicircular posterior é ativado por movimentos da cabeça ou do corpo, a presença dos otólitos aparentemente leva a um sinal disfuncional que ocasiona a vertigem.

Classicamente, o paciente relata tontura ou vertigem em crises de curta duração (menos de 1 minuto), causada por movimentos da cabeça. Os movimentos mais comuns são olhar para cima, abaixar-se e rolar na cama. O quadro tem início súbito, e as primeiras crises costumam ser acompanhadas de náuseas, vômitos, quedas e grande incapacitação. Com a evolução, os movimentos são instintivamente evitados e há habituação, com diminuição progressiva dos sintomas. Sem tratamento, o quadro costuma ser autolimitado (provavelmente por habituação neurológica, mesmo com os otólitos presentes), com duração de semanas a mais de 1 ano. A grande limitação dos movimentos da cabeça ou o uso de antivertiginosos pode levar à perpetuação da doença.

O diagnóstico pode ser realizado com a manobra de Dix-Hallpike (Figura 1).

Existem várias manobras para o tratamento da VPPB. A mais aceita e utilizada é a manobra de Epley (Figura 2), por ter substrato fisiopatológico. Ela é chamada de manobra de reposição canalicular por perfazer a rotação equivalente ao canal semicircular posterior, jogando os otólitos de volta ao utrículo. Pacientes com doença cervical avançada ou com obstrução carotídea e/ou vertebrobasilar importante têm contraindicação relativa para a realização da manobra. Os idosos em geral, exceto nos casos supracitados, conseguem realizar as manobras e respondem ao tratamento como os jovens.

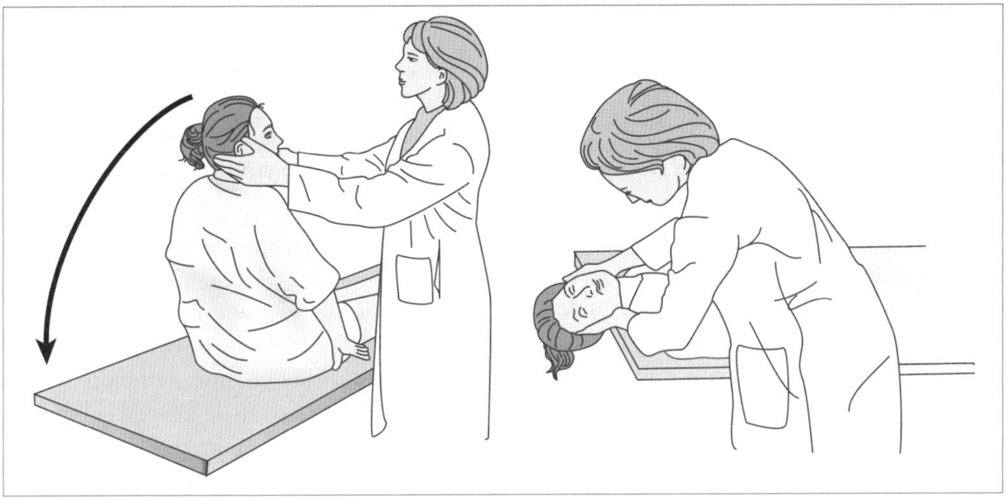

FIGURA 1 Manobra de Dix-Hallpike. A manobra é positiva quando o paciente descreve tontura (que pode ser rotatória ou não), iniciada após uma latência de 1 a 5 segundos da manobra (tontura imediatamente após a manobra deve ser avaliada com maior profundidade) e que tenha duração de 10 a 40 segundos.

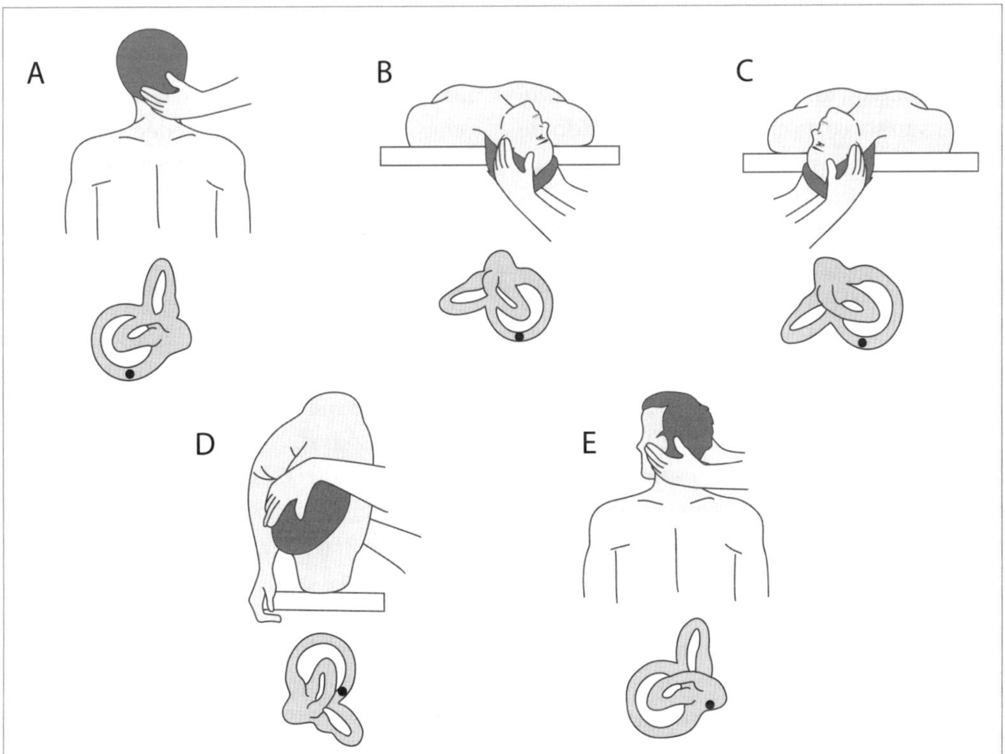

FIGURA 2 Manobra de Epley. Esta manobra parte da posição de cabeça pendente obtida após a manobra de Dix-Hallpike, com a cabeça virada para o lado afetado e a ser tratado. Deve-se esperar a cessação da vertigem ou nistagmo antes de começar. A manobra consiste em rodar a cabeça do paciente lentamente para o outro lado, perfazendo 225 graus, até o nariz do paciente apontar para o chão.

VESTIBULOPATIA PERIFÉRICA (LABIRINTITE VIRAL AGUDA E NEURONITE VESTIBULAR)

É a correta denominação da condição chamada de "labirintite" pelos leigos e infelizmente também por membros da classe médica. Várias condições, como a VPPB e a doença de Menière, acabam sendo englobadas na denominação pouco precisa de "labirintite", o que deve ser combatido. Denomina-se vestibulopatia periférica um conjunto de condições de evolução geralmente benigna, cuja fisiopatologia ainda é bastante discutida. O diagnóstico de vestibulopatia periférica é baseado em sinais e sintomas clínicos típicos, porém não patognomônicos. No seguimento do caso, é importante considerar causas centrais e progressivas de vertigem.

O quadro típico é o aparecimento súbito e espontâneo de vertigem moderada ou severa. Como todo quadro de vertigem intensa e de início súbito, costuma ser acompanhado de náuseas e vômitos. A vertigem piora com mudanças de posição da cabeça e do corpo, como ocorre geralmente com outros tipos de vertigem. A crise mais intensa de vertigem dura tipicamente alguns dias, e a vertigem cessa totalmente em até 6 semanas. O nistagmo pode ainda ser demonstrado por meses, sobretudo por meio da eletronistagmografia.

Não há tratamento específico. Os pacientes devem ser orientados de que os sintomas mais intensos duram alguns dias e a vertigem cessa em 4 a 6 semanas, e devem ajustar suas atividades à intensidade dos sintomas. Muitos pacientes necessitam de repouso no leito nos primeiros dias para controle sintomático, e o médico deve estimular o retorno às atividades assim que possível, com medicação sintomática se necessário.

O uso de medicações antivertiginosas geralmente é indicado, mas não é necessário em todos os casos. As medicações são somente sintomáticas e podem até atrapalhar a recuperação do paciente, pois inibem a compensação vestibular, que leva à remissão dos sintomas. No ato da prescrição, o paciente deve ser orientado de que o uso deve ser limitado a poucos dias e de que o uso crônico apresenta riscos.

DOENÇA DE MENIÈRE

A doença de Menière é caracterizada por crises de vertigem classicamente acompanhadas de hipoacusia flutuante, zumbido e plenitude auricular (sensação de "ouvido entupido"). Entretanto, não é incomum que a tétrade clássica de sintomas não esteja toda presente. A crise dura de minutos a 1 hora (às vezes algumas horas), geralmente com nistagmo espontâneo presente ao exame.

Acredita-se que os sintomas se devam a uma hidropsia endolinfática, ou seja, a um excesso de fluido endolinfático na cóclea e no labirinto, com consequente aumento da pressão no sistema endolinfático. Isso leva aos três sintomas que geralmente antecedem a vertigem. É provável que a vertigem se deva a um vazamento súbito de endolinfa, que cede após a normalização da pressão e a cicatrização. A evolução da doença pode levar a hipoacusia e zumbido fora das crises por lesão neurossensorial. Os sintomas são unilaterais na maioria dos casos. A vertigem pode ser acompanhada de náuseas e vômitos, principalmente nos primeiros episódios.

A audiometria, exame muito importante na suspeita dessa doença, demonstra perda neurossensorial predominante nas frequências mais baixas (o contrário da presbiacusia ou hipoacusia por exposição a ruído, nas quais há perda em frequências mais altas). Essa alteração começa nos estágios mais iniciais da doença, mas pode não ser encontrada na época da primeira crise.

O tratamento clássico envolve dieta e uso de diuréticos, tipicamente hidroclorotiazida, na dose de 25 a 50 mg/dia, além de antivertiginosos ou antieméticos nas crises. Se o paciente tiver outra condição clínica, como hipertensão arterial, trocar o tratamento para tiazídico, diante da suspeita de Menière, pode solucionar o problema. Dieta hipossódica pode ser o tratamento em casos leves. O tratamento é mais bem conduzido por um otorrinolaringologista, que, além de confirmar o diagnóstico, pode oferecer tratamento cirúrgico para os casos mais severos ou refratários a tratamento clínico.

DESEQUILÍBRIO NO IDOSO

Desequilíbrio é a sensação de perda do equilíbrio sem a sensação de movimento ilusório (chamada vertigem) ou a iminência de perda da consciência (chamada pré-síncope). É o tipo mais comum de tontura nos idosos. Tipicamente, os pacientes não relatam sintomas quando sentados ou deitados, mas sentem-se desequilibrados ao levantar ou andar. Casos graves podem gerar sintomas com o paciente sentado, ou seja, dificuldade de se equilibrar sentado em uma cadeira.

O desequilíbrio usualmente se instala quando há disfunção da integração entre os dados gerados pelos órgãos sensoriais envolvidos no equilíbrio e o sistema efetor musculoesquelético. Os órgãos sensoriais principais são os órgãos do ouvido interno, a visão e o sistema proprioceptivo. É importante ressaltar que frequentemente a visão ou a propriocepção têm um papel mais importante no quadro do idoso do que os labirintos. Muitos casos prontamente nomeados de "labirintite" têm seu principal fator causal centrado no sistema visual ou proprioceptor, na integração realizada pelo SNC ou no sistema musculoesquelético.

Doenças neurológicas, juntamente com medicações, são as principais causas de desequilíbrio em pacientes jovens. No idoso, o diagnóstico mais importante é o déficit sensorial múltiplo, e a fraqueza de membros inferiores pode ser a causa ou estar associada a ela. Como esse paciente geralmente utiliza mais de uma medicação, uma delas pode ser a causa ou um cofator.

O déficit sensorial múltiplo pode incluir baixa acuidade visual, descondicionamento físico com pobre controle postural, uso de medicações, doença da coluna cervical, hipofunção vestibular uni ou bilateral e neuropatia periférica leve, entre outros. O tratamento consiste em identificar e corrigir as alterações passíveis de intervenção. A correção da visão é muito importante, pois o sistema visual consegue compensar significativamente déficits em outros sistemas. Fisioterapia ou atividade física devem ser indicadas para melhora da força muscular e da coordenação. Os medicamentos em uso devem ser revistos, e aqueles não essenciais devem ser retirados ou ter sua dose reduzida quando possível.

Fraqueza muscular suficiente para causar desequilíbrio pode decorrer apenas de descondicionamento físico em pacientes idosos. Perda significativa da força muscular necessária para realizar uma tarefa rotineira pode ocorrer após poucos meses do abandono dessa tarefa. Essa é uma complicação comum do idoso com tontura de qualquer tipo, que limita suas atividades por medo de cair ou receio dos familiares de que o idoso sofra quedas e acaba agravando ou associando o desequilíbrio à queixa de tontura.

Pacientes com história de limitação das atividades diárias anterior ao início do quadro de desequilíbrio podem ter o descondicionamento físico como cofator ou até mesmo causa principal do sintoma e podem ser orientados a fazer caminhadas ou a retomar suas atividades como parte do tratamento. É importante explicar para o paciente que a obtenção do recondicionamento geralmente demora semanas ou meses.

DIAGNÓSTICO E EXAMES COMPLEMENTARES

Havendo alteração do equilíbrio, primeiro se deve verificar se há crises de vertigem e/ou de pré-síncope. Crises vertiginosas geralmente decorrem de causas periféricas, mas não devem ser esquecidas as causas centrais, mais raras, porém mais graves. As principais causas de vertigem no idoso são VPPB, doença de Menière e neuronite vestibular (ou "labirintite"), e o primeiro passo na diferenciação é verificar a duração das crises de vertigem, respectivamente, de poucos minutos, poucas horas e várias horas ou dias. A investigação de pré-síncope é a mesma de síncope, sendo a maioria dos diagnósticos uma condição cardiovascular que reduza o débito cardíaco.

Havendo desequilíbrio (que pode coexistir com crises de vertigem ou pré-síncope, que também precisam ser diagnosticadas), o diagnóstico é frequentemente multifatorial. Doenças neurológicas podem ser uma das causas. Outras causas associadas incluem baixa acuidade visual, descondicionamento físico com pobre controle postural por fraqueza muscular e uso de medicações.

Em toda consulta, se possível, deve ser perguntado explicitamente ao paciente se ele sofreu quedas. Os pacientes idosos costumam omitir a ocorrência de quedas, ora devido à percepção de que quedas são "normais" na terceira idade, ora por medo de parecerem mais frágeis ou mais doentes. Os pacientes também podem temer que os familiares limitem suas atividades ao saber que estão caindo.

EXAME FÍSICO

O exame físico deve incluir medida da acuidade visual (que pode ser obtida com cartazes padronizados), exame neurológico e exame das articulações em busca de alterações e limitações. O exame neurológico deve incluir o teste de Romberg e a busca ativa de sinais de parkinsonismo e de alterações cerebelares. A força muscular deve ser testada. Deve incluir também um exame da marcha.

A busca por hipotensão postural deve ser realizada com o paciente previamente deitado por alguns minutos, medindo-se a pressão arterial, o que é feito novamente após 3 minutos em pé. Uma queda de pelo menos 20 mmHg na pressão sistólica ou de 10 mmHg na pressão diastólica é considerada hipotensão postural.

TRATAMENTO

Uma vez identificadas as causas para alteração do equilíbrio ou quedas do paciente, o tratamento é direcionado às causas. O tratamento das causas específicas é abordado nos respectivos tópicos. Além disso, algumas medidas gerais se aplicam à maioria dos casos:

- Readequar os medicamentos em uso: medicamentos são uma causa ou cofator comum de distúrbios da mobilidade em idosos (Quadro 1). Se presentes, devem ser retirados ou ter suas doses reduzidas.
- Identificar e tratar a hipotensão postural.
- Identificar baixa acuidade visual e tratá-la ou encaminhar ao oftalmologista para avaliação.
- Indicar um programa de exercícios, se possível sob orientação, para melhora da força muscular e do equilíbrio. Exercícios resistidos (musculação), ginástica para terceira idade e Tai Chi Chuan são boas opções. Os casos mais leves podem ser orientados para caminhadas de pelo menos 30 minutos quase todos os dias ou hidroginástica. Os casos mais severos necessitam de fisioterapia.
- Rastrear osteoporose e déficit de vitamina D e tratar, se necessário. A reposição de vitamina D é indicada se a dosagem de 25-hidrocolecalciferol for menor que 50 nmol/L. Além de reduzir o risco de fraturas, essa providência melhora a força muscular e o equilíbrio.

Essas medidas gerais, mesmo que não corrijam a causa principal do distúrbio de marcha e/ou equilíbrio do idoso, podem por si sós resolver o problema ao restituir ao idoso mecanismos compensatórios eficientes, como visão e força muscular, e eliminar cofatores que aumentam a magnitude do problema.

CONSIDERAÇÕES FINAIS

O prognóstico do idoso com queixa de tontura é variável, dependendo das doenças ou condições causadoras. Muitas causas dispõem de tratamento adequado, ainda que parcial, e outras são irreversíveis, principalmente doenças neurológicas. Entretanto, a atuação nos mecanismos compensatórios traz resultados na maioria dos casos. Trabalhar para melhorar a visão e a força muscular dos pacientes em geral diminui ou até elimina o problema, mesmo sem a solução da causa de base. O mesmo ocorre quando as medicações em uso são revistas. Reduzindo-se os riscos ambientais, as quedas podem ser diminuídas significativamente ou até eliminadas.

Alterações do equilíbrio são comuns na terceira idade, mas não são parte do envelhecimento normal. A maioria dos idosos não tem alterações notáveis do equilíbrio. Um terço dos idosos vivendo em comunidade sofreram queda no ano anterior. Muitos não relatam a queda espontaneamente, por isso se deve perguntar sempre. O principal tipo de tontura no idoso é o desequilíbrio, que é multifatorial.

As causas mais comuns de vertigem no idoso são VPPB e doença de Menière, seguidas pela vestibulopatia periférica ("labirintite"). Deve-se atentar para o diagnóstico das duas primeiras e questionar o excesso de diagnósticos de "labirintite". Na abordagem do idoso com alteração do equilíbrio e/ou quedas, é importante:

- Rever as medicações em uso e remover ou reduzir a dose das medicações inadequadas.
- Realizar exame neurológico em busca de alterações da marcha, do equilíbrio e da força muscular, doença de Parkinson e doenças cerebelares.
- Questionar a possibilidade de síncopes associadas a quedas.
- Avaliar a acuidade visual e tratá-la se necessário.
- Buscar ativamente a presença de hipotensão postural e tratá-la.
- Identificar riscos ambientais e eliminá-los.
- Indicar um programa de atividade física.
- Rastrear osteoporose e déficit de vitamina D.
- Orientar o uso de calçados adequados.
- Indicar bengalas ou andadores se necessário.

Além de tratar as causas imediatas, atuar nas causas secundárias e nos mecanismos compensatórios traz bons resultados na maioria dos casos.

BIBLIOGRAFIA

Baker SP, Harvey AH. Fall injuries in the elderly. Clin Geriatr Med. 1985;1(3):501-12.

Capezuti E. Falls. In: Lavizzo-Mourey RJ, Forciea MA. Geriatric secrets. Philadelphia: Hanley & Belfus; 1996. p. 110-5.

Eaton DA, Roland PS. Dizziness in the older adult, part 1: evaluation and general treatment strategies. Geriatrics. 2003;58(4):28-36.

Eaton DA, Roland PS. Dizziness in the older adult, part 2: treatments for causes of the four most common symptoms. Geriatrics. 2003;58(4):46-52.

Fuller GF. Falls in the elderly. Am Fam Physician 2000;61(7):2159-68, 2173-4.

Furman JM, Cass SP. Benign paroxysmal positional vertigo. N Eng J Med. 1999;341(21):1590-6.

Gates S, Fisher JD, Cooke MW, Carter YH, Lamb SE. Multifactorial assessment and targeted intervention for preventing falls and injuries among older people in community and emergency care settings: systematic review and meta-analysis. BMJ. 2008;336(7636):130-3.

Suskind DL, Knox GW. Dizziness and vertigo. In: Lavizzo-Mourey RJ, Forciea MA. Geriatric secrets. Philadelphia: Hanley & Belfus; 1996. p. 22-5.

SEÇÃO V

Neoplasias, doenças hematológicas, endocrinológicas e geniturinárias no idoso

Câncer de mama: *screening* e tratamento

27

Diocésio Alves Pinto de Andrade
Paulo Henrique Aires de Freitas

INTRODUÇÃO

O câncer de mama é o tumor mais frequente no sexo feminino, excluindo os tumores de pele não melanoma. Dados norte-americanos de epidemiologia do câncer (Surveillance, Epidemiology, and End Results Program - SEER) apontam para mais de 278 mil casos novos de câncer de mama nos EUA em 2022, sendo que a mortalidade no mesmo período ultrapassa 43 mil casos. No Brasil, os dados epidemiológicos de câncer são fornecidos pelo Instituto Nacional de Câncer (INCA) e apontam que, para o triênio 2023-2025, o número de casos novos de câncer de mama feminino previsto é de 74 mil por ano, o que corresponde a 10,5% de todos os tumores malignos.

A Organização Mundial da Saúde (OMS) distingue a definição de idoso de acordo com o nível socioeconômico de cada população. Nos países desenvolvidos, consideram-se idosas todas as pessoas acima de 65 anos, sendo que a faixa etária considerada nos países em desenvolvimento é de 60 anos. Assim como a tendência mundial das últimas décadas, a expectativa de vida do brasileiro também está em crescimento. No início do século XXI, a expectativa de mulher brasileira estava entre 73 e 74 anos, e dados projetados para 2050 apontam que essa expectativa ultrapassará os 80 anos. Com isso, é esperado que o número de casos novos de câncer de maneira geral e, por conseguinte, de mama aumente exponencialmente nos próximos anos, visto que um dos principais fatores de risco para o desenvolvimento de qualquer câncer é a idade.

AVALIAÇÃO DO IDOSO COM CÂNCER

Apesar da definição cronológica de idoso pela OMS, a avaliação clínica desse paciente é muito mais importante para a definição de seu estado geral e de possível tratamento oncológico a que possa ser submetido. Deve-se levar em conta vários fatores, a saber:

- Função cognitiva.
- Presença e grau de gravidade de suas comorbidades.
- Estado emocional e nutricional.
- Nível de dependência cotidiana.
- presença de síndrome geriátricas.
- Uso de fármacos.
- Condições socioeconômicas.

Existem inúmeras ferramentas e nomogramas que podem ser utilizados para predizer a condição clínica do paciente. Entre os mais utilizados estão a Avaliação Geriátrica Integral (CGA, *Comprehensive Geriatric Assessment*) e o Índice de Charlson. Além disso, o oncologista avaliará fatores específicos relacionados com o paciente e a doença que ele apresenta:

- Risco de morte pelo câncer (estadiamento e grau de diferenciação do tumor).
- Risco de morte por outras causas (comorbidades).
- Potenciais efeitos adversos do tratamento.
- Preferência do paciente e familiares.

A Sociedade Internacional de Oncogeriatria (SIOG), considerando esse cenário, categorizou os idosos com câncer em quatro grupos quanto ao risco-benefício de receber um tratamento oncológico:

1. Saudáveis: sem comorbidades sérias, funcionalmente independentes, sem desnutrição, aptos a receber tratamento oncológico.
2. Vulneráveis: dependentes em uma ou mais atividades da vida diária, presença de uma comorbidade não controlada, risco de desnutrição, presença de problemas geriátricos reversíveis, aptos a receber tratamento oncológico após resolução dos problemas geriátricos.
3. Frágeis: dependentes em uma ou mais atividade da vida diária, presença de uma ou mais comorbidades não controladas, desnutrição grave, presença de problemas geriátricos irreversíveis, aptos a receber tratamento oncológico adaptado após intervenção geriátrica.
4. Graves: condições precárias de saúde, combinações de múltiplas deficiências, a serem encaminhados a cuidados paliativos exclusivos.

CÂNCER DE MAMA: CARCINOGÊNESE E *SCREENING*

O principal fator de risco para o desenvolvimento do câncer de mama é ser mulher, lembrando que 1% dos tumores acontecem no sexo masculino. Em seguida, o fator de risco mais importante é a idade: 75 a 80% dos casos ocorre acima dos 50 anos. Outros fatores de risco estão associados a hábitos de vida (sedentarismo, obesidade, consumo de álcool), exposição aumentada ao estrógeno (menarca precoce, menopausa tardia, nuliparidade, primeira gestação após 35 anos, terapia de reposição hormonal – TRH – na menopausa) e fatores genéticos (mutação do gene BRCA-1 e/ou BRCA-2). Existem alguns fatores de proteção ao desenvolvimento do câncer de mama (mastectomia profilática, atividade física regular, uso de tamoxifeno quando do diagnóstico de carcinoma ductal *in situ*), porém o maior impacto em sua prevenção é a realização de *screening* anual com mamografia a partir dos 40 anos, a chamada prevenção secundária.

Com o envelhecimento da população, o questionamento que ainda persiste é até quando realizar esse rastreamento. Ainda não há consenso a respeito do término da prevenção secundária do câncer de mama em idosas. Está comprovado que até os 70 anos esse rastreamento deve ser realizado. A partir da oitava década de vida, as sociedades de oncologia e mastologia espalhadas por diversos países levam em consideração a expectativa de vida da paciente. Consideram que mulheres apresentando expectativa de vida acima de 7 anos devem prosseguir seu rastreamento mamográfico anual, visto que este impactaria a sobrevida dessas pacientes.

TRATAMENTO DO CÂNCER DE MAMA EM IDOSAS

Historicamente, as pacientes idosas com diagnóstico de câncer de mama têm suprimido o tratamento *standard* devido a sua idade cronológica. Um estudo de 2003 mostrou que mulheres com câncer de mama acima de 80 anos que não receberam o tratamento ideal tiveram uma sobrevida global mediana muito aquém daquelas que puderam receber o tratamento padrão. Comparado com o tratamento padrão (cirurgia conservadora seguida de radioterapia), que atingiu sobrevida câncer-específica em 5 anos de 90%, as pacientes que receberam outras modalidades de tratamento apresentaram taxa de sobrevida câncer-específica variando de 42 a 82% (Tabela 1).

Um segundo estudo populacional norte-americano (*SEER database*), com mais de 49 mil mulheres diagnosticadas com câncer de mama e idade superior a 67 anos, em estágio precoce (I ou II), avaliou as características anatomopatológicas, o tratamento recebido e a sobrevida apresentada por essa população. O estudo demonstrou que, quanto mais idosa a paciente, menor é o esforço terapêutico implementado, quer cirúrgico, quer de tratamento complementar de quimioterapia, impactando a sobrevida global (Tabela 2 e Figura 1).

TABELA 1 Sobrevida de câncer específica em 5 anos de acordo com tratamento terapêutico recebido por pacientes com câncer de mama acima de 80 anos

Tipo de tratamento (N)	Sobrevida câncer-específica em 5 anos (%)
Cirurgia conservadora – terapia adjuvante (57)	90
Mastectomia (55)	82
Cirurgia conservadora (28)	63
Mastectomia – terapia adjuvante (78)	62
Tamoxifeno (132)	51
Nenhum tratamento (48)	46
Miscelânea (9)	42

TABELA 2 Características clínicas e patológicas de pacientes com câncer de mama inicial (estágios I e II) de acordo com a faixa etária

	Grupos por faixa etária (anos)						
Características	67-69 (%)	70-74 (%)	75-79 (%)	80-84 (%)	85-89 (%)	≥ 90 (%)	P
Nenhum linfonodo examinado	11	15,3	21,1	34,1	50,1	71,5	< 0,001
Nenhum linfonodo positivo	68,4	64,9	60,5	49,3	35,9	16,8	< 0,001
Morte por câncer de mama	8,2	7,8	7,8	9,1	11,1	15,3	< 0,001
Morte por outra causa	14,1	19,5	27,5	40,7	53,9	67,4	< 00,001

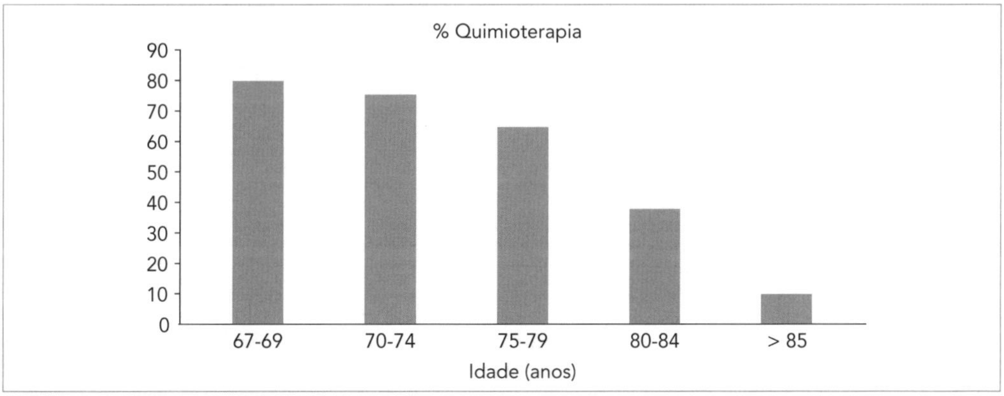

FIGURA 1 Quimioterapia adjuvante em pacientes linfonodo-positivos e com receptores hormonais positivos por faixa etária.

Tratamento cirúrgico

A avaliação da técnica cirúrgica empregada em pacientes idosas também é motivo de controvérsias, normalmente realizando cirurgias menos extensas conforme a idade da paciente aumenta. Relacionados especificamente com a abordagem axilar ou não das pacientes idosas, dois estudos demonstraram que não há diferença em termos de sobrevida global quando a paciente se apresenta clinicamente com a axila negativa.

O primeiro estudo avaliou 671 pacientes com mais de 70 anos, das quais 499 não foram submetidas a dissecção linfonodal axilar. A mortalidade câncer-específica foi idêntica em ambos os grupos (14% no grupo sem dissecção linfonodal *versus* 13,6% no grupo com dissecção linfonodal), porém com maior taxa de recidiva axilar no grupo que não realizou dissecção linfonodal (5,8% *versus* 0%).

O segundo estudo, em 473 pacientes com idade mediana de 74 anos, também avaliou a qualidade de vida e a sobrevida global e livre de doença de quem se submeteu ou não ao esvaziamento axilar. A sobrevida global e livre de doença foi idêntica em ambos os grupos, sendo que o grupo não submetido a esvaziamento axilar apresentou menos efeitos colaterais e melhor qualidade de vida por meio de questionários próprios para essa mensuração.

Radioterapia

O tratamento de radioterapia no câncer de mama passou a ter um significado muito importante desde a descoberta da desnecessidade de cirurgias mutiladoras, como as mastectomias radicais que não preservam os músculos peitorais. Estudos demonstraram que a realização de quadrantectomia seguida de radioterapia adjuvante não impactava na sobrevida das pacientes quando comparada às mastectomias supracitadas.

Em pacientes idosas acima de 70 anos, um grande estudo publicado em 2004, com mais de 600 pacientes com câncer de mama inicial que realizaram apenas quadrantectomia, avaliou se era possível omitir a radioterapia adjuvante. A população do estudo foi extremamente selecionada, pois os tumores tinham menos de 2 cm de diâmetro e todas as pacientes eram receptoras hormonais positivas. O braço *standard* recebeu tamoxifeno por 5 anos, associado a radioterapia adjuvante, e o braço experimental, apenas tamoxifeno pelo mesmo período. Os resultados demonstraram que a sobrevida global de ambos os grupos em 5 anos foi idêntica (87% *versus* 86%), porém com discreto aumento em termos de recorrência locorregional para pacientes que não receberam radioterapia (4% *versus* 1%). Desconsiderando essa população extremamente selecionada do estudo previamente descrito, a radioterapia deve ser sempre indicada para todas as pacientes idosas que tenham condições clínicas para recebê-la e pode ser omitida se a expectativa de vida da paciente for menor do que 5 anos.

Quimioterapia

A definição de um tratamento quimioterápico em qualquer que seja o tumor avaliado acontece após a realização de estudos clínicos, em que o melhor tratamento até então será comparado com o tratamento novo em estudo. Quando se avalia a população que normalmente participa desses estudos, vê-se que apenas 8% são idosos (acima de 65 anos) e apenas 2% têm mais de 70 anos.

Vários estudos demonstraram que a paciente idosa com câncer de mama tem os mesmos benefícios que uma paciente jovem em termos de resposta e/ou sobrevida, porém à custa de maior toxicidade. Um estudo retrospectivo publicado em 2005 avaliou se havia diferença entre as populações jovem e idosa (< e ≥ 65 anos) de um *pool* de pacientes de 4 grandes *trials* previamente publicados (CALGB7581,

CALGB8082, CALGB8541 e CALGB9344) com diferentes regimes de quimioterapia em termos de sobrevida livre de progressão, sobrevida global e mortalidade relacionada com o tratamento. O estudo mostrou que os fatores de proteção (menor tamanho do tumor, menor número de linfonodos comprometidos, uso de quimioterapia adjuvante e tamoxifeno) independem da idade da paciente, beneficiando tanto as pacientes jovens quanto as idosas. Há apenas maior toxicidade discreta para as pacientes idosas, que são manejáveis por uma equipe multidisciplinar bem-preparada.

Devido ao potencial de toxicidade dos regimes clássicos de quimioterapia para o tratamento do câncer de mama no idoso (antracíclicos e taxanos), um estudo publicado em 2009 avaliou se a capecitabina traria resultados não inferiores em termos de sobrevida global e livre de recidiva. Foram randomizadas 633 pacientes com mais de 65 anos e diagnóstico de câncer de mama (65% delas com mais de 70 anos) para receberem o tratamento *standard* de quimioterapia em um braço e a capecitabina no braço experimental. O estudo mostrou que o uso de capecitabina aumenta em 2 vezes o risco de recidiva em pacientes com receptores hormonais positivos e em 3 vezes em pacientes triplo-negativas. A sobrevida global em 3 anos foi de 91% para as pacientes do braço que recebeu tratamento padrão e de 86% para as pacientes que receberam capecitabina.

O tratamento de câncer de mama Her-2-positivo utiliza duas moléculas com potencial de cardiotoxicidade: trastuzumabe e pertuzumabe. Não há estudos específicos para pacientes idosas com esse perfil, porém dois estudos menores tentaram avaliar o perfil de tolerância dessas pacientes com esses medicamentos. O primeiro estudo foi uma análise de subgrupo do estudo *Cleopatra*, que mostrou que o duplo bloqueio (trastuzumabe + pertuzumabe) era melhor do que o bloqueio único (trastuzumabe). Essa análise de subgrupo avaliou os resultados das 127 pacientes com mais de 65 anos que participaram do estudo pivotal previamente descrito (total de 808 pacientes). Os resultados encontrados mostraram que as pacientes idosas tiveram maior sobrevida global recebendo duplo bloqueio quando comparado com as pacientes abaixo dos 65 anos (21,6 meses *versus* 17,2 meses), porém à custa de maior toxicidade (gastrointestinal, fadiga, astenia, vômitos e disgeusia).

Um segundo estudo retrospectivo avaliou os principais fatores de risco para pacientes idosas que utilizaram trastuzumabe durante o tratamento para câncer de mama. De um banco de dados com mais de 9 mil pacientes, 2.200 que receberam trastuzumabe foram avaliadas, sendo que a média de idade delas era de 71 anos. Foram encontrados quatro fatores de risco que aumentam a chance de uma paciente desenvolver insuficiência cardíaca congestiva (ICC) utilizando trastuzumabe:

1. Idade maior do que 80 anos.
2. História prévia de doença coronariana e hipertensão arterial.
3. Uso prévio de antracíclicos.
4. Administração semanal de trastuzumabe.

Haveria assim alguns fatores preditores para evitar o desenvolvimento de ICC em pacientes idosas com câncer de mama Her-2-positivo.

Mais recentemente, foram aprovados novos tratamentos para o câncer de mama Her-2-positivo – tucatinibe, T-DM1 e trastuzumabe-deruxtecana. Esses agentes são eficazes na população idosa, porém apresentam maior toxicidade, principalmente cardíaca e diarreia.

O trastuzumabe-deruxtecana também foi aprovado para pacientes com baixa expressão de Her-2. A pneumonite relacionada a essa droga ocorre em cerca de 15% dos pacientes e pode ser fatal. É necessária uma vigilância rigorosa para o diagnóstico precoce e o tratamento desse efeito adverso grave.

A associação de quimioterapia com imunoterapia com inibidores de *checkpoint* contra o receptor de morte celular programada (PD-1) e o ligante de morte celular programada (PD-L-1) foi mais recentemente implementada no tratamento de pacientes com câncer de mama triplo negativo com doença localmente avançada e metastática. Ainda não existem estudos específicos para população idosa com câncer de mama triplo negativo, porém estudos utilizando inibidores de *checkpoint* na população idosa com outros tipos de câncer demonstram benefícios e efeitos colaterais semelhantes quando comparados à população mais jovem. Porém individualmente, o efeito do estado funcional ruim e comorbidades devem ser considerados.

Tratamento endócrino (hormonioterapia)

A hormonioterapia para o tratamento de câncer de mama com expressão de receptores hormonais está bem estabelecida nos cenários adjuvante, neoadjuvante, metastático e na hormonioterapia primária. O benefício da hormonioterapia adjuvante é muito claro, porém a adesão ao tratamento é um grande desafio. Quanto maior a adesão, melhor o desfecho clínico. Apesar disso, a taxa de adesão ao tratamento avaliada por diversos estudos varia de 20 a 60%. Acompanhar essas pacientes e conseguir aumentar sua adesão ao tratamento deve ser objetivo tanto dos oncologistas quanto dos geriatras assistentes.

No cenário neoadjuvante, o uso de hormonioterapia é uma opção segura para pacientes com câncer de mama com expressão de receptores hormonais inicialmente inoperáveis. O padrão é utilizar inibidores de aromatase (anastrozol, letrozol ou exemestano), pois estudos já demonstraram sua superioridade em relação ao uso de tamoxifeno.

A hormonioterapia primária ocorre quando se utiliza o tratamento endócrino em pacientes não metastáticas de forma definitiva em detrimento do tratamento cirúrgico. Essa abordagem é particularmente útil em pacientes com contraindicação ao tratamento cirúrgico ou muito idosas. Essa conduta é embasada por estudo que não demonstrou diferença de sobrevida global em pacientes que receberam cirurgia, cirurgia e tamoxifeno ou apenas tamoxifeno.

No cenário metastático, o padrão atual é o uso de inibidores de aromatase ou fulvestranto associados aos inibidores de CDK4/6. Os três inibidores de CDK4/6, palbociclibe, ribociclibe e abemaciclibe, são tratamentos eficazes e toleráveis em idosos. Uma análise agrupada do FDA de três ensaios clínicos randomizados de diferentes inibidores de CDK4/6 combinados com inibidores de aromatase para o tratamento de primeira linha de mulheres na pós-menopausa com câncer de mama metastático positivo para receptor hormonal foi realizada para avaliar o efeito da idade nos resultados do tratamento e toxicidades. Pacientes com 75 anos ou mais (n = 198) tratados com um inibidor de CDK4/6 e um inibidor de aromatase tiveram sobrevida livre de progressão mediana de 31,1 meses em comparação com 13,7 meses para pacientes tratados apenas com inibidor de aromatase. A incidência de eventos adversos de graus 3 e 4 foi de 88,8% em pacientes com 75 anos ou mais, em comparação com 73,4% em pacientes mais jovens. Os eventos adversos mais comuns em pacientes ≥ 70 anos foram fadiga, lesão renal aguda e neutropenia. Assim, é necessário acompanhamento rigoroso das pacientes que realizam esse tipo de tratamento.

CONSIDERAÇÕES FINAIS

Pacientes idosas com diagnóstico de câncer de mama, sobretudo aquelas com mais de 75 anos, devem sempre passar em avaliação com um geriatra (se possível oncogeriatra), a fim de ter uma boa avaliação clínica que permita realizar o melhor tratamento oncológico disponível. Deve-se considerar não mais sua idade cronológica, mas sua funcionalidade, utilizando as diversas ferramentas disponíveis no momento.

O *screening* com mamografia anual deve ser realizado independentemente da idade da paciente, levando em consideração sua expectativa de vida. O ideal é interromper a realização da mamografia quando a expectativa de vida for menor do que 7 anos, sempre discutindo com a paciente e familiares as decisões tomadas.

Com relação ao tratamento oncológico geral, independentemente se cirurgia, radioterapia e/ou quimioterapia, nenhum dos tratamentos deve ser suprimido da paciente considerando apenas a idade cronológica. Vários estudos demonstraram que há um prejuízo em termos de sobrevida global e sobrevida livre de progressão se os tratamentos não forem realizados. Deve-se ficar atento, pois a paciente idosa com câncer de mama é mais frágil quando comparada com outra de menor idade; porém, os efeitos colaterais (cirúrgicos, radioterapêuticos e sobretudo quimioterápicos) podem ser manejados por equipes multidisciplinares, minimizando o risco de subtratamento e piores desfechos câncer-específicos.

Os novos agentes no tratamento sistêmico do câncer de mama (inibidores de CDK4/6, inibidores de *checkpoint* imune e terapia alvo anti-Her-2) mostram eficácia similar na população idosa quando comparada à população jovem, porém aumento da toxicidade principalmente quando avaliados fora de contexto de estudo clínico. Assim, é indispensável o acompanhamento rigoroso dessas pacientes ao utilizar esses novos medicamentos.

BIBLIOGRAFIA

Balducci L, Extermann M. Management of cancer in the older person: a practical approach. Oncologist. 2000;5(3):224-37.

Bouchardy C, Rapiti E, Fioretta G, Laissue P, Neyroud-Caspar I, Schafer P, et al. Undertreatment strongly decreases prognosis of breast cancer in elderly women. J Clin Oncol. 2003;21(19):3580-7.

Chavez-MacGregor M, Zhang N, Buchholz TA, Zhang Y, Niu J, Elting L, et al. Trastuzumab-related cardiotoxicity among older patients with breast cancer. J Clin Oncol. 2013; 31(33):4222-8.

Hughes KS, Schnaper LA, Berry D, Cirrincione C, McCormick B, Shank B, et al. Lumpectomy plus tamoxifen with or without irradiation in women 70 years of age or older with early breast cancer. N Engl J Med. 2004;351(10):971-7.

Goldner M, Franzoi MA, Lago LD, Pondé N. Anti-HER2 therapy for breast cancer in older patients. Future Oncology. 2020;16(19):1393-407.

Hind D, Wyld L, Reed MW. Surgery, with or without tamoxifen, vs tamoxifen alone for older women with operable breast cancer: Cochrane review. British Journal of Cancer. 2007;96(7):1025-9.

Howie LJ, Singh H, Bloomquist E, Wedam S, Amiri-Kordestani L, Tang S, et al. Outcomes of older women with hormone receptor-positive, human epidermal growth factor receptor-negative metastatic breast cancer treated with a CDK4/6 inhibitor and an aromatase inhibitor: an FDA pooled analysis. Journal of Clinical Oncology. 2019;37(36):3475-83.

Instituto Nacional de Câncer José Alencar Gomes da Silva (Inca). Estimativa: incidência de câncer no Brasil. Available: https://www.inca.gov.br/publicacoes/livros/estimativa-2020-incidencia-de-cancer-no-brasil (acesso jan 2023).

International Breast Cancer Study Group, Rudenstam CM, Zahrieh D, Forbes JF, Crivellari D, Holmberg SB, et al. Randomized trial comparing axillary clearance versus no axillary clearance in older patients with breast cancer: first results of International Breast Cancer Study Group Trial 10-93. J Clin Oncol. 2006;24(3):337-44.

Kanesvaran R, Cordoba R, Maggiore R. Immunotherapy in older adults with advanced cancers: implications for clinical decision-making and future research. American Society of Clinical Oncology Educational Book. 2018;(38):400-14.

Kimmick GG, Balducci L. Breast cancer and aging: clinical interactions. Hematol Oncol Clin North Am. 2000; 14(1):213-34.

Lee CH, Dershaw DD, Kopans D, Evans P, Monsees B, Monticciolo D, et al. Breast cancer screening with imaging: recommendations from the Society of Breast Imaging and the ACR on the use of mammography, breast MRI, breast ultrasound, and other technologies for the detection of clinically occult breast cancer. J Am Coll Radiol. 2010;7(1):18-27.

Martelli G, Miceli R, Daidone MG, Vetrella G, Cerrotta AM, Piromalli D, et al. Axillary dissection versus no axillary dissection in elderly patients with breast cancer and no palpable axillary nodes: results after 15 years of follow-up. Ann Surg Oncol. 2011;18(1):125-33.

Miles D, Baselga J, Amadori D, Sunpaweravong P, Semiglazov V, Knott A, et al. Treatment of older patients with HER-2-positive metastatic breast cancer with pertuzumab, trastuzumab, and docetaxel: subgroup analyses from a randomized, double-blind, placebo-controlled phase III trial (Cleopatra). Breast Cancer Res Treat. 2013;142(1):89-99.

Miller WR, Dixon JM, Cameron DA, Anderson TJ. Biological and clinical effects of aromatase inhibitors in neoadjuvant therapy. The Journal of Steroid Biochemistry and Molecular Biology. 2001;79(1-5):103-7.

Meneveau MO, Keim-Malpass J, Camacho TF, Anderson RT, Showalter SL. Predicting adjuvant endocrine therapy initiation and adherence among older women with early--stage breast cancer. Breast Cancer Research and Treatment. 2020;184(3):805-16.

Muss HB, Berry DA, Cirrincione CT, Theodoulou M, Mauer AM, Kornblith AB, et al. Adjuvant chemotherapy in older women with early-stage breast cancer. N Engl J Med. 2009;360(20):2055-65.

Powell CA, Modi S, Iwata H, Takahashi S, Smit EF, Siena S, et al. Pooled analysis of drug-related interstitial lung disease and/or pneumonitis in nine trastuzumab deruxtecan monotherapy studies. Esmo Open. 2022;7(4):100554.

Schonberg MA, Marcantonio ER, Li D, Silliman RA, Ngo L, McCarthy EP. Breast cancer among the oldest old: tumor characteristics, treatment choices, and survival. J Clin Oncol. 2010;28(12):2038-45.

Siegel RL, Miller KD, Fuchs HE, Jemal A. Cancer statistics, 2022. CA: A Cancer Journal for Clinicians. 2022;72(1):7-33.

Stuck AE, Siu AL, Wieland GD, Adams J, Rubenstein LZ. Comprehensive geriatric assessment: a meta-analysis of controlled trials. Lancet. 1993;342(8878):1032-6.

World Health Organization (WHO). Active ageing: a policy framework. Geneva: World Health Organization; 2002.

Yang CC, Chen PC, Hsu CW, Chang SL, Lee CC. Validity of the age-adjusted Charlson Comorbidity Index on clinical outcomes for patients with nasopharyngeal cancer post radiation treatment: a 5-year nationwide cohort study. PloS One. 2015;10(1):e0117323.

Câncer de cólon | 28

Maria Laura Lazaretti Perini

INTRODUÇÃO

No Brasil, segundo os dados do Instituto Nacional do Câncer (INCA), o câncer colorretal é a segunda neoplasia maligna mais incidente em homens (perde para câncer de próstata) e em mulheres (perde para o câncer de mama), excluindo o câncer de pele não melanoma. Estima-se, para cada ano do triênio de 2020-2022, 20.520 casos de câncer colorretal em homens, e 20.470 casos em mulheres. Esses valores correspondem a um risco estimado de 19,63 casos novos a cada 100 mil homens e 19,03 casos para cada 100 mil mulheres. Trata-se de um câncer passível de tratamento, e com alta chance de cura se diagnosticado precocemente, entretanto, a demora no diagnóstico o torna responsável pela terceira causa de mortalidade por câncer.

AVALIAÇÃO DO IDOSO COM CÂNCER

Aproximadamente 54% dos novos casos e 70% da mortalidade por câncer ocorrem em pacientes ≥ 65 anos de idade. Apesar da alta incidência de câncer nessa população, há poucas diretrizes que abordam a avaliação e o tratamento do paciente idoso oncológico.

Pacientes idosos são menos propensos a receber tratamento oncológico padrão em comparação aos indivíduos mais jovens. As possíveis razões para essa prática incluem preocupações com o aumento da toxicidade, causas concomitantes de morbidade e mortalidade, falta de acesso aos cuidados de saúde e preferência do médico ou do paciente. Por outro lado, sabemos que a idade cronológica não fornece informações suficientes das pessoas idosas para ser usada como fator preditor de tolerância ao tratamento isolado, devido à grande heterogeneidade desse grupo.

Sabemos ainda que as escalas utilizadas por oncologistas para avaliação prognóstica Karnofsky [KPS] ou Eastern Cooperative Oncology Group [ECOG], não são suficientes para avaliar com precisão a funcionalidade de idosos previamente ao tratamento oncológico. Assim, os principais consensos da American Society of Clinical Oncology (ASCO), da European Society for Medical Oncology (ESMO), da National Comprehensive Cancer Network (NCCN) e da International Society for Geriatric Oncology (SIOG) recomendam que pessoas com idade ≥ 65 anos devam passar por avaliação geriátrica (AGA) antes de iniciar o tratamento oncológico.

A AGA demanda tempo, recursos humanos especializados e muitas vezes é mal remunerada, dificultando a utilização dessa avaliação em muitos sistemas de saúde. Assim, para auxiliar os oncologistas na triagem de fragilidade dos idosos, algumas ferramentas estão sendo usadas, como *Vulnerable Elders Survey-13* (VES-13) e a ferramenta francesa G8, esta última já com validação em nosso país (Apêndices A e B, respectivamente).

Todos os pacientes idosos frágeis ou pré-frágeis avaliados pelos instrumentos citados deveriam ser encaminhados ao geriatra antes de iniciar o tratamento oncológico, visando identificar fatores de risco e gerar intervenções para melhorar o prognóstico ao longo do tratamento oncológico.

Por meio da AGA o geriatra consegue auxiliar o oncologista a:

- Detectar problemas que não são encontrados pela história e pelo exame físico na avaliação inicial do oncologista.
- Auxiliar nas decisões de tratamento do câncer, usando para isso ferramentas de toxicidade oncológica como *Carg Chemotherapy Toxicity Tool e Chemotherapy Risk Assessment Scale for High-Age Patients (CRASH) Score.*
- Avaliar a sobrevida livre de doença oncológica por meio do *e-Prognosis.*
- Prever complicações e efeitos colaterais do tratamento, bem como o declínio funcional do paciente.
- Melhorar a saúde mental, o *status* nutricional, o controle álgico e a qualidade de vida do paciente.
- Identificar e tratar novas comorbidades durante o acompanhamento.

FATORES DE RISCO

O principal fator de risco para o câncer colorretal (CCR) é a idade; 70% dos casos envolvem pacientes acima de 65 anos. Entre outros fatores de risco, podemos citar: obesidade, sedentarismo, tabagismo prolongado, alto consumo de carne vermelha ou processada, baixa ingesta de cálcio, consumo excessivo de álcool e alimentação pobre em frutas e fibras.

Existem fatores de origem hereditária que aumentam o risco, como: histórico familiar de câncer colorretal e/ou pólipos adenomatosos, algumas condições genéticas, como a polipose adenomatosa familiar e o câncer colorretal hereditário sem polipose, histórico de doença inflamatória intestinal crônica (retocolite ulcerativa ou doença de Crohn) e diabetes tipo 2; e ainda fatores como a exposição ocupacional à radiação ionizante.

DIAGNÓSTICO E TRATAMENTO

Para reduzir a morbimortalidade, é importante o diagnóstico precoce das lesões, com aumento na taxa de sobrevida em 5 anos para cerca de 90% e isso é possível por meio do rastreio de câncer colorretal.

Indicação de rastreio do câncer colorretal

Em pessoas com risco médio de CCR, a American Cancer Society recomenda iniciar o rastreio aos 45 anos e mantê-lo regularmente até os 75, desde que apresente expectativa de vida superior a 10 anos (o *e-Prognosis* é um instrumento que nos auxilia nesse cálculo).

Para pessoas de 76-85 anos, a decisão de fazer o rastreio deve ser baseada nas preferências da pessoa, expectativa de vida, saúde geral e histórico de exames anteriores.

Pessoas com mais de 85 anos não devem mais fazer o rastreamento do câncer colorretal.

Quem são as pessoas consideradas de risco médio para câncer colorretal?

Indivíduos que não tenham:

- História pessoal de câncer colorretal ou certos tipos de pólipos.
- História familiar de câncer colorretal.

- História pessoal de doença inflamatória intestinal (retocolite ulcerativa ou doença de Crohn).
- Síndrome de câncer colorretal hereditário confirmado ou suspeito, como polipose adenomatosa familiar (FAP), síndrome de Lynch (câncer de cólon hereditário sem polipose ou HNPCC), Turcot, Peutz-Jeghers e síndrome de polipose associada a MUTYH.
- História pessoal de irradiação para o abdome ou pelve para tratamento de câncer anterior.

Nestes casos o rastreio deve ser iniciado antes dos 45 anos e com maior frequência por serem considerados grupo de alto risco para CCR.

Opções para o rastreio de câncer colorretal

- Teste imunoquímico fecal altamente sensível (FIT) anual.
- Teste de sangue oculto nas fezes altamente sensível à base de guaiaco (gFOBT) anual.
- Teste de DNA de fezes multidirecionado (mt-sDNA) a cada 3 anos.
- Colonoscopia virtual a cada 5 anos.
- Sigmoidoscopia flexível a cada 5 anos.
- Colonoscopia a cada 10 anos (considerada padrão-ouro, pois permite a visualização de lesões sincrônicas, e a ressecção da lesão suspeita).

Se optado por exame de rastreio que não seja a colonoscopia, e este apresentar resultado alterado, é indicada a realização de colonoscopia em momento oportuno.

Apresentação clínica do câncer colorretal

- Sintomas e/ou sinais suspeitos.
- Indivíduos assintomáticos que diagnosticam em exame de *screening* de rotina.
- Apresentação em emergências com obstrução intestinal, peritonite ou, raramente, sangramento gastrointestinal agudo.

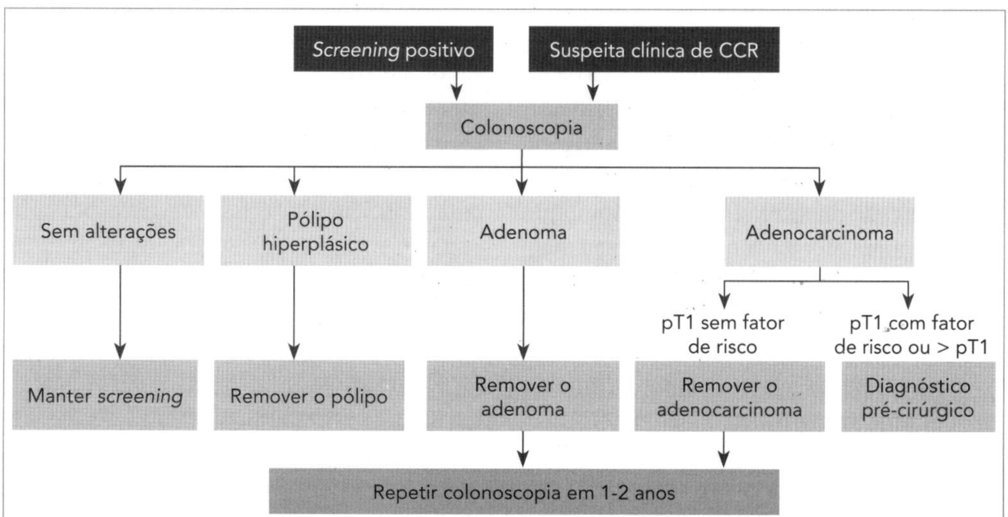

FIGURA 1 Algoritmo para diagnóstico do câncer de cólon localizado.
CCR: câncer colorretal.

Quais são os sintomas/sinais associados ao câncer colorretal?

- Mudança no hábito intestinal (diarreia, constipação, afilamento das fezes com duração maior que alguns dias).
- Tenesmo (sensação de necessidade de evacuar que não melhora com evacuação).
- Sangramento retal ou sangramento nas fezes (hematoquezia, melena).
- Dor abdominal.
- Anemia ferropriva inexplicada.
- Massa palpável no reto ou no abdome.
- Fraqueza e fadiga.
- Perda de peso não intencional.
- Distensão abdominal, náuseas e vômitos são indicadores de obstrução intestinal.

Diante da suspeita de CCR, tão importante quanto a história clínica e o exame físico é a realização de um exame proctológico (toque retal).

ESTADIAMENTO

O diagnóstico definitivo é realizado por meio do anatomopatológico.

Após o diagnóstico deve-se solicitar:

- Exames laboratoriais (hemograma, coagulograma, função hepática e renal, albumina, além do marcador tumoral antígeno carcinoembriogênico – CEA).
- Exames de imagens seccionais – tomografia computadorizada ou ressonância magnética de abdome e pelve; raio X ou tomografia computadorizada (TC) de tórax (preferencialmente TC para tumor retal) para completar o estadiamento e auxiliar na decisão terapêutica.
- PET *scan* é utilizado para casos selecionados, como planejamento de ressecção de metástase hepática ou investigação de elevação de marcadores com TC normais.

Utilizamos o sistema TNM do American Joint Committee on Cancer (AJCC) para estadiamento do câncer colorretal, em que **T** se refere ao tamanho do tumor, **N** ao número de linfonodos acometidos e **M** à presença de metástase a distância.

O Quadro 1 mostra esse estadiamento.

Comorbidade, dependência funcional e idade avançada estão associadas à mortalidade pós-operatória precoce em pacientes com neoplasias gastrointestinais.

A Sociedade Internacional de Oncologia Geriátrica (SIOG) recomenda que os pacientes com CCR maiores de 65 anos sejam avaliados quanto aos efeitos colaterais fisiológicos mais comuns do envelhecimento, capacidade física, mental e suporte social, a fim de ajustar a opção terapêutica e evitar toxicidades desnecessárias.

TRATAMENTO DO CÂNCER COLORRETAL NO IDOSO

Atualmente, a maioria dos pacientes com estádio I ou II é tratada e curada com a cirurgia. O tratamento com quimioterapia adjuvante é reservado para pacientes com estádio II alto risco de recorrência e estádio III.

São considerado pacientes estádio II de alto risco: tumor pT4, menos de 12 linfonodos ressecados, obstrução ou perfuração intestinal, tumores pouco diferenciados, invasão perineural e/ou linfovascular, sendo CEA elevado no pré-operatório uma indicação controversa. Pacientes com proficiência de genes de reparo, por apresentarem melhor prognóstico e menor ou ausência de benefício à quimioterapia com fluoropirimidinas isoladas, em geral são apenas seguidos.

O tratamento-padrão para pacientes com CCR em estádio II de alto risco e III é a cirurgia seguida por quimioterapia adjuvante, enquanto para aqueles pacientes com CCR metastático a quimioterapia sistêmica isolada ou em combinação com terapia-alvo é geralmente o tratamento de escolha.

QUADRO 1 Estadiamento de acordo com a AJCC 8ª edição

T – Tumor primário.
Tx: Tumor primário não pode ser acessado.
T0: Sem evidência de tumor primário.
Tis: Carcinoma *in situ*, carcinoma intramucosa.
T1: Tumor invade a submucosa.
T2: Tumor invade a muscular própria.
T3: Tumor atravessa a muscular própria, atingindo tecidos pericólicos.
T4:
a Tumor invade o peritônio visceral.
b Tumor invade outros órgãos ou estruturas adjacentes e/ou perfura o peritônio visceral.

N – Linfonodos.
Nx: Linfonodos regionais não podem ser avaliados.
N0: Ausência de metástases em linfonodos regionais.
N1: Metástase em 1 a 3 linfonodos regionais:
a Metástase em 1 linfonodos regional.
b Metástase em 2-3 linfonodos regionais.
c Depósitos tumorais na subserosa mesentérica ou em tecidos pericólicos ou perirretais não peritonizados sem a presença de metástases linfonodais.
N2: Metástase em 4 ou mais linfonodos regionais:
a Metástase em 4-6 linfonodos regionais.
b Metástase em 7 ou mais linfonodos regionais.

M – Metástases a distância.
M0: Ausência de metástases a distância.
M1: Presença de metástase a distância:
a Metástase confinada a um órgão ou sítio (p. ex., fígado, pulmão, ovário, linfonodo não regional).
b Metástases em mais de um órgão ou sítio.
c Metástases na superfície peritoneal isolada, ou acompanhada de metástase em outros órgãos ou sítios.

Estádio I: T1N0M0 E T2N0M0.
Estádio II:
a: T3N0M0.
b: T4aN0M0.
c: T4bN0M0.
Estádio III:
a: T1N1M0, T2N1M0, T1N2aM0.
b: T3N1M0, T4aN1M0, T2N2aM0, T3N2aM0, T1N2bM0, T2N2bM0.
c: T4aN2aM0, T3N2bM0, T4aN2bM0, T4bN1M0, T4bN2M0.
Estádio IV:
a: qqTqqNM1a.
b: qqTqqNM1b.
c: qqTqqNM1c.

AJCC: American Joint Committee on Cancer.
Fonte: AJCC (2017-2018).

Os quimioterápicos utilizados no tratamento do câncer de cólon são:

- Fluoropirimidinas (5-FU, que é intravenoso, e a capecitabina, seu equivalente oral, que não pode ser utilizada se ClCr < 30, deve ser ajustada para a função renal, e apresenta interação medicamentosa com dicumarínicos. Ambos podem provocar vasoespasmo coronariano, mais frequentemente em pacientes com coronariopatia descompensada).
- Irinotecano.
- Oxaliplatina (tem como efeito colateral a neuropatia periférica sensitiva, e possui uso questionável em > 70 anos).

Entre os anticorpos monoclonais utilizados no tratamento, estão:

- Bevacizumabe (aumenta o risco de trombose arterial em maiores de 65 anos, e é contraindicado se hipertensão severa não controlada, história de infarto agudo do miocárdio e acidente vascular cerebral em menos de 12 meses ou história de doença tromboembólica arterial). Pacientes com trombose venosa profunda ou tromboembolismo pulmonar, sem instabilidades após 3 meses de anticoagulação e sem intercorrências de sangramento, podem ser considerados para o uso.

- Cetuximabe.
- Panitunumabe.

Para pacientes com câncer retal, o tratamento pode envolver apenas cirurgia, tratamento pré-operatório com radioterapia de curta duração, quimiorradioterapia, quimioterapia sistêmica seguido de quimiorradioterapia. Após a cirurgia, segue-se discussão de quimioterapia adjuvante para os casos que não utilizaram na neoadjuvância.

QUIMIOTERAPIA ADJUVANTE

Tem como objetivo erradicar micrometástases, diminuir o risco de recidivas e melhorar a sobrevida global.

- Estádio II com alto risco de recorrência e proficiência de genes de reparo: a recomendação é de fluoropirimidina adjuvante (5-FU com leucovorin (LCV), 5-FU infusional ou capecitabina por 6 meses), com melhora comprovada na sobrevida global pelo estudo *Quasar*. A capecitabina é um equivalente oral ao 5-FU, com melhora na sobrevida comprovada pelo estudo *X-ACT*, porém que precisa ter a toxicidade avaliada conforme função renal.
- Estádio III, quimioterapia adjuvante com fluoropirimidinas e oxaliplatina por 6 meses mostrou ter o mesmo impacto na redução de risco e na sobrevida global em todas as faixas etárias, com toxicidade aceitável em maiores de 70 anos (pacientes de baixo risco – pT3pN1 – podem ser tratados com 3 meses de CAPOX como alternativa aos 6 meses baseado em estudo de não inferioridade). A adição de oxaliplatina a esse esquema causou aumento de sobrevida livre de progressão de doença e de sobrevida global, conforme demonstrado pelo estudo MOSAIC, NSABP C-07, e XELOXA. Assim, o tratamento padrão adjuvante para maiores de 70 anos, e expectativa de vida média de pelo menos 5 anos, estádio III, é 5-FU/LCV ou capecitabina, devendo a oxaliplatina ser discutida conforme *status*, *performance* e alto risco.

O algoritmo apresentado na Figura 2, publicado pela American Society of Clinical Oncoloy em 2013, permite avaliar a melhor terapia adjuvante ao perfil do idoso conforme sua funcionalidade e expectativa de vida.

DOENÇA METASTÁTICA

- Nos pacientes idosos com estádio IV, o tratamento é geralmente paliativo, com o objetivo de melhorar a qualidade de vida, sendo utilizadas as novas classes quimioterápicas, os anticorpos monoclonais e o inibidor oral de multiquinase regorafenib. As opções mais utilizadas são o Folfox (5-FU/LCV e oxaliplatina) e o Folfiri (5-FU/LCV e irinotecano), tendo como opção o XELOX (capecitabina e oxaliplatina). A adição do anticorpo monoclonal anti-VEGF, bevacizumabe em idosos, parece ter o mesmo benefício encontrado na população mais jovem; cetuximabe e panitunumabe podem ser incorporados à quimioterapia se *RAS* selvagem e *BRAF* selvagem. Em caso de metástase exclusivamente hepática, os pacientes podem ser cirurgicamente curados.
- Mais recentemente, os inibidores de *checkpoint* imunológico, como pembrolizumabe, foi aprovado como primeira linha metastática em pacientes com instabilidade de microssatélites, no estudo de fase III *Keynote-177*.

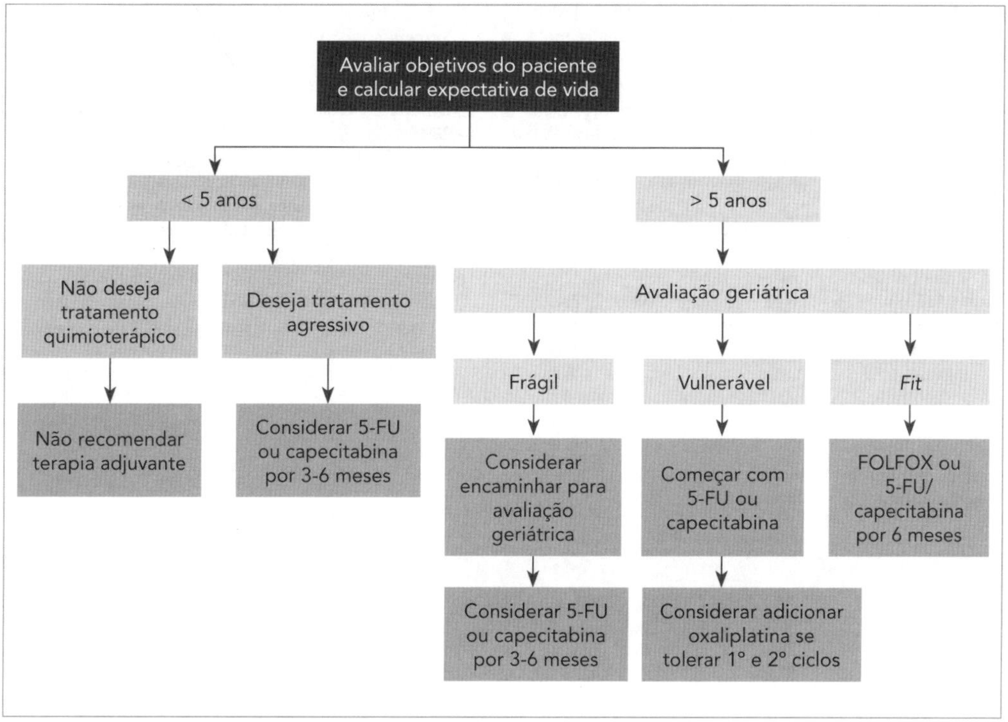

FIGURA 2 Algoritmo para tratamento adjuvante em idosos com câncer colorretal.

CONSIDERAÇÕES FINAIS

Apesar de o câncer colorretal ser a segunda neoplasia maligna mais incidente em homens e mulheres, e de a idade ser o principal fator de risco, o diagnóstico precoce aumenta a taxa de sobrevida consideravelmente. O geriatra pode auxiliar o oncologista desde o diagnóstico precoce quando exames de rastreio são indicados, até a tomada de decisão do tratamento oncológico, além do acompanhamento da saúde mental, *status* nutricional, controle álgico, melhorando o prognóstico e a qualidade de vida do paciente idoso.

BIBLIOGRAFIA

AJCC cancer staging manual. 8th ed. (2017) published by Springer International Publishing. Corrected at 4th printing, 2018.

American Cancer Society. Cancer Facts & Figures 2019. Atlanta: American Cancer Society; 2019.

Colorectal cancer early detection, diagnosis, and staging. American Cancer Society. Last Medical Review: June 29, 2020.cancer.org. 1.800.227.2345.

Dale W, Williams GR, Mackenzie AR, Soto-Perez-de-Celis E, Maggiore RJ, Merrill JK, et al. How is geriatric assessment used in clinical practice for older adults with cancer? A survey of cancer providers by the American Society of Clinical Oncology. JCO Oncology Practice. 2020;17(6): 336-44.

Extermann M, Boler I, Reich R, Lyman GH, Brown RH, DeFelice J, et al. The Chemotherapy risk assessment scale for high-age patients (Crash) score: design and validation. Journal of Clinical Oncology. 2010;28(15).

External validation of an index to predict up to 9-year mortality of community-dwelling adults aged 65 and older. J Am Geriatr Soc. 2011;59(8):1444-51.

Hurria A, Leung D, Trainor K, Borgen P, Norton L, Hudis C, et al. Factors influencing treatment patterns of breast cancer patients age 75 and older. Crit Rev Oncol Hematol. 2003;46:121.

Hurria A, Mohile S, Gajra A, Klepin H, Muss H, Chapman A, et al. Validation of a prediction tool for chemotherapy toxicity in older adults with cancer. J Clin Oncol. 2016;34(20):2366-71.

Instituto Nacional de Câncer José Alencar Gomes da Silva (Inca). Tipos de câncer. Rio de Janeiro: Inca; 2019.

Karnakis T, del Giglio A, Kaliks R, Jacob-Filho W. Oncogeriatria: uma abordagem multidisciplinar. Barueri: Manole; 2012.

Karnakis T, Gattás-Vernaglia IF, Hughes SFS, Aliberti MJR. Rapid geriatric risk screening and survival in older adults with cancer: prognostic value of the IADL-modified G8. J Geriatr Oncol. 2022;13(3):381-3.

Localised colon cancer: Esmo clinical practice guidelines for diagnosis, treatment and follow-up.G. Argilés et al. Annals of Oncology. 2020;31(10).

Papamichael D, Audisio RA, Glimelius B, de Gramont A, Glyne-Jones R, Haller D, et al. Treatment of colorectal cancer in older patients: International Society of Geriatric Oncology (SIOG) consensus recommendations 2013. Annals of Oncology. 2015;26:463-76.

Ramsdale E, Sanoff H, Muss H. Approach to the older patient with stage II/III colorectal cancer: who should get curative-intent therapy? American Society of Clinical Oncology. 2013.

Repetto L, Fratino L, Audisio RA, Venturino A, Gianni W, Vercelli M, et al. Comprehensive geriatric assessment adds information to Eastern Cooperative Oncology Group performance status in elderly cancer patients: an Italian Group for Geriatric Oncology Study. J Clin Oncol. 2002; 20:494.

Sung H, Ferlay J, Siegel R, Laversanne M, Soerjomataram I, Jemal A, et al. Global cancer statistics 2020: Globocan estimates of incidence and mortality worldwide for 36 cancers in 185 countries. CA Câncer J Clin. 2021;71(3): 209-49.

Surveillance, epidemiology, and end results (SEER) cancer statistics review, 1975-2015.

U.S. Preventive Services Task Force Issues Draft Recommendation on Screening for Colorectal Cancer, 2020.

APÊNDICES

Apêndice A – versão final do VES-13

PONTUAÇÃO: 1 ponto para idade 75-84
3 pontos para idade ≥ 85

1. Idade
2. Em geral, comparando com outras pessoas de sua idade, você diria que a sua saúde é:
   Ruim* (1 PONTO)
   Regular* (1 PONTO)
   Boa
   Muito boa ou
   Excelente

PONTUAÇÃO: 1 ponto para regular ou ruim

3. Em média, quanta dificuldade você tem para fazer as seguintes atividades físicas:

	Nenhuma dificuldade	Pouca dificuldade	Média dificuldade	Muita dificuldade*	Incapaz de fazer*
Curvar-se, agachar ou ajoelhar-se	[ ]	[ ]	[ ]	[ ]*	[ ]*
Levantar ou carregar objetos com peso aproximado de 5 kg?	[ ]	[ ]	[ ]	[ ]*	[ ]*
Elevar ou estender os braços acima do nível do ombro?	[ ]	[ ]	[ ]	[ ]*	[ ]*
Escrever ou manusear e segurar pequenos objetos?	[ ]	[ ]	[ ]	[ ]*	[ ]*
Andar 400 m (aproximadamente 4 quarteirões)?	[ ]	[ ]	[ ]	[ ]*	[ ]*
Fazer serviço doméstico pesado como esfregar o chão ou limpar janelas?	[ ]	[ ]	[ ]	[ ]*	[ ]*

PONTUAÇÃO: 1 ponto para cada resposta "muita dificuldade" ou "incapaz de fazer" nas questões 3a até 3f. Considerar no máximo 2 pontos.

4. Por causa de sua saúde ou condição física, você tem alguma dificuldade para:

a. fazer compras de itens pessoais (como produtos de higiene pessoal ou medicamentos)?

[ ] SIM → Você recebe ajuda para fazer compras?	[ ] SIM*	[ ] NÃO
[ ] NÃO		
[ ] NÃO FAÇO COMPRAS → isso acontece por causa de sua saúde?	[ ] SIM*	[ ] NÃO

b. lidar com dinheiro (como controlar suas despesas ou pagar contas)?

[ ] SIM → Você recebe ajuda para lidar com dinheiro?	[ ] SIM*	[ ] NÃO
[ ] NÃO		
[ ] NÃO LIDO COM DINHEIRO → isso acontece por causa de sua saúde?	[ ] SIM*	[ ] NÃO

c. atravessar o quarto andando? É PERMITIDO O USO DE BENGALA OU ANDADOR.

[ ] SIM → Você recebe ajuda para andar?	[ ] SIM*	[ ] NÃO
[ ] NÃO		
[ ] NÃO ANDO → isso acontece por causa de sua saúde?	[ ] SIM*	[ ] NÃO

d. realizar tarefas domésticas leves (como lavar louça ou fazer limpeza leve)?

[ ] SIM → Você recebe ajuda para tarefas domésticas leves?	[ ] SIM*	[ ] NÃO
[ ] NÃO		
[ ] NÃO FAÇO TAREFAS DOMÉSTICAS LEVES → isso acontece por causa de sua saúde?	[ ] SIM*	[ ] NÃO

e. tomar banho de chuveiro ou banheira?

[ ] SIM → Você recebe ajuda para tomar banho de chuveiro ou banheira?	[ ] SIM*	[ ] NÃO
[ ] NÃO		
[ ] NÃO TOMO BANHO DE CHUVEIRO OU BANHEIRA → Isso acontece por causa da sua saúde?	[ ] SIM*	[ ] NÃO

CLASSIFICAÇÃO FINAL:
Não vulnerável = pontuação ≤ 3
Vulnerável = pontuação ≥ 3

PONTUAÇÃO: considerar 4 pontos para uma mais respostas "sim" nas questões 4a até 4e.

Apêndice B: Escala G8 de fragilidade

Itens		Escore
1	Nos últimos três meses houve diminuição da ingesta alimentar devido a perda do apetite, problemas digestivos ou dificuldade para mastigar ou deglutir?	
	Diminuição severa da ingesta	0
	Diminuição moderada da ingesta	1
	Sem diminuição da ingesta	2
2	Perda de peso nos últimos 3 meses	
	> 3 kg	0
	Paciente não sabe informar	1
	1-3 kg	2
	Sem perda de peso	3
3	Mobilidade	
	Restrito ao leito ou à cadeira de rodas	0
	Deambula mas não é capaz de sair de casa	1
	Normal	2
4	Problemas neuropsicológicos	
	Demência ou depressão graves	0
	Demência ou depressão leves	1
	Sem problemas psicológicos	2
5	Índice de massa corporal (IMC) = peso em kg (estatura em m^2)	
	< 18,5	0
	18,5 ≥ IMC < 21	1
	21 ≥ IMC < 23	2
	≥ 23	3
6	Utiliza mais de três medicamentos diferentes por dia	
	Sim	0
	Não	1
7	Em comparação a outras pessoas da mesma idade, como o paciente considera a sua saúde?	
	Pior	0
	Paciente não soube informar	0.5
	Igual	1
	Melhor	2
8	Idade (anos)	
	> 85	0
	80-85	1
	< 80	2
Total		___/17

A pontuação total é a soma dos escores em cada um dos 8 itens.
Um escore total ≤ 14 é considerado normal.

Doenças da próstata 29

Flavio Eduardo Trigo Rocha
Valmir Machado de Melo Filho

INTRODUÇÃO

Até poucos anos, homens com idade superior a 40 anos que apresentavam sintomas urinários recebiam o diagnóstico de prostatismo. Tratava-se de denominação inapropriada, já que os sintomas muitas vezes não estavam relacionados com problemas na próstata. Assim, o termo foi gradualmente substituído por "sintomas do trato urinário inferior" (LUTS, *lower urinary tract symptoms*). Estão incluídos variados sintomas que são divididos em três categorias pela International Continence Society (ICS) (Quadro 1):

1. Armazenamento.
2. Esvaziamento.
3. Pós-miccionais.

Esses sintomas podem ter diferentes etiologias, incluindo doenças que acometem primariamente bexiga, próstata, uretra ou outros órgãos. Dentre as condições clínicas mais comuns que levam ao aparecimento de LUTS, destacam-se hiperplasia prostática benigna, infecções do trato urinário, estreitamento uretral, síndrome da bexiga hiperativa, doenças neurológicas e outras.

Os LUTS podem trazer sérios incômodos para os pacientes e acarretar significativo impacto negativo na capacidade de trabalho, qualidade de vida, atividades sociais e vida sexual. Além de seu impacto nos indivíduos, podem resultar em efeitos econômicos para a sociedade. Constrangimento, preocupações com o custo de exames e tratamentos ou a crença de que LUTS são uma consequência inevitável do envelhecimento ou consequência natural de ter tido filhos (no caso de mulheres não nulíparas) podem ser obstáculos que impedem os portadores de LUTS de procurarem um médico ou de falarem com ele sobre seus sintomas. Assim, é muito importante conhecer a extensão e o impacto desse

QUADRO 1 Sintomas do trato urinário inferior

Armazenamento	Esvaziamento	Pós-miccionais
Urgência	Hesitação	Sensação de esvaziamento incompleto
Frequência	Jato fraco	Gotejamento pós-miccional
Noctúria	Intermitência	
Urgeincontinência aos esforços	Desconforto/disúria	
	Gotejamento terminal	

problema e garantir que os indivíduos afetados sejam adequadamente tratados.

No Brasil, um estudo recentemente publicado com mais de 5 mil indivíduos acima de 40 anos avaliou pela primeira vez a prevalência de LUTS na população geral de 5 grandes cidades representativas das 5 áreas geográficas do país:

1. Porto Alegre (Sul).
2. São Paulo (Sudeste).
3. Goiânia (Centro-Oeste).
4. Recife (Nordeste).
5. Belém (Norte).

O estudo demonstrou alta prevalência de LUTS: 69% em homens e 82% em mulheres. Mesmo quando se usou uma definição mais restrita de forma a considerar sintomáticos somente os indivíduos que referissem sintomas em pelo menos metade das vezes, 40% dos homens e 59% das mulheres foram considerados sintomáticos. A prevalência de LUTS tende a aumentar com a idade para ambos os gêneros (Figura 1).

Tanto para homens quanto para mulheres, os principais sintomas de esvaziamento são jato fraco (18,9 e 15,9%) e gotejamento terminal (25,2 e 17,7%); as queixas mais comuns de armazenamento são frequência miccional (27,7 e 32,3%) e noctúria (27,1 e 32,4%). Os sintomas pós-miccionais diferem, pois o gotejamento pós-miccional é o mais prevalente nos homens (17,2%) e o esvaziamento incompleto (13,8%), nas mulheres. Quando considerada a definição mais restritiva (sintomas ocorrendo em pelo menos metade das vezes), as características permanecem semelhantes para homens e mulheres.

O estudo mostrou também que, independentemente do gênero, os sintomas não costumam aparecer isoladamente. Isto é, na maior parte dos indivíduos com LUTS é comum a coexistência de sintomas de armazenamento, esvaziamento e pós-miccionais. A importância

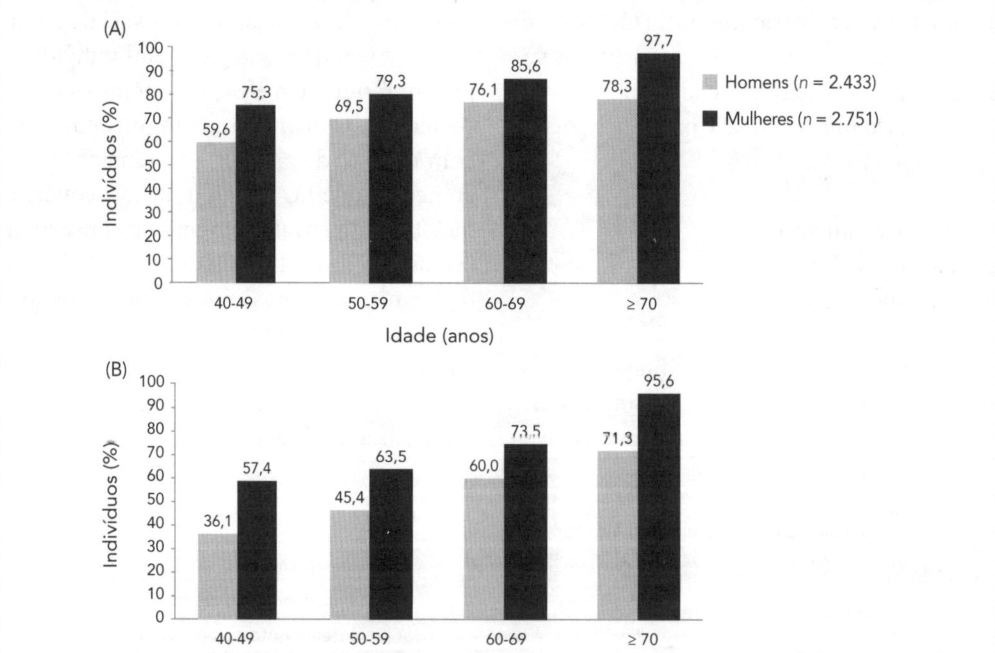

FIGURA 1 Distribuição da prevalência de LUTS por gênero e idade. Prevalência de LUTS conforme os sintomas ocorrem em menos ou mais da metade do tempo (A) ou em mais da metade do tempo (B).
LUTS: sintomas do trato urinário inferior (LUTS, *lower urinary tract symptoms*).

dessa informação é que, diante de paciente com queixas do trato urinário, não se deve concentrar a avaliação somente nos sintomas de dificuldade de esvaziamento ou nos de armazenamento, já que a maioria dos pacientes apresenta sintomas mistos.

Embora não se deva considerá-la a única causadora de sintomas miccionais, a próstata é uma das principais envolvidas na gênese dos sintomas miccionais nos homens, daí a importância de sua avaliação e distinção entre as possíveis patologias.

HIPERPLASIA PROSTÁTICA BENIGNA

A hiperplasia prostática benigna (HPB) é um distúrbio proliferativo dos componentes estromais e, em menor proporção, das células epiteliais da próstata, muito comum em homens acima de 50 anos. A parte da próstata mais afetada é a zona de transição, onde aparecem nódulos na região periuretral; por esse motivo anatômico, está diretamente associada a alterações miccionais.

A HPB pode ser assintomática, e há pouca correlação entre sintomas e a presença de aumento prostático ao exame físico ou no ultrassom. Os sintomas surgem em uma fase mais avançada da HPB, prejudicam a qualidade de vida e levam o paciente a procurar tratamento; normalmente os sintomas de armazenamento costumam incomodar mais que os de esvaziamento. Trata-se de uma afecção progressiva em que os fatores hormonais e o avançar da idade influenciam de maneira significativa. A HPB em sua fase inicial não manifesta sintomas no trato urinário inferior, mas sua progressão pode levar à obstrução de saída de urina e subsequente hipertrofia da parede da bexiga, culminando com retenção urinária aguda, infecção recorrente do trato urinário, cálculos vesicais, divertículo vesical, hematúria, incontinência paradoxal e insuficiência renal crônica. No entanto, a HPB não é fator de risco para neoplasia de próstata.

A prevalência das alterações histológicas está diretamente relacionada com a idade, chegando a 50% aos 60 anos; em levantamento realizado por meio de necropsias chega a corresponder a 90% na oitava década de vida. Consequentemente, os sintomas urinários também pioram em pessoas mais idosas. Os itens necessários na avaliação de pessoas com HPB são:

- **História clínica:** parte mais importante da avaliação, permitindo caracterizar os tipos de sintomas, frequência e comprometimento da qualidade de vida, além de breve investigação neurológica e identificação de fatores de risco, uso de medicamentos e história de tabagismo.
- **Exame físico:** avaliar abdome, pelve e períneo, realizar avaliação sensitiva e motora de pelve e membros inferiores, procurar evidências de manipulações prévias (cicatrizes), assim como a realização do toque retal com caracterização da próstata (tamanho, presença de nódulos, consistência).
- **Questionários de sintomas:** International Prostate Symptom Score (IPSS) para planejar e acompanhar o tratamento tanto medicamentoso quanto cirúrgico.
- **Diário miccional:** caracteriza a hora e o volume urinário de cada micção. É recomendado principalmente para os pacientes nos quais a noctúria é o principal sintoma predominante. O diário deve ser preenchido por 3 dias consecutivos e permite confirmar as queixas do paciente. Por essa ferramenta é possível identificar, por exemplo, a poliúria e a poliúria noturna (volume urinário noturno maior que 1/3 do total diário), sendo nesta última importante a investigação de causas secundárias.
- **Exames laboratoriais:** o principal exame inicial a ser realizado em todos os pacientes é a urina tipo I, com o propósito de identificar piúria, glicosúria, proteinúria, cetonúria ou bacteriúria como sinal de outros

diagnósticos alternativos. A urocultura é indicada apenas se sintomas sugestivos de infecção urinária, como disúria. Ureia e creatinina séricas devem ser solicitados quando há suspeita de comprometimento da função renal, sendo necessária ultrassonografia (US) de rins e vias urinárias em caso de alteração para avaliação de hidronefrose secundária. A dosagem de antígeno prostático específico (PSA) não auxilia no diagnóstico da HPB, mas serve como parâmetro no tratamento quando há a proposta de uso de um inibidor da 5-alfarredutase, visto que a medicação leva a uma redução dos valores de PSA. No entanto, o exame é um indicativo de volume prostático, mas não se correlaciona com a intensidade dos sintomas.

- **Medida de resíduo pós-miccional:** todos os pacientes com sintomas de HPB devem ter avaliada a medida do resíduo urinário após a micção. O mesmo pode ser avaliado por meio de US de rins e vias urinárias com avaliação da bexiga após a micção, ou cateterização após uma micção espontânea. Apesar de em homens normais o resíduo ser inferior a 12 mL, valores de resíduo miccional preocupam apenas a partir de 250 mL.
- **Imagem da próstata:** a US prostática não é necessária para o diagnóstico de HPB e deve ser solicitada apenas quando o tratamento a ser proposto depender do tamanho prostático (inibidores de 5-alfarredutase ou terapias cirúrgicas).
- **Estudos de fluxo e pressão:** fluxometria livre e estudo urodinâmico (extremos de idade > 80 anos e < 50 anos, próstatas pequenas < 30 g, pacientes com resíduo elevado > 300 mL e esvaziamento < 150 mL ou refratariedade ao tratamento clínico-cirúrgico).
- **Cistoscopia:** indicada apenas se história sugestiva de estenose de canal uretral.

Tratamento

A depender dos sintomas, o tratamento das queixas miccionais causadas pelo aumento da próstata pode seguir pelos três caminhos descritos a seguir.

Mudança do estilo de vida

As modificações do estilo de vida são a primeira linha de tratamento para os pacientes com HPB e consistem em:

- Redução da ingesta hídrica antes de dormir e antes de viagens.
- Redução de consumo de diuréticos, como álcool e café.
- Redução do consumo de substâncias irritantes vesicais.
- Evitar a constipação.
- Controle de peso.
- Micção programada: consiste no paciente urinar com uma frequência determinada independentemente da vontade de urinar, principalmente naqueles indivíduos com grande quantidade de resíduo pós-miccional.
- Urinar duas vezes seguidas no caso de indivíduos com muitos sintomas obstrutivos.

Tratamento medicamentoso

Nos casos em que as mudanças de estilo de vida não são suficientes, o tratamento deve ser discutido individualmente com o paciente, expondo os prós e contras de cada terapêutica. Normalmente, o tratamento medicamentoso é preferido, deixando as abordagens cirúrgicas para quadros refratários, no entanto as mudanças de estilo de vida devem ser sempre mantidas. A resposta entre o início do tratamento medicamentoso e a melhora dos sintomas depende do medicamento escolhido.

É importante estar atento também a outras medicações que podem piorar os sintomas do

HPB. A multimorbidade e a polifarmácia estão comumente presentes nesses pacientes. Diuréticos e medicamentos anticolinérgicos costumam piorar os sintomas de LUTS, assim como outros vasodilatadores podem intensificar os efeitos colaterais das medicações utilizadas no tratamento da HPB.

Os principais medicamentos para auxílio no alívio dos sintomas da HPB são os alfabloqueadores e os inibidores da fosfodiesterase.

Alfabloqueadores: costumam ser os agentes farmacológicos iniciais nos pacientes com HPB, e seus efeitos costumam ser percebidos em alguns dias. O medicamento age relaxando a musculatura lisa da uretra prostática e do colo vesical e diminui a resistência do trato urinário inferior. Tontura e congestão nasal são os efeitos adversos mais comuns, assim como a hipotensão postural, percebida principalmente entre os alfabloqueadores menos seletivos e com mais efeitos sistêmicos, como a doxazosina. Já os mais seletivos da próstata, como a tansulosina, causam menos hipotensão postural, porém estão mais associados a distúrbios ejaculatórios, como a ejaculação retrógrada e a anejaculação. Devido ao efeito hipotensor, recomenda-se seu uso à noite, antes de dormir, e em idosos essa introdução deve ser feita com reavaliação precoce, dado o aumento do risco de quedas associado.

Inibidores da fosfodiesterase: costumam ser os agentes de escolha em indivíduos com sintomas de HPB associados a disfunção erétil. Estudos demonstraram melhora dos sintomas de LUTS com a medicação. Os principais efeitos adversos são cefaleia, pletora, congestão nasal, sinusite, mialgia e dispepsia. Não há benefício em associar os inibidores da fosfodiesterase com os alfabloqueadores. A tadalafila 5 mg ao dia é o principal inibidor da fosfodiesterase utilizado no tratamento da HPB.

Agonistas beta-3 e antimuscarínicos: por vezes, o aumento do volume prostático e a consequente obstrução podem ocasionar modificação da estrutura detrusora, gerando contrações não inibidas, que levam à preponderância dos sintomas de armazenamento e urgência. A inibição dos receptores muscarínicos ou o estímulo dos receptores adrenérgicos beta-3 impedem a contração exagerada, controlando o componente vesical do LUTS.

A mirabegrona é a principal representante dos agonistas de beta-3, e na população idosa é o medicamento de escolha diante do seu perfil com poucos efeitos adversos (aumento pressórico). Já os antimuscarínicos levam a boca seca, aumento do risco de quedas e piora cognitiva, e tem seu uso restrito a indivíduos com sintomas irritativos mas sem resíduo pós-miccional elevado devido ao aumento do risco de obstrução urinária aguda associada.

Em homens com sintomas de bexiga hiperativa, as principais classes de droga para tratamento são os agonistas beta-3-adrenérgicos e os anticolinérgicos.

Inibidores da 5-alfarredutase: o bloqueio da ação da di-hidrotestosterona possibilita a diminuição do estímulo sobre o estroma, levando a redução de volume prostático e consequentemente das chances de retenção urinária e necessidade de cirurgia. Essa classe de medicamentos está indicada nos pacientes com aumento prostático ao toque retal ou por via ultrassonográfica (próstata com tamanho maior que 35 g), no entanto são mais efetivos em impedir a progressão da doença do que na melhora dos sintomas.

Quando pensamos em redução de progressão da HPB, a principal classe é a dos inibidores da 5-alfarredutase.

O PSA também pode ser usado como um parâmetro de aumento prostático, e pacientes com valores abaixo de 1,5 ng/mL não costumam se beneficiar do uso da medicação. O máximo efeito de melhora de sintomas ocorre após 6 a 12 meses do uso da medicação, e consegue-se manter a redução do tamanho prostático a longo prazo, reduzindo a necessidade de cirurgia prostática.

O tratamento deve ser mantido indefinidamente para prevenção de recidivas. O principal efeito adverso é a diminuição da libido, disfunção erétil, distúrbios ejaculatórios, ginecomastia e dor mamária. Como o PSA é reduzido com o uso dessa classe de medicamento, deve ser medido antes do início do uso. Estima-se que o valor do PSA em um homem em uso crônico do inibidor de 5-alfarredutase esteja reduzido pela metade. A finasterida e a dutasterida são as duas principais drogas dessa classe.

A combinação do inibidor da 5-alfarredutase com o alfabloqueador é indicada em indivíduos com sintomas de HPB moderados a graves e com evidência de aumento prostático. Há estudos demonstrando melhor progressão clínica sintomática, assim como redução no número de complicações.

Tratamento cirúrgico

Continua sendo a modalidade mais eficiente para alívio dos sintomas e complicações da doença. Deve ser indicado nos casos de sintomas refratários ao tratamento clínico medicamentoso. Outra indicação clássica é o paciente com retenção urinária aguda que falham à retirada do cateter vesical de demora em pelo menos duas tentativas após o ajuste de medicações. Presença de hematúria recorrente, cálculos vesicais e hidronefrose bilateral com disfunção renal são outras indicações cirúrgicas.

A partir do momento em que há a indicação cirúrgica é importante a avaliação quanto à estratificação de risco do paciente, identificando a presença ou não de fragilidade, assim como o comprometimento cognitivo. Nesse contexto, os riscos e benefícios devem ser levados em conta, assim como a melhora de condições pré-operatórias e a consequente melhora do desfecho cirúrgico, como correção de *status* nutricional inadequado e cessação de tabagismo. As complicações sexuais dos procedimentos como disfunções ejaculatórias devem estar claras ao paciente.

As principais formas de tratamento cirúrgico da HPB são: incisão transuretral da próstata, ressecção endoscópica da próstata, vaporização da próstata (com cautério elétrico ou *laser*), enucleação da próstata por cirurgia aberta, *laser*, laparoscopia ou robô-assistida. Técnicas menos invasivas para pacientes críticos com alto risco cirúrgico podem ser empregadas, apesar dos menores índices de sucesso, como embolização prostática, *lift* de uretra prostática ou radiofrequência com transmissão convectiva de calor. A escolha do método dependerá basicamente de fatores como volume prostático, tecnologia e recursos disponíveis, experiência do cirurgião e presença de complicações locais.

NEOPLASIA DE PRÓSTATA

No passado, antes do advento do PSA sérico, o urologista habitualmente fazia o diagnóstico de câncer de próstata com base na alteração no exame digital da próstata por toque retal, sintomas miccionais ou sintomas decorrentes de metástases ósseas. O surgimento do PSA possibilitou o diagnóstico precoce em pacientes assintomáticos, levando à redução da mortalidade e à diminuição de doença localmente avançada, mas também aumentou a frequência de pacientes com doença de baixo volume e baixo risco, ocasionando tratamento em pacientes com tumores possivelmente indolentes.

O PSA, no entanto, não é específico da neoplasia prostática, e em caso de aumento é importante pensar no diagnóstico diferencial de prostatite ou manipulação prostática, que causam aumento transitório desse marcador, assim como a HPB, que é causa de aumento persistente. Por isso, em caso de PSA aumentado é importante uma nova dosagem após algumas semanas que confirme que os níveis se mantêm elevados. Uma ferramenta utilizada para reduzir a incidência de falsos positivos do câncer de próstata é a dosagem da parcela livre do

PSA, pois o câncer de próstata está associado a menor porcentagem da fração livre do PSA. Uma relação PSA livre/PSA total inferior a 0,15 é altamente suspeita de câncer.

A neoplasia de próstata é o segundo câncer mais diagnosticado em homens. No entanto, sem a realização do *screening* diagnóstico a maior parte das neoplasias prostáticas não se torna clinicamente evidente. A Sociedade Brasileira de Geriatria e Gerontologia (SBGG) recomenda "o não rastreio para câncer de próstata, mama ou colorretal em idosos assintomáticos com expectativa de vida inferior a 10 anos, ou seja, idosos fisicamente vulneráveis" (*vide* as "Dez recomendações para escolhas sensatas em saúde", disponíveis no *site* da SBGG).

A American Geriatrics Society (AGS) também dispõe sobre o assunto de modo parecido, mas não estabelece um limite de sobrevida estimada, apenas orientando que "não se recomende rastreio para câncer de próstata, mama ou colorretal sem considerar a expectativa de vida e os riscos da investigação, do sobrediagnóstico e do excesso de tratamento" (tanto as recomendações da SBGG como as da AGS foram feitas em parceria com a organização Choosing Wisely).

A U.S. Preventive Services Task Force (USPSTF) recomenda que se discutam os riscos e benefícios do rastreio do câncer de próstata com homens de 55 a 69 anos, e que não se realize o rastreio a partir dos 70 anos. Já as diretrizes das Sociedades de Urologia recomendam que o rastreamento de neoplasia de próstata deve ser realizado com base no histórico clínico, exame digital retal da próstata e dosagem de PSA sérico a partir dos 50 anos, e após os 75 anos se paciente tiver expectativa de vida superior a 10 anos.

Em casos de toque suspeito ou elevação do PSA (valores entre 2,5 e 4 ng/mL possuem risco intermediário de cerca de 24%, e valores acima de 4 ng/mL possuem risco mais acentuado, de cerca de 40%), deve ser realizada biópsia da próstata guiada por US transretal, com retirada de pelo menos 12 fragmentos. Em casos indicados, a realização do procedimento com fusão de imagens combinadas de ressonância da próstata pode melhorar a punção e o resultado do exame.

A ressonância magnética passou a ser uma importante ferramenta para avaliação de pacientes com neoplasia de próstata, possibilitando não apenas o auxílio no diagnóstico em casos mais complexos, mas também um melhor estadiamento e planejamento cirúrgico, se necessário. Tipicamente, lesões de alto risco na ressonância apresentam alto sinal nas imagens ponderadas em T2, realce aumentado na fase de captação e maior restrição na fase de difusão.

A cintilografia óssea é outro exame importante na avaliação de estadiamento dos pacientes, pois permite a identificação de possíveis lesões ósseas metastáticas, principalmente em pacientes de alto risco. O surgimento da tomografia computadorizada de emissão de pósitrons (PET/CT, *positron emission tomography, computed tomography*) com antígeno da membrana prostático específico (PSMA-68Ga, *prostate-specific membrane antigen*), presente em uma quantidade muito maior nas células neoplásicas, vem mudando consideravelmente a avaliação de metástases locais ou a distância e no seguimento de pacientes com recidiva bioquímica, por possuir ótimas taxas de especificidade de valor preditivo negativo.

O tratamento de pacientes com neoplasia de próstata dependerá do risco acarretado pela neoplasia, avaliado por diversas variáveis. Entre elas as mais comumente utilizadas na prática clínica são: valor de PSA, diferenciação histológica e estadiamento, conforme demonstrado na Tabela 1.

Pacientes com baixo risco têm doença de baixo potencial biológico para levá-los a óbito, podendo ser submetidos a vigilância ativa, seguimento de perto com realização de exames periódicos para acompanhamento do PSA, toque retal e repetição da biópsia prostática periodicamente, a fim de avaliar se há alguma

TABELA 1 Classificação dos grupos de risco de câncer de próstata localizado

Risco	PSA	Gleason	ISUP	Estadiamento
Baixo	< 10	< 7	1	T1-T2a
Intermediário	10-20	7	2/3	T2-T2c
Alto	> 20	> 7	4/5	≥ T3

ISUP: International Society of Urological Pathology; PSA: antígeno prostático específico (prostate-specific antigen).

mudança no padrão alterando a classificação de risco do paciente. Nesse caso deve ser proposto tratamento com intuito curativo ao paciente. O objetivo de sua aplicação é a manutenção da qualidade de vida, na comparação com os tratamentos ativos, sem trazer prejuízo à sobrevida, quando os pacientes são adequadamente selecionados e cuidadosamente acompanhados.

A cirurgia com retirada da próstata e vesículas seminais tem por objetivo a erradicação da doença, com bom controle oncológico e preservação funcional, como potência e função urinária. As vias de acesso que podem ser utilizadas são aberta, laparoscópica e robô-assistida, apresentando resultados semelhantes quanto a aspectos oncológicos, funcionais e de qualidade de vida a longo prazo, não havendo recomendação de qual é a via preferencialmente recomendada, dependendo a escolha da experiência do cirurgião e da disponibilidade de sua aplicação. As principais complicações cirúrgicas de longo prazo são impotência e incontinência urinária.

A radioterapia pode ser indicada aos pacientes como forma de tratamento com intuito curativo. A técnica com intensidade modulada tem melhores resultados funcionais quando comparada com a técnica conformacional tridimensional. Os pacientes devem ser orientados no sentido de que os níveis de PSA tardam mais a declinar. A longo prazo, tem índices semelhantes de incontinência e impotência e pode ocasionar sintomas locais como cistite e retite actínicas.

Em pacientes com alto risco perioperatório ou muito frágeis, em que o tratamento definitivo não leve a um aumento de sobrevida e possa prejudicar a qualidade de vida, o conceito de *watchful waiting* é aplicado como uma conduta conservadora e paliativa, visando ao controle da doença, mas não sua erradicação. Essa conduta é apoiada em achados de estudos de necropsia mostrando que diversos pacientes morrem com o câncer, mas não do câncer (60% dos pacientes acima de 80 anos) e no seguimento de pacientes sob observação.

Em pacientes que se apresentam com doença disseminada, o intuito do tratamento consiste no controle de sua evolução, na estabilização dos sintomas e na melhora da qualidade de vida, apoiando-se na privação androgênica como seu principal pilar.

PROSTATITE

A prostatite é o terceiro diagnóstico mais comum de acometimento prostático em pacientes idosos. Sua prevalência varia de 2,2 a 16%, podendo acometer em média 7% em sua forma crônica. Ela é responsável por 6 a 8% das visitas ambulatoriais de homens ao urologista.

As enterobactérias, especialmente a *Escherichia coli*, são patógenos predominantes na prostatite bacteriana aguda, e o acometimento costuma ocorrer por via uretral ou por inoculação direta após biópsia prostática transretal ou após manipulação uretral, como após cateterização ou cistoscopia. Em homens sexualmente ativos, infecções urogenitais causadas por *Neisseria gonorrhoeae* e *Chlamydia trachomatis*. Nos casos de acometimento crônico, o espectro é mais amplo, contando com germes atípicos.

Os pacientes idosos, por apresentarem quadros de imunodeficiência em alguns casos, podem ser acometidos por outros germes, como *Mycobacterium tuberculosis*, *Candida* sp. e outros patógenos raros. A classificação dos tipos de prostatite leva em consideração o quadro clínico, conforme mostrado no Quadro 2.

O diagnóstico da prostatite deve considerar a história clínica com abordagem de sintomas associados e seu tempo de início. Além dos sintomas semelhantes aos de cistite, o homem pode apresentar também sintomas de esvaziamento com hesitação e retenção urinária aguda. Exame físico é importante na caracterização das queixas e permite diferenciação entre os diagnósticos diferenciais. Nos quadros agudos, além de sintomas de toxemia, o toque retal costuma apresentar a próstata dolorosa e amolecida, e os níveis de PSA tendem a ser elevados. É necessária a avaliação urinária com urocultura, e a massagem prostática deve ser desencorajada pelo risco de urosepse.

Em pacientes nas categorias II e III, o exame físico apresenta poucos achados característicos, e a pesquisa de pontos dolorosos de gatilho na pelve pode auxiliar na investigação. O toque permite a avaliação de presença de nódulos na próstata e a avaliação de coleta de urina após massagem prostática. Nos casos crônicos o PSA pode estar um pouco elevado.

Exames de imagem como US transretal e ressonância magnética podem ser úteis em casos de suspeita de diagnósticos diferenciais ou outras lesões prostáticas com cistos prostáticos.

Quando confirmados os quadros de prostatite bacteriana, devem ser tratados com antibiótico, preferencialmente guiados pela cultura. Como em boa parte dos casos a cultura pode não demonstrar a presença de bactérias, mas ainda assim ser a causa do quadro de prostatite, tratamentos empíricos podem ser instituídos em algumas situações com alta suspeita de processo infeccioso.

Na prostatite bacteriana crônica pode-se iniciar o tratamento com medicação parenteral, uso de penicilinas de amplo espectro, cefalosporinas de terceira geração ou fluoroquinolonas (estas devem ser evitadas em pacientes idosos). Após a melhora dos parâmetros infecciosos, deve ser mantida terapia oral entre 2 e 4 semanas. Em caso de presença de germes atípicos (*Chlamydia trachomatis* e *Mycoplasma*), há a possibilidade de tratamento com azitromicina e doxiciclina. A presença de *Trichomonas vaginalis* deve ser tratada com metronidazol.

QUADRO 2 Sistema de classificação da prostatite do consenso do National Institutes of Health

Tipo	Nome e descrição
I	Prostatite bacteriana aguda: início súbito, com sintomas sistêmicos, dor perineal intensa, podendo ser acompanhados de sintomas miccionais. Quadros mais graves podem evoluir para sepse.
II	Prostatite bacteriana crônica: infecções urinárias recorrentes, padrão intermitente de sintomas, com presença de bactérias na urina antes e após massagem prostática.
III	Prostatite não bacteriana crônica (SPDC): algia frequente ≥ 3 meses, manifestando-se como dor perineal, suprapúbica, peniana ou testicular. Queixa mais comum é de dor ao ejacular ou após. Comprometimento importante da qualidade de vida.
III-A	SPDC inflamatória: > 5 leucócitos/campo na urina após massagem prostática.
III-B	SPDC não inflamatória: < 5 leucócitos/campo na urina após massagem prostática.
IV	Prostatite inflamatória assintomática: achado de células inflamatórias na urina sem sintomas presentes em pacientes sob investigação de outras patologias. Nesse caso é preciso excluir tais diagnósticos antes de considerar hipótese de prostatite crônica.

SPDC: síndrome da dor pélvica crônica.

Em pacientes que se apresentem com quadro clínico grave ou sem resposta a antibioticoterapia inicial, deve ser investigada a presença de abscesso prostático por exames de imagem e ser considerada a drenagem prostática (por punção ou ressecção).

Os quadros de dor pélvica inflamatória (III-A) devem ser tratados com antibiótico empírico para descartar a possibilidade de infecção bacteriana e associar o uso de alfabloqueadores se houver sinais de obstrução urinária. As queixas álgicas devem ser controladas com analgésicos e o uso de anti-inflamatórios, se possível. Os casos não inflamatórios necessitam de uso de sintomáticos e são de manejo mais difícil. Por vezes, é necessária a associação de analgésicos, relaxantes musculares, o uso de amitriptilina e gabapentina (controle de dor crônica) e fisioterapia (relaxamento miofascial), sendo ideal uma abordagem multidisciplinar.

CONSIDERAÇÕES FINAIS

Os sintomas do trato urinário inferior (LUTS) são extremamente prevalentes na população geriátrica e merecem especial atenção quanto maior for a idade do paciente, tendo em vista o significativo impacto negativo na qualidade de vida, atividades sociais, laborais e mesmo na vida sexual do paciente.

Uma vez que o paciente idoso se torna sintomático, uma avaliação cuidadosa deve ser realizada para determinar as causas de LUTS a fim de que se possa intervir de forma eficaz no alívio desses sintomas.

Atualmente se recomenda que sejam discutidos com cada paciente os possíveis riscos e benefícios de se submeter ou não ao rastreamento (paciente assintomático) do câncer de próstata, com base em sua história familiar, raça e etnia, comorbidades e principalmente seus valores em relação aos possíveis desfechos a partir do rastreamento, diagnóstico e tratamento.

BIBLIOGRAFIA

Abrams P. New words for old: lower urinary tract symptoms for "prostatism". BMJ. 1994;308(6934):929-30.

Abrams P, Cardozo L, Fall M, Griffiths D, Rosier P, Ulmsten U, et al. The standardisation of terminology of lower urinary tract function: report from the Standardisation Sub-committee of the International Continence Society. Urology. 2003;61(1):37-49.

Barry MJ. Clinical practice. Prostate-specific-antigen testing for early diagnosis of prostate cancer. N Engl J Med. 2001;344:1373.

Catalona WJ, Misop H. Definitive therapy for localized prostate cancer. In: Wein AJ, editor-in-chief. Campbell-Walsh Urology. 11th ed. Philadelphia: Elsevier; 2015.

Gravas S, Cornu JN, Drake MJ, et al. Treatment of non-neurogenic male LUTS. EAU; 2018.

Lepor H. Nonoperative management of benign prostatic hyperplasia. J Urol. 1989;141:1283.

Merriel SWD, Pocock L, Gilbert E, Creavin S, Walter FM, Spencer A, et al. Systematic review and meta-analysis of the diagnostic accuracy of prostate-specific antigen (PSA) for the detection of prostate cancer in symptomatic patients. BMC Med. 2022;20:54.

National Institute of Health (NIH). Disponível em: https://www.nih.gov/. (Acesso fev 2023.)

Nieminen T, Tammela TL, Kööbi T, Kähönen M. The effects of tamsulosin and sildenafil in separate and combined regimens on detailed hemodynamics in patients with benign prostatic enlargement. J Urol. 2006;176:2551.

Pattanaik S, Mavuduru RS, Panda A, Mathew JL, Agarwal MM, Hwang EC, et al. Phosphodiesterase inhibitors for lower urinary tract symptoms consistent with benign prostatic hyperplasia. Cochrane Database Syst ver. 2018;11:CD010060.

Porst H, Kim ED, Casabé AR, Mirone V, Secrest RJ, Xu L, et al. Efficacy and safety of tadalafil once daily in the treatment of men with lower urinary tract symptoms suggestive of benign prostatic hyperplasia: results of an international randomized, double-blind, placebo-controlled trial. Eur Urol. 2011;60:1105.

Sanda MG, Chen RC, Crispino T, Freedland S, Greene K, Klotz LH, et al. Clinically localized prostate cancer: AUA/ASTRO/SUO guideline, American Urology Association, 2017. Available: https://www.auanet.org/Documents/education/clinical-guidance/Clinically-Locali zed-Prostate-Cancer.pdf. (Acesso fev 2023.)

Soler R, Gomes CM, Averbeck MA, Koyama M. The prevalence of lower urinary tract symptoms (LUTS) in Brazil: results from the epidemiology of LUTS (Brazil LUTS) study. Neurourol Urodyn. 2018;37(4):1356-64.

Uroweb, et al. EAU – European Association of Urology. Bacterial Prostatitis. 2018;3-11.

Anemia no idoso | 30

Diego Villa Clé
João Henrique Nogueira

INTRODUÇÃO E DEFINIÇÕES

A anemia é achado frequente na população idosa, e sua prevalência aumenta progressivamente de acordo com o envelhecimento, o que possivelmente reflete o acúmulo de disfunções orgânicas crônicas associadas às comorbidades. A anemia não caracteriza patologia primariamente, mas sim achado laboratorial e, por vezes, clínico, que traduz redução da massa eritrocitária corporal. A anemia é definida pela Organização Mundial da Saúde (OMS) como valores de hemoglobina abaixo de 13 g/dL para homens e de 12 g/dL para mulheres, porém com base em estudos populacionais que não levaram em conta pacientes com mais de 65 anos. Com base na avaliação clínica, podemos encontrar diferentes causas para a anemia, sendo a deficiência de ferro e a inflamação crônica as etiologias mais frequentes no idoso.

Além dessas causas, quando pacientes idosos são submetidos à extensa investigação da anemia e não se encontra a etiologia, pode-se caracterizar uma condição clínica chamada de anemia inexplicada do idoso (UAE – *unexplained anemia in the elderly*), associada ao conceito do *inflammaging*, exemplificado adiante.

Apesar de a prevalência da anemia ser cada vez maior, paralelamente ao envelhecimento, não se pode categorizá-la como um processo natural, de modo que é importante investigar sempre sua etiologia. Já foi demonstrado que grande parcela dos pacientes idosos apresenta valor de hemoglobina dentro da normalidade e que a maior parte dos pacientes em investigação de anemia, em contexto hospitalar, apresenta fator etiológico identificável.

EPIDEMIOLOGIA E RELEVÂNCIA CLÍNICA

A anemia pode afetar até 50% em indivíduos com 80 anos ou mais, conforme demonstrado na Figura 1. Foram encontrados também piores desfechos clínicos quando a anemia se associava a outras doenças, com aumento de morbidade e mortalidade. Soma-se a isso maior

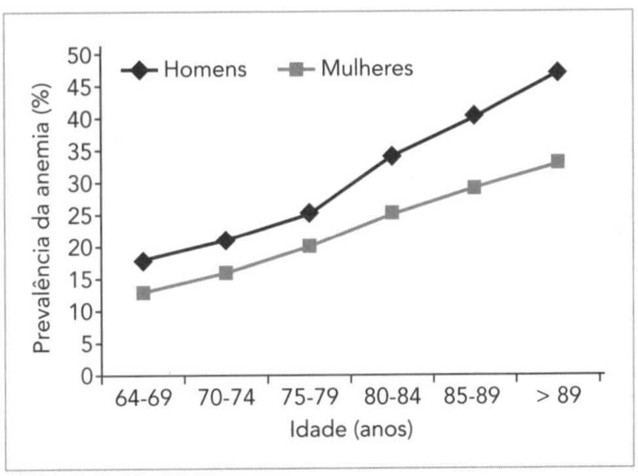

FIGURA 1 Aumento da prevalência da anemia em idosos com o avançar da idade; coorte 19.758 pacientes ambulatoriais e hospitalizados.
Fonte: adaptado de Bach et al. (2014).

tendência a comprometimento cognitivo, fragilidade e quedas.

ETIOLOGIAS

Grandes estudos epidemiológicos de âmbito nacional são necessários para determinar o perfil populacional entre idosos.

Um dos maiores trabalhos que avaliaram a etiologia de anemia em pacientes não institucionalizados – Third National Health and Nutrition Examination Survey (Nhanes III) – demonstrou que cerca de 10% dos pacientes acima de 65 eram anêmicos, sendo as principais etiologias:

- 1/3 apresentavam etiologia carencial, como deficiência de vitamina B12, ácido fólico ou ferro, sendo este último o mais comum isoladamente.
- 1/3 eram secundárias a doença renal crônica ou secundária a patologias inflamatórias sistêmicas, como artrite reumatoide, caracterizando anemia de doença crônica.
- 1/3 restante permanece sem diagnóstico definitivo.

Estudos em pacientes internados mostraram taxa mais elevada de identificação dos fatores etiológicos, permanecendo sem definição diagnóstica apenas 15-25% dos casos (Tabela 1).

QUADRO CLÍNICO

Habitualmente, pacientes com anemia leve são assintomáticos. À medida que os níveis de hemoglobina progressivamente se reduzem, os pacientes podem apresentar sonolência, fraqueza muscular, cefaleia, irritabilidade, palidez cutaneomucosa, intolerância aos esforços e prejuízo cognitivo, mais ou menos acentuados a depender dos níveis da concentração de hemoglobina e do estado clínico do paciente.

A avaliação clínica deve considerar alguns aspectos subjetivos relacionados a determinados sintomas, além do tempo de instalação (e de progressão) da anemia, da presença de comorbidades e da baixa reserva funcional, que podem afetar a magnitude e as características das manifestações clínicas, que podem diferir em pacientes com o mesmo nível de hemoglobina. Como a anemia pode acarretar distúrbios cognitivos e aumentar o grau de dependência do idoso, é importante considerar a possibilidade de a anemia ser fator subjacente à condição do paciente, de modo que sua identificação, assim como sua causa, devem ser sistematicamente investigadas.

AVALIAÇÃO DIAGNÓSTICA

O primeiro passo é proceder à avaliação completa, com história clínica e exame físico,

TABELA 1 Taxa de ocorrência de fatores etiológicos

Etiologia	Percentual
Anemia de doença crônica	30-45%
Anemia ferropriva	15- 30%
Deficiência de ácido fólico e vitamina B12	5-10%
Hemorragia aguda	5-10%
Neoplasia mielodisplásica	5%
Leucemia aguda/neoplasia linfoproliferativa crônica	5%
Sem causa identificada	15-25%

Fonte: adaptada de Joosten et al. (1992).

seguido de investigação laboratorial, com hemograma completo, contagem de reticulócitos e, idealmente, análise morfológica do sangue periférico. A depender das características da anemia, podem estar indicadas a dosagem de vitamina B12, ácido fólico, ferro sérico, saturação da transferrina ou a capacidade de ligação do ferro, ferritina, função hepática e aminotransferases, função renal e hormônio estimulador da tireoide (TSH). Atenção especial deve ser dada aos seguintes cenários:

- Anemias associadas a deficiências carenciais: a anemia ferropriva é a causa mais frequentemente, associada a condições nutricionais, mas principalmente decorrente de sangramento por trato gastrointestinal, cuja causa pode ser o uso de medicamentos, como AAS e anticoagulantes orais, ou alterações anatômicas do trato digestivo e neoplasias. É mandatória a realização de estudo endoscópico nos casos confirmados de anemia ferropriva. Distúrbios nutricionais associados ao abuso de álcool, anticonvulsivantes e metotrexato estão associados a baixos níveis de folato. Infecção pelo *Helicobacter pylori*, inibidores de bomba de prótons e gastrite atrófica podem levar a má absorção e deficiência de vitamina B12.
- Contagem absoluta de reticulócitos e determinação do volume corpuscular médio (VCM) das hemácias podem ser usadas para guiar o processo de investigação diagnóstica.
- Pacientes com doença renal crônica, com taxa de filtração glomerular < 45 mL/minuto/1,73m^2 (estágio 3B), apresentam maior prevalência de anemia devido à redução dos níveis de eritropoetina associada, a menor absorção de ferro e a maior propensão a sangramentos e a perda de sangue, por exemplo, no caso de paciente submetido à diálise crônica. Eventualmente, pode ser necessário o uso de eritropoetina (atentar para potenciais eventos adversos do uso de eritropoetina, como a hipertensão arterial e os eventos trombóticos)
- Eletroforese de proteínas séricas ou urinárias auxiliam no diagnóstico de gamopatias monoclonais (mieloma múltiplo, macroglobulinemia de Waldenström e amiloidose), especialmente nos pacientes que apresentam dor óssea, lesões osteolíticas, proteinúria, hipercalcemia e neuropatia periférica (Figura 2).
- Anemias associada condições inflamatórias ou doença renal crônica: doenças associadas a inflamação crônica levam ao aumento dos níveis de interleucina (IL)-1, que promove aumento dos níveis de hepcidina (fundamental no controle homeostático do ferro), cujo resultado é a anemia devido à baixa disponibilidade de ferro e do estoque fisiológico presente no sistema retículo-endotelial. Idosos frágeis, com sarcopenia, apresentam também estado pró-inflamatório, com aumento da IL-6 e redução da eritropoetina, também contribuindo para anemia.
- Doenças onco-hematológicas: dentre as patologias clonais destacam-se as leucemias agudas e síndrome mielodisplásicas, necessitando de avaliação da medula óssea e citogenética para confirmação diagnóstica.

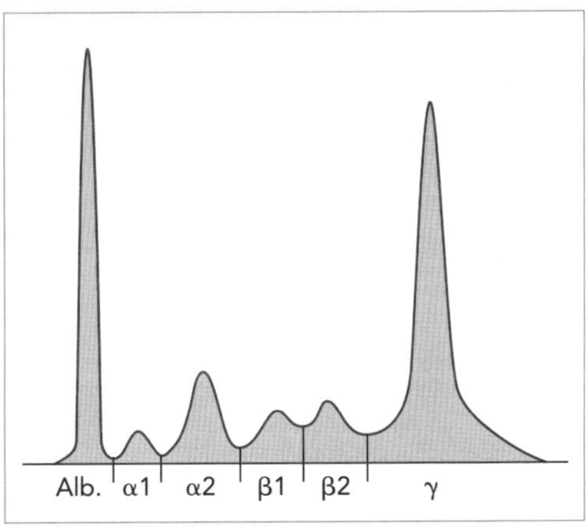

FIGURA 2 Eletroforese de proteínas com a presença de pico monoclonal na região de gamaglobulinas.

EXAMES LABORATORIAIS

A avaliação laboratorial deverá ser solicitada de acordo com a suspeita clínica. A análise inicial para investigação de anemia inclui, além do hemograma completo, a contagem de reticulócitos e a análise morfológica do sangue periférico. Os principais exames a serem solicitados, valor de referências e interpretação estão resumidos no Quadro 1.

DIAGNÓSTICO

A avaliação diagnóstica deve seguir um raciocínio das potenciais causas, que determinam a necessidade de confirmação por meio de exames laboratoriais. Haja vista as inúmeras possibilidades diagnósticas nas quais a anemia é manifesta, isolada ou não, segue abaixo um fluxograma para guiar a investigação. A Figura 3 apresenta início de investigação com base na análise morfológica, enquanto na Figura 4 está exemplificada a avaliação das anemias microcíticas e na Figura 5 condições macrocíticas.

INTERCONSULTA COM HEMATOLOGISTA

Alguns cenários clínicos estão associados à maior prevalência de neoplasias hematológicas como fator etiológico da anemia, por isso requerem avaliação por hematologista (Quadro 2). Leucemias agudas e neoplasias linfoproliferativas crônicas são doenças que classicamente cursam com maior prevalência na população idosa.

Neoplasias categorizadas como agudas normalmente resultam em quadro clínico de curso breve (dias ou semanas) e são caracterizadas por comprometimento da função hematopoé-

QUADRO 1 Avaliação laboratorial

Exame	Referência	Interpretação
Ferro sérico	60-180 ug/dL	A dosagem isolada do ferro sérico não deve ser usada como sinônimo para diagnóstico de anemia ferropriva devido a flutuações fisiológicas durante o dia, bem como durante o período pós-prandial.
Ferritina	40-200 ng/mL	Melhor parâmetro para avaliação dos estoques de ferro. Valor < 15 ng/mL determina ferropenia, bem como < 41 ng/mL em pacientes com anemia e/ou comorbidades. Estudos clínicos sugerem dividir o valor da ferritina por 3 em condições inflamatórias para real avaliação dos estoques de ferro corporal.
TIBC (capacidade total de ligação do ferro)	228-428 ug/dL	TIBC deve ser utilizado para cálculo do índice de saturação da transferrina (IS) conforme a seguinte fórmula: IS (%) = Fe sérico / TIBC x 100 (referência 25-45%)
Contagem de reticulócitos (percentual e absoluta)	0,5-1,4% 25-100 mil/uL	Habitualmente os valores absolutos refletem melhor a presença de reticulócitos no sangue periférico. A interpretação deve ser baseada na presença ou ausência de reticulocitose em face da anemia.
Ácido fólico	> 3 ng/mL	Pacientes sem restrições dietéticas ou etilismo raramente apresentam deficiência de ácido fólico. Valores limítrofes podem indicar a necessidade de teste terapêutico.
Vitamina B12	> 300 pg/mL	Concentração < 200 pg/mL são compatíveis com deficiência de vitamina B12 e confirmam diagnóstico em contexto clínico adequado. Valores limítrofes podem indicar a necessidade de teste terapêutico.
Eletroforese de proteínas	Distribuição habitual	Presença de pico monoclonal na região de gamaglobulinas sugere doença como mieloma múltiplo e necessita de avaliação por hematologista

TIBC: capacidade total de ligação de ferro.

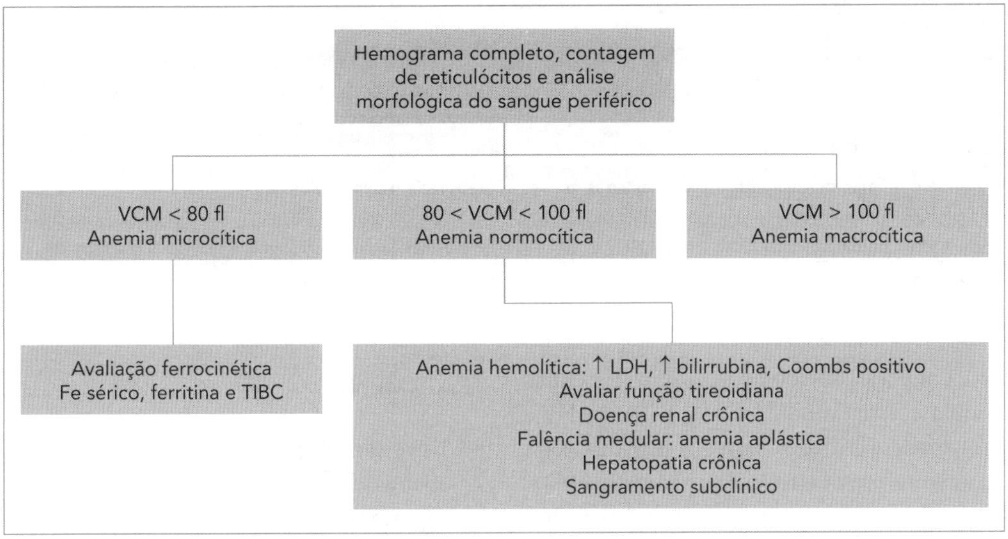

FIGURA 3 Fluxograma com base na avaliação morfológica do tamanho médio das hemácias (VCM).
LDH: lactato desidrogenase; TIBC: capacidade total de ligação de ferro; VCM: volume corpuscular médio.

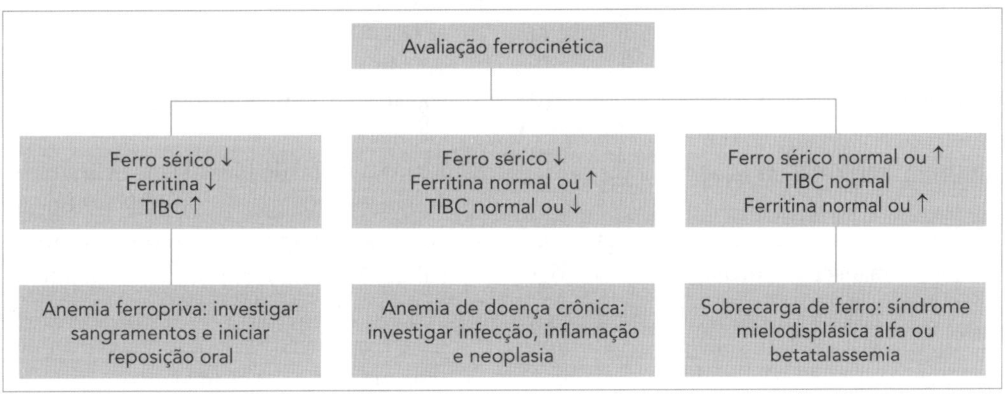

FIGURA 4 Investigação de anemias microcíticas.
TIBC: capacidade total de ligação de ferro.

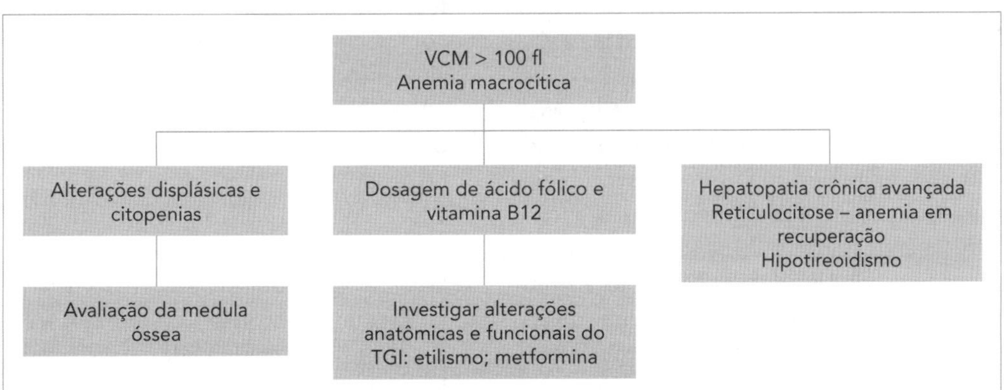

FIGURA 5 Avaliação de anemia macrocítica.
TGI: trato gastrointestinal; VCM: volume corpuscular médio.

QUADRO 2

Achados clínicos	Potenciais diagnósticos
Anemia e leucocitose (à custa de linfócitos)	Neoplasias linfoproliferativas crônicas (p. ex., leucemia linfocítica crônica e linfomas)
Anemia com linfadenomegalias	Linfomas
Anemia com macrocitose intensa (descartadas as condições carenciais)	Neoplasia mielodisplásica
Bicitopenia ou pancitopenia	Leucemias agudas e síndrome de falência medular
Anemia associada a hipercalcemia e fraturas	Mieloma múltiplo

tica, em geral, devido ao acúmulo de células neoplásicas na medula óssea, o que reduz a hematopoese globalmente, o que se traduz, além da anemia, em neutropenia e plaquetopenia.

Enquanto isso, as neoplasias crônicas habitualmente apresentam curso clínico prolongado (semanas a meses, ou até mesmo anos) e, com frequência, permitem a manutenção da função hematopoética sendo encontrado no hemograma leucocitose sem anemia ou plaquetopenia.

ANEMIA INEXPLICADA NO IDOSO

Mesmo após extensa avaliação, alguns pacientes permanecem sem diagnóstico etiológico. Alguns trabalhos americanos relatam que de 20-30% de idosos com anemia em acompanhamento ambulatorial podem permanecer sem conclusão diagnóstica. Estudos recentes sugerem que existem diversos fatores associados ao envelhecimento, como a redução da síntese de eritropoetina e menor responsividade a ela, baixa reserva medular, hipogonadismo e aumento da concentração de citocinas inflamatórias, fatores que, isoladamente ou em combinação, levam a anemia como consequência fisiológica da senilidade. Surge então o conceito de anemia inexplicada no idoso, que reúne os mecanismos descritos anteriormente em um modelo fisiopatológico que compreende diversas alterações fisiológicas do envelhecimento e de suas interações. O aumento de citocinas inflamatórias durante o envelhecimento faz parte do conceito de *inflammamaging*.

TRATAMENTO

- Deve ser sempre pautado na etiologia da anemia e não apenas em suplementação ou suporte transfusional, exceto quando a causa da anemia não puder ser debelada ou mitigada.
- Pacientes idosos podem potencialmente apresentar etiologia multifatorial (anemia devido a sangramento gastrointestinal, associada a hipotireoidismo e doença renal crônica).
- Reposição oral de 150-200 mg de ferro elementar por dia para os casos de ferropenia com ou sem anemia (na composição do sulfato ferroso, formulação amplamente disponível, 20% da dose é equivalente ao ferro elementar). Estudos recentes demonstram que, em casos de intolerância gastrointestinal, as tomadas podem ser em dose única e em dias alternados, sem prejuízo terapêutico. Estudo clínico randomizado com pacientes acima de 80 anos evidenciou eficácia semelhante na tomada de 15, 50 ou 150 mg de ferro elementar por dia, com menor incidência de eventos adversos no grupo que recebeu menor dose.
- Para a reposição de ferro por via parenteral, pode ser calculada a quantidade a ser reposta com a seguinte fórmula: Fe (ferro elementar a ser reposto) = peso × 2,1 (Hb alvo – Hb atual) + reserva; presumindo a reserva como 500 mg e dividindo a doses com administração de 100-200 mg/dose em intervalos de 2-3 dias até completar o tratamento. Exis-

tem ainda as opções de uso da carboximaltose férrica ou derisolmaltose férrica. A vantagem é que podem ser administrados em doses de até 1.000 mg de ferro infundidos em apenas 15 minutos, com risco mínimo de reação adversa. Esta posologia facilita o tratamento e a necessidade do paciente ter de retornar ao serviço várias vezes durante a terapia, além de proporcionar tempo menor para o aumento da hemoglobina.

- A reposição de ácido fólico deve ser realizada via oral em dose de 5 mg/semana.
- A reposição de vitamina B12 habitualmente é realizada via intramuscular (ampolas de 5.000 mcg), com doses diárias, por 7 dias, seguidas de doses semanais durante 4 semanas e, então, mensais por, ao menos, 6 meses. Estudos recentes demonstram desfechos clínicos semelhantes com reposição por via sublingual diária de vitamina B12 (considerar adesão e disponibilidade). Recomenda-se a investigação do aparelho digestivo com endoscopia. Pacientes com histórico de cirurgias envolvendo estômago ou íleo terminal podem necessitar de reposição perene.
- Pacientes que apresentam valores limítrofes de vitamina B12, ácido fólico ou ferritina podem ser submetidos a teste terapêutico, com reavaliação após 3-4 semanas, visto que a presença ou ausência de resposta pode confirmar ou afastar determinada hipótese diagnóstica.

CONSIDERAÇÕES FINAIS

A anemia não é em si uma doença, mas sim uma de suas manifestações. A investigação deve ser sempre iniciada com realização de hemograma completo, contagem de reticulócitos e análise morfológica do sangue periférico. Demais exames devem ser solicitados em contexto clínico apropriado, para evitar desperdícios com exames irrelevantes ou dolorosos.

Os casos de anemia ferropriva devem ter tratamento baseado na reposição de ferro, bem como necessitam de investigação do trato gastrointestinal com endoscopia e colonoscopia para avaliação de sangramentos e neoplasias.

A presença de células imaturas no sangue periférico (blastos), bem como a presença de demais citopenias de instalação aguda, requer interconsulta imediata com serviço de hematologia, visto aumento da incidência de leucemias agudas na população idosa.

Alguns pacientes permanecem sem diagnóstico etiológico definitivo após extensa avaliação clínica e laboratorial, sendo compreendido cada vez mais o conceito de *inflammaging* associado à senilidade.

BIBLIOGRAFIA

Ania BJ, Suman VJ, Fairbanks VF, Melton LJ. Prevalence of anemia in medical practice: community versus referral patients. Mayo Clin Proc. 1994;69:730-5.

Bach V, Schruckmayer G, Sam I, Kemmler G, Stauder R. Prevalence and possible causes of anemia in the elderly: a cross-sectional analysis of a large European university hospital cohort. Clin Interv Aging. 2014;9:1187-96.

Chaves PH, Carlson MC, Ferrucci L, Guralnik JM, Semba R, Fried LP. Association between mild anemia and executive function impairment in community-dwelling older women: The Women's Health and Aging Study II. J Am Geriatr Soc. 2006;54(9):1429.

Ferrucci L, Guralnik JM, Bandinelli S, Semba RD, Lauretani F, Corsi A, et al. Unexplained anaemia in older persons is characterised by low erythropoietin and low levels of pro-inflammatory markers Br J Haematol. 2007; 136(6):849.

Guralnik JM, Eisenstaedt RS, Ferrucci L, Klein HG, Woodman RC. Prevalence of anemia in persons 65 years and older in the United States: evidence for a high rate of unexplained anemia. Blood. 2004;104(8):2263.

Joosten E, Pelemans W, Hiele M, Noyen J, Verhaeghe R, Boogaerts MA. Prevalence and causes of anaemia in a geriatric hospitalized population. Gerontology. 1992;38:111-7.

Mindell J, Moody A, Ali A, Hirani V. Using longitudinal data from the Health Survey for England to resolve discrepancies in thresholds for haemoglobin in older adults. Br J Haematol. 2013;160(3):368.

Penninx BW, Pluijm SM, Lips P, Woodman R, Miedema K, Guralnik JM, et al. Late-life anemia is associated with increased risk of recurrent falls. J Am Geriatr Soc. 2005;53(12):2106.

Rimon E, Kagansky N, Kagansky M, Mechnick L, Mashiah T, Namir M, et al. Are we giving too much iron? Low-dose iron therapy is effective in octogenarians. Am J Med. 2005;118(10):1142.

Stauder R, Valent P, Theurl I. Anemia at older age: etiologies, clinical implications, and management. Blood. 2017: blood-2017-07-746446.

31 Principais patologias da tireoide em idosos

Raif Restivo Simão
Sami Liberman

INTRODUÇÃO

As patologias da tireoide são comuns na população geral, aumentando sua incidência com o avançar da idade. Há uma tendência de aumento dos níveis do hormônio estimulador da tireoide (TSH, do inglês *thyroid stimulating hormone*) com a idade, consequência de alterações intrínsecas do metabolismo tireoidiano e do controle do eixo hipotálamo-hipófise-tireoide. Esses dois fatores muitas vezes levam a uma apresentação clínica atípica das disfunções tireoidianas no indivíduo idoso, gerando dificuldade em distinguir a senescência da senilidade. Por outro lado, sabe-se que o aumento dos níveis de TSH está associado a um aumento na longevidade, podendo constituir um fator de adaptação do organismo.

A avaliação tireoidiana inclui a investigação de alterações funcionais e anatômicas. Patologias não tireoidianas podem se apresentar com sintomatologia semelhante à de doenças próprias da tireoide, devendo sempre ser levado em consideração que a apresentação clínica das disfunções tireoidianas nos idosos é frequentemente atípica. As alterações funcionais da tireoide são comuns na população idosa e mais prevalentes no sexo feminino.

A avaliação laboratorial da tireoide inclui primordialmente a dosagem de T4 livre e TSH, o que possibilita o diagnóstico e a condução clínica da maior parte dos casos. É importante ressaltar que a solicitação de exames deve ser feita após a avaliação clínica do paciente e a formulação de uma hipótese diagnóstica, objetivando promover a adequada interpretação dos resultados laboratoriais. A Figura 1 ilustra a correta interpretação das diversas condições existentes ao se avaliar a função tireoidiana.

A tireoide sofre várias alterações funcionais e anatômicas com a idade: há redução do peso da glândula, do tamanho dos folículos e do conteúdo de coloide, além de aumento de fibrose, frequentemente com infiltração linfocítica acentuada. Sabe-se, ainda, que a meia-vida do hormônio T4 livre aumenta para 9,3 dias na sétima década de vida e que sua concentração sérica não é afetada.

O TSH pode aumentar ou diminuir com a idade em função da ingestão de iodo. Entretanto, em geral, com o passar da idade tende a ocorrer um leve aumento do TSH, sugerindo a presença de um "*set point* alterado" do eixo hipotálamo-hipófise-tireoide nos idosos, quando comparados com indivíduos mais jovens (Figura 2).

Há também um aumento dependente da idade na prevalência de anticorpos antitireoidianos. Por fim, é importante relembrar que há diversas drogas que podem induzir alterações da função tireoidiana e são utilizadas com

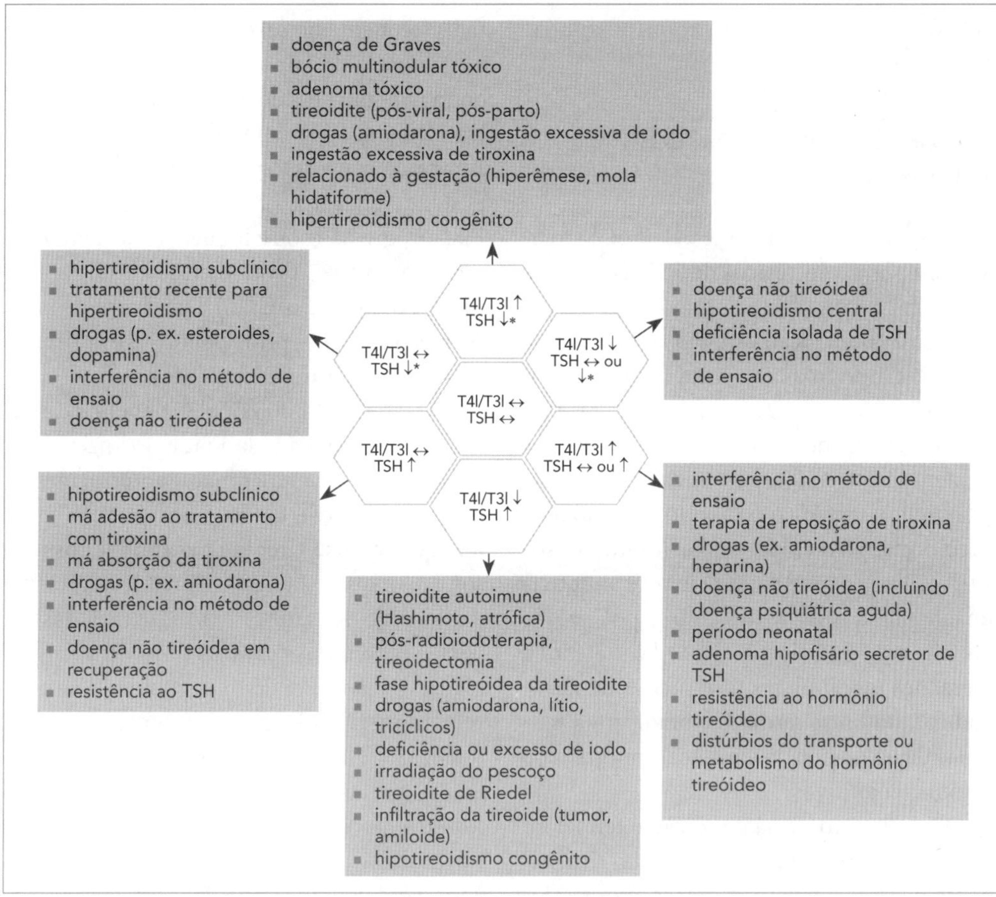

FIGURA 1 Interpretação das diversas condições existentes ao se avaliar a função tireoidiana.
ATD: medicamentos antitireoidianos (*antithyroid drugs*); FDH: hipertiroxinemia disalbuminêmica familiar (*familial dysalbuminemic hyperthyroxinemia*); T3l: T3 livre; T4l: T4 livre; NTI: doença não tireoidiana (*non-thyroid disease*); TKI: inibidor da tirosina quinase (*tyrosine kinase inhibitor*); TSH: hormônio tireoestimulante. *Poderá estar total ou parcialmente suprimido.
Fonte: adaptada de Koulouri et al. (2013).

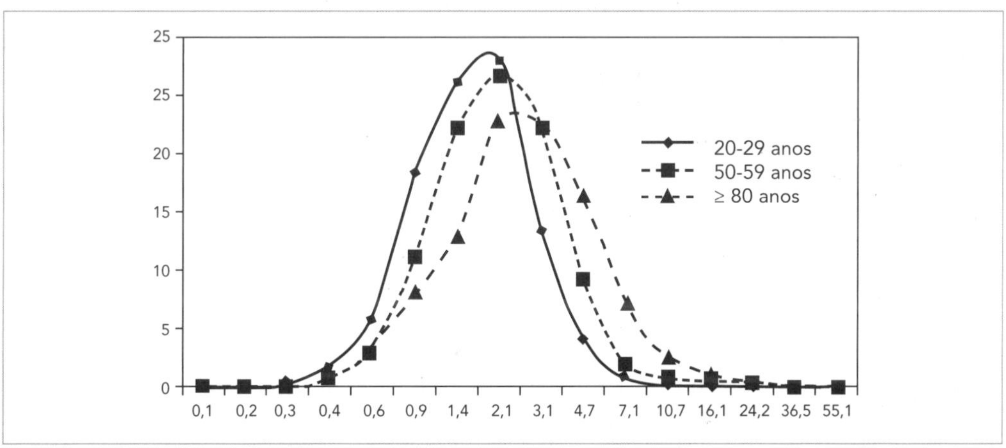

FIGURA 2 Distribuição dos valores de TSH por idade em uma população saudável dos EUA.
Fonte: Surks et al. (2017).

certa frequência em idosos, como a amiodarona e o lítio.

HIPOTIREOIDISMO CLÍNICO E SUBCLÍNICO

O hipotireoidismo clínico (HipoC) se caracteriza por níveis séricos de TSH elevados e níveis de T4 livre reduzidos. Sua prevalência depende da população estudada, variando de 2 a 7,4% na população acima de 60 anos. É mais frequente no sexo feminino (11,6%) do que no masculino (2,9%). A etiologia mais frequente é a tireoidite autoimune (doença de Hashimoto), seguida por hipotireoidismo pós-tireoidectomia ou iodoterapia. Muitos idosos eutireoidianos apresentam sinais e sintomas semelhantes aos pacientes com HipoC, o que dificulta o diagnóstico. Deve-se ficar atento a alterações metabólicas (alterações de perfil lipídico), sintomas cardíacos (bradicardia, sintomas de insuficiência cardíaca), miopatias e sintomas cognitivos.

O tratamento dessa condição é feito com reposição do hormônio levotiroxina – inicialmente na dose de 25 mcg/dia, com posterior aumento até a melhora dos sintomas e a regularização dos níveis séricos. Após a introdução ou modificações da dose de levotiroxina, recomenda-se a repetição dos exames laboratoriais em 8 a 10 semanas. É importante orientar os pacientes quanto ao modo adequado para tomada de tal medicação: esta deve ser ingerida em jejum, com intervalo de no mínimo 30 minutos antes da primeira refeição do dia, separadamente de quaisquer outras medicações – carbonato de cálcio, sulfato ferroso e antiácidos são medicamentos comumente utilizados que sabidamente reduzem a absorção de levotiroxina. Deve-se, ainda, ressaltar que o comprimido não pode ser cortado.

O hipotireoidismo subclínico (HipoSC), por sua vez, caracteriza-se por níveis elevados de TSH e níveis normais de T4 livre. Sua prevalência varia entre 4 e 10%, sendo também mais frequente no sexo feminino. Além disso, a frequência do HipoSC é maior em áreas em que a ingestão de iodo é suficiente (23,9%, contra 4,2% nas áreas com ingestão insuficiente). A taxa de conversão para o HipoC é variável, podendo chegar a 4,3% ao ano em mulheres. Essa progressão sofre influência de alguns fatores, como sexo, idade, intensidade do aumento do TSH (> 10 mUI/L) e presença de anticorpos positivos – principalmente o anticorpo anti-TPO (antitireoperoxidase).

O tratamento do HipoSC depende do nível sérico de TSH e da idade dos pacientes, pois, conforme mencionado anteriormente, há uma alteração do *set point* do eixo hipotálamo-hipófise-tireoide nos indivíduos idosos. Além disso, alterações no *status* funcional da tireoide podem ser consequência das diversas patologias crônicas presentes em pacientes idosos. Portanto, recomenda-se cautela na instituição de tratamento para essa doença, a fim de não causar sobrediagnóstico e iatrogenias: valores de TSH próximos ao limite superior da normalidade tendem a se normalizar em ≥ 50% dos pacientes após 5 anos, sem qualquer tipo de intervenção terapêutica. Assim, em pacientes com idade ≥ 85 anos, não se recomenda o tratamento caso TSH < 10 mUI/mL. Caso o nível sérico de TSH seja > 10 mUI/mL, independentemente da idade, recomenda-se o tratamento com levotiroxina, nos mesmos moldes descritos anteriormente para o HipoC. Caso os níveis de TSH estejam entre 7 e 9,9 mUI/mL em pacientes < 85 anos, pode-se instituir o tratamento se houver risco de piora de insuficiência cardíaca ou doença arterial coronariana. Caso tais riscos não existam, recomenda-se a observação clínica. Por fim, em pacientes < 85 anos com TSH entre 4,5 e 6,9 mUI/mL, não é recomendado o tratamento. Deve-se, porém, fazer uma observação clínica rigorosa se tais pacientes apresentarem anti-TPO positivo, pois tal achado está relacionado a maior chance de evolução para HipoC.

HIPERTIREOIDISMO CLÍNICO (HIPERC) E SUBCLÍNICO (HIPERSC)

A prevalência de hipertireoidismo na população acima de 60 anos varia de 0,5 a 2,3%, sendo 10 vezes mais frequente no sexo feminino. A etiologia mais comum é a doença de Graves, com presença de anticorpos antirreceptores de TSH (TRAb, do inglês *thyroid receptor antibody*). Outras etiologias não incomuns são o bócio multinodular tóxico e o adenoma tóxico.

As manifestações clínicas são menos intensas do que em pacientes jovens, e muitas vezes sintomas como apatia e anedonia (mais comumente relacionados ao HipoC) estão presentes, dificultando a interpretação clínica e laboratorial. A presença desses sintomas em um quadro de HiperC, somada a perda ponderal e inapetência, caracteriza o hipertireoidismo apatético, que é a manifestação mais clássica em idosos. Outras complicações possivelmente relacionadas ao quadro de HiperC em idosos são arritmias (dentre as quais se destaca a fibrilação atrial, que pode se apresentar agudamente em idosos) e piora densitométrica em quadros de osteoporose.

O diagnóstico é confirmado com níveis elevados de T4 livre e suprimidos de TSH. Diante de um resultado de TSH suprimido, é muito importante excluir o uso de biotina, vitamina comumente encontrada em polivitamínicos, que pode mimetizar HiperC laboratorialmente. Ademais, deve-se ter em mente que condições não tireoidianas – tais como uso de dopamina, dobutamina, altas doses de glicocorticoides e outras drogas – podem levar à redução da secreção de TSH, o que eleva ainda mais a necessidade de uma anamnese detalhada antes da interpretação dos resultados laboratoriais.

O tratamento medicamentoso do HiperC deve ser feito utilizando-se 5 a 30 mg/dia de metimazol. A repetição dos exames laboratoriais deve ser realizada após 4 a 6 semanas. A terapia com iodo radioativo e a tireoidectomia são outras possibilidades de tratamento.

No HiperSC, são encontrados níveis suprimidos de TSH associados a níveis normais de T4 livre. A prevalência varia de 0,7 a 12,4% e depende de etiologia, sexo, idade e sensibilidade do método laboratorial. A taxa de progressão para quadros sintomáticos depende da intensidade da supressão dos níveis de TSH, variando de 1 a 4% ao ano dependendo da população estudada. Essa condição ganha mais importância na população idosa por ser considerada um fator de risco para o aparecimento de fibrilação atrial, piora de osteopenia e osteoporose e declínio cognitivo.

Em face de um diagnóstico de HiperSC, o primeiro passo é repetir os exames. Caso os novos resultados confirmem o diagnóstico, recomenda-se a solicitação de TRAb e ultrassonografia de tireoide, a fim de esclarecer a etiologia do quadro. Os resultados laboratoriais devem, também, servir como base para classificar o quadro em HiperSC leve (valores de TSH baixos, porém mensuráveis – em geral entre 0,1 e 0,4 mUI/mL) ou grave (valores de TSH muito baixos, indetectáveis – em geral inferiores a 0,1 mUI/mL).

Enquanto o HiperSC leve tem grandes chances de normalização, o HiperSC grave está associado a maior chance de progressão para HiperC e a maior possibilidade de repercussões clínicas. Assim, o HiperSC grave deve ser tratado nos mesmos moldes de tratamento já descritos para o HiperC, enquanto o HiperSC leve em geral pode ser observado clinicamente. Consideramos tratar HiperSC leve apenas quando o paciente apresentar grande risco de piora do *status* basal (doença cardiovascular importante ou osteoporose de difícil controle, p. ex.).

ALTERAÇÕES ANATÔMICAS DA TIREOIDE

As alterações anatômicas da tireoide são, na maioria dos casos, achados de exames de imagem, podendo levar a uma cascata iatrogênica. Portanto, é fundamental ser criterioso e coerente na solicitação de tais exames de imagem. Ademais, em face de uma alteração anatômica tireoidiana, é necessário analisar criteriosamente os achados encontrados, sempre correlacionando estes à anamnese e ao exame físico dos pacientes. A neoplasia de tireoide geralmente se apresenta como uma formação nodular, e, mesmo sendo a neoplasia endócrina mais comum, corresponde a menos de 1% do total de neoplasias.

Diante de uma alteração anatômica da tireoide, é importante distinguir entre lesões benignas e malignas. Os nódulos podem ser únicos ou múltiplos, funcionantes ou não. Portanto, para fazer a distinção entre lesões benignas e malignas, deve-se considerar características da anamnese e exame físico dos pacientes, fazer a correta avaliação dos níveis de TSH e analisar as características ultrassonográficas do(s) nódulo(s). Na ultrassonografia, características que predizem maior chance de malignidade são: componente sólido, hipoecogenicidade, diâmetro anteroposterior do nódulo maior do que seu diâmetro transverso, margens irregulares, extensão extratireoidiana, microcalcificações, calcificações periféricas e presença de linfonodomegalias associadas (Figura 3).

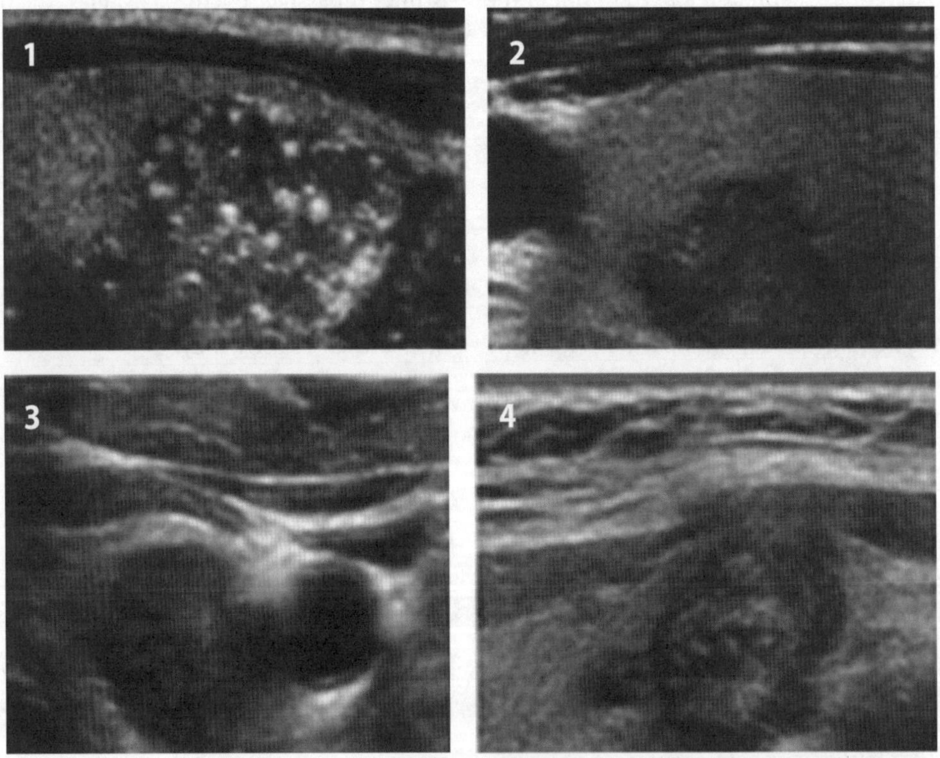

FIGURA 3 Características ultrassonográficas sugestivas de malignidade. 1: Nódulo hipoecogênico com microcalcificações e margens irregulares; 2: nódulo hipoecogênico com margens irregulares; 3: nódulo hipoecogênico com diâmetro anteroposterior maior do que o diâmetro transverso; 4: nódulo hipoecogênico com margens irregulares e extensão extratireoidiana.
Fonte: adaptada de Haugen et al. (2016).

CONSIDERAÇÕES FINAIS

Alterações estruturais e funcionais da tireoide são a regra no envelhecimento, e é importante ter isso em mente ante a interpretação de exames e o estabelecimento de diagnósticos. Os níveis de TSH tendem a se elevar, sem que isso represente um problema a ser corrigido. A detecção de nódulos é bastante comum, porém o rastreio de neoplasia de tireoide mais frequentemente leva a uma cascata iatrogênica de consequências potencialmente graves que propriamente a algum efeito benéfico para o paciente, pelo que tal conduta é contraindicada.

As disfunções da tireoide fazem diagnóstico diferencial com uma série de doenças comuns na terceira idade, e a função da tireoide também pode ser afetada por medicamentos de uso comum. Portanto, a compreensão desses elementos é essencial para o adequado manejo das alterações patológicas e a prevenção de iatrogenias.

BIBLIOGRAFIA

Bremner AP, Feddema P, Leedman PJ, Brown SJ, Beilby JP, Lim EM, et al. Age-related changes in thyroid function: a longitudinal study of a community-based cohort. J Clin Endocrinol Metab. 2012;97(5):1554-62.

Brenta G, Vaisman M, Sgarbi JA, Bergoglio LM, Andrada NC, Bravo PP, et al. Task Force on Hypothyroidism of the Latin American Thyroid Society (LATS). Clinical practice guidelines for the management of hypothyroidism. Arq Bras Endocrinol Metabol. 2013;57(4):265-91.

Fontes R, Coeli CR, Aguiar F, Vaisman M. Reference interval of thyroid stimulating hormone and free thyroxine in a reference population over 60 years old and in very old subjects (over 80 years): comparison to young subjects. Thyroid Res. 2013;24;6(1):13.

Goichot B, Caron P, Landron F, Bouée S. Clinical presentation of hyperthyroidism in a large representative sample of outpatients in France: relationships with age, aetiology, and hormonal parameters. Clin Endocrinol (Oxf). 2016;84(3):445-51.

Haugen BR, Alexander EK, Bible KC, Doherty GM, Mandel SJ, Nikiforov FP, et al. 2015 American Thyroid Association Management guidelines for adult patients with thyroid nodules and differentiated thyroid cancer: The American Thyroid Association Guidelines Task Force on Thyroid Nodules and Differentiated Thyroid Cancer. Thyroid. 2016;26(1):1-133.

Jonklaas J, Bianco AC, Bauer AJ, Burman KD, Cappola AR, Celi FS, et al. Guidelines for the treatment of hypothyroidism: prepared by the American Thyroid Association Task Force on thyroid hormone replacement. Thyroid. 2014;24(12):1670-751.

Koulouri O, Moran C, Halsall D, Chatterjee K, Gurnell M. Pitfalls in the measurement and interpretation of thyroid function tests. Best Pract Res Clin Endocrinol Metab. 2013;27(6):745-62.

Maia AL, Scheffel RS, Meyer EL, Mazeto GM, Carvalho GA, Graf H, et al. Brazilian Society of Endocrinology and Metabolism. The Brazilian consensus for the diagnosis and treatment of hyperthyroidism: recommendations by the Thyroid Department of the Brazilian Society of Endocrinology and Metabolism. Arq Bras Endocrinol Metabol 2013;57(3):205-32.

Mariotti S, Franceschi C, Cossarizza A, Pinchera A. The aging thyroid. Endocr Rev. 1995;16:686-715.

Meyerovitch J, Rotman-Pikielny P, Sherf M, Battat E, Levy Y, Surks MI. Serum thyrotropin measurements in the community: five-year follow-up in a large network of primary care physicians. Arch Intern Med. 2007;167(14): 1533-8.

Ross DS, Burch HB, Cooper DS, Greenlee MC, Laurberg P, Maia AL, et al. 2016 American Thyroid Association guidelines for diagnosis and management of hyperthyroidism and other causes of thyrotoxicosis. Thyroid. 2016;26(10): 1343-421.

Sgarbi JA, Teixeira PF, Maciel LM, Mazeto GM, Vaisman M, Montenegro Junior RM, et al. Brazilian Society of Endocrinology and Metabolism. The Brazilian consensus for the clinical approach and treatment of subclinical hypothyroidism in adults: recommendations of the thyroid Department of the Brazilian Society of Endocrinology and Metabolism. Arq Bras Endocrinol Metabol. 2013; 57(3):166-83.

Stott DJ, Rodondi N, Kearney PM, Ford I, Westendorp RGJ, Mooijaart SP, et al.; Trust Study Group. Thyroid Hormone Therapy for Older Adults with Subclinical Hypothyroidism. N Engl J Med. 2017;376(26):2534-44.

Surks MI, Hollowell JG. Age-specific distribution of serum thyrotropin and antithyroid antibodies in the US population: implications for the prevalence of subclinical hypothyroidism. J Clin Endocrinol Metab. 2007;92(12): 4575-82.

Tessler FN, Middleton WD, Grant EG, Reading CC, Scoutt LM, Stavros AT, et al. American College of Radiology. ACR thyroid imaging, reporting and data system (TI-Rads): white paper of the ACR TI-RADS Committee. JACR. 2017;14(5):587-595.

32 Incontinência urinária

Flavio Eduardo Trigo Rocha
Leonardo Trovo Zilotti

INTRODUÇÃO

Nas últimas décadas, tem ocorrido aumento significativo da longevidade em ambos os sexos, com consequente aumento das doenças próprias do idoso. O número de consultas de pacientes idosos em consultórios urológicos, que entre 1975 e 1986 nos EUA representava 28% do movimento de consultórios urológicos, atualmente representa 44% da demanda, correspondendo a 9,9 milhões de consultas anuais. O motivo que mais frequentemente leva esses pacientes a procurar auxílio médico são os sintomas do trato urinário inferior (TUI) causados por diferentes disfunções miccionais. Com o aumento da longevidade da população e, consequentemente, da prevalência de comorbidades, a preocupação deixou de ser apenas com doenças que colocam em risco a sobrevida do paciente, mas também com aquelas que impliquem limitações de suas atividades normais.

A presença de sintomas do TUI é causa de morbidade e redução da qualidade de vida em idosos de ambos os sexos. O desconforto causado por esses sintomas aumenta com a idade. A incontinência urinária é o problema mais comum e afeta 15 a 35% dos idosos vivendo comunitariamente e 22 a 90% dos idosos institucionalizados em casas de repouso.

O TUI sofre diversas alterações durante o envelhecimento. Tais alterações incluem a diminuição da contratilidade detrusora, da capacidade vesical funcional, da habilidade em postergar a micção e do fluxo urinário. Ocorre também um aumento da prevalência de hiperatividade detrusora e do volume urinário residual pós-miccional. Também ocorre aumento da produção de urina durante a noite e dos distúrbios do sono, favorecendo o aparecimento de noctúria em ambos os sexos.

Incontinência urinária é definida como a perda de urina fora da micção normal. Embora possa ocorrer em todas as faixas etárias, a ocorrência de incontinência urinária aumenta com o decorrer da idade. Calcula-se que 8 a 34% das pessoas acima de 65 anos tenham algum grau de incontinência urinária; em casas de repouso essa condição atinge cerca de 50% dos pacientes. Os principais fatores de risco para aumento de sua prevalência são dificuldade de locomoção de alguns pacientes idosos, déficit cognitivo e necessidade de ajuda para cuidados.

Em muitos casos, deve-se tentar distinguir se a causa das perdas urinárias é decorrente de alterações do TUI ou de distúrbios transitórios (delírio, medicamentos, infecção urinária, atrofia vaginal, produção excessiva de urina, déficit de mobilidade ou obstipação crônica), os quais, quando corrigidos, poderão levar a melhora dos sintomas de incontinência. Em casos de alterações anatômicas ou funcionais do TUI, os sintomas tendem a apresentar caráter permanente.

A incontinência por urgência constitui a principal causa de incontinência urinária em pacientes idosos de ambos os sexos (cerca de 60%); geralmente decorre de hiperatividade detrusora e se manifesta clinicamente por perda urinária precedida de desejo imperioso de urinar. A incontinência urinária de esforço (IUE) representa 30% das causas de incontinência em pacientes idosos do sexo feminino; decorre de deficiência esfincteriana, de modo que durante manobras de esforço (tosse, espirro etc.) a pressão intravesical supera a pressão esfincteriana, gerando perdas. Caracteriza-se clinicamente por perdas urinárias relacionadas com aumentos da pressão intra-abdominal não precedidas de desejo miccional.

A incontinência mista decorre da associação de incontinência por urgência à incontinência de esforço. A incontinência paradoxal representa importante causa de incontinência urinária em homens idosos; decorre de hiperdistensão vesical, geralmente secundária a um mau esvaziamento, seja por obstrução, seja por hipocontratilidade detrusora, permanecendo com a bexiga cheia e perdendo urina por transbordamento. Manifesta-se clinicamente por perdas em gotejamento associado a globo vesical palpável (bexigoma). A incontinência total decorre de lesão esfincteriana em consequência de cirurgias para tratamento de hiperplasia prostática benigna e, principalmente, câncer de próstata. Manifesta-se clinicamente por perdas urinárias contínuas sem globo vesical palpável ou resíduo significativo.

AVALIAÇÃO DO IDOSO INCONTINENTE

Na avaliação do paciente idoso com incontinência urinária, inicialmente é preciso ater-se à história médica e a doenças concomitantes. Assim, o paciente deve ser inquirido objetivamente quanto à presença de diabetes, hipertensão arterial e drogas utilizadas no controle dessas condições, em especial o uso de diuréticos. Deve-se interrogar o paciente, bem como seus familiares, quanto ao hábito intestinal, mobilidade e *status* mental. Antecedentes de patologias neurológicas, tais como acidente vascular encefálico (AVE) e cirurgias prévias no TUI, devem ser pesquisados de forma objetiva.

No exame físico deve-se pesquisar sinais de insuficiência cardíaca congestiva (ICC), patologias neurológicas e condições que restrinjam a mobilidade, como artrites e artroses. A avaliação da genitália externa em mulheres pode demonstrar sinais de vaginite atrófica, bem como a presença de prolapsos vaginais. Podem-se realizar testes de esforço visando comprovar a presença de perdas por esforço. A palpação pélvica permite o diagnóstico de massas tumorais, fecaloma, bem como bexigoma. O toque retal em homens permite a avaliação do volume prostático, atentando para a possibilidade de eventual obstrução infravesical.

É recomendada a elaboração de um diário miccional, que consiste na anotação por um período de 3 a 7 dias do volume urinado, o horário de cada micção, a presença de perdas urinárias, assim como os fatores que as desencadearam. Esse recurso simples e barato permite caracterizar as queixas do paciente quanto ao tipo de incontinência e calcular o volume urinário diário.

Exames laboratoriais podem identificar causas transitórias, por isso é muito importante a avaliação de urina tipo 1, urocultura, glicemia e função renal. Para afastar a presença de malformações ou cálculos, um exame de imagem também pode ser útil, podendo-se iniciar com ultrassonografia das vias urinárias e, se houver alguma alteração, aprofundar a investigação com outros exames, como tomografia computadorizada ou ressonância magnética.

A realização de fluxometria livre em homens permite na maioria dos casos afastar ou sugerir a presença de obstrução infravesical. Trata-se de um exame totalmente não invasivo e é importante em homens portadores de incontinência por urgência, uma vez que pode ser secundária à obstrução. A presença de um fluxo normal pode praticamente excluir a ocorrência de incontinência paradoxal. Pacientes que apresentam fluxo superior a 15 mL/segundo têm 85% de chance de não apresentarem obstrução infravesical.

O estudo urodinâmico permitirá a correta caracterização da queixa do paciente em casos mais complexos. Trata-se de um exame bem tolerado em idosos e consiste no registro gráfico da pressão intravesical e abdominal, enquanto a bexiga é preenchida com soro fisiológico. Após o enchimento, o paciente é orientado a urinar, e, além das pressões, é também registrado o fluxo urinário. Assim, esse exame permite analisar as duas fases do ciclo de micção (armazenamento e esvaziamento), permitindo o correto diagnóstico da causa da incontinência urinária.

TRATAMENTO DA INCONTINÊNCIA URINÁRIA NO PACIENTE IDOSO

O tratamento da incontinência urinária deve ser cuidadosamente adaptado a cada indivíduo. Isso é particularmente verdadeiro entre pacientes geriátricos, porque pode haver heterogeneidade substancial entre os indivíduos com base em comorbidades, estado funcional e objetivos do cuidado. As causas de insuficiência cardíaca estabelecida em pacientes geriátricos são multifatoriais.

Medidas gerais

Deve-se descartar a presença de condições que possam causar incontinência transitória e abordá-las como medida inicial. Assim, distúrbios metabólicos que levem a alteração da função cognitiva devem ser corrigidos; eventuais infecções urinárias sintomáticas devem ser tratadas adequadamente; disglicemias; reposição hormonal tópica em caso de atrofia vaginal deve ser realizada, levando a melhora na qualidade de vida da paciente.

Deve-se investigar a utilização de medicamentos, em especial diuréticos, considerando eventuais trocas. O tratamento de pacientes constipados pode melhorar a incontinência por diminuir a compressão da bexiga e, consequentemente, a pressão intravesical. Avaliar excessos e orientar a redução da ingesta hídrica pode ser tentado com certa cautela na população idosa, levando em consideração que tal medida pode favorecer a constipação.

O sobrepeso e a obesidade são considerados fatores de risco, especialmente se existir componente de incontinência de esforço associado. A cessação do tabagismo pode gerar diminuição da sintomatologia. O paciente idoso deve sempre ser encarado de forma holística, e não apenas avaliado por seus sintomas miccionais, pois a melhora de condições que afetem mobilidade, toalete e fatores psicológicos pode impactar nos sintomas de incontinência. Pacientes que não urinem frequentemente e talvez acumulem muita urina ou com déficit cognitivo podem ser orientados a realizar micções de horário.

Incontinência paradoxal

Pacientes portadores de incontinência paradoxal devem ser tratados abordando a causa de eventual obstrução, principalmente em homens. Uma eventual desobstrução prostática normalmente resulta em drenagem adequada da urina e cessação das perdas. Em pacientes com incontinência paradoxal decorrente de hipocontratilidade vesical, como ocorre em diabéticos, a drenagem intermitente da bexiga por meio de autocateterismo realizado 3 a 4 vezes ao dia resulta em esvaziamento adequado sem aumento significativo no número de episódios de infecção do trato urinário.

Incontinência urinária de esforço

Devem ser apontadas medidas comportamentais, associadas à orientação para realização de fisioterapia. A reabilitação do assoalho pélvico visa à recuperação da musculatura do assoalho pélvico, proporcionando melhor sustentação à bexiga, por meio da realização de exercícios pélvicos. As técnicas utilizadas pela equipe de fisioterapia podem ser contrações orientadas da musculatura pélvica, uso de cones (pesos) progressivos ou *biofeedback* (auxílio de eletromiografia para demonstração da contração e melhora no aprendizado dos pacientes). Essas são formas não invasivas, com bons resultados, mas que demandam maior tempo de tratamento e dependem muito da aderência do paciente.

O tratamento cirúrgico da IUE em idosos apresenta resultados semelhantes àqueles obtidos em mulheres jovens (taxas de sucesso de até 92%), embora a morbidade seja maior. A utilização de *slings* de uretra média possibilita melhor sustentação, diminuindo as perdas urinárias e melhorando a qualidade de vida das pacientes. Vale ressaltar que a abordagem da incontinência mista é semelhante à de esforço, uma vez que a correção das perdas por esforço leva à resolução da urgência em cerca de 70% dos pacientes.

Incontinência de urgência

Como no caso da IUE, o tratamento inicial em idosos com urgeincontinência deve incluir tratamento comportamental e fisioterápico. O tratamento comportamental baseia-se na adoção de determinadas mudanças no comportamento diário como forma de evitar os episódios de urgência e urgeincontinência. A primeira mudança consiste na adequação da ingesta hídrica, buscando-se ajustar ao redor de 1.500 mL por dia. Tal medida resulta em melhora significativa dos sintomas em cerca de 50% dos pacientes. A segunda medida consiste na adoção de micções de horário, ou seja, o paciente é orientado a urinar em intervalos fixos de tempo, evitando que atinja um volume de urina dentro da bexiga suficiente para desencadear urgência ou urgeincontinência. Outra medida consiste em orientar o paciente quanto ao controle da urgência, explicando que interrompa o que estiver fazendo e se concentre em contrair o assoalho pélvico, inibindo a urgência, logo após ir ao banheiro e urinar.

O tratamento medicamentoso visa controlar os sintomas de bexiga hiperativa sem interferir no mecanismo da micção. Podem ser classificados em medicamentos de ação no sistema nervoso central (SNC) e de ação periférica. Este último grupo pode ser dividido em medicamentos com atuação nas fibras aferentes e de ação no nível motor, que reduzem a excitabilidade do detrusor.

Até o momento, os medicamentos de maior eficácia e estudo no tratamento da bexiga hiperativa têm sido os anticolinérgicos. Diversos medicamentos dessa categoria já foram utilizados, destacando-se dentre os mais conhecidos: oxibutinina (Retemic®, Incontinol®), tolterodina (Detrusitol®), solifenacina (Vesicare®) e darifenacina (Fenazic®). Quando disponíveis, as apresentações de liberação prolongada devem ser preferidas às formulações convencionais, uma vez que diminuem a incidência de efeitos adversos.

A oxibutinina representou durante muitos anos o padrão no tratamento dos sintomas de hiperatividade detrusora. Sua dosagem em adultos é de 2,5 a 5 mg, 2 a 3 vezes ao dia, e, em crianças, 0,2 mg/kg/dose, 2 vezes ao dia. Contudo, apresenta efeitos colaterais como obstipação intestinal, tonturas, alterações cognitivas e principalmente boca seca, que levam muitos pacientes a abandonar o tratamento. Novas formas de oxibutinina utilizando cápsulas de liberação lenta buscam uma distribuição mais regular e parecem diminuir tais efeitos colaterais.

A tolterodina é um potente antimuscarínico, que apresenta afinidade pelos receptores vesicais 5 vezes maior que pelos receptores parotídeos. Diversos estudos demonstraram redução significativa dos efeitos colaterais comuns aos antimuscarínicos e, consequentemente, menor abandono de tratamento. A dose varia de 1 a 2 mg, 2 vezes ao dia. Além disso, a tolterodina, por sua menor solubilidade, tende a ter menor concentração liquórica, podendo ter também menor interferência na função cognitiva, o que parece ser de grande importância, especialmente em idosos.

A solifenacina tem sido o medicamento de primeira escolha para tratamento dos sintomas de bexiga hiperativa e apresenta melhor relação entre o resultado da diminuição dos sintomas e menores taxas de efeitos colaterais. Em estudos comparativos entre anticolinérgicos, a solifenacina gerou menos xerostomia, todavia o mesmo potencial para causar constipação. Pode ser administrada na dose de 5 a 10 mg por dia em dose única. Riscos e benefícios dos medicamentos devem ser equilibrados com os resultados observados em relação às funções miccional e cognitiva. Os riscos de alteração cognitiva ou confusão com anticolinérgicos são reais, embora a incidência global relatada seja relativamente pequena. A descontinuação da medicação geralmente resulta na resolução dos efeitos colaterais.

Recentemente, foi lançada no mercado a mirabegrona (Myrbetric®), um beta-3 agonista, buscando diminuir os sintomas de frequência e urgência nos pacientes por meio do estímulo ao relaxamento da musculatura detrusora, e não à inibição de sua contração. Ela possui maior perfil de segurança em relação a sintomas cognitivos e não causa sensação de boca seca e constipação. Entretanto, o tratamento deve ser constantemente reavaliado em pacientes hipertensos pelo risco de descompensação hipertensiva. Os beta-3-agonistas aparecem como importante opção em pacientes idosos: a taxa de efeitos adversos foi similar à do grupo placebo em estudos randomizados, com eficácia igual ou superior ao tratamento anticolinérgico no controle de sintomas. Essa classe também oferece segurança para portadores de glaucoma de ângulo fechado, já que anticolinérgicos são contraindicados nessa população.

O tratamento medicamentoso da incontinência urinária de urgência em pacientes geriátricos tende a gerar certa insegurança no prescritor por conta da possibilidade de comprometimento cognitivo secundário ao uso dessas terapias. Existe divergência de evidência quanto ao potencial para gerar declínio cognitivo. A recomendação atual sugere uso cauteloso de anticolinérgicos, principalmente se o paciente já é portador de qualquer déficit cognitivo. A aplicação de testes cognitivos antes de iniciar o uso e reavaliações seriadas depois é fortemente recomendada. Em três ensaios clínicos randomizados, a mirabegrona (beta-3 agonista) demonstrou segurança do ponto de vista cognitivo.

Apesar de menos disponível, a estimulação elétrica tem ganhado força como modalidade terapêutica mais recente para a hiperatividade detrusora. A literatura traz evidência de moderada qualidade sugerindo superioridade quando comparada ao placebo e até mesmo à terapia anticolinérgica.

Incontinência urinária pós-prostatectomia

A incontinência total em idosos geralmente decorre de cirurgias prostáticas, seja por lesão direta do esfíncter, seja por lesão de sua inervação. Embora seja muito mais frequente após cirurgias para tratamento de câncer de próstata, é igualmente devastadora quando ocorre após cirurgias para tratamento de processos prostáticos benignos. Cerca de 10% dos portadores de incontinência pós-prostatectomia perdem urina por instabilidade detrusora e podem ser tratados por meio de anticolinérgicos. Nos outros 90%, ocorre predomínio de lesão esfincteriana, e a perda urinária decorre da diminuição da resistência uretral.

Nesses casos, o tratamento é feito por meio de procedimentos que aumentem a resistência uretral. Procedimentos não invasivos, como reabilitação do assoalho pélvico, mostraram-se de baixa eficácia nesse grupo de pacientes. Em pacientes com incontinência leve, a injeção de polímeros como colágeno, teflon ou Vantris® pode ser suficiente para aumentar a resistência uretral, restaurando a continência.

Contudo, na maioria dos pacientes que apresentam incontinência grave, o tratamento-padrão consistirá na implantação de um esfíncter artificial (Figura 1). Trata-se de uma prótese composta por três partes conectadas entre si e preenchidas por soro, que são implantadas cirurgicamente. A primeira parte é o *cuff*, que envolve a uretra no nível bulbar e é conectado a uma bomba implantada na parte superior do escroto e a um reservatório implantado no espaço pré-vesical. Todo o sistema é preenchido com soro, de modo que a pressão do reservatório transmitida ao *cuff* mantenha a uretra ocluída. Quando o paciente sente desejo miccional, ele ativa a bomba que transfere o líquido do *cuff* para o reservatório, permitindo a micção.

O esfíncter artificial apresenta eficácia ao redor de 90% no tratamento da incontinência pós-prostatectomia, com melhora significativa da qualidade de vida dos pacientes. Trata-se de um procedimento pouco invasivo e bem tolerado em idosos. Apresenta como principais complicações a ocorrência de infecção e falência mecânica, que podem ocorrer em até 15% dos pacientes. Outra possibilidade de tratamento cirúrgico é a implantação de *slings* masculinos para aumento da resistência uretral, que apresentam taxas de sucesso um pouco inferiores quando comparados com o uso de esfíncter artificial, porém teriam menores taxas de infecção e de mau funcionamento.

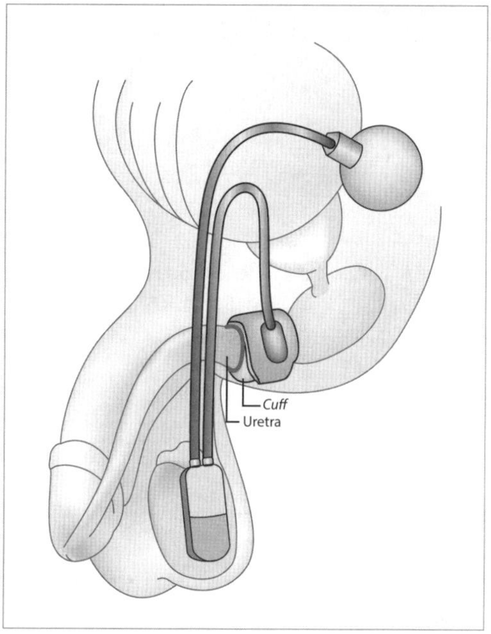

FIGURA 1 Posicionamento do esfíncter artificial.

BIBLIOGRAFIA

De Lancey J. The pathophysiology of stress urinary incontinence in women and its implications for surgical treatment. World J Urol. 1997;15(5):268-74.

Ficarra V, Novara G, Rosen RC, Artibani W, Carroll PR, Costello A, et al. Systematic review and meta-analysis of studies reporting urinary continence after robot-assisted radical prostatectomy. Eur Urol. 2012;62(3):405-17.

Hampel C, Wienhold D, Benken N, Eggersmann C, Thüroff JW. Definition of overactive bladder and epidemiology of urinary incontinence. Urology. 1997:50(6A Suppl):4-14.

Hannestad YS, Rortveit G, Sandvik H, Hunskaar S; Norwegian Epincont study. A community-based epidemiological survey of female urinary incontinence: the Norwegian Epincont study. Epidemiology of incontinence in the County of Nord-Trøndelag. J Clin Epidemiol. 2000; 53(11):1150-7.

Kreder KJ, Webster GD. Evaluation and management of incontinence after implantation of the artificial urinary sphincter. Urol Clin North Am. 1991;18(2):375-81.

Wein AJ. Pharmacology of incontinence. Urol Clin North Am. 1995;22(3):557-77.

Wein AJ, Kavoussi LR, Partin AW, Peters CA. Campbell-Walsh Urology. 11th ed. Philadelphia: Elsevier; 2016.

Harding CK, et al. European Association of Urology Guidelines on management of non-neurogenic female lower urinary tract symptoms. EAU guidelines. Edn. presented at the EAU Annual Congress Amsterdam. Eur Urol. 2022.

33 Insuficiência renal crônica

Ana Carolina Devitto Grisotto
José Renato G. Amaral
Venceslau Antônio Coelho

DEFINIÇÃO E EPIDEMIOLOGIA

A insuficiência renal crônica (IRC) é caracterizada por perda ou ineficiência das funções dos rins (reguladoras, excretoras e endócrinas), mantida por 3 meses ou mais. Atualmente, acomete cerca de 700 milhões de pessoas no mundo todo, e o aumento de sua incidência tem grande relação com o envelhecimento populacional.

Sabe-se que a prevalência da IRC aumenta com a idade, chegando a atingir cerca de um terço da população idosa, o que pode ser explicado tanto pelo fato de a taxa de filtração glomerular (TFG) diminuir com o envelhecimento como pela maior prevalência de doenças que têm os rins entre seus órgãos-alvo, além da exposição a outros fatores de risco, como explicado a seguir.

FISIOPATOLOGIA

A IRC ocorre em decorrência de fatores desencadeantes, que podem ser uma alteração renal estrutural de base, uma doença sistêmica com acometimento renal ou exposição a toxinas que levem à redução dos néfrons funcionantes, e levam a um conjunto de mecanismos que envolvem o processo de hiperfiltração e hipertrofia dos néfrons viáveis remanescentes, evoluindo com a esclerose e a redução da função dos rins.

O envelhecimento está relacionado a alterações estruturais e fisiológicas que impactam no funcionamento dos rins. Durante o processo de envelhecimento, a cada ano a massa renal diminui cerca de 10% e a TFG decresce em cerca de 1 mL/minuto/1,73 cm^3, bem como o fluxo sanguíneo renal também diminui.

Também ocorre desequilíbrio entre fatores vasodilatadores e vasoconstritores relacionado à senescência, com comprometimento da autorregulação renal. As alterações estruturais vasculares ocorrem em toda a árvore renal e são semelhantes às vistas em vasos sistêmicos, incluindo arteriosclerose e hipertrofia das camadas média e íntima. Essas alterações levam a fibrose intersticial glomerular e a atrofia dos túbulos, e como consequência, hipertrofia compensatória nos glomérulos restantes, que passam a trabalhar em regime de hiperfiltração. Esse mecanismo adaptativo, embora inicialmente benéfico, com o tempo causa danos aos glomérulos das unidades remanescentes, resultando em proteinúria e disfunção renal progressiva, o que parece ser o principal responsável pelo desenvolvimento de IRC mesmo naqueles em que a doença de base está curada ou o fator desencadeante, resolvido.

FATORES DE RISCO

Além da própria idade, doenças crônicas que cursam com acometimento renal, como *diabetes mellitus* e hipertensão arterial (que são as principais causas de IRC no Brasil e no mundo), são os principais fatores de risco para a IRC. Outros fatores de risco bem definidos para a IRC são doença cardiovascular, tabagismo, doença estrutural do trato urinário, etilismo, história familiar de doença renal, doença renal hereditária e uso de drogas potencialmente nefrotóxicas.

DIAGNÓSTICO

O diagnóstico da IRC se baseia principalmente em exames laboratoriais e de imagem, uma vez que nos estágios iniciais a IRC é em geral assintomática. Os principais exames são a dosagem da creatinina sérica, a dosagem da albuminúria em 24 horas e/ou a relação albumina/creatinina em amostra isolada de urina, e a realização da ultrassonografia (US) de rins e vias urinárias. Portanto, os portadores de condições potencialmente lesivas aos rins devem ser rastreados para disfunção renal por meio desses exames.

A dosagem da creatinina sérica é útil para a avaliação da TFG estimada por equações. Na população idosa, a estimativa da TFG por meio de equações tem sido desafiadora. A fórmula mais usada e recomendada atualmente é a *CKD Epidemiology Collaboration Equation* (CKD-EPI), apesar de a população idosa ter sido apenas uma pequena parte da coorte incluída na validação dessa equação. Por esse motivo, foram desenvolvidas duas fórmulas para a estimativa da TFG em idosos, a *Berlin Initiative Study (BIS)-1*, baseada na creatinina sérica, e a *BIS-2*, baseada na creatinina e na cistatina séricas. No entanto, estudos mais recentes não confirmaram a superioridade dessas fórmulas em relação à CKD-EPI para o diagnóstico de IRC nessa população. Para seu cálculo, basta saber a creatinina sérica, a idade e o sexo do paciente; sua fórmula, bem como ferramentas de cálculo, são amplamente disponíveis na internet, sem custo.

A alteração na relação albumina/creatinina na urina pode ser um marcador mais precoce da presença de dano renal, definido por excreção de albumina maior ou igual a 30 mg/dia ou equivalente.

A ultrassonografia de rins e vias urinárias é importante para a corroboração da cronicidade das alterações laboratoriais e para avaliação de presença de alterações estruturais que possam causar ou contribuir para a lesão renal, sobretudo em pacientes com suspeita de obstrução das vias urinárias, história familiar de doença policística ou rápida progressão da perda de função renal.

CLASSIFICAÇÃO E PROGRESSÃO DA INSUFICIÊNCIA RENAL CRÔNICA

A classificação da IRC pode ser feita de acordo com a etiologia, a TFG e a albuminúria (Tabelas 1 e 2).

TABELA 1 Classificação da IRC baseada na TFG

Categorias	TFG (mL/min/1,73 m²)	Definição
Estágio 1	≥ 90	Normal ou elevada
Estágio 2	60-89	Levemente reduzida
Estágio 3a	45-59	Leve a moderadamente reduzida
Estágio 3b	30-44	Moderada a gravemente reduzida
Estágio 4	15-29	Gravemente reduzida
Estágio 5	< 15	Falência renal

IRC: insuficiência renal crônica; TFG: taxa de filtração glomerular.

TABELA 2 Categorias da albuminúria na doença renal crônica

Categorias	Taxa de albuminúria (mg/24 horas)	Definição
A1	< 30	Normal a levemente aumentada
A2	30-300	Moderadamente aumentada
A3	> 300	Gravemente aumentada

Para o diagnóstico de IRC, deve ser levada em consideração a probabilidade pré-teste da doença, em conjunto com os achados laboratoriais e de imagem. A diminuição isolada da TFG em idosos saudáveis não deve ser usada como único critério para a IRC, já que ocorre declínio fisiológico da TFG com o envelhecimento normal.

A progressão da IRC está relacionada a diversos fatores, como a etiologia da IRC, o estágio, idade, sexo, controle dos fatores de risco e taxa de albuminúria.

PREVENÇÃO E MANEJO DA INSUFICIÊNCIA RENAL CRÔNICA

O manejo geral da IRC envolve o tratamento de causas reversíveis de insuficiência renal, a fim de prevenir ou retardar a evolução da doença renal, controlar possíveis sintomas e complicações, ajuste da posologia de medicamentos quando apropriado, de acordo com a TFG estimada, e identificar quando é necessário referenciar ao especialista.

Como vimos, a idade, por si só, é um fator de risco para IRC, portanto o uso de drogas nefrotóxicas deve ser evitado em idosos. Os pacientes devem ser orientados a ter cautela com medicamentos de compra livre e uso comum, como anti-inflamatórios. Evidentemente, por vezes será necessário o uso de um agente potencialmente nefrotóxico em um paciente idoso, como determinados antibióticos ou contrastes para exame de imagem. Nesses casos, é fundamental o cálculo do *clearance* para ajuste da dose a ser usado.

O controle da pressão arterial (PA) é de extrema importância no manejo da IRC. Mudanças no estilo de vida são fundamentais no controle da PA e incluem a ingesta de até 2 g de sódio ao dia (5 g de cloreto de sódio) em pacientes com PA elevada e IRC e realização de atividade física de moderada intensidade por pelo menos 150 minutos semanais. As diretrizes mais recentes recomendam a meta de 120 mmHg de pressão arterial sistólica (PAS) para pacientes com IRC não dialíticos, inclusive em idosos, quando tolerada. Nesse grupo, deve-se atentar para o maior risco de hipotensão postural e quedas, além de maior suscetibilidade a efeitos colaterais dos medicamentos. É recomendado iniciar o tratamento medicamentoso para controle da pressão arterial nos pacientes com IRC drogas que tenham efeito nefroprotetor, como inibidores da enzima conversora de angiotensina (iECA) ou bloqueadores do receptor da angiotensina II (BRA), especialmente naqueles com albuminúria.

O controle glicêmico deve ter como alvo o valor da hemoglobina glicada em torno de 7%, que deve, no entanto, ser individualizado nos pacientes idosos, de acordo com o risco de hipoglicemia, podendo variar entre 6,5 e 8%. Em pacientes diabéticos com disfunção renal, os inibidores da SGLT-2 têm se apresentado como uma boa opção por diminuir a progressão para doença renal terminal, sobretudo nos pacientes com albuminúria superior a 300 mg/dia (categoria A3), podendo esses medicamentos, inclusive, ser indicados para pacientes não diabéticos mas que já apresentem albuminúria nesses níveis.

Para pacientes com mais de 50 anos de idade, recomenda-se o uso de estatinas, independentemente da TFG e da albuminúria. É importante ressaltar que o uso de estatinas em pacientes com mais de 75 anos e que não tenham diabetes *mellitus* é questionável.

Deve ser encorajada a cessação do tabagismo em todos os pacientes com IRC, devido a maior risco de doença cardiovascular, que é a principal causa de morte em pacientes com IRC, bem como maior risco de progressão da doença renal.

Para pacientes com TFG menor que 30 mL/minuto/1,73 cm^2, sugere-se uma redução na ingesta de proteínas para 0,8 g/kg/dia. Especialmente para os pacientes idosos, deve-se levar em consideração o risco de desnutrição e sarcopenia, sendo recomendado o seguimento com equipe de nutrição especializada.

COMPLICAÇÕES

As complicações relacionadas à IRC são mais prevalentes a partir do estágio 3, e incluem:

- Distúrbios hidroeletrolíticos: a hipervolemia pode ser manejada com diuréticos de alça, nos pacientes com diurese preservada e tratamento conservador, mas o uso deve ser feito com cautela no paciente idoso, pela diminuição da capacidade renal de reabsorção do sódio, podendo levar à depleção de volume e piora súbita da TFG. Para aqueles que apresentem acidose metabólica com bicarbonato abaixo de 22 mmol/L, é recomendada a suplementação com bicarbonato de sódio por via oral.
- Distúrbio mineral e ósseo: é importante a dosagem sérica de cálcio, fósforo, vitamina D e PTH nesses pacientes, e feita a correção quando houver hiperfosfatemia, hipocalcemia e deficiência de vitamina D. Vale lembrar que bisfosfonados não devem ser utilizados em pacientes com *clearance* de creatinina abaixo de 30 mL/minuto.
- Anemia: é definida como hemoglobina (Hb) < 13 g/dL em homens e < 12 g/dL em mulheres. A avaliação inclui dosagem de reticulócitos, ferritina e saturação de transferrina. O alvo terapêutico deve ser entre 10 e 12 g/dL. No paciente idoso, é importante estar atento para outras causas contribuintes para a anemia.

ENCAMINHAMENTO AO ESPECIALISTA

O encaminhamento ao nefrologista é indicado nos seguintes casos:

- Lesão renal aguda ou piora sustentada da TFG.
- TFG < 30 mL/minuto/1,73 m^2 (estágios 4 e 5).
- Proteinúria persistente e significativa: razão albumina-creatinina ≥ 300 mg/g ou ≥ 30 mg/mmol ou ≥ 300 mg em urina de 24 horas.
- Progressão da IRC.
- Avaliação urinária com presença de hematúria (cristais hemáticos ou hemácias > 20 por campo).
- Hipertensão e IRC sem controle pressórico com quatro ou mais anti-hipertensivos.
- Anormalidades persistentes de potássio sérico.
- Nefrolitíase recorrente ou extensa.
- Doença renal hereditária.

O acompanhamento com nefrologista é importante também para o planejamento de opções terapêuticas de terapia de substituição renal (TSR) de forma precoce, quando indicada e considerando estado clínico global, qualidade de vida e valores do paciente.

INSUFICIÊNCIA RENAL CRÔNICA E QUALIDADE DE VIDA

A IRC avançada apresenta uma alta carga de sintomas físicos e psicológicos, levando a grande impacto na qualidade de vida do paciente. Embora a TSR possa aumentar significativamente a expectativa de vida e permitir uma qualidade de vida razoável, nos idosos a IRC muitas vezes coexiste com outras doenças em estágios avançados ou síndromes geriátricas, como fragilidade, incapacidade funcional ou demência, que podem piorar com o início da diálise. Nessa população, a vantagem da TSR pode ser pequena ou até mesmo inexistente em comparação ao tratamento conservador, que tem sido uma alternativa à diálise nesses pacientes.

Os pacientes com IRC, especialmente em estádios avançados, têm indicação, em maior ou menor grau, de cuidados paliativos. Estratégias e ações de cuidados nos pacientes com IRC incluem avaliação periódica de sintomas, avaliação do prognóstico por meio de ferramentas validadas, comunicação adequada e centrada nos valores do paciente, tomada de decisão compartilhada, planejamento de cuidados avançados e cuidados de fim de vida.

A maioria dos pacientes com IRC apresenta cerca de 6 a 20 sintomas simultâneos, incluindo dor, prurido, náuseas, constipação, dispneia, anorexia, fadiga e distúrbios do sono, que podem ter interações importantes entre si (p. ex., dor e prurido podem contribuir para a insônia).

A estimativa de prognóstico é de fundamental importância, e deve ser discutida com o paciente quando aplicável. Devem-se levar em consideração os fatores de risco para a progressão da doença renal, a avaliação geriátrica ampla, o estado nutricional, a presença de disfunção cognitiva e a presença de critérios de fragilidade. Essas ferramentas auxiliam na implementação de medidas preventivas e de suporte, bem como auxiliam a identificar os pacientes com maior risco de óbito, e facilita também a comunicação com o paciente.

Apesar do avanço do desenvolvimento de cuidados paliativos na doença renal, ainda existe grande lacuna entre a teoria e a prática no Brasil. Nesse contexto, o papel do geriatra pode ser fundamental para diminuir a lacuna existente e proporcionar maior qualidade de vida aos idosos com IRC.

BIBLIOGRAFIA

Abreu PF, Ramos LR, Sesso RC. Abnormalities of renal function in the elderly. Ger Nephrol and Urol. 1999:9:141-5.

Amaral TLM, Amaral CA, Vasconcellos MTL, Monteiro GTR. Prevalence and factors associated to chronic kidney disease in older adults. Rev Saúde Pública. 2019;53:44.

Beddhu S, Shen J, Cheung AK, Kimmel PL, Chertow GM, Wei GT, et al. Implications of early decline in eGFR due to intensive BP control for cardiovascular outcomes in Sprint. Journal of the American Society of Nephrology, ASN. 2019;2018121261.

Cheung AK, et al. Kdigo 2021 clinical practice guideline for the management of blood pressure in chronic kidney disease. Kidney International, Volume 99, Issue 3, S1-S87.

Doença renal crônica em pacientes idosos. Braz J Nephrol. 2009;31(1 Suppl. 1):59-65.

GBD Chronic Kidney Disease Collaboration. Global, regional, and national burden of chronic kidney disease, 1990-2017: a systematic analysis for the Global Burden of Disease Study 2017. Lancet. 2020;395:709.

Kidney Disease: Improving Global Outcomes: Kdigo 2012 clinical practice guideline for the evaluation and management of chronic kidney disease. Kidney International Supplements. 2013;3:19-62.

Levey AS, Eckardt KU, Dorman NM, Christiansen SL, Hoorn EJ, et al. Nomenclature for kidney function and disease: report of a kidney disease: Improving Global Outcomes (Kdigo) Consensus Conference. Kidney Int. 2020;97:1117.

Levey AS, Stevens LA, Schmid CH, Zhang Y (Lucy), Castro AF, Feldman HI, et al. A New Equation to Estimate Glomerular Filtration Rate. Annals of Internal Medicine. 2009;150(9):604.

Tavares APS, Santos CGS, Tzanno-Martins C, Barros Neto J, Silva AMM, Lotaif L, et al. Kidney supportive care: an update of the current state of the art of palliative care in CKD patients. Braz J Nephrol (J Bras Nefrol). 2021;43(1): 74-87.

Tótoli C, Carvalho AB, Ammirati AL, Draibe SA, Canziani MEF. Associated factors related to chronic kidney disease progression in elderly patients. PloS One. 2019;14(7): e0219956.

Infecção urinária e bacteriúria assintomática

34

Felipe Vecchi Moreira
Milton Roberto Furst Crenitte
Vinicius Barbosa de Oliveira Silva

INTRODUÇÃO

As infecções do trato urinário (ITU) são condições altamente prevalentes, responsáveis por cerca de 8 milhões de atendimentos ambulatoriais e 100 mil internações de idosos anualmente. Contudo, apesar de sua importância, equívocos conceituais ainda são frequentes, que levam à indicação de tratamentos por vezes inadequados. A população geriátrica está particularmente sujeita a essas dificuldades, visto que muitas vezes apresenta manifestações atípicas e a interpretação dos exames complementares pode ser complicada.

Dessa forma, conceitua-se bacteriúria como a presença de pelo menos 100 mil unidades formadoras de colônia por mL de um mesmo agente infeccioso em cultura de urina colhida sob técnica asséptica em duas amostras consecutivas em mulheres ou uma amostra em homens. Quando a bacteriúria associa-se a sintomas compatíveis, sejam eles baixos (cistite), altos (pielonefrite), sistêmicos (sepse de foco urinário) ou atípicos (como ocorre frequentemente em idosos), conceituam-se as infecções de trato urinário. Na ausência desses sintomas, fala-se em bacteriúria assintomática.

FATORES DE RISCO EM IDOSOS

São considerados fatores de risco para ITU:

- Envelhecimento, por questões multifatoriais, como atrofia urogenital, imunossenescência, alteração do pH e da microbiota vaginal e disfunções vesicais (incontinência e retenção urinária).
- Comorbidades associadas, como diabetes *mellitus* (DM), hiperplasia prostática benigna (HPB), prolapso de órgãos pélvicos, alterações anatômicas do trato urinário e bexiga neurogênica.
- Infecção urinária prévia.
- Medicações, particularmente os inibidores do cotransportador de sódio-glicose (SGLT-2) (p. ex., dapagliflozina).
- Questões comportamentais: atividade sexual, coito anal receptivo, uso de fraldas, necessidade de sondagem vesical (o risco de ITU com sondagem vesical de demora é maior que com o cateterismo vesical intermitente), institucionalização em estabelecimentos de longa permanência.

PATOGÊNESE

A maioria das ITU inicia-se por colonização ascendente do trato urinário (> 95%), particularmente em mulheres (uretra mais curta). Certos fatores são facilitadores, como obstrução do trato urinário, tanto por fatores anatômicos (HPB, litíase e estenoses) quanto por fatores funcionais (DM, bexiga neurogênica e imunossenescência).

Considerando a proximidade do trato urinário com a região anorretal, os agentes etiológicos mais comuns na colonização ascendente são enterobactérias e outros germes colonizadores do intestino. Em ordem de prevalência, os agentes mais comuns são: *Escherichia coli, Klebsiella pneumoniae, Staphylococcus saprophyticus*, Enterococcus, Proteus e Pseudomonas (Figura 1).

A minoria dos casos (< 5%) de ITU ocorre por disseminação hematogênica e habitualmente é mais grave.

CLASSIFICAÇÃO

As infecções do trato urinário podem ser classificadas:

- Quanto à presença de sintomas: sintomática e assintomática.
- Quanto ao sítio da infecção: ITU baixa (uretrite e cistite), ITU alta (pielonefrite) e sepse de foco urinário.
- Quanto à tendência de recorrência: esporádica (< 2 eventos por ano ou < 1 evento a cada 6 meses) ou recorrente (≥ 3 ITU por ano em mulheres ou ≥ 2 ITU por ano em homens). ITU recorrentes são subclassificadas em recidiva (colonização pelo mesmo microrganismo da infecção anterior, sendo habitualmente precoce e frequentemente ocorrendo por falha no tratamento inicial) e reinfecção (colonização por microrganismo diferente da ITU anterior, podendo ocorrer a qualquer momento e devendo suscitar a pesquisa por fatores facilitadores para ITU).

Maior detalhamento dessa classificação pode ser visualizado no Quadro 1.

MANIFESTAÇÕES CLÍNICAS

A apresentação clínica das ITU pode ser desde inexistente (bacteriúria assintomática), variando desde sintomas típicos a depender de sua localização até sintomas atípicos, muito frequente em idosos.

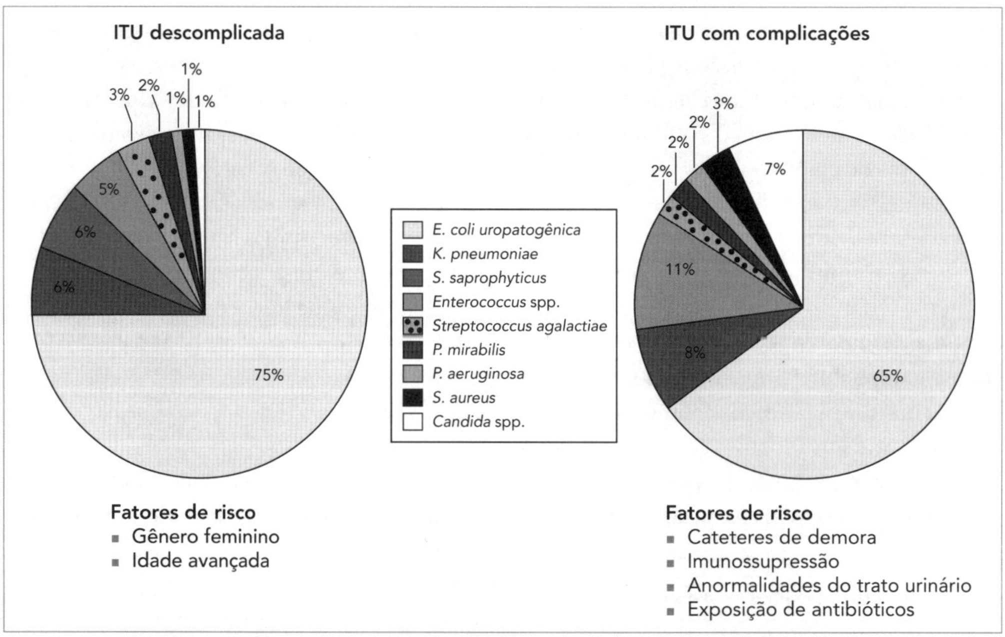

FIGURA 1 Prevalência de agentes etiológicos causadores de infecção do trato urinário (ITU).

QUADRO 1 Classificação de infecção urinária

Infecção urinária			
Baixa (trato urinário abaixo dos ureteres)	Não complicada (sem alteração funcional ou estrutural do sistema)	Cistite: colonização com lesão tissular na mucosa cística.	
		Prostatite aguda: infecção prostática.	
	Complicada (com alteração estrutural ou anatômica que interfira nos mecanismos de defesa ou no fluxo urinário)	ITU abaixo do ureter com presença de fatores que interferem no funcionamento adequado do sistema.	▪ Funcional: bexiga neurogênica. ▪ Estrutural: urolitíase ou HPB. ▪ Cateter: SVD. ▪ Sistêmicos: rim policístico, imunossupressão.
Alta (trato urinário acima dos ureteres: rim)	Não complicada (sem alteração funcional ou estrutural do sistema)	Pielonefrite: colonização com lesão tissular no parênquima renal.	
	Complicada (com alteração estrutural ou anatômica que interfira nos mecanismos de defesa ou no fluxo urinário)	ITU acima do ureter (rim) com presença de fatores que interferem no funcionamento adequado do sistema.	▪ Funcional: bexiga neurogênica. ▪ Estrutural: urolitíase ou HPB. ▪ Cateter: SVD. ▪ Sistêmicos: rim policístico, imunossupressão.

HPB: hiperplasia prostática benigna; ITU: infecção do trato urinário;

ITU baixas (cistite) manifestam-se como quadro agudos de sintomas urinários baixos, como algúria terminal, disúria, urgência, noctúria, hesitação, incontinência, polaciúria e desconforto suprapúbico. ITU altas (pielonefrite) também são quadros agudos, que podem coexistir com sintomas urinários baixos, mas que igualmente apresentam febre, calafrios, náuseas e vômitos, dor lombar, prostração e adinamia, podendo ou não evoluir para sinais de sepse.

Idosos com ITU frequentemente apresentam sintomatologia atípica ou pouco exuberante. São frequentes alteração do nível de consciência (agitação ou sonolência), piora funcional, declínio cognitivo ou anorexia. Outra dificuldade comum em pacientes geriátricos é a presença de doenças que dificultam a avaliação clínica do paciente, como síndromes, demências ou sequelas de acidente vascular encefálico. Essas requerem maior atenção clínica, com reavaliações frequentes e vigilância maior dos sinais e sintomas clínicos que podem se apresentar.

EXAMES COMPLEMENTARES

Exames complementares são desnecessários para indicar tratamento em pacientes com sintomatologia típica. Contudo, eles são importantes para documentar o diagnóstico e identificar o agente etiológico e sua suscetibilidade por meio de cultura com teste de sensibilidade de antimicrobianos.

Exames de urina (urina tipo 1, urina rotina ou EAS) são exames simples, de baixo custo, que, em situações de ITU, demonstram urina turva, com odor fétido, com leucocitúria, nitrito positivo, leucócito esterase positiva e cilindros leucocitários (em casos de pielonefrite). Hematúria e proteinúria discretas e transitórias podem ocorrer.

O Gram de gota tem resultado rápido e pode direcionar o agente etiológico mesmo antes do resultado da urocultura. Contudo, a urocultura, com achado do germe específico, é a melhor forma de documentar a ITU e direcionar seu tratamento por meio do teste de sensibilidade antimicrobiana.

Exames laboratoriais também são úteis, especialmente em pacientes com manifestações atípicas, em busca de sinais sistêmicos de infecção, como leucocitose e aumento de marcadores inflamatórios - proteína C-reativa (PCR) e velocidade de hemossedimentação (VHS).

Exames de imagem são úteis especialmente quando se suspeita de ITU complicada, como obstrução do trato urinário e abscesso. Desses, são frequentemente usados o ultrassom de rins e vias urinárias e a tomografia computadorizada.

DIAGNÓSTICO

Para estabelecer o diagnóstico de ITU no idoso, inicialmente devem ser avaliadas algumas características do paciente, como sua capacidade de fornecer informações, se vive na comunidade ou em instituição de longa permanência e se possui algum tipo de cateter vesical.

Em face dessas informações, consideram-se as possibilidades a seguir.

Paciente da comunidade

- Com sintomas típicos: coletar exame de urina tipo 1 e urocultura e iniciar antibioticoterapia empírica. O resultado negativo dos exames sugere a suspensão do tratamento.
- Com sintomas pouco específicos: observar sintomas por 1 semana. Se aparecerem sintomas típicos, tratar conforme orientado anteriormente; se houver resolução dos sintomas, seguir observação clínica; caso haja persistência de sintomas atípicos, coletar urina tipo 1 e urocultura; se urocultura positiva, tratar como ITU; se negativa, buscar outras causas para sintomatologia.

Paciente institucionalizado ou de difícil avaliação clínica

Considerar quadro da ITU se presente ao menos um critério clínico e um laboratorial dos listados a seguir:

- Clínicos:
  - Disúria de início recente ou quadro álgico em região genital.
  - Febre ou leucocitose associada a pelo menos um dos seguintes sintomas: dor lombar aguda, dor suprapúbica, hematúria macroscópica, surgimento de urgência ou polaciúria.
  - Na ausência de febre, a presença de pelos menos dois dos sintomas acima.
- Laboratoriais:
  - Urocultura com crescimento $\geq$ 100 mil unidades formadoras de colônias (UFC), com um único microrganismo isolado na amostra.

Paciente com uso de sonda vesical de demora

- Crescimento de pelo menos 100.000 UFC em urocultura, que pode ser coletado do próprio cateter se introduzido recentemente (até 7 dias) ou por um novo cateter.
- Associado a algum dos seguintes critérios: febre, calafrios, hipotensão sem sítio de infecção definido; alteração do nível de consciência ou leucocitose sem outro motivo aparente; dor lombar; presença de pus perissonda, dor local ou região genital.

Quadros sugestivos de ITU em homens devem sempre chamar a atenção, considerando a menor prevalência desse diagnóstico nessa população. Portanto, deve-se sempre (1) considerar diagnósticos diferenciais, como uretrites; (2) avaliar fatores adicionais, como prostatite e ITU complicadas (obstrução urinária, alterações anatômicas etc.) e (3) considerá-los como fatores de risco para ITU recorrente, devendo ser menor o limiar para propedêutica de imagem e de antibioticoprofilaxia.

TRATAMENTO

Para indicar o tratamento correto para a ITU, deve-se inicialmente estabelecer corretamente o diagnóstico. Dessa forma, todas as bacteriúrias sintomáticas devem ser tratadas o mais precocemente possível, de modo a reduzir o risco de complicações e a duração dos sintomas. Apenas em situações particulares as bacteriúrias assintomáticas serão tratadas.

A primeira etapa é esclarecer corretamente o tipo de ITU: se sintomática ou não, sua localização/gravidade, a presença de complicações e/ou se se trata de recidiva ou infecção.

Deve-se incentivar o tratamento não medicamentoso, o controle de comorbidades associadas (p. ex., DM), a revisita à prescrição (p. ex., inibidores de SGLT-2), orientações comportamentais/higiene e hidratação satisfatória.

Para cistites não complicadas (mulheres, com primeira ITU, sem fatores obstrutivos e *E. coli* como agente provável), o tratamento empírico com antibiótico oral por 3 a 5 dias é a primeira escolha. Pela IDSA (Infectious Diseases Society of America – Sociedade Americana de Doenças Infecciosas), as melhores opções nessa situação são: sulfametoxazol + trimetropina (800/160 mg de 12/12 horas), fosfomicina (3 g em dose única), nitrofurantoína (100 mg de 6/6 horas) e norfloxacino (400 mg de 12/12 horas).

Para mais detalhes quanto à eficácia e aos efeitos colaterais comuns, ver o Quadro 2. Ressalta-se que quinolonas têm sido cada vez menos utilizadas em idosos, pelo risco aumentado de *delirium*, complicações osteomusculares e cardiovasculares.

Para ITU baixas complicadas (em homens, com alterações anatômicas ou funcionais associadas e/ou situações de recidiva e infecção), deve-se idealmente direcionar o tratamento por cultura, com tratamento antibiótico oral por 7 a 10 dias. Em casos de prostatite documentada, esse tratamento pode ser estendido por até 28 dias. Além disso, é fundamental a abordagem de fatores complicadores, quando possível.

Para pielonefrites, alguns cuidados são necessários. É obrigatória a coleta de urocultura com antibiograma, e recomendável também a coleta de hemoculturas. Recomenda-se considerar antibioticoterapia endovenosa por pelo menos 48 horas, podendo ser descalonada para antibiótico oral e alta hospitalar a depender da evolução do paciente. Apenas em casos particulares não complicados, sem repercussão sistêmica, sem complicadores clínicos e com

QUADRO 2 Tratamentos propostos para cistite não complicada

Fármaco e dose	Eficácia clínica estimada (%)	Eficácia bacteriana estimada (%)	Efeitos colaterais comuns
Nitrofurantoína, 100 mg, 2x/dia, por 5-7 dias	84-95	86-92	Náuseas, cefaleia
SMX-TMP, 1 comprimido de DC, 2x/dia, por 3 dias	90-100	91-100	Exantema, urticária, náuseas, vômitos, anormalidades hematológicas
Fosfomicina, envelope de 3 g para dose única	70-91	78-83	Diarreia, náuseas, cefaleia
Pivmecilinam, 400 mg, 2x/dia, por 3-7 dias	55-82	74-84	Náuseas, vômitos, diarreia
Fluoroquinolonas – a dose varia de acordo com o agente; esquema de 5-7 dias	85-95	81-98	Náuseas, vômitos, diarreia, cefaleia, sonolência

garantia de aderência o tratamento ambulatorial pode ser considerado desde o princípio, o que é incomum na população geriátrica.

De modo geral, estudos mais recentes têm demonstrado que o tratamento antibiótico por 7 dias não é inferior ao tratamento por 10 a 14 dias, como preconizado anteriormente. Escolhas iniciais para antibioticoterapia empírica em pacientes da comunidade são ceftriaxona (1 g de 12/12 horas), ceftazidima (1 g de 12/12 horas e ciprofloxacino (200 mg de 12/12 horas). Não se deve utilizar norfloxacino, fosfomicina e nitrofurantoína para tratamento de ITU alta, uma vez que não penetram adequadamente no parênquima renal.

Além disso, recomenda-se especialmente, em casos de ITU alta sem melhora adequada após o início da antibioticoterapia, afastar complicações, como abscesso e obstrução do trato urinário, mediante exames de imagem. Além disso, deve-se sempre buscar a compensação de doenças crônicas, a correção de obstruções, retirar ou substituir cateteres, sempre com a finalidade de restabelecer o pleno funcionamento do sistema urinário.

Ressalta-se que, além da escolha do antibiótico, o tratamento no paciente geriátrico requer maior atenção clínica, com reavaliações periódicas, visando detectar precocemente a ausência de resposta terapêutica, possíveis efeitos colaterais do tratamento (náuseas, vômitos, diarreia) e novas intercorrências clínicas (desidratação, *delirium*), uma vez que o suporte clínico adequado é fundamental para a total recuperação desses doentes. Não é necessária a realização de reavaliação laboratorial de rotina – isso deve ser reservado aos casos de persistência dos sintomas após o tratamento ou recorrência em um período menor do que 2 semanas.

BACTERIÚRIA ASSINTOMÁTICA

Definida como a presença de bacteriúria significativa, com ou sem piúria, na ausência de sinais e sintomas indicativos de ITU, trata-se de uma condição muito prevalente na população geriátrica, podendo atingir até 50% dos residentes de instituições de longa permanência e até 20% das mulheres idosas da comunidade.

A bacteriúria assintomática geralmente é uma condição benigna, visto que sua ocorrência não aumenta a mortalidade nem causa lesão renal. Além disso, administrar antibióticos nessas condições não reduz as taxas de complicações, aumenta as possibilidades iatrogênicas e pode, paradoxalmente, aumentar o risco de ITU.

De acordo com o consenso sobre bacteriúria assintomática da ISDA de 2013, a única indicação de rastreio de bacteriúria assintomática em pacientes idosos é no pré-operatório de procedimentos urológicos invasivos.

O Quadro 3 detalha recomendações adicionais sobre diagnóstico de bacteriúria assintomática.

MEDIDAS PREVENTIVAS

Muito se fala sobre antibioticoprofilaxia de ITU, porém há evidências na literatura de que a estratégia mais importante para reduzir o risco de reinfecção e recidiva de ITU é não farmacológica. Especialmente em idosos, em que fatores comportamentais e higiênicos são bastante prevalentes, deve-se ter especial atenção a essas recomendações. Dessa forma, recomenda-se manter boa hidratação, micções frequentes, urinar sempre ao deitar-se e após a relação sexual, depletar completamente o volume da bexiga em todas as micções, evitar ducha íntima, higiene anal anteroposterior, tratamento da constipação, evitar o uso de fraldas ou, quando inevitável, garantir trocas frequentes e evitar o uso de sondas vesicais de demora quando possível, trocando-as por cateterismo vesical intermitente sob técnica asséptica.

O uso de extratos de cranberry não conta com um nível de recomendação significativo,

QUADRO 3 Recomendações referentes à bacteriúria assintomática

Recomendação	Nível de evidência	Grau de recomendação
Não usar o rastreio e o tratamento da bacteriúria assintomática nas seguintes situações:		
▪ Mulheres sem fatores de risco	2A	A
▪ Pacientes com DM compensado	1B	A
▪ Mulheres no pós-menopausa	1A	A
▪ Idosos institucionalizados	1A	A
▪ Pacientes com trato urinário reconstruído ou disfuncional	2B	B
▪ Usuários crônicos de SVD	1B	B
▪ Pacientes transplantados renais	1B	B
▪ Pacientes com ITU de repetição	1B	A
Rastrear e tratar bacteriúria assintomática antes de procedimentos urológicos, com possível quebra de mucosa	1A	A
Rastrear e tratar bacteriúria assintomática em mulheres grávidas	1A	A

DM: diabetes mellitus; *ITU: infecção do trato urinário; SVD: sonda vesical de demora.*

sendo seu papel na prevenção de ITU controverso em metanálises previamente publicadas. Por isso, alguns especialistas justificam que, devido ao baixo risco de efeitos colaterais, o cranberry pode ser tentado.

O estrógeno tópico vaginal tem boa evidência para redução do risco de ITU. Desde a década de 1990, Raz e Eriksen mostraram o efeito protetor dessas medidas, com RR 0,25 (IC 95% 0,13-0,50) e RR 0,64 (IC 95% 0,47-0,86), respectivamente.

Estudos recentes têm sido realizados com probióticos para prevenção de ITU, particularmente com instilação vaginal de lactobacilos do gênero Rhamnosus, com resultados encorajadores.

A imunoterapia oral é representada pelo medicamento Uro-Vaxon® (OM-89), constituído por um lisado de 18 sorotipos de *Escherichia coli*, para o qual já há indicações comprovando sua eficácia protetora (RR 0,73; IC 95% 0,6-0,89).

A antibioticoprofilaxia para ITU deve ser considerada em mulheres com ≥ 3 ITU em 1 ano ou homens com ≥ 2 ITU em 1 ano e/ou na vigência de fatores complicadores anatômicos ou fisiológicos (DM, obstrução urinária, cálculo, bexiga neurogênica). Para tanto, deve-se garantir a esterilidade do trato urinário (urocultura negativa) antes de iniciado o tratamento, que é feito com antibiótico oral em dose reduzida por duração entre 3 e 12 meses. As principais drogas utilizadas com essa finalidade são nitrofurantoína, sulfametoxazol-trimetropina, cefalexina e norfloxacino.

CONSIDERAÇÕES FINAIS

As ITU representam um problema de saúde pública para a população geriátrica. Por um lado, são inúmeros os desafios em seu diagnóstico, principalmente em indivíduos com déficit cognitivo ou dificuldade em comunicação. Por outro, os riscos do tratamento desnecessário de casos de bacteriúria assintomática também são alarmantes.

BIBLIOGRAFIA

Avorn J, Monane M, Gurwitz JH, Glynn RJ, Choodnovskiy I, Lipsitz LA. Reduction of bacteriuria and pyuria after ingestion of cranberry juice. JAMA. 1994;271(10):751-4.

Bauer HW, Alloussi S, Egger G, Blümlein HM, Cozma G, Schulman CC, et al. A long-term, multicenter, double-blind study of an Escherichia coli extract (OM-89) in female patients with recurrent urinary tract infections. Eur Urol. 2005;47(4):542-8.

Beveridge LA, Davey PG, Phillips G, McMurdo ME. Optimal management of urinary tract infections in older people. Clin Interv Aging. 2011;6:173-80.

Cai T, Nesi G, Mazzoli S, Meacci F, Lanzafame P, Caciagli P, et al. Asymptomatic bacteriuria treatment is associated with a higher prevalence of antibiotic resistant strains in women with urinary tract infections. Clin Infect Dis. 2015;61(11):1655-61.

Drekonja DM, Rector TS, Cutting A, Johnson JR. Urinary tract infection in male veterans: treatment patterns and outcomes. JAMA Intern Med. 2013;173(1):62-8.

Eriksen B. A randomized, open, parallel-group study on the preventive effect of an estradiol-releasinng vaginal ring (Estring) on recurrent urinary tract infections in post-menopausal women. Am J Obstet Gynecol. 1999;180(5): 1072-9.

Foxman B. Epidemiology of urinary tract infections: incidence, morbidity, and economic costs. Dis Mon. 2003; 49(2):53-70.

Hooton TM, Bradley SF, Cardenas DD, Colgan R, Geerlings SE, Rice JC, et al. Diagnosis, prevention, and treatment of catheter-associated urinary tract infection in adults: 2009 international clinical practice guidelines from the Infectious Diseases Society of America. Clin Infect Dis. 2010;50(5):625-63.

Jepson RG, Craig JC. Cranberries for preventing urinary tract infections. Cochrane Database Syst Rev. 2008;(1): CD001321.

Li D, Wang T, Shen S, Fang Z, Dong Y, Tang H. Urinary tract and genital infections in patients with type 2 diabetes treated with sodium-glucose co-transporter 2 inhibitors: a meta-analysis of randomized controlled trials. Diabetes Obes Metab. 2017;19(3):348-55.

Litwin MS, Saigal CS, Yano EM, Avila C, Geschwind SA, Hanley JM, et al. Urologic diseases in America Project: analytical methods and principal findings. J Urol. 2005;173(3):933-7.

Nicolle LE. Urinary tract infections in the older adult. Clin Geriatr Med. 2016;32(3):523-38.

Rahn DD, Carberry C, Sanses TV, Mamik MM, Ward RM, Meriwether KV, et al. Vaginal estrogen for genitourinary syndrome of menopause: a systematic review. Obstet Gynecol. 2014;124(6):1147-56.

Raz R, Stamm WE. A controlled trial of intravaginal estriol in postmenopausal women with recurrent urinary tract infections. N Engl J Med. 1993;329(11):753-6.

Ruben FL, Dearwater SR, Norden CW, Kuller LH, Gartner K, Shalley A, et al. Clinical infections in the noninstitutionalized geriatric age group: methods utilized and incidence of infections. The Pittsburgh Good Health Study. Am J Epidemiol. 1995;141(2):145-57.

Sexualidade 35

Mayra de Almeida Frutig
Michele Melo Bautista

INTRODUÇÃO

Segundo a Organização Mundial da Saúde (OMS), os países da América Latina vêm aumentando significativamente a expectativa de vida nas últimas duas décadas. No Brasil a expectativa de vida ao nascer já alcança os 76 anos.

A proporção de idosos com vida sexual ativa vem aumentando, reforçando a necessidade de preparo dos profissionais e a importância da abordagem ativa do assunto. Porém, mitos de que os idosos são pessoas assexuadas por falta de interesse sexual dificultam a abordagem sobre como o envelhecimento pode modificar as capacidades sexuais, retardando os esclarecimentos para promoção de melhores condições de saúde.

Aqueles idosos que residem em instituições de longa permanência tendem a enfrentar ainda mais barreiras (menor qualidade de saúde, maior índice de disfunção sexual, dificuldade de parceiros, ausência de privacidade e repreensão dos profissionais que trabalham nessas instituições) no aspecto da sexualidade quando comparados aos da população geral. A sexualidade não se restringe ao fator biológico, sendo na verdade biopsicossociocultural. Por conta disso, acaba por constituir um relevante indicador de saúde.

ALTERAÇÕES NA FUNÇÃO SEXUAL ASSOCIADAS AO ENVELHECIMENTO

O ciclo sexual normal é composto por cinco estágios:

1. *Desejo (libido):* pensamentos referentes às fantasias de atividade sexual. Ativado pelo hipotálamo (mediado pela testosterona) e por estruturas límbicas no encéfalo.
2. *Excitação:* ativada pelo desejo e contato com o parceiro, mediada por hormônios. No homem, manifesta-se por ereção peniana, enquanto nas mulheres ocorre aumento do fluxo sanguíneo na vagina, no clitóris e no tecido mamário e lubrificação vaginal. Nessa fase, o estímulo nervoso e o fluxo sanguíneo levam ao aumento das frequências cardíaca e respiratória.
3. *Platô:* sensação de euforia sexual que precede o orgasmo, com produção de secreções pré-ejaculatórias no homem e elevação do útero e grandes lábios vaginais na mulher.
4. *Orgasmo:* manifesta-se por ejaculação masculina e contrações da musculatura genital feminina.
5. *Resolução:* fase de relaxamento após o orgasmo, na qual ocorre período refratário à ocorrência de nova excitação.

As mudanças fisiológicas que ocorrem no processo do envelhecimento normalmente podem modificar a resposta sexual dos idosos de ambos os sexos, principalmente na faixa etária acima 75 anos. As Tabelas 1 e 2 mostram algumas alterações que impactam a função sexual dos idosos durante a senescência (o chamado "envelhecimento normal") e a senilidade (o envelhecimento patológico):

ABORDAGEM DA SEXUALIDADE

Para avaliar a sexualidade no idoso é necessário questionar não apenas sobre a saúde física, mas também sobre a saúde psicológica e a satisfação do idoso durante a intimidade sexual. A anamnese deve apresentar linguagem acessível, evitar julgamentos quanto à orientação sexual, garantindo, inclusive, a privacidade do paciente. A história médica inclui comorbidades, medicações em uso e fatores de risco orgânicos e psicológicos para disfunção sexual. Na história sexual, é importante verificar a presença de relacionamentos (conjugais ou extraconjugais), frequência e qualidade dos atos sexuais (prévia e atual), antecedente de infecções sexualmente transmissíveis (IST), uso de preservativos e prática de masturbação. O exame físico também deve ser completo, incluindo avaliação uroginecológica. Em casos específicos, podem ser necessários exames (p. ex., para investigar disfunções hormonais e painel sorológico de IST se houver comportamento de risco).

TABELA 1 Alterações da sexualidade relacionadas com a senescência (envelhecimento normal), conforme fases do ciclo sexual

Fase	Homem ♂	Mulher ♀
Excitação	Diminuição da congestão vascular escrotal	Diminuição das congestões vasculares genital e mamária
	Diminuição da elevação testicular	Diminuição das secreções vaginais
	Ereção peniana retardada	Excitação retardada
Platô	Diminuição das secreções pré-ejaculatórias	Redução da elevação do útero e dos grandes lábios
Orgasmo	Curta duração	Curta duração
	Redução da contração prostática e uretral	Contrações uterinas e vaginais mais curtas e em menor quantidade
Resolução	Retração peniana e abaixamento testicular rápidos	Rápida reversão ao estágio pré-excitatório
	Período refratário prolongado	

TABELA 2 Alterações da sexualidade relacionadas com a senilidade (envelhecimento patológico)

Medicamentos (impotência ou perda da libido)
Doenças que levam à impotência
Depressão com perda de interesse em sexo
Perda funcional após cirurgia de próstata ou útero
Barreiras físicas (cateteres ou outros dispositivos)
Perda de mobilidade (por artrite ou AVC)
Alteração da imagem corporal (amputação de membros, mastectomia)

AVC: acidente vascular cerebral.

DISFUNÇÕES SEXUAIS NO IDOSO

A disfunção sexual é caracterizada, segundo os critérios diagnósticos do Manual Diagnóstico e Estatístico de Transtornos Mentais (DSM-5, *Diagnostic and Statistical Manual of Mental Disorders*), quando alterações da resposta sexual (em qualquer fase do ciclo) não atribuíveis ao envelhecimento normal estão presentes por um período mínimo de 6 meses consecutivos e levam ao prejuízo do bem-estar do paciente. O diagnóstico requer a exclusão de problemas mais bem explicados por transtorno mental não sexual ou por perturbação grave no relacionamento.

Nas mulheres, o transtorno do desejo ou da excitação sexual feminina tem prevalência de 45%. A dor genitopélvica aparece em 40% das idosas e distúrbios do orgasmo ocorrem em quase 40% dos casos. Já nos homens, a principal disfunção sexual é a erétil, acometendo até 40% (principalmente acima de 70 anos). Hipogonadismo sintomático e distúrbios de ejaculação são disfunções menos frequentes (inferiores a 10%).

TRATAMENTO DAS DISFUNÇÕES SEXUAIS NO IDOSO

O primeiro passo para melhorar a qualidade do relacionamento do paciente com seu parceiro é deixar claro que o desejo do idoso de manter relações sexuais e de falar sobre sexualidade é natural e reflete preocupação com sua saúde e bem-estar. Psicoterapia individual e de casal são estratégias que auxiliam no aumento da qualidade das relações e na melhora da autoestima.

Ressaltar a importância das preliminares, já que o estímulo necessário para a excitação na terceira idade é maior e mais demorado, e enfatizar que o prazer não é alcançado apenas pelo ato sexual propriamente dito e que outras estratégias (massagem e masturbação) podem ser úteis, além da sugestão de posições sexuais adaptadas, dependendo da limitação física do paciente para minimizar dor e fadiga.

A prática de exercício físico gera benefícios à função sexual, com melhorias no desejo e na função global, ainda mais se o paciente for portador de doenças crônicas, como diabetes *mellitus*, hipertensão arterial sistêmica e obesidade, associado ao tratamento medicamentoso adequado.

POSSÍVEIS CAUSAS DE DISFUNÇÃO SEXUAL

Segundo os últimos estudos, existe clara relação entre saúde física e função sexual. Doenças que trazem danos aos sistemas vascular e neurológico do aparelho geniturinário podem ser associadas a causas de disfunção sexual. Estudos apontam maior prevalência de disfunção sexual em indivíduos com diabetes *mellitus*, podendo afetar todas as fases do ciclo sexual. Outras condições médicas ao aumento do risco de disfunção sexual incluem: doença cardiovascular, hipertrigliceridemia, hipertensão, doença neurológica, doença geniturinária e distúrbios psiquiátricos.

Deve-se sempre revisar as medicações em uso, avaliando quais podem ser causadoras de disfunção sexual para que possam ser retiradas ou substituídas por outras. Estima-se em 59% a prevalência de disfunções causadas por psicotrópicos, incluindo-se todas as classes de antidepressivos, com maior prevalência na classe dos inibidores seletivos da recaptação da serotonina (ISRS) e na venlafaxina fica em torno de 58 a 73%, comparada a 25% da mirtazapina, 5 a 15% da bupropiona, 8% da trazodona e 2% da vortioxetina. A classe de antidepressivos ISRS pode reduzir a libido em ambos os sexos, afetar a excitação (lubrificação nas mulheres e função erétil nos homens), causar anorgasmia no sexo feminino e aumentar a latência para ejaculação no sexo masculino. Como estratégia para disfunção relacionada com o uso de ISRS, é possível inicialmente aguardar até 8 semanas para o melhor efeito antidepressivo, que por vezes pode trazer melhora na satisfação sexual. Outras estratégias possíveis para essa disfunção são: atingir a mínima dose terapêutica efetiva; reduzir a dose e associar outro antidepressivo com menor efeito sobre a função sexual; e trocar por outro antidepressivo.

Para o sexo masculino o tratamento da hiperplasia prostática benigna também pode trazer consequências. Os inibidores da alfarredutase-5 (finasterida, dutasterida) podem reduzir a libido, causar disfunção erétil ou distúrbio da ejaculação. Os bloqueadores alfa-adrenérgicos (doxasozina, tansulosina) podem aumentar a libido; entretanto, são associados à ejaculação retrógrada.

Em relação ao álcool, doses pequenas inicialmente promovem o aumento da ereção e do desejo sexual, devido a seu efeito vasodilatador. No entanto, maiores quantidades podem causar sedação, diminuir a libido e causar disfunção sexual transitória. O alcoolismo crônico pode provocar, além da disfunção hepática, a redução dos níveis de testosterona e o aumento dos níveis de estrógeno. Pode levar a polineuropatia alcoólica, que afeta diretamente a inervação peniana.

Outras patologias causando distúrbios do sistema nervoso central (SNC), como síndromes demenciais, parkinsonismos, acidente vascular encefálico, esclerose múltipla e traumatismo raquimedular, afetam direta e indiretamente a função sexual.

DISFUNÇÕES SEXUAIS MASCULINAS

Disfunção erétil

A disfunção erétil (DE) é a dificuldade de obter ou manter uma ereção com rigidez adequada até o final da relação sexual em mais de 75% das vezes. A DE tem alta prevalência em idosos, perfazendo a principal causa de disfunção sexual, e afeta 67% dos idosos acima de 70 anos. Entretanto, apenas 5% dos homens recebem tratamento. Pelo aumento da expectativa de vida, calcula-se que a prevalência de DE nos Estados Unidos aumentará em 30% até o ano de 2025.

Etiologia

A aquisição e a manutenção da ereção peniana é, primariamente, um fenômeno vascular, desencadeado por sinais neurológicos e facilitado apenas na presença de um meio hormonal apropriado e fatores psicológicos.

A DE pode ter causas vasculares (diabetes *mellitus*, hipertensão arterial sistêmica, dislipidemia, doença coronariana e cerebrovascular, pós-radioterapia, tabagismo), neurogênicas (doença de Parkinson, esclerose múltipla, demências em geral, etilismo, pós-prostatectomia), anatômicas (fratura peniana e doença de Peyronie), endócrinas (hiper e hipotireoidismo, hiperprolactinemia e deficiência de testosterona, sendo a última controversa como causa isolada de DE), psicogênicas (transtornos ansiosos e depressivos), medicamentosas (Tabela 3) ou mistas, mais comum em idosos, que costumam ter mais fatores orgânicos do que psicogênicos, ao contrário dos jovens.

Diagnóstico

O Índice Internacional de Função Erétil (IIEF) é um escore composto de 15 questões em cinco domínios: função erétil, orgasmo, desejo sexual, satisfação sexual e satisfação geral. Foi validado para diagnosticar e graduar a DE e verificar a efetividade do tratamento. Cada questão tem valor que varia de 1 a 5 e a soma das respostas gera um escore final para cada domínio, com valores baixos indicando qualidade da vida sexual ruim. Exames específicos, como o Doppler peniano, a arteriografia pélvica e os estudos neuroendocrinológicos, são solicitados apenas para casos de exceção entre os idosos.

TABELA 3 Principais medicações envolvidas na etiologia da disfunção erétil

Medicação	Fase do ciclo sexual afetada
Antidepressivos em geral, notadamente ISRS	Desejo e orgasmo
Espironolactona	Excitação
Diuréticos tiazídicos	Excitação e platô
Bloqueadores adrenérgicos (clonidina, alfametildopa, propranolol)	Excitação e platô
Digitálicos (digoxina)	Excitação
Cetoconazol	Desejo e excitação
Cimetidina	Desejo e excitação
Metoclopramida	Excitação

ISRS: inibidor seletivo da recaptação da serotonina.

Tratamento

Mudança no estilo de vida

A atividade física aeróbica por cerca de 3 horas/semana melhora o desempenho sexual inclusive entre idosos, assim como redução de massa gorda, cessação de tabagismo ou etilismo e controle dos fatores de risco cardiovasculares auxiliam no tratamento da DE.

Terapêutica de primeira linha: inibidores da fosfodiesterase-5

A eficácia, associada à facilidade de uso e o perfil de poucos efeitos colaterais dos inibidores da fosfodiesterase-5 (iFDE5), se baseia no papel do óxido nítrico na vasodilatação peniana, mediada por guanosina monofosfato cíclico (GMPc), responsável por iniciar e manter uma ereção. A perda da ereção é relacionada com o catabolismo do GMPc pela enzima fosfodiesterase-5; os iFDE5 garantem maior atuação do GMPc, resultando em ereções mais efetivas e duradouras.

Os iFDE5 não serão eficazes se o idoso não realizar os estímulos físicos e emocionais necessários para o início de uma ereção adequada. São contraindicados em pacientes sob uso de nitratos e devem ser prescritos com bastante cautela em pacientes que tomam bloqueadores alfa-adrenérgicos pelo risco de hipotensão. A Tabela 4 mostra as principais medicações desta classe.

Terapêuticas de segunda linha

Dispositivos de ereção a vácuo

Os dispositivos não são invasivos, têm baixas taxas de complicações e não têm restrições na frequência de utilização. Contudo, exigem boa destreza manual, levam à perda do ângulo agudo da ereção e induzem a descoloração do pênis. Os dispositivos podem causar contusão pela constrição e interferem na ejaculação, sendo comuns queixas de dor ou falta de ejaculação anterógrada (40% dos casos). Pacientes em anticoagulação ou com discrasias sanguíneas devem ter cautela no uso.

Dispositivo intrauretral com alprostadil

O supositório de alprostadil (prostaglandina E1) produz relaxamento e dilatação arteriolar, com consequente ereção. Após sua administração e massagem local, a ereção ocorre em 15 minutos, com duração de 30 a 60 minutos. A resposta terapêutica efetiva ocorre em torno de 60% dos pacientes. O inconveniente é a necessidade de habilidade na técnica de aplicação, o que restringe seu uso. O efeito adverso mais frequente é a dor peniana durante a aplicação. Também podem ocorrer taquicardia, tontura e síncope pelo escape de alprostadil para a circulação. Na parceira podem ocorrer prurido, desconforto vaginal e indução de trabalho de parto, sendo contraindicado na gravidez.

TABELA 4 Lista dos inibidores da fosfodiesterase e suas principais características no tratamento da disfunção erétil

Princípio ativo	Marca de referência	Dose habitual	Instruções de uso	Duração do efeito	Efeitos colaterais	Interações medicamentosas
Sildenafila	Viagra®	50-100 mg	1 hora antes da relação sexual, sem ingesta alimentar	4 horas	Cefaleia, dispepsia, diarreia, rinite, epistaxe, distúrbios visuais (visão azulada)	Todos os inibidores do citocromo P450 (p. ex., inibidores de protease, certos antifúngicos e macrolídeos) aumentam as concentrações séricas dos iFDE5. Evitar uso de suco de toranja (*grapefruit*).
Vardenafila	Levitra®	5-10 mg	1 hora antes da relação sexual, sem ingesta alimentar	4 horas	Os mesmos da sildenafila, exceto alterações visuais	
Tadalafila	Cialis®	10-20 mg antes das relações ou 2,5-5 mg diariamente	1 hora antes da relação sexual ou uso diário, sem restrição de ingesta alimentar	Até 36 horas	Os mesmos da sildenafila, exceto alterações visuais	
Avanafila	Spedra®	100-200 mg	15 min antes da relação sexual, sem ingesta alimentar	6-18 horas	Os mesmos da sildenafila, exceto alterações visuais	

iFDE5: inibidores da fosfodiesterase-5.

Injeção peniana (intracavernosa)

A combinação de prostaglandina E1 (alprostadil), papaverina e fentolamina apresentou eficácia superior ao uso isolado de qualquer uma dessas substâncias, com menos efeitos colaterais. Após a aplicação, deve-se massagear o corpo do pênis por 30 segundos e a ereção ocorrerá em 5 a 10 minutos. Deve-se restringir o uso dessa técnica para até 3 vezes/semana, diminuindo a probabilidade de eventos adversos (dor, hematoma ou fibrose peniana). A taxa de sucesso chega a 80%. Geralmente os pacientes que não respondem ao tratamento são aqueles com DE arterial grave ou anormalidades venosas.

Terapêutica medicamentosa oral para disfunção erétil psicogênica

Para a DE psicogênica e transtorno de humor associado, as opções terapêuticas que menos interferem na sexualidade são trazodona, mirtazapina, bupropiona e vortioxetina. Há risco de priapismo (ereção prolongada, acima de 4 horas de duração).

Tratamento psicológico

Acredita-se que quase todos os idosos afetados por DE tenham tanto fatores orgânicos quanto psíquicos. História clínica que sugere etiologia psicogênica inclui: início súbito, relacionado com algum evento da vida (separação conjugal, viuvez, aposentadoria, entre outros); manutenção de ereções noturnas ou matinais; DE intermitente; história de conflitos de relacionamento familiar e conjugal. Entre as técnicas de terapia psicossexual destacam-se: terapia comportamental, cognitiva, psicoanalítica e psicoeducacional.

Transtorno do desejo sexual masculino hipoativo

A desordem da libido tem prevalência em cerca de 10% em homens, a qual aumenta com a idade e frequentemente acompanha outra desordem sexual, como a disfunção erétil; por conseguinte, a anamnese deve incluir uma sequência cronológica.

As principais causas relacionadas são: medicamentosa (inibidores de receptação de serotonina, inibidores da alfarredutase-5, analgésicos opioides), alcoolismo, depressão, fadiga, problemas conjugais, doenças sistêmicas e deficiência de testosterona.

Hipogonadismo masculino

O hipogonadismo é o reflexo da diminuição da espermatogênese e da produção de testosterona. A partir dos 50 anos, há um declínio dos níveis séricos de testosterona total (0,4-0,8% ao ano) e livre (1-2% ao ano), e aumenta o nível de globulina ligante de hormônios sexuais (SHBG, *sex hormone binding globulin*). Ocorre menor variação dos níveis séricos de testosterona ao longo do dia: enquanto nos jovens existe um pico matinal, nos idosos tende a existir um nível em platô. Porém, mesmo com essas alterações o hipogonadismo sintomático não é considerado fisiológico.

A queda patológica dos níveis de testosterona, além de impactar nas fases do ciclo sexual dos idosos (particularmente no desejo, na excitação e no platô), também pode levar a repercussões em outros sistemas: obesidade central, fadiga, perdas óssea e de massa e força muscular, diminuição da velocidade de marcha, anemia e distúrbios de humor e da cognição.

A obesidade visceral (central) está associada ao aumento nos níveis de peptídeo C, glicose e insulina, desempenhando efeito negativo sobre os níveis de testosterona. Em obesos há aumento da atividade da enzima aromatase, que transforma testosterona em estradiol na corrente sanguínea, suprimindo a testosterona por *feedback* negativo, levando à diminuição da lipólise e aumento da deposição de gordura abdominal, constituindo-se por conseguinte um ciclo vicioso.

Etiologia e diagnóstico

A *deficiência androgênica do envelhecimento masculino* (DAEM), com componentes de hipogonadismo primário e secundário, não ocorre em todos os idosos. Não se deve fazer rastreamento de DAEM em homens assintomáticos e sem queixas, exceto em diabéticos e obesos. O critério para diagnóstico da DAEM baseia-se na coexistência de níveis séricos baixos de testosterona total ou livre com sinais e sintomas compatíveis com hipogonadismo. Os sintomas mais comuns são: diminuição da libido, DE, aumento da gordura visceral, perda de massa muscular, perda de massa óssea, diminuição dos pelos, depressão, desânimo, dificuldade de concentração, perda da memória, irritabilidade, declínio do sono e anemia.

Os níveis séricos normais de testosterona total variam entre 300 e 800 ng/dL. Considera-se hipogonadismo valores menores que 231 ng/dL, mas as repercussões clínicas tendem a aparecer com níveis inferiores a 150 ng/dL. A distinção entre hipogonadismo primário e secundário se faz pela dosagem de hormônio folículo estimulante (FSH, *follicle-stimulating hormone*) e hormônio luteinizante (LH, *luteinizing hormone*), que estarão aumentados apenas no hipogonadismo primário. Em alguns casos serão necessários a dosagem de SHBG e o exame da testosterona livre (que pode ser dosada pelo método de diálise ou calculada).

Tratamento

O tratamento do hipogonadismo se baseia na reposição de testosterona, com o objetivo de atingir níveis séricos normais (300-400 ng/dL em idosos, diferente do patamar de 500-600 ng/dL em jovens). No entanto, tem benefício comprovado somente para idosos com hipogonadismo sintomático. As opções de tratamento são descritas na Tabela 5.

Ejaculação retardada

Consiste na ejaculação com retardo acentuado, com baixa frequência marcante ou ausente em ao menos 75% das relações por no

TABELA 5 Principais apresentações de testosterona utilizadas no tratamento do hipogonadismo masculino

Tipo de formulação	Substância	Posologia	Local de aplicação	Considerações
Testosterona IM de longa duração	Enantato de testosterona (200 mg/mL) e cipionato de testosterona (100 ou 200 mg/mL)	100-200 mg a cada 2 semanas	Coxas (autoaplicação) ou nádegas (outra pessoa aplicando)	Podem causar grande flutuação dos níveis séricos de testosterona
Testosterona IM de muito longa duração	Undecanoato de testosterona (250 mg/mL ou 1.000 mg/4 mL)	Dose inicial de 750 mg, seguida de 750 mg após 4 semanas, e depois 750 mg trimestralmente	Glúteo médio	Risco de embolia gordurosa associada à injeção
Adesivos transdérmicos	Testosterona transdérmica de 24 horas de duração (Androderm® ou Andropatch®)	1-2 adesivos/dia	Dorso, abdome, braço ou parte superior da coxa na pele sem lesões	Risco de *rash* cutâneo, difícil adesão ao tratamento
Pomadas e géis tópicos (pele)	Testosterona tópica a 1%, 1,62% ou 2% (Testogel®, Androgel®)	1 dose/dia	Dorso, abdome, coxa ou axila, em pele sem lesões	Nem todos os idosos com hipogonadismo alcançam níveis séricos normais de testosterona com esta preparação
Testosterona oral	Undecanoato de testosterona (40 mg)	40-80 mg, 2 ×/dia (após café e após jantar)	Oral (ingesta de comprimido)	Efeitos colaterais gastrointestinais
Implante SC	Testosterona em implante (75 mg)	150-450 mg a cada 3-6 meses	Quadril (SC)	Necessidade de incisão para implante; risco de infecção e fibrose no local
Testosterona bucal tópica	Testosterona em goma (30 mg)	30 mg, 2 ×/dia	Cavidade oral	Má adesão, irritação pela goma

IM: intramuscular; SC: subcutâneo.

mínimo 6 meses de evolução, e que trazem dano ao paciente. O homem relata dificuldade ou incapacidade para ejacular apesar de estimulação adequada e desejo de ejacular. A definição de retardo não tem limites precisos, pois não há consenso do que seria um tempo razoável.

São fatores a serem avaliados para ponderação etiológica e/ou terapêutica: relativos à parceira (p. ex., problemas sexuais, estado de saúde), ao relacionamento, individuais (p. ex., questões de imagem corporal, psiquiátricas, morbidades e medicações), além de culturais ou religiosos.

Ejaculação precoce

Atualmente definida como ejaculação que quase sempre ocorre antes ou dentro de aproximadamente um minuto da penetração; inabilidade para retardar a ejaculação em pelo menos quase todas as penetrações e relato de experiências negativas com dano psíquico e frustração.

É a principal causa de disfunção sexual em jovens. Em contrapartida, sua prevalência não é muito estudada em idosos. Em estudo com mais de 800 idosos, a ejaculação precoce é sutilmente menos comum na faixa etária entre

65 e 74 anos quando comparada com homens entre 57 e 64 anos.

A etiologia muitas vezes é incerta ou obscura. Sabe-se que fatores psicológicos podem estar relacionados. Como manejo, o suporte psicológico individual e de casal e o tratamento farmacológico podem ser os pilares de atuação. No que tange às medicações, são opções antidepressivos inibidores de receptação de serotonina (como paroxetina), analgésicos opioides (tramadol é o único estudado para este fim) e o uso de anestésico na glande (p. ex., lidocaína gel). Como tratamento não farmacológico também podem ser implementadas técnicas como *start-stop* (início e cessação sequenciados) ou compressão da base do pênis durante o intercurso sexual.

Ejaculação retrógrada

A ejaculação retrógrada (que ocorre em direção à bexiga) está associada a cirurgias de próstata ou bexiga ou uso de alfabloqueadores. O paciente não elimina sêmen pela uretra durante o orgasmo. O tratamento envolve orientação e analgesia se houver relato de dor. Em casos selecionados, pelo risco de infertilidade, podem ser usadas pseudoefedrina e imipramina.

DISFUNÇÕES SEXUAIS FEMININAS

Para as mulheres a sexualidade tende a ser moldada pelas mudanças fisiológicas e psicológicas trazidas pela menopausa. As consequências desse evento são atrofia urogenital, diminuição da lubrificação e vasocongestão, declínio da sensibilidade nas zonas erógenas e diminuição da libido e da resposta sexual.

Doenças que afetam a mobilidade e a atividade física reduzem o desejo sexual. A imagem corporal e o sentimento de atração também sofrem modificações com o envelhecimento, resultando em menor interesse na atividade sexual. Além disso, dor ou problemas físicos como artrite e incontinência urinária podem aumentar o desconforto ou causar dificuldades durante a atividade sexual.

Em geral, e considerando os problemas sexuais como um todo, parece factível que 40% da população feminina seja afetada, com prevalência maior de 50% em mulheres perimenopausadas e pós-menopausadas.

Várias patologias trazem reflexo direto sobre a função sexual feminina. Um exemplo é a incontinência urinária, responsável por disfunção sexual em 26 a 47% das mulheres idosas. O tratamento cirúrgico dessa condição nem sempre traz bons resultados. Uma revisão sistemática mostrou que em 32% dos casos não há melhora e em 13% existe piora clínica relatada por associação de mais uma queixa, a dispareunia. A histerectomia pode trazer reflexo positivo para as que sofrem de dor ou sangramento uterino ou negativo para as que já apresentam problemas sexuais ou têm transtorno depressivo associado.

Neoplasias ginecológicas também podem trazer reflexos negativos, com dispareunia secundária ao processo de cirurgia ou radioterapia local, supressão ovariana cirúrgica ou farmacológica induzida. Câncer de mama e seu tratamento também podem resultar em danos físicos (p. ex., mastectomia), psíquicos ou até hormonais, com o uso de bloqueadores hormonais.

As principais disfunções sexuais na mulher idosa são: transtorno da excitação sexual feminina, transtorno da dor genitopélvica e transtorno do orgasmo feminino.

Transtorno da excitação sexual feminina

Tem prevalência crescente com o avançar da idade e atinge cerca de 47% na faixa etária de 66 a 74 anos. O diagnóstico é feito pela presença de pelo menos três dos seguintes critérios:

1. Interesse reduzido ou ausente na atividade sexual;

2. Redução ou ausência de pensamentos eróticos ou fantasias;
3. Redução da iniciativa e refratariedade à intenção do parceiro de iniciar uma relação;
4. Redução do prazer em pelo menos 75% das relações sexuais;
5. Redução da excitação em resposta a qualquer tipo de estímulo (verbal, visual ou outros).

A depressão está presente em 17 a 26% das mulheres com baixo desejo sexual; por conseguinte, deve sempre ser aventada a possibilidade de transtorno de humor associado.

A flibanserina (Addyi®), droga intitulada como "viagra feminino", foi liberado pela Food and Drug Administration (FDA) dos Estados Unidos em 2015 como tratamento do baixo desejo sexual em mulheres na pré-menopausa. Trata-se de uma terapia de uso diário e que tem interação com vários fármacos e com o álcool. Sua eficácia se mostrou limitada.

Transtorno da dor genitopélvica ou penetração

Pode ser subdividido em duas categorias: dispareunia (dor genital recorrente ou persistente associada à relação sexual, que causa desconforto pessoal) e vaginismo (espasmo involuntário recorrente ou persistente da musculatura do terço externo da vagina, que interfere na penetração vaginal e causa lesões e aflição).

Este transtorno é diagnosticado quando há dificuldades recorrentes ou permanentes com um dos seguintes aspectos: penetração vaginal durante o ato sexual; dor pélvica ou vulvar durante tentativas de penetração; medo marcado em sentir dor em antecipação a ato sexual ou durante a penetração vaginal; tensão dos músculos do assoalho pélvico durante a penetração.

O transtorno da dor genitopélvica aumenta em prevalência com o fator idade, baixo nível educacional, baixa condição econômica, estresse ou problemas emocionais e prevalência de sintomas do trato urinário. Por último, este transtorno está associado à deterioração da qualidade de vida das pacientes.

Transtorno do orgasmo feminino

Caracteriza-se pela ausência, demora ou pouca frequência de orgasmo ou intensidade muito reduzida das sensações orgásticas em pelo menos 75% das relações sexuais. Este distúrbio afeta 25% das mulheres e tem sua prevalência aumentada com a idade. Um estudo aponta um percentual de 34% de anorgasmia para mulheres entre 57 e 85 anos.

Diagnóstico das disfunções sexuais femininas

É importante obter uma história clínica completa, incluindo antecedentes ginecológicos e sexuais. Além dos itens já abordados para todos os pacientes com disfunções sexuais, deve-se fazer os seguintes questionamentos para as idosas: *status* menopausal; histórico gestacional; antecedente de cirurgias ou neoplasias pélvicas; dor pélvica ou vulvovaginal; sensação de vagina seca; sangramentos; incontinências urinária e fecal.

Em casos selecionados, há indicação de exames complementares como ultrassonografia transvaginal, culturas para gonorreia e clamídia (obtidas do colo uterino) e níveis séricos de hormônio estimulador da tireoide (TSH, *thyroid stimulating hormone*) e prolactina. Não é recomendada de rotina a dosagem de hormônios andrógenos para mulheres.

Tratamento das disfunções sexuais femininas

Medidas não farmacológicas

Além das medidas gerais já abordadas (educação, terapia de casal, psicoterapia), há benefício com as seguintes abordagens: fisioterapia com reabilitação pélvica (em casos de dor pélvica ou hipertonia do assoalho pélvico); tratamento das incontinências (urinária e fecal); uso de lubrificantes vaginais à base de água; vibradores ou livros com temas eróticos.

Medidas farmacológicas

A reposição de testosterona pode ser tentada por 3 a 6 meses em mulheres na pós-menopausa com transtorno do desejo hipoativo, que não obtiveram resultados com as medidas não farmacológicas. A referida reposição deve ser suspensa se a melhora não for atingida e não deve ser utilizada por mais de 24 meses diante da ausência de estudos de segurança e eficácia.

Os *estrogênios sistêmicos* (combinados ou não com progesterona) só beneficiam pacientes com disfunção sexual associada ao climatério sintomático, devendo ser usados por poucos anos e contraindicados fora desse contexto. O *estrogênio tópico* pode ser usado em casos de incontinência urinária e para atrofia vaginal, com melhora da dispareunia.

O *ospemifeno* é uma medicação oral aprovada pela FDA como alternativa ao uso de lubrificantes vaginais no tratamento da dispareunia associada à atrofia genital. No entanto, exige uso diário e não tem segurança comprovada para pacientes com fatores de risco para neoplasia mamária ou embolia pulmonar.

A *tibolona* é um esteroide sintético com propriedades estrogênicas, progestagênicas e androgênicas, aprovada para uso em mulheres menopausadas na Europa, porém está associada ao risco de neoplasia de mama e acidente vascular cerebral.

INFECÇÕES SEXUALMENTE TRANSMISSÍVEIS EM IDOSOS

A prevalência em indivíduos acima de 65 anos de infecção por clamídia aumentou em 52%, gonorreia em 75% e sífilis em 64% entre os anos de 2010 e 2014. Aproximadamente 21% dos diagnósticos de HIV e 27% dos casos de Aids em 2013 foram em pessoas acima de 50 anos.

CONSIDERAÇÕES FINAIS

- A educação em saúde é a melhor estratégia para a construção de conceitos que visualizem o idoso como um indivíduo livre para vivenciar sua sexualidade, desprendida de mitos e preconceitos que se solidificaram socialmente. É importante ressaltar que tais ações educativas devem envolver tanto idosos como não idosos, pois o envelhecimento é inerente ao ser humano e questões sobre a sexualidade precisam ser discutidas no percurso de todas as etapas da vida.
- A maioria dos homens e mulheres com mais de 60 anos relataram em pesquisas que eles têm relações sexuais pelo menos uma vez por mês. O preditor mais influente da atividade sexual parece ser a saúde física em homens mais velhos e a qualidade da relação conjugal em mulheres mais velhas.
- Os princípios gerais de tratamento das disfunções sexuais devem incluir tratamento de doenças crônicas, adaptações com tratamento para limitações físicas ou dor, educação, psicoterapia individual ou de casal, terapia farmacológica, além de informações sobre o envelhecimento normal.

BIBLIOGRAFIA

Agronin M. Sexual dysfunction in older adults. UpToDate. Waltham (U.S.): Wolters Kluwer, 2017 [updated 2017 Oct 24; cited 2019 Nov. 19]. Available from: https://www.uptodate.com/contents/sexual-dysfunction-in-older-adults.

Alencar DL, Marques APO, Leal MCC, Vieira JCM. Fatores que interferem na sexualidade de idosos: uma revisão integrativa. Ciênc Saúde Coletiva. 2014;19(8):3533-42. http://dx.doi.org/10.1590/1413-81232014198.12092013.

Allen NE, Key TJ, Dossus L, Rinaldi S, Cust A, Lukanova A, et al. Endogenous sex hormones and endometrial cancer risk in women in the European Prospective Investigation into Cancer and Nutrition (EPIC). Endocr Relat Cancer 2008;15(2):485-97. https://doi.org/10.1677/ERC-07-0064.

Becher E, Torres LO, Glina S. Consenso Latino-Americano sobre DAEM. São Paulo: PlanMark; 2013.

Bhasin S, Cunningham GR, Hayes FJ, Matsumoto AM, Snyder PJ, Swerdloff RS, et al. Testosterone therapy in men with androgen deficiency syndromes: an Endocrine Society clinical practice guideline. J Clin Endocrinol Metab, 2010;95(6):2536-59. https://doi.org/10.1210/jc.2009-2354.

Boolell M, Gepi-Attee S, Gingell JC, Allen MJ. Sildenafil, a novel effective oral therapy for male erectile dysfunction. Br J Urol. 1996;78(2):257-61.

Burke RM, Evans JD. Avanafil for treatment of erectile dysfunction: review of its potential. Vasc Health Risk Manag. 2012;8:517-23.

Canguven O, Bailen J, Fredriksson W, Bock D, Burnett AL. Combination of vacuum erection device and PDE5 inhibitors as salvage therapy in PDE5 inhibitor nonresponders with erectile dysfunction. J Sex Med. 2009; 6(9):2561-7.

Caruso S, Rugolo S, Agnello C, Intelisano G, Di Mari L, Cianci A. Sildenafil improves sexual functioning in premenopausal women with type 1 diabetes who are affected by sexual arousal disorder: a double-blind, crossover, placebo-controlled pilot study. Fertil Steril. 2006;85(5):1496-501.

Cunningham GR, Rosen RC. Overview of male sexual dysfunction. UpToDate. Waltham (U.S.): UpToDate; 2018 [updated 2019 Apr 18; cited 2019 Nov 19]. Available from: https://www.uptodate.com/contents/overview-of-male-sexual-dysfunction.

Ernst E, Pittler MH. Yohimbine for erectile dysfunction: a systematic review and meta-analysis of randomized clinical trials. J Urol. 1998;159(2):433-6.

Fink HA, Mac Donald R, Rutks IR, Nelson DB, Wilt TJ. Sildenafil for male erectile dysfunction: a systematic review and meta-analysis. Arch Intern Med. 2002;162(12):1349-60.

Gonzáles AI, Sties SW, Wittkopf PG, Mara LS de, Ulbrich AZ, Cardoso FL, et al. Validação do Índice Internacional de Função Erétil (IIFE) para uso no Brasil. Arq Bras Cardiol. 2013;101(2):176-82.

Gruenwald I, Shenfeld O, Chen J, Raviv G, Richter S, Cohen A, et al. Positive effect of counseling and dose adjustment in patients with erectile dysfunction who failed treatment with sildenafil. Eur Urol. 2006;50(1):134-40.

Hirsch M, Birnbaum RJ. Sexual dysfunction caused by selective serotonin reuptake inhibitors (SSRIs): management. UpToDate. Waltham (U.S.): UpToDate; 2019 [updated 2019 Oct 22; cited 2019 Nov. 19]. Available from: http://www.uptodate.com/contents/sexual-dysfunction-caused-by-selective-serotonin-reuptake-inhibitors-ssris-management.

[IBGE] Instituto Brasileiro de Geografia e Estatística. Tábua completa de mortalidade para o Brasil – 2017: breve análise da evolução da mortalidade no Brasil. Rio de Janeiro: IBGE; 2018 [citado em 2019 Nov 19]. Disponível em: http://biblioteca.ibge.gov.br/index.php/biblioteca-catalogo?view=detalhes&id=2101628.

Khera M, Cunningham GR. Treatment of male sexual dysfunction. UpToDate. Waltham (U.S.): UpToDate; 2019 [updated 2019 Ago 28; cited 2019 Nov. 19]. Available from: https://www.uptodate.com/contents/treatment-of-male-sexual-dysfunction.

Labrie F, Archer D, Bouchard C, Fortier M, Cusan L, Gomez JL et al. Effect of intravaginal dehydroepiandrosterone (Prasterone) on libido and sexual dysfunction in postmenopausal women. Menopause. 2009;16(5):923-31.

Lewis RW, Fugl-Meyer KS, Bosch R, et al. Epidemiology/risk factors of sexual dysfunction. J Sex Med. 2004;1(1):35-9.

Modelska K, Cummings S. Female sexual dysfunction in postmenopausal women: systematic review of placebo--controlled trials. Am J Obstet Gynecol. 2003; 188(1):286-93.

Morgentaler A, Zitzmann M, Traish AM, Fox AW, Jones TH, Maggi M, et al. Fundamental concepts regarding testosterone deficiency and treatment: international expert consensus resolutions. Mayo Clin Proc. 2016;91(7):881-96.

Nijland EA, Weijmar Schultz WC, Nathorst-Boös J, Helmond FA, Van Lunsen RH, Palacios S, et al. Tibolone and transdermal E2/NETA for the treatment of female sexual dysfunction in naturally menopausal women: results of a randomized active-controlled trial. J Sex Med. 2008;5(3):646-56.

Pace G, Silvestri V, Gualá L, Vicentini C. Body mass index, urinary incontinence, and female sexual dysfunction: how they affect female postmenopausal health. Menopause. 2009;16(6):1188-92.

Palacios S, Castaño R, Grazziotin A. Epidemiology of female sexual dysfunction. Maturitas. 2009;63(2):119-23.

Rozendo AS, Alves JM. Sexualidade na terceira idade: tabus e realidade. Kairós Gerontologia. 2015;18(3):95-107 [citado em 2019 Nov 19]. Disponível em: https://revistas.pucsp.br/kairos/article/view/26210.

Sarris AB, Nakamura MC, Fernandes GR, Staichak RL, Pupulim AF, Sobreiro BP. Fisiopatologia, avaliação e tratamento da disfunção erétil: artigo de revisão. Rev Med (São Paulo). 2016;95(1):18-29.

Sayuk GS, Gott BM, Nix BD, Lustman PJ. Improvement in sexual functioning in patients with type 2 diabetes and depression treated with bupropion. Diabetes Care. 2011;34(2):332-4.

Shifren JL. Overview of sexual dysfunction in women: epidemiology, risk factors, and evaluation. Waltham (U.S.): UpToDate; 2019 [updated 2019 Oct 23; cited 2019 Nov. 19]. Available from: https://www.uptodate.com/contents/overview-of-sexual-dysfunction-in-women-epidemiology-risk-factors-and-evaluation.

Spitzer M, Basaria S, Travison TG, Davda MN, Paley A, Cohen B, et al. Effect of testosterone replacement on response to sildenafil citrate in men with erectile dysfunction: a parallel, randomized trial. Ann Intern Med. 2012;157(10):681-91.

Tsertsvadze A, Fink HA, Yazdi F, MacDonald R, Bella AJ, Ansari MT, et al. Oral phosphodiesterase-5 inhibitors and hormonal treatments for erectile dysfunction: a systematic review and meta-analysis. Ann Intern Med. 2009;151(9):650-61.

van Anders SM. Testosterone and sexual desire in healthy women and men. Arch Sex Behav. 2012;41(6):1471-84.

Wierman ME, Arlt W, Basson R, Davis SR, Miller KK, Murad MH, et al. Androgen therapy in women: a reappraisal: an Endocrine Society clinical practice guideline. J Clin Endocrinol Metab. 2014;99(10):3489-510.

SEÇÃO VI

Neuropsiquiatria geriátrica

Envelhecimento cognitivo, comprometimento cognitivo leve e principais aspectos da avaliação cognitiva

36

Daniel Apolinario
Paula Schimidt Brum

ENVELHECIMENTO CEREBRAL

Aspectos estruturais

O envelhecimento cerebral pode ser entendido como um processo multifatorial envolvendo componentes como estresse oxidativo, disfunção mitocondrial, ativação inflamatória, deposição anômala de proteínas e acúmulo progressivo de lesões microvasculares. Esses processos são acompanhados da redução apoptótica do número de neurônios e diminuição do número de sinapses. Do ponto de vista estrutural, observa-se a partir dos 40 anos uma perda do volume da substância branca e da substância cinzenta, resultando em diminuição do peso do encéfalo a uma taxa de 5% por década. Estudos de volumetria têm revelado que o córtex pré-frontal e o *striatum* são as regiões mais afetadas pelo envelhecimento.

Em um estudo com análise *post-mortem* do encéfalo de 467 indivíduos, uma prevalência elevada de lesões neuropatológicas foi encontrada em idosos falecidos sem demência, incluindo corpos de Lewy neocorticais (6%), microinfartos (25%), macroinfartos (29%), deposição de substância amiloide (82%) e emaranhados neurofibrilares (100%). Tais achados demonstram que a presença expressiva de lesões neuropatológicas subclínicas é observada como parte do que se tem chamado de envelhecimento cognitivo normal.

Aspectos funcionais

Acompanhando as alterações estruturais já descritas, observa-se no envelhecimento um declínio lentamente progressivo de grande parte das funções cognitivas. Em testes neuropsicológicos sensíveis, indivíduos com 80 anos apresentam desempenho de cerca de um desvio-padrão abaixo daquele observado aos 50 anos. O declínio associado ao envelhecimento mostra-se particularmente pronunciado nas tarefas que envolvem memória episódica e velocidade psicomotora. Por outro lado, algumas funções relacionadas com o vocabulário e os conhecimentos mostram-se estáveis ou até melhoram com o envelhecimento.

Uma das características marcantes no processo de envelhecimento cognitivo é a heterogeneidade. Mesmo em populações de idosos saudáveis, excluindo-se indivíduos com doença neurológica ou psiquiátrica, observam-se trajetórias de envelhecimento cognitivo muito diversas. Os fatores que explicam essa heterogeneidade têm sido alvo de grande interesse. Em um estudo que acompanhou 856 idosos sem demência com avaliações neuropsicológicas anuais (representando o envelhecimento cognitivo normal), as alterações neuropatológicas explicaram 41% da variância observada na velocidade do declínio cognitivo, sugerindo que uma parte das alterações cognitivas observadas no envelhecimento pode ser atribuída ao acúmulo de lesões neuropatológicas subclínicas, especialmente depósitos de proteína amiloide e emaranhados neurofibrilares.

Entre os outros fatores que podem explicar a heterogeneidade das trajetórias cognitivas no envelhecimento podem ser citados herança genética, traço de personalidade, transtornos psiquiátricos, privação de estímulos por déficits sensoriais e fatores relacionados com o estilo de vida na composição de um construto protetor denominado *reserva cognitiva*.

Reserva cognitiva

A ideia subjacente à existência de uma reserva cognitiva deriva de observações sobre a discrepância entre a carga de lesões patológicas no encéfalo e as manifestações clínicas (comprometimento cognitivo). Evidências acumuladas nos últimos anos indicam que indivíduos mais escolarizados, com maior envolvimento em atividades intelectualmente estimulantes e maior engajamento em atividades sociais resistem melhor às lesões neuropatológicas e apresentam menor risco de declínio cognitivo.

O indivíduo com reserva cognitiva mais alta seria capaz de tolerar uma quantidade maior de agressões neuropatológicas antes de desenvolver sintomas. Achados de neuroimagem funcional sugerem que o encéfalo de uma pessoa com maior reserva cognitiva pode contornar o efeito de lesões neuropatológicas através da ativação de recursos de processamento mais econômicos, estabelecimento de vias neurais alternativas e outros mecanismos compensatórios. Há ainda evidências experimentais que reforçam a plausibilidade biológica da teoria da reserva cognitiva. Animais alocados em ambientes mais estimulantes apresentam neurogênese intensificada e níveis mais elevados de fator neurotrófico derivado do cérebro (BDNF, *brain-derived neurotrophic factor*), elementos importantes para a manutenção da plasticidade cerebral. Em suma, há um corpo de evidências bem sedimentado indicando que o envolvimento em atividades intelectualmente estimulantes e de interação social podem modificar o declínio cognitivo associado ao envelhecimento e reduzir o risco de transtornos neurocognitivos.

QUEIXAS COGNITIVAS

As queixas cognitivas são comuns entre os idosos, constituem uma fonte importante de preocupação e frequentemente determinam procura de atendimento médico. Em estudos populacionais, cerca de metade das pessoas idosas afirma apresentar dificuldade em tarefas com demanda cognitiva.

Fatores associados às queixas cognitivas

A utilidade da percepção do indivíduo sobre seu próprio desempenho cognitivo tem sido questionada. É comum que o idoso com declínio cognitivo não tenha boa percepção do quadro, em um fenômeno denominado anosognosia. De fato, em uma metanálise de 50 estudos que reuniram 58.778 participantes, foi encontrada uma associação fraca entre a presença de queixa e a presença de déficit cognitivo. Assim, recomenda-se que as estratégias de rastreio e de avaliação nunca sejam baseadas exclusivamente na opinião do próprio indivíduo sobre seu desempenho, mas sim em testes objetivos e relatos de informantes com convívio próximo. Se, por um lado, uma associação fraca tem sido observada entre a percepção subjetiva e a presença de déficit, por outro lado associações fortes têm sido encontradas entre as queixas cognitivas e sintomas psiquiátricos como depressão e ansiedade. Assim, frente a uma queixa cognitiva, uma avaliação de sintomas psiquiátricos deve ser tomada como prioridade.

Anamnese das queixas cognitivas

O idoso com queixas cognitivas deve ter seus relatos valorizados através de uma anamnese dirigida. Entre as questões a serem realizadas são sugeridas as seguintes:

- Há quanto tempo você tem notado essas alterações?
- Você acredita que os sintomas pioraram no último ano?
- Outras pessoas do seu convívio notaram e comentaram que sua memória está pior?
- Você acha que sua memória está abaixo do que seria esperado para sua faixa etária?
- Essas dificuldades lhe preocupam ou lhe incomodam? Por quê?
- Por favor, dê exemplos de situações do dia a dia em que essas dificuldades acontecem.

Além de garantir que as queixas estão sendo ouvidas e valorizadas, a anamnese dirigida pode fornecer informações importantes na estratificação de risco. Queixas numerosas, contadas em detalhes, hipervalorizadas e nas quais predominam as distrações são mais características de transtornos depressivos ou ansiosos. Por outro lado, queixas vagas, subvalorizadas, com predomínio de esquecimentos e que foram estimuladas por um familiar são mais características dos transtornos neurocognitivos.

Declínio cognitivo subjetivo

O termo *declínio cognitivo subjetivo* (DCS) tem sido utilizado para caracterizar um quadro de queixa cognitiva persistente em indivíduos em que não se observa a presença de comprometimento cognitivo ou transtorno psiquiátrico após avaliação cuidadosa. A Tabela 1 apresenta os critérios diagnósticos propostos para DCS.

TABELA 1 Critérios para declínio cognitivo subjetivo (1 e 2 devem estar presentes)

1. Percepção persistente, do próprio indivíduo, de declínio nas capacidades cognitivas em comparação com um estado prévio e não relacionado com evento agudo.
2. Desempenho normal em testes cognitivos padronizados em comparação com referências normativas ajustadas para idade, sexo e escolaridade.

Critérios de exclusão:

- Diagnóstico de comprometimento cognitivo leve, doença de Alzheimer prodrômica ou demência.
- Sintomas que podem ser explicados por transtornos psiquiátricos, doença neurológica, diagnósticos médicos, uso de medicamentos ou substâncias.

A relevância do DCS como diagnóstico tem encontrado suporte em estudos recentes indicando que os idosos com essa condição apresentam risco levemente aumentado de desenvolver demência nos anos subsequentes. Atualmente nenhuma medicação ou intervenção não farmacológica é recomendada como rotina para idosos com DCS. O indivíduo deve ser tranquilizado e, caso o quadro persista, a avaliação cognitiva pode ser repetida anualmente. Investigações com neuroimagem e biomarcadores não adicionam informações relevantes nesses casos e devem ser evitadas. Atividades de estimulação cognitiva, interação social e prática de exercícios devem ser recomendadas como medidas preventivas que compõem um estilo de vida saudável. O treino cognitivo pode ser indicado para indivíduos frustrados com as dificuldades e que desejam melhorar seu desempenho.

COMPROMETIMENTO COGNITIVO LEVE

O termo comprometimento cognitivo leve (CCL) designa um declínio das funções cognitivas acima do que seria esperado no envelhecimento normal, mas que não chega a comprometer a independência em atividades de vida diária e, portanto, não preenche critérios para demência. Em alguns casos o CCL corresponde à fase inicial de um processo neurodegenerativo com grande risco de evolução para demência, representando uma janela com potencial para intervenções. Em outros casos, o CCL está associado a condições clínicas potencialmente reversíveis que podem ser abordadas com sucesso se identificadas precocemente. Os critérios de Petersen modificados para CCL são descritos a seguir:

- O indivíduo não apresenta desempenho cognitivo normal, mas não chega a preencher critérios para diagnóstico de demência.
- Há relato de declínio cognitivo (do próprio indivíduo ou de um informante) em conjunto com a observação de comprometimento em testes objetivos.
- As atividades de vida diária estão preservadas ou há comprometimento mínimo nas atividades instrumentais complexas.

Subtipos de comprometimento cognitivo leve conforme os domínios cognitivos comprometidos

Inicialmente, o CCL é classificado como *amnésico ou não amnésico* de acordo com a presença ou não de comprometimento de memória. Subsequentemente, o CCL é classificado como *único* ou de *múltiplos domínios* de acordo com os testes cognitivos alterados. Assim, o indivíduo com CCL pode receber uma das quatro classificações a seguir:

1. amnésico de único domínio;
2. amnésico de múltiplos domínios;
3. não amnésico de único domínio;
4. não amnésico de múltiplos domínios.

Essa classificação descreve de forma simplificada o perfil neuropsicológico dos déficits e baseia-se na hipótese de que o comprometimento diferencial dos domínios reflete diferentes neuropatologias subjacentes. De fato, estudos prospectivos confirmaram que o CCL amnésico evolui com maior frequência para demência por doença de Alzheimer, e o CCL não amnésico apresenta maior probabilidade de evoluir para demências associadas a outras neuropatologias.

Taxas de conversão para demência

Em uma metanálise de 41 estudos de coorte que descreveram desfechos em pacientes com CCL, a taxa de conversão para demência foi de 9,6% ao ano em centros especializados e 4,9% em amostras da comunidade. Indivíduos com CCL apresentaram risco de evolução para demência quase 14 vezes maior quando comparados com os que não o possuem.

Alguns dados iniciais deram a ideia de que, se acompanhados por tempo suficiente, todos os pacientes com CCL acabariam desenvolvendo demência no longo prazo. No entanto, em estudos com seguimento prolongado foi possível notar que a taxa cumulativa de conversão ao final do período de observação raramente ultrapassa 50%. Em uma metanálise de estudos com seguimento prolongado (pelo menos 5 anos), foi encontrada uma taxa cumulativa de conversão de 31%. Em outro estudo foram acompanhados 874 indivíduos com CCL até a morte, perfazendo um tempo de seguimento médio de 7,9 anos. Desses indivíduos, apenas 47% desenvolveram demência, ao passo que 39% mantiveram o diagnóstico de CCL e 14% apresentaram reversão dos déficits.

De forma geral os estudos com seguimento de longo prazo refutam a hipótese de que todos os casos de CCL representam uma condição progressiva e de transição inevitável para a demência. Ao contrário, as evidências acumuladas até o momento apontam para a necessidade de investigar causas potencialmente reversíveis e avaliar o risco de conversão conforme as particularidades de cada caso.

Fatores associados a um maior risco de evolução para demência

- *Idade:* a probabilidade de o CCL representar uma doença neurodegenerativa evolutiva é muito baixa em indivíduos abaixo de 65 anos, a menos que haja história familiar sugestiva para mutação autossômica dominante. Por outro lado, alguns estudos têm encontrado taxas de conversão próximas a 100% para CCL amnésico, com déficits mais graves nas faixas etárias avançadas.
- *Gravidade dos déficits cognitivos:* a ideia de que o CCL com déficit cognitivo mais grave apresenta maior risco de evolução para demência já foi demonstrada em diversos estudos. Alguns autores propõem que o CCL seja classificado como *inicial* para *z*-escores na faixa de -1 a -1,5 e *tardio* para *z*-escores abaixo de -1,5. Em um estudo prospectivo que comparou controles com CCL amnésico, o risco de conversão para demência foi 2 vezes maior nos pacientes com CCL inicial e 11 vezes maior nos pacientes com CCL tardio.
- *Subtipo de CCL de acordo com os domínios comprometidos:* estudos prospectivos têm revelado que o CCL amnésico está associado a maior risco de demência em comparação com o CCL não amnésico e que o comprometimento de múltiplos domínios está associado a maior risco do que o comprometimento de um domínio isolado. Assim, o CCL amnésico de múltiplos domínios é o subtipo associado às maiores taxas de conversão para demência.
- *Comprometimento em atividades instrumentais:* antes de apresentar perda da independência funcional, o indivíduo com CCL em progressão começa a encontrar dificuldades, como maior lentidão e maior número de erros. Observa-se então o abandono progressivo de atividades mais complexas, o desenvolvimento de estratégias adaptativas e a necessidade crescente de supervisão. Pontuações indicativas de maior comprometimento em questionários de atividades instrumentais estão associadas a maior risco de progressão para demência.
- *Sintomas neuropsiquiátricos:* sintomas neuropsiquiátricos semelhantes àqueles observados na demência, porém de menor intensidade, têm sido encontrados nos indivíduos com CCL. Em revisão sistemática que incluiu 21 estudos, os sintomas encontrados com maior frequência nos pacientes com CCL foram depressão (30%), distúrbios do sono (18%) e apatia (15%). Estudos longitudinais têm revelado que a presença desses sintomas está associada a maior risco de conversão para demência.
- *Biomarcadores:* no paciente com CCL, a redução de Abeta42 e o aumento de T-tau e P-tau no líquor estão associados a maior risco de progressão para demência por doença de Alzheimer. Outros biomarcadores de neuroimagem também têm se mostrado promissores nessa função. No entanto, os biomarcadores não estão bem padronizados para a prática clínica e não devem ser solicitados como rotina. Recomenda-se que sejam considerados em casos selecionados conduzidos por especialistas com experiência nesse campo.

Abordagem do CCL

A investigação de um quadro de CCL requer a aplicação de testes sensíveis para avaliar os principais domínios cognitivos (memória, atenção, linguagem, funções executivas e funções visuoespaciais). Quando uma avaliação neuropsicológica não está disponível, devem ser utilizados testes globais com sensibilidade suficiente para detectar CCL, como o Montreal Cognitive Assessment (MoCA) ou o Addenbrook's Cognitive Examination III (ACE-III). São ainda fundamentais para o diagnóstico o exame neurológico dirigido, o rastreio de sintomas psiquiátricos e a entrevista com um informante de convívio próximo.

Assim como ocorre nos quadros de demência, deve ser conduzida investigação cuidadosa de fatores potencialmente reversíveis, incluindo revisão dos medicamentos em uso, com atenção especial aos agentes anticolinérgicos e sedativos. Um exame de neuroimagem estrutural deve ser realizado em todos os casos. A ressonância magnética é o método de escolha, embora a tomografia computadorizada possa substituí-la em ambientes sem acesso a esse recurso. Entre os exames laboratoriais para investigação de causas potencialmente reversíveis, a dosagem de vitamina B12 e o hormônio estimulador da tireoide (TSH, *thyroid stimulating hormone*) são obrigatórios. Outros exames básicos devem ser considerados caso não tenham sido realizados no último ano: hemograma completo, sódio, cálcio, função renal e função hepática. Alguns exames podem ser considerados conforme a apresentação do quadro e os fatores de risco: dosagem de ácido fólico, sorologia para sífilis, sorologia para HIV, análise de líquido cefalorraquidiano.

Os casos de CCL devem ser acompanhados com reavaliações anuais, incluindo aplicação de testes cognitivos sensíveis para o quadro. Devem ser apresentadas estratégias de estimulação cognitiva, interação social e atividade física. Nenhum tratamento farmacológico deve ser indicado como rotina. Os anticolinesterásicos têm sido utilizados nos casos tardios ou já limítrofes, em que a evolução para um quadro demencial é um cenário provável para os próximos meses. No entanto, as evidências de benefícios para os anticolinesterásicos não estão claras nesses casos.

AVALIAÇÃO COGNITIVA DO IDOSO

A suspeita de comprometimento cognitivo geralmente é levantada a partir de uma das quatro seguintes situações:

1. Queixa cognitiva do próprio indivíduo;
2. Relato de declínio cognitivo observado por um informante de convívio próximo;
3. Teste de rastreio cognitivo com resultado alterado;
4. Comportamento sugestivo observado por um profissional de saúde (p. ex., necessidade de repetir orientações na consulta, dificuldade de adesão ao regime medicamentoso).

A suspeita de comprometimento cognitivo deve ser investigada de forma minimamente sistematizada, incluindo aplicação de testes cognitivos, avaliação de sintomas psiquiátricos e, sempre que possível, entrevista com um informante de convívio próximo.

Fatores que devem ser levados em conta na escolha dos testes cognitivos

Dezenas de testes cognitivos foram desenvolvidos e estão disponíveis para o uso na prática clínica. Ao escolher um teste cognitivo, o profissional deve levar em conta inicialmente qual o objetivo principal da testagem. O teste será utilizado como rastreio inicial? Para estabelecer diagnóstico em um indivíduo com suspeita? Para traçar um perfil cognitivo que possa auxiliar na definição da etiologia? Em reavaliações de seguimento longitudinal? Para avaliar capacidades (p. ex., direção veicular, tomada de decisões)?

Além de ser guiada pelo objetivo da testagem, a escolha do teste cognitivo deve ser baseada na avaliação das evidências de validade publicadas, na qualidade das normas disponíveis, no tempo de aplicação requerido, na necessidade de materiais especiais (que podem dificultar a aplicação), na adequação das tarefas propostas ao perfil sociocultural da população-alvo e na adequação do nível de dificuldade ao grau de comprometimento cognitivo esperado. A seguir, serão feitas recomendações práticas sobre os testes cognitivos mais utilizados no Brasil.

Testes cognitivos ultrarrápidos

Os testes cognitivos ultrarrápidos são aplicados em cerca de 2 a 5 minutos e visam obter a maior acurácia no menor tempo possível. São utilizados na atenção primária, em estratégias de rastreio populacional, como componente de uma avaliação multidimensional, no ambiente hospitalar ou em qualquer situação com restrição de tempo.

Os testes ultrarrápidos geralmente combinam subtestes de orientação temporal, fluência verbal, desenho do relógio e memorização de três palavras ou nome e endereço. Na América do Norte e na Europa os testes cognitivos ultrarrápidos mais utilizados são o Mini-Cog e o General Practitioner Assessment of Cognition (GPCOG). No entanto, o uso desses instrumentos não se popularizou no Brasil, provavelmente porque ambos requerem o desenho de um relógio, tarefa de difícil interpretação em populações de baixa escolaridade.

Sugerimos o uso do 10-point Cognitive Screener (10-CS), teste que pode ser aplicado em 2-3 minutos, composto pelos subtestes de orientação (dia, mês e ano), fluência verbal (animais em 1 minutos) e memória (aprendizado e evocação de três palavras). O 10-CS pode ser aplicado em 2-3 minutos, tem acurácia superior à do Miniexame do Estado Mental (MEEM), não requer materiais específicos, pode ser aplicado em pacientes com déficit motor ou visual, pode ser aplicado por telefone, sofre pouca influência da escolaridade e é um instrumento de domínio público. As regras e aplicação e interpretação do 10-CS podem ser consultadas na Figura 1.

Testes cognitivos globais

Os testes globais são compostos por um conjunto de subtestes que avaliam diversas funções cognitivas em um só instrumento, com tempos de aplicação variando de 7 a 40 minutos. Além de permitirem um mapeamento das principais funções cognitivas, esses testes fornecem um escore global obtido pela soma dos seus subitens. Os testes cognitivos globais são utilizados em apoio à formulação de diagnósticos clínicos e podem ser úteis no monitoramento de pacientes comprometidos através do escore global em reavaliações periódicas.

O MEEM foi desenvolvido em 1975 e por muitos anos ocupou a posição de teste mais utilizado nessa função. As evidências acumuladas ao longo das últimas décadas foram revelando limitações importantes do MEEM, incluindo a avaliação insuficiente de domínios importantes como a memória episódica e as funções executivas, a baixa acurácia para casos leves, a presença de tarefas constrangedoras para indivíduos de baixa escolaridade e o efeito teto para indivíduos com alta escolaridade. Além disso, os direitos autorais do MEEM foram vendidos para uma editora norte-americana que não permite a reprodução dos formulários do teste. Assim, atualmente são raras as situações da prática clínica em que o MEEM pode ser considerado a melhor escolha.

O Montreal Cognitive Assessment (MoCA) foi validado em 2005 e desde então vem ganhando popularidade no mundo todo, especialmente por ser capaz de detectar quadros de comprometimento cognitivo leve. O MoCA é composto por 13 subtestes que avaliam os principais domínios cognitivos de forma equilibrada e fornece um escore que varia de 0 a 30 pontos. Sua aplicação toma 10 a 12 minutos, fazendo dele uma ferramenta viável para a prática clínica ambulatorial no contexto de especialidades como Geriatria, Neurologia e Psiquiatria.*

A principal limitação do MoCA é sua inviabilidade em indivíduos de baixa escolaridade, em quem o teste é difícil de ser aplicado e toma tempo excessivo, além de apresentar propriedades psicométricas limitadas e dificuldade de interpretação quanto ao que pode ser conside-

* As versões do MoCA para o Brasil podem ser encontradas no seguinte endereço eletrônico: www.mocatest.org.

10-CS
10-POINT COGNITIVE SCREENER

Nome: ______________________ Data: __________
Sexo: __________ Idade: ________ Escolaridade: __________
Administrado por: ______________________

ORIENTAÇÃO

Em que ano estamos?	0	1
Em que mês estamos?	0	1
Que dia do mês é hoje?	0	1

(Considere corretas apenas respostas exatas)

APRENDIZADO

Agora vou dizer o nome de 3 objetos para você memorizar. Assim que eu terminar, repita os 3 objetos.
(Até 3 tentativas, se necessário)

VERSÃO A	VERSÃO B	VERSÃO C	
óculos	chapéu	relógio	
caneta	moeda	chave	Não pontua
martelo	lanterna	vassoura	

FLUÊNCIA VERBAL

Agora eu quero que você me diga o maior número de animais que conseguir, o mais rápido possível.

Eu vou marcar o tempo no relógio e contar quantos animais você consegue dizer em 1 minuto.

			Animais	
1.	11.	21.		
2.	12.	22.	0-5	0
3.	13.	23.	6-8	1
4.	14.	24.	9-11	2
5.	15.	25.	12-14	3
6.	16.	26.	≥ 15	4
7.	17.	27.		
8.	18.	28.		
9.	19.	29.		
10.	20.	30.		

EVOCAÇÃO

Agora me diga quais eram os 3 objetos que eu pedi para você memorizar.

VERSÃO A	VERSÃO B	VERSÃO C		
óculos	chapéu	relógio	0	1
caneta	moeda	chave	0	1
martelo	lanterna	vassoura	0	1

Ajuste para escolaridade (10-CS-Edu)
- Sem escolarização formal: +2 pontos (máximo de 10)
- 1-3 anos de escolaridade: +1 ponto (máximo de 10)

10-CS: __________
10-CS-Edu: ______

Interpretação do 10-CS-Edu
- ≥ 8 pontos: Normal
- 6-7 pontos: Comprometimento Cognitivo Possível (geralmente compatível com Comprometimento Cognitivo Leve)
- 0-5 pontos: Comprometimento Cognitivo Provável (geralmente compatível com demência)

FIGURA 1 Ficha do *10-point Cognitive Screener.*
Fonte: Apolinario et al., 2016.

rado um resultado normal. De forma geral recomenda-se que o MoCA não seja utilizado em indivíduos com menos de 4 anos de escolaridade. No entanto, nossa experiência clínica tem revelado que o teste também não é adequado para alguns indivíduos com escolaridade entre 4 e 8 anos. Uma versão do MoCA para populações de baixa escolaridade (MoCA-B) foi desenvolvida e parece ser promissora, mas ainda se encontra em fase de validação no Brasil.

Avaliação neuropsicológica

A avaliação neuropsicológica é realizada por um profissional especializado, geralmente psicólogo com curso de pós-graduação nessa área. Consiste na aplicação de um conjunto amplo de testes que podem tomar de 1 a 6 horas, selecionados para avaliar de forma aprofundada os principais domínios cognitivos, como aprendizado, memória, linguagem, atenção, funções executivas, funções visuoespaciais, cognição social e inteligência pré-mórbida. Como resultado tem-se um relatório que incorpora impressões subjetivas do examinador e medidas objetivas com percentil e *z*-escores corrigidos para idade e escolaridade. O déficit em um determinado domínio é definido através de um *z*-escore ≤ -1,5 (percentil ≤ 7) em um dos testes que representam o domínio ou através de dois testes com *z*-escore < -1,0 (percentil ≤ 16) no mesmo domínio.

A avaliação neuropsicológica é especialmente útil nas seguintes situações clínicas:

- investigar quadros leves nos quais um teste cognitivo global se mostrou insuficiente para o diagnóstico;
- monitorar pacientes com CCL em reavaliações anuais;
- auxiliar na determinação do diagnóstico etiológico das síndromes demenciais, especialmente em casos atípicos;
- auxiliar nas decisões sobre capacidades, como direção veicular e tomada de decisão em atos da vida civil.

A avaliação neuropsicológica tem algumas limitações que devem ser ressaltadas:

1. Trata-se de um recurso relativamente caro e nem sempre disponível;
2. A qualidade das avaliações e dos relatórios é muito heterogênea e depende da experiência do profissional;
3. No Brasil faltam boas referências normativas;
4. A aplicação de múltiplos testes frequentemente resulta em falso positivo.

Por fim, é importante ressaltar que a interpretação das avaliações neuropsicológicas depende de uma formação sólida em neuropsiquiatria geriátrica por parte do profissional médico. Esse recurso pode resultar em erros diagnósticos graves quando interpretado por profissionais sem experiência nessa área.

CONSIDERAÇÕES FINAIS

Neste capítulo foram descritas as principais alterações estruturais e funcionais do envelhecimento cerebral, foram feitas sugestões para a abordagem das queixas cognitivas, foi apresentado o conceito de DCS, foi revisada a abordagem do CCL e foram feitas recomendações práticas sobre a avaliação cognitiva do idoso.

BIBLIOGRAFIA

Abner EL, Kryscio RJ, Schmitt FA, Fardo DW, Moga DC, Ighodaro ET, et al. Outcomes after diagnosis of mild cognitive impairment in a large autopsy series. Ann Neurol. 2017;81(4):549-59.

Apolinario D, Lichtenthaler DG, Magaldi RM, Soares AT, Busse AL, Amaral JR,et al. Using temporal orientation, category fluency, and word recall for detecting cognitive impairment: the 10-point cognitive screener (10-CS). Int J Geriatr Psychiatry. 2016;31(1):4-12.

Apolinario D, Miranda RB, Suemoto CK, Magaldi RM, Busse AL, Soares AT, al. Characterizing spontaneously reported cognitive complaints: the development and reliability of a classification instrument. Int Psychogeriatrics. 2013;25(1):157-66.

Bhome R, Berry AJ, Huntley JD, Howard RJ. Interventions for subjective cognitive decline: systematic review and meta-analysis. BMJ Open. 2018;8(7):e021610.

Blennow K, Zetterberg H. Biomarkers for Alzheimer's disease: current status and prospects for the future. J Intern Med. 2018;284(6):643-63.

Borson S, Scanlan JM, Chen P, Ganguli M. The Mini-Cog as a screen for dementia: validation in a population-based sample. J Am Geriatr Soc. 2003;51(10):1451-4.

Boyle PA, Wilson RS, Yu L, Barr AM, Honer WG, Schneider JA, et al. Much of late life cognitive decline is not due to common neurodegenerative pathologies. Ann Neurol. 2013;74(3):478-89.

Boyle PA, Yu L, Wilson RS, Schneider JA, Bennett DA. Relation of neuropathology with cognitive decline among older persons without dementia. Front Aging Neurosci. 2013;5:50.

Brodaty H, Pond D, Kemp NM, Luscombe G, Harding L, Berman K, et al. The GPCOG: A new screening test for dementia designed for general practice. J Am Geriatr Soc. 2002;50(3):530-4.

Burmester B, Leathem J, Merrick P. Subjective cognitive complaints and objective cognitive function in aging: a systematic review and meta-analysis of recent cross-sectional findings. Neuropsychol Rev. 2016;26(4):376-93.

Busse A, Hensel A, Guhne U, Angermeyer MC, Riedel-Heller SG. Mild cognitive impairment: long-term course of four clinical subtypes. Neurology. 2006;67(12):2176-85.

Daffner KR. Promoting successful cognitive aging: a comprehensive review. J Alzheimers Dis. 2010;19(4): 1101-22.

Filippi M, Agosta F, Barkhof F, Dubois B, Fox NC, Frisoni GB, et al. EFNS task force: the use of neuroimaging in the diagnosis of dementia. Eur J Neurol. 2012;19(12): e131-40, 1487-501.

Fjell AM, McEvoy L, Holland D, Dale AM, Walhovd KB, Alzheimer's Disease Neuroimaging Initiative. What is normal in normal aging? Effects of aging, amyloid and Alzheimer's disease on the cerebral cortex and the hippocampus. Prog Neurobiol. 2014;117:20-40.

Folstein MF, Folstein SE, McHugh PR. "Mini-mental state". A practical method for grading the cognitive state of patients for the clinician. J Psychiatr Res. 1975;12(3):189-98.

Han JW, Kim TH, Lee SB, Park JH, Lee JJ, Huh Y, et al. Predictive validity and diagnostic stability of mild cognitive impairment subtypes. Alzheimer's Dement. 2012;8(6):553-9.

Hsieh S, Schubert S, Hoon C, Mioshi E, Hodges JR. Validation of the Addenbrooke's Cognitive Examination III in frontotemporal dementia and Alzheimer's disease. Dement Geriatr Cogn Disord. 2013;36(3-4):242-50.

Ince PG. Pathological correlates of late-onset dementia in a multicentre, community-based population in England and Wales. Lancet. 2001;357(9251):169-75.

Jekel K, Damian M, Wattmo C, Hausner L, Bullock R, Connelly PJ, et al. Mild cognitive impairment and deficits in instrumental activities of daily living: a systematic review. Alzheimers Res Ther. 2015;7(1):17.

Jessen F, Amariglio RE, van Boxtel M, Breteler M, Ceccaldi M, Chételat G, et al. A conceptual framework for research on subjective cognitive decline in preclinical Alzheimer's disease. Alzheimer's Dement. 2014;10(6): 844-52.

Jessen F, Wolfsgruber S, Wiese B, Bickel H, Mösch E, Kaduszkiewicz H, et al. AD dementia risk in late MCI, in early MCI, and in subjective memory impairment. Alzheimer's Dement. 2014;10(1):76-83.

Julayanont P, Tangwongchai S, Hemrungrojn S, Tunvirachaisakul C, Phanthumchinda K, Hongsawat J, et al. The Montreal cognitive assessment – Basic: a screening tool for mild cognitive impairment in illiterate and low-educated elderly adults. J Am Geriatr Soc. 2015;63(12):2550-4.

Köhler CA, Magalhaes TF, Oliveira JM, Alves GS, Knochel C, Oertel-Knöchel V, et al. Neuropsychiatric disturbances in mild cognitive impairment (MCI): a systematic review of population-based studies. Curr Alzheimer Res. 2016;13(10):1066-82.

Mitchell AJ, Beaumont H, Ferguson D, Yadegarfar M, Stubbs B. Risk of dementia and mild cognitive impairment in older people with subjective memory complaints: meta-analysis. Acta Psychiatr Scand. 2014;130(6):439-51.

Mitchell AJ, Shiri-Feshki M. Rate of progression of mild cognitive impairment to dementia: meta-analysis of 41 robust inception cohort studies. Acta Psychiatr Scand. 2009;119(4):252-65.

Mitchell AJ, Shiri-Feshki M. Temporal trends in the long term risk of progression of mild cognitive impairment: a pooled analysis. J Neurol Neurosurg Psychiatry. 2008;79(12):1386-91.

Nasreddine ZS, Phillips NA, Bédirian V, Charbonneau S, Whitehead V, Collin I, et al. The Montreal Cognitive Assessment, MoCA: a brief screening tool for mild cognitive impairment. J Am Geriatr Soc. 2005;53(4):695-9.

Peters R. Ageing and the brain. Postgrad Med J. 2006;82(964):84-8.

Salthouse TA. Selective review of cognitive aging. J Int Neuropsychol Soc. 2010;16(5):754-60.

Shan ZY, Liu JZ, Sahgal V, Wang B, Yue GH. Selective atrophy of left hemisphere and frontal lobe of the brain in old men. J Gerontol A Biol Sci Med Sci. 2005;60(2):165-74.

Slot RER, Sikkes SAM, Berkhof J, Brodaty H, Buckley R, Cavedo E, et al. Subjective cognitive decline and rates of incident Alzheimer's disease and non-Alzheimer's disease dementia. Alzheimer's Dement. 2019;15(3):465-76.

Sorbi S, Hort J, Erkinjuntti T, Fladby T, Gainotti G, Gurvit H, et al. EFNS-ENS Guidelines on the diagnosis and management of disorders associated with dementia. Eur J Neurol. 2012;19(9):1159-79.

Stern Y. Cognitive reserve in ageing and Alzheimer's disease. Lancet Neurol. 2012;11(11):1006-12.

Taragano FE, Allegri RF, Krupitzki H, Sarasola DR, Serrano CM, Loñ L, et al. Mild behavioral impairment and risk of dementia: a prospective cohort study of 358 patients. J Clin Psychiatry. 2009;70(4):584-92.

Visser PJ, Kester A, Jolles J, Verhey F. Ten-year risk of dementia in subjects with mild cognitive impairment. Neurology. 2006;67(7):1201-7.

Winblad B, Palmer K, Kivipelto M, Jelic V, Fratiglioni L, Wahlund LO, et al. Mild cognitive impairment – beyond controversies, towards a consensus: report of the International Working Group on Mild Cognitive Impairment. J Intern Med. 2004;256(3):240-46.

Yaffe K, Petersen RC, Lindquist K, Kramer J, Miller B. Subtype of mild cognitive impairment and progression to dementia and death. Dement Geriatr Cogn Disord. 2006;22(4):312-9. https://doi.org/10.1159/000095427.

Doença de Alzheimer: diagnóstico, classificação e tratamento

37

Andrea Silva Gondim
Camila Pinto De Nadai
Jarbas de Sá Roriz Filho

INTRODUÇÃO E DEFINIÇÕES

A doença de Alzheimer (DA) é a causa mais comum de demência neurodegenerativa no mundo e se caracteriza pela progressão lenta de seus sintomas. O primeiro caso de DA foi descrito pelo psiquiatra e neurologista alemão Alois Alzheimer, em 3 de novembro de 1906, na paciente chamada Auguste Deter, e a patologia passou a receber essa nomenclatura por Kraepelin, em 1910. A demência pode ser definida como uma síndrome, caracterizada por um declínio cognitivo ou comportamental, cujos sintomas interferem nas atividades de vida diária (AVD), não são explicáveis por *delirium* ou transtorno psiquiátrico maior e levam a prejuízo funcional em relação a níveis prévios.

A DA consiste em um transtorno progressivo e irreversível que altera a função cognitiva, incluindo os seguintes domínios: memória, funções executivas, habilidades visuoespaciais, linguagem e personalidade ou comportamento, caracterizando-se por evolução lenta e gradual. Acarreta prejuízo funcional e perda de autonomia progressiva, causando aos pacientes dependência e necessidade de cuidados. Essas alterações cursam com importante impacto na qualidade de vida do paciente e de sua família. Não só causa sofrimento importante para pacientes e cuidadores como também ocasiona grande ônus econômico para a sociedade. Os principais desafios atuais consistem na falta de biomarcadores confiáveis para diagnóstico precoce e na ausência de estratégias eficazes para prevenção e tratamento.

EPIDEMIOLOGIA

A DA é reconhecida como importante problema de saúde pública mundial. Sua incidência e prevalência aumentam progressivamente com a idade no mundo. Estima-se que existam, atualmente, cerca de 50 milhões de pessoas acometidas por alguma forma de demência no mundo, 10 milhões de novos diagnósticos por ano e cerca de 60% devidos à DA. No Brasil, por sua vez, são estimados cerca de 1,7 milhão de idosos com demência.

Uma revisão sistemática incluindo 273 estudos estimou que cerca de 74,7 milhões de indivíduos estariam acometidos com a doença em 2030 e 131,5 milhões em 2050. Atualmente, cerca de 60% das pessoas com diagnóstico de demência residem em países com baixa ou média renda. Projeções sugerem que, entre 2015 e 2050, haverá um incremento em 116% do número de pessoas com demência em países de alta renda e de 264% em países de baixa renda. Trata-se de doença que causa grande impacto financeiro: em 2015, o gasto anual em todo o mundo foi avaliado em torno de 818 bilhões de dólares, com previsão de aumentar para aproximadamente 2 trilhões de dólares em 2030, o que corresponde a cerca de 1,09% do Produto Interno Bruto (PIB) mundial.

ETIOLOGIA E FISIOPATOLOGIA

Ainda não se conhece a verdadeira etiologia da DA, a despeito de esforços contínuos da comunidade científica, porém se sabe que há componentes genéticos e ambientais envolvidos em sua gênese, agindo por meio de interações complexas. O principal fator de risco é a idade avançada. Há aumento progressivo de diagnóstico de demências, dentre elas a DA, a partir de 60 anos de idade. Outros fatores de risco associados são: traumatismo craniano, gênero feminino (após 80 anos de idade), nível educacional, condição socioeconômica, história familiar positiva, história prévia de depressão, síndrome de Down, tabagismo, obesidade, sedentarismo, *diabetes mellitus*, hipertensão arterial sistêmica e gene de suscetibilidade (genótipo Apoε 4).

Em nível celular, a DA é caracterizada pela perda progressiva de neurônios corticais, relacionada com a deposição de proteínas anormais, principalmente no córtex entorrinal, no hipocampo e no córtex cingulado posterior. De acordo com a hipótese amiloide, a patogênese da DA é explicada por acúmulo, agregação e toxicidade de peptídeo β-amiloide (Aβ) no cérebro, produzido pela proteína precursora amiloide (PPA). A PPA parece estar envolvida na plasticidade neuronal e na formação de sinapses. Outro possível mecanismo estudado como causa de DA é a formação de emaranhados neurofibrilares, constituídos de agregação anormal da proteína tau hiperfosforilada (p-tau).

Os principais achados patológicos encontrados na DA são a degeneração sináptica e a perda neuronal, com a deposição de placas senis e de emaranhados neurofibrilares no córtex cerebral. As placas senis são lesões extracelulares contendo o peptídeo Aβ, que se origina a partir da proteína PPA. Os emaranhados neurofibrilares são inclusões intraneurais verificadas nos citoplasmas dos neurônios, compostas de bandas de elementos citoesqueléticos anormais, cujo componente principal é a p-tau, que estabiliza o sistema de microtúbulos neuronais.

Em pessoas sem diagnóstico de demência, a PPA é clivada pela ação da enzima α-secretase. Na DA, ocorre a liberação do peptídeo Aβ da PPA a partir de vias anormais e alternativas, envolvendo a ação das atividades das enzimas β-secretase e γ-secretase, por um processo denominado endoproteólise, sem a ação da enzima α-secretase. A sequência bioquímica de Aβ nos depósitos de amiloide da DA apresentam-se em com variações de comprimento, sendo que a maioria dos peptídeos Aβ termina no aminoácido 40 e são denominados Aβ40. Outra fração de Aβ, resultante de divisões em diferentes pontos quando o Aβ é clivado, que termina geralmente no aminoácido 42, é denominada Aβ42.

A proteína tau, em condições fisiológicas, estabiliza o sistema de microtúbulos no interior dos neurônios, formados pelas proteínas α e β tubulinas, a fim de transportar substâncias do corpo celular para a terminação sináptica. Na DA, ocorre um processo de fosforilação anormal da proteína tau, que instabiliza as tubulinas e produz distrofia e edema dos microtúbulos, o que causa a morte neuronal.

Mutações em genes que codificam a PPA, a presenilina 1 e a presenilina 2, que constituem outras enzimas que compõem o complexo da γ-secretase, também podem ser causa de DA. As formas genéticas de DA são raras, e o padrão de herança é autossômico dominante. O gene da PPA se localiza no cromossomo 21, cuja trissomia define o diagnóstico da síndrome de Down, frequentemente associada à DA.

A compreensão atual do papel de Aβ em DA se concentra em sua contribuição para patologia e sintomas cerebrais. Entretanto, embora a maior parte dos peptídeos Aβ seja gerada no cérebro, uma quantidade considerável de Aβ é também produzida em sistemas periféricos. Por isso, propõe-se que a DA possa não ser apenas um distúrbio cerebral, pois hoje já se sabe que fatores sistêmicos podem interagir com o cérebro para modificar o processo da DA.

QUADRO CLÍNICO

A DA se caracteriza, na maioria dos casos, pela perda progressiva de memória e de outras funções cognitivas e costuma ter início após os 60 anos de idade. Alterações na memória e na realização de AVD são as primeiras alterações observadas. Em fases posteriores, outros sintomas neuropsiquiátricos se manifestam, como depressão, agitação psicomotora e alucinações. As formas de progressão são variáveis entre indivíduos diferentes, e os sintomas pioram gradual e continuamente. A duração da doença, desde seu início até a morte, é de aproximadamente 12 anos, entretanto em alguns pacientes pode ser mais curta ou mais longa, variando entre 2-25 anos e tendo como fatores que alteram a sobrevida: gravidade da doença, gênero e idade. Sua evolução clínica pode ser dividida em 3 estágios, conforme descrito no Quadro 1.

Em geral, a DA manifesta-se inicialmente com a forma típica amnéstica, em cerca de 85% dos casos. Entretanto, há outras apresentações menos frequentes, que iniciam com predomínio de alterações da linguagem, das habilidades visuoespaciais e das funções executivas ou motoras complexas. As formas atípicas mais comuns são: a variante logopênica da afasia progressiva primária (vlAPP) e a visuoespacial-apráxica da atrofia cortical posterior.

O aumento progressivo de estudos científicos a respeito da doença sugere que ela se manifesta além do cérebro. Essas alterações sistêmicas podem não estar apenas relacionadas com efeitos secundários da degeneração do cérebro, mas também podem refletir processos ligados à progressão da doença. Um número crescente de estudos indica que uma série de anormalidades sistêmicas pode exacerbar a progressão da DA.

Atualmente, sabe-se que pacientes com *diabetes mellitus* são aproximadamente 1,4-2 vezes mais propensos a desenvolver DA do que

QUADRO 1 Fases de evolução da doença de Alzheimer

Estágio	Duração média	Clínica	Características importantes
Leve	2-3 anos	Piora progressiva dos sintomas amnésticos, comprometimento de outras funções cognitivas, disfunção executiva, leve desorientação espacial, sintomas neuropsiquiátricos (apatia, depressão, ansiedade) e leve distúrbio de linguagem.	Alteração de memória declarativa episódica.
Intermediária	2-10 anos	Deterioração mais acentuada do déficit de memória, sintomas focais, distúrbios de linguagem mais evidentes, apraxia ideomotora, desorientação temporoespacial, outros sintomas neuropsiquiátricos (delírios, alucinações, agitação), maior dependência.	Alteração da capacidade de aprendizado, alteração na memória remota e no julgamento, sintomas neuropsiquiátricos, perda de habilidade para ABVD.
Avançada	8-12 anos	Agravamento das alterações de linguagem, síndrome de imobilismo, dependência total, complicações infecciosas e morte.	Todas as funções cognitivas gravemente comprometidas

ABVD: atividades básicas da vida diária.

indivíduos saudáveis. Também, há algumas evidências que sugerem que o metabolismo lipídico anormal está associado com um risco aumentado de DA. Há, ainda, estudos indicando que doença cardiovascular é uma das principais comorbidades em pacientes com DA esporádica. Além disso, há trabalhos mostrando que a disfunção renal aumenta o risco de comprometimento cognitivo e de demência, sugerindo que a melhora da função renal pode ser uma abordagem promissora para a prevenção e tratamento da DA. Por sua vez, os distúrbios respiratórios do sono estão associados com risco aumentado de comprometimento cognitivo leve ou de demência de início precoce.

DIAGNÓSTICO

Não existe ainda um exame específico para detectar a DA, portanto o diagnóstico é baseado na história clínica obtida do paciente e de sua família. A avaliação clínica deve se iniciar pela anamnese, que deve ser direcionada para identificar os domínios cognitivos afetados, o impacto na funcionalidade do paciente e os sintomas comportamentais presentes. Os domínios cognitivos a serem investigados são: memória, atenção, funções visuoespaciais, praxias, funções executivas e linguagem.

O processo fisiopatológico da doença inicia antes dos sintomas aparecerem. No espectro sindrômico do declínio cognitivo, estão o comprometimento cognitivo leve (CCL), em que o paciente não apresenta prejuízo de autonomia, o declínio cognitivo subjetivo (DCS), nos indivíduos que apresentam desempenho normal nos testes neuropsicológicos a despeito de apresentarem queixas cognitivas, e a demência, como apresentado na Figura 1.

Em 2011, o National Institute on Aging and Alzheimer's Association Disease and Related Disorders Association (NIA-AA) e a Academia Brasileira de Neurologia criaram conjuntos separados de diretrizes diagnósticas para os estágios sintomáticos ou clínicos da DA, que incluíam comprometimento cognitivo leve (CCL) e demência. Os critérios definidos pelo NIA-AA para diagnóstico de DA estão listados no Quadro 2. Na prática clínica, para o diagnóstico de demência, é necessário que haja sintomas cognitivos ou comportamentais que

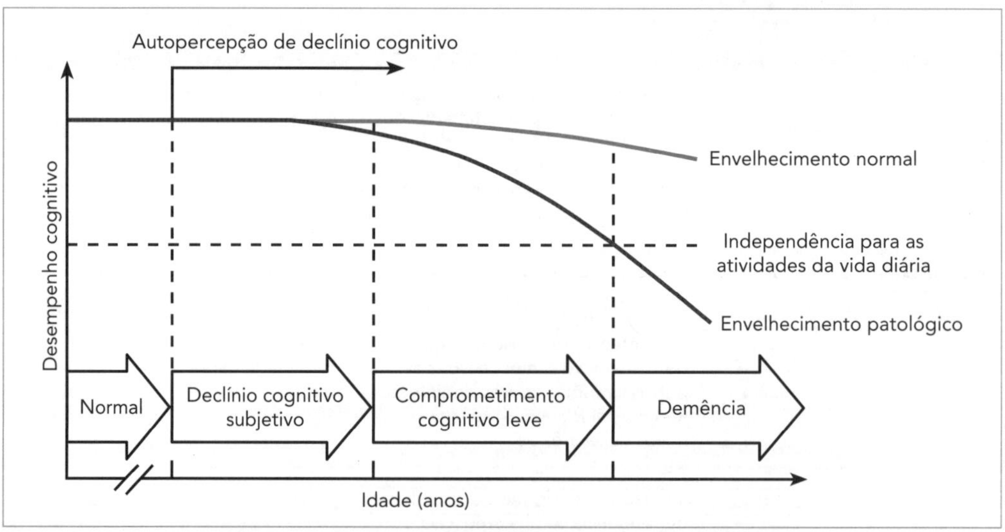

FIGURA 1 *Continuum* do declínio cognitivo no envelhecimento normal e patológico.
Fonte: Consenso de Demências. Dementia and Neuropsychology, setembro de 2022.

QUADRO 2 Critérios diagnósticos de demência pelo National Institute on Aging and Alzheimer's Association Disease and Related Disorders Association (NIA-AA) e pela Academia Brasileira de Neurologia

1. Demência é diagnosticada quando há sintomas cognitivos ou comportamentais (neuropsiquiátricos) que: 1.1. Interferem com a habilidade no trabalho ou em atividades usuais. 1.2. Representam declínio em relação a níveis prévios de funcionamento e desempenho. 1.3 Não são explicáveis por *delirium* (estado confusional agudo) ou doença psiquiátrica maior.
2. O comprometimento cognitivo é detectado e diagnosticado mediante combinação de: 2.1. Anamnese com paciente e informante que tenha conhecimento da história. 2.2. Avaliação cognitiva objetiva, mediante exame breve do estado mental ou avaliação neuropsicológica. A avaliação neuropsicológica deve ser realizada quando a anamnese e o exame cognitivo breve realizado pelo médico não forem suficientes para permitir diagnóstico confiável.
3. Os comprometimentos cognitivos ou comportamentais afetam no mínimo dois dos seguintes domínios: 3.1. Memória, caracterizado por comprometimento da capacidade para adquirir ou evocar informações recentes, com sintomas que incluem: repetição das mesmas perguntas ou assuntos, esquecimento de eventos, compromissos ou do lugar no qual guardou seus pertences. 3.2 Funções executivas, caracterizado por comprometimento do raciocínio, da realização de tarefas complexas e do julgamento, com sintomas tais como: compreensão pobre de situações de risco, redução da capacidade para cuidar das finanças, de tomar decisões e de planejar atividades complexas ou sequenciais. 3.3. Habilidades visuoespaciais, com sintomas que incluem: incapacidade de reconhecer faces ou objetos comuns, encontrar objetos no campo visual, dificuldade para manusear utensílios, para vestir-se, não explicáveis por deficiência visual ou motora. 3.4. Linguagem (expressão, compreensão, leitura e escrita), com sintomas que incluem: dificuldade para encontrar e/ou compreender palavras, erros ao falar e escrever, com trocas de palavras ou fonemas, não explicáveis por déficit sensorial ou motor. 3.5. Personalidade ou comportamento, com sintomas que incluem alterações do humor (labilidade, flutuações incaracterísicas), agitação, apatia, desinteresse, isolamento social, perda de empatia, desinibição, comportamentos obsessivos, compulsivos ou socialmente inaceitáveis.

comprometam a funcionalidade do paciente em comparação com sua condição prévia e interfiram com a habilidade na realização de atividades usuais. O comprometimento da cognição é identificado por meio da realização de anamnese com o paciente e com familiares ou cuidadores.

O exame neurológico não evidencia alterações significativas para o diagnóstico nas fases iniciais. São utilizados exames de neuroimagem estrutural: tomografia computadorizada (TC) de crânio, para investigar causas secundárias de demência (hidrocefalia ou hematoma subdural), ou ressonância magnética (RM) de encéfalo, para identificar alterações estruturais da DA. A RM pode ser indicada na possibilidade de verificar atrofia na região hipocampal ou doença cerebrovascular, principalmente doença de pequenos vasos. A TC pode ter valor semelhante ao da RM para descartar lesões estruturais, como hidrocefalia, tumor, hematoma subdural, e na avaliação de atrofia hipocampal.

É importante que sejam excluídos os diagnósticos diferenciais, como o estado confusional agudo (*delirium*) e a depressão. Outros diagnósticos que devem ser investigados são: doença tireoidiana, uso de substâncias, insuficiência hepática, deficiência de vitamina B12, distúrbios no metabolismo do cálcio, outras alterações metabólicas, infarto cerebral, neurossífilis e neoplasias. Devem ser solicitados os exames laboratoriais: hemograma completo, creatinina, TSH, albumina, enzimas hepáticas, vitamina B12, cálcio iônico, reações sorológicas para sífilis e sorologia para vírus da imunodeficiência humana (HIV).

As causas secundárias devem ser investigadas por serem potencialmente tratáveis, a fim de ser instituído tratamento precoce. A causa mais frequente de demência secundária é a demência vascular; outras causas secundárias que devem ser investigadas são déficit de vitamina B12, neurossífilis e hidrocefalia de pressão normal. Demências autoimunes, priônicas e infecciosas são causas mais raras e que se apresentam como quadros rapidamente progressivos. Depressão é um dos principais diagnósticos diferenciais de demência, porém o quadro depressivo pode ser fator de risco ou manifestação inicial de quadro demencial. Outra possível etiologia que deve ser investigada é o uso de medicações psicoativas, especialmente benzodiazepínicos, antipsicóticos e indutores de sono não benzodiazepínicos.

A avaliação do estado mental é, hoje, um componente importante para o diagnóstico. Podem ser utilizados testes cognitivos para mensuração objetiva das alterações: o Miniexame do Estado Mental (MEEM) é o mais conhecido, utilizado e difundido no Brasil e em todo o mundo (Figura 2). Na versão brasileira do MEEM, os pontos de corte por escolaridade são: para analfabetos, 19; para 1-4 anos, 24; para 5-8 anos, 26; para 9-11 anos, 27; para mais de 11 anos, 28. São vantagens do MEEM: facilidade na aplicação, familiaridade dos médicos com o teste e possibilidade de estadiamento da doença. Pacientes com DA perdem 2-3 pontos por ano no MEEM em média.

Também são instrumentos de rastreio para o diagnóstico de demência, avaliados em estudos no Brasil: teste de Informação-Memória-Concentração de Blessed, *Cognitive Abilities Screening Instrument – Short* (CASI-S), exame cognitivo de Addenbrooke-versão revisada, *Montreal Cognitive Assessment* (MoCA) e lista de palavras do Cerad. Dentre eles, o MoCA

MINIEXAME DO ESTADO MENTAL

Orientação:

Qual é o (ano) (estação) (dia/semana) (dia/mês) e (mês)?
Onde estamos (país) (estado) (cidade) (rua ou local) (andar)?

Registro:

Dizer três palavras: vaso, carro, tijolo. Pedir para prestar atenção, pois terá que repetir mais tarde. Pergunte pelas três palavras após tê-las nomeado. Repetir até que evoque corretamente e anotar o número de vezes.

Atenção e cálculo

Subtrair: 100-7 (5 tentativas: 93 – 86 – 79 – 72 – 65)

Evocação:

Perguntar pelas 3 palavras anteriores: vaso, carro, tijolo

Linguagem:

Identificar lápis e relógio de pulso
Repetir: "Nem aqui, nem ali, nem lá".
Seguir o comando de três estágios: "Pegue o papel com a mão direita, dobre ao meio e ponha no chão".
Ler "em voz baixa" e executar: FECHE OS OLHOS
Escrever uma frase (um pensamento, ideia completa)
Copiar o desenho:

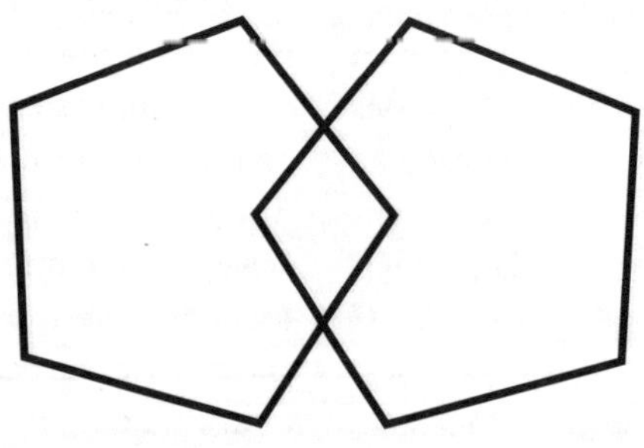

FIGURA 2 Miniexame do Estado mental (MEEM).

QUADRO 3 Diagnóstico da demência da doença de Alzheimer

Demência da doença de Alzheimer provável:
Preenche critérios para demência e tem adicionalmente as seguintes características:
I. Início insidioso (meses ou anos).
II. História clara ou observação de piora cognitiva.
III. Déficits cognitivos iniciais e mais proeminentes em uma das seguintes categorias:

- Apresentação amnéstica (deve haver outro domínio afetado).
- Apresentação não amnéstica (deve haver outro domínio afetado).
- Linguagem (lembranças de palavras).
- Visuoespacial (cognição espacial ou agnosia para objetos ou faces e alexia).
- Funções executivas (alteração do raciocínio, julgamento e solução de problemas).

IV. Tomografia ou, preferencialmente, ressonância magnética do crânio deve ser realizada para excluir outras possibilidades diagnósticas ou comorbidades, principalmente a doença vascular cerebral;
V. O diagnóstico de demência da DA provável não deve ser aplicado quando houver:

- Evidência de doença cerebrovascular importante definida por história de AVC temporalmente relacionada ao início ou piora do comprometimento cognitivo; ou presença de infartos múltiplos ou extensos; ou lesões acentuadas na substância branca evidenciadas por exames de neuroimagem; ou
- Características centrais de demência com corpos de Lewy (alucinações visuais, parkinsonismo, distúrbio comportamental do sono REM e flutuação cognitiva); ou
- Características proeminentes da variante comportamental da demência frontotemporal (hiperoralidade, hipersexualidade, perseveração) ou
- Características proeminentes de afasia progressiva primária manifestando-se como a variante semântica (com discurso fluente, anomia e dificuldades de memória semântica) ou como a variante não fluente (com agramatismo e/ou apraxia de fala importante); ou
- Evidência de outra doença concomitante e ativa, neurológica ou não neurológica, ou de uso de medicação que pode ter efeito substancial sobre a cognição.

AVC: acidente vascular cerebral; DA: doença de Alzheimer; REM: rapid eye movement.
Fonte: adaptado de McKhann et al. (2011) e Frota et al. (2011).

tem sido sugerido como instrumento amplamente divulgado no mundo e tem se mostrado eficaz para diagnóstico de DA (Figura 3). O MoCA avalia maior número de domínios cognitivos que o MEEM. O tempo do teste é estimado em torno de 10-20 minutos, e a pontuação máxima possível é de 30 pontos. Pode ser uma alternativa em pacientes com diagnóstico de CCL ou demência leve, com escolaridade alta (> 12 anos) ou para avaliação de funções executivas. Podem ser considerados os seguintes pontos de corte para o diagnóstico de demência por escolaridade: analfabetos, 8 pontos; 1-4 anos de escolaridade, 15 pontos; 5-8 anos, 16; 9-11 anos, 19 e acima de 11 anos, 21 pontos. Outros testes cognitivos também utilizados são o teste do desenho do relógio e o teste de fluência verbal, bem como alguns questionários de avaliação respondidos por cuidadores ou familiares. O exame neuropsicológico deverá ser realizado quando a avaliação clínica realizada pelo médico não for suficiente para a definição diagnóstica.

Na avaliação de um quadro de demência, é importante a avaliação da funcionalidade do paciente. O instrumento mais usado no Brasil é o Questionário de Atividades Funcionais (QAF) de Pfeffer (material suplementar), constituído de 10 questões voltadas para avaliação de atividades instrumentais. A escala de Katz pode ser utilizada para avaliação de atividades básicas da vida diária.

A punção lombar deve ser realizada em idade inferior a 65 anos (demência de início pré-senil); em casos de apresentação ou curso clínico atípicos; na presença de hidrocefalia ou imunossupressão; se houver a hipótese diagnóstica de câncer metastático, de vasculite, doença priônica ou infecção do sistema nervoso central; e também em pacientes com sorologia sérica positiva para sífilis. Exames laboratoriais e de neuroimagem, como RM e tomografia por emissão de pósitrons amiloide (PET), podem ser complementares ao diagnóstico. Vários radiotraçadores PET podem ser usados para detectar Aβ no cérebro, e alguns

MONTREAL COGNITIVE ASSESSMENT (MoCA)
Versão Experimental Brasileira

Nome: ______________ Data de nascimento: __/__/__
Escolaridade: ______________ Data de avaliação: __/__/__
Sexo: ______________ Idade: _____

VISUOESPACIAL/EXECUTIVA | **PONTOS**

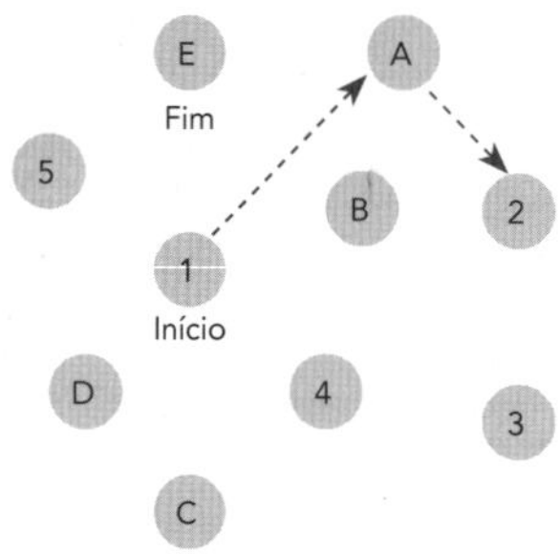

[ ]

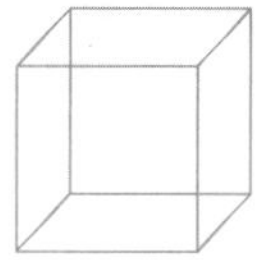

Copiar o cubo [ ]

Desenhar um RELÓGIO (onze horas e dez minutos) (3 pontos)

[ ] Contorno [ ] Números [ ] Ponteiros ____/5

NOMEAÇÃO

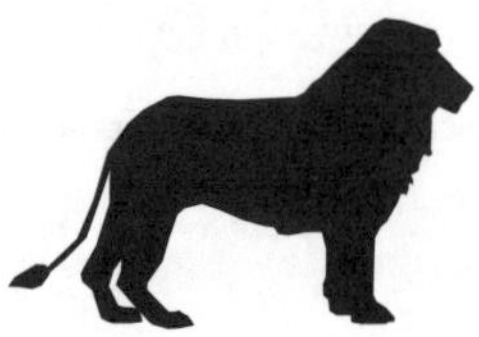

[ ]

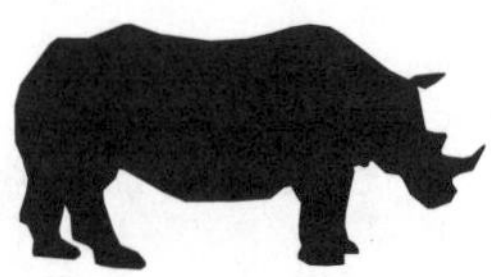

[ ]

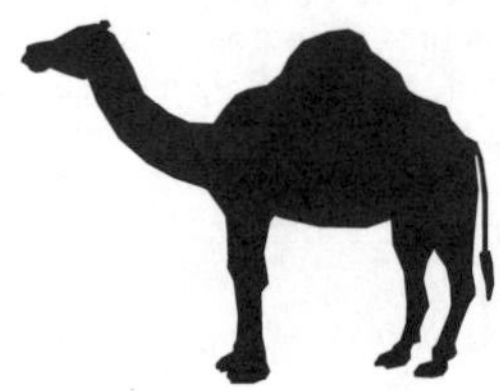

[ ] ____/3

MEMÓRIA

Leia a lista de palavras. O sujeito deve repeti-la, faça duas tentativas. Evocar após 5 minutos.

	Rosto	Veludo	Igreja	Margarida	Vermelho
1ª tentativa					
2ª tentativa					

Sem Pontuação

ATENÇÃO

Leia a sequência de números (1 número por segundo)
O sujeito deve repetir a sequência em ordem direta [ ] 2 1 8 5 4
O sujeito deve repetir a sequência em ordem indireta [ ] 7 4 2 ____/2

Leia a série de letras. O sujeito deve bater com a mão (na mesa) cada vez que ouvir a letra "A". Não se atribuem pontos se ≥ 2 erros
[ ] F B A C M N A A J K L B A F A K D E A A A J A M O F A A B ____/1

Subtração de 7 começando pelo 100 [ ] 93 [ ] 86 [ ] 79 [ ] 72 [ ] 65
4 ou 5 subtrações corretas: 3 pontos; 2 ou 3 subtrações corretas: 2 pontos; 1 correta 1 ponto; 0 correta 0 ponto. ____/3

LINGUAGUEM

Repetir: Eu somente sei que é João quem será ajudado hoje. [ ]
O gato sempre se esconde embaixo do sofá quando o cachorro está na sala. [ ] ____/2

Fluência verbal: dizer o maior número possível de palavras que comecem pela letra F (1 minuto). [ ] _____
(N ≥ 11 palavras) ____/1

ABSTRAÇÃO

Semelhança (p. ex.) entre banana e laranja = fruta [ ] trem – bicicleta [ ] relógio – régua ____/2

EVOCAÇÃO TARDIA	Deve recordar as palavras SEM PISTAS	Rosto [ ]	Veludo [ ]	Igreja [ ]	Margarida [ ]	Vermelho [ ]	Pontuação apenas para evocação SEM PISTAS	____/5
OPCIONAL	Pista de categoria							
	Pista de múltipla escolha							

ORIENTAÇÃO

[ ] Dia do mês [ ] Mês [ ] Ano [ ] Dia da semana [ ] Lugar [ ] Cidade ____/6

Versão experimental brasileira: *Ana Luisa Rosas Sarmento*
Paulo Henrique Ferreira Bertolucci · José Roberto Wajman
(Unifesp-SP 2007)

TOTAL
Adicionar 1 pt se ≤ 12 anos de escolaridade ____/30

FIGURA 3 Montreal Cognitive Assessment.

biomarcadores para DA foram validados para uso diagnóstico em pesquisas, incluindo os níveis de Aβ42, tau total e tau fosforilada no líquido cefalorraquidiano (LCR). No entanto, essas abordagens são invasivas ou caras, o que as torna inviáveis na prática clínica.

Entre 10-30% dos indivíduos diagnosticados clinicamente com demência da DA por especialistas não apresentam alterações neuropatológicas na autópsia, e uma proporção semelhante tem estudos normais de amiloide PET ou Aβ42 no liquor. Além disso, as alterações neuropatológicas da DA estão frequentemente presentes sem sinais ou sintomas, especialmente em pessoas idosas. Por outro lado, estudos comparativos de imagens com autópsias estabeleceram que o PET é um substituto *in vivo* válido para depósitos de Aβ no parênquima cerebral e na parede dos vasos.

Para confirmação da patologia da DA *in vivo*, deve haver presença das patologias amiloide e tau. A patologia amiloide pode ser confirmada pela dosagem no LCR ou pela captação no PET-amiloide. A patologia tau pode ser identificada por meio de dosagem da fosfo-tau no LCR ou pela captação no PET-tau. O PET-FDG, por sua vez, é um biomarcador de neurodegeneração cujo padrão metabólico pode sugerir a patologia das demências com boa sensibilidade e especificidade.

Nas definições mais atuais, um indivíduo com evidência apenas de deposição de Aβ (com PET amiloide anormal ou baixa relação Aβ42 ou Aβ42/Aβ40 no LCR), com biomarcador patológico tau normal, seria denominado "alteração patológica de Alzheimer". O termo "doença de Alzheimer" seria aplicado apenas quando houvesse evidência tanto de biomarcadores Aβ quanto de tau patológico. Essas definições são aplicadas independentemente dos sintomas clínicos. Estudos indicam que a progressão das medidas dos biomarcadores consiste em um processo contínuo que começa antes dos sintomas. A medição precisa dos níveis plasmáticos de Aβ ou tau ainda constitui um desafio. Atualmente, a busca pela identificação de novos biomarcadores periféricos para diagnóstico e prognóstico de DA representa uma promessa para o direcionamento de novas pesquisas.

Os biomarcadores específicos para DA são a dosagem do peptídeo beta-amiloide e de tau fosforilada (fosfo-tau) no LCR e a tomografia computadorizada com emissão de pósitrons (PET) com marcador para peptídeo amiloide e PET com marcador para proteína tau. A indicação clínica para uso dos biomarcadores consiste na identificação de indivíduos com quadro clínico de DA leve e dúvida diagnóstica da etiologia de demência.

Para fins de pesquisa, a NIA/AA de 2018 incluiu a classificação AT(N): para estar no espectro da DA é preciso haver evidência de acúmulo do peptídeo Aβ, sendo a DA definida pela combinação da positividade desse marcador (A+) e de marcadores indicativos da presenca da proteína tau fosforilada (T+). Também utiliza marcadores de neurodegeneração (N+):

- A -: nao está no espectro da DA.
- A+: espectro da DA.
- A+/T+: DA.
- A+/T-/N+: DA + suspeita de outro processo patológico não DA.

TRATAMENTO

Atualmente, não existem medicamentos eficazes para prevenção ou tratamento da DA. Intervenções modificadoras da doença devem envolver alvos biologicamente definidos, e a síndrome demencial ainda não denota um alvo biológico específico. Além disso, a fim de descobrir intervenções que previnam ou retardem o início dos sintomas, é necessária uma definição biológica da doença que inclua a fase pré-clínica.

Os principais objetivos do tratamento incluem a melhora da qualidade de vida, do desempenho funcional e da autonomia dos pacientes. Os cuidados com o paciente com diagnóstico de DA devem ser individualizados e envolver uma equipe interdisciplinar, a fim de contemplar as peculiaridades de condutas de cada profissional. Os familiares e cuidadores são elementos muito importantes para oferecer os cuidados domiciliares contínuos, por isso precisam ser abordados e assistidos pelos profissionais de saúde.

As medicações disponíveis para tratamento sintomático de DA, na atualidade, são os inibidores da acetilcolinesterase (iAchE), fármacos colinomiméticos, e a memantina, um antagonista não competitivo de afinidade moderada dos receptores NMDA (N-metil-d-aspartato) de glutamato. Os objetivos do tratamento farmacológico incluem estabilizar o comprometimento cognitivo e o comportamento dos pacientes. São iAchE a donepezila, a rivastigmina e a galantamina. Sua prescrição deve ser iniciada na menor dose possível e escalonada a cada 4 semanas até a dose máxima tolerada pelo paciente. Sua utilização tem por resultados a melhora da cognição e do funcionamento global dos indivíduos. Estão indicados nas fases leve e intermediária. Os principais efeitos adversos descritos são perda de peso, dor abdominal, náuseas, vômitos, anorexia, diarreia, síncope, cefaleia, tontura, fadiga, sonolência e bradicardia. A memantina é indicada nas fases intermediária e avançada da DA. Seus efeitos colaterais mais comuns incluem cefaleia, alucinações, insônia, agitação, diarreia e incontinência urinária. A dose diária recomendada é de 20 mg ao dia, e o tratamento deve ser iniciado com 5 mg ao dia durante a primeira semana, com aumento de 5 mg a cada semana até a dose máxima de manutenção a ser utilizada.

A donepezila é um derivado da piperidina, um inibidor reversível da colinesterase, sua via de eliminação é hepática, tem meia-vida de cerca de 70 horas e é administrada em dose única diária. A rivastigmina é um inibidor pseudoirreversível da colinesterase, com metabolização renal e meia-vida plasmática de aproximadamente 1 hora, porém com persis-

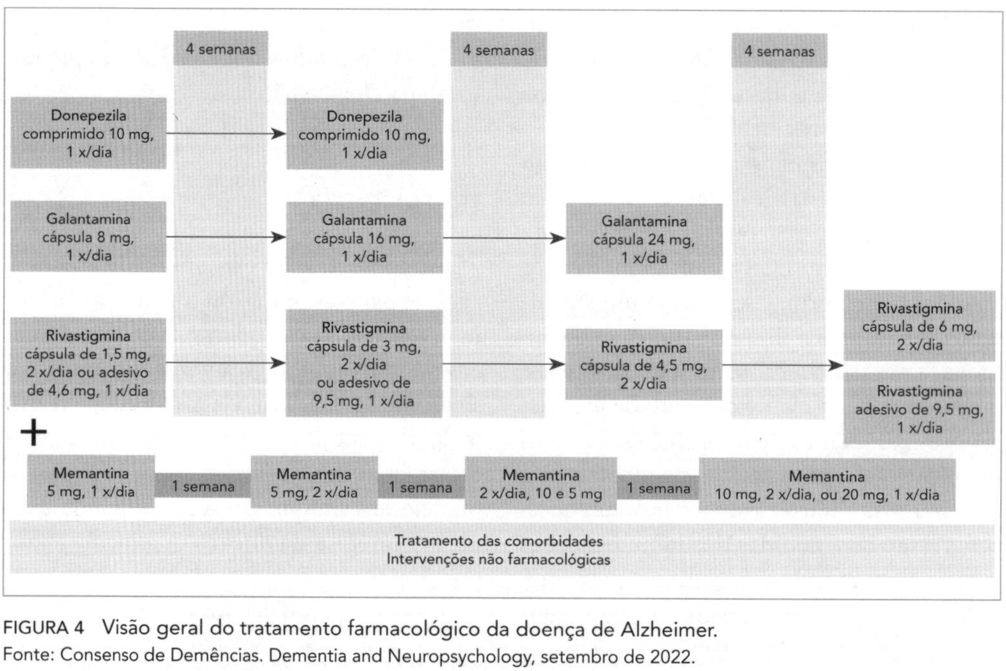

FIGURA 4 Visão geral do tratamento farmacológico da doença de Alzheimer.
Fonte: Consenso de Demências. Dementia and Neuropsychology, setembro de 2022.

tência de efeito inibidor enzimático em torno de 10-12 horas. Deve ser administrada por via oral, 2 vezes ao dia, e em forma transdérmica de liberação contínua com troca do adesivo a cada 24 horas. A galantamina é um inibidor reversível da colinesterase, tem meia-vida de 7 horas e metabolização hepática e renal. É administrada 1 vez ao dia por via oral.

A abordagem farmacológica deve estar associada à não farmacológica. Estratégias de reabilitação cognitiva devem ser utilizadas nas fases leve e intermediária da DA, como musicoterapia, terapia ocupacional e atividade física. O atendimento nutricional, fisioterápico e fonoaudiológico e as intervenções de enfermagem são muito importantes nas diversas fases da doença. Também são recomendadas as intervenções educacionais com os cuidadores, com o objetivo de reduzir as inquietações em ambiente domiciliar.

Para os sintomas comportamentais e psicológicos da demência (SCPD), as medidas farmacológicas devem ser instituídas apenas após esgotadas as medidas não farmacológicas, e quando não houver fatores causadores reversíveis, como impactação fecal, dor ou retenção urinária. Existem evidências para uso de antipsicóticos para controle de agitação e agressividade. Em alguns casos, podem ser utilizados os anticolinesterásicos, a memantina, alguns antidepressivos, carbamazepina e gabapentina. Os benzodiazepínicos devem ser evitados. Um sintoma neuropsiquiátrico comum é o transtorno do sono: higiene do sono e intervenções não farmacológicas podem ser úteis; antipsicóticos e zolpiclona ou zolpidem podem ser clinicamente úteis no tratamento da insônia na DA.

Estão indicados os cuidados paliativos desde o diagnóstico da DA, por se tratar de doença com curso progressivo e irreversível, com o objetivo de oferecer ao paciente a melhor qualidade de vida possível e evitar seu sofrimento. É importante que sejam utilizadas técnicas de comunicação adequadas com paciente e familiares e que sejam observados os controles de sintomas físicos, psíquicos, sociais e espirituais nas fases mais avançadas da doença, quando o paciente se encontra em terminalidade, evitando sofrimento ao idoso e aos seus familiares.

Artigo publicado em novembro de 2022, no *New England Journal of Medicine*, descreve resultados de moderado menor declínio nas medidas de cognição e função do que o placebo com Lecanemab, um anticorpo monoclonal IgG1 que se liga com alta afinidade às protofibrilas solúveis em Aβ: um estudo de fase 3, multicêntrico, duplo-cego, com duração de 18 meses, envolvendo pessoas de 50 a 90 anos de idade com doença de Alzheimer precoce, com evidência de presença de amiloide em tomografia por emissão de pósitron (PET) ou em teste de líquido cefalorraquidiano. Foram inscritos 1.795 participantes, sendo 898 designados para receber Lecanemab e 897 para receber placebo. Houve associação com a redução de marcadores de amiloide cerebral em pessoas com doença de Alzheimer precoce e também resultou em menor declínio cognitivo quando comparado a placebo, nesses pacientes, no período de 18 meses. Entretanto, o estudo ainda mostrou algumas limitações, devido aos eventos adversos que ocorreram, relacionados à infusão: hemorragia cerebral e edema cerebral em alguns voluntários. Portanto, ainda há necessidade da realização de estudos mais prolongados para determinar a eficácia e segurança do Lecanemab na doença de Alzheimer.

Questões práticas para prescrição de iAchE e memantina:

- Os iAchE são contraindicados em pacientes com bradicardia ou bloqueio atrioventricular > 1° grau).
- Deve-se ter cautela na prescrição de iAchE a pacientes com doença pulmonar obstrutiva crônica ou asma.
- Interrupção ou troca deve ser considerada quando não houver benefício clínico ou na ocorrência de eventos adversos relevantes

aos iAchE, podendo também ser considerada redução da dose.

- Evitar interrupções abruptas.

CONSIDERAÇÕES FINAIS

Por se tratar de doença com alta prevalência em todo o mundo, a doença de Alzheimer, caracterizada por uma disfunção neurodegenerativa crônica e progressiva, precisa ser reconhecida pela identificação de alterações nos domínios cognitivos de idosos que apresentem também comprometimento de funcionalidade. Dentre os testes cognitivos utilizados, o MEEM e o MoCA são os mais difundidos e o diagnóstico pode ser detectado por meio da anamnese e da realização de exames que investiguem os possíveis diagnósticos diferenciais. É uma doença que causa grande sofrimento aos pacientes e a seus familiares. Ainda não são conhecidos biomarcadores confiáveis para diagnóstico precoce, nem estratégias eficazes para tratamento. É importante que a comunidade científica persista na busca de evidências que identifiquem o processo fisiopatológico da DA.

BIBLIOGRAFIA

Bertolucci PHF, Mathias SC, Brucki SMD, Carrilho PEM. Proposta de padronização do Miniexame do Estado Mental (MEEM): estudo piloto cooperativo (FMUSP/EPM). Arq Neuropsiquiatr. 1994;52:225.

Caramelli P, Teixeira AL, Buchpiguel CA, Lee HW, Livramento JA, Fernandez LL, et al. Diagnosis of Alzheimer's disease in Brazil: supplementary exams. Dement Neuropsychol. 2011;5(3):167-77.

Chaves MLF, Godinho CC, Porto CS, Mansur L, Carthery-Goulart MT, Yassuda MS, et al. Cognitive, functional and behavioral assessment: Alzheimer's disease. Dement Neuropsychol. 2011;5(3):153-66.

Deckers K, Camerino I, Van Boxtel MP, Verhey FR, Irving K, Brayne C, et al. Dementia risk in renal dysfunction: a systematic review and meta-analysis of prospective studies. Neurology. 2017;88:198-208.

Dias NS, Barbosa IG, Kuang W, Teixeira AL. Depressive disorders in theelderly and dementia: an update. Dement Neuropsychol. 2020;14(1):1-6.

Freitas E, Py L, et al. Doença de Alzheimer. In: Tratado de geriatria e gerontologia. Rio de Janeiro: Guanabara Koogan; 2022. p.1469-586

Frota NAF, Nitrini R, Damasceno BP, Forlenza O, Dias-Tosta E, Silva AB, et al. Critérios para o diagnóstico de doença de Alzheimer. Dement Neuropsychol. 2011;5(Suppl 1):5-10.

Gauthier S, Rosa-Neto P, Morais JA, Webster C. World Alzheimer Report 2021: Journey through the diagnosis of dementia. London: Alzheimer's Disease International (UK). 2021.

Ikonomovic M, Abrahamson E, Kofler J, Paljug W, Debnath ML, Price J, et al. Neuropathology and biochemical correlations of [F-18]AV-1451 and [C-11]PiB PET imaging in a subject with Alzheimer's disease. In: Johnson KA, Jagust WE, Klunk WE, Mathis CA, editors. 11th Human Amyloid Imaging. Miami: 2017;157.

Jefferson AL, Beiser AS, Himali JJ, Seshadri S, O'Donnell CJ, Mammig WJ, et al. Low cardiac index is associated with incident dementia and Alzheimer disease: the Framingham Heart Study. Circulation. 2015;131: 1333-9.

Jun WI, Ben JG, Colin LM, Yan-Jiang W. A systemic view of Alzheimer disease: insights from amyloid-β metabolism beyond the brain. Nature Reviews Neurology. 2017;13: 612-23.

Lesman-Segev OHL, La Joie R, Iaccarino L, Lobach I, Rosen HJ, Seo SW, et al. Diagnostic accuracy of amyloid versus 18f-fluorodeoxyglucose positron emission tomography in autopsy-confirmed dementia. Ann Neurol. 2021; 89(2):389-401.

Loeffler T, Schilcher I, Flunkert S, Hutter-Paier B. Neurofilament-light chain as biomarker of neurodegenerative and rare diseases with high translational value. Front Neurosci. 2020;14:579.

Louzada LL, Machado FV, Quintas JL, Ribeiro GA, Silva MV, Mendonça-Silva DL, et al. The efficacy and safety of zolpidem and zopiclone to treat insomnia in Alzheimer's disease: a randomized, triple-blind, placebo-controlled trial. Neuropsychopharmacology. 2022;47(2):570-9.

McKhann GM, Knopman DS, Chertkow H, Hyman BT, Jack CR, Kawas CH, et al. The diagnosis of dementia due to Alzheimer's disease: recommendations from the National Institute on Aging-Alzheimer's Association workgroups on diagnostic guidelines for Alzheimer's disease. Alzheimers Dement. 2011;7(3):263-9.

Melo SC, Champs APS, Goulart RF, Malta DC, Passos VMA. Dementias in Brazil: increasing burden in the 2000-2016 period. Estimates from the Global Burden of Disease Study 2016. Arq Neuropsiquiatr. 2020;78(12):762-71.

Nelson PT, Head E, Schmitt FA, Davis PR, Neltner JH, Jicha GA, et al. Alzheimer's disease is not "brain aging": neuropathological, genetic, and epidemiological human studies. Acta Neuropathol. 2011;121:571-87.

Nishihira J, Tokashiki T, Higashiuesato Y, Willcox DC, Mattek N, Shinto L, et al. Associations between serum omega-3 fatty acid levels and cognitive functions among community-dwelling octogenarians in Okinawa, Japan: the Kocoa study. J Alzheimers Dis. 2016;51:857-66.

Palmqvist SJ, Janelidze S, Quiroz YT, Zetterberg H, Lopera F, Stomrud E, et al. Discriminative accuracy of plasma phospho-tau217 for Alzheimer disease vs other neurodegenerative disorders. JAMA Ann Neurol. 2021;89(2): 389-401.

Pfeffer RI, Kurosaki TT, Harrah CH Jr, Chance JM, Filos S. Measurement of functional activities in older adults in the community. J Gerontol. 1982;37(3):323-9.

Prince M, Wimo A, Guerchet M, GemmaClaire A, Wu YT, Prina M. World Alzheimer Report 2015. The global impact of dementia: an analysis of prevalence, incidence, cost & trends. London: Alzheimer's Disease International. 2015.

Rusanen M, Kivipelto M, Levalahti E, Laatikainen T, Tuomileto J, Soininen H, et al. Heart diseases and long-term risk of dementia and Alzheimer's disease: a population-based Caide study. J Alzheimers. 2014;42:183-91.

Seo SW, Ayakta N, Grinberg LT, Villeneuve S, Lehmann M, Reed B et al. Regional correlations between [11C]PIB PET and post-mortem burden of amyloid-beta pathology in a diverse neuropathological cohort. Neuroimage Clin. 2017;13:130-7.

Smid J, Studart-Neto A, César-Freitas KG, Dourado MCN, Kochmann R, Breno JAP, et al. Consenso de Demências. Recomendações do Departamento Científico de Neurologia Cognitiva e do Envelhecimento da Academia Brasileira de Neurologia. Dementia and Neuropsychology. 2022;16:1-17.

Smid J, Studart-Neto A, Cesar-Freitas KG, Dourado MCN, Kochhann R, Barbosa BJAP, et al. Declínio cognitivo subjetivo, comprometimento cognitivo leve e demência: diagnóstico sindrômico. Dem Neuropsy. 2022;16:1-17.

Thijssen EH, La Joie R, Wolf A, Strom A, Wang P, Iaccarino L, et al. Diagnostic value of plasma phosphorylated tau181 in Alzheimer's disease and frontotemporal lobar degeneration. Nat Med. 2020;26(3):387-97.

Xu W, Lan T, Hui-Fu W, Ten J, Meng-Shan T, Lin T, et al. Meta-analysis of modifiable risk factors for Alzheimer's disease. J Neurol Neurosurg Psychiatry. 2015;86:1299-306.

Yassine HN, Feng Q, Azizkhanian I, Rawat V, Castor K, Fonteh AN, et al. Association of serum docosahexaenoic acid with cerebral amyloidosis. JAMA Neurol. 2016;73:1208-16.

Zwan MD, Bouwman FH, Konijnenberg E, van der Flier WM, Lammertsma AA, Verhey FR, et al. Diagnostic impact of [18F]flutemetamol PET in early-onset dementia. Alzheimers Res Ther. 2017;9:2.

38 Doença de Parkinson no idoso

João Carlos Papaterra Limongi
Maria do Carmo Sitta
Helena Palocci

INTRODUÇÃO

A doença de Parkinson é a segunda condição neurodegenerativa mais frequente depois da doença de Alzheimer. A doença foi descrita pela primeira vez por James Parkinson em seu *Ensaio sobre a paralisia aguda*, de 1817, características que décadas depois, por iniciativa de Charcot, passaram a ser conhecidas por seu nome. As manifestações clínicas são predominantemente motoras e incluem: tremor de repouso, bradicinesia, rigidez muscular e alterações posturais. Distúrbios não motores são frequentes e podem ocorrer muitos anos antes do início dos sinais motores, como anosmia, obstipação intestinal e depressão. Em fases mais avançadas, transtornos cognitivos, psiquiátricos e disfunções autonômicas são comuns. Trata-se de uma doença degenerativa de evolução crônica e progressiva.

Os termos "doença de Parkinson" e "parkinsonismo" referem-se a condições diversas. A doença de Parkinson constitui uma entidade nosológica com características clínicas, anatomopatológicas e bioquímicas bem definidas. Por outro lado, parkinsonismo ou síndrome parkinsoniana são termos mais abrangentes, que compreendem uma série de condições (inclusive a doença de Parkinson) que têm em comum combinações variáveis de sinais e sintomas presentes na doença de Parkinson.

EPIDEMIOLOGIA

Estimativas da incidência da doença de Parkinson variam entre 5 e 35 casos por 100 mil pessoas/ano, a depender das características demográficas das populações estudadas. A incidência média em estudos que levam em conta dados neuropatológicos para o diagnóstico é de 21 casos por 100 mil indivíduos/ano. É menos comum antes dos 50 anos de idade, mas a incidência aumenta 5 a 10 vezes após a sexta década. A prevalência estimada é de 94 casos por 100 mil pessoas, ou aproximadamente 0,3% na população geral de 40 anos ou mais e maiores que 3% em indivíduos acima de 80 anos de idade. É duas vezes mais comum no sexo masculino na maioria das populações estudadas.

Indivíduos idosos podem apresentar sinais de parkinsonismo secundário devido ao uso de certos medicamentos com efeitos adversos que podem provocar rigidez, bradicinesia e tremor.

FATORES DE RISCO

Alguns fatores de risco são:

- Idade.
- Sexo masculino.
- História familiar em parentes de primeiro grau.

- Exposições ambientais (herbicidas, pesticidas e metais pesados).
- Comorbidades: obesidade, diabetes tipo 2, síndrome metabólica, história de traumatismo cranioencefálico, história de melanoma e câncer de próstata.

Em contrapartida, alguns estudos apontam o tabagismo e o uso de cafeína como fatores protetores.

ETIOPATOGENIA E MECANISMOS DE DEGENERAÇÃO

A principal característica anatomopatológica da doença de Parkinson é a degeneração de neurônios da substância negra, especificamente de sua zona compacta. A intensa perda de neurônios dopaminérgicos observada já nas fases iniciais da doença sugere que a degeneração dessa área tem início muito antes dos primeiros sintomas motores. Observa-se perda neuronal em outras estruturas do tronco cerebral e do prosencéfalo basal, como área tegmental ventral, *locus coeruleus*, núcleo motor dorsal do vago e núcleo basal de Meynert.

Neurônios localizados na porção compacta da substância negra, ricos em melanina, produzem dopamina, e suas fibras se projetam para o estriado (putâmen e caudado). Neurônios localizados na área tegmental ventral também produzem dopamina e se projetam principalmente para áreas límbicas. Outros neurotransmissores, como noradrenalina e serotonina, encontram-se moderadamente reduzidos em áreas específicas do tronco cerebral, como o *locus coeruleus* e os núcleos da rafe. Embora não existam evidências que relacionem o envolvimento desses neurotransmissores na produção de distúrbios motores, admite-se que estejam implicados no aparecimento de alguns sintomas psiquiátricos e cognitivos.

As novas informações adquiridas nos últimos 10 anos sobre os mecanismos envolvidos no processo de degeneração celular na doença de Parkinson apontam para a existência de processo ativo de toxicidade neuronal que provavelmente está relacionada com estresse oxidativo.

Dos vários mecanismos possivelmente implicados na degeneração celular na doença de Parkinson, os seguintes têm sido objeto de especial interesse: ação de neurotoxinas ambientais, produção de radicais livres, anormalidades mitocondriais, excitotoxicidade, predisposição genética e agregação de proteínas tóxicas.

A característica neuropatológica mais marcante é a deposição anormal de alfassinucleína no interior do citoplasma, sobretudo de neurônios dopaminérgicos. Os corpos de Lewy, descritos há mais de um século como característicos da doença de Parkinson, constituem-se de agregados de alfassinucleína. No início da doença, corpos de Lewy ocorrem em neurônios dopaminérgicos e colinérgicos do tronco cerebral e no bulbo olfatório. Com a progressão da doença, são também encontrados em regiões límbicas e corticais.

Embora apenas 5 a 10% dos pacientes com doença de Parkinson sejam hereditários, o estudo desses casos tem revelado informações fundamentais para a compreensão dos mecanismos etiopatogênicos, uma vez que proteínas codificadas por genes associados a essas formas hereditárias parecem estar envolvidas em processos moleculares que, quando anormalmente modificados, podem desencadear processo neuropatológico semelhante ao que ocorre na forma esporádica.

MANIFESTAÇÕES CLÍNICAS

Sintomas motores

A doença de Parkinson é clinicamente definida pela presença de bradicinesia e pelo menos um dos outros sintomas cardinais (rigidez ou tremor de repouso). O início dos sintomas motores é geralmente unilateral, e certa assimetria persiste durante toda a evolução da doença. Uma quarta característica, a instabilidade postural, é comumente mencionada, embora geralmente não ocorra até o momento da fase mais tardia da doença e, portanto, não esteja incluída em nenhum critério diagnóstico.

Tremor

É o sintoma mais frequente e o que mais chama a atenção, embora não seja o mais incapacitante. É ainda o sintoma de apresentação em aproximadamente 70 a 80% dos pacientes com doença de Parkinson, e a porcentagem de pacientes com tremor em algum momento do curso da doença é alta, variando de 79 a 100%.

O tremor é rítmico, relativamente lento quando comparado com outros tipos de tremor (4 a 7 Hz) e ocorre principalmente quando o membro está em repouso. Quando o paciente movimenta um membro, o tremor ali presente cessa de imediato para retornar logo após o fim do movimento.

No início da doença, o tremor ocorre em um lado e assim permanece por períodos variáveis. Após algum tempo, o outro lado também é acometido, podendo aparecer na cabeça, mandíbula, lábio e membros inferiores. Podem se agravar com o estresse emocional e desaparecem durante o sono. Deve ser diferenciado do tremor essencial que se caracteriza por ser de alta frequência, piora com as atitudes e movimentos voluntários, além de se intensificar muito em situações associadas a maior ansiedade.

Rigidez

A rigidez muscular decorre do aumento da resistência que os músculos oferecem quando um segmento do corpo é deslocado passivamente. Em outras palavras: para cada grupo de músculos existe outro que possui atividade antagonista. Dessa forma, quando um músculo é ativado para realizar determinado movimento, em condições normais, seu antagonista é inibido para facilitar esse movimento. Na doença de Parkinson, essa inibição não é feita de modo eficaz, provavelmente como resultado de anormalidade de influências descendentes que chegam à medula espinal. Como consequência, os músculos ficam mais tensos e contraídos e o paciente se sente rígido e com pouca mobilidade.

Quando determinado membro é deslocado passivamente pelo examinador, observam-se, superpostos à rigidez, curtos períodos de liberação rítmicos e intermitentes, fenômeno que recebe o nome de sinal da roda dentada. A rigidez é responsável pelas alterações posturais do indivíduo. A postura geral do paciente se modifica: existe predominância dos músculos flexores, de modo que a cabeça permanece fletida sobre o tronco, este, sobre o abdome, os joelhos parcialmente fletidos e os membros superiores são mantidos ligeiramente à frente com os antebraços semifletidos na altura do cotovelo.

Acinesia e bradicinesia

O termo acinesia refere-se à redução da quantidade de movimento, enquanto a bradicinesia significa lentidão na execução do movimento. O paciente apresenta redução da movimentação espontânea em todas as esferas; os termos "fraqueza", "cansaço" e "incoordenação" são bastante utilizados pelos pacientes para descrevê-la. Nos braços, a bradicinesia geralmente começa distalmente com diminuição da destreza manual dos dedos, com dificuldade em realizar tarefas simples, como abotoar roupas, amarrar cadarços, digitar ou tirar moedas do bolso. Nas pernas, queixas comuns relacionadas à bradicinesia ao caminhar incluem arrastar as pernas, passos mais curtos (arrastados) ou sensação de instabilidade. Os pacientes também podem ter dificuldade em se levantar de uma cadeira ou sair de um carro. À medida que a doença progride, pode ocorrer congelamento da marcha e festinação. A mímica facial, por sua vez, torna-se menos expressiva, transmitindo com menor intensidade sentimentos e emoções que por sua vez se mantêm preservados. A caligrafia torna-se menos legível e de tamanho reduzido, fenômeno conhecido por micrografia. As atividades diárias, antes realizadas com rapidez e desembaraço, são agora lentificadas, à custa de muito esforço, inclusive o caminhar. A bradicinesia é a principal causa de incapacidade na doença de Parkinson.

Instabilidade postural

A instabilidade postural é um comprometimento dos reflexos posturais mediados centralmente que causam sensação de desequilíbrio e grande risco de quedas. É testada clinicamente com o teste de "puxar", no qual o examinador fica atrás do paciente e o puxa firmemente pelos ombros. Pacientes com reflexos posturais normais devem ser capazes de manter o equilíbrio e a retropulsão não mais do que um passo. Pacientes com doença de Parkinson e instabilidade postural, por outro lado, tendem a cair ou dar vários passos para trás.

Como a instabilidade postural geralmente não aparece no curso inicial da doença, os pacientes com sinais parkinsonianos que caem no início do curso da doença precisam ser investigados para outras síndromes parkinsonianas para diagnóstico diferencial, como paralisia supranuclear progressiva ou atrofia de múltiplos sistemas.

Sintomas não motores

Além dos sintomas motores, outras manifestações podem ocorrer, muitas das quais podem ser tratadas com medicação apropriada. A intensidade desses sintomas é variável em cada caso, e eles podem ou não aparecer em determinado paciente.

Os sintomas incluem:

- Transtornos de humor: depressão, ansiedade e apatia/abulia.
- Distúrbios do sono.
- Distúrbios cognitivos.
- Psicose e alucinações.
- Fadiga.
- Disfunção autonômica.
- Disfunção olfativa.
- Dor e distúrbios sensoriais.
- Achados dermatológicos: dermatite seborreica, hiperidrose, dermatofitose.

Depressão

Sintomas depressivos ocorrem em 40 a 50% dos pacientes, ocasionalmente como queixa inicial. Embora considerada reativa a uma condição que limita a atividade normal, pacientes com doença de Parkinson costumam ter depressão mais frequentemente se comparados com pacientes portadores de outras doenças ainda mais incapacitantes.

Em alguns pacientes, a depressão é acompanhada de ansiedade e raramente de episódios de agitação. A intensidade dos sintomas depressivos pode variar desde quadros leves até aqueles mais graves, em que a depressão se torna o sintoma mais importante e um dos fatores determinantes de incapacidade. Nesses casos, o tratamento específico com medicamentos antidepressivos e psicoterapia de apoio é fundamental para o controle dos sintomas.

Alterações emocionais também são comuns. Pacientes podem sentir-se inseguros e temerosos quando submetidos a situações novas. Podem evitar sair ou viajar, e muitos tendem a se retrair e a evitar contatos sociais. Alguns perdem a motivação e ficam excessivamente dependentes dos familiares.

Distúrbios do sono

Compreendem ampla gama de sintomas que incluem: dificuldade em conciliar o sono, sono fragmentado, inversão do ciclo vigília-sono, síndrome das pernas inquietas. Esse fenômeno ocorre como resultado de uma combinação de fatores (que incluem frequentes cochilos durante o dia e dificuldade progressiva para dormir à noite). São frequentes os sonhos "reais" ou "vívidos" (em que o paciente tem dificuldade em distinguir o sonho da realidade) e o distúrbio de comportamento do sono REM (*rapid eye movement*, em que o paciente parece "atuar" durante o sonho, com movimentos dos membros e verbalizações).

Distúrbios cognitivos

Durante os primeiros anos da doença, a maior parte dos pacientes não apresenta declínio intelectual. Isso significa que a capacidade de raciocínio, percepção e julgamento de modo geral se encontram conservadas. Entretanto, alguns pacientes relatam dificuldades com a memória (geralmente na forma de "brancos" momentâneos), cálculos e em atividades que requerem orientação espacial. Tais alterações podem ocorrer em qualquer estágio da doença, mas são mais intensas nas fases mais evoluídas e nos pacientes mais idosos.

Demência pode ocorrer em mais da metade dos pacientes nos casos mais avançados. Quando ocorre no início da doença, deve-se levar em conta a possibilidade de outros diagnósticos, como a doença de corpos de Lewy. Em pacientes idosos, os próprios medicamentos antiparkinsonianos podem contribuir para a produção de alterações mentais. Por exemplo, o uso de anticolinérgicos pode resultar em distúrbios de memória e, em casos mais graves, confusão mental e alucinações.

Disfunção autonômica

Problemas autonômicos na doença de Parkinson incluem ortostase, constipação, disfagia, diaforese, dificuldades urinárias e disfunção sexual.

A hipotensão ortostática é muito comum, mesmo relativamente cedo no curso da doença, com uma prevalência cumulativa de aproximadamente 60%. Os fatores de risco incluem idade avançada, disfunção cognitiva e maior duração da doença. Além da doença em si, a hipotensão ortostática pode ser agravada ou causada por agentes antiparkinsonianos, incluindo levodopa, agonistas da dopamina e inibidores da monoamina oxidase tipo B (MAO B) e outras drogas, particularmente bloqueadores alfa-adrenérgicos, como tansulosina para prostatismo.

Sintomas urinários comuns incluem frequência, urgência e incontinência de urgência, e podem surgir como resultado da própria doença ou pela ação de alguns medicamentos. Na avaliação urodinâmica pode-se evidenciar a redução da capacidade de armazenamento da bexiga devido às contrações involuntárias do músculo detrusor nos estágios iniciais do enchimento da bexiga.

A disfunção sexual pode variar de hipoatividade a hipersexualidade e pode afetar até 25% dos pacientes. O comportamento sexual hipoativo na doença de Parkinson geralmente se manifesta como diminuição do interesse e impulso e pode ser multifatorial, entre eles a depressão, a rigidez axial e a bradicinesia. Pacientes do sexo masculino podem ter incapacidade de atingir ou manter uma ereção, enquanto pacientes do sexo feminino podem apresentar aperto vaginal, secura, incapacidade de atingir o orgasmo ou micção involuntária durante o sexo.

Distúrbios da fala

Podem estar presentes no início da doença e tendem a se agravar com o passar do tempo. A voz fica mais fraca, o volume de voz diminui e pode haver rouquidão. Outra característica marcante é o que se denomina fala monótona: as frases são emitidas de modo constante, pausado, com perda da entonação e cadência naturais que conferem à fala sua musicalidade e capacidade de expressão emocional. Alguns pacientes tendem a acelerar o ritmo da fala, de modo a encurtar o tempo de emissão de uma frase, embaralhando as palavras e dificultando sua compreensão.

Sialorreia

Ao contrário do que se imaginava, esse sintoma não decorre do aumento de produção de saliva, mas da maior dificuldade em degluti-la. Em condições normais, engole-se saliva automaticamente à medida que vai sendo produzida. Na doença de Parkinson, esse comportamento motor automático (assim como vários outros) deixa de ser realizado, o que leva a acúmulo de saliva, que pode escorrer pelo canto da boca. Medicações anticolinérgicas são benéficas, mas não devem ser indicadas para o idoso. Injeções de toxina botulínica nas glândulas submandibulares são consideradas o tratamento mais eficaz e seguro.

DIAGNÓSTICO

O diagnóstico da doença de Parkinson é essencialmente clínico. As primeiras manifestações ocorrem em um dos lados do corpo, geralmente nos membros superiores. Discreto tremor em um dos dedos da mão ou diminuição do balanço automático do braço durante a marcha geralmente constituem as primeiras manifestações motoras. Bradicinesia mais tremor ou rigidez deve estar presente para considerar o diagnóstico. Além disso, uma resposta satisfatória com levodopa corrobora positivamente o diagnóstico. Embora não existam marcadores biológicos para a doença de Parkinson, recentemente têm sido utilizados exames de imagem que podem auxiliar no diagnóstico clínico em casos mais complexos quando há dúvidas diagnósticas.

O exame de tomografia computadorizada com emissão de fótons (SPECT-CT, *single photon emission computed tomography*), com utilização de isótopos radioativos, como o [99mTc] Trodat, permite a estimativa de depleção dopaminérgica pré-sináptica presente na doença de Parkinson e outros parkinsonismos neurodegenerativos (p. ex., atrofia de múltiplos sistemas, paralisia supranuclear progressiva). Esse exame é altamente preciso (98 a 100% de sensibilidade e especificidade) na detecção de perda de células nigroestriatais em indivíduos com parkinsonismo, útil na distinção entre doença de Parkinson e tremor essencial.

A ressonância magnética pode ser considerada para excluir diagnósticos diferenciais como outras síndromes parkinsonianas, acidente vascular encefálico ou hidrocefalia. Técnicas avançadas têm potencial diagnóstico e prognóstico futuro em pesquisas.

O exame de ultrassom com Doppler transcraniano de estruturas cerebrais profundas pode revelar aumento da ecogenicidade da substância negra sugestiva da doença de Parkinson. Essa alteração ocorre em mais de 90% dos pacientes com doença de Parkinson e sugere comprometimento funcional do sistema dopaminérgico nigroestriatal. Entretanto, o alto índice de falsos positivos limita a utilização do método como teste diagnóstico.

Diagnóstico diferencial

A doença de Parkinson é a forma mais frequente de parkinsonismo e constitui cerca de 75% de todas as síndromes parkinsonianas. Como não se conhece a causa da doença de Parkinson, ela é também chamada de parkinsonismo primário. As outras formas são: parkinsonismo secundário, parkinsonismo atípico e parkinsonismo associado a outras condições.

Dentre as características clínicas sugestivas da presença de síndromes parkinsonianas que não a doença de Parkinson, destacam-se: ausência de tremor, alterações posturais e comprometimento da marcha nas fases iniciais, evidências de acometimento de outros sistemas, como sinais piramidais, cerebelares, autonômicos, cognitivos-comportamentais e resposta reduzida à levodopa. O Quadro 1 elucida alguns diagnósticos diferenciais e quando pensar neles.

O parkinsonismo secundário compreende condições em que uma causa específica pode ser identificada. As principais causas são:

- Parkinsonismo pós-encefalítico: entre 1915 e 1926, uma epidemia de encefalite viral, denominada encefalite letárgica, acometeu milhões de pessoas em todo o mundo até desaparecer poucos anos depois. Cerca de um terço dos pacientes morreram na fase aguda. Muitos dos sobreviventes desenvolveram sintomas de parkinsonismo depois de meses até anos. O parkinsonismo pós-encefalítico era semelhante à doença de Parkinson, mas diferia desta por originar menos tremor e mais rigidez e acinesia e por produzir movimentos involuntários na cabeça e nos olhos, conhecidos como "crises oculogíricas". Na época da Segunda Guerra Mundial, cerca da metade de todos os pacientes com parkinsonismo havia sido vítima de encefalite letárgica anos antes. Nos dias de hoje, encefalites produzidas por outros vírus podem esporadicamente causar parkinsonismo.
- Parkinsonismo medicamentoso: uma forma reversível de parkinsonismo pode ser produzida pelo uso de algumas medicações usadas em psiquiatria (haloperidol, clorpromazina e outras), contra vômitos (metoclopramida) e contra vertigens (flunarizina), entre outras. A retirada ou redução da dosagem resulta em melhora dos sintomas. Entretanto, o desaparecimento completo dos sintomas pode levar muitos meses para ocorrer. O Quadro 2 mostra a relação dos principais medicamentos que podem desencadear um parkinsonismo medicamentoso ou agravar a doença preexistente.
- Parkinsonismo vascular: é mais comum em pacientes hipertensos ou naqueles que apresentam outros fatores de risco para doença vascular. Resulta da oclusão de pequenos vasos cerebrais profundos que irrigam os núcleos da base. Com o tempo, múltiplos pequenos focos de isquemia nessa região produzem parkinsonismo. Como na maioria das vezes os vasos afetados não se restringem a essa região, é comum o aparecimento de outras manifestações neuro-

QUADRO 1 Diagnósticos diferenciais

Características do paciente	Diagnósticos alternativos possíveis
Uso de medicação antagonista de dopamina (metoclopramida; clorpromazina, prometazina, medicações antipsicóticas)	Parkinsonismo induzido por medicamento
Sintomas limitados às pernas por mais de 3 anos	Parkinsonismo vascular
Dificuldade em olhar para baixo ao exame físico	Paralisia supranuclear progressiva
Disfunções cerebelares	Atrofia de múltiplos sistemas

QUADRO 2 Medicamentos que podem desencadear parkinsonismo

Neurolépticos: ▪ Clorpromazina (Amplictil®). ▪ Haloperidol (Haldol®). ▪ Aripiprazol. ▪ Levomepromazina (Neozine®). ▪ Propericiazina (Neuleptil®). ▪ Sulpirida (Equilid®, Sulpan®). ▪ Tiaprida (Tiapridal®).	**Antieméticos e antivertiginosos:** ▪ Flunarizina. ▪ Cinarizina. ▪ Metoclopramida. ▪ Bromoprida.
Anti-hipertensivos e antiarrítmicos: ▪ Metildopa. ▪ Reserpina. ▪ Amiodarona.	**Antidepressivos:** ▪ Lítio. ▪ Sertralina. ▪ Fluoxetina. ▪ Paroxetina.

lógicas, como fraqueza muscular e demência. O tremor é raro nessa forma de parkinsonismo, e muitas vezes só os membros inferiores são acometidos. Medicamentos antiparkinsonianos não são muito eficazes nessa forma de parkinsonismo.

- Parkinsonismo tóxico: algumas substâncias tóxicas – como monóxido de carbono e manganês – podem produzir parkinsonismo. No início da década de 1980, uma substância contida em um tóxico semelhante à heroína foi responsável por inúmeros casos de parkinsonismo em pacientes usuários dessas drogas. Essa substância foi identificada como 1-metil-4-fenil-1,2,3,6-tetraidropiridina (MPTP). O parkinsonismo produzido pelo MPTP é irreversível e muito semelhante à doença de Parkinson. A descoberta do MPTP tornou possível a obtenção de modelos experimentais de grande utilidade para a compreensão das causas que levam à doença de Parkinson.

TRATAMENTO

Tratamento não farmacológico

A atividade física com caminhada, natação, hidroginástica, exercícios resistidos, dança, tai chi e exercícios em grupo é recomendada para todos em todas as fases. Nas fases de maior impacto, moderadas ou avançadas há necessidade de um profissional de fisioterapia para orientar o tratamento de manutenção e reabilitação. A fisioterapia motora é recomendada desde as fases iniciais para prevenir as alterações posturais, manter força muscular, equilíbrio, alongamento e capacidade funcional. Colabora com a prevenção de quedas e, nas fases tardias, ajuda a evitar complicações de retrações motoras e no treino para marcha com apoio ou órteses, quando indicado.

A fonoaudiologia deve ser também indicada desde as fases iniciais, devido a alterações como sialorreia, fala e disfagia progressiva. O ideal é que o paciente seja avaliado desde o diagnóstico para que se identifiquem alterações sutis que já possam ser abordadas na fase inicial. A terapia ocupacional pode ser recomendada em casos em que o paciente necessite de adaptações funcionais em suas atividades de vida diária, especialmente nas fases mais avançadas.

É importante vigiar o peso, as alterações nutricionais e contar com a orientação especializada da nutricionista para uso de suplementos ou adaptações dietéticas, quando indicado. Programas de reabilitação colaboram para manter o paciente mais ativo e independente, treinando-o para usar todos os recursos musculares e neurológicos, e o ajudam a manter a independência e a qualidade de vida.

Tratamento farmacológico

Estão disponíveis vários medicamentos capazes de melhorar significativamente a maioria dos sintomas. Todos são considerados terapias sintomáticas, e nenhum foi estabelecido como modificador de doença ou neuroprotetor. As opções terapêuticas vão depender das condições de cada paciente: idade, sintomas predominantes e estágio da doença são alguns dos fatores que o médico deve levar em conta na hora de planejar o tratamento.

O conhecimento do metabolismo da levodopa e da dopamina no sangue periférico e no cérebro é fundamental para o manuseio apropriado dessas drogas (Figura 1). O tratamento clínico baseia-se fundamentalmente na reposição farmacológica de dopamina, o que tem sido feito atualmente com efetividade e sofisticação crescentes com a introdução de novas tecnologias, como a estimulação cerebral profunda.

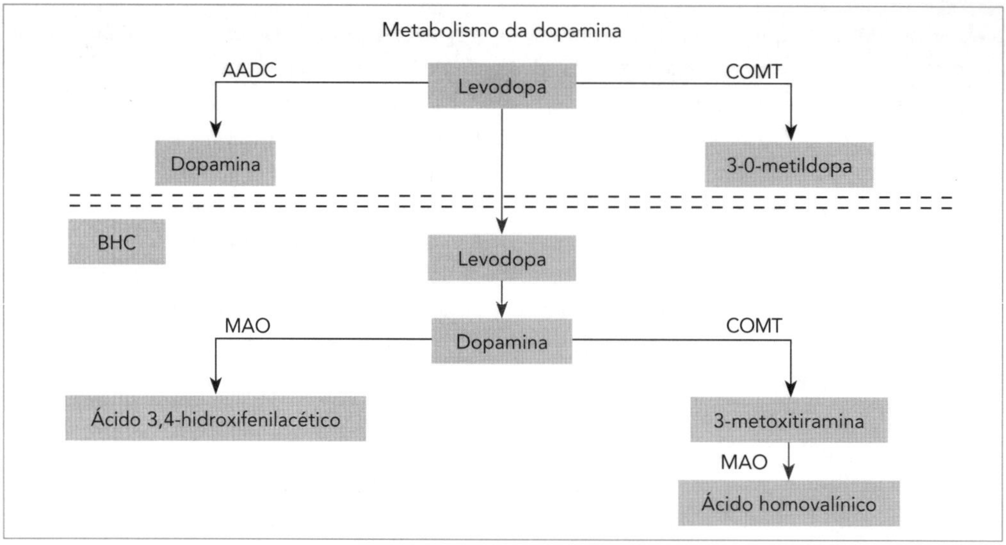

FIGURA 1 Metabolismo da dopamina no sangue periférico e intracerebral.
AADC: aminoácido aromático descarboxilase; BHC: barreira hematoencefálica; COMT: catecol-O-metiltransferase; MAO: monoaminoxidase.

Levodopa

É o medicamento mais eficaz no alívio dos sintomas parkinsonianos, mas nem sempre deve ser administrada no início da doença. Nessa fase, a maioria dos especialistas prefere iniciar o tratamento com medicamentos menos potentes e reservar a levodopa para as fases mais avançadas. A levodopa é um aminoácido (3,4-di-hidroxifenilalanina) que se transforma em dopamina pela ação da enzima dopadescarboxilase.

A levodopa é rapidamente absorvida na porção proximal do intestino delgado. Alguns fatores, como redução da motilidade do estômago e ingestão de alimentos ricos em proteínas próxima do horário da tomada da medicação, podem retardar ou mesmo reduzir a absorção da levodopa. Parte dela é metabolizada em dopamina antes de conseguir atingir o cérebro. A enzima responsável por essa transformação é a dopadescarboxilase. Por esse motivo, a levodopa é sempre administrada com uma substância que inibe a dopadescarboxilase periférica.

Os medicamentos à base de levodopa disponíveis no mercado já vêm associados a um inibidor da dopadescarboxilase. Existem dois inibidores utilizados clinicamente: carbidopa e benserazida.

Em geral, após 20 a 30 minutos da tomada da medicação o efeito antiparkinsoniano começa a aparecer. Como discutido anteriormente, alguns fatores, como a dieta, podem retardar o início do efeito terapêutico. A duração do efeito de cada dose também é variável e depende, entre outros fatores, do estágio da doença. Nas fases iniciais, quando ainda existem células cerebrais capazes de funcionar como "depósitos" e armazenar a dopamina produzida pela levodopa, cada dose pode ser eficaz durante mais de 6 horas, de modo que 2 a 3 tomadas/dia podem ser suficientes para o controle dos sintomas.

Nos primeiros 5 anos de tratamento com levodopa os sintomas podem ser controlados com relativa facilidade. Após esse período, muitos pacientes começam a experimentar complicações do tratamento. À medida que a doença progride e mais células cerebrais degeneram, o cérebro perde a capacidade de armazenamento de dopamina e a duração do efeito torna-se progressivamente menor. Observa-se então o fenômeno de "deterioração do fim da dose", em que os sintomas voltam a aparecer antes da próxima tomada da medicação. O tempo de benefício vai sendo encurtado progressivamente ao longo do tempo, o que exige o encurtamento progressivo dos intervalos de administração da levodopa.

Outra complicação da levodopaterapia é representada pelo aparecimento de discinesias. Discinesias são movimentos involuntários anormais de natureza contínua, em forma de dança, que podem acometer membros, tronco ou face e lembram os movimentos da coreia. Podem ocorrer em várias situações. A mais fácil de ser corrigida é a que ocorre quando a levodopa é utilizada em excesso, o que resulta em estimulação excessiva dos receptores de dopamina. Nesses casos, a simples redução da dose basta para resolver o problema. Entretanto, na maioria das vezes, a situação é mais complexa, pois as discinesias resultam de alterações na maneira como os receptores respondem à dopamina, e sua resolução vai depender de ajustes mais complexos que envolvem reorganização das tomadas diárias e associação com outros medicamentos. Essa fase do tratamento costuma ser crítica, e o contato com o neurologista deve ser constante, pois ajustes frequentes podem ser necessários.

Podem ocorrer distúrbios psiquiátricos na forma de alucinações, principalmente quando são utilizadas doses mais altas. As alucinações são quase sempre visuais, como a percepção de pessoas estranhas ou já falecidas dentro de casa. São também comuns os delírios, que são ideias ou crenças falsas e sem qualquer embasamento lógico que são interpretadas como verdadeiras. Exemplo comum de delírio produzido pelo uso de medicação antiparkinsoniana são os chamados delírios persecutórios, em que ocorre a percepção ilógica de que alguém, geralmente conhecido ou familiar, esteja conspirando contra sua pessoa. Em alguns casos, a simples redução da medicação antiparkinsoniana pode resolver esses sintomas. Outras vezes, entretanto, torna-se necessário o emprego de medicação antipsicótica específica.

Náuseas e vômitos podem ocorrer no início do tratamento. Podem ser evitados com o uso de doses pequenas no início, seguidas de aumento gradual. Outras vezes, pode ser necessário o uso de um antiemético como a domperidona.

Os medicamentos que contêm levodopa disponíveis no mercado são: Prolopa® (levodopa 200 mg e benserazida 50 mg), Prolopa® BD (levodopa 100 mg e benserazida 25 mg), Prolopa® DR (levodopa 200 mg e benserazida 50 mg, comprimido de dupla liberação), Prolopa® HBS (levodopa 100 mg e benserazida 25 mg, cápsula de liberação lenta), Prolopa® dispersível (levodopa 100 mg e benserazida 25 mg, comprimido dispersível), Levocarb e Carbidol® (levodopa 250 mg e carbidopa 25 mg).

Agonistas da dopamina

São substâncias que têm ação semelhante à da dopamina. Diferem da levodopa por não necessitarem de transformação enzimática para serem ativas. Por outro lado, como são substâncias que apenas mimetizam a ação da dopamina, seu efeito antiparkinsoniano não é tão potente.

O efeito farmacológico dos agonistas tem como base sua ação nos chamados receptores da dopamina. Esses receptores, localizados nas células do estriado, são diretamente influenciados pela dopamina, que normalmente é produzida na substância negra. Quando ativados por um agonista, esses receptores respondem de maneira semelhante, de modo que a função motora pode ser restabelecida a partir desse modo alternativo de estimulação. Os primeiros agonistas utilizados eram derivados da ergotamina, como a bromocriptina. Entretanto, os efeitos colaterais relacionados com a ergotamina (isquemia de extremidades, fibrose intersticial) levaram ao desenvolvimento de novas alternativas. Em nosso meio estão disponíveis dois agonistas não ergolínicos: pramipexol e rotigotina.

O pramipexol tem alta afinidade por receptores dopaminérgicos D2 e D3. Estudos farmacocinéticos demonstram que o pramipexol é rápida e eficazmente absorvido após a ingestão, alcança picos plasmáticos em 1 a 3 horas e sua meia-vida é de 8 a 12 horas. O pramipexol deve ser titulado gradativamente até a obtenção de efeito terapêutico adequado. A dose inicial é de 0,375 mg/dia, com incrementos semanais até a dose máxima de 4,5 mg/dia em 3 tomadas. Existem duas formulações disponíveis que diferem no modo de absorção. A formulação de absorção rápida deve ser administrada 3 vezes/dia, e a apresentação de absorção prolongada deve ser administrada 1 vez/dia pela manhã. As seguintes posologias estão disponíveis para a formulação de liberação prolongada: 0,375, 0,75, 1,5 e 3 mg.

A rotigotina tem afinidade por receptores D3, D2 e D1. É administrada em forma de adesivo transdérmico e possibilita a estimulação dopaminérgica eficaz e de potência equivalente aos agonistas utilizados por via oral. Os adesivos liberam 2, 4, 6 ou 8 mg de substância ativa em 24 horas. A dose inicial recomendada é de adesivo de 2 mg, aplicado 1 vez/dia, a qual, de acordo com a tolerância, pode ser aumentada em 2 mg/semana até, em média, 8 mg/dia. A menor dose eficaz é de 4 mg/dia. Os efeitos colaterais mais frequentes incluem hipotensão ortostática, taquicardia, sonolência, insônia, sonhos anormais, alucinações (raramente reações paranoides), dermatite de contato e prurido nos locais de aplicação. Episódios de sonolência irresistível, transtornos de controle do impulso, como hipersexualidade e jogo patológico, são efeitos adversos comuns a todos os agonistas da dopamina.

Inibidores da monoaminoxidase-B

A enzima monoaminoxidase-B (MAO-B) ocorre principalmente no cérebro e age na transformação da dopamina em seu metabólito, o ácido homovanílico. É, portanto, uma das enzimas responsáveis pela remoção natural da dopamina após ter sido utilizada pelo seu receptor. Medicamentos inibidores da MAO-B, como a selegilina, atuam reduzindo a velocidade de remoção da dopamina, aumentando seu tempo de vida útil e elevando seus níveis. O efeito sintomático obtido com a selegilina é discreto, mas muitas vezes suficiente para o controle dos sintomas iniciais da doença. Quando administrado em conjunto com a levodopa, pode potencializar sua eficácia, aumentando a duração do efeito antiparkinsoniano. Deve ser administrada na primeira parte do dia em uma ou duas tomadas. Quando administrada à noite, pode causar insônia.

Mais recentemente, a razagilina e a safinamida vieram integrar o arsenal de inibidores da MAO-B disponíveis para o tratamento de Parkinson. Têm sido usadas principalmente como adjuvantes à levodopaterapia, podendo auxiliar no controle de complicações motoras como discinesias ou "*wearing-off*".

As doses habituais dos inibidores da MAO-B são:

- Selegilina: 5 a 10 mg/dia.
- Rasagilina: 0,5 a 1 mg/dia.
- Safinamida: 50 a 100 mg/dia.

Inibidores da catecol-O-metiltransferase

Outra enzima importante no metabolismo da dopamina é a catecol-O-metiltransferase (COMT). Ocorre tanto no cérebro quanto fora dele e é responsável, junto com a MAO-B, pela remoção de dopamina. Entretanto, essa enzima atua também sobre a levodopa, transformando-a em 3-O-metildopa, uma substância sem efeito terapêutico. Dessa forma, parte da levodopa é perdida, pois somente a porção restante vai entrar no cérebro e ser transformada em dopamina.

Medicamentos que inibem a COMT, como a entacapona e a tolcapona, são utilizados para aumentar a eficácia da levodopa nas fases em que ocorrem oscilações importantes do efeito terapêutico. Sua administração deve ser feita concomitantemente às tomadas de levodopa. É necessário o controle das enzimas hepáticas durante seu uso devido à hepatotoxicidade que esses medicamentos podem apresentar, principalmente na fase inicial do tratamento.

Amantadina

Originalmente um antiviral, teve sua ação antiparkinsoniana descoberta por acaso. Apresenta ação apenas moderada e tem sido ainda hoje bastante utilizada nas fases iniciais da doença. Seu perfil farmacológico é curioso – foi considerada durante muitos anos apenas como tendo leve ação anticolinérgica e dopaminérgica. Atualmente, sabe-se que a amantadina atua também como antagonista de receptores excitatórios. Tais receptores existem normalmente em várias regiões do cérebro, incluindo os gânglios da base, e respondem a determinados neurotransmissores excitatórios, como o glutamato. Em determinadas situações, essa transmissão excitatória torna-se exagerada, podendo levar a dano celular em um processo denominado excitotoxicidade. O uso da amantadina ampliou-se nos últimos anos como adjuvante nos casos de flutuações motoras importantes, e há quem defenda a possibilidade de que possa atuar como droga neuroprotetora.

Efeitos colaterais da amantadina incluem alterações vasculares periféricas na forma de manchas cutâneas nas pernas (livedo reticular), edema de membros inferiores, secura da boca, obstipação intestinal, confusão mental e alucinações. Esses efeitos adversos limitam sua indicação no idoso.

Anticolinérgicos

São substâncias que inibem a ação da acetilcolina. Foram os primeiros medicamentos utilizados no tratamento da doença de Parkinson. Anticolinérgicos atuam como antiparkinsonianos ao restabelecer o equilíbrio entre acetilcolina e dopamina que ocorre na doença de Parkinson. Têm ação apenas moderada e agem principalmente contra o tremor. Nem sempre são bem tolerados, principalmente em pacientes idosos. Entretanto, pode ser uma boa opção em pacientes jovens em quem se deseja adiar a introdução da levodopa e quando o tremor é o sintoma predominante.

Estão disponíveis em nosso meio o biperideno e o triexifenidil, que são equivalentes, mas podem ser tolerados de modo diverso em cada paciente. Os efeitos colaterais podem ser periféricos e centrais. Os periféricos incluem boca seca, borramento visual, obstipação intestinal e retenção urinária. Os efeitos centrais são mais frequentes em idosos e incluem: sonolência, perda de memória, confusão e alucinações. Por essas considerações, não devem ser prescritos para o idoso.

Estratégias de resgate sob demanda

Períodos de desligamento súbitos podem ocorrer na doença de Parkinson avançada, mesmo com a otimização de terapia dopaminérgica. Nesses casos, os pacientes podem se beneficiar de medicações de resgate sob demanda, disponíveis em outros países. Entre eles, a apomorfina, um potente agonista de dopamina formulado para aplicação subcutânea e sublingual, e o levodopa inalatório.

Tratamento da fase avançada e das complicações motoras

Pacientes com doença de Parkinson avançada geralmente fazem uso de múltiplas medicações, incluindo antiparkinsonianos e medicamentos indicados para outras condições clínicas. São na maioria indivíduos idosos, embora não seja incomum em pacientes ainda jovens em estágios avançados. Complicações sistêmicas são frequentes nessa população e podem contribuir para o agravamento do quadro de doença de Parkinson se não forem adequadamente tratadas.

Após alguns anos de evolução da doença de Parkinson, a maioria dos pacientes já fez uso de levodopa e já experimentou pelo menos um agonista da dopamina. Entretanto, os sintomas pioram lenta, mas inexoravelmente, e o benefício proporcionado pelo medicamento parece já não ser o mesmo do início. Além disso, complicações motoras, autonômicas e psiquiátricas, a maioria induzida pelo próprio medicamento, dominam o quadro e podem ser mais incapacitantes do que os próprios sintomas da doença de Parkinson.

Cerca de metade dos pacientes tratados com levodopa por período de 5 a 6 anos irá desenvolver complicações motoras. A natureza primária dessas complicações não é totalmente conhecida, mas tem sido sugerido que a estimulação intermitente dos receptores dopaminérgicos estriatais pela levodopa exógena tenha papel importante. Essa estimulação pulsátil produzida pela levodopa é resultado da biodisponibilidade oscilatória da levodopa quando administrada por via oral. As principais causas para essa oscilação incluem:

- Esvaziamento gástrico lento.
- Flutuações na absorção intestinal e na passagem através da barreira hematoencefálica, determinadas pela competição entre a levodopa e aminoácidos da dieta.
- Perda da capacidade de armazenamento e de conversão pré-sináptica em dopamina pela perda neuronal progressiva.

As principais complicações motoras observadas no curso da doença de Parkinson e as estratégias terapêuticas utilizadas são descritas a seguir.

Deterioração de fim de dose

Esse fenômeno ocorre quando o efeito da dose administrada se torna progressivamente mais curto e passa a ter duração inferior a 4 horas. Nesses casos, as estratégias terapêuticas incluem as seguintes:

1. Redistribuição das doses de levodopa e redução dos intervalos de administração.
2. Agonistas da dopamina em associação com levodopa.
3. Inibidores da COMT: a adição de um inibidor da COMT aumenta o tempo de ação da levodopa; entretanto, muitas vezes podem aparecer discinesias ou outros sintomas de hiperatividade dopaminérgica, de modo que a dosagem de levodopa deve ser reduzida em 20 a 30% logo após a introdução do inibidor da COMT.
4. Levodopa de liberação lenta: o emprego de formulações de liberação lenta em associação ou substituição à levodopa convencional pode produzir aumento do tempo em fase *on*.

Fenômeno *on-off*

Nas fases mais avançadas da doença de Parkinson alguns pacientes apresentam períodos *off*, que aparecem de modo abrupto e imprevisível, sem relação aparente com a tomada de medicamentos. Quando retornam à fase *on*, o benefício terapêutico costuma ser consideravelmente prejudicado pela ocorrência de discinesias. O tratamento de pacientes nessa fase constitui grande desafio, mesmo para o clínico experimentado. Algumas medidas podem ser tentadas, mas nem sempre os benefícios sao evidentes. A abordagem desses casos inclui:

- Mapeamento minucioso da ocorrência das fases *on* e *off* durante vários dias, com o objetivo de estabelecer um padrão farmacocinético para as flutuações.
- Redistribuição da proteína da dieta.
- Adição de um inibidor da COMT.
- Adição de um agonista dopaminérgico.

Discinesias

São movimentos involuntários anormais, geralmente com características coreiformes, mas podem se manifestar como distonia, mioclonias ou tiques. A emergência de discinesias está relacionada com o uso crônico da levodopa, mas pode ocorrer ou se agravar com outros dopaminérgicos, desde que tenha havido exposição prévia à levodopa. São mais comuns e mais intensas em pacientes mais jovens e podem acometer qualquer região do corpo.

As discinesias são reversíveis e desaparecem com a redução ou retirada da medicação dopaminérgica. Entretanto, muitas vezes, a simples redução da dose resulta em piora do quadro e reaparecimento dos sintomas da doença de Parkinson. Em certos casos, os limites entre a dose mínima requerida para o controle da doença de Parkinson e a dose máxima permitida pelas discinesias são bastante estreitos.

Discinesia de pico de dose é a forma mais comum de discinesia. Está diretamente relacionada com o pico de concentração plasmática e costuma ocorrer de forma previsível. No início, é bem controlada com a redução das doses individuais e do intervalo entre as tomadas. Eventualmente, torna-se necessária a redução da dose total de levodopa ou a retirada da selegilina. É comum o aparecimento de discinesias após a introdução de inibidores da COMT no regime terapêutico, o que pode ser evitado tendo-se sempre em mente a necessidade de redução da levodopa quando um inibidor da COMT for administrado.

Nas fases mais avançadas da doença de Parkinson, as discinesias tornam-se mais intensas e prolongadas, muitas vezes persistindo durante todo o tempo do período *on*. Nesses casos, a associação de um agonista da dopamina permite a redução da dose da levodopa e a melhora das discinesias sem prejuízo do efeito antiparkinsoniano.

Quedas

Raramente se observam quedas nas fases iniciais da doença de Parkinson, particularmente em pacientes não idosos. Quando ocorrem nessas condições, deve ser reavaliado o diagnóstico de doença de Parkinson, sendo consideradas outras possibilidades diagnósticas, por exemplo, a paralisia supranuclear progressiva ou outras formas de parkinsonismo atípico. Entretanto, nas fases mais avançadas de doença de Parkinson, particularmente nos indivíduos mais idosos, as quedas tornam-se mais frequentes e motivo de preocupação constante em virtude de seu potencial de morbidade e mortalidade.

De modo geral, as quedas relacionadas com a doença de Parkinson podem ser atribuídas a quatro causas básicas:

1. Bloqueios motores.
2. Instabilidade postural.
3. Discinesias.
4. Hipotensão postural.

Essas causas podem agir isoladamente ou em várias combinações em cada caso. A anamnese cuidadosa dos episódios de queda e o exame neurológico devem revelar os mecanismos determinantes para que se possa planejar a terapêutica mais apropriada. Além das causas citadas, devem ser excluídos fatores não diretamente relacionados com a doença de Parkinson, como doença sistêmica aguda (pneumonia, síncope, arritmia cardíaca) ou crônica (doenças articulares, anemia, insuficiência respiratória).

Os bloqueios motores constituem uma das complicações mais refratárias à manipulação farmacológica. Bloqueios motores podem ocorrer com qualquer movimento, mas são mais evidentes e intoleráveis quando ocorrem durante a marcha. Podem ocorrer no início da marcha, quando a pessoa se vira em torno do próprio eixo, passa através de uma porta ou de um espaço estreito ou tenta realizar outra atividade simultaneamente enquanto anda.

Outro fenômeno relacionado é a festinação, que consiste no deslocamento progressivo do centro de gravidade para a frente durante a marcha, produzido pela inclinação da parte superior do corpo para a frente, não acompanhada pelos membros inferiores, cujos passos curtos são insuficientes para trazer os pés de volta para o eixo de gravidade.

A hipotensão ortostática é provavelmente pouco diagnosticada como causa de quedas. Sua importância deve ser ressaltada por ser potencialmente capaz de responder a medicações e medidas físicas específicas. O tratamento da hipotensão postural vai depender das causas específicas que forem diagnosticadas. Se houver suspeita de que determinado medicamento possa ser a causa, sua dose deve ser reduzida ou o medicamento suspenso. Elevação do decúbito durante a noite, suplementação de sal na dieta, meias elásticas e administração de mineralocorticoides, como fludrocortisona, prednisona em baixa dose ou medicamentos alfa-agonistas, como a midodrina, são medidas eficazes no controle desses sintomas.

Tratamento cirúrgico

Algumas estratégias para controle de sintomas motores, em pacientes refratários à terapia medicamentosa ou quadros avançados, vêm ganhando espaço no cenário da doença. A estimulação cerebral profunda (*deep brain stimulation* – DBS) envolve a colocação cirúrgica de eletrodos unilaterais ou bilaterais transcranianos no núcleo subtalâmico ou no globo pálido interno, ligados a uma bateria semelhante a um marca-passo. Essa estratégia pode ser usada para tratar efeitos do desgaste que envolvem as flutuações motoras, discinesias e tremor grave, mas exigem avaliações em centros especializados para determinar a elegibilidade do paciente. As características associadas a piores resultados incluem idade avançada (maior que 75 anos), comprometimento cognitivo e presença de sintomas não responsivos à levodopa.

Tratamento de sintomas não motores

O tratamento de sintomas não motores na doença de Parkinson se assemelha aos tratamentos para esses sintomas em populações gerais, com algumas particularidades.

As abordagens para tratamento da depressão na doença de Parkinson seguem as indicações para populações em geral. O uso de inibidores seletivos de recaptação de norepinefrina e serotonina pode ser útil. Para a demência da doença de Parkinson, há evidência para uso de rivastigmina (3 a 12 mg/dia), e possivelmente o uso de donepezila ou galantamina.

O tratamento da psicose da doença deve começar com o desmame de medicamentos potencialmente contribuintes, como anticolinérgicos, amantadina, agonistas de dopamina e inibidores da MAO-B e, às vezes, levodopa. Se a psicose persistir ou o desmame for limitado pelo ressurgimento de sintomas motores, existem três opções principais: pimavanserina, clozapina e quetiapina. Dentre as opções, a quetiapina é mais comumente usada na prática clínica, pela menor restrição de efeitos adversos e uso.

O distúrbio comportamental do sono REM pode ser manejado com melatonina (6 a 15 mg) como agente de primeira linha e clonazepam, se necessário, apesar de seu uso limitado na população idosa em face dos riscos de efeitos adversos.

Tratamentos para características autonômicas são semelhantes às terapias em outras condições, com foco para manejo não farmacológico. Fludrocortisona ou midodrina podem ser úteis em casos selecionados de hipotensão postural. Procinéticos, como a domperidona, e laxativos são comumente usados.

Cuidados paliativos

A doença de Parkinson e os distúrbios neurodegenerativos parkinsonianos geralmente se desenvolvem de forma lenta e progressiva ao longo de anos. Ferramentas preditivas validadas para prognóstico de fim de vida são limitadas para doença de Parkinson, e pode ser difícil determinar o momento mais apropriado para o encaminhamento para cuidados paliativos.

A importância de reconhecer que um paciente possa estar se aproximando de uma fase final de vida está em oferecer suporte ao paciente afetado, bem como a seus familiares e cuidadores, com acompanhamento multidisciplinar que aborde seus problemas físicos, psicossociais e espirituais durante esse período. Os cuidados paliativos têm papel essencial nessas condições ao longo da progressão da doença, incluindo tratamento de sintomas motores e não motores, planejamento avançado de cuidados e suporte ao cuidador.

BIBLIOGRAFIA

Araki I, Kitahara M, Oida T, Kuno S. Voiding dysfunction and Parkinson's disease: urodynamic abnormalities and urinary symptoms. J Urol. 2000;164:1640.

Armstrong MJ, Okun MS. Diagnosis and treatment of Parkinson disease: a review. JAMA. 2020;323(6):548-60.

Asahina M, Vichayanrat E, Low DA, Iodice V, Mathias CJ. Autonomic dysfunction in parkinsonian disorders: assessment and pathophysiology. J Neurol Neurosurg Psychiatry. 2013;84:674.

Ascherio A, Schwarzchild MA. The epidemiology of Parkinson's disease: risk factors and prevention. Lancet Neurol. 2016;15(12):1257-72.

Bajaj N, Hauser RA, Grachev ID. Clinical utility of dopamine transporter single photon emission CT (DaT-SPECT) with (123I) ioflupane in diagnosis of parkinsonian syndromes. J Neurol Neurosurg Psychiatry. 2013;84(11):1288-95.

Barbosa ER, Limongi JCP, Cummings J. Parkinson's disease. In: Miguel EC, Rauch SL, Leckman JF, editors. The psychiatrics clinics of North America: neuropsychiatry of the basal ganglia. Philadelphia: WB Saunders; 1997.

Brown RG, Jahanshahi M, Quinn N, Marsden CD. Sexual function in patients with Parkinson's disease and their partners. J Neurol Neurosurg Psychiatry. 1990;53:480.

Connolly BS, Lang AE. Pharmacological treatment of Parkinson's disease: a review. JAMA. 2014;311(16):1670-83.

Dhall R, Kreitzman DL. Advances in levodopa therapy for Parkinson's disease: review of Rytary (carbidopa and levodopa) clinical efficacy and safety. Neurology. 2016;86(14 Suppl 1):S13-24.

Dickson DW, Braak H, Duda JE, Duyckaerts C, Gasser T, Halliday GM, et al. Neuropathological assessment of Parkinson's disease: refining the diagnostic criteria. Lancet Neurol. 2009;8(12):1150-7.

Findley LJ, Gresty MA, Halmagyi GM. Tremor, the cogwheel phenomenon and clonus in Parkinson's disease. J Neurol Neurosurg Psychiatry 1981; 44:534.

Grimes D, Fitzpatrick M, Gordon J, Miysaki J, Fon EA, Schlossmacher M, et al. Canadian guideline for Parkinson disease. CMAJ. 2019 Sep 9;191:E989-1004.

Halliday GM, Holton JL, Revesz T, Dickson DW. Neuropathology underlying clinical variability in patients with synucleinopathies. Acta Neuropathol. 2011;122(2):187-204.

Hand A, Gray WK, Chandler BJ, Walker RW. Sexual and relationship dysfunction in people with Parkinson's disease. Parkinsonism Relat Disord. 2010;16:172.

Hiorth YH, Pedersen KF, Dalen I, Tynes O-B, Alves G. Orthostatic hypotension in Parkinson disease: a 7-year prospective population-based study. Neurology. 2019;93:e1526. http

Hoehn MM, Yahr MD. Parkinsonism: onset, progression and mortality. Neurology. 1967; 7:427.

Isaacson SH, Fisher S, Gupta F, Hermanowicz N, Kremens DE, Lew MF, et al. Clinical utility of DaTscanTM imaging in the evaluation of patients with parkinsonism: a US perspective. Expert Rev Neurother. 2017;17(3):219-225.

Jellinger KA, Korczyn AD. Are dementia with Lewy bodies and Parkinson's disease dementia the same disease? BMC Med. 2018;16(1):34.

Kalia LV, Lang AE. Parkinson's disease. Lancet. 2015; 386(9996):896-912. https://doi.org/10.1016/S0140-6736(14)61393-3.

Koller WC, Vetere-Overfield B, Williamson A, et al. Sexual dysfunction in Parkinson's disease. Clin Neuropharmacol. 1990;13:461.

Kouli A, Torsney KM, Kuan WL. Parkinson's disease: etiology, europathology, and pathogenesis. In: Stoker TB, Greenland JC, editors. Parkinson's disease: pathogenesis and clinical aspects. Brisbane: Codon Publications; 2018. Available: https://www.ncbi.nlm.nih.gov/books/NBK536722/.

Lang AE. When and how should treatment be started in Parkinson disease? Neurology. 2009;72(7 Suppl):S39-43.

Lemack GE, Dewey RB Jr, Roehrborn CG, O'Suilleabhlain PE, Zimmem PE. Questionnaire-based assessment of bladder dysfunction in patients with mild to moderate Parkinson's disease. Urology. 2000;56:250.

Limongi JCP. Conhecendo melhor a doença de Parkinson. São Paulo: Plexus; 2001.

Louis ED, Klatka LA, Liu Y, Fahn S. Comparison of extrapyramidal features in 31 pathologically confirmed cases of diffuse Lewy body disease and 34 pathologically confirmed cases of Parkinson's disease. Neurology. 1997;48:376.

Martin WE, Loewenson RB, Resch JA, Baker AB. Parkinson's disease. clinical analysis of 100 patients. Neurology. 1973;23:783.

Olanow CW, Stern MB, Sethi K. The scientific and clinical basis for the treatment of Parkinson disease. Neurology. 2009;72(21 Suppl 4):S1-136.

Pagano G, Ferrara N, Brooks DJ, Pavese N. Age at onset and Parkinson disease phenotype. Neurology. 2016;86:1400.

Pahwa R, Factor SA, Lyons KE, Ondo WG, Gronseth G, Bronte-Stewart H, et al. Practice parameter: treatment of Parkinson disease with motor fluctuations and dyskinesia (an evidence-based review): report of the Quality Standards Subcommittee of the American Academy of Neurology. Neurology. 2006;66(7):983-95.

Postuma RB, Berg D, Stern M, Poewe W, Olanow CW, Oertel W, et al. MDS clinical diagnostic criteria for Parkinson's disease. Mov Disor. 2015;30(12):1591-601.

Prange S, Metereau E, Thobois S. Structural imaging in Parkinson's disease: new developments. Curr Neurol Neurosci Rep. 2019;19(8):50.

Pringsheim T, Jette N, Frolkis A, Steeves TD. The prevalence of Parkinson's disease: a systematic review and meta-analysis. Mov Disord. 2014;29(13):1583-90.

Rajput AH, Rozdilsky B, Ang L. Occurrence of resting tremor in Parkinson's disease. Neurology. 1991;41:1298.

Roger G, Davies D, Pink J, Cooper P. Parkinson's disease: summary of updated Nice guidance. BMJ. 2017;358:j1951.

Scott GD, Lim MM, Drake MG, Woltjer R, Quinn JF. Onset of skin, gut, and genitourinary prodromal Parkinson's disease: a study of 1.5 million veterans. Mov Disord. 2021;36:2094.

Senard JM, Raï S, Lapeyre-Mestre M, et al. Prevalence of orthostatic hypotension in Parkinson's disease. J Neurol Neurosurg Psychiatry. 1997;63:584.

Stoessl AJ, Lehericy S, Strafella AP. Imaging insights into basal ganglia function, Parkinson's disease, and dystonia. Lancet. 2014;384(9942):532-44. https://doi.org/10.1016/S0140-6736(14)60041-6.

Suwijn SR, van Boheemen CJ, de Haan RJ, Tissingh G, Booij J, de Bie RM. The diagnostic accuracy of dopamine transporter SPECT imaging to detect nigrostriatal cell loss in patients with Parkinson's disease or clinically uncertain parkinsonism: a systematic review. EJNMMI Res. 2015;5:12.

Twelves D, Perkins KS, Counsell C. Systematic review of incidence studies of Parkinson's disease. Mov Disord. 2003;18(1):19-31.

Walton-Hadlock JL, Fahn S, Keiburtz K, Tanner CM, Parkinson Study Group. Levodopa and the progression of Parkinson's disease. N Engl J Med. 2005;352(13):1386.

Diagnóstico e tratamento das demências vasculares e potencialmente reversíveis

39

Laiss Bertola de Moura Ricardo
Roberta Diehl Rodriguez
Claudia Kimie Suemoto

DEMÊNCIA VASCULAR

Definição

A demência vascular (DV) é definida pela presença de déficit em um ou mais domínios cognitivos (função executiva, linguagem, memória, velocidade de processamento, entre outros), secundária ao hipofluxo cerebral e/ou à presença de lesões cerebrais isquêmicas ou hemorrágicas. Recentemente, o termo distúrbio neurocognitivo maior vascular tem sido recomendado pela Associação Americana de Psiquiatria ao invés do termo DV. A DV apresenta diversas etiologias, o que tem dificultado o consenso sobre os critérios clínicos e neuropatológicos dessa doença.

Dados epidemiológicos

A DV é a segunda causa mais comum de demência após a doença de Alzheimer. A prevalência de DV varia de acordo com a população estudada, sendo reportada uma prevalência de 8 a 45%. No Brasil, um estudo neuropatológico mostrou que a prevalência pode ser 35%, o que sugere um benefício importante do controle dos fatores de risco cardiovascular na prevenção dessa etiologia de demência. A prevalência de DV aumenta com a idade, sendo que o risco de DV dobra a cada 5,3 anos a partir dos 65 anos de idade. Após um acidente vascular cerebral (AVC), 15 a 30% dos indivíduos desenvolvem sintomas compatíveis com uma síndrome demencial dentro dos 3 primeiros meses do evento. Fatores de risco associados à DV incluem idade avançada, baixa escolaridade, sexo feminino, localização e tamanho do AVC e presença de fatores de risco cardiovasculares, tais como diabetes, hipertensão arterial sistêmica, tabagismo, sedentarismo, doença cardíaca, fibrilação atrial, dislipidemia, hiper-homocisteinemia, apneia obstrutiva do sono, hipóxia decorrente de hipoperfusão cerebral ou oxigenação, encefalopatia vascular familiar e apolipoproteína E alelo épsilon-4.

Etiologia e fisiopatologia

A DV tem etiologia variada. Pode ser secundária à hipoperfusão cerebral aguda ou crônica ou a eventos hemorrágicos ou isquêmicos. Entre as causas isquêmicas, a DV pode ocorrer devido a um infarto único de grandes vasos (DV cortical), como em um infarto extenso secundário à oclusão da artéria cerebral média; ou devido a infartos lacunares secundários à doença de pequenos vasos (DV subcortical). A DV pode ainda ser causada por um infarto único em área estratégica, por exemplo, no tálamo, hipocampo ou gânglios da base (Figura 1). A

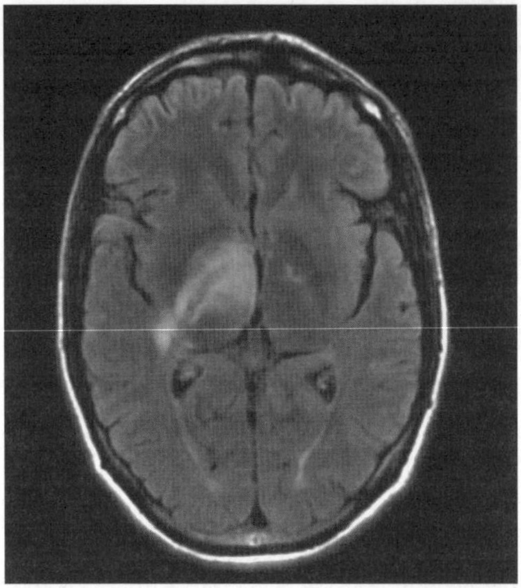

FIGURA 1 Imagem axial FLAIR demonstra infarto recente em área estratégica envolvendo o tálamo direito.
Fonte: acervo pessoal de Roberta Diehl Rodriguez.

hipoperfusão pode ser aguda, como nos casos de encefalopatia anóxica após parada cardíaca; ou crônica, como na presença de insuficiência cardíaca grave ou hipotensão postural crônica.

A demência secundária à hipoperfusão normalmente ocorre em áreas de penumbra entre regiões irrigadas por grandes artérias e afeta a substância branca. Microscopicamente, é possível encontrar uma variedade de lesões cerebrovasculares associadas à DV, tais como infartos secundários à oclusão de grandes vasos, infartos lacunares (< 1 cm), microinfartos e arterioloesclerose hialina (espessamento de pequenos vasos).

É importante ressaltar que a doença cerebrovascular pode coexistir com outras doenças neurodegenerativas, principalmente a doença de Alzheimer. Quanto maior a idade da amostra estudada, maior a chance da presença de múltiplas patologias, o que dificulta a caracterização clínica e representa desafio ainda maior para o desenvolvimento de tratamentos eficazes para as demências.

Quadro clínico

O quadro clínico da DV varia de acordo com a etiologia e a localização das lesões cerebrovasculares. A DV após eventos hemorrágicos e eventos isquêmicos corticais de grandes vasos é acompanhada de sintomas cognitivos de início abrupto próximo ao evento vascular. Os sintomas cognitivos podem vir acompanhados de déficit focal, tal como fraqueza de membros. Os sintomas cognitivos tendem a piorar em degraus devido à ocorrência de novos even-

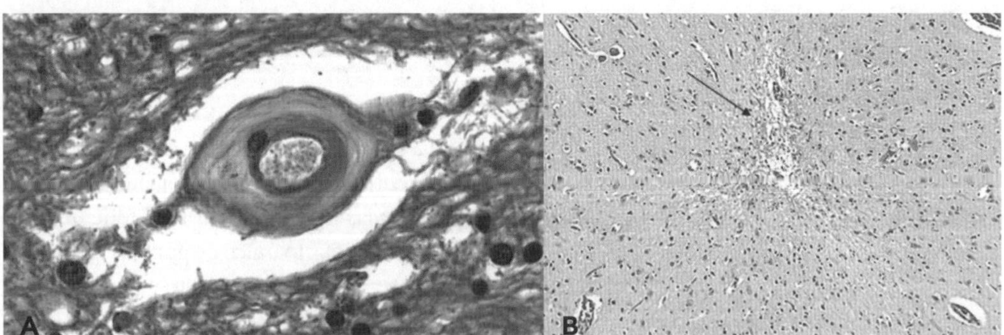

FIGURA 2 A. Arteriolosclerose hialina caracterizada pelo depósito de material hialino entre o endotélio e a camada média (aumento de 100 vezes). B. Microinfarto crônico em córtex temporal com cavitação (seta) (aumento de 25 vezes).
Fonte: Biobanco para Estudos em Envelhecimento da Faculdade de Medicina da Universidade de São Paulo. Imagens cedidas por Roberta Diehl Rodriguez.

tos isquêmicos. Já os sintomas cognitivos associados à DV secundária a eventos isquêmicos subcorticais podem apresentar início insidioso e não ser acompanhados de déficits focais específicos, sendo difícil sua diferenciação do quadro clínico da doença de Alzheimer.

Quanto à avaliação neuropsicológica, observa-se principalmente alteração da velocidade de processamento (sinalizada por lentificação), disfunção executiva e déficit de atenção. Dessa forma, avaliações que contemplem testes cronometrados, tais como o Trail Making Test parte A ou a primeira parte do teste Stroop Victoria, são capazes de mensurar o aumento do tempo de reação do paciente sem que esse desempenho seja afetado por outra possível dificuldade cognitiva decorrente do quadro. Na avaliação do funcionamento executivo é essencial mensurar as funções nucleares (controle inibitório, flexibilidade cognitiva e memória operacional), uma vez que essas funções constituem a base para processos executivos mais complexos. Considerando que o sistema atencional apresenta múltiplas circuitarias e os déficits podem ser variados, é importante avaliar o volume de informação analisado, bem como a ocorrência de erros e/ou omissões em testes de cancelamento que contemplem a seleção, sustentação, alternância e divisão do foco atencional. Outros domínios, como memória, linguagem e praxia, podem ser afetados de acordo com a localização das lesões, caracterizando a correlação estrutura-função.

O aparecimento ou exacerbação de sintomas neuropsiquiátricos é comum e representa uma sobrecarga importante para o paciente e sua família. Depressão, apatia e labilidade emocional são comuns em pacientes com DV, enquanto delírios e alucinações são menos frequentes. A taxa de declínio cognitivo é semelhante em indivíduos com DV e doença de Alzheimer, mas a taxa de mortalidade é maior nos primeiros, principalmente devido a doenças cardiovasculares e cerebrovasculares, sendo que a média de sobrevida é de 3 a 5 anos.

Diagnóstico

Embora a anamnese e o exame físico sejam parte importante do diagnóstico de DV, a realização de exames de neuroimagem é essencial, visto que os critérios clínicos de DV, como preconizado pelo National Institute of Neurological Disorders and Stroke e pela Association Internationale pour la Recherche et l'Enseignement en Neurosciences (NINDS-AIREN), que determinam que os sintomas cognitivos devem estar presentes em até 3 meses após o evento cerebrovascular, têm alta especificidade, mas baixa sensibilidade. A tomografia computadorizada é suficiente para detecção de infartos maiores e lesões extensas de substância branca, porém a ressonância nuclear magnética (RNM) é preferível por mostrar com mais precisão o local e a extensão das doenças cerebrovasculares. A presença de múltiplas lacunas, infartos em locais estratégicos, lesões de substância branca extensa (frequentemente definida como > 25%) ou uma combinação dessas lesões são suficientes para o diagnóstico de DV (Figura 3). Atrofias global e do hipocampo têm sido associadas a demência e extensão da patologia vascular. Não é claro se essas atrofias são secundárias à doença vascular ou à associação desta com doença neurodegenerativa, mas estudos de autópsia mostraram que a atrofia hipocampal associou-se a DV e esclerose hipocampal. Outros biomarcadores para DV, além da neuroimagem, ainda não estão disponíveis.

Tratamento

Parte essencial do tratamento de DV inclui diagnóstico e tratamento das comorbidades, assim como orientação e suporte aos pacientes e seus cuidadores. O tratamento farmacológico da DV é semelhante ao da doença de Alzheimer. Os sintomas cognitivos e comportamentais podem ser controlados com anticolinesterásicos e memantina, porém os efeitos são modestos.

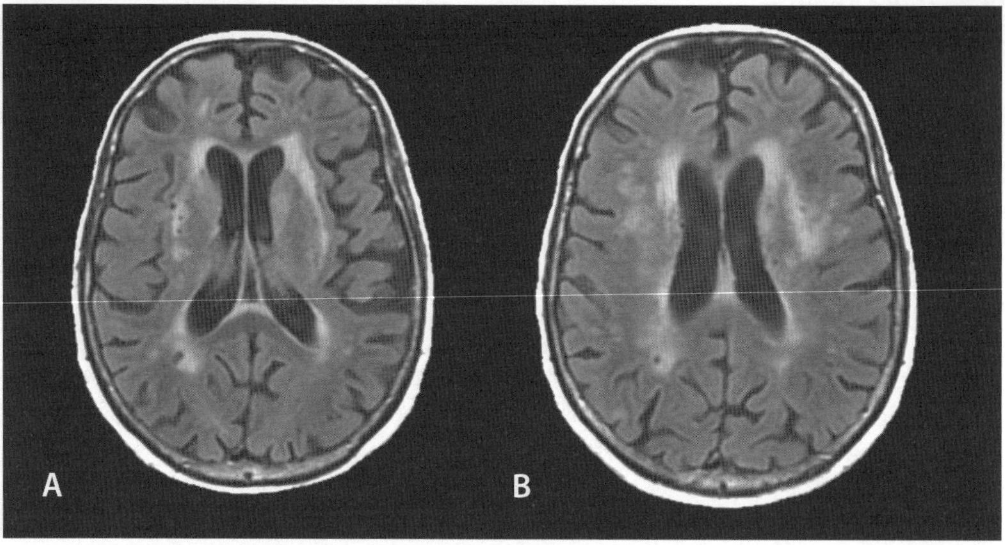

FIGURA 3 Imagens axiais FLAIR demonstram microangiopatia como hipersinal confluente (A e B), além de espaços perivasculares proeminentes em núcleos da base (A).
Fonte: acervo pessoal de Roberta Diehl Rodriguez.

Doses e indicações desses medicamentos são os mesmos da doença de Alzheimer (Tabela 1). O uso dessas medicações baseia-se nos achados neuropatológicos e químicos que mostraram considerável sobreposição da DV e da doença de Alzheimer com déficit colinérgico em ambas as causas de demência.

Outros medicamentos, como alcaloides do ergot (hidergina e nicergolina), ginkgo biloba, derivados da xantina (pentoxifilina e propentofilina) e piracetam, foram testados em ensaios clínicos e considerados sem eficácia e, portanto, não são recomendados no tratamento de pacientes com DV. Bloqueadores de canais de cálcio, como nimodipino e nicardipino, foram testados em grandes ensaios clínicos e mostraram benefícios mínimos. Dessa forma, seu uso também não é recomendado atualmente.

O manejo dos sintomas comportamentais inclui tratamento não farmacológico e farmacológico. O tratamento não farmacológico é de extrema importância e deve ser sempre orientado para a prevenção e o tratamento dos sintomas comportamentais (Tabela 2). Embora a evidência não seja conclusiva, treinamento e suporte de cuidadores, implementação de atividades (exercícios físicos, musicoterapia, terapia com animais) e reestruturação do ambiente (limpeza, iluminação adequada, redução de ruídos, melhora da acessibilidade) parecem diminuir a incidência de sintomas comportamentais.

O tratamento farmacológico dos sintomas comportamentais está indicado quando estes geram estresse significativo ou quando há risco evidente de dano físico para o paciente ou seu cuidador. É importante lembrar que o uso de anticolinesterásicos e memantina pode melhorar também os sintomas comportamentais. O tratamento farmacológico baseia-se na introdução de antidepressivos inibidores da recaptação de serotonina na presença de sintomas depressivos e ansiosos. O uso desses medicamentos pode diminuir concomitantemente sintomas de agitação e agressividade. O uso de trazodona (dose inicial de 25 mg) está indicado principalmente na presença de agitação e distúrbios do sono.

O uso de neurolépticos está indicado na presença de sintomas psicóticos (alucinação,

TABELA 1 Medicações usadas no tratamento de demência vascular

Medicação	Classe medicamentosa	Dose inicial	Dose final, escalonamento da dose	Indicações	Contraindicações
Donepezila	Anticolinesterásico	5 mg, 1 vez/dia	10 mg, 1 vez/dia, aumentar após 4 semanas	Sintomas cognitivos e comportamentais da DV leve a moderada	
Galantamina	Anticolinesterásico	4 mg, 2 vezes/dia	12 mg, 2 vezes/dia, aumentar em 4 mg, 2 vezes/dia, a cada 4 semanas até a dose máxima	Sintomas cognitivos e comportamentais da DV leve a moderada	Não usar na presença de insuficiência renal ou hepática
Rivastigmina	Anticolinesterásico	1,5 mg, 2 vezes/dia	6 mg, 2 vezes/dia, aumentar em 1,5 mg, 2 vezes/dia, a cada 4 semanas até a dose máxima	Sintomas cognitivos e comportamentais da DV leve a moderada	Cuidado em pacientes com insuficiência renal ou hepática, ou na presença de baixo peso corporal
Memantina	Antagonista da NMDA	5 mg, 1 vez/dia	10 mg, 2 vezes/dia, aumentar em 5 mg a cada 1 semana até a dose máxima	Sintomas cognitivos e comportamentais da DV moderada a grave	Cuidado em pacientes com insuficiência renal

DV: demência vascular; NMDA: N-metil-D-aspartato.

delírios e paranoia) e agitação importantes. O uso de neurolépticos atípicos é preferido na menor dose necessária para controle dos sintomas e sua suspensão deve ser reavaliada continuamente, de preferência nos primeiros 4 meses de uso, sempre considerando o risco de efeitos adversos (parkinsonismo, sedação, efeitos anticolinérgicos, ganho de peso) e o risco de aumento da mortalidade por eventos cardiovasculares com o uso crônico. Para crises de agitação e agressividade importantes, o uso de haloperidol está indicado, podendo ser administrado com cuidado por via intramuscular ou intravenosa. Além dos sintomas extrapiramidais frequentes, a ocorrência de prolongamento do segmento QT deve ser monitorada através da realização de eletrocardiograma e dosagem sérica de potássio. Os neurolépticos mais usados são descritos na Tabela 3.

Em relação à prevenção primária, o uso de anti-hipertensivos para o controle da hipertensão arterial sistêmica parece prevenir DV através da diminuição da incidência de AVC de acordo com uma metanálise que incluiu alguns ensaios clínicos randomizados. Entretanto, até o momento o controle de diabetes e dislipidemia não diminuiu a incidência de DV em metanálises de ensaios clínicos. O uso de antiagregantes plaquetários como aspirina em ensaios clínicos para prevenção de DV também não mostrou resultados positivos.

Recentemente, dois grandes ensaios clínicos europeus testaram a hipótese de que intervenções multidomínios, incluindo o controle agressivo dos fatores de risco cardiovascular, poderiam diminuir a incidência de demência. No estudo FINGER, a intervenção multidomínio (dieta, exercício físico, treinamento cognitivo e monitoramento dos fatores de risco cardiovascular) melhorou o desempenho cognitivo global e também o desempenho em funções executivas e de velocidade de processamento após 2 anos. No estudo preDIVA, a intervenção multidomínio semelhante também diminuiu a incidência de demência não Alzheimer após 2 anos.

TABELA 2 Tratamento não farmacológico dos sintomas comportamentais em pacientes com demência

Problema	Orientação
Paciente sem rotina específica durante o dia, sem horário específico para a realização das atividades diárias	Manter uma rotina diária de atividades.
Problemas físicos gerando agitação ou *delirium*	Monitorar e intervir precocemente se houver a presença de dor, constipação ou outros problemas físicos.
Polifarmácia	Revisar medicação, suspendendo o uso de medicações desnecessárias e adequando a dose para a menor efetiva. Pesquisar se o início dos sintomas comportamentais coincide com a introdução de um novo medicamento. Considerar que o sintoma possa ser devido a efeitos colaterais ou interações medicamentosas.
Agitação, agressividade ou delírios	Não discutir com o paciente, respeitar sua opinião mesmo quando incorreta. Evitar ameaças ou censura. Redirecionar a atenção do paciente para uma atividade prazerosa. Reconhecer que o paciente está chateado, tranquilizá-lo e oferecer ajuda. Evitar expor o paciente a situações que parecem desencadear o comportamento agressivo ou agitado.
Déficits sensoriais (visuais e/ou auditivos)	Falar lenta e calmamente em um tom de voz normal. Avaliar e otimizar visão e audição através do uso de óculos e prótese.
Desorientação temporal e espacial	Orientar o paciente quanto a local e data atuais sempre que necessário.
Alterações do sono	Revisar a higiene do sono. Reafirmar a necessidade de fixar horários para dormir, inclusive ambiente adequado. Evitar que o paciente durma muito durante o dia. Estimular a exposição solar diurna.

TABELA 3 Neurolépticos usados no controle de sintomas comportamentais da demência

Medicação	Classe medicamentosa	Dose inicial, via de administração	Dose máxima	Efeitos colaterais
Olanzapina	Atípico	2,5 mg, 1 vez/dia, VO	5 mg, 2 vezes/dia	Parkinsonismo, ganho de peso, diabetes, hipercolesterolemia
Risperidona	Atípico	0,5 mg, 1 vez/dia, VO	1 mg, 2 vezes/dia	Parkinsonismo, ganho de peso, elevação da prolactina
Quetiapina	Atípico	25 mg, 1 vez/dia, VO	75 mg, 2 vezes/dia	Ganho de peso, diabetes, sedação
Haloperidol	Típico	0,5 mg, IM ou IV	10 mg/dia	Parkinsonismo, prolongamento do intervalo QT

IM: intramuscular; IV: intravenosa; VO: via oral.

DEMÊNCIAS POTENCIALMENTE REVERSÍVEIS

Definição

O termo demência refere-se a uma doença cerebral ou sistêmica que leva a um prejuízo cognitivo combinado com um prejuízo funcional, social e/ou ocupacional. São recomendadas ações clínicas que visem excluir potenciais causas reversíveis, tais como alterações nutricionais, hormonais, eventos vasculares, tumores, hidrocefalia de pressão normal e depressão. A exclusão dessas causas é de suma importância, visto que as demais causas neurodegenerativas de demência são irreversíveis, sem cura ou prevenção efetiva.

Dados epidemiológicos

As chamadas demências potencialmente reversíveis correspondem a cerca de 9% dos quadros demenciais e referem-se aos casos que não possuem etiologia neurodegenerativa, mas que por um momento são clinicamente compatíveis com os critérios de demência. Essa prevalência é compatível com a identificada em um estudo nacional feito na cidade de São Paulo e varia conforme a faixa etária estudada. Sua etiologia é potencialmente tratável e seus sintomas, ao menos parcialmente, são reversíveis. O uso dessa terminologia ainda é bastante ambíguo, levantando o debate se os quadros potencialmente reversíveis devem mesmo ser denominados demenciais.

Etiologia e fisiopatologia

As causas mais comuns de demência potencialmente reversíveis são: quadros metabólicos (hipotireoidismo e deficiência de vitamina B12), hidrocefalia de pressão normal, depressão e tumores, mas são ainda listados quadros relacionados a traumas neurológicos (concussões e hematomas subdurais), uso de medicamentos e de outras substâncias (álcool e drogas ilícitas).Como se pode verificar, a etiologia das demências potencialmente reversíveis é altamente variável.

Quadro clínico

As etiologias relacionadas com o surgimento de demências de caráter reversível estão associadas a um início de sintomatologia pré-senil ou na fase adulta intermediária. Os estudos costumam indicar o início dos sintomas em média antes dos 70 anos e sinalizam uma redução da incidência das causas reversíveis nos idosos mais velhos, enquanto se observa um aumento significativo das causas irreversíveis. Para cada etiologia os estudos sugerem uma idade média de aparecimento dos sintomas, portanto há grande variabilidade. Por exemplo, quadros relacionados com hidrocefalia de pressão normal possuem maior incidência de diagnóstico entre os 60 e 79 anos, enquanto quadros relacionados com tumores tendem a ter maior incidência em jovens adultos (a partir dos 30 anos) até o início da fase idosa (70 anos).

Em geral, os sintomas são caracterizados de forma mais recente, ou seja, são observados como iniciados mais rapidamente, porém com intensidade mais leve do que aqueles caracterizados por pacientes com quadros neurodegenerativos. A percepção subjetiva dos sintomas sinaliza uma diferença para esses dois grandes grupos de demências. Pacientes com demências reversíveis tendem a observar a presença dos sintomas de forma mais rápida, uma vez que o aparecimento de queixas é em sua maioria incompatível com o desempenho cognitivo esperado para aquela etapa do desenvolvimento. Ao mesmo tempo, em um primeiro momento, quadros neurodegenerativos que acometem pessoas mais idosas tendem a ter seus sintomas caracterizados popularmente como esperados para aquela fase do desenvolvimento.

Diagnóstico

Considerando a grande variabilidade de quadros potencialmente reversíveis, a Tabela 4 sintetiza o que deve ser investigado em cada uma dessas condições e o perfil cognitivo de declínio normalmente apresentado.

Como se pode ver na Tabela 4, muitos dos perfis cognitivos possíveis para os quadros potencialmente reversíveis são similares a quadros degenerativos. Essa similaridade torna necessária a realização de exames laboratoriais de neuroimagem para verificação dessas causas, bem como uma boa construção de história clínica dos sintomas para evitar confusões diagnósticas.

Tratamento

Apesar de por um tempo ter sido considerado na literatura que o tratamento da etiologia reverteria por completo os sintomas demenciais nesses quadros, estudos mais recentes demonstram que a maioria dos pacientes não apresenta melhora total e estabelecem que não é possível determinar o grau de melhora *a priori*. Uma pequena parcela apresenta atenuação dos sintomas ou remissão completa deles (0,29% e 0,31%, respectivamente, dos 9% do total de pacientes que apresentam quadros reversíveis), conforme metanálise realizada.

TABELA 4 Demências potencialmente reversíveis

Principais causas	Investigação clínica	Possível perfil cognitivo
Hipotireoidismo	Dosagem sanguínea de TSH, T4 livre e T3	Déficits atencionais, mnemônicos episódicos, de funcionamento executivo e lentificação da velocidade de processamento.
Deficiência de B12	Dosagem sanguínea de vitamina B12	Déficit mnemônico episódico e alteração do humor.
Hidrocefalia de pressão normal	Exame de neuroimagem: tomografia computadorizada ou RNM, preferencialmente	Déficit mnemônico episódico, atencional e incontinência urinária, associados a alteração de marcha.
Depressão	Avaliação do humor	Déficits atencionais, do funcionamento executivo, da velocidade de processamento, com impacto sobre o sistema mnemônico episódico.
Tumores	Exame de neuroimagem: tomografia computadorizada ou RNM, preferencialmente	Déficit cognitivo dependente da relação estrutura-função. Achados comuns incluem déficit atencional e na velocidade de processamento.
Infecções (p. ex., sífilis e HIV)	VDRL (sífilis) e, se positivo, pesquisar por sífilis no líquor; sorologia para HIV	Déficits de velocidade de processamento, coordenação visuomotora, sistema executivo e atencional, com impacto sobre o sistema mnemônico episódico.

RNM: ressonância nuclear magnética; TSH: *thyroid-stimulating hormone* (hormônio estimulador da tireoide); VDRL: *venereal disease research laboratory*.

BIBLIOGRAFIA

Allan LM, Rowan EN, Firbank MJ, Thomas AJ, Parry SW, Polvikoski TM, et al. Long term incidence of dementia, predictors of mortality and pathological diagnosis in older stroke survivors. Brain. 2011;134(Pt 12):3716-27. https://doi.org/10.1093/brain/awr273.

Amenta F, Di Tullio MA, Tomassoni D. The cholinergic approach for the treatment of vascular dementia: evidence from pre-clinical and clinical studies. Clin Exp Hypertens. 2002;24(7-8):697-713. https://doi.org/10.1081/ceh-120015346.

American Psychiatric Association. Diagnostic and statistical manual of mental disorders (DSM-5®). 5th ed. American Psychiatric Pub; 2013. https://doi.org/10.1176/appi.books.9780890425596.

Areosa SA, Grimley EV. Effect of the treatment of Type II diabetes mellitus on the development of cognitive impairment and dementia. Cochrane Database Syst Rev. 2002;(4):CD003804. https://doi.org/10.1002/14651858.CD003804.

Ballard C, Corbett A, Chitramohan R, Aarsland D. Management of agitation and aggression associated with Alzheimer's disease: controversies and possible solutions. Cur Opin Psychiatry. 2009;22(6):532-40. https://doi.org/10.1097/YCO.0b013e32833111f9.

Barker WW, Luis CA, Kashuba A, Luis M, Harwood DG, Loewenstein D, et al. Relative frequencies of Alzheimer disease, Lewy body, vascular and frontotemporal dementia, and hippocampal sclerosis in the State of Florida Brain Bank. Alzheimer Dis Assoc Disord. 2002;16(4):203-12. https://doi.org/10.1097/ 00002093-200210000-00001.

Bello VME, Schultz RR. Prevalence of treatable and reversible dementias: a study in a dementia outpatient clinic. Dement Neuropsychol. 2011;5(1):44-7. http://dx.doi.org/10.1590/S1980-57642011DN05010008.

Brunnström H, Gustafson L, Passant U, Englund E. Prevalence of dementia subtypes: a 30-year retrospective survey of neuropathological reports. Arch Gerontol Geriatr. 2009;49(1):146-9. https://doi.org/10.1016/j.archger.2008.06.005.

Burke D, Sengoz A, Schwartz R. Potentially reversible cognitive impairment in patients presenting to a memory disorders clinic. J Clin Neurosci. 2000;7(2):120-3. https://doi.org/10.1054/jocn.1999.0162.

Clarfield AM. The decreasing prevalence of reversible dementias: an updated meta-analysis. Arch Intern Med. 2003;163(18):2219-29. https://doi.org/10.1001/archinte.163.18.2219.

Diamond A. Executive functions. Annu Rev Psychol. 2013;64:135-68. https://doi.org/10.1146/annurev-psych-113011-143750.

James BD, Bennett DA, Boyle PA, Leurgans S, Schneider JA. Dementia from Alzheimer disease and mixed pathologies in the oldest old. JAMA. 2012;307(17):1798-800. https://doi.org/10.1001/jama.2012.3556.

Jellinger KA, Attems J. Prevalence and pathology of vascular dementia in the oldest-old. J Alzheimers Dis. 2010;21(4):1283-93. https://doi.org/10.3233/jad-2010-100603.

Jorm AF, Jolley D. The incidence of dementia: a meta-analysis. Neurology. 1998;51(3):728-33. https://doi.org/10.1212/wnl.51.3.728.

Kua EH, Ho E, Tan HH, Tsoi C, Thng C, Mahendran R. The natural history of dementia. Psychogeriatrics. 2014;14(3):196-201. https://doi.org/10.1111/psyg.12053.

McGuinness B, Craig D, Bullock R, Malouf R, Passmore P. Statins for the treatment of dementia. Cochrane Database Syst Rev. 2014;(7):CD007514. https://doi.org/10.1002/14651858.CD007514.pub3.

McGuinness B, Todd S, Passmore P, Bullock R. Blood pressure lowering in patients without prior cerebrovascular disease for prevention of cognitive impairment and dementia. Cochrane Database Syst Rev. 2009;(4):CD004034. https://doi.org/10.1002/14651858.CD004034.pub3.

McKinney PA. Brain tumours: incidence, survival, and aetiology. J Neurol Neurosurg Psychiatry. 2004;75(Suppl 2):ii-12-ii7. https://dx.doi.org/10.1136%2Fjnnp.2004.040741.

Moll van Charante EP, Richard E, Eurelings LS, van Dalen JW, Ligthart SA, van Bussel EF, et al. Effectiveness of a 6-year multidomain vascular care intervention to prevent dementia (preDIVA): a cluster-randomised controlled trial. Lancet. 2016;388(10046):797-805. https://doi.org/10.1016/S0140-6736(16)30950-3.

Ngandu T, Lehtisalo J, Solomon A, Levälahti E, Ahtiluoto S, Antikainen R, et al. A 2 year multidomain intervention of diet, exercise, cognitive training, and vascular risk monitoring versus control to prevent cognitive decline in at-risk elderly people (FINGER): a randomised controlled trial. Lancet. 2015;385(9984):2255-63. https://doi.org/10.1016/S0140-6736(15)60461-5.

Ngo J, Holroyd-Leduc JM. Systematic review of recent dementia practice guidelines. Age Ageing. 2015;44(1):25-33. https://doi.org/10.1093/ageing/afu143.

O'Brien JT, Thomas A. Vascular dementia. Lancet. 2015;386(10004):1698-706. https://doi.org/10.1016/S0140-6736(15)00463-8.

Pearce LA, McClure LA, Anderson DC, Jacova C, Sharma M, Hart RG, et al. Effects of long-term blood pressure lowering and dual antiplatelet treatment on cognitive function in patients with recent lacunar stroke: a secondary analysis from the SPS3 randomised trial. Lancet Neurol. 2014;13(12):1177-85. https://doi.org/10.1016/S1474-4422(14)70224-8.

Pendlebury ST, Rothwell PM. Prevalence, incidence, and factors associated with pre-stroke and post-stroke dementia: a systematic review and meta-analysis. Lancet Neurol. 2009;8(11):1006-18. https://doi.org/10.1016/S1474-4422(09)70236-4.

Roman GC, Tatemichi TK, Erkinjuntti T, Cummings JL, Masdeu JC, Garcia JH, et al. Vascular dementia: diagnostic criteria for research studies. Report of the NINDS-AIREN International Workshop. Neurology. 1993;43(2):250-60. https://doi.org/10.1212/wnl.43.2.250.

Roman GC. Vascular dementia prevention: a risk factor analysis. Cerebrovasc Dis. 2005;20(Suppl 2):91-100. https://doi.org/10.1159/000089361.

Shprecher D, Schwalb J, Kurlan R. Normal pressure hydrocephalus: diagnosis and treatment. Curr Neurol Neurosci Rep. 2008;8(5):371-6. https://doi.org/10.1007/s11910-008-0058-2.

Suemoto CK, Ferretti-Rebustini RE, Rodriguez RD, Leite RE, Soterio L, Brucki SM, et al. Neuropathological diagnoses and clinical correlates in older adults in Brazil: A cross-sectional study. PLoS Med. 2017;14(3):e1002267. https://doi.org/10.1371/journal.pmed.1002267.

Takada LT, Caramelli P, Radanovic M, Anghinah R, Hartmann AP, Guariglia CC, et al. Prevalence of potentially reversible dementias in a dementia outpatient clinic of a tertiary university-affiliated hospital in Brazil. Arq Neuropsiquiatr. 2003;61(4):925-9. https://doi.org/10.1590/s0004-282x2003000600007.

Vasquez BP, Zakzanis KK. The neuropsychological profile of vascular cognitive impairment not demented: a meta-analysis. J Neuropsychol. 2015;9(1):109-36. https://doi.org/10.1111/jnp.12039.

Walstra GJ, Teunisse S, van Gool WA, van Crevel H. Reversible dementia in elderly patients referred to a memory clinic. J Neurol. 1997;244(1):17-22. https://doi.org/10.1007/pl00007724.

Zarow C, Wang L, Chui HC, Weiner MW, Csernansky JG. MRI shows more severe hippocampal atrophy and shape deformation in hippocampal sclerosis than in Alzheimer's disease. Int J Alzheimers Dis. 2011;2011:483972. https://doi.org/10.4061/2011/483972.

40 Demência com corpúsculos de Lewy

Wilson Roberto Picco Júnior
Silvio Ramos Bernardes da Silva Filho
Paulo de Oliveira Duarte

INTRODUÇÃO

A demência com corpúsculos de Lewy (DCL) – assim denominada na quinta edição do Diagnostic and Statistical Manual of Mental Disorders (DSM-5) – recebeu vários nomes ao longo dos anos, como doença dos corpúsculos de Lewy difusos, doença de Alzheimer (DA) variante com corpúsculos de Lewy, doença dos corpúsculos de Lewy cortical e demência senil de corpúsculos de Lewy, muito por não se saber ao certo se é uma entidade com achado compartilhado de corpúsculos de Lewy corticais ou se representa um espectro da mesma doença, com apresentações clínicas variáveis.

Uma diferença importante entre a demência na doença de Parkinson (DP) e a DCL está no tempo entre o início da alteração cognitiva e os sintomas motores prévios, que na primeira geralmente acontece após 1 ano de evolução e na segunda com menos de 1 ano.

EPIDEMIOLOGIA

A DCL é a terceira causa mais comum de demência, atrás apenas da DA e da demência vascular. A prevalência da doença aumenta com a idade, sendo mais comum em homens 4:1. Pela apresentação clínica com sinais e sintomas muito variáveis, é um desafio diagnóstico na prática clínica atual. Um estudo de revisão de 2016 mostrou taxa de prevalência variando entre 0,3 e 24,4%. Esses valores provavelmente são subestimados, tendo em vista alguns estudos que mostraram maior prevalência quando se tem o foco na identificação da doença incluindo exame neurológico.

FISIOPATOLOGIA

Atualmente, é classificada como sinucleinopatia devido ao fato de as inclusões neuronais de alfassinucleína atuarem na perda neuronal e, consequentemente, nos achados clínicos. Está associada a alterações patológicas que se sobrepõem a outras doenças neurodegenerativas, como DA e DP. A atrofia cortical é menos importante do que na DA, porém com atrofia inicial importante nas áreas límbicas, como amígdalas e giro do cíngulo. Pode apresentar deposição de proteína beta-amiloide e placas senis, mas alterações da proteína tau e emaranhados neurofibrilares são incomuns. A princípio há perda neuronal colinérgica significativa, responsável pela clínica da doença, associada também a um déficit dopaminérgico por morte neuronal e participação da alfassinucleína no metabolismo de dopamina. A DCL e DP são duas expressões diferentes de um mesmo problema subjacente.

Apesar de a DCL ser considerada uma doença esporádica, alguns estudos têm fornecido embasamento para considerar fatores genéticos desempenhando um papel de até 60% de suscetibilidade da doença.

APRESENTAÇÃO CLÍNICA

A apresentação clínica ocorre com alteração cognitiva progressiva, incapacitante, com curso flutuante e inicialmente com alteração de atenção e funções executiva e visuoespacial, ao contrário da DA, que se inicia com preservação de memória episódica. Um estudo acompanhado de confirmação neuropatológica mostrou que a ausência de comprometimento visuoespacial no estágio inicial ajuda a excluir o diagnóstico de DCL com valor preditivo negativo de 90%. Até 85% dos pacientes podem apresentar alterações comportamentais do sono REM (*rapid eye movement*, ou movimento ocular rápido), caracterizadas por sonhos vívidos e assustadores acompanhados de intensa atividade motora, como movimentos repetidos de tronco e membros e vocalizações, podendo preceder a alteração cognitiva em até duas décadas (Figura 1).

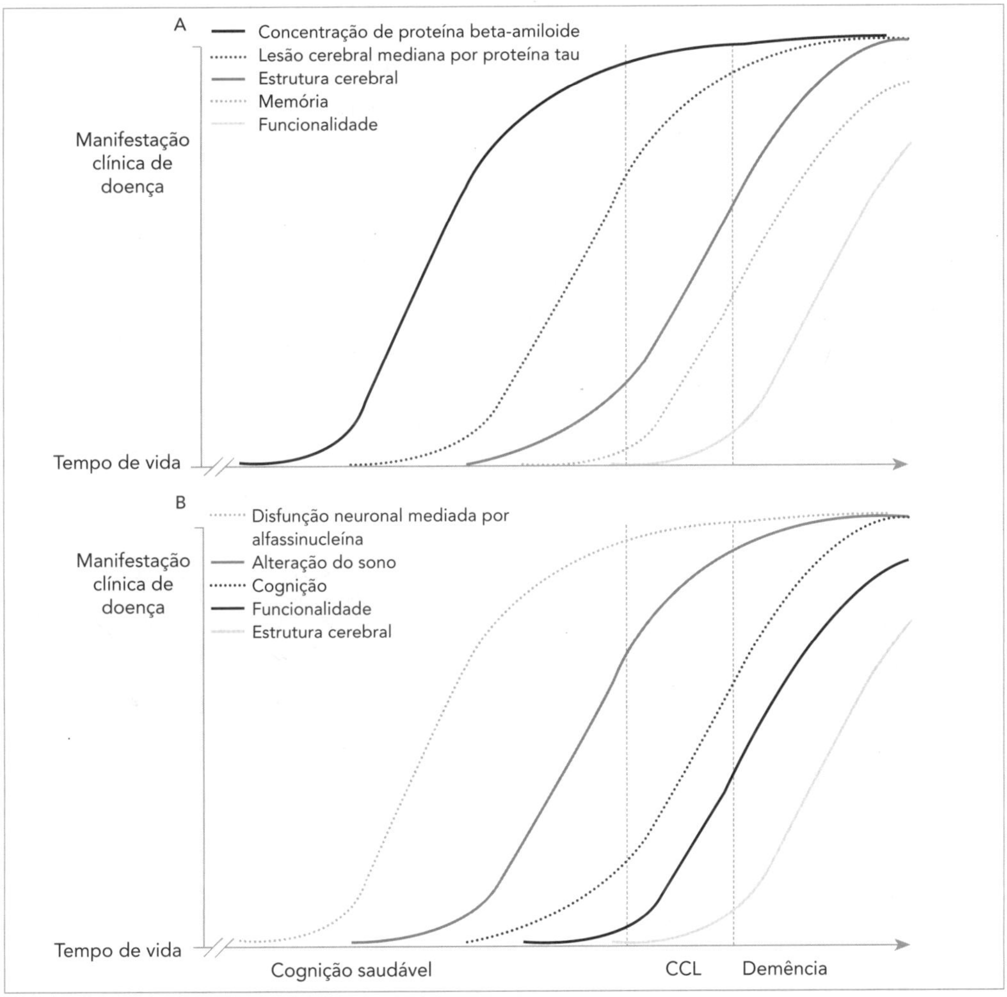

FIGURA 1 Modelo hipotético prodrômico da doença de Alzheimer (A) e demência com corpúsculos de Lewy (B).
CCL: comprometimento cognitivo leve.

Alucinações visuais podem ocorrer em até dois terços dos pacientes e, diferentemente da DA, apresentam-se no início do quadro clínico, com características vívidas, coloridas, tridimensionais, em forma de objetos inanimados, animais ou pessoas. Os pacientes com esses sintomas parecem ter déficits de atenção e função executiva mais importantes, porém com grau semelhante de comprometimento visuoespacial em relação aos que não apresentam essa queixa.

Outro sintoma bem frequente é o parkinsonismo, que acomete por volta de 75% dos pacientes, com predomínio do comprometimento axial cursando com instabilidade postural, hipomimia facial, disartria e hipofonia, com tremor menos frequente e de menor intensidade do que a doença de Parkinson.

Além disso, o paciente pode apresentar quadro de hipersensibilidade a neurolépticos, com parkinsonismo e alteração de nível de consciência mais frequente com antipsicóticos típicos. Menos comumente se apresenta com disfunção autonômica, como incontinência urinária ou retenção, associada a hipotensão ortostática, tontura, lipotimia e quedas frequentes. Outras alterações psiquiátricas menos comuns, como delírios de conteúdo complexo, alucinações auditivas, depressão e ansiedade, também podem estar associadas ao quadro clínico.

DIAGNÓSTICO

A suspeita diagnóstica de DCL se apresenta após a realização de anamnese minuciosa e exame físico completo, com achados de sinais, sintomas e evolução compatível com a doença. Atualmente o diagnóstico é realizado a partir de critérios clínicos propostos por um consórcio de especialistas, com a última atualização em 2017, sendo incorporados como critérios a avaliação com polissonografia, cintilografia miocárdica, novos exames de neuroimagem e eletrofisiologia. Essas alterações têm como objetivo melhorar os subdiagnósticos realizados com os critérios propostos anteriormente, que mostravam especificidade de 95%, mas com sensibilidade de apenas 32% quando comparados à realização de autópsias.

Com isso, é proposta a classificação em demência com corpúsculos de Lewy provável, possível ou menos provável com base nos critérios descritos no Quadro 1.

QUADRO 1 Critérios revisados para o diagnóstico de demência com corpúsculos de Lewy possível e provável

Essencial para o diagnóstico de DCL é a demência, definida como um declínio cognitivo progressivo com interferência nas funções sociais ou ocupacionais normais ou nas atividades diárias. O comprometimento da memória pode não necessariamente ocorrer nos estágios iniciais, mas geralmente é evidente com a progressão. Déficits em testes de atenção, função executiva e capacidade visuoperceptiva podem ocorrer precocemente.
Critérios principais (os três primeiros ocorrem precocemente e podem persistir ao longo do curso): ▪ Cognição flutuante com variações pronunciadas na atenção. ▪ Alucinações visuais recorrentes que normalmente são bem formadas e detalhadas. ▪ Transtorno do comportamento do sono REM, que pode preceder o declínio cognitivo. ▪ Uma ou mais características cardinais espontâneas do parkinsonismo bradicinesia (definida como lentidão de movimento e decréscimo em amplitude ou velocidade), tremor em repouso ou rigidez.
Critérios de suporte: Sensibilidade grave a antipsicóticos, instabilidade postural, quedas repetidas, síncope ou outros episódios transitórios de falta de resposta, disfunção anatômica grave (p. ex., constipação, hipotensão ortostática, incontinência urinária), hipersonia, alucinações em outras modalidades, delírios sistematizados, apatia, ansiedade e depressão.
Biomarcadores indicativos: ▪ Captação reduzida de dopamina nos gânglios basais demonstrada por SPECT ou PET. ▪ Cintilografia miocárdica anormal (baixa captação de iodo 123-MIBG). ▪ Confirmação polissonográfica de alteração do sono REM sem atonia.

(continua)

QUADRO 1 Critérios revisados para o diagnóstico de demência com corpúsculos de Lewy possível e provável *(continuação)*

Biomarcadores de suporte: ▪ Preservação relativa das estruturas do lobo temporal medial na TC ou RM. ▪ Baixa captação generalizada no SPECT ou PET perfusão ou metabolismo com redução de atividade occipital. ▪ Atividade de onda lenta posterior proeminente no EEG com flutuações periódicas no período pré-alfa ou faixa teta.
DCL provável: a. Dois ou mais critérios principais, com ou sem a presença de biomarcadores; ou b. Um critério principal associado a pelo menos um biomarcador indicativo.
DCL provável não pode ser diagnosticada apenas com base em biomarcadores.
DCL possível: a. Um critério principal na ausência de biomarcadores indicativos; ou b. Um ou mais biomarcadores indicativos na ausência de critérios principais.
DCL é menos provável: a. Na presença de qualquer outra doença física com distúrbio cerebral, incluindo lesões cerebrovasculares suficientes para explicar em parte ou no total o quadro clínico, embora estes não excluam um diagnóstico de DCL e possam servir para indicar patologias mistas ou múltiplas que contribuam para a apresentação clínica; ou b. Se as características parkinsonianas forem a única característica clínica principal a aparecer pela primeira vez em um estágio de demência grave.

DCL: demência com corpúsculos de Lewy; EEG: eletroencefalograma; MIBG: metaiodobenzilguanidina; PET: positron emission tomography (tomografia de emissão de pósitrons); REM: rapid eye movement (movimento ocular rápido); RM: ressonância magnética; SPECT: single photon emission computed tomography (tomografia computadorizada com emissão de fótons); TC: tomografia computadorizada.

A DCL deve ser diagnosticada quando a demência ocorre antes ou concomitantemente com o parkinsonismo. O termo demência da doença de Parkinson deve ser usado para descrever a demência que ocorre no contexto da doença de Parkinson bem estabelecida. Em pesquisas em que é necessário fazer distinção entre DCL e demência da doença de Parkinson, a regra de 1 ano entre o início da demência e o parkinsonismo continua sendo recomendada.

EXAMES COMPLEMENTARES

Além da anamnese e do exame físico, exames complementares como biomarcadores indicativos ou de suporte para diagnóstico de DCL provável ou possível auxiliam no diagnóstico diferencial da etiologia da síndrome demencial. Os exames inicialmente mais solicitados são ressonância magnética (RM) e tomografia computadorizada (TC), que mostram menor atrofia da região mesial temporal do que na DA (Figura 2).

O uso de SPECT (*single photon emission computed tomography* – tomografia computadorizada com emissão de fótons) e de PET (*positron emission tomography* – tomografia de emissão de pósitrons) mostra redução da perfusão e do metabolismo global na DCL, sendo mais marcado na região occipital. Dois estudos demonstraram que o hipometabolismo occipital é o achado que melhor distingue entre essas duas doenças, com alta taxa de sensibilidade e especificidade (Figura 3).

O uso de ligantes específicos relacionados com cada uma das técnicas também auxilia no diagnóstico diferencial. A SPECT com transportador de dopamina demonstrou baixa atividade desse neurotransmissor em caudado e putâmen quando comparado com pacientes com DA. PET com marcador amiloide demonstrou aumento de deposição dessa substância em relação aos pacientes-controle ou com demência na DP. Em ambas as técnicas foi demonstrada redução cortical da atividade da acetilcolinesterase em comparação com o grupo controle ou pacientes com DA.

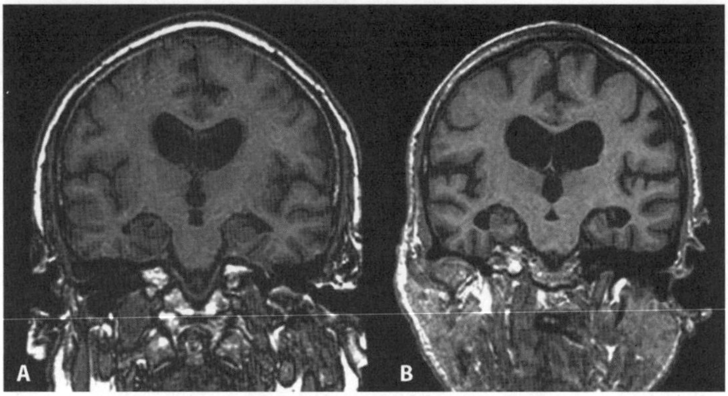

FIGURA 2 Imagem comparativa na ressonância magnética entre demência com corpúsculos de Lewy (A) e doença de Alzheimer (B). Imagens coronais T1 de um homem de 61 anos com DCL patologicamente comprovada (A) e um homem de 69 anos com DA (B). Há preservação relativa dos lobos temporais mediais e das estruturas do hipocampo no paciente com DCL em comparação com o paciente com DA.
DA: doença de Alzheimer; DCL: demência com corpúsculos de Lewy.

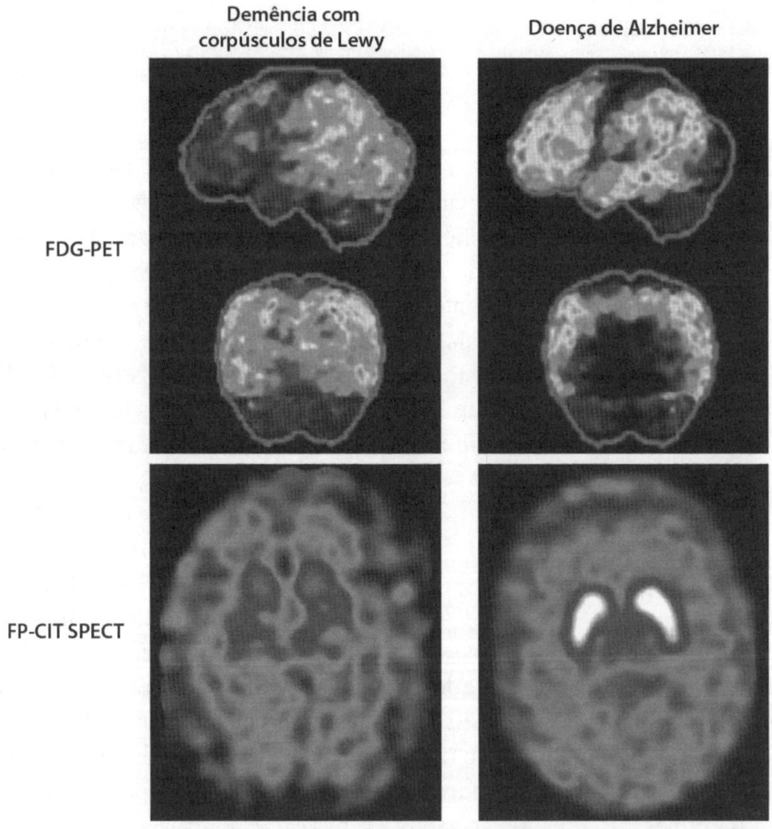

FIGURA 3 Neuroimagem representativa na demência com corpúsculos de Lewy e na demência na doença de Alzheimer.
DA: doença de Alzheimer; DCL: demência com corpúsculos de Lewy; FDG-PET: 18F-fluorodeoxiglicose PET; FP-CIT SPECT: tomografia computadorizada de emissão de fóton único com beta-2I-2-betacarbometoxi-3-beta-(4-iodofenil)-N-(3-fluoropropil) nortropano; RM: ressonância magnética.

A cintilografia miocárdica com iodo-123-metaiodobenzilguanidina (MIBG) mostra baixa captação na DCL, com altas taxas de sensibilidade e especificidade no diagnóstico diferencial para DA, com alguns estudos mostrando valores preditivos positivos de 100%. Além disso, podem ser realizados polissonografia, que confirma alteração comportamental do sono REM, não sendo vista atonia durante essa fase do sono, e eletroencefalograma, que pode demonstram atividade lenta com ondas *sharp* temporais.

Os biomarcadores ainda não são usados amplamente na prática clínica, mas, devido à possibilidade de detecção de deposição de alfa-sinucleína no trato gastrointestinal e na pele, apresentam grande potencial a ser explorado. Um estudo demonstrou deposição de alfa-sinucleína em fibras nervosas da pele de 18/18 pacientes com DCL e ausência do achado em 25 pacientes-controle e 23 pacientes com DA ou demência frontotemporal (DFT).

TRATAMENTO

O manejo dos pacientes com DCL atualmente é um desafio devido à rápida progressão da doença em comparação com a DA, com sobrevida média de 6 anos, à ausência de drogas modificadoras de sua evolução e aos poucos estudos randomizados que embasam o uso de drogas para manejo de sintomas. Além disso, a droga usada no tratamento de um sintoma pode contribuir para piora importante de outro sintoma que também compõe o quadro clínico da doença. Portanto, orientar familiares e cuidadores quanto à evolução da doença e às limitações no tratamento e até mesmo no manejo de sintomas se torna peça fundamental para conduzir o caso com foco na manutenção da qualidade de vida.

Evidências crescentes sugerem que os cuidadores devem ser orientados sobre estratégias de distração e direcionamento, agindo de forma calma e tranquilizadora nos momentos de maior ansiedade (Quadro 2).

Uma revisão sistemática mostrou benefício a curto prazo na implementação de atividades, musicoterapia, intervenções sensoriais como massagem e treinamento de habilidades de comunicação centrada na pessoa, mas outras medidas, como terapia cognitivo-comportamental e estimulação cognitiva, ainda carecem de estudos que comprovem seus benefícios

Os anticolinesterásicos ainda são a primeira linha terapêutica, com estudos mostrando benefício do uso de donepezila e rivastigmina não apenas na cognição, mas também nas flutuações, sintomas psicóticos e até mesmo parkinsonianos. Em alguns casos podem apresentar resposta importante, mas efêmera. A memantina surge como droga de segunda linha, em especial para os sintomas cognitivos, neuropsiquiátricos e distúrbios do sono REM.

O uso de neurolépticos é limitado pelo potencial de hipersensibilidade, que pode induzir a piora de parkinsonismo, confusão mental e disfunções autonômicas. Estudos randomizados e controlados por placebo sugerem eficácia limitada dessa classe de medicamentos. Se a terapia antipsicótica for necessária, dar prefe-

QUADRO 2 Intervenções psicossociais para o manejo de sintomas comportamentais

- Manter uma rotina.
- Avaliar a presença de dor e constipação.
- Revisar os medicamentos, especialmente os introduzidos recentemente.
- Não discordar; respeitar os pensamentos, mesmo que incorretos.
- Interação física: manter o contato visual e chegar ao mesmo nível de altura.
- Falar devagar e calmamente.
- Evitar apontar o dedo, repreender ou ameaçar.
- Redirecionar a pessoa para uma atividade agradável ou oferecer uma comida de que ela possa gostar.
- Validar a possibilidade de a pessoa estar chateada com alguma coisa.
- Assegurar à pessoa que você quer ajudá-la.
- Evitar pedir para fazer o que pareça desencadear uma resposta agitada ou agressiva.

rência ao uso da classe de atípicos em doses muito baixas.

Antidepressivos, ansiolíticos, benzodiazepínicos e anticonvulsivantes também parecem não apresentar benefício segundo a maioria dos estudos.

Para o controle de alteração comportamental do sono REM é indicada como primeira escolha a melatonina na dose de 3 a 15 mg/dia antes de dormir, também podendo ser usado o clonazepam 0,25 a 1,5 mg/dia. Estabelecer um ambiente seguro para o sono a fim de prevenir traumas também é uma medida importante.

O tratamento do parkinsonismo é similar ao da DP, porém com menos sucesso no controle de sintomas e podendo exacerbar sintomas psicóticos e alterações do sono REM. Sugere-se início de tratamento com levodopa na dose de 50 mg, 3 vezes/dia, pela menor incidência de efeitos colaterais.

O Quadro 3 resume as principais drogas, nos diferentes desfechos analisados, e a força de recomendação pelo sistema GRADE (*Grading of Recommendations Assessment, Development and Evaluation*).

CONSIDERAÇÕES FINAIS

A demência com corpúsculos de Lewy é a terceira causa de demência, atrás apenas de doença de Alzheimer e da demência vascular.

Seu diagnóstico é clínico, e os sintomas mais comuns são, além do déficit cognitivo flutuante, o parkinsonismo, as alucinações visuais e alteração comportamental do sono REM.

O manejo clínico é um desafio em razão da ausência de drogas modificadoras da doença e da presença de poucos estudos randomizados que embasam o uso de drogas para manejo de sintomas.

QUADRO 3 Níveis de evidência e grau de certeza (GRADE) das intervenções farmacológicas em pacientes com demência com corpúsculos de Lewy

Desfechos	Medicação	Nível de evidência	Classificação GRADE – grau de certeza
Sintomas cognitivos	Donepezila	1	Alto
	Rivastigmina	2	Alto
	Memantina	2	Alto
	Galantamina	4	Baixo
Sintomas neuropsiquiátricos	Donepezila*	1	Moderado
	Rivastigmina	2	Moderado
	Memantina	2	Baixo
	Olanzapina	2	Baixo
	Aripiprazol	4	Baixo
	Quetiapina	4	Muito baixo
	Clozapina	4	Muito baixo
	Paroxetina	4	Muito baixo
Distúrbio do sono REM	Memantina	2	Moderado
	Ramelteona	4	Baixo
	Clonazepan	4	Muito baixo
Sintomas motores	Levodopa	3	Moderado
Síndrome das pernas inquietas	Gabapentina	4	Baixo
Mortalidade	Memantina	2	Baixo
	Donepezila	4	Baixo

* *Apenas alucinações e flutuação cognitiva.*
REM: rapid eye movement.
Nível de evidência: 1: revisões sistemáticas de estudos randomizados; 2: estudo randomizado ou observacional com efeito elevado; 3: estudo coorte; 4: estudos caso/controle, série de casos.
Grau de certeza: alto: efeito verdadeiro é similar ao efeito estimado; moderado: efeito verdadeiro está próximo ao efeito estimado; baixo: efeito verdadeiro pode ser marcadamente diferente do efeito estimado; muito baixo: efeito verdadeiro é provavelmente diferente do estimado.

BIBLIOGRAFIA

Cagnin A, Gnoato F, Jelcic N, Favaretto S, Zarantonello G, Ermani M, et al. Clinical and cognitive correlates of visual hallucinations in dementia with Lewy bodies. J Neurol Neurosurg Psychiatry. 2013;84(5):505-10.

Ceravolo R, Volterrani D, Gambaccini G, Rossi C, Logi C, Manca G, et al. Dopaminergic degeneration and perfusional impairment in Lewy body dementia and Alzheimer's disease. Neurol Sci. 2003;24(3):162-3.

Donadio V, Incensi A, Rizzo G, Capellari S, Pantieri R, Stanzani Maserati M, et al. A new potential biomarker for dementia with Lewy bodies: skin nerve α-synuclein deposits. Neurology. 2017;89(4):318-26.

Donaghy P, Thomas AJ, O'Brien JT. Amyloid PET Imaging in Lewy body disorders. Am J Geriatr Psychiatry. 2015; 23(1):23-37.

Elahi FM, Miller BL. A clinicopathological approach to the diagnosis of dementia. Nat Rev Neurol. 2017;13(8):457-76.

Ferman TJ, Boeve BF, Smith GE, Lin S-C, Silber MH, Pedraza O, et al. Inclusion of RBD improves the diagnostic classification of dementia with Lewy bodies. Neurology. 2011;77(9):875-82.

Gao N, Li YH, Li X, Yu S, Fu GL, Chen B. Effect of alpha-synuclein on the promoter activity of tyrosine hydroxylase gene. Neurosci Bull. 2007;23(1):53-7.

Gitlin LN, Kales HC, Lyketsos CG. Nonpharmacologic management of behavioral symptoms in dementia. JAMA. 2012;308:2020.

Guerreiro R, Escott-Price V, Hernandez DG, Kun-Rodrigues C, Ross AO, Orme T, et al. Heritability and genetic variance of dementia with Lewy bodies. Neurobiol Dis 2019; 127:492

Howlett DR, Whitfield D, Johnson M, Attems J, O'Brien JT, Aarsland D, et al. Regional multiple pathology scores are associated with cognitive decline in Lewy body dementias. Brain Pathol. 2015;25(4):401-8.

Ikeda M, Mori E, Matsuo K, Nakagawa M, Kosaka K. Donepezil for dementia with Lewy bodies: a randomized, placebo-controlled, confirmatory phase III trial. Alzheimers Res Ther. 2015;7(1):4.

Jellinger KA, Attems J. Prevalence and impact of vascular and Alzheimer pathologies in Lewy body disease. Acta Neuropathol. 2008;115(4):427-36.

Kurlan R, Cummings J, Raman R, Thal L; Alzheimer's Disease Cooperative Study Group. Quetiapine for agitation or psychosis in patients with dementia and parkinsonism. Neurology. 2007;68(17):1356-63.

Livingston G, Kelly L, Lewis-Holmes E, Baio G, Morris S, Patel N, et al. Non-pharmacological interventions for agitation in dementia: systematic review of randomised controlled trials. Br J Psychiatry. 2014;205:436.

Lowe J. Neuropathology of dementia with Lewy bodies. Handb Clin Neurol. 2008;89:321-30. https://doi.org/10.1016/S0072-9752(07)01231-6.

MacDonald S, Shah AS, Tousi B. Current therapies and drug development pipeline in Lewy body dementia: an update. Drugs Aging. 2022;39:505-22.

McKeith I, Del Ser T, Spano P, Emre M, Wesnes K, Anand R, et al. Efficacy of rivastigmine in dementia with Lewy bodies: a randomised, double-blind, placebo-controlled international study. Lancet. 2000;356(9247):2031-6.

McKeith IG, Boeve BF, Dickson DW, Halliday G, Taylor JP, Weintraub D, et al. Diagnosis and management of dementia with Lewy bodies: fourth consensus report of the DLB Consortium. Neurology. 2017;89(1):88-100.

Minoshima S, Foster NL, Sima AA, Frey KA, Albin RL, Kuhl DE. Alzheimer's disease versus dementia with Lewy bodies: cerebral metabolic distinction with autopsy confirmation. Ann Neurol. 2001;50(3):358-65.

Mori E, Ikeda M, Kosaka K; Donepezil-DLB Study Investigators. Donepezil for dementia with Lewy bodies: a randomized, placebo-controlled trial. Ann Neurol. 2012; 72(1):41-52.

MRI appearance of dementia with Lewy bodies compared with Alzheimer disease. Graphic 61076 Version 7.0. UpToDate. © 2023. Available: https://www.uptodate.com/contents/image?imageKey=NEURO%2F61076&topicKey=NEURO%2F5088&search=dementia%20with%20lewy%20bodies&rank=1~107&source=see_link.

Paparrigopoulos TJ. REM sleep behaviour disorder: clinical profiles and pathophysiology. Int Rev Psychiatry. 2005; 17(4):293-300.

Parkkinen L, Pirttilä T, Alafuzoff I. Applicability of current staging/categorization of alpha-synuclein pathology and their clinical relevance. Acta Neuropathol. 2008; 115(4):399-407.

Perry EK, Marshall E, Perry RH, Irving D, Smith CJ, Blessed G, et al. Cholinergic and dopaminergic activities in senile dementia of Lewy body type. Alzheimer Dis Assoc Disord. 1990;4(2):87-95.

Savica R, Grossardt BR, Bower JH, Boeve BF, Ahlskog JE, Rocca WA. Incidence of dementia with Lewy bodies and Parkinson disease dementia. JAMA Neurol. 2013;70(11): 1396-402.

Taylor JP, O'Brien J. Neuroimaging of dementia with Lewy bodies. Neuroimaging Clin N Am. 2012;22(1):67-81.

Teune LK, Bartels AL, de Jong BM, Willemsen AT, Eshuis SA, de Vries JJ, et al. Typical cerebral metabolic patterns in neurodegenerative brain diseases. Mov Disord. 2010; 25(14):2395-404.

Tiraboschi P, Salmon DP, Hansen LA, Hofstetter RC, Thal LJ, Corey-Bloom J. What best differentiates Lewy body from Alzheimer's disease in early-stage dementia? Brain. 2006;129(Pt 3):729-35.

Vann Jones SA, O'Brien JT. The prevalence and incidence of dementia with Lewy bodies: a systematic review of population and clinical studies. Psychol Med. 2014; 44(4):673-83.

Wakisaka Y, Furuta A, Tanizaki Y, Kiyohara Y, Iida M, Iwaki T. Age-associated prevalence and risk factors of Lewy body pathology in a general population: the Hisayama study. Acta Neuropathol. 2003;106(4):374-82.

Walker Z, Possin KL, Boeve BF, Aarsland D. Lewy body dementias. Lancet. 2015;386(10004):1683-97.

Yoshita M, Taki J, Yokoyama K, Noguchi-Shinohara M, Matsumoto Y, Nakajima K, et al. Value of 123I-MIBG radioactivity in the differential diagnosis of DLB from AD. Neurology. 2006;66(12):1850-4.

Yu S, Uéda K, Chan P. Alpha-synuclein and dopamine metabolism. Mol Neurobiol. 2005;31(1-3):243-54.

41 Demência frontotemporal

Wilson Roberto Picco Júnior
Silvio Ramos Bernardes da Silva Filho
Paulo de Oliveira Duarte

INTRODUÇÃO

O termo demência frontotemporal (DFT) é utilizado para designar uma condição clínica neurodegenerativa com alteração comportamental, de função executiva e linguagem, associada a uma degeneração focal do lobo frontal ou temporal. Essa nomenclatura passou a ser utilizada recentemente, a partir de 1994, mas a primeira descrição de um paciente com essas características foi feita por Arnold Pick em 1892.

No diagnóstico de DFT estão várias síndromes clínicas, entre elas a variante comportamental (DFTvc), afasia progressiva primária variante semântica (APPvs) e afasia progressiva primária variante não fluente ou agramática (APPnf). A terceira variante da afasia progressiva primária, a logopênica (APPl), é tipicamente associada à doença de Alzheimer (DA), portanto não é incluída como síndrome da DFT.

A Figura 1 resume a sobreposição de distúrbios do espectro de DFT (DFTvc, paralisia supranuclear progressiva – PSP, degeneração corticobasal – DCB, doença do neurônio motor – DFT-DNM, APPvc, APPnf) e sua neuropatologia (DLFT-tau, DLFT-TDP, DLFT-FET, DLFT-UPS), com uma pequena porção de síndromes causadas por anormalidade da DA. A síndrome clínica da APPl está altamente correlacionada com as alterações da DA.

EPIDEMIOLOGIA

Há escassez de dados quanto à real prevalência e incidência dessa doença, principalmente no Brasil. Além disso, pela nomenclatura e critérios diagnósticos recentes esses dados provavelmente são subestimados. Com os dados disponíveis no momento, a DFT seria a terceira causa de demência neurodegenerativa na população idosa e com incidência similar à DA antes dos 65 anos. Uma metanálise de 73 artigos mostrou prevalência de 3 a 26% nessa população.

A média de idade de início da doença é de 58 anos, existindo relatos de diagnóstico dos 20 aos 80 anos, embora o início antes dos 40 ou após os 75 anos seja incomum. A doença parece afetar proporcionalmente homens e mulheres. Apresenta alta taxa de história familiar positiva para demência ou alterações psiquiátricas, com padrão autossômico dominante de 10 a 25% dos casos.

FISIOPATOLOGIA

A alteração patológica da DFT é caracterizada por perda neuronal, gliose e alterações

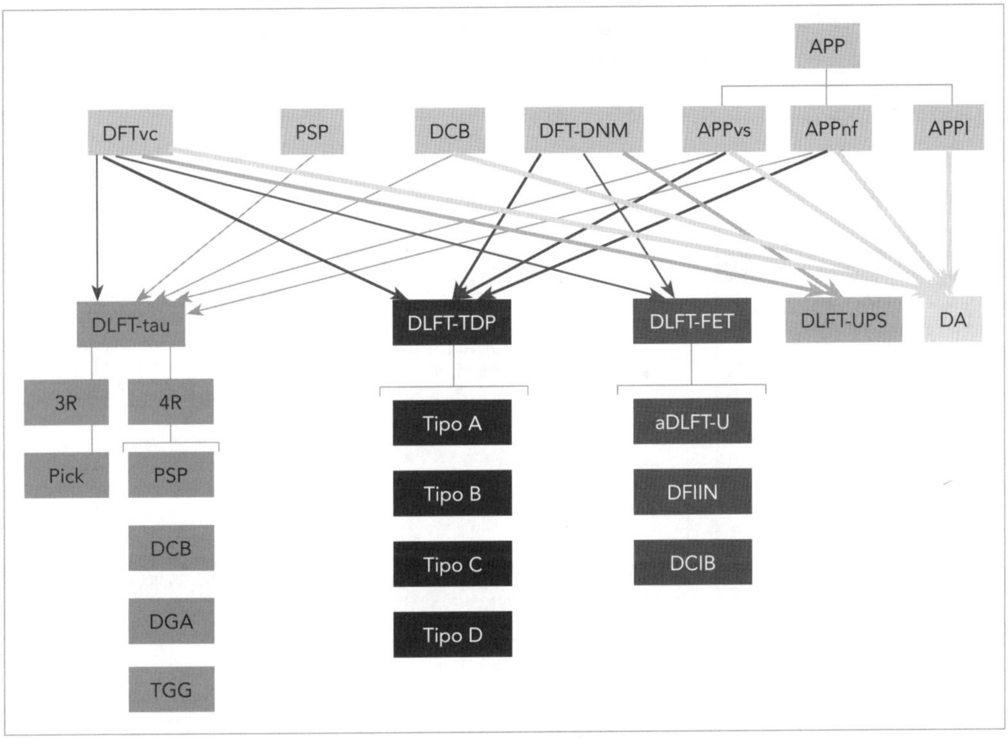

FIGURA 1 Correlações clínicas e patológicas nos distúrbios do espectro da doença frontotemporal.
3R: proteína tau 3R; 4R: proteína tau 4R; aDLFT-U: degeneração de lobo frontotemporal atípica-ubiquitina positiva; APP: afasia progressiva primária; APPl: afasia progressiva primária logopênica; APPnf: afasia progressiva primária variante não fluente; APPvs: afasia progressiva primária variante semântica; DA: doença de Alzheimer; DCB: degeneração corticobasal; DCIB: doença por corpos de inclusão basofílicos; DFIIN: doença com filamentos de inclusão intermediários neuronais; DFLT-FET: degeneração de lobo frontotemporal relacionada às proteínas da família FET (FUS, EWS e TAF15); DFLT-tau: degeneração de lobo frontotemporal relacionada à proteína tau; DFLT-TDP: degeneração de lobo frontotemporal relacionada à proteína 43; DFLT-UPS: degeneração de lobo frontotemporal – sistema ubiquitina-proteassoma; DFT-DNM: demência frontotemporal – doença do neurônio motor; DFTvc: demência frontotemporal variante comportamental; DGA: doença com grãos argirofílicos; Pick: doença de Pick; PSP: paralisia supranuclear progressiva; TGG: taupatia glial globular.

microvasculares nos lobos frontal, temporal anterior, córtex do cingulado anterior e da ínsula. Corpos de inclusão também são encontrados na microscopia, e a classificação neuropatológica é subdividida de acordo com as proteínas encontradas. Em aproximadamente metade dos casos é encontrada hiperfosforilação da proteína tau. Nos casos restantes, anteriormente definidos como demência sem histopatologia definida, atualmente estão envolvidas as proteínas TDP-43 (*transactive response DNA-binding protein with molecular weight 43kDa*) e FUS (*fused in sarcoma*). Em geral, as síndromes clínicas da DFT se correlacionam relativamente bem com o padrão de atrofia cerebral, mas não com o subtipo patológico subjacente.

Considerando o caráter familiar prevalente nessa doença, identificou-se que as mutações nos genes C9orf72, MAPT e GRN são responsáveis por cerca de 60% dos casos de DFT hereditárias. O teste genético deve ser considerado em pacientes com demência frontotemporal e forte história familiar de distúrbios neurológicos autossômicos dominantes, incluindo DFT, DA, parkinsonismo, doença dos neurônios motores, miopatia do corpo de inclusão ou psicose de início tardio.

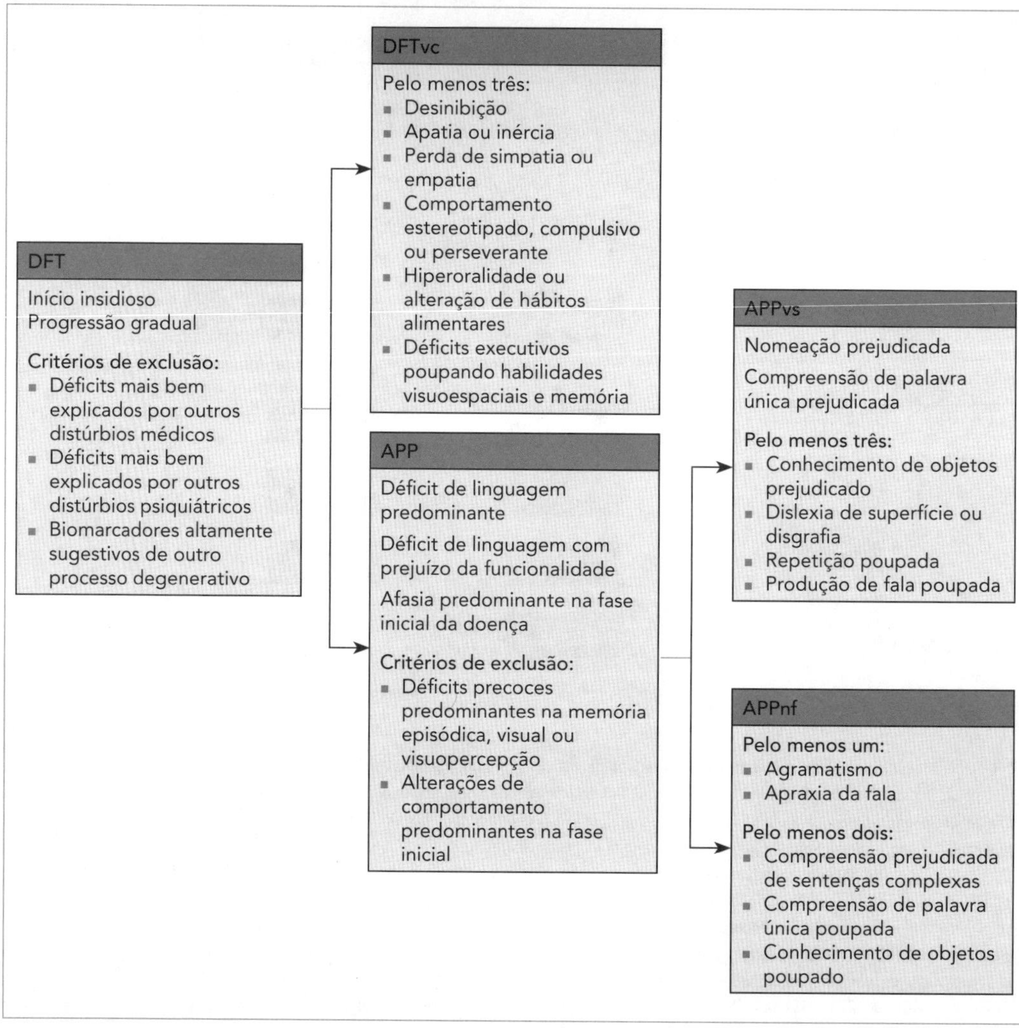

FIGURA 2 Critérios diagnósticos para diagnóstico clínico de DFT.
APP: afasia progressiva primária; APPnf: afasia progressiva primária variante não fluente; APPvs: afasia progressiva primária variante semântica; DFT: demência frontotemporal; DFTvc: demência frontotemporal variante comportamental.

APRESENTAÇÃO CLÍNICA

Demência frontotemporal com variante comportamental

É o subtipo mais comum, podendo acometer até metade dos pacientes. Os sintomas iniciais são alteração de personalidade, desinibição e apatia. A desinibição pode cursar com comportamentos sociais inadequados, ações impulsivas e inconsequentes, comportamentos criminosos, ruína financeira e comentários sexuais inadequados, porém com libido diminuída.

A apatia cursa com redução do interesse no trabalho, *hobbies*, interação social e higiene, sintomas frequentemente confundidos com depressão. Os pacientes podem apresentar ainda hiperoralidade com mudanças na dieta, aumentando o consumo de doces, álcool e tabaco, além de comportamentos compulsivos com movimentos estereotipados, perseveração,

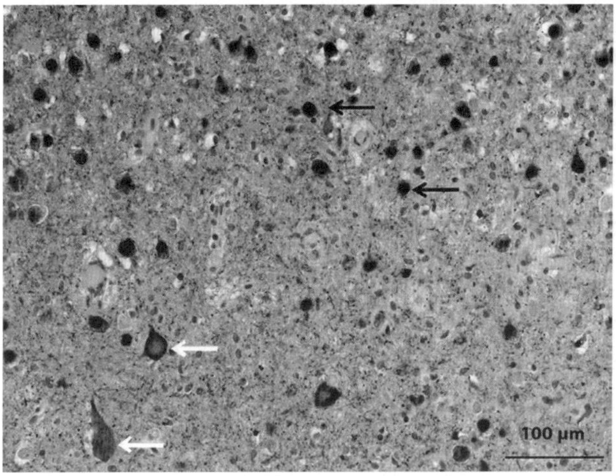

FIGURA 3 Proteína tau na doença de Pick. A imagem mostra a fotomicrografia do giro frontal médio de um paciente com doença de Pick. A imuno-histoquímica do tau demonstra numerosos corpos Pick (setas pretas) e células de Pick (setas brancas).

rituais e uso repetido de determinada frase. Podem apresentar diminuição de sensibilidade à dor. Inicialmente demonstram déficit de várias habilidades executivas, com relativa preservação das visuoespaciais. A maioria dos pacientes não apresenta *insight* das mudanças comportamentais ocorridas e do sofrimento familiar que isso acarreta.

Afasia progressiva primária variante semântica

Em ambas as variantes de APP o déficit de linguagem é predominante nos dois primeiros anos da doença, com ausência ou pouca alteração comportamental. Essa variante é caracterizada por afasia semântica e agnosia associativa, com relativa preservação de fluência, repetição e gramática. Apresenta anomia para pessoas, lugares e objetos, nesse caso mesmo com pistas táteis, olfativas e gustativas. Essa dificuldade também é mais pronunciada para substantivos do que para verbos ou pronomes. Dificuldade para compreensão de palavras isoladas, principalmente as menos usadas, também é comum.

Afasia progressiva primária variante não fluente

Caracterizada por discurso hesitante, elaborado e lento, além de omissão ou abuso da gramática (agramatismo). A anomia é mais marcada para verbos do que para substantivos. Apresenta inconsistência no discurso, com inserções, deleções, transposições, distorções e dificuldade de entendimento de construções sintáticas complexas.

Com a progressão da doença o discurso se torna mais empobrecido, com possibilidade de mutismo nos estágios avançados. A compreensão de palavras isoladas, o reconhecimento de objetos, o comportamento social e a memória se mantêm preservados no início da doença.

DIAGNÓSTICO

O diagnóstico de DFT é clínico, mas exames laboratoriais e de imagem são necessários para excluir outras causas para os sintomas apresentados. Como os pacientes têm pouco ou nenhum *insight* da doença, a presença do familiar no momento da história clínica se torna

QUADRO 1 Consenso internacional dos critérios diagnósticos da variante comportamental da demência frontotemporal

I. Doença neurodegenerativa

O sintoma a seguir deve estar presente para atender aos critérios de DFTvc:
A. Deterioração progressiva da cognição ou do comportamento por observação ou histórico.

II. Possível DFTvc

Três dos seguintes sintomas comportamentais ou cognitivos (A-F) devem estar presentes para atender aos critérios. É necessário que os sintomas sejam persistentes ou recorrentes.
A. Desinibição comportamental precoce* [um dos seguintes sintomas (A.1-A.3) deve estar presente].
- A.1 Comportamento socialmente inadequado.
- A.2 Perda de maneiras ou decoro.
- A.3 Ações impulsivas, precipitadas ou descuidadas.

B. Apatia ou inércia precoces [um dos seguintes sintomas (B.1-B.2) deve estar presente].
- B.1 Apatia.
- B.2 Inércia.

C. Perda precoce de simpatia ou empatia [um dos seguintes sintomas (C.1-C.2) deve estar presente].
- C.1 Resposta reduzida às necessidades e aos sentimentos de outras pessoas.
- C.2 Interesse social ou inter-relação diminuídos.

D. Comportamento perserverativo, estereotipado ou compulsivo/ritualístico precoce [um dos seguintes sintomas (D.1-D.3) deve estar presente].
- D.1 Movimentos repetitivos simples.
- D.2 Comportamentos complexos, compulsivos ou ritualísticos.
- D.3 Estereotipia da fala.

E. Hiperoralidade e alterações na dieta [um dos seguintes sintomas (E.1-E.3) deve estar presente].
- E.1 Preferências alimentares alteradas.
- E.2 Compulsão alimentar, aumento do consumo de álcool ou cigarro.
- E.3 Exploração oral ou consumo de objetos não comestíveis.

F. Perfil neuropsicológico, déficits executivos, com preservação relativa de memória e funções visuoespaciais [um dos seguintes sintomas (F.1-F.3) deve estar presente].
- F.1 Déficits nas tarefas executivas.
- F.2 Preservação relativa da memória episódica.
- F.3 Preservação relativa de habilidades visuoespaciais.

III. Provável DFTvc

Todos os seguintes sintomas (A-C) devem estar presentes para atender aos critérios:
A. Atende aos critérios para possível DFTvc.
B. Apresenta declínio funcional significativo (por relatório do cuidador, Escala de Avaliação de Demência Clínica ou Questionário de Atividades Funcionais).
C. Resultados de imagem consistentes com DFTvc [um dos seguintes sintomas (C.1-C.2) deve estar presente].
- C.1 Atrofia frontal e/ou frontotemporal na RM ou TC.
- C.2 Hipoperfusão ou hipometabolismo frontal ou frontotemporal em PET ou SPECT.

IV. DFTvc com definição patológica de DFLT

O critério A e o critério B ou C devem estar presentes para atender aos critérios.
A. Atende aos critérios para DFTvc possível ou provável.
B. Evidência histopatológica de DFLT na biópsia *post-mortem*.
C. Presença de uma mutação patogênica conhecida.

V. Critérios de exclusão para DFTvc

Os critérios A e B devem ser respondidos negativamente para qualquer diagnóstico de DFTvc. O critério C pode ser positivo para um possível DFTvc, mas deve ser negativo para provável DFTvc.
A. O padrão de déficits é mais bem explicado por outros distúrbios do sistema nervoso não degenerativo ou outras condições clínicas.
B. Os distúrbios comportamentais são mais bem explicados por um diagnóstico psiquiátrico.
C. Biomarcadores fortemente indicativos da doença de Alzheimer ou outro processo neurodegenerativo.

** Como diretriz geral, "precoce" refere-se à apresentação dos sintomas nos primeiros 3 anos.*
DFLT: degeneração do lobo frontotemporal; DFTvc: demência frontotemporal variante comportamental; PET: positron emission tomography *(tomografia de emissão de pósitrons); RM: ressonância magnética; SPECT:* single photon emission computed tomography *(tomografia computadorizada com emissão de fótons); TC: tomografia computadorizada.*

essencial ao diagnóstico. Comportamento social inadequado, transtornos alimentares, comportamentos estereotipados e apatia na ausência de alteração de memória ou déficit visuoespacial significativo são muito específicos e sensíveis para o diagnóstico de DFTvc.

Demência frontotemporal variante comportamental

Em 2011, foram publicados os novos critérios para diagnóstico de DFTvc pelo International Behavioral Variant FTD Criteria Consortium, contemplando alterações clínicas e testes neuropsicológicos, exames de imagem e biomarcadores.

Para o diagnóstico de DFTvc possível é necessária história clínica ou observação direta de deterioração progressiva do comportamento ou da cognição, somada a pelo menos três destes seisubc critérios: desinibição, apatia ou inércia, perda de empatia, comportamentos perseverativos, compulsivos ou estereotipados, hiperoralidade e alteração do perfil neuropsicológico específico (déficit executivo, com preservação de memória e habilidades visuoespaciais).

DFTvc provável necessita preencher critérios para DFTvc possível associados a declínio funcional significativo e alteração de neuroimagem compatíveis com a patologia, além do preenchimento de todos os critérios de exclusão: o padrão dos déficits não pode ser explicado por outra doença neurodegenerativa, o transtorno comportamental não pode ser explicado por um diagnóstico psiquiátrico e não há biomarcadores fortemente indicativos de DA ou outro processo neurodegenerativo. Para o diagnóstico de DFTvc possível são necessários apenas os dois primeiros critérios de exclusão.

Afasia progressiva primária

São usados critérios propostos por um consenso de especialistas realizado em 2011, com posterior subclassificação da afasia em semântica e não fluente. Dessa forma, para obter o diagnóstico é necessário preencher três critérios positivos: alteração clínica mais importante relacionada com a linguagem, com impacto nas atividades diárias e afasia mais proeminente no início dos sintomas; ausência dos quatro critérios de exclusão: sintomas podem ser explicados por outra doença neurodegenerativa, outra alteração psiquiátrica, alteração proeminente de memória episódica, visual e visuopercepção e alteração comportamental.

Variante semântica

Para o diagnóstico clínico, é necessário o preenchimento de dois critérios principais: nomeação de objetos e compreensão de palavra única prejudicadas; e três de quatro secundários: reconhecimento de objetos, dislexia superficial ou disgrafia, sem alteração de repetição ou da fala.

O diagnóstico suportado por imagem necessita do preenchimento dos critérios clínicos associados a alteração em exame de imagem

QUADRO 2 Critérios diagnósticos de afasia progressiva primária

Inclusão: os critérios 1 a 3 devem ser respondidos positivamente
1. O aspecto clínico mais proeminente é o déficit de linguagem. 2. Esses déficits são a principal causa de prejuízos nas atividades da vida diária. 3. A afasia deve ser o déficit mais proeminente no início dos sintomas e nas fases iniciais da doença.
Exclusão: os critérios 1 a 4 devem ser respondidos negativamente
1. Os déficits são mais bem explicados por outras doenças não degenerativas do sistema nervoso central ou outras condições clínicas. 2. O distúrbio cognitivo é mais bem explicado por um diagnóstico psiquiátrico. 3. Alteração proeminente inicial de memória episódica, memória visual e visuopercepção. 4. Distúrbio comportamental inicial proeminente.

QUADRO 3 Critérios diagnósticos de afasia progressiva primária variante semântica

I. Diagnóstico clínico de APPvs
Os dois principais critérios devem estar presentes: 1. Nomeação de confronto prejudicada. 2. Compreensão de palavra única prejudicada.
Pelo menos três dos critérios de diagnóstico a seguir devem estar presentes: 1. Reconhecimento de objetos prejudicado, particularmente para itens de baixa frequência ou de baixa familiaridade. 2. Dislexia de superfície ou disgrafia. 3. Repetição poupada. 4. Produção de fala poupada.
II. Diagnóstico de APPvs baseado em imagem
Os dois critérios devem estar presentes: 1. Diagnóstico clínico da APPvs. 2. A imagem deve mostrar um ou mais dos seguintes resultados: a. Atrofia predominante do lobo temporal anterior. b. Hipoperfusão ou hipometabolismo predominante no lobo temporal anterior no SPECT ou PET.
III. APPvs com definição patológica
Diagnóstico clínico (critério 1 abaixo) e critério 2 ou 3 devem estar presentes: 1. Diagnóstico clínico da APPvs. 2. Evidência histopatológica de uma doença neurodegenerativa específica (p. ex., DFLT-tau, DFLT-TDP, DA, outras). 3. Presença de mutação patogênica conhecida.

APPvs: afasia progressiva primária variante semântica; DA: doença de Alzheimer; DFLT-tau: degeneração de lobo frontotemporal – relacionada à proteína tau; DFLT-TDP: degeneração de lobo frontotemporal – relacionada à proteína 43; PET: positron emission tomography *(tomografia de emissão de pósitrons); SPECT:* single photon emission computed tomography *(tomografia computadorizada com emissão de fótons).*

com predominante atrofia do lobo temporal anterior ou hipoperfusão ou hipometabolismo da mesma área cerebral vista na tomografia computadorizada com emissão de fótons (SPECT, *single photon emission computed tomography*) ou na tomografia de emissão de pósitrons (PET, *positron emission tomography*), respectivamente.

Para definição de patologia é necessário diagnóstico clínico associado a evidência de alteração histopatológica específica (proteína tau, TDP-43 ou FUS) ou presença de mutação patogênica conhecida.

Variante não fluente

Diferentemente da variante semântica, no diagnóstico clínico é necessário preencher um dos critérios principais (agramatismo ou apraxia de fala) associado a dois de três critérios secundários: compreensão prejudicada de sentenças sintaticamente complexas, sem dificuldade na compreensão de palavra única e na nomeação de objetos.

O diagnóstico suportado por imagem necessita dos critérios clínicos associados a predominante atrofia (por ressonância nuclear magnética – RNM), hipoperfusão (por SPECT) ou hipometabolismo (por PET) frontoinsular posterior esquerdo; a definição patológica necessita dos mesmos critérios da variante semântica.

EXAMES COMPLEMENTARES

Com o avanço dos exames de neuroimagem, atualmente existem muitas opções para contribuir com o diagnóstico de DFT e suas possíveis subclassificações. A ressonância magnética pode contribuir, além do diagnóstico diferencial de outras doenças, com o direcionamento para o subtipo da DFT (Figura 4). PET, SPECT e RNM funcionais podem demonstrar hipoperfusão e hipometabolismo nas áreas já citadas.

QUADRO 4 Critérios diagnósticos de afasia progressiva primária variante não fluente

I. Diagnóstico clínico de APPnf
Pelo menos um dos seguintes critérios principais deve estar presente: 1. Agramatismo na produção da linguagem. 2. Discurso difícil e interrompido, inconsistente, com erros de som e distorções (apraxia da fala).
Pelo menos 2 de 3 dos critérios a seguir devem estar presentes: 1. Compreensão prejudicada de frases sintaticamente complexas. 2. Compreensão de uma palavra preservada. 3. Conhecimento sobre objetos preservado.
II. Diagnóstico de APPnf baseada em imagem
Os dois critérios seguintes devem estar presentes: 1. Diagnóstico clínico de APPnf. 2. A imagem deve mostrar um ou mais dos seguintes resultados: a. Atrofia frontoinsular posterior esquerda predominante na RM. b. Hipoperfusão ou hipometabolismo frontoinsular posterior esquerdo predominante no SPECT ou PET.
III. APPnf com definição patológica
Diagnóstico clínico (critério 1 abaixo) e critério 2 ou 3 devem estar presentes: 1. Diagnóstico clínico de APPnf. 2. Evidência histopatológica de uma doença neurodegenerativa específica (p. ex., DFLT-tau, DFLT-TDP, DA, outras). 3. Presença de mutação patogênica conhecida.

APPnf: afasia progressiva primária variante não fluente; DA: doença de Alzheimer; DFLT-tau: degeneração de lobo frontotemporal; DFLT-TDP: degeneração de lobo frontotemporal – relacionada à proteína 43; PET: positron emission tomography *(tomografia de emissão de pósitrons); RM: ressonância magnética; SPECT:* single photon emission computed tomography *(tomografia computadorizada com emissão de fótons).*

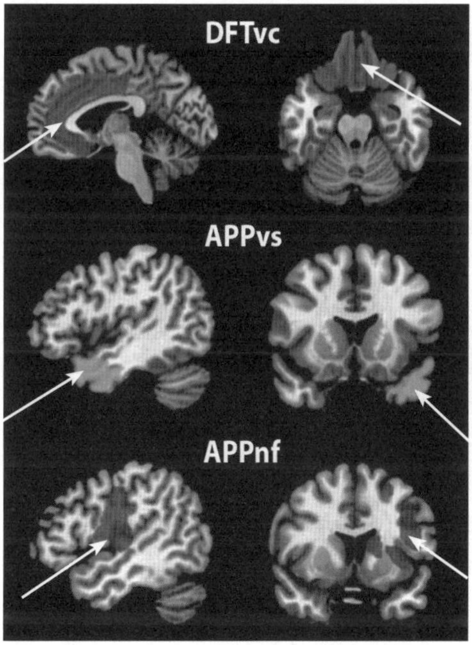

FIGURA 4 Padrões característicos de atrofia em subtipos de DFT vistos em neuroimagem estrutural. Pacientes com DFTvc mostram atrofia bilateral das regiões frontal mesial e orbital (setas superiores). No APPvs, a atrofia é lateralizada (esquerda > direita) e atinge os lobos temporais anteriores e os polos temporais (setas do meio). APPnf é caracterizada por atrofia da ínsula esquerda, opérculo frontal, pré-frontal dorsolateral e lobos temporais superiores (setas inferiores).
DFT: demência frontotemporal.

Além disso, o uso de PET com traçador amiloide pode contribuir com diagnóstico diferencial para DA, devido à ausência de contribuição da proteína amiloide na fisiopatologia da DFT. Um exame considerado promissor para auxílio no diagnóstico diferencial seria o PET com traçador de proteína tau, que está sendo testado em pacientes com demência e teria o potencial de diferenciar DA, taupatias não DA e não taupatias. Como citado anteriormente, a presença de biomarcadores e análise genética podem contribuir com o diagnóstico diferencial.

TRATAMENTO

Atualmente, não existe droga modificadora da doença; portanto, o foco do tratamento deve ser dirigido ao manejo dos sintomas. Os inibidores seletivos de recaptação de serotonina (particularmente sertralina, paroxetina e citalopram) podem ser usados para tratar agitação, desinibição, estereotipias, obsessões/compulsões, distúrbios alimentares e depressão (grau C; nível de evidência 4). A trazodona pode ser usada nas doses de 150 a 300 mg por dia para tratar sintomas neuropsiquiátricos (grau B; nível de evidência 2b).

Antipsicóticos podem ser usados com cautela para tratar alucinações e casos extremos de agitação em pacientes com qualquer subtipo de DFT (grau C; nível de evidência 4). Os anticolinesterásicos não são recomendados para retardar o declínio cognitivo em pacientes com DFTvc (grau C; nível de evidência 4). No entanto, a galantamina (16 a 24 mg por dia) pode ser particularmente eficaz nas variantes APP (grau B; nível de evidência 2b). A memantina (20 mg por dia) não é recomendada em ambos os subtipos de DFT e ainda está associada a piora do desempenho cognitivo (nota A; nível de evidência 1a).

Nas variantes linguísticas do DFT, a fluência da fala pode ser melhorada com o uso de bromocriptina (grau B; nível de evidência 2b) ou carbidopa/levodopa e amantadina (grau C; nível de evidência 4). Carbidopa/levodopa e amantadina podem melhorar os sintomas parkinsonianos, como bradicinesia e rigidez (grau C; nível de evidência 4).

A ocitocina intranasal pode ser eficiente para melhorar a empatia e a relação paciente-cuidador, mas necessita de estudos maiores para confirmar esse achado. O lítio (dose a ser ajustada de acordo com as concentrações séricas) pode ser recomendado para tratar agitação em pacientes com DFT (grau C; nível de evidência 4). Entre as drogas antiepilépticas, o topiramato (100 a 150 mg por dia) pode ser usado para reduzir distúrbios alimentares e transtorno por uso de álcool em pacientes com DFT (grau C; nível de evidência 4). Estimulantes podem melhorar humor, apatia e controle de impulso em pacientes com DFTvc sem distúrbios comportamentais exacerbados (grau C; nível de evidência 4).

Poucos estudos são direcionados ao tratamento não farmacológico da doença, mas técnicas de distração e redirecionamento podem contribuir com o manejo de sintomas comportamentais, assim como reabilitação de linguagem ou técnicas de comunicação alternativa podem contribuir com a afasia. Além disso, a orientação dirigida à família e aos cuidadores quanto à apresentação clínica, evolução e prognóstico da doença deve ser o foco principal nas consultas de retorno, bem como avaliação sistemática e manejo de possível estresse do cuidador.

O Quadro 5 resume as principais medidas não farmacológicas e farmacológicas a serem testadas no manejo dos sintomas apresentados pelos pacientes.

CONSIDERAÇÕES FINAIS

- A demência frontotemporal engloba várias síndromes clínicas.

QUADRO 5 *Checklist* e estratégias possíveis no manejo de sintomas na demência frontotemporal

Problemas	Estratégias possíveis
Dificuldade de comunicação	Fonoaudiologia; auxiliares e dispositivos de comunicação; cartão de alerta ou pulseira.
Desinibição, impulsividade e perambulação	Modificação ambiental; supervisão; evitar gatilhos; atividades programadas (assegurar estimulação mental adequada); configuração de limite e redirecionamento; dispositivos de rastreamento.
Apatia	Reinterpretação (para cuidadores); rotinas; envolver interesses prévios (p. ex., quebra-cabeças, música); avaliar humor/impacto no atendimento; excluir comorbidade intercorrente.
Depressão, ansiedade	Apoio e aconselhamento psicológico; considerar ISRS.
Agitação, agressão	Evitar gatilhos; atividades de deslocamento; excluir comorbidade intercorrente; considerar ISRS, considerar neuroléptico.
Delírios, alucinações	Considerar neuroléptico de nova geração caso sejam angustiantes ou perturbadores.
Comportamento alimentar anormal, disfagia	Avaliação dietética, odontológica e de deglutição; monitorar peso; controlar o acesso a alimentos e/ou álcool; discussão sobre alimentação assistida quando apropriado; considerar ISRS (hiperfagia).
Hipersexualidade, outras compulsões	Evitar gatilhos; configuração de limite e redirecionamento; atividades substitutas; considerar ISRS.
Distúrbios de sono	Rotinas de sono e "higiene"; evitar cafeína/álcool à noite, cochilos durante o dia; exercício regular; considerar estudo do sono para excluir convulsões noturnas, apneia do sono, parassonia; revisar a lista de medicamentos; considerar agente com potencial sedativo (p. ex., mirtazapina), melatonina.
Dor anormal, percepção de temperatura	Cuidados com avaliações médicas, interpretação de sintomas (evitar sub/superinvestigação).
Deficiência motora	Modificação ambiental; auxiliares de mobilidade; fisioterapia; revisar a lista de medicamentos; considerar tentativa de levodopa/agonista de dopamina.
Disfunção vesical e intestinal	Modificação ambiental (dicas/auxílio para ir ao banheiro, acesso ao banheiro); continência/avaliação urológica (abordar prostatismo, outros fatores intercorrentes); excluir infecção; tratar a constipação; absorventes, fraldas; medicamentos de nova geração para hiperatividade da bexiga, quando indicado.

ISRS: inibidores seletivos da recaptação de serotonina.

- A DFT é a terceira causa de demência neurodegenerativa em idosos, com incidência similar à doença de Alzheimer antes dos 65 anos.
- O diagnóstico é clínico, e as principais manifestações são alterações comportamentais e de linguagem, a depender da variante da DFT.
- Atualmente, não existe droga modificadora da doença; portanto, o foco do tratamento está no manejo de sintomas.

BIBLIOGRAFIA

Asmal L, Flegar SJ, Wang J, Rummel-Kluge C, Komossa K, Leucht S. Quetiapine versus other atypical antipsychotics for schizophrenia. Cochrane Database Syst ver. 2013;11:CD006625.

Bang J, Spina S, Miller BL. Frontotemporal dementia. Lancet. 2015;386(10004):1672-82.

Boxer AL, Knopman DS, Kaufer DI, Grossman M, Onyike C, Graf-Radford N, et al. Memantine in patients with frontotemporal lobar degeneration: a multicentre, randomised, double-blind, placebo-controlled trial. Lancet Neurol. 2013;12:149-56.

Goldman JS, Rademakers R, Huey ED, Boxer AL, Mayeux R, Miller B, et al. An algorithm for genetic testing of frontotemporal lobar degeneration. Neurology. 2011;76:475-83.

Gorno-Tempini ML, Hillis AE, Weintraub S, Kertesz A, Mendez M, Cappa SF, et al. Classification of primary progressive aphasia and its variants. Neurology. 2011;76:1006-14.

Hodges JR, Davies RR, Xuereb JH, Casey B, Broe M, Bak TH, et al. Clinicopathological correlates in frontotemporal dementia. Ann Neurol. 2004;56:399.

Johnson JK, Diehl J, Mendez MF, Neuhaus J, Shapira JS, Forman M, et al. Frontotemporal lobar degeneration: demographic characteristics of 353 patients. Arch Neurol. 2005;62:925.

Karageorgiou E, Miller BL. Frontotemporal lobar degeneration: a clinical approach. Semin Neurol. 2014;34:189-201.

Khoury R, Liu Y, Sheheryar Q, Grossberg GT. Pharmacotherapy for frontotemporal dementia. CNS Drugs. 2021;35(4):425-38.

Knibb JA, Xuereb JH, Patterson K, Hodges JR. Clinical and pathological characterization of progressive aphasia. Ann Neurol. 2006;59:156.

Knopman DS, Mastri AR, Frey WH 2nd, Sung JH, Rustan T. Dementia lacking distinctive histologic features: a common non-Alzheimer degenerative dementia. Neurology. 1990;40:251.

Le Ber I. Genetics of frontotemporal lobar degeneration: an up-date and diagnosis algorithm. Rev Neurol. 2013;169:811-19.

Le Ber I, Guedj E, Gabelle A, Verpillat P, Volteau M, Thomas-Anterion C, et al.; the French research network on FTD/FTD-MND. Demographic, neurological and behavioural characteristics and brain perfusion SPECT in frontal variant of frontotemporal dementia. Brain. 2006;129:3051-65.

Lebert F, Stekke W, Hasenbroekx C, Pasquier F. Frontotemporal dementia: a randomised, controlled trial with trazodone. Dement Geriatr Cogn Disord. 2004;17:355-59.

Maruyama M, Shimada H, Suhara T, Shinotoh H, Ji B, Maeda J, et al. Imaging of tau pathology in a tauopathy mouse model and in Alzheimer patients compared to normal controls. Neuron. 2013;79:1094-108.

Mendez MF, Shapira JS, McMurtray A, Licht E. Preliminary findings: behavioral worsening on donepezil in patients with frontotemporal dementia. Am J Geriatr Psychiatry. 2007;15:84-7.

Mesulam MM, Weintraub S, Rogalski EJ, Wieneke C, Geula C, Bigio EG. Asymmetry and heterogeneity of Alzheimer's and frontotemporal pathology in primary progressive aphasia. Brain. 2014;137:1176.

Neary D, Snowden JS, Gustafson L, Passant U, Stuss D, Black S, et al. Frontotemporal lobar degeneration: a consensus on clinical diagnostic criteria. Neurology. 1998;51:1546-54.

Olney NT, Spina S, Miller BL. Frontotemporal dementia. Neurol Clin. 2017;35(2):339-74.

Pick A. Uber die Beziehungen der senilen Hirnatrophie zur Aphasie. Prager Med Wochenschr. 1892;17:165-7.

Piguet O, Hornberger M, Mioshi E, Hodges JR. Behavioural-variant frontotemporal dementia: diagnosis, clinical staging, and management. Lancet Neurol. 2011;10:162.

Rascovsky K, Hodges JR, Kipps CM, Johnson JK, Seeley WW, Mendes MF, et al. Diagnostic criteria for the behavioral variant of frontotemporal dementia (bvFTD): current limitations and future directions. Alzheimer Dis Assoc Disord. 2007;21:S14.

Rascovsky K, Hodges JR, Knopman D, Mendez MF, Kramer JH, Neuhaus J, et al. Sensitivity of revised diagnostic criteria for the behavioural variant of frontotemporal dementia. Brain. 2011;134:2456-77.

Robinson KM. Rehabilitation applications in caring for patients with Pick's disease and frontotemporal dementias. Neurology. 2001;56:S56.

Rosen HJ, Gorno-Tempini ML, Goldman WP, Perry RJ, Schuff N, Weiner M, et al. Patterns of brain atrophy in frontotemporal dementia and semantic dementia. Neurology. 2002;58:198-208.

Rosso SM, Donker Kaat L, Baks T, Joosse M, de Koning I, Pijnenburg Y, et al. Frontotemporal dementia in The Netherlands: patient characteristics and prevalence estimates from a population-based study. Brain. 2003; 126:2016.

Sivasathiaseelan H, Marshall CR, Agustus JL, Benhamou E, Bond RL, van Leeuwen JEP, et al. Frontotemporal dementia: a clinical review. Semin Neurol. 2019;39(2): 251-63.

Talerico KA, Evans LK. Responding to safety issues in frontotemporal dementias. Neurology. 2001;56:S52.

Tartaglia M, Mackenzie I. Recent advances in frontotemporal dementia. Canadian Journal of Neurological Sciences. 2022;1-10.

Urwin H, Josephs KA, Rohrer JD, Mackenzie IR, Neumann M, Authier A, et al. FUS pathology defines the majority of tau- and TDP-43-negative frontotemporal lobar degeneration. Acta Neuropathol. 2010;120:33.

Vieira RT, Caixeta L, Machado S, Silva AC, Nardi AE, Arias-Carrión O, et al. Epidemiology of early-onset dementia: a review of the literature. Clin Pract Epidemiol Ment Health. 2013;9:88-95.

Williamson C, Alcantar O, Rothlind J, Cahn-Weiner D, Miller BL, Rosen HJ. Standardised measurement of self-awareness deficits in FTD and AD. J Neurol Neurosurg Psychiatry. 2010;81:140.

Manejo das manifestações neurocomportamentais associadas às demências

42

Camila Pinto De Nadai
Andrea Silva Gondim
Jarbas de Sá Roriz Filho

INTRODUÇÃO

Pacientes com demência apresentam comprometimento da memória e de outras funções cognitivas, principalmente em fase avançada, impedindo assim que se estabeleça uma relação adequada de seus estados emocionais e tornando certos tipos de comportamentos mais observados por familiares e cuidadores.

Os sintomas de comprometimento cognitivo podem estar acompanhados de sintomas comportamentais e psicológicos, que tendem a aparecer em qualquer fase da doença. Estima-se que quase todos os indivíduos portadores de demências desenvolverão esses sintomas à medida que suas doenças progridem. Os sintomas comportamentais e psicológicos podem ser os primeiros sinais e sintomas neuropsiquiátricos; embora haja flutuação, tendem a se agravar ao longo do curso da doença. Estão associados com vários desfechos negativos, como declínio cognitivo mais rápido, prejuízo funcional e reduzida capacidade de executar as atividades básicas de vida diária (ABVD), aumentando assim o risco de quedas, fraturas e institucionalização.

Os sintomas comportamentais e psicológicos das demências (SCPD) compreendem um amplo espectro de sintomas não cognitivos, sinais e sintomas de distúrbios da percepção, pensamento, humor e comportamento. São extremamente relevantes porque causam profundo impacto, angústia e incapacidade ao paciente e seus familiares/cuidadores, tornando a relação desgastante e exaustiva. Tendem a ser mais devastadores que os sintomas cognitivos e apresentam pior prognóstico, má qualidade de vida e institucionalização precoce, além do alto custo com os cuidados. Cerca de 30% dos custos com os cuidados de pacientes demenciados que vivem na comunidade estão diretamente atribuídos ao manejo dos sintomas comportamentais e psicológicos.

Sintomas comportamentais e psicológicos das demências representam um significativo desafio para os cuidados e o manejo dos portadores de doenças neurológicas progressivas. Esses sintomas neuropsiquiátricos incluem apatia, agressividade/agitação, ansiedade, depressão, sintomas psicóticos, desinibição, euforia e alterações do sono. Podem estar presentes em todos os estágios da demência, mas tendem a aumentar progressivamente com o declínio cognitivo, principalmente a partir da fase moderada da doença.

As alterações comportamentais e psicológicas podem ser resultantes do comprometimento de áreas cerebrais específicas e de prejuízo nos circuitos cerebrais, secundário ao déficit cognitivo e ao sofrimento pela doença e pelas comorbidades psiquiátricas. Os comportamentos podem ser extremamente estressantes para o paciente e sua família. Um apropriado manejo pode melhorar significativamente a qualidade de vida de todos os envolvidos.

DADOS EPIDEMIOLÓGICOS

A prevalência dos SCPD pode variar bastante, dependendo do tipo de amostra estudada e dos métodos utilizados para avaliá-los. Em alguns estudos, a prevalência varia entre 60-90%, podendo apresentar episódios periódicos (flutuantes) ou crônicos (alternando períodos de exacerbação seguidos de remissão parcial). Geralmente, surgem ao longo da evolução da demência de maneira não linear, podendo também evoluir linearmente por um período de tempo e subsequentemente diminuir sua frequência.

Em residentes de instituições de longa permanência, a prevalência é elevada. Estima-se que ocorra em cerca de 78%, mas esse número pode ser ainda maior por conta da subnotificação dos sintomas. A frequência dos SCPD se eleva na fase moderada e decai na fase avançada. A intensidade dos diferentes tipos de SCPD pode variar nas fases de um quadro demencial, embora desilusões, alucinações, apatia e irritabilidade sejam reportadas em todas as fases de modo similar. Depressão e ansiedade são mais comuns durante a fase inicial e moderada da demência. Já na fase avançada dos quadros demenciais, pela perda da condição física, permite que ocorra menos agressão e a apatia torna-se mais prevalente.

Apatia, depressão, agitação e ansiedade parecem ser os sintomas mais prevalentes, embora os transtornos do sono causem mais angústia aos cuidadores. Agitação é o sintoma mais associado a pior qualidade de vida do cuidador, podendo levar à sobrecarga do cuidado. Embora os sintomas psicológicos e comportamentais estejam presentes em todas as demências, a frequência e a distribuição podem variar de acordo com o tipo e a gravidade da demência.

A prevalência de agitação situa-se em torno de 30-50% na demência na doença de Alzheimer, sendo a terceira mais comum manifestação neuropsiquiátrica, atrás da apatia e da depressão. Impacta negativamente a cognição, o estado funcional e a qualidade de vida do paciente e do cuidador e está associada a maior taxa de admissões, elevado uso de medicamentos, período de internamento prolongado e maior mortalidade.

ETIOLOGIA/FISIOPATOLOGIA

Múltiplas etiologias para SCPD são estudadas, como causas genéticas, psicossociais, neurobiológicas, clínicas e físicas que parecem interagir de forma dinâmica para dar origem a comportamentos desafiadores. Então, a etiologia dos SCPD é complexa, multifatorial e não completamente compreendida. Fatores genéticos, neuroendócrinos, neuropatológicos e de neuroimagem têm sido investigados, e existe alguma evidência de que a patologia de certas áreas cerebrais contribui para o surgimento dos sintomas específicos psicológicos e comportamentais. Por exemplo, acentuada disfunção do lobo frontal em algumas pessoas responde a estímulos ambientais, e isso também é relatado aos sintomas psicóticos. Atrofia no giro cingular anterior está associada com apatia, e estudos de neuropatologia confirmam a importância dessa área na manifestação da apatia.

Fatores como dor, desidratação, infecção, constipação e troca de medicações, assim como fatores ambientais como alteração da temperatura e da rotina, podem exacerbar os sintomas comportamentais e psicológicos das demências. SCPD também podem ser um meio de comunicar uma necessidade não satisfeita. Outros fatores, como depressão, solidão, comprometimento cognitivo e sensorial e até mesmo o modo como é realizado o cuidado pessoal pelo cuidador, podem contribuir para o surgimento dos sintomas comportamentais e psicológicos. Então, a etiopatogenia provavelmente resulta da interação entre fatores biológicos (alterações estruturais, comorbidades e medicações), fatores psicológicos (história pessoal, personalidade) e fatores sociais (rede de apoio, arranjos pessoais).

Em pacientes com doença de Alzheimer e sintomas depressivos, há redução significativa do metabolismo no córtex frontal superior direito (medido por meio de tomografia por emissão de prótons – PET) e maiores densidades de placas senis e emaranhados neurofibrilares na formação hipocampal em comparação com casos de pacientes com doença de Alzheimer sem depressão. Delírios parecem estar relacionados com a menor atividade em áreas corticais pré-frontais, principalmente a direita, achado observado em dois estudos, um utilizando tomografia computadorizada de emissão de fóton único (SPECT) e o outro PET. Também ocorre associação entre maior comprometimento de áreas frontais e temporais direitas e maior intensidade das manifestações neuropsiquiátricas na demência frontotemporal. Já na demência por corpúsculos de Lewy, é observado hipofluxo occipital ao SPECT, o que indica acometimento de áreas corticais primárias e secundárias ao processamento visual. Compreender a neurobiologia no contexto da demência de Alzheimer poderia contribuir para o desenvolvimento de novas terapias. A maior parte dos estudos para tentar mapear a progressão da doença de Alzheimer concentra-se no córtex cerebral. No entanto, para os SCPD, síndromes distintas têm diferentes bases neurobiológicas.

QUADRO CLÍNICO (PRINCIPAIS SINTOMAS COMPORTAMENTAIS E PSICOLÓGICOS DAS DEMÊNCIAS)

Apatia

É o distúrbio do comportamento mais proeminente na doença de Alzheimer e nas demências vasculares. Ocorre redução da motivação, falta de iniciativa e indiferença, marcada pelo desinteresse nas atividades de vida diária e no cuidado pessoal, assim como nas interações sociais. Os diagnósticos diferenciais mais importantes da apatia são depressão e *delirium* hipoativo. Piora o prognóstico e causa muito impacto na realização das ABVD e, portanto, estresse para o cuidador. Geralmente, ocorre entre 55-90% dos portadores de demência.

Depressão

Muito prevalente em pacientes portadores da demência de Alzheimer, portadores de demências vasculares e na doença de Parkinson. Pode coexistir com a apatia. O humor deprimido é encontrado em quase metade dos indivíduos com demência, e a depressão maior, em cerca de 10-20%. Nem sempre é fácil estabelecer um diagnóstico de depressão diante de um quadro de demência, pois ambas podem produzir sinais e sintomas de déficit cognitivo. Mais prevalente nos estágios iniciais de um quadro demencial, podendo estar presente tristeza, pensamentos pessimistas, choro fácil e fadiga. Em pacientes com demência, sintomas depressivos são manifestados clinicamente, com redução do apetite e baixa energia, além de irritabilidade e isolamento social. Estão associados com desfechos adversos como piora da qualidade de vida, declínio funcional e aumento do risco de óbito.

Ansiedade

Pode surgir isoladamente ou associada a outros sintomas. Pode ser a primeira manifestação, ao lado da queixa de memória, em um declínio cognitivo progressivo.

Agitação e agressividade

São sintomas presentes em um terço dos casos de demência em pacientes que vivem na comunidade, mais frequentes com o agravamento da doença. Ocasionam maior dificuldade ao cuidador, maior número de lesões, uso de neurolépticos e institucionalizações. Podem ser verbais, como reclamações e ameaças, e físicas, como resistência aos cuidados, ato de cuspir ou agressões.

Sintomas psicóticos

São comuns nas demências, inclusive na doença de Alzheimer, podendo variar entre 11,6-34%. Incluem sintomas como delírios, alucinações e ausência de *insight*. As alucinações são mais encontradas na demência por corpúsculos de Lewy e depois na demência vascular.

Transtornos do sono

Estima-se que mais de 50% dos pacientes portadores de demência apresentem alguma alteração do sono em algum momento da doença. O sono na doença de Alzheimer é tipicamente fragmentado, com frequentes despertares noturnos, cochilos diurnos, dificuldade de iniciar o sono e redução do sono *rapid eye movement* (REM).

Comportamento sexual inapropriado

A literatura ainda é escassa sobre o tema. Intervenções não farmacológicas podem ser realizadas, como remoção de fatores precipitantes, estratégias de distração e oportunidades para aliviar impulsos sexuais. Alguns fármacos podem piorar a desinibição, como os benzodiazepínicos e agonistas da dopamina. Entre as medidas farmacológicas, utilizam-se antidepressivos (inibidores seletivos da recaptação de serotonina – ISRS – e mirtazapina), antipsicóticos, estrogênios, anticonvulsionantes e anticolinesterásicos.

DIAGNÓSTICO

A abordagem deve seguir os seguintes passos:

- História clínica detalhada: os SCPD devem ser avaliados clinicamente, com perguntas diretas ao paciente e ao cuidador. Deve-se caracterizar o início, a duração e o tipo de sintoma, assim como sua intensidade, a existência de flutuação, a repercussão no paciente e no cuidador e a presença de outros sintomas associados.
- Investigação diagnóstica:
  - Avaliar se o tipo de demência foi caracterizado e solicitar exames complementares (especialmente de neuroimagem) caso seja necessário. Diversas escalas foram desenvolvidas. Duas são sobre avaliação específica para pacientes com demência: *Behavioral Pathology in Alzheimer Disease Rating Scale* (*Behave-AD*) e *Neuro Psychiatric Inventory* (NPI). Esta última foi traduzida para o português e é a mais amplamente utilizada para a caracterização dos SCPD. Possui boa especificidade e confiabilidade, mas pode levar 15-20 minutos para completá-la. Esses dois instrumentos de diagnóstico são essencialmente utilizados em protocolos de pesquisa, mas, dependendo da disponibilidade de tempo durante a consulta, podem ser aplicados na prática clínica. Algumas perguntas úteis podem ser realizadas para o cuidador e familiares (Quadro 1).
  - Uma metanálise utilizando essa escala encontrou que apatia foi o sintoma mais encontrado, seguido de depressão, ansiedade, distúrbios do sono, irritabilidade, alterações alimentares, desinibição, alucinações e euforia. Essa escala possui algumas limitações: não consegue captar comportamentos repetitivos, com-

QUADRO 1 Perguntas para avaliar SCPD

- Quais comportamentos o paciente geralmente apresenta?
- O que mudou?
- Onde e quando ocorreram os SCPD?
- Como os SCPD têm afetado o paciente, o cuidador e os familiares?
- Alguma mudança recente, como troca de medicação ou alteração ambiental?
- Consegue identificar o que desencadeia esses sintomas?
- Conhece alguma estratégia para ajudar?
- Quais os riscos identificáveis para o paciente, o cuidador e os familiares?
- O que a família/cuidador acha do novo comportamento?

SCPD: sintomas comportamentais e psicológicos das demências.
Fonte: adaptado de Loi et al. (2015).

pulsivos e somatoformes, além de depender do relato do cuidador.

- Exclusão de causas secundárias: como diagnóstico diferencial, deve-se sempre excluir que os sintomas sejam causados por condições orgânicas, por fármacos ou outras condições mentais. A exclusão de uma causa secundária é obrigatória. Causas infecciosas, distúrbios hidroeletrolíticos e descompensações de doenças crônicas, como as endócrino-metabólicas, doenças cardiovasculares e pulmonares. Dos medicamentos potencialmente causadores, são principalmente, os que possuem atividade anticolinérgica (antiparkinsonianos e antidepressivos tricíclicos), alguns anti-hipertensivos, alguns antibióticos, benzodiazepínicos, corticoides e anti-inflamatórios não esteroides (Aine). Outros possíveis fatores desencadeantes podem ocorrer devido à presença de dor, mudança do ambiente, ruídos extremos, mudança na rotina diária, déficits sensoriais (visual e auditivo) e presença de maus-tratos.

TRATAMENTO

O manejo dos sintomas comportamentais e psicológicos envolve tanto abordagem farmacológica como abordagem não farmacológica. A terapia farmacológica é essencialmente sintomática e não exerce impacto satisfatório na evolução das doenças neurodegenerativas. Já as intervenções não farmacológicas são preferíveis e devem ser a primeira linha de tratamento. Então, o primeiro passo no manejo desses sintomas consiste sempre em realizar uma avaliação cuidadosa e a correção de qualquer fator desencadeante físico, psicossocial e ambiental, além da abordagem não farmacológica.

Entretanto, quando a abordagem não farmacológica não é suficiente para reduzir ou controlar os sintomas ou quando estes são muito intensos e ocasionam sofrimento ao paciente e a seus familiares/cuidadores, existe a indicação de iniciar um tratamento farmacológico. O manejo desses sintomas requer uma abordagem direcionada, com foco em um comportamento específico e com planejamento individualizado de intervenções. Sempre considerar fatores que possam estar causando ou exacerbando esse tipo de comportamento.

Abordagem não farmacológica

As técnicas não farmacológicas têm sido efetivas no tratamento de sintomas neuropsiquiátricos, mas a qualidade de evidência para cada tipo de intervenção ainda é considerada baixa. O que se sabe é que as estratégias não farmacológicas são mais efetivas do que a abordagem farmacológica e devem ser utilizadas como primeira linha no tratamento. Essas estratégias compreendem vários tipos de intervenções: estimulação sensorial (aromaterapia, massagem, fototerapia, atividades de jardinagem, dança, musicoterapia), estimulação cognitiva, técnicas comportamentais e terapia com animais.

Esse manejo não farmacológico exige que se trabalhe diretamente com o cuidador, envolvendo-o na implementação de condutas terapêuticas. Em pacientes institucionalizados, evidências mostraram que atividades com os pacientes, como estímulos táteis (massagens) e musicoterapia, são eficazes em reduzir a agitação e em melhorar a ansiedade e a depressão.

Para a depressão, estão indicados exercícios, atividades recreativas prazerosas (como jardinagem) e terapia cognitivo-comportamental, embora esta última apresente limitação em pacientes com demência grave. Estão indicadas conexões sociais e atividades envolventes. Intervenções como terapia com animais, estimulação cognitiva, terapia ocupacional, exercício combinado a interação social e alteração ambiental mostraram-se também eficazes.

A musicoterapia é usada como terapia alternativa em alguns casos de demência por meio de participação ativa, como tocar algum instrumento/cantar, ou de participação passiva (apenas escutar). Os benefícios incluem redução de dor e efeitos relaxantes. O poder da música permite uma privilegiada comunicação quando a linguagem verbal está reduzida ou abolida. A intervenção com música pode reduzir significativamente a agitação.

Para a apatia, são recomendadas as terapias que estimulam a criatividade, modificações comportamentais e a realização da higiene do sono. Ler para a pessoa e encorajá-la a fazer perguntas em pequenos grupos ou de forma individual, assim como montar quebra-cabeças e participar de atividades sensoriais, podem ser úteis. Música, estimulação sensorial com o toque, cheiro e som, além do contato com animais de estimação, também parecem ser efetivos.

Para a ansiedade, identificar e eliminar o gatilho. Manter a rotina e reduzir o estresse. Musicoterapia e terapia cognitivo-comportamental apresentam a melhor evidência.

Alterações ambientais, como falta de rotina e de atividades prazerosas, podem piorar os SCPD. A segurança do domicílio também é importante. Para tanto, deve-se fornecer educação para o cuidador para que promova uma adequada comunicação com o paciente, estimulando assim o desenvolvimento de atividades significativas e a criação de uma rotina. Algumas estratégias podem ser utilizadas de acordo com o tipo de SCPD: sons da natureza podem reduzir a agressão verbal, assim como a educação/orientação ao cuidador, conforme mencionado. Atividades recreativas individuais melhoram o humor, e a escuta de uma música que o paciente goste pode reduzir também a agressividade.

Os médicos, com a ajuda dos cuidadores, devem avaliar e tratar desconfortos físicos como sede, fome, dor e dificuldades de higiene. Privação do sono, fadiga, depressão, solidão e estressores sociais servem como gatilhos emocionais. Sintomas físicos e emocionais podem ser conduzidos estabelecendo rotinas para higienização, alimentação, administração de medicamentos, sono e socialização. Intervenções com estimulações sensoriais incluem acupuntura, aromaterapia, massagem e musicoterapia. Outra intervenção psicossocial inclui terapia assistida com animais, que parece ter algum impacto sobre a apatia.

A aromaterapia consiste em uma terapia complementar indicada para tratar distúrbios do sono e outros sintomas comportamentais das demências. Evidências sugerem que a terapia com luz pode melhorar as alterações do ritmo circadiano que ocorrem com o envelhecimento e, consequentemente, ajudam a melhorar os distúrbios do sono. Já a musicoterapia (na qual os pacientes podem apenas escutar a música ou tocar algum instrumento) estimula vários aspectos cognitivos, emocionais, sociais e físicos.

É fundamental orientar o familiar/cuidador para que procure sempre identificar algum fator associado ao aparecimento do sintoma ou comportamento alterado. Muitas vezes é possível identificar as situações que provocam mudanças comportamentais para que possam ser adotados estímulos ou distrações a fim de reduzir os SCPD. Por exemplo, colocar música suave durante o banho ou realizar a higiene pessoal ou a troca de roupas pode tranquilizar o paciente. Outra recomendação importante é que se tente evitar ao máximo o confronto com o paciente, procurando sempre oferecer alternativas, outros estímulos ou atividades que possam causar interesse e assim permitir que os cuidados necessários sejam realizados.

Algumas medidas comportamentais recomendadas

- Durante o dia, o ambiente deve ser iluminado; à noite, é necessário reduzir a intensidade luminosa e sonora (funciona como ajuste do relógio biológico).
- Estabelecer rotinas:
  - Ter horários fixos para ir ao banheiro.
  - Ter horários fixos para dormir e acordar.
  - Ter horários fixos para se alimentar.
- Deixar objetos familiares ao redor, relógio e calendário.
- Durante as conversas, dar informações claras e simples.
- Explicar novamente o que ocorre, se for necessário.
- Manter o paciente alimentado e hidratado.
- Deixar o paciente junto à família.
- Reduzir o barulho.
- Manter o paciente em um ambiente com temperatura agradável.

Tratamento farmacológico

A eficácia do tratamento farmacológico é considerada pequena para alguns sintomas dos SCPD. Alguns cuidados especiais devem ser lembrados antes de iniciar tais medicamentos: checar as funções hepática e renal do paciente; a maioria dos medicamentos é lipofílica, ou seja, acumula mais devido ao fato de as reservas de gordura estarem aumentadas, e a hipoalbuminemia pode tornar o fármaco mais biodisponível no idoso. Por isso, deve-se sempre iniciar a medicação em dose baixa e aumentar progressivamente, monitorando o surgimento de efeitos colaterais e a interação com outros fármacos.

Tratamento medicamentoso para um quadro de agitação mais grave que não responde às estratégias não farmacológicas pode incluir antidepressivos, antipsicóticos e até memo estabilizadores do humor. Contudo, nenhuma dessas medicações é aprovada pela Food and Drug Administration (FDA) para tratar a agitação, e seu uso *off-label* é controverso devido à pobre eficácia e ao alto risco de efeitos adversos, particularmente a mortalidade com antipsicóticos.

O processo do envelhecimento e o próprio processo degenerativo do sistema nervoso central de um quadro demencial podem levar a aumento de sensibilidade de alguns receptores às drogas e a uma intensidade maior de efeitos colaterais. Um exemplo é o que acontece na demência de Lewy, que apresenta hipersensibilidade aos neurolépticos, com manifestações extrapiramidais acentuadas com o uso de antipsicóticos. Os critérios para escolha das drogas a serem utilizadas baseia-se na semelhança fenomenológica com sinais e sintomas de transtornos psicóticos, ansiosos ou afetivos observados em pacientes não dementes. Algumas questões podem ser formuladas antes de iniciar o tratamento: será que o sintoma é responsivo ao tratamento farmacológico? Qual classe é mais bem indicada para o sintoma apresentado? Quais efeitos colaterais podem ser desencadeados por esse fármaco? Por quanto tempo deverá ser usado? As classes de psicofármacos mais utilizadas são os neurolépticos, os antidepressivos, os benzodiazepínicos, os inibidores das colinesterases e a memantina.

Neurolépticos

São sempre usados para o tratamento de sintomas graves e refratários, embora a FDA não tenha aprovado seu uso pela baixa evidência de benefício e alta capacidade de causar prejuízo. Devem ser considerados se o comportamento expõe a risco o paciente e outros. Só há dois medicamentos licenciados para o tratamento dos SCPD em demência: pimavanserina (psicose associada na doença de Parkinson) e risperidona, para tratamento de agressividade (somente no Canadá e no Reino Unido). No restante dos casos, o uso dos neurolépticos permanece *off-label* e guiado pelo julgamento clínico.

São os medicamentos de primeira escolha quando há sintomas como delírio, alucinações e agitação importante. Há também boa resposta quando existe hostilidade, agressão física e comportamento violento. Os neurolépticos atípicos (risperidona, olanzapina, quetiapina e aripiprazol) são preferíveis em relação aos convencionais ou de primeira geração (clorpromazina, levomepromazina e haloperidol) por apresentarem menor efeito indesejado sobre a cognição e o sistema extrapiramidal.

A propriedade farmacológica marcante dessa classe é o antagonismo do receptor dopaminérgico D2. Os atípicos possuem um antagonismo inferior ao dos receptores dopaminérgicos, portanto são mais seguros e têm menos efeitos anticolinérgicos. São os medicamentos mais eficazes para o controle das manifestações psicóticas em idosos portadores de quadros demenciais. Entretanto, apresentam risco aumentado de acidente vascular encefálico (AVE) e de mortalidade para eventos cardíacos. A FDA alertou que os neurolépticos típicos também estão associados a maior mortalidade; o risco de morte é proporcional ao aumento da dose. Mesmo assim, os benefícios superam os riscos, desde que o uso seja cauteloso, a duração seja a menor possível e a família esteja informada dos possíveis riscos.

Os efeitos antidopaminérgicos são mais comuns entre os neurolépticos de primeira geração (típicos), mas também podem ocorrer com os de segunda geração (atípicos). Alguns efeitos adversos incluem efeitos anticolinérgicos, manifestações extrapiramidais, síndrome neuroléptica maligna, hiperprolactinemia, hipotensão postural, sedação e prolongamento do intervalo QT. O uso prolongado está associado com aumento do risco de síndrome metabólica, obesidade, diabetes, hipertensão e dislipidemia. O aumento do risco de AVE, eventos cardiovasculares e morte é uma importante preocupação clínica, e ainda não se sabe se esse risco é efeito da classe ou de alguma droga específica.

A escolha do neuroléptico deve ser realizada na análise dos riscos e benefícios de cada paciente (Tabela 1). Na demência por corpúsculos de Lewy, há sensibilidade aos neurolétpticos, portanto seu uso deve ser mais restrito a casos de difícil controle de SCPD. Nesses casos, pode-se usar antipsicóticos que causem menos movimentos extrapiramidais e em doses baixas, por exemplo, 12,5-25 mg de quetiapina ou 6,25-25 mg de clozapina. A risperidona é o mais estudado, e sua eficácia nos SCPD é bem estabelecida. É o único com uso aprovado nas agências reguladoras no Reino Unido, Austrália e Canadá; em doses baixas apresenta menos efeitos extrapiramidais e se destaca para tratar agressividade. A olanzapina também é eficaz para o tratamento da agitação e da

TABELA 1 Neurolépticos atípicos mais empregados

Neuroléptico	Dose inicial (mg/dia)	Faixa terapêutica	Administração
Risperidona	0,25 mg	0,25-2 mg	1-2x/dia
Olanzapina	2,5 mg	2,5-10 mg	1-2x/dia
Quetiapina	12,5 mg	12,5-100 mg	1-2x/dia
Aripiprazol	10 mg	10-30 mg	1x/dia

Fonte: adaptado de Saab e Aranha (2015).

agressividade nas doses de 5-10 mg/dia. Aripiprazol melhora a psicose e a agitação sem gerar ganho de peso. Aripiprazol também causa pouca sedação, não eleva os níveis de prolactina nem prolonga o intervalo QT. Quetiapina e clozapina estão indicados quando há parkinsonismo associado, por causarem menos efeitos extrapiramidais. Por conta disso, os antipsicóticos atípicos são os mais administrados. Principalmente risperidona, aripiprazol e olanzapina foram avaliados em vários estudos e mostraram melhora nos sintomas de agitação grave, agressão e psicose.

Antidepressivos

São bastante empregados no tratamento dos SCPD, já que depressão é muito frequente, tanto isoladamente como associada a outros sintomas neuropsiquiátricos. Os antidepressivos podem influenciar a cognição por ação direta em neurotransmissores específicos ou indiretamente pela melhora dos sintomas de humor. A administração de antidepressivos pode melhorar não somente os sintomas cognitivos, mas também a agitação e a agressividade (Tabela 2).

Estudos mostram eficácia com o uso dos inibidores seletivos de receptação de serotonina (ISRS) para tratar a depressão na demência, e alguns ISRS estão mais indicados para tratar a agitação na demência, como sertralina e citalopram na dose de até 30 mg/dia. Estes apresentam efeitos colaterais menos graves do que os apresentados pelos antidepressivos tricíclicos; incluem sintomas gastrointestinais, inquietude, redução do apetite e da libido, perda de peso, hiponatremia e insônia. O citalopram apresenta um perfil favorável de uso devido à baixa propensão de interações medicamentosas. Já a fluoxetina possui meia-vida elevada e forte interação com outros fármacos. Para portadores de demência de Alzheimer, o citalopram mostrou reduzir a agitação, e há evidências de que pode melhorar outros sintomas, como os delírios. Os tricíclicos não estão indicados devido aos efeitos anticolinérgicos, podendo prejudicar mais ainda a cognição. Mirtazapina e trazadona se mostram benéficas para melhora da agitação em pacientes demenciados por possuírem propriedades sedativas, que auxiliam nas alterações do sono.

Benzodiazepínicos

O sintoma que melhor responde é a ansiedade aguda. Os de meia-vida longa (diazepam) não são indicados, pelo risco maior de quedas. Já os de meia-vida curta constituem a melhor escolha, mas devem ser utilizados por tempo limitado e em baixas doses. Os efeitos colaterais mais comuns são sonolência excessiva, ataxia, amnésia e confusão mental, além da dependência. Os benzodiazepínicos apresentam benefícios modestos, com indicação no tratamento de pacientes com ansiedade aguda ou para aqueles que necessitem de sedação para procedimentos pontuais. Um planejamento cuidadoso deve ser feito para a retirada após um uso prolongado, pois a dependência e a abstinência poderão acontecer. Quando empregados por um período superior a 3-6 semanas, já pode haver a necessidade de redução gradual da dose para suspendê-los.

Inibidores da acetilcolinesterase/memantina

São ferramentas no tratamento dos SCPD, mas exercem um efeito discreto, que pode ser observado após várias semanas de uso. Parecem

TABELA 2 Antidepressivos mais utilizados

Fármaco	Dose inicial (mg/dia)	Dose diária (mg/dia)
Sertralina	25	50-100
Citalopram	10	20-30

Fonte: adaptado de Saab e Aranha (2015).

ter efeito positivo principalmente na depressão e na ansiedade. Os medicamentos disponíveis são os inibidores da acetilcolinesterase (rivastigmina, donepezila e galantamina) e a memantina (antagonista receptor do glutamato). A memantina é mais efetiva na agitação, nas alucinações e na agressividade.

Esses três inibidores de colinesterase podem atrasar o declínio cognitivo na fase inicial a moderada, enquanto a memantina ou memantina associada a donepezila podem ajudar nos sintomas cognitivos e comportamentais em fase moderada e tardia da doença, por regularem a hiperatividade do glutamato. Exercem um efeito modesto no tratamento, não há resultado sobre a progressão da doença e podem estar associados a efeitos adversos como cefaleia, perda de apetite, bradicardia e quedas.

Como já mencionado, na demência da doença de Alzheimer os inibidores da acetilcolinesterase podem ser iniciados assim que realizado o diagnóstico. Se já estiver presente algum SCPD, estes são preferência em face de qualquer outro psicotrópico de maior toxicidade. Estão recomendados no manejo da sintomatologia comportamental, e os efeitos mais significativos são na depressão, na apatia e no comportamento motor aberrante, mas já foi observada redução no escore total do inventário neuropsiquiátrico. Seus efeitos indesejáveis constituem principalmente sintomas do trato digestivo, como náuseas, vômito e diarreia. Também ocasionam benefício na demência de Lewy, especialmente na apatia, alucinação, delírio, ansiedade e depressão.

Podem ser administrados isoladamente ou associados a memantina (antagonista do receptor glutamatérgico NMDA; esta possui eficácia contra agitação, fobia, irritabilidade e delírio). A terapia combinada traz diversas vantagens em pacientes com múltiplos SCPD, podendo reduzir a dose dos neurolépticos e de outros psicotrópicos.

Canabinoides

Existem mais de 100 componentes químicos que derivam da planta Cannabis, incluindo o principal componente ativo canabinoide 9-tetra-hidrocanabidiol (THC) e o canabidiol (CBD).

Ainda não são recomendados para controle farmacológico de SCPD devido à baixa evidência de eficácia e pelas reações adversas, como piora cognitiva. Os efeitos adversos mais relatados foram tontura, náusea, fadiga, boca seca, sonolência, desorientação, confusão mental e alucinações.

Pesquisas sobre uso de Cannabis medicinal para aliviar os sintomas neuropsiquiátricos associados a demência de Alzheimer são limitadas. Não há evidência de qualidade suficiente que sugira algum impacto no controle desses sintomas nem segurança ou efetividade. Além disso, a dosagem ideal, assim como a proporção de THC (nabilona) e o tipo de canabidiol medicinal. ainda precisam ser esta-

TABELA 3 ICE orais/memantina

Fármaco	Administrações por dia	Ingerir com alimentos	Dose inicial (mg/dia)	Intervalo para aumento de dose	Dose recomendada (mg/dia)
Donepezila	1	Desnecessário	5	4-6 semanas	10
Rivastigmina	2	Necessário	3 (1,5-2x)	2 semanas	6-12
Galantamina ER	1	Recomendável	8	4 semanas	16-24
Memantina	1-2	Desnecessário	5	1 semana	20

Fonte: adaptado de Saab e Aranha (2015).

belecidos. Futuras pesquisas devem avaliar o significado clínico por meio de resultados padronizados, da identificação de efeitos adversos menores e maiores, além de desfechos a longo prazo. A maior parte dos estudos até o momento apresentou limitações metodológicas, como pequena amostra de participantes, período curto de acompanhamento, e poucos foram os ensaios clínicos randomizados e controlados com placebo.

Então, o papel neuroprotetor do sistema canabinoide ainda é objeto de pesquisa. Há fraca evidência no controle da ansiedade, humor e distúrbios do sono. Pesquisas adicionais são necessárias para entender a farmacodinâmica em humanos e avaliar os riscos e benefícios de seu uso, principalmente em populações vulneráveis como os idosos com demência.

CONSIDERAÇÕES FINAIS

Os SCPD afetam quase todos os indivíduos portadores de demências ao longo do curso da doença. Embora possa haver flutuação, raramente desaparecem. Estão associados a prejuízo das ABVD, pior qualidade de vida, institucionalização precoce e aumento da mortalidade. Causam bastante impacto também na vida dos cuidadores, podendo levar a um quadro de sobrecarga/estresse emocional.

Os sintomas comportamentais e psicológicos estão entre os maiores desafios dos cuidados de pacientes com demência e ainda permanecem com tratamento subótimo.

As medicações psicotrópicas são atualmente as mais utilizadas, principalmente os neurolépticos, entretanto se deve sempre avaliar o risco x benefício de sua administração. Essas medicações podem não ter efeitos consideráveis sobre alguns sintomas mais estressantes para os familiares, o que pode acarretar maior risco de hospitalização e até mesmo institucionalização.

Estratégias não farmacológicas apresentam substancial evidência como primeira linha de tratamento, mas ainda precisam ser mais bem utilizadas.

BIBLIOGRAFIA

Abraha I, Rimland JM, Trotta FM, Dell'Aquila G, Cruz-Jentoff A, Petrovic M, et al. Systematic review of systematic reviews of non-pharmacological interventions to treat behavioural disturbances in older patients with dementia. The Senator – OnTop series. BMJ Open. 2017;7:1-28.

Azermai M. Dealing with behavioural and psychological symptoms of dementia: a general overview. Psychology Research and Behavior Management. 2015;8:181-5.

Baldaçara L. Transtornos do comportamento nas demências. In: Caixeta L. Psiquiatria geriátrica. Porto Alegre: Artmed; 2016. p.475-82.

Bottino CMC, Caramelli P. Tratando os sintomas comportamentais e psicológicos da demência (SCPD). J Bras Psiquiatr. 2007;56(2):83-7.

Braga ILS, Filho CMA. Alterações comportamentais causadas por distúrbios cognitivos. In: Tommaso ABG, Moraes NS, Cruz EC, Kairalla MC, Cendorogio MS. Geriatria: guia prático. Rio de Janeiro: Guanabara Koogan; 2016. p.274-81.

Caldas GHO, Pires SL, Gorzoni ML. Neuropsychiatric symptoms and severity of dementia. Dement Neuropsychol. 2013;7(2):171-5.

Calsolaro V, Femminella GD, Rogani S, Esposito S, Franchi R, Okoye C, et al. Behavioral and psychological symptoms in dementia (BPSD) and the use of antipsychotics. Pharmaceuticals. 2021;14(246):1-13.

Carrarani C, Russo M, Dono F, Barbone F, Rispoli MG, Ferri L, et al. Agitation and dementia: prevention and treatment strategies in acute and chronic conditions. Frontier in Neurology. 2021;12:644317. p.1-18.

Graczyk M, Lukowicz M, Dzierzanowski T. Prospects for the use of cannabinoids in psychiatric disorders. Frontiers in Psychiatry. 2021;12:620073. p.1-9.

Kales HC, Gitlin LN, Lyketsos CG. Management of neuropsychiatric symptoms of dementia in clinical settings: recommendations from a multidisciplinary expert panel. J Am Geriatric Soc. 2014;62(4):762-9.

Lam HL, Li WTV, Laher I, Wang RY. Effects of music therapy and patients with dementia: a systematic review. Geriatrics. 2020;5(62):1-14.

Lanctot KL, Amatniek J, Ancoli-Israel S, Arnold SE, Ballard C, Cohen-Mansfield J, et al. Neuropsychiatric signs and symptoms of Alzheimer's disease: new treatment paradigms. Alzheimer and Dementia. 2017;3(3)440-9.

Levy C, Galenbeck E, Magid K. Cannabis for symptom management in older adults. Med Clin N Am. 2020;104:471-89.

Loi SM, Westphal A, Ames D, Lautenschlager NT. Minimising psychotropic use for behavioral disturbance in residential aged care. AFP. 2015;44(4):180-4.

Machado JCB. Doença de Alzheimer. In: Freitas EV, Py L. Tratado de geriatria e gerontologia. 5ª ed. Rio de Janeiro: Guanabara Koogan; 2022. p.1469-86.

Magierski R, Sobow T, Schwertner E, Religa D. Pharmacotherapy of behavioral and psychological symptoms of dementia: state of the art and future progress. Frontier in Pharmacology. 2020;11:1168. p.1-15.

Masopust J, Protopopová D, Valis M, Pavelek Z, Klímová. Treatment of behavioral and psychological symptoms of dementias with psychopharmaceuticals: a review. Neuropsychiatric Disease and Treatment. 2018;I4:I211-I220.

Mendonça A, Couto FS. Sintomas psiquiátricos e comportamentais da demência. Rev Port Clin Geral. 2010;26:55-60.

Outen JD, Burbanullab MH,Vandrey R, Amjad H, Harper DG, Patrick RE, et al. Cannabinoids for agitation in Alzheimer's disease. Am J Geriatric Psychiatry. 2021; p.1-11.

Ryan NP, Scott L, McPhee M, Mathers S, Davis M-C, Maule R, et al. Evaluating the utility of a structured clinical protocol for reducing the impact of behavioural and psychological symptoms of dementia in progressive neurological diseases: a pilot study. Behavioural Neurology. 2018.

Saab AAG, Aranha VC. Tratamento dos sintomas psicológicos e comportamentais na demência. In: Ventura MM, Mendonça LP, Couto TV. Cuidado integral ao idoso hospitalizado: abordagem interdisciplinar e discussão de protocolos. São Paulo: Zagodoni; 2015. p.103-15.

Siqueira-Neto JI, Pontes-Neto OM, Vale FAC, Santos JV, Sales PMG, Santos AC. Neuropsychiatric symptoms (NPS) in patients with pure vascular dementia (VaD) and mixed dementia (MD) from a memory outpatient clinic in Southeast Brazil. Dement Neuropsychol. 2013;7(3):263-8.

Tamai S. Tratamento dos transtornos do comportamento de pacientes com demência. Revista Brasileira de Psiquiatria. 2002;24(Suppl I):15-21.

Tampi RR, Young JJ, Tampi DJ. Cannabinoids for the treatment of behavioral and psychological symptoms of dementia. Neurodegenerative Disease Management. 2018;8(4): 211-3.

The Best Practice Advocacy Centre New Zealand. Managing the behavioural and psychological symptoms of dementia. 2020. p.1-9.

Tyler RR, Derrick JT, Katherine EC. Behavioral disorders in dementia: appropriate nondrug interventions and antipsychotic use. American Family Physician. 2016;94(4): 276-82.

Watt J A, Goodarzi Z, Veroniki AA, Nincic V, Khan PA, Ghassemi M, et al. Comparative efficacy of interventions for reducing symptoms of depression in people with dementia: systematic review and network meta-analysis. BMJ. 2021;372:n532. p.1-13.

Zhang Y, Cai J, An L, Hui F, Ren T, Ma H, et al. Does music therapy enhance behavioural and cognitive function in elderly dementia patients? A systematic review and meta-analysis. Ageing Research Reviews. 2017;35:1-11.

Delirium no idoso 43

Thiago Junqueira Avelino da Silva
Flávia Barreto Garcez
Natália de Castro Carvalho

INTRODUÇÃO

Delirium é uma síndrome neuropsiquiátrica constituída pela alteração aguda e flutuante do estado mental, associada à dificuldade em focar, manter ou alternar a atenção, e que geralmente se associa a uma condição orgânica subjacente, correspondendo ao que seria um quadro de insuficiência cerebral aguda. Ele aparece quando o indivíduo é incapaz de manter a homeostase cerebral em face de um ou mais agentes nocivos (Quadro 1).

Com o envelhecimento populacional, o *delirium* tem importância crescente na atenção à saúde do idoso. Até 50% dos idosos hospitalizados são afetados pelo *delirium* durante a internação e estima-se que mais de USD 160 bilhões sejam gastos anualmente nos EUA com o distúrbio. Além disso, o *delirium* muitas vezes representa o ponto inicial de uma cascata de eventos que leva a complicações clínicas e prognóstico desfavorável, incluindo declínio cognitivo e funcional, prolongamento de hospitalizações, maior risco de institucionalização e maior morbimortalidade.

A implementação de medidas de prevenção e o reconhecimento precoce do *delirium* são fundamentais para a redução desses desfechos, que revelam o evidente impacto do *delirium* na saúde do idoso.

EPIDEMIOLOGIA

A prevalência de *delirium* na comunidade é baixa (1 a 2%), podendo chegar até 40% nas instituições de longa permanência. Sua instalação costuma determinar a ida dos pacientes às unidades de pronto atendimento, onde a

QUADRO 1 Critérios para diagnóstico de *delirium* segundo o Diagnostic and Statistical Manual of Mental Disorders, 5th Edition

A – Distúrbio da atenção (capacidade de dirigir, focar, sustentar e redirecionar atenção e consciência).
B – O distúrbio desenvolve-se ao longo de um curto período (em geral, de horas a dias), representando mudança em relação ao padrão basal e com tendência a flutuar no decorrer do dia.
C – Alteração cognitiva associada (déficit de memória, desorientação, linguagem, percepção visuoespacial).
D – As alterações não são bem explicadas por distúrbio neurocognitivo preexistente, em evolução ou estabelecido, e não ocorrem no contexto de coma.
E – Existem evidências a partir de história, exame físico ou achados laboratoriais de que o distúrbio é causado por consequências fisiológicas diretas de uma condição médica geral, abstinência ou intoxicação por droga, ou efeito colateral de medicamento.

prevalência é de aproximadamente 25%. No entanto, apenas 24 a 35% dos casos de *delirium* são identificados nesse cenário. A frequência de *delirium* muda de acordo com o ambiente estudado e o método de avaliação, com as maiores incidências ocorrendo em unidades de terapia intensiva (UTI), cuidados pós-operatórios e cuidados paliativos. Contudo, é um distúrbio que acomete especialmente indivíduos idosos, com incidência acumulada descrita entre 29 e 64% em enfermarias gerais e geriátricas.

A disponibilidade de dados específicos da população brasileira é limitada e com grande discrepância de resultados. A maior parte dos estudos brasileiros se dedicou a populações internadas em UTI, com taxas de incidência de *delirium* que variaram de 9 até 93%. Outros trabalhos demonstraram que a incidência de *delirium* em idosos com fratura de quadril pode variar entre 13 e 60%. Variações na seleção, no tamanho e nas características amostrais, além de diferenças nas ferramentas e nos critérios para diagnóstico de *delirium*, são algumas das explicações para as diferenças encontradas. Dados sobre a frequência do problema em unidades de internação gerais ou geriátricas brasileiras são ainda mais raros, mas foi observado *delirium* em 47% de 1.409 idosos internados em uma enfermaria de geriatria entre 2009 e 2015.

Além de comum, a ocorrência de *delirium* parece estar associada a maior risco de complicações e prognóstico desfavorável. Idosos acometidos falecem ainda durante a internação em 25 a 33% dos casos, e já foi descrito *delirium* como o principal preditor de mortalidade intra-hospitalar em uma enfermaria geriátrica. O estado confusional agudo também está associado a aumento dos custos, internações mais prolongadas, aumento do risco de institucionalização e complicações clínicas mais frequentes, como úlceras de pressão, quedas e infecções pulmonares.

Um estudo realizado no Hospital das Clínicas de São Paulo com pacientes acima de 50 anos e infectados pela covid-19, antes do advento da vacina, evidenciou que 1 a cada 3 pacientes com covid-19 apresentou *delirium* durante a internação. Nesse contexto, o *delirium* foi associado de maneira independente a aumento da mortalidade intra-hospitalar, do tempo de internação, da necessidade de ventilação mecânica e da admissão em UTI.

FISIOPATOLOGIA E ETIOLOGIA

Os mecanismos que levam à instalação de *delirium* são complexos e ainda pouco compreendidos. Com o envelhecimento, há uma redução da população neuronal, do fluxo sanguíneo e de neurotransmissores reguladores do estresse, bem como anormalidades da transmissão colinérgica. Há também uma alteração da resposta das células da glia aos estímulos nosológicos. Assim, alterações metabólicas cerebrais, resultantes de hipóxia, hipo ou hiperglicemia, inflamação sistêmica, estresse, privação de sono, uso de medicamentos e aumento da permeabilidade da barreira hematoencefálica, podem se combinar, levando à perda de homeostase neurológica e ao desencadeamento do *delirium*.

No entanto, o comprometimento de mecanismos compensatórios explica apenas em parte a maior suscetibilidade de idosos ao desenvolvimento de *delirium*. Conhecendo a natureza multifatorial da síndrome, é pouco provável que exista um único conjunto de componentes contribuindo para sua instalação. O mais plausível é que diferentes conjunções de fatores possam atuar simultaneamente e compor estruturas causais variáveis, levando à desorganização de redes neurais complexas e à consequente insuficiência cerebral aguda. O intricado equilíbrio entre fatores psicológicos, neurológicos e imunológicos parece ter particular relevância para esse processo, e estudos indicam que ativação imune e inflamação crônicas, características da imunossenescência, desempenham um papel central na fisiopatologia do *delirium*.

Do ponto de vista clínico, o desenvolvimento do *delirium* depende de uma complexa relação entre fatores que conferem vulnerabilidade ao paciente e a exposição a agentes nocivos, conhecidos respectivamente como fatores predisponentes (Quadro 2) e fatores precipitantes (Quadro 3).

QUADRO 2 Fatores predisponentes para a ocorrência de *delirium*

Características demográficas	Idade
	Sexo masculino
Cognição	Déficit cognitivo preexistente
	Depressão maior
	Episódios anteriores de *delirium*
Funcionalidade	Dependência funcional
	Imobilidade
	História de quedas
	Sedentarismo
Percepção sensorial	Déficit visual
	Hipoacusia
Comorbidades	Acidente vascular encefálico prévio
	Disfunção renal crônica
	Hepatopatia crônica
	Doenças metabólicas
	Doenças neurológicas
	Aids
	Desnutrição
	Hipoalbuminemia
	Doença avançada ou grave
	Fratura ou trauma
	Múltiplas doenças coexistentes
Drogas	Polifarmácia
	Uso crônico ou em associação de psicotrópicos
	Etilismo

Aids: síndrome da imunodeficiência humana.

QUADRO 3 Fatores precipitantes da ocorrência de *delirium*

Condições clínicas agudas	Infecções
	Distúrbios hidreletrolíticos, distúrbios acidobásicos, desidratação
	Uremia
	Hipoglicemia, hiperglicemia
	Hipoxemia, hipercapnia
	Febre, hipotermia
	Hipoperfusão, choque
	Dor
	Retenção urinária
	Anemia aguda
	Doença coronariana aguda
	Encefalopatia hipertensiva
	Hipotireoidismo, hipertireoidismo descompensados
	Insuficiência adrenal
	Constipação, obstrução intestinal
Doenças neurológicas agudas	Acidente vascular encefálico agudo
	Meningites, encefalites
	Tumores de sistema nervoso central
	Convulsão
	Trauma cranioencefálico
	Sangramento intracraniano
Cirurgias	Cirurgias cardíacas
	Cirurgias ortopédicas
	Circulação extracorporal prolongada
	Cirurgias não cardíacas
Medicamentos e drogas	Psicotrópicos, benzodiazepínicos e outros sedativos
	Ação anticolinérgica
	Ação anti-histamínica
	Opioides
	Abstinência de álcool, drogas, medicamentos
	Quinolonas
Ambiente	Hospitalização
	Admissão em UTI
	Contenção física
	Sondas e cateteres
	Privação de sono

UTI: unidade de terapia intensiva.

Quanto mais fatores predisponentes estão presentes, ou quanto maior seu impacto sobre a reserva fisiológica individual (síndrome demencial, por exemplo), maior a vulnerabilidade para *delirium*, e, portanto, menor a intensidade de agressores necessários (fatores precipitantes) para que ele ocorra.

QUADRO CLÍNICO

As principais características do *delirium* são a instalação aguda e o curso flutuante. Aguda, pois as alterações da cognição e da atenção tornam-se evidentes em algumas horas ou poucos dias. Curso flutuante, porque seus sintomas variam de intensidade ao longo do dia, podendo inclusive cursar com períodos assintomáticos e intervalos de lucidez. No entanto, em idosos, o início do quadro pode ser insidioso, precedido por alguns dias de irritabilidade, insônia e diminuição da concentração.

A alteração da atenção se caracteriza pela dificuldade em focar, manter ou alternar a atenção. Percebe-se que os pacientes afetados têm dificuldades para realizar tarefas que exijam algum foco, como recitar os meses de trás para a frente, obedecer a comandos com múltiplas etapas ou acompanhar uma conversa, sendo facilmente distraídos.

O *delirium* representa uma disfunção global da cognição, cursando com o comprometimento de outros domínios cognitivos além da atenção. Pacientes com *delirium* podem, por exemplo, apresentar alterações de memória, principalmente da memória recente, com dificuldades para assimilar novas informações. Também se observam com frequência:

- Alterações de orientação temporal e espacial.
- Desorganização do pensamento, que pode se tornar fragmentado, lentificado ou acelerado.
- Alucinações auditivas ou visuais.
- Disnomias e disgrafias, alterações da linguagem consideradas bastante sensíveis em *delirium*.
- Alterações do humor com labilidade emocional.
- Alterações do ciclo sono-vigília, com sonolência diurna e sono noturno fragmentado e reduzido.
- Alterações de atividade psicomotora. O *delirium* pode ser classificado, conforme os padrões predominantes de psicomotricidade, em *delirium* hipoativo, hiperativo ou misto. Pacientes com *delirium* hiperativo frequentemente têm pensamento acelerado, estado de consciência hiperalerta, com agitação, alucinações, agressividade e alterações autonômicas como taquicardia, sudorese e rubor facial. É menos frequente que o *delirium* hipoativo, porém mais facilmente reconhecido devido à exuberância da apresentação. Já pacientes com *delirium* hipoativo geralmente têm menor movimentação espontânea, pensamento lentificado, letargia e sonolência. Apesar de ser a apresentação fenotípica mais comum de *delirium*, é menos diagnosticada e tem pior prognóstico. No *delirium* misto, as formas hiperativas e hipoativas se alternam no decorrer do tempo.

Por fim, *delirium* subsindrômico é um termo empregado para caracterizar a situação clínica em que uma pessoa apresenta uma ou mais características de *delirium*, entretanto não preenche todos os critérios para confirmar o diagnóstico. *Delirium* subsindrômico pode acontecer precedendo *delirium* ou persistindo após sua resolução, sendo também relacionado a pior prognóstico, declínio funcional, declínio cognitivo e aumento de mortalidade.

DIAGNÓSTICO

O diagnóstico de *delirium* é clínico e engloba duas etapas essenciais: a detecção do *delirium* e o esclarecimento de suas causas (Quadro 5).

Academicamente, o *delirium* é definido pela presença dos critérios da quinta edição do *Manual Diagnóstico e Estatístico de Transtornos Mentais* (DSM-5).

No entanto, inúmeros instrumentos foram desenvolvidos nos últimos anos para uma melhor sistematização do diagnóstico de *delirium* na prática clínica. Destacam-se dentre esses instrumentos o *Confusion Assessment Method* (CAM), instrumento validado para o português e que abrange nove itens de avaliação:

1. Início agudo e curso flutuante.
2. Déficit de atenção.
3. Desorganização do pensamento.
4. Alteração do nível de consciência.
5. Desorientação.
6. Déficit de memória.
7. Distúrbios sensoriais.
8. Alteração de atividade psicomotora.
9. Alteração do ciclo sono-vigília.

Em sua versão curta e mais comumente utilizada, apenas as primeiras quatro características do CAM são avaliadas, sem prejuízo importante para sensibilidade e especificidade diagnósticas do instrumento (Quadro 4). O CAM é um instrumento simples e de fácil aplicação por profissionais da saúde treinados, com sensibilidade de 94 a 100% e especificidade de 90 a 95%.

O diagnóstico diferencial principal de *delirium* é com as síndromes demenciais. Apesar de apresentarem características clínicas que as diferenciam do *delirium*, como preservação da capacidade de manter a atenção ou um declínio cognitivo de curso mais lento (meses a anos), a distinção pode ser difícil em algumas situações. Na demência vascular, por exemplo, o declínio cognitivo ocorre de modo abrupto. A demência por corpúsculos de Lewy, por sua vez, pode apresentar alucinações e oscilações de cognição no início do quadro. Além disso, a própria sobreposição de *delirium* e demência pode dificultar o diagnóstico correto.

QUADRO 4 Critérios empregados na versão curta do *Confusion Assessment Method para diagnóstico de delirium*

	SIM	NÃO
1. Início agudo (ou curso flutuante): há evidência e uma mudança aguda ou flutuante do estado mental de base do paciente?		
2. Distúrbio de atenção a. O paciente teve dificuldade em focalizar sua atenção, por exemplo, distraiu-se facilmente ou teve dificuldade em acompanhar o que estava sendo dito? ☐ Ausente a todo momento da entrevista. ☐ Presente em algum momento da entrevista, porém levemente. ☐ Presente em algum momento da entrevista, de maneira marcante. ☐ Incerto.		
b. Se presente ou anormal, esse comportamento variou durante a entrevista, isto é, tendeu a surgir e desaparecer ou aumentar e diminuir de gravidade? ☐ Incerto ☐ Não aplicável		
3. Pensamento desorganizado: o pensamento do paciente era desorganizado ou incoerente, com conversação dispersiva ou irrelevante, fluxo de ideias pouco claro ou ilógico ou mudança imprevisível de assunto?		
4. Alteração do nível de consciência: em geral, como você classificaria o nível de consciência do paciente? ☐ Alerta (normal) ☐ Vigilante (hiperalerta) ☐ Letárgico (sonolento, facilmente acordável) ☐ Estupor (dificuldade para despertar) ☐ Coma ☐ Incerto		

Devem estar presentes os itens 1 e 2 acrescidos do item 3 ou 4.

QUADRO 5 Investigação clínica em pacientes com quadro de *delirium*

Anamnese	Exame físico	Exames complementares
Perguntar ativamente sobre: ▪ Doenças prévias. ▪ Medicações em uso. ▪ Sintomas infecciosos. ▪ Descompensação clínica. ▪ Hidratação. ▪ Traumas/cirurgias/quedas. ▪ Constipação. ▪ Mudança de ambiente/cuidadores. ▪ Abuso de substâncias/abstinência.	Procura ativa por: ▪ Fácies de dor/posição antálgica. ▪ Lesões orais. ▪ Lesões por pressão. ▪ Bexigoma. ▪ Fecaloma. ▪ Sinais de descompensação das doenças de base. ▪ Sinais infecciosos.	Sugestão de *screening* infectometabólico: ▪ Hemograma. ▪ Função renal. ▪ Eletrólitos (incluindo cálcio). ▪ Função e enzimas hepáticas. ▪ Glicemia. ▪ Gasometria. ▪ Proteína C-reativa. ▪ Urina 1 com urocultura. ▪ Imagem pulmonar. ▪ ECG. Demais exames devem ser solicitados conforme história clínica ou se houver ausência de etiologia clara na investigação inicial.

ECG: eletrocardiograma.

Transtornos psiquiátricos primários, como depressão maior, transtorno bipolar e esquizofrenia, possuem alguns sintomas semelhantes ao *delirium*, mas em geral a cognição se preserva. A distinção pode se tornar mais difícil na presença de sintomas psicóticos ou quando existe desorganização do pensamento. Em todas essas situações, a anamnese cuidadosa e o exame físico detalhado são fundamentais para a elucidação correta do diagnóstico.

PREVENÇÃO E TRATAMENTO

O plano de cuidados para pacientes com *delirium* se fundamenta em quatro princípios básicos:

1. Evitar fatores precipitantes que desencadeiam e agravam o estado confusional.
2. Identificar e tratar a causa do *delirium*, como doenças agudas e descompensações de doenças crônicas.
3. Promover medidas de suporte e reabilitação para evitar declínio físico e cognitivo.
4. Controlar sintomas psicomotores que coloquem em risco o paciente, seu tratamento ou a equipe assistencial.

A estratégia mais efetiva para diminuir o impacto do *delirium* na saúde do idoso é a prevenção primária. Um estudo em 852 idosos hospitalizados avaliou a implementação de protocolos de intervenção para controle de seis fatores de risco para *delirium*:

1. Déficit cognitivo.
2. Privação de sono.
3. Imobilidade.
4. Déficit visual.
5. Hipoacusia.
6. Desidratação.

Até 40% dos casos de *delirium* foram evitados por meio de medidas simples, tais como disponibilizar o cronograma de atividades do dia, estimular jogos de palavras, oferecer bebidas quentes na hora de dormir, tocar músicas relaxantes, ajustar horários de medicações respeitando o tempo de sono, reduzir ruídos sonoros, mobilizar rotineiramente, garantir o acesso a óculos e próteses auditivas, otimizar a iluminação de ambientes e estimular a ingesta hídrica. Esses achados serviram de base para o desenvolvimento do Hospital Elder Life Program (HELP), um programa de prevenção do *delirium* e declínio funcional que já foi implementado em mais de 200 hospitais no mundo todo. Recentemente, uma metanálise que avaliou 14 estudos utilizando o HELP comprovou tanto a redução de *delirium* em pacientes hospitalizados quanto a redução de quedas.

Não há evidências que fundamentem o uso de medidas farmacológicas para o tratamento primário de *delirium*, existindo indícios até mesmo de aumento de duração e mortalidade com o uso de antipsicóticos e anticolinesterásicos para esse fim. Pacientes com hiperatividade psicomotora intensa ou agressividade, colocando a si ou a outros em risco, podem necessitar de contenção química (Figura 1).

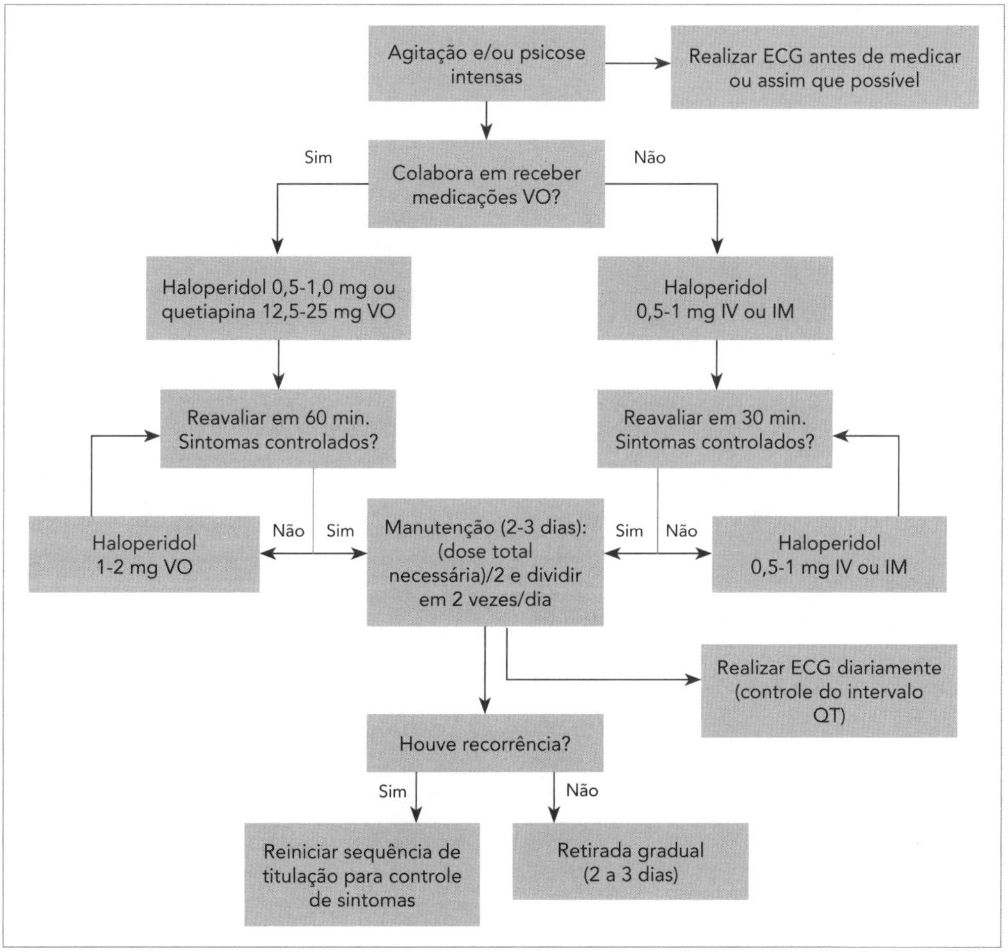

FIGURA 1 Fluxograma de tratamento farmacológico de agitação perigosa em pacientes com *delirium*.

1. O uso de antipsicóticos, em especial haloperidol IV, está associado ao risco de alargamento do intervalo QT. Se QT > 500 ms, nenhum antipsicótico deve ser prescrito; se QT > 460 ms, distúrbios de Mg++ e K+ devem ser pesquisados e corrigidos antes de seu uso. No caso do haloperidol IV, deve-se utilizar apenas o lactato de haloperidol (e não decanoato de haloperidol) e em dose cumulativa máxima de 2 mg/dia.
2. Se o tratamento farmacológico for necessário por mais de 7 dias, deve-se substituir o haloperidol por antipsicótico atípico devido ao risco de efeitos extrapiramidais. A droga de preferência é a quetiapina em dose inicial de 12,5 a 25 mg/da, 1 vez/dia ou a cada 12 horas. A dose pode ser aumentada a cada 2 dias até um máximo de 100 mg/dia (50 mg/dia em idosos frágeis). Após o controle de sintomas, reduzir a dose pela metade e retirar gradualmente em 2 a 3 dias.

ECG: eletrocardiograma; IM: intramuscular; IV: intravenoso; VO: via oral.

Neste caso, a classe de medicamentos recomendada é a de antipsicóticos, que devem ser utilizados com cautela devido aos possíveis efeitos colaterais.

Benzodiazepínicos, anti-histamínicos ou outros sedativos devem ser evitados e estão mais frequentemente associados a desfechos adversos (o tratamento específico de *delirium tremens* não está contemplado neste capítulo). Da mesma forma, o uso de contenção mecânica não é recomendado em pacientes com *delirium*, podendo agravar o quadro e ocasionar lesões.

CONSIDERAÇÕES FINAIS

O *delirium*, que pode ser considerado uma insuficiência orgânica, é um problema comum e potencialmente grave em pacientes idosos, com impacto em mortalidade, funcionalidade e cognição. O diagnóstico de *delirium* é clínico e pode ser sistematizado com o *Confusion Assessment Method* (CAM), que avalia tempo de instalação, flutuação de sintomas, déficit de atenção, desorganização do pensamento e nível de consciência.

Múltiplos fatores precipitantes e desencadeantes podem interagir para produzir um quadro de *delirium* e devem ser conhecidos tanto para a implementação de medidas preventivas como de tratamento. A melhor estratégia de combate ao *delirium* é a prevenção e o Hospital Elder Life Program, o modelo de programa a ser implementado para tanto. O tratamento de *delirium* se fundamenta na reversão de fatores desencadeantes, e o tratamento medicamentoso deve se restringir a pacientes com agitação perigosa.

BIBLIOGRAFIA

Avelino-Silva TJ, Campora F, Curiati JAE, Jacob-Filho W. Association between delirium superimposed on dementia and mortality in hospitalized older adults: a prospective cohort study. PLoS Med. 2017;14(3):e1002264.

Avelino-Silva TJ, Campora F, Curiati JAE, Jacob-Filho W. Prognostic effects of delirium motor subtypes in hospitalized older adults: a prospective cohort study. PLoS One. 2018;13(1):e0191092.

Fabbri RMA, Moreira MA, Garrido R, Almeida OP. Validity and reliability of the Portuguese version of the Confusion Assessment Method (CAM) for the detection of delirium in the elderly. Arq Neuropsiquiatr. 2001;59(2-A):175-9.

Faria, RSB, Moreno, RP. Delirium na unidade de cuidados intensivos: uma realidade subdiagnosticada. Revista Brasileira de Terapia Intensiva. 2013;25(2):137-47.

Freitas EV, Py L. Tratado de geriatria e gerontologia. 5.ed. Rio de Janeiro: Guanabara Koogan; 2022.

Furlaneto ME, Garcez-Leme LE. Delirium in elderly individuals with hip fracture. Clínicas (São Paulo). 2006 ;61(1):35-40.

Garcez FB, Aliberti MJR, Poco PCE, Hiratsuka M, Takahashi SF, Coelho VA, et al. Delirium and adverse outcomes in hospitalized patients with Covid-19. Journal of the American Geriatrics Society. 2020;68(11):2440-6.

Gower, LEJ, Gatewood, MOK, Kang, CSK. Emergency department management of delirium in the elderly. Western Journal of Emergency Medicine. 2012;13(2).

Hshieh TT, Inouye SK, Ohm ES. Delirium in the elderly. Clinics in Geriatric Medicine. 2020;36(2):183-99.

Hshieh TT, Yang T, Gartaganis SL, Yue J, Inouye SK. Hospital Elder Life Program: systematic review and meta-analysis of effectiveness. Am J Geriatr Psychiatry. 2018;26(10): 1015-33.

Inouye SK, Bogardus ST Jr, Charpentier PA, Leo-Summers L, Acampora D, Holford TR, et al. A multicomponent intervention to prevent delirium in hospitalized older patients. N Engl J Med. 1999;340(9):669-76.

Inouye SK, Westendorp RG, Saczynski JS. Delirium in elderly people. Lancet. 2014;383(9920):911-22.

Inouye SK, Westendorp RGJ, Saczynski JS. Delirium in elderly people. Lancet. 2014;383(9920):911-22.

Maldonado JR. Neuropathogenesis of delirium: review of current etiologic theories and common pathways. Am J Geriatr Psychiatry. 2013;21(12):1190-222.

Mittal, V, Muralee, S. Williamson, D, McEnerney, N, Thomas, J, et al. Delirium in the elderly: a comprehensive review. American Journal of Alzheimer's Disease and Other Dementias. 2011;26(2):97-109.

Savikko N, Pitkälä KH, Strandberg TE, Tilvis RS, Laurila JV. Diagnostic agreement on delirium between the Diagnostic and Statistical Manual of Mental Disorders, Fourth Edition; International Classification of Diseases, Tenth Revision; Confusion Assessment Method (CAM); and the Five-Item CAM in Older Adults with Dem. J Am Geriatr Soc. 2013;61(4):662-4.

Silva TJA, Jerussalmy CS, Farfel JM, Curiati JAE, Jacob-Filho W. Predictors of in-hospital mortality among older patients. Clinics. 2009;64(7):613-8.

Tomasi CD, Grandi C, Salluh J, Soares M, Giombelli VR, Cascaes S, et al. Comparison of CAM-ICU and ICDSC for the detection of delirium in critically ill patients focusing on relevant clinical outcomes. J Crit Care. 2012;27(2):212-7.

Wilson JE, Mart MF, Cunningham C, Shehabi Y, Girard TD, et al. Delirium. Nature Reviews: Disease Primers. 2000;6(9).

44 Depressão no idoso

Eduardo Borges de Oliveira
Ana Julia de Lima Bomfim
Madson Alan Maximiano-Barreto
Marcos Hortes Nisihara Chagas

INTRODUÇÃO

A depressão maior está entre os transtornos mentais que mais acometem a população mundial. Caracteriza-se pela presença de sintomas cardinais como humor deprimido ou perda de interesse de forma acentuada, ocasionando prejuízo no dia a dia por período maior do que 2 semanas.

Os transtornos depressivos, segundo o *Manual de Diagnóstico e Estatística em Saúde Mental*, na sua quinta e mais recente atualização (DSM-5), são divididos em: transtorno disruptivo da desregulação do humor, transtorno depressivo persistente, transtorno disfórico pré-menstrual e transtorno de depressão maior.

A depressão maior é o transtorno mental que mais acomete a população idosa, e sua prevalência pode variar a depender do ambiente em que o indivíduo está inserido. Apresenta impacto altamente expressivo na morbimortalidade nessa faixa etária, podendo se manifestar como episódio único ou de forma recorrente.

A transição demográfica acentua os contrastes observados nas formas de apresentações e abordagens de todas enfermidades, não sendo diferente nas psicopatologias. A forma acelerada desse fenômeno, típica de países em desenvolvimento como o Brasil, redunda na necessidade de rápida adaptação dos serviços de saúde em seu enfrentamento.

Este capítulo abordará, com enfoque na prática clínica, os aspectos relevantes dos transtornos depressivos na população geriátrica.

EPIDEMIOLOGIA DA DEPRESSÃO

A prevalência de depressão maior em idosos apresenta variações de acordo com a metodologia e os critérios adotados para o diagnóstico. Por exemplo, existem diferenças expressivas na prevalência de transtornos depressivos de acordo com o local do estudo (comunidade, instituição de longa permanência – ILP, unidades de atenção básica, entre outros). Quando há rastreio de transtornos depressivos na comunidade, a prevalência varia de 4,8 a 14,6%; contudo, nas pesquisas realizadas em ILP ou hospitais, a prevalência pode chegar a 22%.

Muitos fatores favorecem a instalação de sintomas depressivos em idosos. O Quadro 1 apresenta alguns fatores que corroboram a alta incidência de transtornos de ansiedade e depressão na população idosa.

QUADRO 1 Fatores que contribuem para a ocorrência dos transtornos depressivos no idoso

Fatores sociais	Fatores ambientais	Fatores biológicos
Baixa escolaridade	Institucionalização	Sexo feminino
Viuvez	Eventos estressantes	Doença cerebrovascular
Solteiro ou separado	Traumas psicológicos	Uso de medicamento
Residir sozinho		Doenças psiquiátricas
Baixo nível econômico		Doenças crônicas
Limitações físicas		Uso excessivo de álcool

ETIOLOGIA E FISIOPATOLOGIA

A depressão manifesta-se a partir da interação entre fatores sociais, psicológicos, biológicos, genéticos e epigenéticos.

Fatores estressores, bem como vivências e demandas externas relacionadas com o contexto, podem contribuir para o desencadeamento ou a manutenção do episódio depressivo. Além disso, doenças cardiovasculares e de transtornos de uso de substâncias, como determinados medicamentos e álcool, são considerados fatores de risco e podem influenciar no prognóstico do transtorno. Nessa faixa etária, devem ser destacadas ainda a existência de um número cada vez maior de idosos morando sozinhos, a presença de comorbidades clínicas, a polifarmácia e as inúmeras mudanças presentes no envelhecimento.

Em relação aos fatores endógenos, a fisiopatologia é complexa. Norepinefrina, serotonina e dopamina são os principais neurotransmissores associados à modulação do humor. A deficiência e o funcionamento inadequado de um ou mais desses neurotransmissores resultam na suprarregulação compensatória dos receptores pós-sinápticos, induzindo à depressão. Com o envelhecimento, existe decréscimo desses neurotransmissores, o que pode contribuir para maior prevalência de depressão. Entretanto, ainda não existem evidências definitivas quanto à fisiopatologia da depressão.

Além disso, as lesões cerebrais decorrentes de eventos vasculares podem levar a sintomas depressivos clinicamente significativos e depressão. Esse quadro é frequentemente denominado depressão vascular e pode ser acompanhado de declínio cognitivo, especialmente alterações do funcionamento executivo e atenção.

QUADRO CLÍNICO

Na população idosa, a depressão maior apresenta características clínicas particulares, dificultando o diagnóstico diferencial e, consequentemente, o tratamento desses transtornos em idosos. Na anamnese, é fundamental obter informações acerca da vivência de episódios anteriores ou saber se o primeiro episódio ocorreu na velhice, uma vez que essas informações podem influenciar no tratamento e no prognóstico do paciente.

De maneira geral, sintomas como alterações de sono e psicomotoras, sintomas somáticos, fadiga ou perda de energia e anedonia são mais prevalentes em idosos. Em contrapartida, os idosos com depressão geralmente não apresentam sentimentos de inutilidade ou culpa excessiva ou inapropriada.

A depressão de início tardio pode anteceder a redução da função cognitiva, acometendo especialmente a atenção, a memória de trabalho, a memória episódica, a função executiva e a velocidade de processamento.

Outro aspecto fundamental é o diagnóstico diferencial entre depressão e demência. Alguns pacientes com depressão têm sintomas acentuados de disfunção cognitiva, de difícil diferenciação dos sintomas da demência. Esse quadro clínico é conhecido como pseudodemência, em que sintomas depressivos estão associados a um déficit cognitivo reversível, uma vez que, tratados os sintomas da depressão, esse prejuízo pode ser revertido.

Por fim, sabe-se que a prevalência de tentativas de suicídio no idoso é menor quando comparada com outras faixas etárias. Entretanto, os índices de morte em decorrência do suicídio são maiores nessa população, uma vez que os idosos utilizam métodos mais letais para o suicídio, comunicam menos sua intenção e apresentam saúde mais frágil. Em idosos, o transtorno psiquiátrico está presente em 71 a 97% dos casos de suicídio, sendo a depressão maior o transtorno mais associado.

DIAGNÓSTICO E EXAMES COMPLEMENTARES

Escalas e critérios diagnósticos clássicos e consagrados na literatura para o reconhecimento da depressão no adulto jovem são também importantes no paciente idoso, porém devem ser avaliados com bastante cautela, como será esclarecido.

As principais ferramentas são o DSM-5 e o CID-10.

Pelo DSM-5, para o diagnóstico de depressão maior, cinco sintomas devem estar presentes durante o período mínimo de 2 semanas, e pelo menos um dos sintomas é humor deprimido ou perda de interesse ou prazer. Além disso, os sintomas causam prejuízo significativo em relação ao funcionamento anterior (Quadro 2).

Por outro lado, a *Classificação Estatística Internacional de Doenças* (CID-10) estabelece três níveis de intensidade do episódio depressivo: leve, moderado e grave. O diagnóstico é realizado de acordo com a presença de sintomas fundamentais e sintomas acessórios por no mínimo 2 semanas (Quadro 3). Outro transtorno depressivo importante em idosos é a distimia ou o transtorno depressivo persistente, caracterizado pela presença de menos sintomas depressivos (dois ou mais), porém de forma crônica (mais de 2 anos), podendo o humor ficar mais irritável do que deprimido.

Deve-se considerar ainda que idosos podem apresentar sintomas depressivos significativos, com intensas repercussões clínicas e sociais, mesmo sem a presença do diagnóstico de depressão maior pelos critérios clássicos, como o DSM-5 e a CID-10. Em linhas gerais, tais

QUADRO 2 Critérios para o diagnóstico de episódio depressivo maior de acordo com o *Manual Diagnóstico e Estatístico de Doença Mental* (DSM-5)

Cinco ou mais dos seguintes sintomas presentes durante o período de 2 semanas:

- Humor deprimido.
- Acentuada diminuição do interesse ou prazer em todas ou quase todas as atividades.
- Perda ou ganho significativo de peso sem estar fazendo dieta.
- Insônia ou hipersonia.
- Agitação ou retardo psicomotor.
- Fadiga ou perda de energia.
- Sentimentos de inutilidade ou culpa excessiva ou inapropriada (que podem ser delirantes).
- Capacidade diminuída para pensar ou se concentrar, ou indecisão.
- Pensamentos recorrentes de morte e/ou ideação suicida.

QUADRO 3 Critérios para o diagnóstico de episódio depressivo de acordo com a CID-10

Sintomas fundamentais:

- Humor deprimido.
- Perda de interesse.
- Fatigabilidade.

Sintomas acessórios:

- Diminuição de concentração e atenção.
- Diminuição de autoestima e autoconfiança.
- Ideias de culpa e inutilidade.
- Visões desoladas e pessimistas do futuro.
- Ideação suicida ou comportamento autolesivo.
- Perturbação do sono.
- Redução do apetite.

Escala:
Leve: dois sintomas fundamentais + dois sintomas acessórios.
Moderado: dois sintomas fundamentais + três a quatro sintomas acessórios.
Grave: três sintomas fundamentais + quatro ou mais sintomas acessórios.

critérios apresentam baixa sensibilidade para a detecção de transtornos depressivos relevantes na terceira idade, sendo a individualização diagnóstica imperativa nessa faixa etária.

Para o diagnóstico diferencial do episódio depressivo, é fundamental a avaliação clínica cautelosa para identificar a presença de episódio maníaco ou hipomaníaco anterior, assim como a presença de alteração de humor devido aos efeitos fisiológicos de uma substância ou a outra condição médica.

Da mesma forma, a presença de sintomas em consequência de eventos exógenos é significativamente mais frequente no idoso, como o luto, doenças com comprometimento funcional e mesmo perdas materiais. Tais componentes devem sempre ser investigados por meio de anamnese detalhada baseada na história do indivíduo e, sempre que possível, abordados e minimizados.

A depressão maior e os transtornos de ansiedade apresentam sobreposição de sintomas. Exemplificando, ambos possuem como critérios a presença de alterações de sono, fatigabilidade, diminuição da concentração e da atenção. Geralmente os transtornos de ansiedade relacionam-se não apenas com a depressão, mas também com outros transtornos psiquiátricos.

Conforme relatado anteriormente, é importante a realização do diagnóstico diferencial entre os transtornos mentais e outras condições clínicas nos idosos, sendo mais frequente a necessidade de realizar exames complementares, quando comparados a indivíduos jovens. *Delirium*, anemia crônica, arritmias e alterações na tireoide são exemplos de quadros clínicos que comumente levam a sintomas depressivos e de ansiedade. Além disso, deve-se ressaltar que a maioria das doenças clínicas aumenta o risco para depressão, não apenas pelas limitações muitas vezes inerentes ao quadro, mas também por alterações biológicas resultantes dessa patologia.

TRATAMENTO

O tratamento da depressão no idoso é, assim como em qualquer faixa etária, subdividido em medidas não farmacológicas e farmacológicas, que devem, via de regra, ser oferecidos em conjunto ao paciente.

Tratamento não farmacológico

Psicoterapia

É a modalidade mais utilizada no tratamento da depressão. Esse método tem amplo respaldo científico, sendo sua eficácia demonstrada, de forma contundente, por meio de diversos ensaios clínicos controlados.

Diante das diversas abordagens, como psicoterapia grupal, psicoterapia interpessoal, psicodinâmica e terapia cognitivo-comportamental (TCC), a TCC associada ao uso de medicamentos apresenta resultados significativos em curto e longo prazos. Um estudo com o objetivo de identificar a eficácia da TCC em idosos com depressão apresentou redução de 70% dos sintomas da doença.

Apesar da eficácia comprovada e semelhante à da população adulta jovem, a efetividade da psicoterapia no idoso, por outro lado, é menor. Fatores culturais, financeiros e funcionais da população geriátrica são determinantes na menor adesão observada nessa faixa etária. Políticas de esclarecimento e acesso a essa modalidade devem ser intensificadas.

Eletroconvulsoterapia

Também eficaz no paciente idoso, deve ser considerada em situações de depressão refratária e intolerância a sucessivas tentativas farmacológicas. Importante ressaltar que, por demandar procedimento anestésico, não raramente idosos apresentam contraindicação a sua aplicação, pelas condições clínicas, em especial as doenças cardiovasculares e respiratórias, altamente prevalentes nessa faixa etária.

Tratamento farmacológico

Antidepressivos

A instituição da terapia com antidepressivos deve sempre ser considerada no idoso com sintomas depressivos, havendo ou não preenchidos os critérios diagnósticos clássicos anteriormente descritos. Com baixa sensibilidade, tais ferramentas, embora úteis, não devem ser necessariamente positivas para iniciar-se a farmacoterapia. A repercussão funcional global no paciente deve ser imperativa nessa tomada de decisão.

Na escolha do medicamento antidepressivo e de sua dose, diversos fatores devem ser considerados, como interações medicamentosas, potencial de efeitos colaterais, sintomas de ansiedade e depressão, gravidade do quadro, história prévia de depressão e presença de outras comorbidades clínicas.

Os antidepressivos são classificados de diversas formas, havendo classes bem definidas e outros medicamentos mais modernos e com efeitos farmacológicos mais complexos, impossibilitando suas classificações de forma agrupada. Seus mecanismos de ação atuam nos mecanismos fisiopatológicos descritos anteriormente, promovendo ajustes nas referidas vias neurotransmissoras.

Em linhas gerais, procura-se subdividir os antidepressivos em classes, de forma simples e didática, respeitando seus mecanismos de ação e a ordem cronológica de desenvolvimento. São elas:

- Inibidores da monoamino-oxidase (Imao): inibem a degradação de aminas em geral, promovendo maior tônus destas. São pouco seletivos, apresentam interações múltiplas, acarretando assim baixa tolerabilidade pelos efeitos colaterais, como agitação, ansiedade, tremores, taquicardia, insônia e crises hipertensivas. Raramente utilizados em idosos. Exemplos: fenelzina e moclobemida.
- Antidepressivos tricíclicos (ADT): atuam inibindo a recaptação de serotonina e noradrenalina sinápticas. São de baixo custo, porém exibem baixa tolerabilidade, especialmente em idosos, por seu efeito anticolinérgico e toxicidade cardiovascular. Têm como efeitos secundários os potenciais analgésico, sedativo e de promover ganho de apetite e peso. Exemplos: amitriptilina, imipramina, clomipramina, nortriptilina.
- Inibidores seletivos da recaptação de serotonina (ISRS): atuam inibindo, de forma relativamente seletiva, a recaptação de serotonina sináptica. São atualmente os mais utilizados e geralmente a primeira escolha em idosos, têm boa eficácia e tolerabilidade. Reações comuns: disfunções gastrointestinais e sexuais, tremores, ansiedade, agitação e xerostomia, especialmente no início do tratamento. Exemplos: fluoxetina, sertralina, paroxetina, citalopram e escitalopram.
- Inibidores da recaptação de serotonina e noradrenalina (IRSN, ou "duais"): atuam, como os tricíclicos, inibindo a recaptação de serotonina e noradrenalina sinápticas, porém de forma bastante seletiva e ainda exibindo efeitos secundários por vezes úteis, como analgésico e ansiolítico. Exemplos: venlafaxina, desvenlafaxina, duloxetina.
- "Outros" antidepressivos: mecanismos de ação e estrutura molecular próprios, exibem efeitos geralmente mais complexos e específicos, mas geralmente o efeito antidepressivo se dá via inibição de recaptação de aminas neurotransmissoras. Exemplos e efeitos específicos:
  - Trazodona: efeito positivo sobre o sono.
  - Bupropiona: pró-dopaminérgico, podendo atuar positivamente sobre parkinsonismos, disfunções sexuais e compulsões, como o tabagismo.
  - Mirtazapina: efeito dual, porém com atividade complexa e atuando sobre a insônia e a redução de apetite/peso

- Vortioxetina: tem efeito pró-colinérgico, sendo lançada como boa opção em pacientes com declínio cognitivo e na depressão refratária, porém ainda carece de estudos contundentes quanto a tais potenciais. Náuseas e vômitos são relativamente comuns, como efeitos colaterais.
- As dosagens habituais dos medicamentos descritos constam no Quadro 4, no entanto é de suma importância a compreensão de que seu início e progressão devem ser feitos de maneira bastante criteriosa. Via de regra, idosos apresentam expressivamente maior taxa de efeitos colaterais, sendo fundamentais a instituição de doses mais baixas e a progressão gradual e monitorada. As dosagens máximas expressas costumeiramente não são toleradas.

- Benzodiazepínicos: também são muito utilizados nesses transtornos, porém são potencialmente inadequados e com perfil de efeitos colaterais muitas vezes danosos, como propensão a quedas, déficit cognitivo e reação paradoxal mais frequente.
- Antipsicóticos atípicos: opção bastante interessante nos casos de depressão psicótica, insônia e agitação associadas a casos depressivos e como potencializadora de medicamentos antidepressivos. Em relação a este último efeito, têm demonstrado superioridade em estudos recentes, quando comparados à associação de antidepressivos.

QUADRO 4 Antidepressivos utilizados e doses recomendadas no tratamento de depressão em idosos

Medicamento	Classe	Dose média (mín-máx) em mg/dia
Citalopram	ISRS	20 (10-40)
Escitalopram	ISRS	10 (5-20)
Fluoxetina	ISRS	20 (10-60)
Paroxetina	ISRS	20 (10-40)
Sertralina	ISRS	50 (25-200)
Duloxetina	ISRS	60 (60-120)
Venlafaxina	ISRS	150 (75-225)
Desvenlafaxina	ISRS	50 (50-100)
Bupropion	IRND	150 (150-300)
Mirtazapina	–	30 (15-45)
Trazodona	–	150 (150-300)
Nortriptilina	–	50 (50-150)
Agomelatina	–	25 (25-50)
Vortioxetina	–	10 (5-20)

IRND: inibidores seletivos de recaptação de norepinefrina e dopamina; ISRN: inibidores seletivos da recaptação da serotonina e norepinefrina; ISRS: inibidores seletivos da recaptação da serotonina.

CONSIDERAÇÕES FINAIS

Em razão da alta prevalência de depressão em indivíduos idosos, é essencial a formação de profissionais capacitados para atender a essa demanda, bem como a formulação de políticas públicas que visem ao acesso a serviços especializados e ao monitoramento desse transtorno. Além disso, políticas de promoção à saúde e prevenção com o objetivo de intervir nos fatores de risco e precipitantes podem auxiliar na mudança desse perfil epidemiológico.

É essencial a entrevista clínica detalhada e criteriosa, conhecendo as especificidades da depressão no idoso. As limitações diagnósticas de ferramentas clássicas como o DSM, apesar de ser padrão ouro para diagnóstico dos transtornos psiquiátricos no adulto jovem, devem sempre ser consideradas. Esses são elementos fundamentais para adequadas detecção e terapêutica das síndromes depressivas nessa faixa etária.

Ressalta-se que os transtornos depressivos no idoso apresentam diversas consequências sociais, ambientais e psicológicas que precisam ser levadas em consideração dentro e fora do ambiente clínico.

BIBLIOGRAFIA

American Psychiatric Association. Diagnostic and Statistical Manual of Mental Disorders (DSM-5®). 5.ed. American Psychiatric Pub; 2013.

Aziz R, Steffens DC. What are the causes of late-life depression? Psychiatr Clin North Am. 2013;36(4):497-516.

Beck AT. The current state of cognitive therapy: a 40-year retrospective. Arch Gen Psychiatry. 2005;62(9):953-9.

Bryant C, Jackson H, Ames D. The prevalence of anxiety in older adults: methodological issues and a review of the literature. J Affect Disord. 2008;109(3):233-50.

Bunce D, Batterham PJ, Christensen H, Mackinnon AJ. Causal associations between depression symptoms and cognition in a community-based cohort of older adults. Am J Geriatr Psychiatry. 2014;22(12):1583-91.

Butters MA, Bhalla RK, Andreescu C, Wetherell JL, Mantella R, Begley AE, et al. Changes in neuropsychological functioning following treatment for late-life generalised anxiety disorder. Br J Psychiatry. 2011;199(3):211-8.

Butters MA, Whyte EM, Nebes RD, Begley AE, Dew MA, Mulsant BH, et al. The nature and determinants of neuropsychological functioning in late-life depression. Arch Gen Psychiatry. 2004;61(6):587-95.

Conwell Y, Van Orden K, Caine ED. Suicide in older adults. Psychiatr Clin North Am. 2011;34(2):451-68.

Fiske A, Wetherell JL, Gatz M. Depression in older adults. Annu Rev Clin Psychol. 2009;5:363-89.

Hogan MJ. Divided attention in older but not younger adults is impaired by anxiety. Exp Aging Res. 2003; 29(2):111-36.

Mantella RC, Butters MA, Dew MA, Mulsant BH, Begley AE, Tracey B, et al. Cognitive impairment in late-life generalized anxiety disorder. Am J Geriatr Psychiatry. 2007; 15(8):673-9.

Nardi TT, Oliveira RG. A terapia cognitivo-comportamental e o envelhecimento. In: Andretta I, Oliveira MDS, organizers. Manual prático de terapia cognitivo-comportamental. São Paulo: Casa do Psicólogo; 2011. p.507-18.

Organização Mundial da Saúde. CID-10: Classificação Estatística Internacional de Doenças [disquete]. v.1. São Paulo: Edusp; 1994.

Siep N, Roefs A, Roebroeck A, Havermans R, Bonte M, Jansen A. Fighting food temptations: the modulating effects of short-term cognitive reappraisal, suppression, and up-regulation on mesocorticolimbic activity related to appetitive motivation. Neuroimage. 2012;60(1):213-20.

Viana MC, Andrade LH. Lifetime prevalence, age and gender distribution and age-of-onset of psychiatric disorders in the São Paulo Metropolitan Area, Brazil: results from the São Paulo Megacity Mental Health Survey. Rev Bras Psiquiatr. 2012;34(3):249-60.

45 Ansiedade no idoso

Eduardo Borges de Oliveira
Ana Julia de Lima Bomfim
Madson Alan Maximiano-Barreto
Marcos Hortes Nisihara Chagas

INTRODUÇÃO

Os transtornos de ansiedade estão entre as psicopatologias que mais acometem a população mundial.

A ansiedade é uma emoção normal dos indivíduos, que auxilia na identificação de determinadas ameaças no meio e proporciona comportamentos de cautela, esquiva, enfretamento ou fuga.

O medo é uma resposta emocional a uma ameaça real ou percebida, gerando excitabilidade autonômica aumentada, pensamentos de perigo imediato e comportamentos de luta ou fuga.

Considera-se a ansiedade patológica quando o indivíduo passa a apresentar preocupação e medo de forma excessiva e não adaptativa, com prejuízo social significativo.

O *Manual Diagnóstico e Estatístico de Saúde Mental*, na sua quinta e mais recente atualização (DSM-5), divide os transtornos de ansiedade em: agorafobia, transtorno de pânico, transtorno de ansiedade social ou fobia social e transtorno de ansiedade generalizada. Desses, o transtorno de ansiedade generalizada (TAG) é o mais prevalente na população idosa.

Deve-se destacar a ocorrência frequente de sintomas de ansiedade e depressivos de forma comórbida, resultando em quadros mais graves e crônicos. Do ponto de vista causal, sempre devem ser levados em consideração fatores ambientais, sociais e biológicos, tendo a idade um papel fundamental nesses três componentes.

A transição demográfica acentua os contrastes observados nas formas de apresentações e abordagens de todas as enfermidades, não sendo diferente nas psicopatologias. A forma acelerada desse fenômeno, observada em países em desenvolvimento, como o Brasil, redunda na necessidade de rápida adaptação dos serviços de saúde no seu enfrentamento.

Este capítulo abordará, com enfoque na prática clínica, os aspectos relevantes dos transtornos ansiosos na população geriátrica.

EPIDEMIOLOGIA DA ANSIEDADE

Os transtornos de ansiedade apresentam variações na prevalência de acordo com os critérios adotados para sua identificação e local do estudo. Quando se trata da prevalência desse transtorno identificado em estudos realizados na comunidade, a taxa é de aproximadamente 15%, enquanto em estudos que controlam de forma mais rigorosa o cenário clínico, a prevalência chega a 28%. Em idosos acima de 65 anos, o TAG é o mais prevalente e afeta cerca de 4,5% dessa população, seguido do transtorno de ansiedade da separação (2,7%) e da agorafobia (2,4%).

O Quadro 1 apresenta alguns fatores que corroboram a alta incidência de transtornos de ansiedade e depressão na população idosa.

ETIOLOGIA E FISIOPATOLOGIA

A etiologia da ansiedade é multifatorial e envolve aspectos psicológicos, biológicos e sociais. A ansiedade normalmente surge em resposta a eventos estressores, mas também pode ser consequência de alterações genéticas. Ademais, na presença de outras comorbidades clínicas, a ansiedade pode surgir como sintoma somático ou efeito colateral de medicamentos, o que é especialmente importante no idoso.

No que se refere à fisiopatologia, a amígdala desempenha função principal nos circuitos subjacentes aos sintomas de ansiedade e medo, e disfunções desses circuitos estão associadas aos sintomas. A regulação desses circuitos é mediada por neurotransmissores como serotonina, ácido gama-aminobutírico (GABA, *gamma-aminobutyric acid*), noradrenalina e outros. A amígdala mantém conexões com diversas regiões cerebrais, integrando informações sensoriais e cognitivas e possibilitando, dessa forma, a resposta ao medo. Respostas autonômicas e cardiovasculares, como aumento da frequência cardíaca e da pressão arterial, estão relacionadas com os sentimentos de medo e são mediadas por conexões entre a amígdala e o *locus coeruleus*. Na ansiedade, essas respostas podem se manifestar de maneira contínua e inadequada, aumentando o risco de problema cardiovascular, de isquemia cardíaca e de morte súbita.

Eventos estressores crônicos podem resultar em alteração endócrina, na qual o eixo hipotálamo-hipófise-adrenal (HPA, *hypothalamus-pituitary-adrenal*) é ativado, ocasionando aumento da síntese e da liberação de cortisol. O frequente aumento de cortisol pode piorar outras manifestações clínicas, dificultando a terapêutica de doenças crônicas já frequentes nos idosos.

QUADRO CLÍNICO

Na população idosa, a ansiedade tem características clínicas particulares, dificultando o diagnóstico diferencial e, consequentemente, o tratamento desses transtornos nessa faixa etária. Na anamnese, é fundamental obter informações acerca da vivência de episódios anteriores, bem como procurar especificar em quais momentos da vida ocorreram.

Assim como em quadros depressivos, os transtornos de ansiedade podem afetar a função cognitiva em idosos, especialmente os domínios de memória e atenção.

Para o diagnóstico de TAG, o DSM-5 estabelece como critério a presença de três ou mais dos sintomas apresentados no Quadro 2, ocorrendo na maioria dos dias por no mínimo 6 meses. As características fundamentais são ansiedade e preocupação excessivas, resultan-

QUADRO 1 Fatores que contribuem para a ocorrência dos transtornos de depressão e ansiedade no idoso

Fatores sociais	Fatores ambientais	Fatores biológicos
Baixa escolaridade	Institucionalização	Sexo feminino
Viuvez	Eventos estressantes	Doença cerebrovascular
Solteiro ou separado	Traumas psicológicos	Uso de medicamento
Residir sozinho		Doenças psiquiátricas
Baixo nível econômico		Doenças crônicas
Limitações físicas		Uso excessivo de álcool

QUADRO 2 Critérios para o diagnóstico de transtorno de ansiedade generalizada de acordo com o *Manual Diagnóstico e Estatístico de Doença Mental* (DSM-5)

- Inquietação ou sensação de estar com os nervos à flor da pele.
- Fatigabilidade.
- Dificuldade de se concentrar ou sensações de "branco" na mente.
- Irritabilidade.
- Tensão muscular
- Perturbação do sono (dificuldade em conciliar ou manter o sono, ou sono insatisfatório e inquieto).

do em prejuízo social significativo. Assim como na depressão maior, deve-se excluir a presença da perturbação devido a efeitos fisiológicos de substâncias e a outra condição médica, por exemplo, doenças cardíacas e hipertireoidismo.

Apesar de se destacarem apenas os critérios do TAG, os demais transtornos de ansiedade também devem ser investigados nos idosos. O transtorno de ansiedade social é caracterizado por medo e avaliação negativa em situações sociais. Nesse caso, deve ser destacado que as situações sociais enfrentadas na velhice são diferentes daquelas enfrentadas por adultos jovens, o que poderia levar ao sub-reconhecimento desse transtorno em idosos.

O transtorno de pânico deve ser suspeitado na presença de ataques de pânico (ansiedade) que surgem sem causa aparente, devendo-se sempre descartar outras condições clínicas. Nesse transtorno é comum o surgimento de agorafobia (medo de situações em que não se tem auxílio ou não se pode escapar), porém esta pode estar presente mesmo sem o transtorno de pânico e deve ser considerada em idosos.

A depressão maior e o TAG apresentam sobreposição de sintomas. Embora os sintomas fundamentais para o diagnóstico desses transtornos se diferenciem, ambos apresentam como critérios a presença de alterações de sono, fatigabilidade, diminuição da concentração e da atenção. Geralmente, os transtornos de ansiedade relacionam-se não apenas com a depressão, mas também com outros transtornos psiquiátricos.

Conforme relatado anteriormente, é importante a realização do diagnóstico diferencial entre os transtornos mentais e outras condições clínicas nos idosos, sendo frequentemente necessária a realização de exames complementares. *Delirium*, anemia crônica, arritmias e alterações na tireoide são exemplos de quadros clínicos que comumente levam a sintomas depressivos e de ansiedade. Além disso, deve-se ressaltar que a maioria das doenças clínicas aumenta o risco para depressão, não apenas pelas limitações muitas vezes inerentes ao quadro, mas também por alterações biológicas resultantes dessa patologia.

TRATAMENTO

O tratamento dos transtornos de ansiedade é diverso e multidimensional, sendo a farmacoterapia e a psicoterapia seus dois grandes pilares. Os medicamentos utilizados são chamados de psicotrópicos ou psicofármacos pela ação no sistema nervoso central (SNC), e tanto na depressão quanto nos transtornos de ansiedade deve ser dada preferência aos antidepressivos.

Os antidepressivos utilizados no tratamento desses quadros psicopatológicos no Brasil são apresentados no Quadro 3. Na escolha do antidepressivo e da dose, diversos fatores devem ser considerados, como interações medicamentosas, potencial de efeitos colaterais, sintomas de ansiedade e depressão, gravidade do quadro, história prévia de depressão e presença de outras comorbidades clínicas. Os benzodiazepínicos também são muito utilizados nesses transtornos, porém são potencialmente inadequados e devem ser usados de forma bastante criteriosa em idosos, uma vez que essa classe

QUADRO 3 Antidepressivos utilizados e doses recomendadas no tratamento de ansiedade em idosos

Medicamento	Classe	Dose média (mín-máx) em mg/dia
Citalopram	ISRS	20 (10-40)
Escitalopram	ISRS	10 (5-20)
Fluoxetina	ISRS	20 (10-60)
Paroxetina	ISRS	20 (10-40)
Sertralina	ISRS	50 (25-200)
Duloxetina	ISRN	60 (60-120)
Venlafaxina	ISRN	150 (75-225)
Desvenlafaxina	ISRN	50 (50-100)
Bupropiona	IRND	150 (150-300)
Mirtazapina	–	30 (15-45)
Trazodona	–	150 (150-300)
Nortriptilina	–	50 (50-150)
Agomelatina	–	25 (25-50)
Vortioxetina	–	10 (5-20)

IRND: inibidores seletivos de recaptação de norepinefrina e dopamina; ISRN: inibidores seletivos da recaptação da serotonina e norepinefrina; ISRS: inibidores seletivos da recaptação da serotonina.

acarreta aumento na incidência de quedas, piora do déficit cognitivo e reação paradoxal mais frequente.

A psicoterapia é, via de regra, indicada no tratamento dos transtornos de ansiedade. Diante das diversas abordagens, a terapia cognitivo-comportamental (TCC), associada ou não ao uso de medicamentos, apresenta resultados significativos, no curto e longo prazos. A TCC tem como objetivo a reestruturação de crenças e costumes, possibilitando melhora na capacidade do indivíduo entender e gerenciar seus próprios comportamentos.

As técnicas da TCC procuram modificar funcionamentos neurais relacionados à ativação de circuitos frontais, diminuindo a reatividade emocional ligada a áreas mesocorticolímbicas. Além disso, essas técnicas têm apresentado impacto positivo no campo da saúde mental, assim como seus métodos de aprendizagem e técnicas adaptativas, e também assim, nas problemáticas apresentadas pelos indivíduos.

Um estudo com o objetivo de identificar a eficácia da TCC em idosos com depressão apresentou redução de 70% dos sintomas da doença. Outro estudo realizado em idosos com ansiedade e prejuízo cognitivo mostrou que a TCC pode melhorar tanto os sintomas de ansiedade quanto o comprometimento cognitivo.

Diversos ensaios clínicos controlados têm demonstrado a eficácia dessa abordagem, possibilitando a redução da recaída entre pacientes sob uso ou não de medicamentos nos mais diversos transtornos psiquiátricos.

Em suma, esse método não farmacológico tem demonstrado cientificamente, de forma progressivamente mais contundente, sua eficácia.

O Quadro 4 apresenta as técnicas da TCC utilizadas no tratamento desses transtornos.

Vale ressaltar que as outras modalidades de terapia também podem ser utilizadas, porém apresentam número menor de estudos realizados, especialmente em idosos. Também é importante salientar que a psicoterapia, ao ser implementada, deve sempre considerar as características individuais e a gravidade do transtorno.

QUADRO 4 Técnicas utilizadas na terapia cognitivo-comportamental para tratamento de depressão e ansiedade em idosos

Depressão	Ansiedade
Psicoeducação	Manejo terapêutico
Técnicas de relaxamento	Reestruturação cognitiva
Tarefas de casa	Técnicas de relaxamento
Treino de assertividade e habilidades sociais	Técnicas de exposição
Role playing	Técnicas de resolução de problemas
Registro de pensamento	Gerenciamento do sono
Monitoramento de humor	
Ativação comportamental	

CONSIDERAÇÕES FINAIS

Pela alta prevalência dos transtornos ansiosos em indivíduos de 60 anos ou mais, é essencial a formação de profissionais capacitados para atender a essa demanda, bem como a formulação de políticas públicas que visem ao acesso a serviços especializados e a seu adequado monitoramento. Além disso, políticas de promoção à saúde e prevenção com o objetivo de intervir nos fatores precipitantes e de risco para a ocorrência desses transtornos podem auxiliar na mudança desse perfil epidemiológico.

A entrevista clínica detalhada e cuidadosa utilizando os critérios do DSM-5 é padrão-ouro para diagnóstico dos transtornos psiquiátricos. Entretanto, deve-se ressaltar que os transtornos possuem diversas consequências sociais, ambientais e psicológicas, que precisam ser levadas em consideração dentro e fora do ambiente clínico.

Por fim, a utilização da TCC tem apresentado resultados positivos na terapêutica desses transtornos e, quando associada ao uso de antidepressivos, possibilita a diminuição das recaídas e auxilia na minimização dos sinais e sintomas da depressão maior e ansiedade em idosos.

BIBLIOGRAFIA

American Psychiatric Association. Diagnostic and Statistical Manual of Mental Disorders (DSM-5®). 5th ed. American Psychiatric Pub; 2013.

Aziz R, Steffens DC. What are the causes of late-life depression? Psychiatr Clin North Am. 2013;36(4):497-516.

Beck AT. The current state of cognitive therapy: a 40-year retrospective. Arch Gen Psychiatry. 2005;62(9):953-9.

Bryant C, Jackson H, Ames D. The prevalence of anxiety in older adults: methodological issues and a review of the literature. J Affect Disord. 2008;109(3):233-50.

Bunce D, Batterham PJ, Christensen H, Mackinnon AJ. Causal associations between depression symptoms and cognition in a community-based cohort of older adults. Am J Geriatr Psychiatry. 2014;22(12):1583-91.

Butters MA, Bhalla RK, Andreescu C, Wetherell JL, Mantella R, Begley AE, et al. Changes in neuropsychological functioning following treatment for late-life generalised anxiety disorder. Br J Psychiatry. 2011;199(3):211-8.

Butters MA, Whyte EM, Nebes RD, Begley AE, Dew MA, Mulsant BH, et al. The nature and determinants of neuropsychological functioning in late-life depression. Arch Gen Psychiatry. 2004;61(6):587-95.

Conwell Y, Van Orden K, Caine ED. Suicide in older adults. Psychiatr Clin North Am. 2011;34(2):451-68.

Fiske A, Wetherell JL, Gatz M. Depression in older adults. Annu Rev Clin Psychol. 2009;5:363-89.

Hogan MJ. Divided attention in older but not younger adults is impaired by anxiety. Exp Aging Res. 2003; 29(2):111-36.

Mantella RC, Butters MA, Dew MA, Mulsant BH, Begley AE, Tracey B, et al. Cognitive impairment in late-life generalized anxiety disorder. Am J Geriatr Psychiatry. 2007; 15(8):673-9.

Nardi TT, Oliveira RG. A terapia cognitivo-comportamental e o envelhecimento. In: Andretta I, Oliveira MDS, organizadores. Manual prático de terapia cognitivo-comportamental. São Paulo: Casa do Psicólogo; 2011. p.507-18.

Organização Mundial da Saúde (OMS). CID-10: Classificação Estatística Internacional de Doenças [disquete]. v.1. São Paulo: Edusp; 1994.

Siep N, Roefs A, Roebroeck A, Havermans R, Bonte M, Jansen A. Fighting food temptations: the modulating effects of short-term cognitive reappraisal, suppression, and up-regulation on mesocorticolimbic activity related to appetitive motivation. Neuroimage. 2012;60(1):213-20.

Viana MC, Andrade LH. Lifetime prevalence, age and gender distribution and age-of-onset of psychiatric disorders in the São Paulo Metropolitan Area, Brazil: results from the São Paulo Megacity Mental Health Survey. Rev Bras Psiquiatr. 2012;34(3):249-60.

Distúrbios do sono mais frequentes na terceira idade

46

Erika Satomi

INTRODUÇÃO

Queixas relacionadas ao sono são frequentes no consultório daqueles que atendem a população idosa. É estimado que ao menos metade dos idosos tenha ao menos uma queixa, sendo as mais comuns insônias e sonolência diurna, e muitas queixas de sono podem ser indicadoras de saúde precária. Em um estudo com 3 anos de acompanhamento, idosos tiveram a resolução de seus sintomas de sono com a melhora da saúde, sugerindo que sono de má qualidade não é consequência do envelhecimento normal. Apesar da elevada prevalência de queixas de sono, muitas vezes crônicas, em cerca de metade dos casos o problema não é diagnosticado.

Alguns distúrbios frequentes na população idosa costumam ter impacto negativo no sono, como síndromes dolorosas; osteoartrite; doenças do trato digestivo, pulmonares, cardíacas, renais, urológicas e neuropsiquiátricas. Nessas situações, tanto os sintomas das doenças como complicações a elas relacionadas, ansiedade pela condição e efeitos adversos relacionados a seu tratamento contribuem para piora do sono. Por outro lado, nem sempre queixas de sono são acompanhadas por doenças sistêmicas, e as alterações do sono podem trazer diversas complicações, como piora da qualidade de vida e do risco cardiovascular, piora cognitiva, aumento do risco de quedas, de institucionalização e da mortalidade.

ALTERAÇÕES COMUNS NO ENVELHECIMENTO

O padrão de sono não é estático, sofre modificações desde o momento em que nascemos. O tempo total de sono decresce cerca de 10 minutos por década; aos 60 anos, o tempo total de sono é em média 30 minutos menor que aos 40 anos. Além disso, outras alterações ocorrem ao longo do passar da vida adulta, como aquelas relacionadas à arquitetura do sono, que pode ser avaliada por meio da polissonografia. Ocorre redução de eficiência do sono (tempo total de sono/tempo na cama), aumento da proporção de sono superficial (N1 e N2) e redução do sono de ondas lentas (N3) e do sono REM (*rapid eye movement*), além de aumento do tempo desperto após o início do sono (WASO – *wake up after sleep onset*), mas geralmente sem maior dificuldade para voltar a dormir novamente (Quadro 1). Por outro lado, apenas a eficiência do sono parece diminuir significativamente após os 60 anos. Mesmo com essas alterações, a maioria dos idosos saudáveis considera seu sono em geral de boa qualidade.

Considerando as alterações descritas, é importante ressaltar que existe uma diversidade muito grande de parâmetros de sono entre os

QUADRO 1 Modificações dos parâmetros do sono comuns no envelhecimento

Parâmetro de sono	Alteração
Tempo total de sono	Reduzido
Eficiência do sono	Reduzido
Sono REM	Reduzido
Sono de ondas lentas (N3)	Reduzido
Sono superficial (N1 e N2)	Aumentado
Tempo desperto após o início do sono (WASO)	Aumentado
Pico de sono noturno	Mais precoce

REM: rapid eye movement; WASO: wake after sleep onset.

indivíduos idosos. Um painel de especialistas da National Sleep Foundation sugere que a duração de sono entre 6 e 9 horas seja adequada na população idosa e que valores fora dessa margem possam ser deletérios. Essa recomendação é baseada no fato de que idosos que dormem nessa faixa de duração têm melhor cognição, saúde física, mental e qualidade de vida. Outros parâmetros de sono de qualidade são: latência do sono (tempo entre o apagar das luzes e o início do sono) abaixo de 60 minutos, até 2 despertares por noite e eficiência do sono acima de 74%.

Outra alteração marcante no envelhecimento é a tendência de sonolência noturna mais precoce, com horário de início do sono mais cedo e também despertar pela manhã mais precoce. Isso é devido ao avanço de fase do ritmo circadiano. Esse padrão não é observado apenas no ciclo sono-vigília, mas também na secreção de melatonina e cortisol (cerca de 1 hora mais cedo em relação a adultos jovens). Com isso, o horário de sono desejado pode não coincidir com o ritmo circadiano endógeno, o que não necessariamente deve ser tratado. Intervenções como cronoterapia e terapia de luz noturna devem ser iniciadas apenas se houver impacto funcional ou social significativo.

INSÔNIA

A insônia é definida como uma queixa de perturbação do sono na presença da oportunidade adequada para o sono por pelo menos 1 mês. A queixa pode consistir em dificuldade para iniciar o sono, para mantê-lo, despertar muito precoce ou sono não restaurativo ou de má qualidade. Além disso, a dificuldade em relação ao sono deve surtir efeito negativo nas funções diárias.

A insônia pode ser classificada como primária ou comórbida. A primeira implica que não foi identificada nenhuma outra causa para a alteração do sono. A segunda é a mais comum e associada a doenças psiquiátricas (p. ex., ansiedade, depressão, abuso de substâncias), doenças sistêmicas (p. ex., cardiopulmonares, neurológicas), medicações e outros distúrbios primários do sono (p. ex., síndrome da apneia obstrutiva do sono, síndrome das pernas inquietas). Por esse motivo, idosos com pior qualidade de saúde e em uso de polifarmácia estão mais vulneráveis a apresentar esse problema. Nesses casos, a anamnese detalhada é essencial, incluindo avaliação de descompensação de comorbidades, uso de medicações, horário de ingesta destas e investigação dirigida à queixa de sono e sua repercussão diurna (Quadros 2 e 3). Nessa população é comum que a insônia seja multifatorial.

Apesar da alta frequência da prescrição de medicações para o tratamento da insônia, terapias não farmacológicas demonstraram serem tão eficazes quanto, mais duradouras e mais seguras. Dentre elas, terapia cognitivo-comportamental multimodal, incluindo instruções

QUADRO 2 Medicações que podem contribuir para a insônia

- Betabloqueadores.
- Broncodilatadores.
- Corticosteroides.
- Descongestionantes.
- Diuréticos.
- Inibidor de recaptação de serotonina/inibidor de recaptação de serotonina e noradrenalina.
- Medicações que contenham cafeína ou nicotina.

QUADRO 3 Anamnese sobre o sono

- A que horas você costuma ir dormir?
- Quanto tempo costuma levar para que você pegue no sono?
- Você costuma despertar no meio da noite? Quantas vezes? É fácil voltar a dormir?
- A que horas você costuma acordar pela manhã?
- Após despertar de manhã, quanto tempo leva para você sair da cama?
- Você tira cochilos durante o dia?
- Você tem dificuldade para ficar acordado durante o dia? (vide Escala de Sonolência de Epworth – Quadro 4)
- Você costuma usar medicamentos ou álcool para ajudar a dormir?

QUADRO 4 Escala de Sonolência de Epworth

Qual a probabilidade de você cochilar ou dormir, não apenas se sentir cansado, nas seguintes situações? Considere o modo de vida que você tem levado recentemente. Mesmo que você não tenha feito algumas dessas coisas recentemente, tente imaginar como elas o afetariam. Escolha o número mais aproximado para responder a cada questão.
0 = nunca cochilaria
1 = pequena probabilidade de cochilar
2 = probabilidade média de cochilar
3 = grande probabilidade de cochilar

- Sentado e lendo.
- Assistindo à TV.
- Sentado quieto, em um lugar público (p. ex., em um teatro, reunião ou palestra).
- Andando de carro por uma hora sem parar, como passageiro.
- Sentado quieto após o almoço sem bebida de álcool.
- Em um carro parado no trânsito por alguns minutos.

de higiene do sono, controle de estímulo e terapia de restrição de sono com reestruturação cognitiva, parece ser a mais eficaz. Outras modalidades, como terapia de relaxamento, massagem, atividade física, cronoterapia e terapia de luz, são usadas para tratamento da insônia.

A higiene do sono é útil quando usada em conjunto com outras modalidades, mas isoladamente para o tratamento de insônia parece ser pouco eficaz. A avaliação inclui hábitos de sono, comportamentos e fatores ambientais que possam contribuir negativamente para o sono.

A terapia de restrição de sono consiste em limitar o tempo na cama para consolidar o tempo de sono; diversos estudos comprovam sua eficácia no tratamento de insônia crônica em idosos. O paciente deve ser orientado a reduzir o tempo em que permanece na cama para a quantidade de sono real. A estimativa do tempo de sono deve ser feita por meio de um diário de sono (por 2 semanas). Se o indivíduo relata permanecer 8 horas na cama, mas dormir 5 horas e meia, deve ser aconselhado a limitar seu tempo na cama ente 5 horas e meia e 6 horas. O tempo permitido na cama é ajustado em 15 a 20 minutos conforme a melhora da eficácia do sono. Uma variante, a compressão do sono usa técnica semelhante, mas com a redução gradual do tempo na cama.

Já o controle de estímulo tem como objetivo eliminar comportamentos no quarto que podem exacerbar a insônia. Assistir televisão (ou manusear o celular) na cama, trabalhar ou estudar na cama, programar tarefas do dia seguinte e discutir problemas no quarto são exemplos de comportamentos que geram associação negativa entre a cama e o descanso. Algumas instruções podem ajudar no controle de estímulo e na prática de uma boa higiene do sono:

- Manter um ritual de sono (p. ex., ouvir música relaxante ou tomar banho quente 1 hora antes de dormir).
- Garantir um quarto tranquilo e confortável (temperatura, ruídos, claridade).
- Ir para o quarto apenas quando estiver sonolento.

- Se não conseguir pegar no sono, sair do quarto e retornar apenas quando sonolento novamente.
- Evitar exercícios intensos pelo menos 2 horas antes do horário previsto para dormir.
- Evitar substâncias estimulantes ou que possam fragmentar o sono, como cafeína, nicotina e álcool.
- Evitar atividades no quarto que o mantenham desperto (p. ex., ver TV, trabalhar, usar o computador). Usar o quarto para dormir e fazer sexo.
- Dormir no quarto. Evitar dormir em outro ambiente.
- Manter uma rotina estável de horários para ir para a cama e principalmente despertar. Levantar todos os dias de manhã no mesmo horário, independentemente do tempo que tiver dormido.
- Evitar cochilos diurnos. Se o fizer, limitar o cochilo a 30 minutos e se possível evitar cochilar após as 14 horas.

O tratamento farmacológico inclui o uso de benzodiazepínicos, sedativos não benzodiazepínicos, agonistas do receptor de melatonina (ramelteon) e antagonistas do receptor de orexina. A escolha da medicação depende das características da droga e do tipo de queixa de insônia do paciente. Deve ser iniciada na menor dosagem possível, tendo em vista a maior sensibilidade ao efeito de pico e a redução do *clearance*.

Tanto benzodiazepínicos como sedativos não benzodiazepínicos agem ligando-se ao receptor gabaérgico, porém os últimos são mais seletivos da subclasse de receptor alfa-1, gerando sedação, mas com efeito mínimo como ansiolítico, amnésico e anticonvulsivante. Ambos têm ação na redução da latência de sono, número de despertares noturnos, tempo total de sono e qualidade do sono a curto prazo. Se usados em conjunto, têm ação aditiva. Seu uso prolongado pode causar tolerância, dependência, insônia rebote, sedação residual diurna, incoordenação motora, comprometimento cognitivo e aumento do risco de quedas. Tendo em vista a resposta equivalente ou superior da terapia comportamental a longo prazo, o uso dessas drogas deve ser evitado, e os critérios de Beers recomendam fortemente evitar essas medicações em idosos.

Benzodiazepínicos de longa duração com meia-vida acima de 20 horas (p. ex., clonazepam, diazepam, flurazepam) têm ação prolongada durante o dia e incorrem no risco de acumulação, não sendo recomendados para o tratamento de insônia. Já os de ultracurta duração (p. ex., triazolam), indicados para insônia de início da noite, podem causar síndrome de abstinência e insônia rebote no início da manhã, além do risco de dependência e piora da ansiedade. O temazepam é um exemplo de benzodiazepínico de curta duração com meia-vida de 8 horas e não tem metabólitos, portanto oferece menor risco de acumulação e de dependência. Porém, para indivíduos com insônia de início sua demora para início de ação pode ser um problema.

Hipnossedativos não benzodiazepínicos demonstraram ser eficazes no manejo de curto prazo da insônia, e seus efeitos adversos parecem ser menos intensos quando comparados aos benzodiazepínicos antigos, porém ainda presentes. Zaleplon é uma medicação de início rápido e de curta duração, indicada para aqueles que têm dificuldade para iniciar o sono. Já o zolpidem é apresentado em duas formulações: de curta e longa duração. O de curta duração tem meia-vida maior em relação ao zaleplon: 2,9 horas. Essa medicação parece não alterar a integridade da arquitetura do sono, principalmente quanto ao sono REM e ao sono de ondas lentas. Seus efeitos adversos mais comuns são tontura, cefaleia, agitação e pesadelos. Zopiclona tem meia-vida mais longa: 5 horas, e em idosos pode chegar a 7 horas. Seus efeitos adversos mais frequentes são gosto amargo, vertigem, artralgia, diarreia e cefaleia.

O ramelteon pertence à classe de agonistas seletivos de receptor de melatonina (MT1 e MT2) e demonstrou efeito benéfico tanto em medidas subjetivas quanto objetivas de latência e tempo total de sono. Também não demonstrou efeito significativo em relação a potencial de abuso, impacto motor ou cognitivo, risco de insônia rebote ou sintomas de abstinência.

Uma nova classe de tratamento de insônia é o antagonista dual do receptor de orexina. Essa classe de drogas tem ação totalmente distinta das anteriores, uma vez que tem como foco os neuropeptídeos, que promovem a vigília e regulam o ciclo sono-vigília. Demonstrou reduzir a latência de sono e aumentar o tempo total de sono. Mesmo em idosos, a medicação foi bem tolerada e parece ser segura. Porém, estudos de uso de longo prazo ainda não estão disponíveis.

Outras classes de medicamentos têm sido usadas, como anti-histamínicos, antidepressivos, antipsicóticos e anticonvulsivantes, porém sem evidência robusta de efetividade. Apesar de diversos antidepressivos terem ação sedativa e serem frequentemente prescritos para insônia, eles têm ação supressora de sono REM e de ondas lentas, e na ausência de transtorno depressivo, devem ser evitados pelos potenciais efeitos adversos (hipotensão postural, tontura, arritmias cardíacas etc.). Mesmo a trazodona, um antidepressivo frequentemente prescrito para a insônia em idosos por sua ação mais sedativa, apesar da eficácia inicial quanto à latência e à eficiência do sono, não tem evidência de eficácia sustentada superior a 1 semana. A única medicação antidepressiva aprovada pela Food and Drug Administration (FDA) é a doxepina, que demonstrou melhorar latência, duração e qualidade do sono por até 12 semanas.

A terapia inicial combinada (farmacológica + não farmacológica) parece ser boa alternativa, uma vez que os fármacos podem gerar alívio de curto prazo, enquanto a terapia cognitiva confere benefício sustentado de longo prazo.

SÍNDROME DA APNEIA OBSTRUTIVA DO SONO

Outra condição frequente na população idosa é a síndrome da apneia obstrutiva do sono (SAOS). Nessa condição ocorre uma redução parcial ou completa do fluxo respiratório devido à obstrução das vias respiratórias altas mesmo na presença do esforço respiratório. Isso resulta em hipoxemia, mudanças na atividade do sistema nervoso autônomo (com aumento da pressão arterial sistêmica e pulmonar e mudanças do fluxo cerebral) e microdespertares que são importantes contribuintes para sintomas de sonolência excessiva diurna e impacto neurocognitivo. A prevalência de quadros moderados a graves aumenta com o envelhecimento. Em jovens adultos é de 10% em homens e 3% em mulheres, enquanto em idosos é de 17% em homens e 9% em mulheres.

Outro tipo de apneia do sono é a central, caracterizada pela redução parcial e completa do fluxo respiratório devido à perda temporária do esforço ventilatório por disfunção do sistema nervoso central ou cardíaco. Ela é comum em indivíduos com insuficiência cardíaca congestiva, particularmente com padrão de Cheyne Stokes. Este capítulo tratará da SAOS por sua maior prevalência na população idosa.

Sintomas e sinais presentes em indivíduos com SAOS incluem: ronco, testemunho de apneia, engasgos respiratórios, cefaleia matutina, noctúria e obesidade (apesar de esta não ser necessária, principalmente na população idosa). Além disso, alterações anatômicas das vias aéreas superiores, asiáticos e a presença de comorbidades como fibrilação atrial, insuficiência cardíaca, acidente vascular encefálico, hipertensão de difícil controle, diabetes e obesidade são comuns em idosos com SAOS.

A investigação deve incluir anamnese (preferencialmente com parceiro) quanto a sonolência excessiva diurna, roncos, apneias testemunhadas, noctúria, comprometimento cognitivo e comorbidades que possam estar associadas. A sonolência diurna pode ser quantificada com base na Escala de Sonolência de Epworth, descrita no Quadro 4. Caracteriza-se sonolência excessiva diurna quando a pontuação é maior ou igual a 10. No exame físico deve constar avaliação anatômica de vias aéreas superiores: nasal (p. ex., pólipos, desvio de septo), orofaringe (p. ex., Mallampati modificado 3 ou 4, aumento de tonsilas, macroglossia), estrutura esquelética mandibular (p. ex., retrognatia), estrutura dentária e obesidade (incluindo circunferência cervical > 41 cm em mulheres e > 43 cm em homens).

Aqueles com suspeita de SAOS necessitam de confirmação por meio de exame objetivo, a polissonografia ou monitor portátil (opção para indivíduos com probabilidade pré-teste alta de SAOS e sem comorbidades graves). Na polissonografia são analisados eletroencefalograma, eletro-oculograma, eletromiograma de queixo e tíbia, fluxo de vias aéreas, saturação de oxigênio, esforço respiratório, eletrocardiograma e posição corporal. Já o monitor portátil analisa fluxo respiratório, esforço respiratório e saturação de oxigênio. O diagnóstico de SAOS é feito a partir da quantificação do índice de apneia-hipopneia (IAH): na presença de IAH ≥ 15 eventos/hora ou IAH ≥ 5 eventos/hora em indivíduos que relatam episódios de sono não intencionais durante o dia, sonolência diurna, sono não restaurador, fadiga, insônia, sensação de engasgo ou parada respiratória ou companheiro que descreva ronco alto e/ou pausas respiratórias durante o sono. A classificação é definida como:

- IAH 5 a 14: SAOS leve.
- IAH 15 a 30: SAOS moderada.
- IAH > 30: SAOS grave.

Não há tratamento farmacológico para a SAOS. Deve-se encorajar a perda de peso naqueles com obesidade (perda de peso de 10% demonstrou redução de 26% do IAH), procurar repousar em posição não supino, evitar o uso de álcool, sedativo-hipnóticos e opioides. Além disso, a primeira linha de tratamento consiste no uso do dispositivo de pressão contínua nas vias aéreas, mais conhecido pela sua sigla em inglês, CPAP. A pressão positiva contínua ajuda na manutenção da adequada abertura das vias aéreas. Diversos estudos confirmam que indivíduos idosos toleram o uso noturno de CPAP. A pressão a ser usada no CPAP é determinada por meio de sua titulação durante a polissonografia (estudo de noite inteira ou estudo *split night*, no qual o paciente tem seu diagnóstico confirmado nas primeiras 2 horas de exame com IAH ≥ 20 eventos/hora, sendo realizada a titulação na fase seguinte do mesmo exame). No caso de pessoas edentadas, o uso de CPAP pode ser mais complexo pela associação de reabsorção óssea maxilar e mandibular, o que dificulta o ajuste da máscara.

Outras opções são os dispositivos orais, que deslocam a mandíbula para a frente, em casos de SAOS leve a moderada. Todavia, da mesma maneira que para o CPAP, é necessária avaliação da dentição e arcada, pois são necessários ao menos 8 dentes saudáveis em cada uma das arcadas para o ancoramento desse dispositivo. Já tratamentos cirúrgicos podem servir para terapia de reconstrução de vias respiratórias altas ou procedimentos de *by-pass*, e são indicados em pacientes com obstrução anatômica grave (p. ex., hipertrofia tonsilar).

A suplementação de oxigênio não é recomendada para o tratamento de SAOS, pois, apesar de poder reduzir a hipoxemia noturna, tem o potencial de prolongar apneias e de piorar a hipercapnia noturna em pacientes com doença respiratória como comorbidade.

SÍNDROME DAS PERNAS INQUIETAS

A síndrome das pernas inquietas (SPI) é caracterizada pela sensação desagradável em membros inferiores que atrapalha o sono. Ela pode ser primária ou idiopática, geralmente de início mais precoce e sem fatores predisponentes, com provável base genética; ou secundária, resultante de diversas doenças ou condições que costumam ter deficiência de ferro como anemia ferropriva, doença renal crônica e gestação.

A descrição do desconforto usualmente é de urgência de movimentar os membros inferiores, mas também pode ser de inquietação, fisgada, dormência, queimação, coceira ou dor. Ocorre em períodos de repouso e inatividade, com variação circadiana, pior à noite, afetando o sono e a qualidade de vida do indivíduo. O sintoma pode afetar um ou os dois membros inferiores e até outras partes do corpo, como membros superiores. Seu diagnóstico é clínico, baseado em cinco critérios clínicos principais:

1. Necessidade ou urgência em mover as pernas, usualmente acompanhada por desconforto.
2. Os sintomas são piores ou ocorrem exclusivamente em repouso ou na inatividade, como quando o indivíduo está sentado ou deitado.
3. Ocorre alívio total ou parcial com a movimentação.
4. Os sintomas pioram ou ocorrem exclusivamente à noite.
5. Os sintomas não são mais bem explicados por outras doenças ou condições.

A presença de antecedente familiar, resposta a agonista dopaminérgico e índice de movimento periódico de membros na polissonografia são critérios que corroboram o diagnóstico.

Os sintomas de SPI podem ser exacerbados por diversas medicações (antidepressivos tricíclicos, lítio, inibidor de recaptação de serotonina, antipsicóticos), ingesta de cafeína, sedentarismo, uso de tabaco e maior índice de massa corpórea (IMC).

Exames complementares geralmente devem incluir hemograma e perfil de ferro além de outros de acordo com a suspeita clínica (p. ex., função renal, hormônio estimulador da tireoide – TSH –, enzimas hepáticas). A polissonografia não é necessária como rotina, mas, se houver dúvida diagnóstica, a presença de movimento periódico de membros serve como critério de suporte, tendo em vista que 80% dos pacientes com SPI apresentam movimentos periódico de membros.

O tratamento não farmacológico consiste em exercícios físicos aeróbicos, uso de compressão pneumática intermitente, luz infravermelha e acupuntura. Quanto à suplementação de ferro, não há evidência de qualidade quanto a sua eficácia, dose ou via de administração, mas seu uso baseia-se no fato de que valores menores de 50 mg/L estão associados a aumento de risco de SPI, mesmo na presença de valores normais de hemoglobina.

As classes de primeira escolha no tratamento farmacológico são: agonistas dopaminérgicos (não derivados do ergot), levodopa, derivados do ergot, anticonvulsivantes (gabapentina e pregabalina), opioides e benzodiazepínicos. Dentre todas essas opções, o pramipexol é o mais estudado da classe de agonista dopaminérgico disponível no Brasil. A dose de início recomendada é de 0,125 mg 2 horas antes do início dos sintomas. Normalmente é bem tolerado, e os raros efeitos adversos costumam ser: comportamento compulsivo, náusea, cefaleia, sonolência, hipotensão ortostática e confusão.

Já a levodopa é recomendada para casos nos quais os sintomas são intermitentes e com uso conforme a necessidade em vez de diariamente. Deve-se atentar ao risco do fenômeno de *augmentation*, que consiste na piora do sintoma que ocorre mais cedo e com maior área acometida, em pacientes que estavam controlados inicialmente por meio de tratamento medicamentoso com ação de agonista dopaminérgico. Isso costuma ocorrer com maior frequência em indivíduos em uso de levodopa em comparação àqueles em uso de pramipexol e ropinirol. Derivados do ergot não são considerados primeira escolha pelo risco de efeitos adversos graves, como doença fibrótica (retroperitoneal, valvar cardíaca, pulmonar, pleural e pericárdica).

BIBLIOGRAFIA

Allen RP, Picchietti DL, Garcia-Borreguero WG, Ondo AS, Walters JW, Winkelman M, et al. Restless legs syndrome/Willis-Ekbom disease diagnostic criteria: Updated International Restless Legs Syndrome Study Group (IRLSSG) Consensus Criteria: history, rationale, description, and significance. Sleep Med. 2014;15(8) 860-73.

American Academy of Sleep Medicine. International Classification of Sleep Disorders: diagnostic and cosing manual. 2nd ed. Westchester, IL, 2005.

Berry RB, Light RW. Effect of Hyperoxia on the arousal response to airway occlusion during sleep in normal subjects. Am Rev Respir Dis. 1992;146(2).

Berry SD, Lee Y, Cai S, Dore DD. Nonbenzodiazepine sleep medication use and hip fractures in nursing home residents. JAMA Intern Med. 2013;173(9):754-61.

Bertolazi AN, Fagondes SC, Hoff LS, Pedro VD, Menna Barreto SS, Johns MW. Portuguese-language version of the Epworth Sleepiness Scale: validation for use in Brazil. J Bras Pneumol. 2009;35(9):877-83.

Bloom HG, Ahmed I, Alessi CA, Ancoli-Israel C, Buysse CJ, Kryger MH, et al. Evidence-based recommendations for the assessment and management of sleep disorders in older persons. J Am Geriatr Soc. 2009;57(5):761-89.

Collop NA, Anderson WM, Boehlecke B, Claman D, Goldberg R, Gottlieb DJ, et al. Clinical guidelines for the use of unattended portable monitors in the diagnosis of obstructive sleep apnea in adult patients. Portable Monitoring Task Force of the American Academy of Sleep Medicine. J Clin Sleep Med. 2007;3(7):737-47.

Darcourt G, Pringuey D, Sallière D, Lavoisy J. The safety and tolerability of zolpidem: an update. J Psychopharmacol. 1999;13(1):81-3.

Epstein LJ, Kristo D, Strollo PJ, Friedman N, Malhotra A, Patil SP, et al. Clinical guideline for the evaluation, management, and long-term care of obstructive sleep apnea in adults. J Clin Sleep Med. 2009;5(3):263-76.

Foley DJ, Monjan AA, Brown SL, Simonsick EM, Wallace RB, Blazer DG. Sleep complaints among elderly persons: an epidemiologic study of three communities. Sleep. 1995 Jul;18(6):425-32.

Foley DJ, Monjan A, Simonsick EM, Wallace RB, Blazer DG. Incidence and remission of insomnia among elderly adults: an epidemiologic study of 6,800 persons over three years. Sleep. 1999;22(Suppl 2):S366-72

Gay P, Weaver T, Loube D, Iber C; Positive Airway Pressure Task Force, Standards of Practice Committee, and American Academy of Sleep Medicine. Evaluation of positive airway pressure treatment for sleep related breathing disorders in adults. Sleep. 2006;29(3):381-401.

Hirshkowitz M, Whiton K, Albert SM, Alessi C, Bruni O, DonCarlos L, et al. National Sleep Foundation's Updated Sleep Duration Recommendations: final report. Sleep Health. 2015;1(4):233-43.

Javaheri S, Barbe F, Campos-Rodriguez F, Dempsey JA, Khayat R, Malhotra A, M. A. Martinez-Garcia, et al. Sleep apnea: types, mechanisms, and clinical cardiovascular consequences. J Am Coll Cardiol. 2017;69(7):841-58.

Johns MW. A new method for measuring daytime sleepiness: The Epworth Sleepiness Scale. Sleep. 1991;14(6):540-5.

Krystal AD, Durrence HH, Scharf M, Jochelson P, Rogowski R, Ludington E, et al. Efficacy and safety of doxepin 1 mg and 3 mg in a 12-week sleep laboratory and outpatient trial of elderly subjects with chronic primary insomnia. Sleep. 2010;33(11):1553-61.

Kushida CA, Morgenthaler TI, Littner MR, Alessi CA, Bailey D, Coleman J, et al. Practice parameters for the treatment of snoring and obstructive sleep apnea with oral appliances: an update for 2005. Sleep. 2006;29(2):240-3.

Littner MR, Kushida C, Anderson MW, Bailey D, Berry RB, Hirshkowitz M, et al. Practice parameters for the dopaminergic treatment of restless legs syndrome and periodic limb movement disorder. Sleep. 2004;27(3):557-9.

Masters PA. In the clinic: insomnia. Ann Intern Med. 2014;161(7):ITC1-15; quiz ITC16.

McCall WV. Diagnosis and management of insomnia in older people. J Am Geriatr Soc. 2005;53(7 Suppl):S272-7.

McCurry SM, Logsdon RG, Teri L, Vitiello MV. Evidence-based psychological treatments for insomnia in older adults. Psychol Aging. 2007;22(1):18-27.

Mehra R, Stone KL, Blackwell T, Ancoli Israel S, Dam TT, Stefanick ML, S. et al.; Osteoporotic Fractures in Men Study. Prevalence and correlates of sleep-disordered breathing in older men: osteoporotic fractures in men sleep study. J Am Geriatr Soc. 2007;55(9):1356-64.

Mitchell MD, Gehrman P, Perlis M, Umscheid CA. Comparative effectiveness of cognitive behavioral therapy for insomnia: a systematic review. BMC Fam Pract. 2012; 13:40.

National Institutes of Health (NIH). National Institutes of Health State of the Science Conference Statement on Manifestations and Management of Chronic Insomnia in Adults, June 13-15, 2005. Sleep. 2005;28(9):1049-57.

O'Keeffe ST, Gavin K, Lavan JN. Iron status and restless legs syndrome in the elderly. Age Ageing. 1994;23(3):200-3.

Ohayon MM, Carskadon MA, Guilleminault C, Vitiello MV. Meta-analysis of quantitative sleep parameters from childhood to old age in healthy individuals: developing normative sleep values across the human lifespan. Sleep. 2004;27(7):1255-73.

Ohayon M, Wickwire EM, Hirshkowitz M, Albert SM, Avidan A, Daly FJ, et al. National Sleep Foundation's Sleep Quality Recommendations: first report. Sleep Health. 2017;3(1):6-19.

Peppard PE, Young T, Barnet JH, Palta M, Hagen EW, Hla KM. Increased prevalence of sleep-disordered breathing in adults. Am J Epidemiol. 2013;177(9):1006-14.

Peppard PE, Young T, Palta M, Dempsey J, Skatrud J. Longitudinal study of moderate weight change and sleep-disordered breathing. JAMA. 2000;284(23):3015-21.

Sateia MJ, Buysse DJ, Krystal AD, Neubauer DN, Heald JL. Clinical practice guideline for the pharmacologic treatment of chronic insomnia in adults: an American Academy of Sleep Medicine Clinical practice guideline. J Clin Sleep Med. 2017;13(2):307-49.

Wortelboer U, Cohrs S, Rodenbeck A, Rüther E. Tolerability of hypnosedatives in older patients. Drugs Aging. 2002;19(7):529-39.

Young T, Palta M, Dempsey J, Skatrud J, Weber S, Badr S. The occurrence of sleep-disordered breathing among middle-aged adults. N Engl J Med. 1993;328(17):1230-5.

Neuroimagem nas demências 47

Gustavo Novelino Simão
Felipe Arriva Pitella

INTRODUÇÃO

O significativo aumento na expectativa de vida da população foi acompanhado de maior incidência de doenças crônicas e de processos degenerativos, incluindo o acometimento do sistema nervoso central, tornando a demência um problema cada vez mais prevalente em uma população com maior porcentagem de idosos.

O termo demência se refere a uma síndrome clínica em vez de uma doença específica, e se caracteriza por uma condição adquirida que causa declínio cognitivo suficiente para comprometer as atividades da vida diária de uma pessoa. Várias doenças podem levar a perdas cognitivas e acarretar demência, incluindo trauma, infecções, doenças inflamatórias, entre outras. Aqui, serão ressaltadas as doenças neurodegenerativas e vasculares, que classicamente têm aumento significativo de sua incidência com o envelhecimento.

As doenças neurodegenerativas se caracterizam pela disfunção e perda neuronal progressiva. O acometimento dos sistemas funcionais difere entre as doenças neurodegenerativas e está associado a largo espectro de manifestações clínicas. Enquanto a compreensão clássica de doenças neurodegenerativas enfatiza predileções regionais ou lobares, como o envolvimento dos lobos temporal e parietal em doença de Alzheimer (DA) ou dos lobos frontotemporais em demência frontotemporal (DFT), estudos têm demonstrado que doenças neurodegenerativas resultando em demências atingem em larga escala redes neurais. Contudo, o conceito de localização regional de doenças neurodegenerativas continua sendo uma ferramenta útil ao interpretar imagens de pacientes com um quadro neurodegenerativo.

Nesse contexto, médicos nucleares e radiologistas se tornaram membros essenciais da equipe multidisciplinar responsável pelo cuidado dessa população com doenças neurodegenerativas.

O intuito deste capítulo é discutir o papel das diferentes técnicas de neuroimagem, incluindo a tomografia computadorizada (TC), a ressonância magnética (RM), a tomografia com emissão de pósitrons (PET) e a tomografia computadorizada com emissão de fóton único (SPECT) no auxílio ao diagnóstico das etiologias neurodegenerativas mais frequentes que levam à demência.

MÉTODOS ESTRUTURAIS DE NEUROIMAGEM

Tradicionalmente, os estudos seccionais em neuroimagem tinham como principal objetivo excluir causas que poderiam simular síndromes demenciais ou que poderiam ter uma conduta cirúrgica (p. ex., hematomas subdurais). Atualmente, o uso da neuroimagem se expandiu, sendo utilizada não apenas para exclusão de doenças, mas também para identificar alterações específicas que possam auxiliar o clínico no diagnóstico da causa da síndrome demencial e no grau de neurodegeneração.

Apesar de a RM ser a modalidade de escolha para a avaliação de demência, a TC, com o advento dos aparelhos *multi-slice*, com sua capacidade de reconstruções em diferentes planos com alta resolução, possibilita a avaliação de atrofia, incluindo a região temporal mesial. A RM, com sua alta resolução de contraste, é superior na avaliação dos tecidos e na redução volumétrica. Apesar de ser o exame de preferência, deve-se considerar a limitação de realização em pacientes em uso de marca-passo, pouco colaborativos, o tempo mais prolongado de exame e seu custo mais alto. Um protocolo básico em RM para a avaliação de demência deve incluir (Figura 1):

- Sequência volumétrica T1 isotrópica, com boa diferenciação entre as substâncias branca e cinzenta, que possibilite boas reconstruções em diferentes planos, sendo adequada para avaliação da morfologia encefálica e de atrofia.
- Sequências T2 e FLAIR, que são mais adequadas para demonstrar áreas de hipersinal principalmente relacionadas a microangiopatia e para avaliação de lacunas.
- Sequência T2* ou SWI (imagem de suscetibilidade magnética), que são mais sensíveis para demonstrar (micro)hemorragias e calcificações.
- Sequência de difusão, muito sensível para demonstrar áreas de infarto recente e muito importante na avaliação de pacientes com suspeita de doença priônica.
- O uso do meio de contraste intravenoso estará indicado principalmente na suspeita de processos inflamatórios e neoplásicos.

Quando a imagem estrutural é ambígua e não leva a um diagnóstico, a imagem funcional pode adicionar importantes informações.

NEUROIMAGEM FUNCIONAL: A MEDICINA NUCLEAR

Dentre as técnicas da medicina nuclear, a tomografia por emissão de fóton único (SPECT, do inglês *Single photon emission computed tomography*) e a tomografia por emissão de pósitrons (PET, do inglês *positron emission tomography*) são modalidades que utilizam

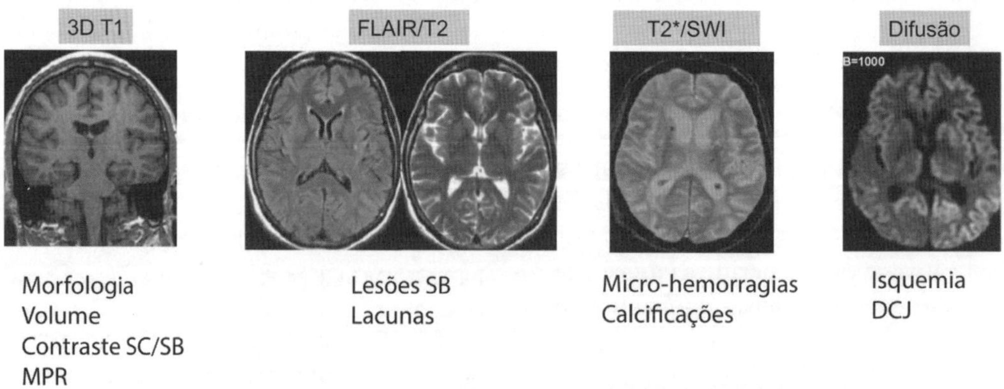

FIGURA 1 Protocolo básico em ressonância magnética para avaliação de demência.
DCJ: doença de Creutzfeldt-Jacob; MPR: multiplanar reconstruction; SC/SB: substância cinzenta e substância branca.

radiofármacos para a avaliação de diferentes fenômenos funcionais (classicamente perfusão cerebral para SPECT ou metabolismo para PET), embora hoje exista uma infinidade de traçadores que permitem o estudo de muitos eventos moleculares no cérebro.

A evolução das técnicas nucleares em direção à imagem molecular permitiu a detecção *in vivo* de fenômenos característicos de doenças neurodegenerativas, como distúrbios da função dopaminérgica, depósitos beta-amiloides ou de agregados de proteína tau por meio de traçadores específicos.

Embora o foco da neuroimagem nuclear tenha mudado para PET-CT (do inglês, *Positron emission tomography/computed tomography*), e mais recentemente PET-RM (do inglês, *positron emission tomography/magnetic resonance*), o custo mais baixo e a maior disponibilidade do SPECT o tornam alternativa ainda válida para o estudo de pacientes com demência.

SPECT cerebral

Dentre as aplicações, o SPECT de perfusão cerebral merece destaque. Os principais radiofármacos aplicados no método são o ECD (etilenodicisteinato de dietila) e o HMPAO (hexametilpropilenoaminooxima), marcados com o radioisótopo tecnécio-99m (^{99m}Tc). Ambos são compostos neutros e lipofílicos, capazes de atravessar a barreira hematoencefálica e, a seguir, as membranas celulares, sofrendo modificação intracelular e por consequência retenção cerebral. A distribuição desses traçadores é dependente da perfusão cerebral.

PET cerebral com [^{18}F]-FDG

O metabolismo cerebral da glicose está intimamente ligado à função neuronal e sináptica, sendo responsável por aproximadamente 95% de trifosfato de adenosina (ATP) necessário para exercer a função cerebral. A avaliação do consumo regional de glicose cerebral pode ser feita com o 2-[18F]-fluoro-2-desoxi-D-glicose ([^{18}F]-FDG), um análogo de glicose que difere desta devido à substituição de um grupo hidroxila na segunda posição do carbono pelo radionuclídeo flúor-18. Posteriormente ao transporte facilitado para os neurônios, o [^{18}F]-FDG concentra-se intracelularmente e fica retido após a fosforilação pela enzima hexoquinase. Trata-se do radiofármaco mais amplamente utilizado em PET-CT, tanto para aplicações oncológicas quanto no campo da neurologia.

Embora as demências tenham características histopatológicas subjacentes específicas, em geral se manifestam com perda neuronal, alteração gliótica e diminuição da conexão sináptica. O dano tecidual cerebral é detectado como áreas de hipometabolismo, com assinaturas metabólicas distintas. Por vezes há sobreposição significativa de fenótipos clínicos e ocorrência concomitante de doenças distintas, contudo cada tipo de patologia geralmente começa em uma região característica do cérebro e evolui em um padrão previsível, resultando assim em síndromes clínicas reconhecíveis. O reconhecimento da distribuição da captação cortical de [^{18}F]-FDG pode levar à confirmação de diagnósticos clinicamente suspeitos, bem como conduzir a diagnósticos que se apresentam de forma atípica.

O ENVELHECIMENTO NORMAL E A NEUROIMAGEM ESTRUTURAL

Com as tendências demográficas atuais, o aumento da perspectiva de vida da população vem acompanhado da necessidade de compreender melhor as alterações fisiopatológicas decorrentes do envelhecimento, incluindo a compreensão desse processo no encéfalo, para melhor atender às necessidades desse grupo. O envelhecimento é um processo complexo que compreende a interação de diferentes fatores intrínsecos, celulares e locais, assim como de fatores ambientais.

O envelhecimento cerebral pode ocorrer de maneira normal ou alterada. Quando alterado, muitas vezes está ligado às doenças neurodegenerativas, com manifestações clínicas significativas. Quando normal, habitualmente não há manifestações clínicas significativas, e pode ser subdividido em envelhecimento encefálico bem-sucedido, com mínimas alterações morfológicas em comparação a indivíduos jovens, e envelhecimento encefálico típico ou usual, no qual alterações estruturais esperadas no processo de envelhecimento estão presentes.

Apesar de não serem exigidos formalmente como critério de demência, os exames de neuroimagem desempenham um papel cada vez mais importante nessa avaliação e estão indicados mesmo em indivíduos mais idosos. A avaliação em neuroimagem é baseada na comparação com os achados observados no paciente com demência, com os padrões esperados para a faixa etária, sendo, portanto, importante compreender os achados habituais no envelhecimento encefálico usual. Essa distinção, porém, pode ser difícil, com sobreposição de muitos aspectos em neuroimagem. De maneira geral, o estudo por RM é recomendado em relação à TC, principalmente por sua maior sensibilidade para lesões vasculares, assim como para alguns raros tipos de demência.

Achados de imagem no envelhecimento encefálico usual:

- Leve a moderada redução volumétrica encefálica, caracterizada pelo alargamento dos ventrículos cerebrais, assim como sulcos corticais e fissuras cerebrais, acometendo igualmente as regiões frontais e parietais (Figura 2).
- Discreta redução volumétrica temporal mesial, com leve alargamento do sulco hipocampal, habitualmente mais bem avaliada por RM, mas reconstruções coronais por TC também podem auxiliar nessa avaliação.
- Alargamento dos espaços perivasculares, caracterizados por pequenas imagens ovoides ou alongadas, com mesma intensidade de sinal do líquido

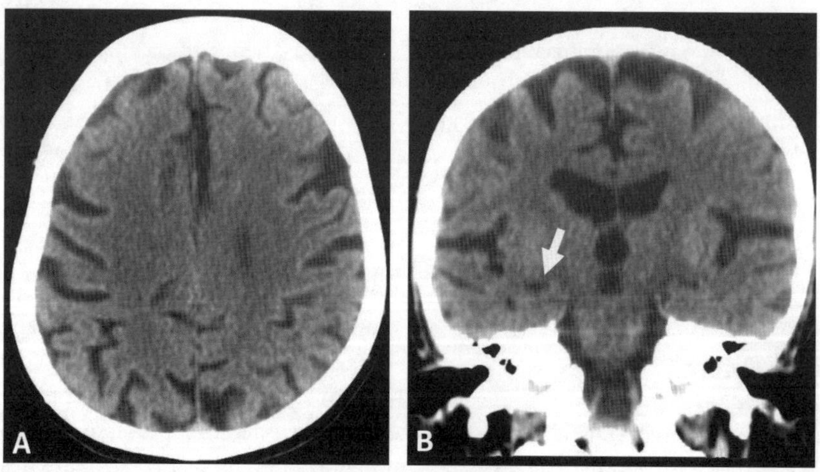

FIGURA 2 Tomografia computadorizada no envelhecimento encefálico. A e B: axial e coronal em TC demonstrando o alargamento de sulcos corticais e fissuras, assim como o leve alargamento do sistema ventricular em idosa com cognição preservada (84 anos). No corte coronal, observa-se o aspecto preservado da região temporal mesial (seta).
TC: tomografia computadorizada.

cerebrospinal (LCS), mais evidentes junto às regiões laterais da comissura anterior (região da substância perfurada anterior), substância branca subcortical frontoparietal, centros semiovais, núcleos da base e mesencéfalo.

- Focos de hipersinal na substância branca cerebral, nas sequências ponderadas em T2, são habitualmente divididos em acometimento profundo/subcortical e periventricular, ambos podendo ter correlação com microangiopatia. O acometimento periventricular apenas na margem em banda ou junto aos cornos ventriculares é atribuído a descontinuidade do epêndima e a aumento do fluido extracelular e usualmente representa um fenômeno do envelhecimento.
- Microssangramentos, detectados em RM, por sequências de suscetibilidade magnética, T2* ou SWI (*suscetibility weighted image*), mais frequentemente visualizados nos tálamos, núcleos da base e fossa posterior.
- Alterações vasculares como tortuosidade e espessamento/calcificações parietais.
- A deposição de ferro em determinadas regiões encefálicas, como núcleos da base, núcleo subtalâmico, substância negra e núcleos denteados, ocorre com o passar dos anos e se manifesta como hipossinal nas sequências de suscetibilidade magnética.

ACHADOS EM NEUROIMAGEM NAS DIFERENTES CAUSAS DE DEMÊNCIA

Doença de Alzheimer

Principal causa de síndrome demencial nos países ocidentais (no mundo), a DA foi descrita inicialmente em 1906, por Alois Alzheimer. Essa doença neurodegenerativa é caracterizada por achados microscópicos clássicos que incluem a placa neurítica extracelular, que consiste na deposição de material amiloide e por emaranhados neurofibrilares intracelulares, consistindo na proteína tau hiperfosforilada. Juntos são os principais marcadores da DA. Placas amiloides podem também ser observadas em pacientes com ou sem demência, porém as placas neuríticas, apenas em pacientes com demência.

As causas da doença não são bem conhecidas, porém uma série de fatores de risco já está determinada, sendo a idade o mais importante. Outros fatores de risco incluem o sexo feminino e riscos vasculares. Alterações genéticas já estão estabelecidas como causa de DA, com uma forma familiar autossômica dominante, de início precoce, associada a mutação na proteína precursora de amiloide nos genes *PSEN1* e *PSEN2*, que corresponde a menos de 1% dos casos. A associação genética também pode ser observada na DA esporádica, associada ao alelo da apolipoproteína E4, que aumenta o risco da doença, apesar de não ser necessário ou suficiente para desenvolvê-la.

O início da doença ocorre entre os 40 e os 90 anos, é insidioso e as manifestações clínicas evoluem no decorrer dos anos. Mais de 85% dos casos de DA se caracterizam por desordem amnéstica progressiva. Apresentações clínicas atípicas de DA com síndromes corticais focais não amnésticas, como afasia logopênica, atrofia biparietal, atrofia cortical posterior (ACP) e variante frontal da DA, também são observadas.

O diagnóstico de DA tipicamente é realizado por um grupo multidisciplinar com base na história clínica, incluindo sintomas clínicos, uma série de avaliações neuropsiquiátricas, físicas e funcionais e, se disponível, exames de imagem, incluindo TC, RM e PET, além de testes sanguíneos e biomarcadores no LCS.

Em 2018, a National Institute on Aging and Alzheimer's Association (NIA/AA) formalizou uma nova definição biológica de DA, com a integração de biomarcadores e a declaração de que o termo se refere uma série de achados neuropatológicos e portanto sua definição *in vivo* é por biomarcadores, independentemente do estado clínico do paciente.

As alterações cognitivas são atualmente consideradas um estágio da doença, incluindo um estágio pré-clínico, assintomático, um estágio prodrômico, com déficit cognitivo sem impacto nas atividades da vida diária, e a demência, com alterações cognitivas que impactam nas atividades diárias do indivíduo.

Nessa nova definição de DA, os biomarcadores têm um papel fundamental na definição diagnóstica, na qual a presença de biomarcadores para amiloide e tau (PET e marcadores LCS) define o diagnóstico de DA, e marcadores de neurodegeneração (RM, PET-FDG) e alterações cognitivas não são específicos para DA, mas indicam o estágio de gravidade da doença.

Mais recentemente, o International Working Group recomendou que o diagnóstico de DA esteja restrito à ocorrência da positividade dos biomarcadores em associação com os fenótipos específicos da doença, e que a positividade de biomarcadores em indivíduos não comprometidos cognitivamente deve ser considerada apenas como indivíduos em risco para progressão de DA, já que alguns podem nunca desenvolver as manifestações clínicas ao longo da vida.

Quando biomarcadores não estão disponíveis, os critérios de NIA/AA 2018 introduzem o conceito da síndrome clínica de Alzheimer, que se aplica a indivíduos com alterações cognitivas leves e demência e se refere a definições de DA provável e possível de acordo com os critérios prévios de NINCDS-ADRDA (1984 – National Institute of Neurological and Communicative Disorders and Stroke e Alzheimer's Disease and Related Disorders Association) e NIA/AA (2011).

Neuroimagem estrutural

Como uma entidade neurodegenerativa, a DA está inevitavelmente associada a atrofia cerebral, e sua distribuição observada nos estudos de neuroimagem estrutural reflete a fisiopatologia da doença, que mais frequentemente acomete as regiões temporal mesial (Figuras 3 e 4) e parietal e mais raramente em maior grau a região frontal.

O estudo de neuroimagem reflete as alterações neuropatológicas do acometimento do córtex entorrinal e do hipocampo e em seguida de regiões corticais associativas, como o cíngulo e a região parietal, geralmente de maneira bilateral e simétrica (Figura 5). Em consequência da atrofia, pode ser observado aumento da distância fimbriossubicular, alargamento do sulco hipocampal, assim como do

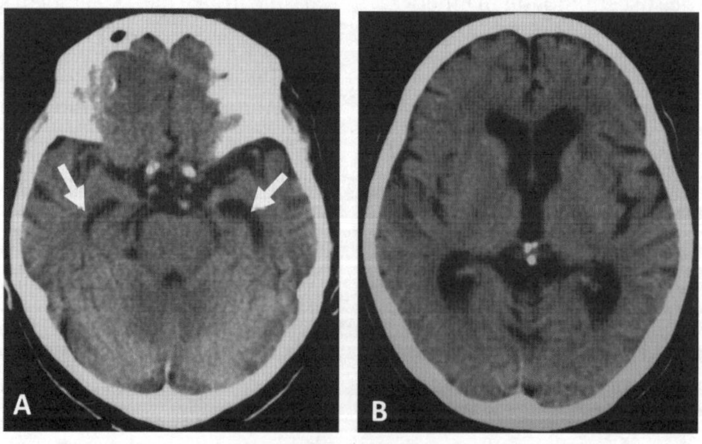

FIGURA 3 Tomografia computadorizada na doença de Alzheimer. A e B: imagens axiais em TC demonstrando a atrofia das regiões temporais mesiais (seta), sem alargamento significativo das demais regiões cerebrais. TC: tomografia computadorizada.

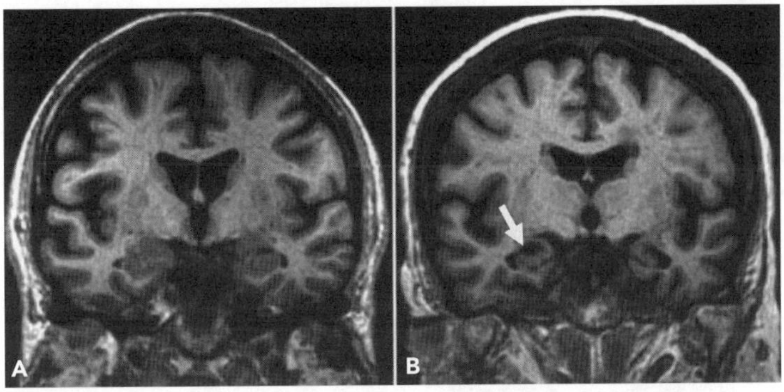

FIGURA 4 Ressonância magnética em idosa com cognição preservada e paciente com doença de Alzheimer. A: imagem coronal T1 em idosa com cognição normal, com a preservação das regiões temporais mesiais. B: imagem coronal T1 demonstrando a atrofia das regiões temporais mesiais (seta).

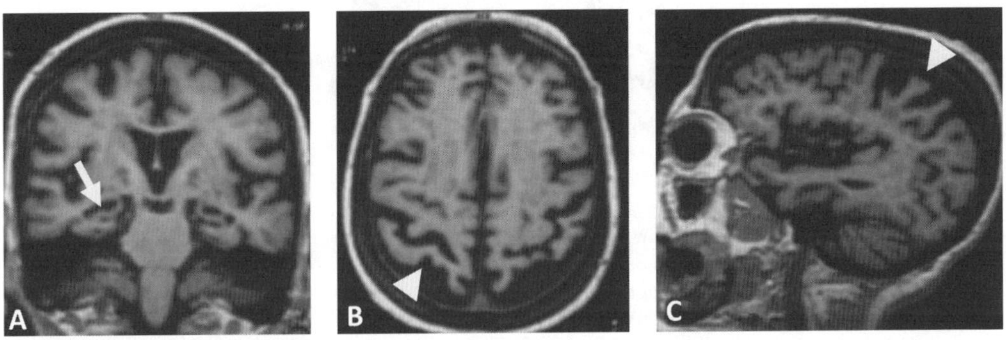

FIGURA 5 Ressonância magnética na doença de Alzheimer. A, B e C: imagens coronal, axial e sagital em T1 demonstrando a atrofia das regiões temporais mesiais (seta) e o alargamento dos sulcos parietais em relação aos demais lobos cerebrais (ponta de seta).

corno temporal do ventrículo lateral e da fissura coroide. Importante ressaltar que o acometimento hipocampal ocorre no decorrer da doença, assim como sua progressão, portanto a ausência de atrofia temporal mesial não exclui o diagnóstico de DA.

Para avaliar o grau de acometimento da região temporal mesial, pode-se utilizar a Escala de Sheltens para avaliação do hipocampo (Figura 6) e a Escala ERICA para avaliação do córtex entorrinal (Quadro 1). Existem métodos quantitativos com análise de volume das regiões temporais mesiais.

Pacientes com DA de início mais precoce (abaixo de 65 anos) podem apresentar história familiar e alterações genéticas, principalmente relacionadas ao metabolismo da proteína amiloide (presença do alelo APOE4). O achado mais característico é a atrofia mais proeminente em regiões posteriores, principalmente parietal do pré-cúneo e do cíngulo posterior (Figura 7), com preservação da região temporal mesial.

Na prática clínica diária, devido aos diferentes padrões da atrofia que podem ocorrer, a avaliação cerebral global e não apenas de uma região específica, como a região temporal mesial, deve ser considerada, além de sua progressão.

Neuroimagem funcional

Os achados típicos incluem diminuição da captação de [^{18}F]-FDG no córtex de associação parietal, temporal, no cíngulo posterior e pré-

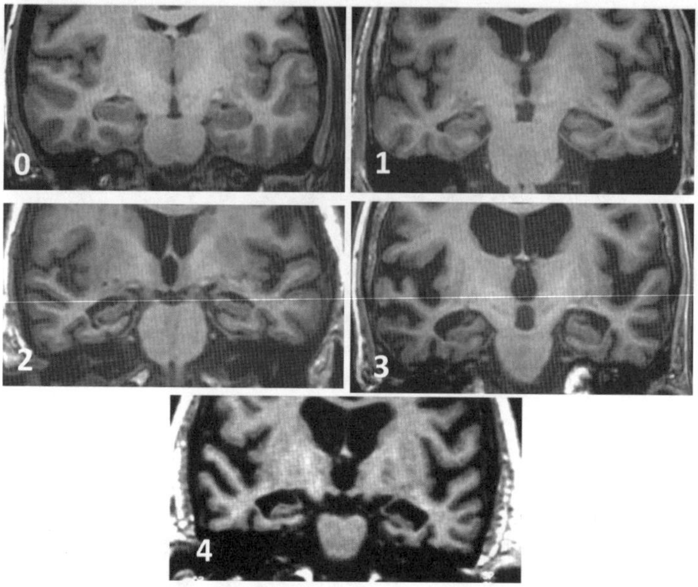

FIGURA 6 Escala MTA para avaliação de atrofia temporal mesial.
MTA 0: sem atrofia.
MTA 1: alargamento da fissura coroide.
MTA 2: também há alargamento do corno temporal do ventrículo lateral.
MTA 3: perda moderada do volume do hipocampo (perda em altura).
MTA 4: perda acentuada do volume do hipocampo.
Abaixo de 75 anos: escore 2 ou mais é anormal.
Acima de 75 anos: escore 3 ou mais é anormal.

QUADRO 1 Escala de ERICA para avaliação do grau de atrofia do córtex entorrinal. Um escore de 2 ou 3 tem alta acurácia para distinguir indivíduos com declínio cognitivo leve de indivíduos com Alzheimer (acurácia 91%, sensibilidade 83% e especificidade 98%).

Escala de ERICA	
ERICA 0	Volume normal do córtex entorrinal e do giro para-hipocampal.
ERICA 1	Leve atrofia do córtex entorrinal e do giro para-hipocampal. Alargamento do sulco colateral.
ERICA 2	Moderada atrofia do córtex entorrinal e do giro para-hipocampal. Fenda entre o córtex entorrinal e o tentório cerebelar adjacente.
ERICA 3	Acentuada atrofia do córtex entorrinal e do giro para-hipocampal. Alargamento da fenda entre o córtex entorrinal e o tentório cerebelar adjacente.

-cúneo, e ainda na região de associação frontal em indivíduos em estágio mais avançado da doença, ou como variante frontal da DA, com preservação relativa de captação no córtex sensório-motor primário, no córtex visual, gânglios da base, tálamos, tronco encefálico e cerebelo (Figura 8). A diminuição da captação de [^{18}F]-FDG no cíngulo posterior é considerada um sinal precoce de DA.

Ambos os hemisférios são frequentemente envolvidos, mas o envolvimento assimétrico não é incomum, portanto, o diagnóstico de DA não deve ser baseado na "bilateralidade" dos achados. Pacientes com início precoce (idade de início da demência inferior a 65 anos) tendem a mostrar uma diminuição mais acentuada da captação em comparação com pacientes de início tardio.

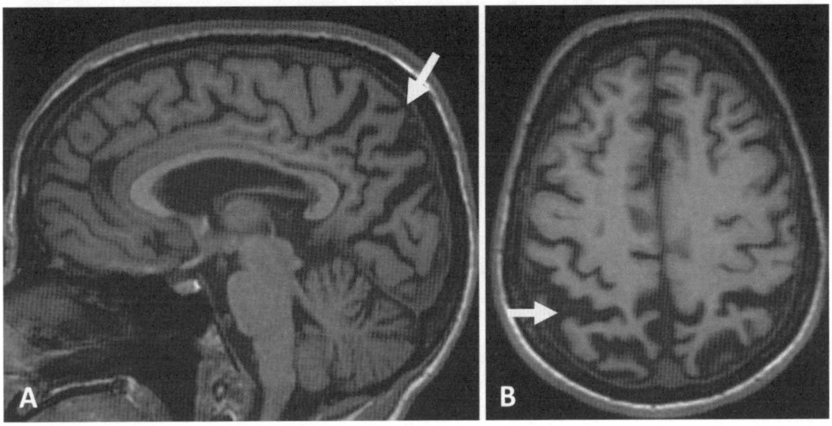

FIGURA 7 Ressonância magnética na doença de Alzheimer de início precoce. A e B: imagens sagital e axial em T1 demonstrando a atrofia predominando nas regiões parietais, com alargamento de sulcos e redução de giros (setas).

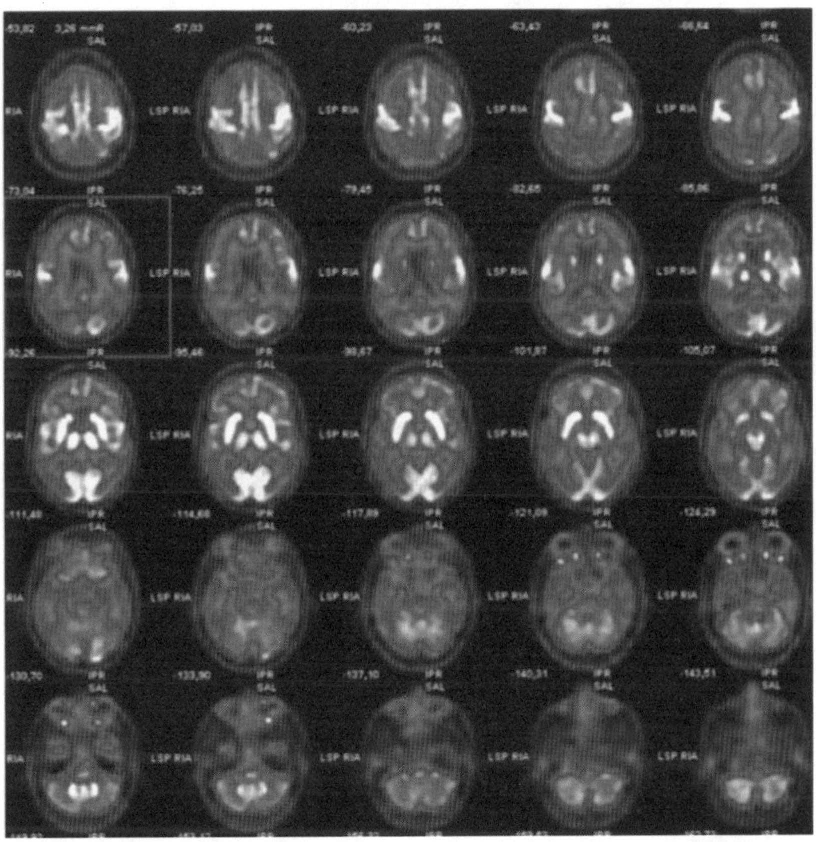

FIGURA 8 PET-FDG em paciente com doença de Alzheimer, mostrando hipometabolismo glicolítico temporoparietal e frontal bilateral. Atividade metabólica preservada no lobo occipital, área motora primária, tálamos, núcleos da base e cerebelo.

O hipometabolismo do lobo occipital pode ser observado em casos raros, notadamente na ACP, variante da DA. Hipometabolismo lateral do lobo occipital na ACP é um achado comum, com envolvimento assimétrico. Esses pacientes podem apresentar déficits progressivos e relativamente seletivos em habilidades de associação visual.

Demência com corpos de Lewy

É a segunda causa mais comum de demência neurodegenerativa, definida histopatologicamente por inclusões neuronais esféricas, caracterizadas por agregados de alfassinucleína e ubiquitina, denominados corpos de Lewy. Faz parte do grupo das alfassinucleinopatias, caracterizadas pela presença de corpos de Lewy em regiões corticais e subcorticais (sistema límbico, neocortical, tronco cerebral) cerebrais.

Clinicamente, a doença com corpos de Lewy (DCL) é caracterizada por um início insidioso com declínio cognitivo progressivo e flutuante, acompanhado de sintomas visuais, frequentemente alucinações, e parkinsonismo. O parkinsonismo, geralmente menos grave que na doença de Parkinson (DP), com predomínio de instabilidade postural e alteração da marcha. Flutuações no nível de consciência são observados em até 80% dos casos com DCL. Outra característica é uma sensibilidade aos neurolépticos, que podem determinar piora nos sintomas. As manifestações podem ser semelhantes às da demência relacionada à DP, que é diferenciada da DCL pela ordem do início dos sintomas: o parkinsonismo sem declínio cognitivo aparece inicialmente e depois ocorre a demência.

Neuroimagem estrutural

A avaliação por métodos estruturais de neuroimagem habitualmente não é específica, sendo o achado mais frequente a atrofia encefálica global, com alargamento dos ventrículos cerebrais, sulcos corticais e fissuras (Figura 9). Em comparação com a DA, há relativa preservação das estruturas temporais mesiais, que podem apresentar atrofia, porém esta ocorre de forma proporcional às demais regiões do parênquima encefálico. Adicionalmente, a perda do hipersinal da região do nigrossomo 1 na sequência de suscetibilidade magnética de alta resolução é descrita como útil no diagnóstico de doenças parkinsonianas neurodegenerativas, dando suporte ao diagnóstico de DCL.

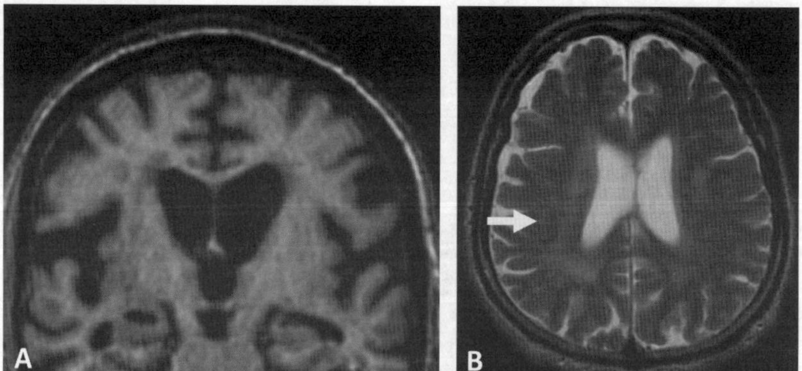

FIGURA 9 Ressonância magnética na demência de corpos de Lewy. A: coronal T1. B: axial T2, demonstrando a redução volumétrica global, sem predomínio lobar, com preservação relativa da região temporal mesial e com microangiopatia caracterizada pelas áreas de hipersinal T2 na substância branca cerebral.

Neuroimagem funcional

No padrão clássico de PET-FDG é relatada diminuição da captação de [^{18}F]-FDG no lobo occipital em DCL, em particular no córtex visual primário. Alteração semelhante é vista em DP com demência. A diminuição da captação de [^{18}F]-FDG no córtex occipital é considerada um biomarcador de "suporte" para DCL. Tal como referido previamente, hipometabolismo no córtex de associação visual também pode ser observado na DA. Desse modo, a atividade no córtex visual primário pode diferenciar com mais precisão DCL de DA. O sinal da "ilha do cíngulo", em que a captação de [^{18}F]-FDG está preservada no cíngulo posterior na DCL, foi relatado e pode ajudar na interpretação de imagens (Figura 10). No entanto, esse sinal não foi validado por resultados de autópsia.

Se houver suspeita clínica de DCL, outras ferramentas, como DAT-SPECT ou cintilografia miocárdica com [I-123]-metaiodobenzilguanidina (MIBG), devem ser consideradas, sobretudo para diferenciar de DA.

Degeneração lobar frontotemporal

O termo degeneração lobar frontotemporal (DLFT) engloba um grupo heterogêneo de doenças neurodegenerativas progressivas, que incluem alterações comportamentais, cognitivas e de linguagem associada a degeneração dos lobos frontais e região anterior dos lobos temporais. Esse grupo de síndromes clínicas pode apresentar diferentes achados histopatológicos com possíveis etiologias esporádicas e genéticas. A classificação pode ser baseada na

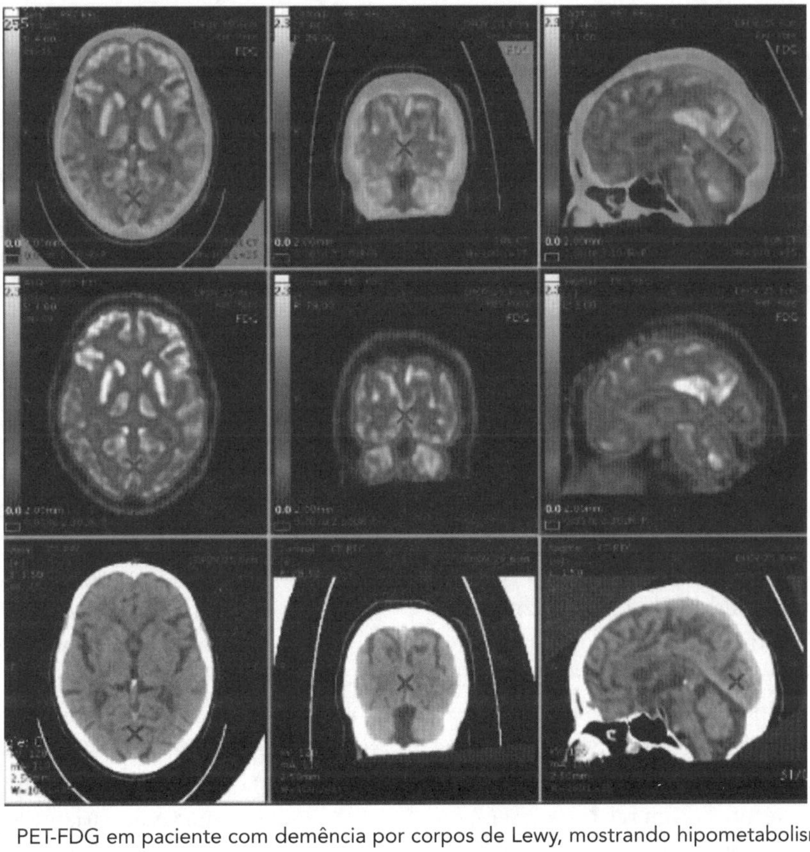

FIGURA 10 PET-FDG em paciente com demência por corpos de Lewy, mostrando hipometabolismo glicolítico temporoparietal e occipital bilateral, particularmente na área visual primária, com preservação do cíngulo posterior (sinal da "ilha do cíngulo").

apresentação clínica, nos achados histopatológicos ou nas alterações genéticas e moleculares.

Em relação à apresentação clínica, podem ser observadas três principais síndromes: a variante comportamental da demência frontotemporal (vcDFT), a afasia progressiva não fluente (APNF) e a demência semântica (DS), que irão refletir topograficamente a perda neuronal e a localização da atrofia. Do ponto de vista histopatológico, mediante alterações morfológicas e imuno-histoquímicas, são frequentemente utilizados os achados quanto à positividade para tau *TDP-43* e *FUS*. Em relação à parte genética, os genes e o tipo de defeito genético relacionados ao *MAPT*, *GRN*, *VCP*, *CHMP2B*, *TARDP* e *FUS*.

SÍNDROMES CLÍNICAS E ACHADOS EM NEUROIMAGEM

A abordagem por síndromes clínicas será aqui utilizada devido à correlação de achados estruturais em neuroimagem com regiões anatômicas acometidas, acarretando atrofia.

Variante comportamental da demência frontotemporal (vcDFT)

A variante comportamental de DFT (ou doença de Pick), associada à proteína tau, é a forma mais comum de DFT. Anteriormente chamada de doença de Pick, o termo agora é usado para descrever neurodegeneração, que exibe corpos de Pick associados com agregados de tau (3R tau). Tem seu início tipicamente antes dos 65 anos, com significativo comprometimento na personalidade e no comportamento e relativa preservação da memória, gnosia e praxia. As alterações comportamentais podem incluir desinibição, apatia, perda de simpatia, comportamento perseverante ou estereotipado, alterações dietéticas, associados a disfunção executiva, com relativa preservação da memória e das funções visuoespaciais.

Neuroimagem estrutural

Os exames de imagem podem dar importante suporte ao diagnóstico, demonstrando a atrofia simétrica ou assimétrica dos lobos frontais e temporais, com um gradiente anteroposterior (Figura 11) e com acometimento inicial habitualmente relacionado ao córtex orbitofrontal. As imagens estruturais também podem demonstrar atrofia na região anterior do lobo temporal, com redução da amígdala e da cabeça do hipocampo. Na evolução da doença, a atrofia pode se estender até a região dorsolateral do córtex frontal, e os giros apresentam redução progressiva em sua espessura. Estágios avançados assumem um aspecto de "lâmina de faca". O acometimento subcortical e profundo, com áreas de gliose e desmielinização, principalmente nos casos mais avançados, podem ser observadas como áreas de hipersinal T2/FLAIR. Em períodos iniciais da doença, o aspecto em imagem estrutural pode estar normal.

Neuroimagem funcional

No PET-FDG pode ser observado hipometabolismo temporal anterior e frontal, e ainda hipometabolismo no núcleo caudado. O envolvimento do lobo temporal anterior difere do padrão em DA, em que o lobo temporal médio-posterior é normalmente envolvido. O envolvimento assimétrico dos hemisférios é comum (Quadro 2).

AFASIA PRIMÁRIA PROGRESSIVA

A afasia primária progressiva (APP) pode ser categorizada em três subtipos, que apresentam características clínicas e patológicas distintas. A variante semântica da afasia progressiva primária (svAPP) é frequentemente associada com TDP-43; a variante não fluente (agramática) da APP é frequentemente associada à tau; por sua vez, a variante logopênica da APP é frequentemente associada à DA.

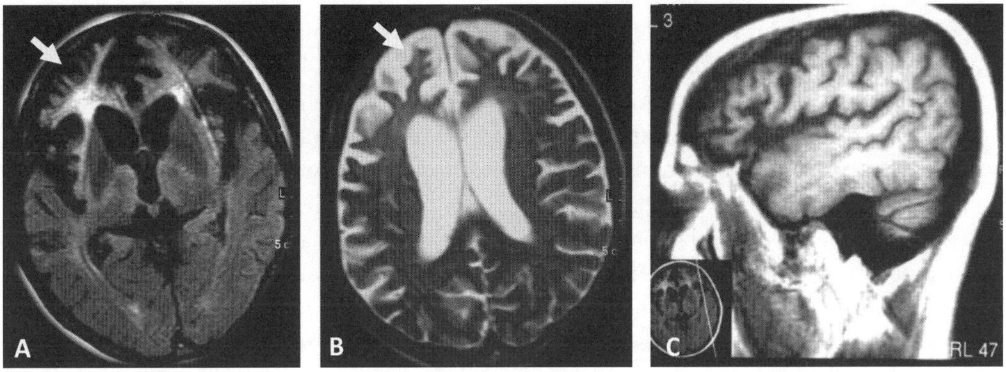

FIGURA 11 Ressonância magnética na variante comportamental da degeneração lobar frontotemporal. A: axial FLAIR. B: axial T2. C: sagital T1, demonstrando a redução volumétrica de predomínio frontal (setas), bilateral, com gradiente anteroposterior, áreas de hipersinal T2/FLAIR na substância branca frontal e significativa redução da espessura dos giros frontais.

QUADRO 2 Padrões de imagem do PET-FDG cerebral, com caracterização dos achados mais comuns do metabolismo glicolítico em subestruturas em demências

	DA	DFT	DCL	ACP
Cíngulo anterior	Normal	Reduzido	Normal (típico) ou reduzido	Normal
Lobo temporal anterior	Normal	Reduzido	Normal (típico) ou reduzido	Normal
Gânglios da base	Normal	Normal (típico) ou reduzido	Normal (típico) ou caudado pode estar reduzido	Normal
Lobo frontal	Normal inicialmente, reduzido em doença avançada	Reduzido	Normal inicialmente, reduzido em doença avançada	Normal
Lobos temporal posterior e parietal	Reduzido	Normal inicialmente, reduzido em doença avançada	Reduzido	Reduzido (tipicamente assimétrico)
Pré-cúneo	Reduzido	Normal inicialmente, reduzido em doença avançada	Reduzido	Reduzido (tipicamente assimétrico)
Cíngulo posterior	Reduzido	Normal inicialmente, reduzido em doença avançada	Normal ou reduzido (sinal da ilha do cíngulo posterior)	Reduzido
Córtex sensório--motor primário	Normal	Normal (típico) ou reduzido	Normal	Normal
Lobo occipital	Normal	Normal	Reduzido no córtex visual primário (occipital medial)	Reduzido no córtex de associação visual (occipital lateral)

ACP: atrofia cortical posterior; DA: doença de Alzheimer; DCL: demência por corpos de Lewy; DFT: demência frontotemporal.

Estudo de PET-FDG pode auxiliar nessa diferenciação (Quadro 3).

- **Variante não fluente (agramática):** caracterizada por dificuldade crescente em falar, apraxia da fala, agramatismo, compreensão prejudicada de frases complexas, dificuldade de deglutição e sintomas motores semelhantes aos observados em outros tipos de DFT. Em estudos de neuroimagem estrutural destaca-se o acometimento no hemisfério dominante, classicamente em regiões ao redor da fissura de Sylvius (Figura 12), que se apresenta alargada, com atrofia da região opercular frontal e do córtex insular. Acometimento frontal superior temporal superior e parietal inferior também pode ser observado. O déficit de metabolismo no PET-FDG é visto predominantemente na região lateral esquerda do córtex frontal posterior, córtex frontal medial superior e ínsula.

- **Variante semântica ou demência semântica:** este distúrbio neurodegenerativo progressivo consiste no prejuízo da habilidade de nomeação e compreensão de palavras, com preservação na produção da fala. Há relativa preservação da cognição não verbal e da memória. Inicialmente há a anomia, mas tende a ocorrer progressão para afasia do tipo não fluente e possíveis sintomas comportamentais. A imagem estrutural geralmente demonstra o acometimento temporal assimétrico, com maior com-

QUADRO 3 Padrões de imagem do PET-FDG cerebral, com caracterização dos achados mais comuns do metabolismo glicolítico em subestruturas em afasias primárias progressivas

Semântica	Hipometabolismo nos giros superior, médio e inferior do lobo temporal anterior esquerdo e no úncus
Agramática	Hipometabolismo no lobo frontal médio e inferior esquerdo e nos giro pré-frontal
Logopênica	Hipometabolismo nos giros superior, inferior e médio esquerdo da região temporoparietal

ACP: atrofia cortical posterior; DA: doença de Alzheimer; DCL: demência por corpos de Lewy; DFT: demência frontotemporal.

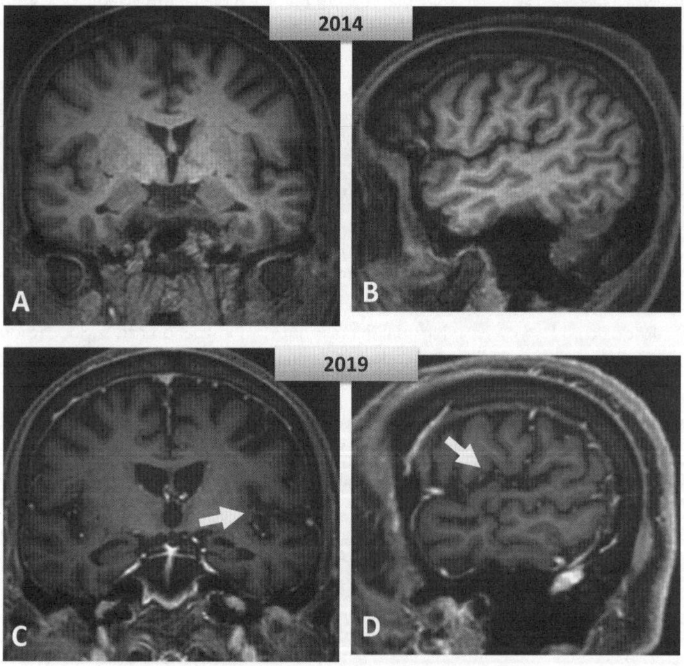

FIGURA 12 Ressonância magnética na afasia primária progressiva, variante não fluente. A e B: coronal e sagital T1, exame inicial de 2014, sem alterações. C e D: coronal e sagital T1. Exame de 2019 demonstrando a atrofia ao redor da fissura de Sylvius (setas) no hemisfério cerebral esquerdo (dominante).

prometimento à esquerda, gradiente anteroposterior e giros em "lâmina de faca" no decorrer da doença (Figura 13). O comprometimento da amígdala e do hipocampo também pode ocorrer. Déficit de atividade glicolítica em grau discreto pode ser visto no lobo frontal inferior.

- **Variante logopênica:** caracterizada por dificuldade na nomeação e repetição de frases e incapacidade de reter informação verbal complexa, de início tipicamente por volta dos 50 anos, sendo considerada uma forma de DA.

A neuroimagem estrutural com RM demonstra redução volumétrica no córtex temporal posterior e no lobo parietal inferior, com o hemisfério esquerdo mais gravemente afetado do que o direito, no qual há captação diminuída em 18F-FDG PET. Os achados são semelhantes aos vistos em DA, no entanto o córtex parietotemporal direito pode estar poupado, ao contrário do padrão típico de DA.

Degeneração corticobasal

Doença neurodegenerativa rara, caracterizada como uma taupatia, com diferentes fenótipos clínicos, com início em torno dos 64 anos, leve predominância feminina e sobrevida média de 6,5 anos. A principal forma de apresentação é com a síndrome corticobasal (SCB), que também pode ser observada em outras doenças neurodegenerativas. A SCB é caracterizada por sinais corticais e extrapiramidais. Apraxia, déficits sensoriais corticais e o fenômeno da mão alienígena são os principais sinais corticais, enquanto parkinsonismo assimétrico, distonia e mioclonus compõem os sinais extrapiramidais.

A degeneração corticobasal (DCB) pode apresentar-se com outros fenótipos clínicos, como síndrome comportamental frontal e espacial, síndrome de afasia progressiva primária agramática não fluente e síndrome de paralisia supranuclear progressiva símile. Patologicamente, há comprometimento neuronal e glial, e placas astrocíticas relacionadas a lesões tau são consideradas patognomônicas de DCB. Inicialmente, há o comprometimento do córtex pré-frontal dorsolateral e núcleos da base, e regiões posteriores são afetadas com a evolução da doença.

Neuroimagem estrutural

Os exames de neuroimagem estrutural têm como principal achado a atrofia cortical assimétrica, mais evidente na região rolândica (Figura 14). A atrofia cortical torna-se mais acentuada com a progressão da doença. Regiões

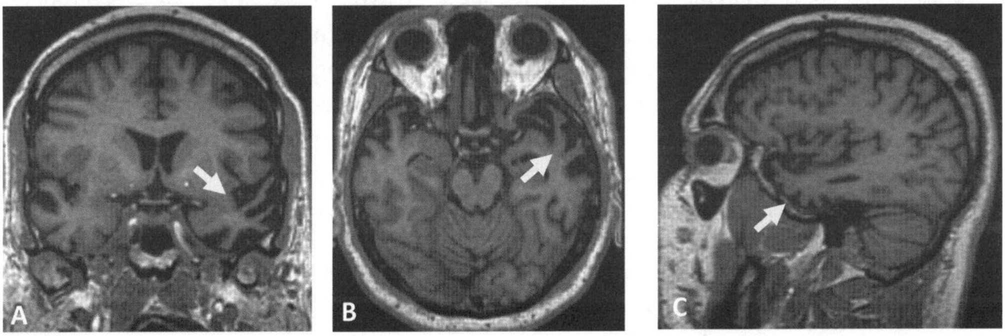

FIGURA 13 Ressonância magnética na afasia primária progressiva, variante semântica. A, B e C: coronal, axial e sagital T1, demonstrando a atrofia temporal assimétrica com maior comprometimento à esquerda (seta) e com significativa redução de giros, que apresentam aspecto em "lâmina de faca".

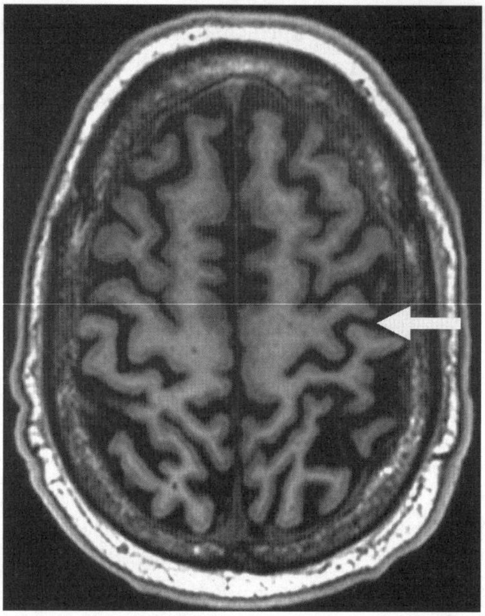

FIGURA 14 Ressonância magnética na degeneração corticobasal. Axial T1, demonstrando a atrofia assimétrica com maior comprometimento rolândica esquerda à esquerda (seta).

com hipersinal T2/FLAIR na substância subjacente às regiões atróficas também são descritas, assim como atrofia e alteração de sinal dos núcleos da base.

Neuroimagem funcional

A DCB, assim como a paralisia supranuclear progressiva (PSP) e a atrofia de múltiplos sistemas (AMS), compõe um grupo de doenças parkinsonianas atípicas, em que o DAT-SPECT geralmente mostra déficit de transportador dopaminérgico. Isoladamente, o DAT-SPECT tem papel limitado no diagnóstico diferencial entre PSP, DCB e AMS, enquanto os padrões de alteração no PET-FDG auxiliam nesse diagnóstico em síndromes parkinsonianas. Na DCB, o PET-FDG mostra diminuição da atividade glicolítica nas regiões frontoparietais (córtex sensório-motor) assimetricamente, com envolvimento do corpo estriado ou tálamo ipsilateral ao lado afetado.

Síndromes parkinsonianas

Doença de Parkinson

A DP é a segunda doença neurodegenerativa mais comum, sendo superada apenas pela DA, e teve um aumento significativo de sua prevalência nas últimas três décadas. A DP faz parte do grupo das sinucleinopatias, nas quais há deposição da proteína alfassinucleína, agregando-se de forma anômala ao tecido neuronal e formando os corpos de Lewy, característica patológica desse grupo de doenças.

Apesar desses marcadores patológicos, a fisiopatologia da doença não está totalmente esclarecida, devido ao acometimento de múltiplas vias no processo neurodegenerativo. Ainda não existe um biomarcador que possa definir o diagnóstico de DP. O diagnóstico é baseado nos sintomas clínicos, com a presença de parkinsonismo, uma designação sindrômica, com um conjunto de sintomas motores. A bradicinesia é uma característica fundamental, mas compreende outros achados, como o tremor de repouso, um movimento involuntário e rítmico, e a rigidez, com aumento do tônus muscular e da resistência na movimentação passiva.

Os distúrbios motores causam incapacidade progressiva, com prejuízo das atividades diárias e redução na qualidade de vida. Há também alteração de postura, tipicamente fletida, e na marcha, que é lenta, de base estreita e com passos curtos. Apesar de ser considerada desordem motora, uma série de sintomas não motores pode estar presente, com hiposmia, constipação, disfunção urinária, hipotensão ortostática, perda de memória e distúrbios do sono. O diagnóstico clínico é suportado por reposta clara à terapêutica dopaminérgica.

Neuroimagem estrutural

As neuroimagens estruturais habitualmente não demonstram alterações significativas na DP. Apesar disso, devem fazer parte do processo diagnóstico, pois auxiliam na distinção de formas secundárias e atípicas de síndromes parkinsonianas, já que alguns achados em neuroimagem estrutural, apesar de apresentarem baixa sensibilidade, podem ser específicos para algumas entidades.

Algumas técnicas mais recentes em neuroimagem, como a sequência para avaliação de neuromelanina e a técnica de suscetibilidade magnética, têm potencial para a avaliação da doença nigral na DP. A avaliação da neuromelanina tem demonstrado sensibilidade e especificidade acima de 80% na diferenciação de DP e indivíduos-controle. Já a técnica de suscetibilidade magnética, com perda da área de hipersinal nigral dorsal, referida como correspondente à região do nigrossomo-1 em pacientes com DP, tem demonstrado alta sensibilidade e especificidade para diferenciação de indivíduos controle, sendo sugerida como um potencial biomarcador. Apesar de potencial marcador precoce da DP, o achado não é indicado para diferenciar a DP de outras síndromes parkinsonianas degenerativas.

Neuroimagem funcional

Pelo consenso europeu, o PET-FDG é recomendado para uso clínico na avaliação de DP com déficit cognitivo, inclusive pelo valor prognóstico que o PET possui em determinar futuros déficits cognitivos. Nesses casos, o PET-FDG demonstra áreas de hipometabolismo, com uma correlação entre estado mental e a extensão de envolvimento cortical e subcortical na transição de DP para demência de Parkinson, como no parietal lateral, occipital, córtex de associação temporal, cíngulo anterior, pré-cúneo e núcleo caudado. Nos pacientes com DP foi identificado esse padrão cognitivo, que porém não se correlaciona com o déficit motor.

Síndromes parkinsonianas atípicas

Grupo de doenças degenerativas que mimetizam características da DP, com aspectos clínicos heterogêneos, geralmente graves e rápida progressão. Algumas entidades entram no diagnóstico diferencial das síndromes parkinsonianas atípicas, incluindo a AMS, a PSP, a DCB e a degeneração lobar frontotemporal (DLFT), por terem como apresentação principal ou sinal acompanhante o parkinsonismo. No passado, a PSP e a DCB eram denominadas síndromes Parkinson-*plus*, sendo atualmente consideradas desordens relacionadas à DFT por serem taupatias, refletindo as diferenças patológicas em relação às alfassinucleinopatias como a AMS e a DA.

Atrofia de múltiplos sistemas

Doença neurodegenerativa com início na idade adulta, esporádica e progressiva, caracterizada por graus variáveis de parkinsonismo, ataxia cerebelar, insuficiência autonômica, disfunção urogenital e desordem corticospinal. O diagnóstico definitivo de AMS requer estudo neuropatológico demonstrando inclusões gliais citoplasmáticas e aglomerações de alfassinucleínas associada à neurodegeneração estriatonigral ou olivopontocerebelar.

A doença frequentemente se inicia com disfunção vesical ou erétil. A apresentação motora está geralmente relacionada a parkinsonismo, com bradicinesia, rigidez, instabilidade de marcha e menos frequentemente tremor, mas ataxia cerebelar pode ser a manifestação motora de significativa percentagem dos pacientes. Com base nessas alterações clínicas, quando há predomínio dos sintomas cerebelares, o termo AMS-C é utilizado. Quando os sintomas parkinsonianos predominam, utiliza-se AMS-P, sendo o curso da doença semelhante nas duas formas.

Em estágios avançados da doença, pode ocorrer déficit cognitivo, especialmente com disfunção executiva, podendo ocorrer demência. Nos critérios diagnósticos, AMS provável é definida com a presença de falência autonômica mais parkinsonismo ou ataxia cerebelar, e uma pobre resposta terapêutica à levodopa.

Neuroimagem estrutural

O estudo em neuroimagem estrutural, sendo a RM o método de escolha, pode ser normal no início da doença. Na forma AMS-P, ressalta-se a atrofia putaminal, associada a hipossinal na sequência T2 na margem lateral do putâmen, resultante da deposição de substâncias paramagnéticas, incluindo o ferro. Sequências como T2* e SWI também podem demonstrar a deposição do material paramagnético. A presença de uma imagem linear com hipersinal T2 na margem posterolateral do putâmen, denominada *putaminal slit*, em decorrência de neurodegeneração e gliose, também pode ser observada (Figura 15).

Já na forma AMS-C, em que predominam os sintomas cerebelares, as alterações são mais evidentes na fossa posterior, com atrofia cerebelar, eventualmente com hipersinal T2/FLAIR na cortical. Há também atrofia da ponte, dos pedúnculos cerebelares médios e superiores, que podem apresentar hipersinal T2/FLAIR. Outro achado bastante sugestivo é a presença do "sinal da cruz" em imagens axiais da ponte na sequência T2, também denominada *hot-cross bun sign*, que decorre da perda seletiva de fibras pontocerebelares transversas e de neurônios da rafe pontina mediana (Figura 16).

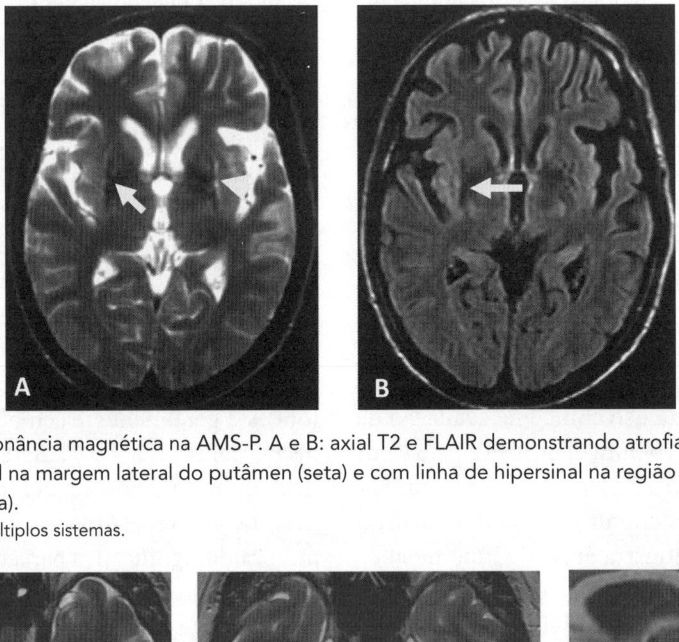

FIGURA 15 Ressonância magnética na AMS-P. A e B: axial T2 e FLAIR demonstrando atrofia putaminal, associada a hipossinal na margem lateral do putâmen (seta) e com linha de hipersinal na região lateral, putaminal *slit* (ponta de seta).
AMS: atrofia de múltiplos sistemas.

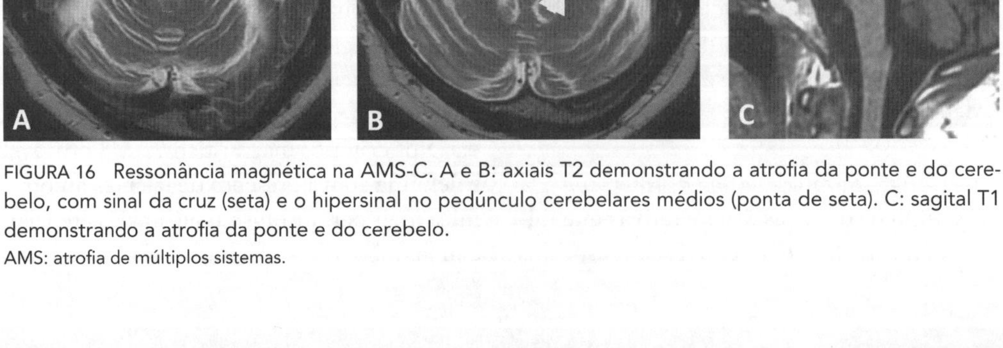

FIGURA 16 Ressonância magnética na AMS-C. A e B: axiais T2 demonstrando a atrofia da ponte e do cerebelo, com sinal da cruz (seta) e o hipersinal no pedúnculo cerebelares médios (ponta de seta). C: sagital T1 demonstrando a atrofia da ponte e do cerebelo.
AMS: atrofia de múltiplos sistemas.

Neuroimagem funcional

O estudo de PET-FDG demonstra hipometabolismo bilateral no cerebelo, na ponte e no putâmen. A lateralidade dos sintomas se correlaciona com a apresentação clínica. No caso de hipometabolismo cerebelar isolado, deve-se considerar outras etiologias, como ataxia espinocerebelar ou síndrome paraneoplásica.

Paralisia supranuclear progressiva

Relaciona-se a uma desordem neurodegenerativa progressiva, esporádica e com início na idade adulta a partir dos 40 anos. A forma clássica da PSP, designada de síndrome de Richardson, tem a combinação de início precoce de instabilidade postural e quedas, associada a disfunção motora do olhar vertical. Outras variantes clínicas de PSP foram observadas, incluindo o predomínio inicial de disfunção motora ocular (PSP-OM), instabilidade postural (PSP-PI), com parkinsonismo (PSP-P), apresentação cognitiva ou comportamental frontal (PSP-F), congelamento da marcha (PSP-PGF), síndrome corticobasal (PSP-DCB), ataxia cerebelar (PSP-C), esclerose lateral amiotrófica (PSP-PLS) e desordens de linguagem (PSP-SL).

Devido à grande variedade de manifestações clínicas, o diagnóstico precoce e confiável de PSP é um grande desafio. Os critérios diagnósticos de PSP foram revisados em 2020 pela Movement Disorder Society com pontos mandatórios de inclusão e exclusão. Clinicamente, quatro principais domínios funcionais com manifestações clínicas características foram propostos: disfunção motora ocular, instabilidade postural, acinesia e disfunção cognitiva. Em cada domínio foram colocadas três características clínicas principais estratificadas com níveis de confiabilidade. O diagnóstico definitivo é neuropatológico, demonstrando a deposição de tau em inclusões neuronais e gliais, com perda neuronal, gliose e emaranhados neurofibrilares nos núcleos da base, mesencéfalo e núcleos cerebelares.

Neuroimagem estrutural

A neuroimagem estrutural tem um importante papel na exclusão de outras doenças, como leucoencefalopatias, doença vascular, hidrocefalia e neoplasias. Pode também demonstrar alterações que dão suporte ao diagnóstico clínico. A atrofia predominante no mesencéfalo (Figura 17), com perda da convexidade superior do tegmento mesencefálico, retificação ou aspecto côncavo, mostra um aspecto em imagens sagitais denominado "sinal do pinguim" ou " sinal do beija-flor". Quando observada no plano axial, a atrofia determina um aspecto referido como "sinal do Mickey Mouse". Pode ocorrer a presença de hipersinal T2/FLAIR no mesencéfalo, com alta especificidade para a entidade.

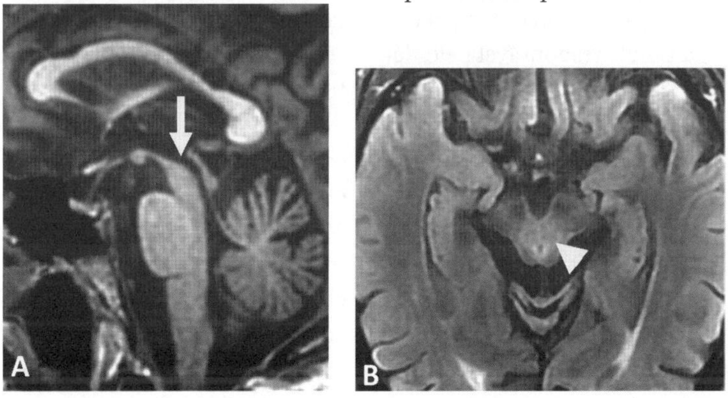

FIGURA 17 Ressonância magnética na PSP. A: sagital T1 demonstrando a significativa redução de volume do mesencéfalo (seta). B: axial FLAIR demonstrando o hipersinal no mesencéfalo (ponta de seta).

A avaliação quantitativa pode ser realizada utilizando a razão entre a área do mesencéfalo e a da ponte em imagens sagitais. Um valor abaixo de 0,15 tem alta sensibilidade e especificidade para PSP.

Neuroimagem funcional

Estudo de PET-FDG mostra hipometabolismo glicolítico no lobo frontal medial e dorsolateral, no cíngulo anterior e no núcleo caudado (particularmente contralateral ao lado clinicamente mais afetado).

Demência vascular

Vários termos têm sido utilizados para relacionar o declínio cognitivo e a demência de causa vascular, incluindo demência vascular, declínio cognitivo vascular, desordem cognitiva vascular, entre outros. É a segunda causa mais frequente de demência, depois da DA, sendo uma desordem com prejuízo cognitivo diretamente relacionado à lesão vascular no cérebro.

Essa deficiência cognitiva reflete o acometimento de áreas do domínio cognitivo, em decorrência de lesão de uma artéria que nutre um grande território ou do acúmulo de doença de pequenas artérias. Existem diferentes critérios diagnósticos para demência vascular, sendo dois aspectos fundamentais: o estabelecimento da presença do declínio cognitivo e a determinação de doença vascular como a dominante, se não a única, responsável pelo déficit cognitivo.

A demência vascular pode ser classificada em cinco grupos de acordo com o mecanismo da lesão cerebrovascular:

1. Demência por múltiplos infartos.
2. Demência por infarto único em posição estratégica.
3. Doença dos pequenos vasos.
4. Hipoperfusão.
5. Demência hemorrágica.

Pode ocorrer associação entre os diferentes mecanismos.

Para determinar evidências de uma doença cerebrovascular significativa, o processo diagnóstico se baseia na avaliação da história clínica, no exame físico e na neuroimagem. A demonstração de anormalidades na neuroimagem é crítica para aumentar a acurácia do diagnóstico.

Os achados em neuroimagem são variados e não há achado patognomônico de demência vascular. É fundamental que os achados em neuroimagem sempre sejam considerados diante de um contexto clínico, e sua extensão, natureza e localização devem ser consideradas. Alguns trabalhos tentaram definir uma mínima evidência radiológica necessária para fundamentar o diagnóstico. Pelos critérios de NINDS-AIREN, requer múltiplos infartos de grandes artérias ou um infarto único em posição estratégica, múltiplas lacunas nos núcleos da base e substância branca cerebral ou extensas lesões na substância branca cerebral (Quadro 4).

Infarto de grandes artérias

O mecanismo da lesão cerebrovascular relacionada a grandes vasos que pode acarretar a demência pode estar relacionado à presença de múltiplos infartos corticais/subcorticais (Figura 18) ou à presença de um infarto único estrategicamente localizado (Figura 19), como o acometimento de regiões como hipocampo, tálamo medial e vias talamocorticais. Na fase crônica do infarto, a imagem é caracterizada pela perda de volume, formação de cavidades, aumento de sulcos e de ventrículos adjacentes e gliose no parênquima cerebral ao redor.

QUADRO 4 Definições operacionais pela parte radiológica dos critérios de NINDS-AIREN

Topográfico

Infarto de grande vaso:

- Definido como defeito no parênquima cerebral em um território arterial com acometimento da substância cinzenta.
- Artéria cerebral anterior: acometimento bilateral.
- Artéria cerebral posterior: acometimento dá região medial do tálamo ou região inferomedial do lobo temporal.
- Áreas de associação em território da artéria cerebral média com acometimento:
  - Lobo parietotemporal (como o giro angular).
  - Córtex têmporo-occipital.
- Infartos em zonas de fronteira vascular entre as:
  - Artérias cerebrais média e anterior.
  - Artérias cerebrais média e posterior.

Doença de pequenos vasos:

- Múltiplas lacunas nos núcleos da base e substância branca frontal.
- Extensas lesões na substância branca cerebral.
- Lesões talâmicas bilaterais.

Gravidade das lesões

- Doença de grandes vasos no hemisfério dominante.
- Infartos bilaterais em grandes artérias.
- Leucoencefalopatia acometendo mais de 25% de toda a substância branca cerebral.

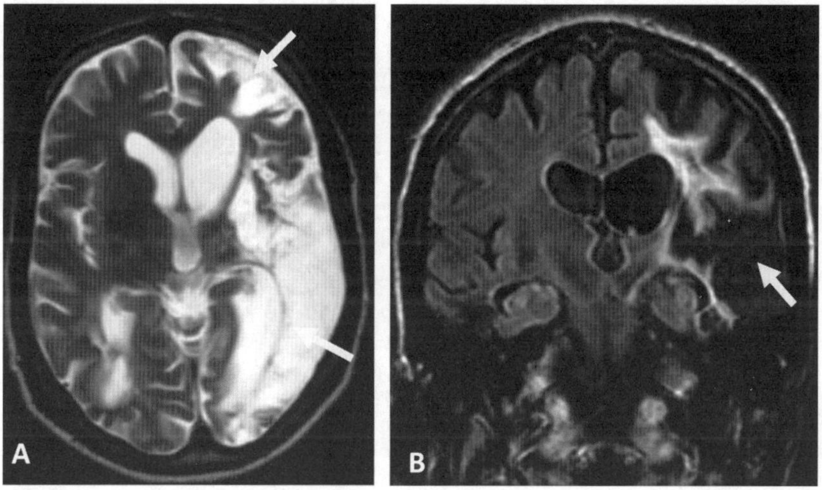

FIGURA 18 Ressonância magnética em infarto extenso/múltiplos infartos. A e B: axial T2 e coronal FLAIR, demonstrando extensas cavidades no hemisfério cerebral esquerdo, decorrentes de infartos, com formação de múltiplas áreas de encefalomalacia e cavidades (setas).

Infartos em zona de fronteira vascular

São infartos que ocorrem no limite distal de irrigação entre mais de um território vascular. Podem ocorrer em fronteira superficial (cortical) ou profunda (interna). A fisiopatologia é controversa e possivelmente multifatorial. O mecanismo hemodinâmico, que inclui a estenose ou oclusão em arterial proximal, como na artéria carótida interna, ou hipotensão sistêmica, é a principal causa de infartos de fronteira. Habitualmente, os infartos em fronteira têm formato de cunha que se estende da margem lateral dos ventrículos até a superfície cortical, estendendo-se paralelamente ao ventrículo, uni ou bilaterais (Figura 20).

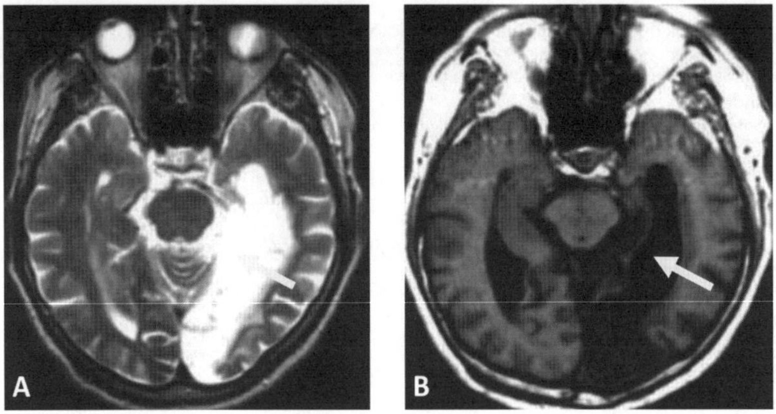

FIGURA 19 Ressonância magnética em infarto único em região estratégica. A e B: axial T2 e T1, demonstrando a cavidade decorrente de infarto no território da artéria cerebral posterior, com acometimento da região temporal mesial, com comprometimento hipocampal e extensão para a região occipital (seta).

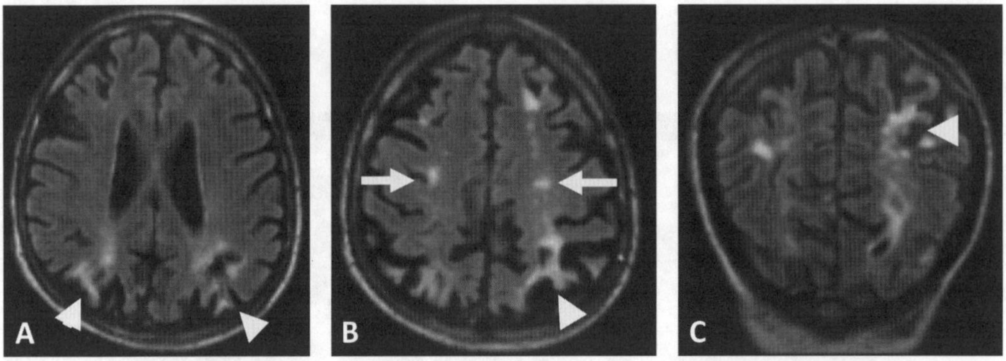

FIGURA 20 Ressonância magnética em infarto em território de fronteira vascular. A, B e C: axiais e coronal FLAIR, demonstrando o acometimento parassagital bilateral, com áreas de hipersinal T2/FLAIR na substância branca cerebral (seta) e regiões com comprometimento cortical na transição entre os territórios vasculares das artérias cerebrais média, anterior e posterior, com formação de cavidades (ponta de seta).

Doença de pequenos vasos

Geralmente uma doença lentamente progressiva, que não inclui a clássica apresentação em degraus da doença vascular de grande vasos e tem como apresentação clínica a síndrome cognitiva subcortical. A neuroimagem tem papel extremamente relevante no diagnóstico, e o principal achado está relacionado a áreas de hipodensidade em TC e de hipersinal T2 em RM na substância branca cerebral. Diferentes escalas podem ser utilizadas para quantificar o comprometimento da substância branca cerebral, sendo a escala de Fazekas (Figura 21) possivelmente a mais conhecida. Outros achados podem estar presentes na doença microvascular, como a presença de infartos lacunares, micro-hemorragias e alargamento de espaços perivasculares (Figura 22).

A doença de pequenos vasos tem como principal etiologia a fibro-hialinólise decorrente principalmente da hipertensão arterial sistêmica. Outras doenças de diferentes etiologias, como a angiopatia amiloide, causas genéticas como o CADASIL (*cerebral autosomal dominant arteriopathy with subcortical infarcts and leukoencephalopathy*), o CARASIL (*cerebral autosomal recessive arteriopathy subcortical*

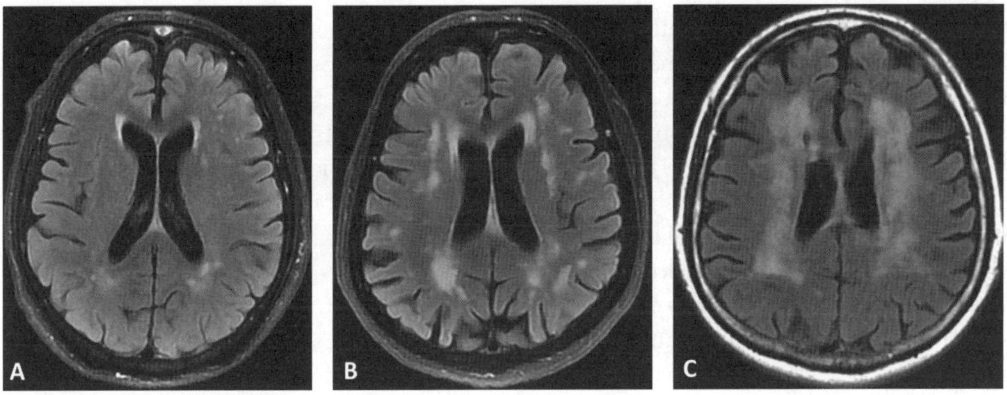

FIGURA 21 Ressonância magnética e a classificação de Fazekas (modificada), axial FLAIR.
A: Fazekas 1 - pequenos focos esparsos de hipersinal T2, na substância branca cerebral. B: Fazekas 2 - início de áreas de confluência de hipersinal T2. C: Fazekas 3 - extensas áreas confluentes de hipersinal T2.

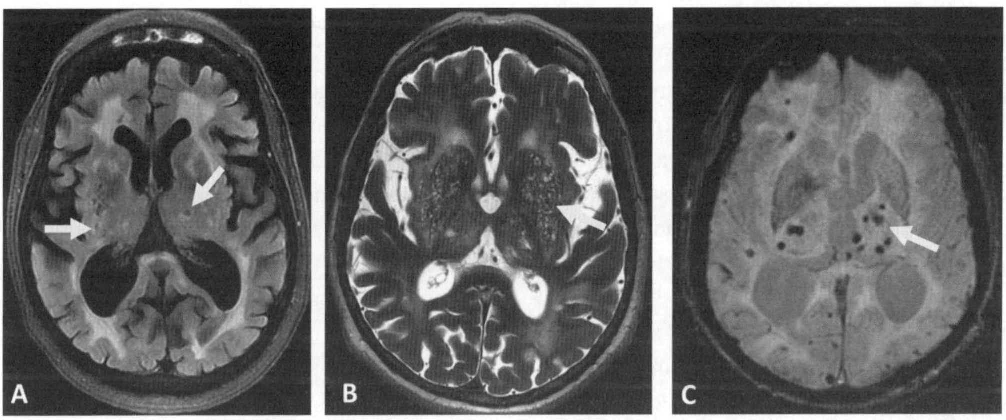

FIGURA 22 Ressonância magnética nos achados de microangiopatia em neuroimagem. A: axial FLAIR demonstrando as áreas de hipersinal T2 na substância branca cerebral e a presença de infartos lacunares nos tálamos (setas). B: axial T2, notando-se as áreas de hipersinal T2 na substância branca e o alargamento dos espaços perivasculares nas regiões nucleocapsulares (seta), descrito como aspecto crivoso. C: axial SWI (sequência de suscetibilidade magnética) com focos de acentuado hipossinal compatíveis com micro-hemorragias (seta).

infarcts and leukoencephalopathy), doenças imunomediadas, como a vasculite primária, lúpus eritematoso sistêmico, assim como etiologias infecciosas, radioterapia, entre outras.

O padrão típico no PET-FDG consiste em hipometabolismo com margens que seguem um padrão vascular no território das artérias cerebrais anterior, média ou posterior, geralmente com evidência de encefalomalacia na região correspondente nas imagens de TC. Se o lobo frontal ou cápsula interna está envolvida, hipometabolismo no cerebelo contralateral pode ser visto devido a diásquise cerebrocerebelar cruzada.

Doença de Huntington

A doença de Huntington (HD) é uma doença neurodegenerativa fatal causada por um número anormalmente aumentado de repetições CAG no gene da huntingtina, localizado no cromossomo 4p. Geralmente entre a idade de 40 a 50 anos há perda significativa de neurônios GABAérgicos espinhosos médios no núcleo caudado, putâmen e córtex cerebral, resultando em sintomas comportamentais progressivos, coreia e disfunções cognitivas.

O estudo em neuroimagem estrutural pode demonstrar o afilamento cortical e a atrofia do estriado, mais conspícua nos núcleos caudados, mais bem evidenciada em cortes coronais (Figura 23). O grau de atrofia do caudado e o da atrofia cortical se correlacionam, respectivamente, com a gravidade da coreia e da perda cognitiva. Como os neurônios estriatais GABAérgicos afetados contêm a maioria dos receptores de dopamina no corpo estriado, diminuições nos receptores D1 e D2 acompanham a extensão de perda celular.

Estudos do sistema dopaminérgico com PET ou SPECT podem demonstrar essa alteração, que se correlaciona com a duração da doença e sua gravidade. Além disso, a captação dopaminérgica também é reduzida no neurônio pré-sináptico.

Quanto ao PET-FDG, mostra hipometabolismo no corpo estriado, córtex frontal e temporal nos pacientes com HD e em portadores assintomáticos. Os portadores de DH que se tornam sintomáticos tendem a apresentar menor metabolismo no núcleo caudado em comparação aos que permanecem assintomáticos em um período de 5 anos. Outros traçadores de PET demonstram ainda níveis aumentados de micróglia ativada no corpo estriado, fato que se correlacionou com a probabilidade de início da doença e gravidade clínica.

Doença de Creutzfeldt-Jakob

A doença de Creutzfeldt-Jakob (DCJ) é uma doença neurodegenerativa rara e fatal, cujas principais características clínicas são deterioração mental rapidamente progressiva, mioclonia, ataxia e distúrbios visuais. Seu diagnóstico clínico pode ser desafiador, e a confirmação definitiva é obtida por biópsia cerebral. O FDG-PET como ferramenta diagnóstica mostra alta especificidade e sensibilidade, superior à da RM, especialmente nos estágios iniciais da doença. No entanto, devido à alta sensibilidade e especificidade das anormalidades do eletroencefalograma, alterações na RM, normalmente mostrando hipersinal nos núcleos da base, tálamos e/ou córtex, principalmente em imagens ponderadas em difusão (Figura 24), mas também T2 e FLAIR, e detecção de proteína 14-3-3 no líquido cefalorraquidiano, o valor diagnóstico adicional do FDG-PET para o diagnóstico de DCJ é prova-

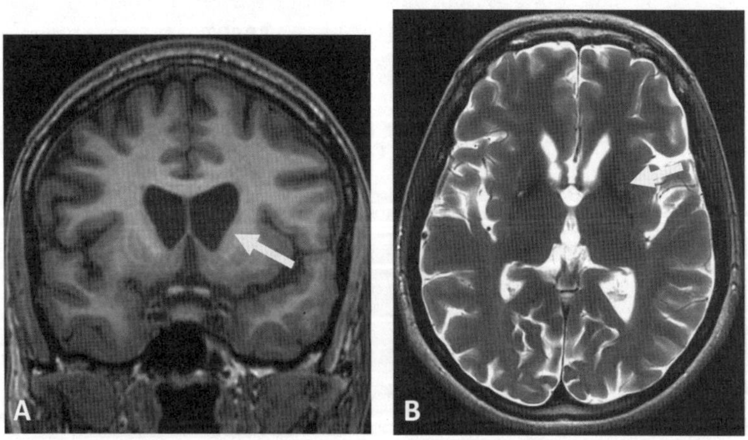

FIGURA 23 Ressonância magnética na doença de Huntigton. A: coronal T1 demonstrando o aumento do corno frontal dos ventrículos laterais em decorrência da atrofia dos núcleos caudados (seta). B: axial T2 evidenciando a redução dos putamens (seta) e da cabeça dos núcleos caudados.

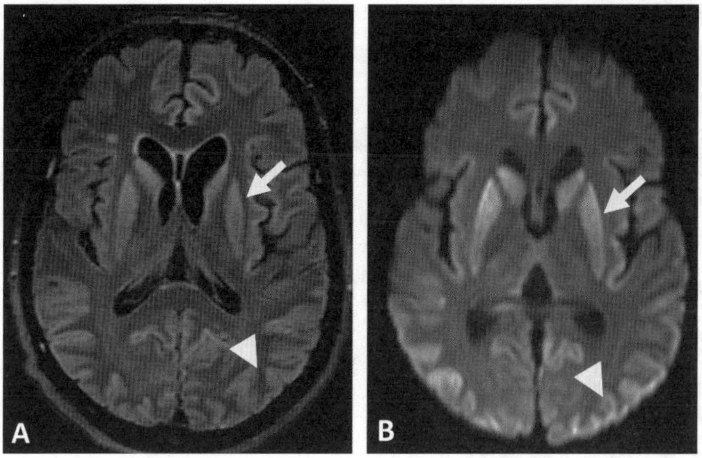

FIGURA 24 Ressonância magnética na doença de Creutzfeldt-Jakob. A: axial FLAIR demonstrando o hipersinal estriatal (seta) bilateral e o discreto hipersinal cortical (ponta de seta). B: axial difusão demonstrando o característico hipersinal na região dos núcleos da base (seta) e o acometimento cortical (ponta de seta).

velmente limitado. O padrão de imagem mais observado em estudos de PET-FDG é de hipometabolismo nas regiões medial e lateral do córtex frontal e parietal, geralmente de forma assimétrica.

Hidrocefalia de pressão normal (HPN)

Caracterizada como uma síndrome potencialmente reversível, caracterizada clinicamente pelo alargamento dos ventrículos cerebrais, comprometimento cognitivo, apraxia de marcha e incontinência urinária, sua fisiopatologia ainda não está esclarecida. A forma idiopática não demonstra evidência pregressa de meningite, hemorragia intracraniana, tumor cerebral ou trauma e geralmente inicia após os 60 anos.

O *guideline* internacional recomenda os seguintes achados-chave em neuroimagem para HPN:

1. Alargamento dos ventrículos laterais com indice de Evans $\geq 0{,}3$.
2. Ausência macroscópica de obstrução de fluxo liquórico.
3. Pelo menos um dos achados de suporte:

- Alargamento do corno temporal dos ventrículos laterais não atribuível a atrofia hipocampal.
- Ângulo calosal entre 40º e 90º.
- Alterações periventriculares em TC ou RM devido a alteração no conteúdo de água e não totalmente atribuível a doença microvascular ou desmielinização.
- *Flow void* no aqueduto mesencefálico ou no quarto ventrículo.

O *guideline* japonês de 2021 ressalta os seguintes achados em neuroimagem:

- Padrão DESH (alargamento desproporcionado do espaço liquórico subaracnoide): ventriculomegalia com índice de Evans $\geq 0{,}3$, associada com redução dos sulcos na alta convexidade, junto à linha média, e alargamento das fissuras de Sylvius (Figura 25).
- Possiblidade de um padrão não DESH em HPN.

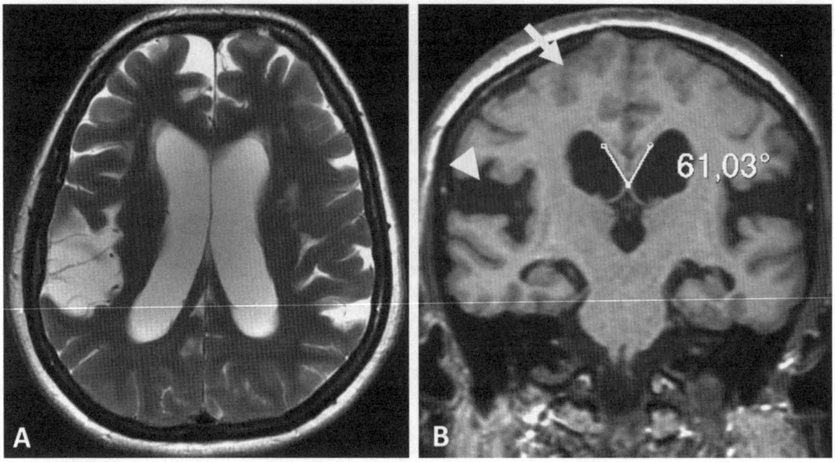

FIGURA 25 Ressonância magnética na hidrocefalia de pressão normal. A: axial T2 demonstra a dilatação ventricular e alargamento de sulcos corticais. B: coronal T1 demonstra o alargamento das fissuras de Sylvius (ponta de seta) e a redução de sulcos na alta convexidade (seta), caracterizando o alargamento desproporcionado do espaço subaracnóideo. Ângulo calosal de 61°.

Cisternocintilografia na hidrocefalia de pressão normal

Aplicada para avaliação do fluxo liquórico, a indicação mais comum da cisternocintilografia é a suspeita de HPN. Outras indicações do método incluem pesquisa de fístulas liquóricas e avaliação da perviedade de derivações cirúrgicas.

Diferenciar a HPN de uma dilatação ventricular secundária na atrofia cortical cerebral pode ser difícil em estudos radiológicos como TC ou RM. Nesse contexto, a avaliação da dinâmica liquórica por meio da cisternocintilografia pode contribuir para o diagnóstico diferencial. O método consiste na aquisição de imagens seriadas após a administração intratecal de [^{99m}Tc]-DTPA ou [^{111}I]-DTPA. O DTPA permite a avaliação da dinâmica do líquor devido a sua solubilidade não lipídica, alto peso molecular, elevada estabilidade e por não ser metabolizado ou absorvido por via transependimal. A exposição do sistema nervoso central à radiação no procedimento, representada pela dose absorvida, é aceitável.

O padrão de imagem em HPN mostra uma dinâmica liquórica alterada, com lentificação do radiofármaco em atingir as circunvoluções cerebrais, clareamento lentificado nos hemisférios cerebrais e refluxo persistente para ventrículos laterais. Na hidrocefalia não obstrutiva generalizada, que apresenta como principal causa a atrofia cerebral isolada, os achados cintilográficos são de retardo do traçador em chegar no espaço subaracnóideo, que se apresenta alargado, podendo ocorrer refluxo não persistente para os ventrículos laterais, além de clareamento normal nos hemisférios cerebrais (Figura 26).

OUTROS TRAÇADORES EM PET-CT

Amiloide

O exame de PET com marcador beta-amiloide (PET amiloide), utilizado para avaliar depósitos de placas beta-amiloide no cérebro, está revolucionando o campo de atuação em DA desde sua introdução, há mais de uma dé-

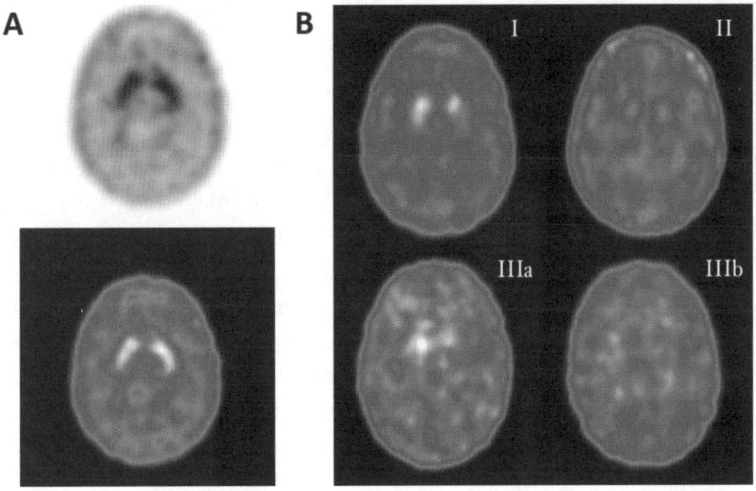

FIGURA 26 A: paciente saudável, com densidade de TDA preservada nos corpos estriados. B: imagens transversais de estudos de SPECT com [99mTc]-TRODAT-1 em pacientes com DP, classificados em graus: I – acometimento de um dos putamens; II – acometimento bilateral dos putamens; IIIa – acometimento dos putamens e do um dos núcleos caudados; IIIb – envolvimento bilateral dos putamens e núcleos caudados.
DP: doença de Parkinson; SPECT: tomografia computadorizada com emissão de fóton único.

cada. Os critérios diagnósticos recentemente atualizados para demência em DA incorporam biomarcadores moleculares da fisiopatologia da doença: PET amiloide e biomarcadores liquóricos amiloide e tau.

O primeiro traçador de PET desenvolvido para se ligar especificamente às placas fibrilares A-beta foi o composto-B de Pittsburgh marcado com ^{11}C ([^{11}C]-PIB), introduzido em 2004. Até agora, esse foi o traçador de PET mais bem caracterizado e mais amplamente usado para o estudo de depósitos de amiloides no cérebro humano, tanto em DA quanto em outras doenças neurodegenerativas. Esse traçador não se liga a outros depósitos de proteínas que frequentemente ocorrem de forma concomitante com o depósito de placas amiloides, como emaranhados neurofibrilares ou alfassinucleína.

O uso de imagens de PET amiloide é considerado mais adequado quando pacientes apresentam comprometimento cognitivo que pode ser atribuído à DA, mas em casos em que há incerteza clínica, e a confirmação da presença ou ausência de depósitos de proteína amiloide mudaria a certeza diagnóstica. Em outras palavras, em um paciente de 70 anos apresentando quadro progressivo de comprometimento da memória episódica com disfunção das funções executivas, atrofia do hipocampo e hipometabolismo glicolítico temporoparietal, o PET amiloide não é particularmente útil, pois um amiloide positivo no PET não alteraria significativamente o grau já elevado de confiança diagnóstica.

Por outro lado, o resultado de um exame de PET amiloide poderia substancialmente mudar a confiança diagnóstica para pacientes que apresentam fenótipos como ACP, SCB e APP, em que DA é uma das possíveis patologias de base.

Os critérios de uso apropriado enfatizam que o PET amiloide é atualmente mais provavelmente útil quando o paciente tem objetivamente comprometimento cognitivo confirmado, quando a causa do comprometimento cognitivo permanece incerta após uma avaliação abrangente por um especialista em demência, quando o diagnóstico diferencial inclui DA e quando se espera que o conhecimento da presença ou ausência de doença A-beta possa aumentar a certeza diagnóstica ou alterar o manejo do paciente.

Por meio de uma abordagem mais objetiva, o uso de PET amiloide é considerado apropriado nos seguintes casos:

- Paciente com sintomas persistentes ou progressivos inexplicados de CCL.
- Os principais critérios clínicos para possível DA estão presentes, porém há uma apresentação clínica pouco clara, como um curso clínico atípico ou uma apresentação etiologicamente mista.
- O paciente tem demência progressiva e a idade de início foi atipicamente precoce (geralmente definida como ≤ 65 anos).

O uso de PET amiloide é considerado inadequado nas seguintes situações:

- O paciente atende aos critérios clínicos básicos para DA provável e teve a idade típica de início dos sintomas.
- Há necessidade de determinar a gravidade da demência.
- O paciente é assintomático e tem histórico familiar de DA ou demonstrou ser portador do alelo ε4 da apolipoproteína E.
- O paciente tem uma queixa cognitiva que não foi confirmada no exame clínico.
- Como teste para um paciente suspeito de ser portador de mutação autossômica dominante em vez de genotipagem.
- O paciente é assintomático.
- Por razões não médicas (p. ex., cobertura de seguro ou triagem de emprego).

Modelos da sequência fisiopatológica da DA sugerem que o acúmulo de beta-amiloide ocorre no início do processo neurodegenerativo. Usando métodos visuais ou semiquantitativos, diversos trabalhos revelaram aumento da retenção de PIB em comparação com controles. Na DA, a distribuição *in vivo* do PIB demonstrou refletir a distribuição neuropatológica de placas fibrilares beta-amiloides.

O padrão de aumento de concentração em relação aos controles foi observado no córtex pré-frontal, pré-cúneo e cíngulo posterior, e menos evidente no córtex parietal lateral, temporal e no corpo estriado. Captação no córtex sensório-motor primário e visual, bem como temporal medial, hipocampo e amígdala, foi muito semelhante entre os grupos. Como o cerebelo mostra pouca captação do traçador, achado confirmado por resultados *post mortem*, é frequentemente usado como região de referência.

Indivíduos com CCL que têm um exame de PET amiloide positivo são geralmente considerados como tendo DA prodrômica e apresentam maior probabilidade de progredir para demência em relação aos pacientes com PET amiloide negativo. Numerosos estudos em CCL demonstraram que a captação de PIB nesses pacientes é intermediária entre DA e controles.

Em relação a outras demências, sabe-se que tanto a DCL quanto a demência da DP são caracterizadas na autópsia pela presença de corpos de Lewy corticais. Alguns estudos com

QUADRO 5 Situações de aplicação de PET amiloide consideradas apropriadas

Recomendações para PET amiloide
▪ Paciente com sintomas persistentes ou progressivos inexplicados de CCL. ▪ Principais critérios clínicos para possível DA estão presentes, porém há uma apresentação clínica pouco clara, como um curso clínico atípico ou uma apresentação etiologicamente mista. ▪ Paciente com demência progressiva e idade de início atipicamente precoce.

CCL: comprometimento cognitivo leve; DA: doença de Alzheimer.

PET amiloide evidenciaram que a carga amiloide *in vivo* em DCL no cérebro foi significativamente maior do que nos controles, similar à apresentada em DA, enquanto a concentração entre Parkinson com ou sem demência e os controles foi semelhante.

Em DFT, uma vez que a deposição de amiloide não é uma característica patológica, a imagem do PIB pode apresentar importante papel na diferenciação com DA. O padrão de PIB cortical em DFT tem se mostrado semelhante ao de controles saudáveis.

A deposição de amiloide também é um fator neuropatológico marcador de outras demências e distúrbios do movimento, como na angiopatia amiloide cerebral (AAC), em que a captação de PIB na região occipital se apresenta relativamente maior em comparação aos pacientes com DA, consistente com a distribuição dessa patologia na autópsia. Em APP e ACP o padrão de imagem não se diferencia de DA.

Tau

Embora a imagem de PET amiloide tenha contribuído de forma significativa para aumentar a confiança diagnóstica na avaliação do paciente com demência, estudos mostram que a localização e a magnitude de deposição de proteína tau se correlacionam melhor com neurodegeneração e sintomas do que a amiloide. Esse fato é confirmado *in vivo* em estudos de PET em que a topografia da deposição amiloide não se correlaciona com quadros clínicos, especialmente em subtipos atípicos de DA.

O primeiro radiotraçador desenvolvido para a imagem da proteína tau no cérebro com PET foi o [^{18}F]-FDDNP, seguido do [^{18}F]-FSB35 e do [^{18}F]-FP-curcumin. No entanto, todos esses radioligantes ligam-se tanto a neurofibrilas tubulares (NFT) quanto às placas A-beta no cérebro, portanto apresentavam valor diagnóstico limitado.

O desenvolvimento de uma série de derivados de quinolonas viabilizou uma ligação a NFT de tau com maior afinidade do que as fibrilas de beta-amiloide. Atualmente são vários os radiotraçadores de proteína tau aplicados *in vivo*, que mostram uma ligação seletiva ao filamento helicoidal pareado hiperfosforilado tau (PHF-tau). As principais classes de radiotraçadores tau são derivados de quinolona, derivados de benzotiazol e piridinas de benzimidazóis.

No atual momento não há consenso ou recomendação sobre indicações/contraindicações para a aplicação clínica de imagens de PET tau, apesar de ser uma poderosa ferramenta de pesquisa em taupatias. Considera-se a aplicação clínica nos seguintes cenários:

- A causa do comprometimento cognitivo permanece incerta após avaliação clínica abrangente por especialista.
- A história da doença e os exames de rotina não confirmaram o diagnóstico definitivo de DA.
- Há necessidade de diferenciar a DA de outras taupatias neurodegenerativas.
- Há necessidade de determinar a gravidade da deposição de tau na DA.

Quanto ao padrão de imagem no PET tau, indivíduos jovens cognitivamente normais mostram poucos focos de retenção do radiofármaco. Em idosos com capacidade cognitiva normal, não é observada retenção cortical focal, mas um aumento da captação do radiofármaco no mesencéfalo, caudado, putamens, globo pálido e tálamo.

Os pacientes com DA apresentam retenção significativa do radiotraçador tau no estágios avançados, como na região temporal lateral inferior, no cíngulo posterior e na região parietal lateral. Um exame positivo para deposição de tau deve ser interpretado em associação com imagens de PET amiloide para diagnosticar a DA, sempre com correlação clínica.

Resultados negativos de tau com PET amiloide positivo indicam pacientes que possivelmente desenvolveram DA. No caso de PET tau e amiloide positivos, a combinação indica a existência de DA. Resultados negativos de PET amiloide indicam que o paciente provavelmente não tem DA, enquanto resultados negativos de PET tau sugerem que, em pacientes com CCL, é improvável que avancem para demência de Alzheimer.

OUTROS MÉTODOS

SPECT/PET do sistema dopaminérgico

Além dos rastreadores de perfusão e de metabolismo cerebral, avanços significativos têm sido observados nos últimos anos no uso de radiotraçadores para a avaliação do sistema dopaminérgico. A avaliação da integridade nigroestriatal é realizada utilizando-se radiotraçadores de três alvos moleculares pré-sinápticos diferentes (AACD, VMAT e transportador dopaminérgico – DAT) ou de receptores pós-sinápticos. Esses traçadores são regulados de forma distinta em determinadas desordens e dependem muitas vezes do grau de evolução da doença.

Dentre os marcadores para SPECT cerebral, um dos mais utilizados no mundo é o análogo de tropano [^{123}I]-FP-CIT, enquanto no Brasil está disponível o [^{99m}Tc]-TRODAT-1. Tais radiofármacos são tropanos que se ligam a transportadores de dopamina (DAT) no terminal pré-sináptico, portanto são capazes de avaliar a densidade dos DAT no corpo estriado, sendo aplicados principalmente na detecção e diagnóstico diferencial entre doenças com ou sem degeneração dopaminérgica, em destaque a DP.

São inúmeras as aplicações de estudos do sistema dopaminérgico, sobretudo em doenças do sistema extrapiramidal. Algumas das aplicações, como diferenciação de DA e DCL por meio da avaliação da densidade de transportadores pré-sinápticos da dopamina, são consensuais na avaliação das encefalopatias associadas às síndromes parkinsonianas. Em DCL é esperado déficit de densidade de DAT, enquanto na DA espera-se que a densidade de DAT esteja preservada. Várias são as desordens parkinsonianas associadas com déficit dopaminérgico estriatal, algumas das quais podem cursar com demência. Em geral, o padrão de imagem no DAT-SPECT nessas desordens, como em DP (Figura 26), AMS, PSP, DCB, DCL e doença de Huntington, é de déficit de captação no corpo estriado, com fenótipos variáveis.

MIBG cardíaco

Outra ferramenta para avaliação e diagnóstico diferencial de doenças que cursam com parkinsonismo é a cintilografia miocárdica com [^{123}I]-MIBG ou [^{131}I]-MIBG (MIBG cardíaco), originalmente desenvolvida para avaliar terminações nervosas simpáticas cardíacas pós-ganglionares pré-sinápticas em doenças cardíacas como insuficiência cardíaca congestiva. Nesse contexto, o MIBG cardíaco tem sido utilizado para diferenciar a DP de outros parkinsonismos, bem como DCL de DA. A cintilografia com MIBG é baseada em evidências de que norepinefrina (NE) e MIBG têm os mesmos mecanismos para captação, armazenamento e liberação. O estudo avalia a concentração do traçador na área cardíaca pela relação entre coração e mediastino (H/M), e ainda o índice de *washout* entre imagem precoce e tardia (Figura 27).

Déficit de concentração traduzida por baixo índice H/M foi obtido em 90% dos pacientes com DP e em 94,1% dos pacientes com DCL, enquanto a proporção foi normal em 89,1% dos controles (em 100% na DA), o que representa uma sensibilidade e especificidade de MIBG em torno de 90%. O Quadro 6 resume os achados nos principais diferenciais do MIBG cardíaco.

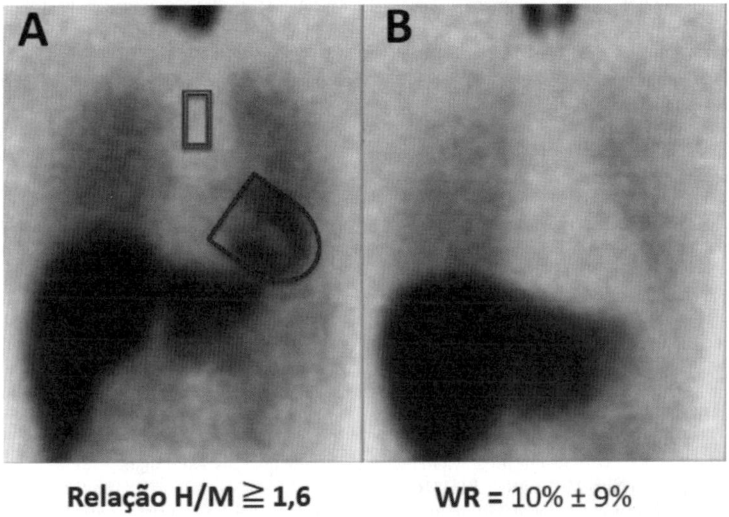

FIGURA 27 Estudos de MIBG cardíaco. A: paciente com captação preservada do radiofármaco na projeção da área cardíaca, com relação H/M normal (≥ 1,6). B: paciente com déficit da captação de MIBG na projeção da área cardíaca, sugerindo déficit de terminações nervosas simpáticas cardíacas pós-ganglionares.
H/M: coração/mediastino; MIBG: cintilografia miocárdica com [I-123]-metaiodobenzilguanidina.

QUADRO 6 Padrões de imagem do MIBG cardíaco, sendo descrito em cada desordem o padrão de captação na área cardíaca como normal ou reduzido

DP	Redução (90%)	Redução (90%)	DCL
PSP	Normal ou discretamente reduzido	Normal	Tremor essencial
DCB	Normal ou discretamente reduzido	Normal ou discretamente reduzido	AMS

AMS: atrofia de múltiplos sistemas; DCB: degeneração corticobasal; DCL: demência por corpos de Lewy; DP: doença de Parkinson; PSP: paralisia supranuclear progressiva.

BIBLIOGRAFIA

Bir SC, Khan MW, Javalkar V, Toledo EG, Kelley RE. Emerging Concepts in Vascular Dementia: A Review. J Stroke Cerebrovasc Dis. 2021;30(8):105864.

Burkett BJ, Babcock JC, Lowe VJ, Graff-Radford J, Subramaniam RM, Johnson DR. PET Imaging of Dementia: Update 2022. Clin Nucl Med. 2022;47(9):763-73.

Cabreira V, Massano J. Doença de parkinson: revisão clínica e atualização [Parkinson's disease: clinical review and update]. Acta Med Port. 2019;32(10):661-670.

Constantinides VC, Paraskevas GP, Paraskevas PG, Stefanis L, Kapaki E. Corticobasal degeneration and corticobasal syndrome: A review. Clin Park Relat Disord. 2019;1:66-71.

Dave A, Hansen N, Downey R, Johnson C. FDG-PET imaging of dementia and neurodegenerative disease. Semin Ultrasound CT MR. 2020;41(6):562-71.

Deutschländer AB, Ross OA, Dickson DW, Wszolek ZK. Atypical parkinsonian syndromes: a general neurologist's perspective. Eur J Neurol. 2018;25(1):41-58.

Dubois B, Villain N, Frisoni GB, et al. Clinical diagnosis of Alzheimer's disease: recommendations of the International Working Group. Lancet Neurol. 2021;20(6):484-96.

Ferrando R, Damian A. Brain SPECT as a biomarker of neurodegeneration in dementia in the era of molecular imaging: still a valid option?. Front Neurol. 2021;12:629442.

Gilman S, Wenning GK, Low PA, et al. Second consensus statement on the diagnosis of multiple system atrophy. Neurology. 2008;71(9):670-6.

Haeger A, Mangin JF, Vignaud A, et al. Imaging the aging brain: study design and baseline findings of the SENIOR cohort. Alzheimers Res Ther. 2020;12(1):77.

Höglinger GU, Respondek G, Stamelou M, et al. Clinical diagnosis of progressive supranuclear palsy: The movement disorder society criteria. Mov Disord. 2017;32(6):853-64.

Ismail Z, Black SE, Camicioli R, et al. Recommendations of the 5th Canadian Consensus Conference on the diagnosis and treatment of dementia. Alzheimers Dement. 2020;16(8):1182-95.

Jack CR Jr, Bennett DA, Blennow K, et al. NIA-AA Research Framework: Toward a biological definition of Alzheimer's disease. Alzheimers Dement. 2018;14(4):535-62.

James OG, Doraiswamy PM, Borges-Neto S. PET Imaging of Tau Pathology in Alzheimer's Disease and Tauopathies. Front Neurol. 2015;6:38.

Kanekar S, Poot JD. Neuroimaging of vascular dementia. Radiol Clin North Am. 2014;52(2):383-401.

Kerwin D, Abdelnour C, Caramelli P, et al. Alzheimer's disease diagnosis and management: Perspectives from around the world. Alzheimers Dement (Amst). 2022;14(1):e12334.

Kovacs GG. Concepts and classification of neurodegenerative diseases. Handb Clin Neurol. 2017;145:301-7.

Lizarraga KJ, Gorgulho A, Chen W, De Salles AA. Molecular imaging of movement disorders. World J Radiol. 2016;8(3):226-39.

McKeith IG, Boeve BF, Dickson DW, et al. Diagnosis and management of dementia with Lewy bodies: Fourth consensus report of the DLB Consortium. Neurology. 2017;89(1):88-100.

Minoshima S, Drzezga AE, Barthel H, et al. SNMMI procedure standard/EANM practice guideline for amyloid PET imaging of the brain 1.0. J Nucl Med. 2016;57(8):1316-22.

Nakajima M, Yamada S, Miyajima M, et al. Guidelines for management of idiopathic normal pressure hydrocephalus (third edition): endorsed by the Japanese Society of Normal Pressure Hydrocephalus. Neurol Med Chir (Tokyo). 2021;61(2):63-97.

O'Brien JT, Thomas A. Vascular dementia. Lancet. 2015;386(10004):1698-706.

Oliveira LM, Nitrini R, Román GC. Normal-pressure hydrocephalus: a critical review [published correction appears in dement neuropsychol. 2019;13(3):361]. Dement Neuropsychol. 2019;13(2):133-43.

Pan XD, Chen XC. Clinic, neuropathology and molecular genetics of frontotemporal dementia: a mini-review. Transl Neurodegener. 2013;2(1):8.

Patel KP, Wymer DT, Bhatia VK, Duara R, Rajadhyaksha CD. Multimodality imaging of dementia: clinical importance and role of integrated anatomic and molecular imaging. Radiographics. 2020;40(1):200-22.

Peterson BS. Editorial: Biomarkers in precision medicine for mental illnesses. J Child Psychol Psychiatry. 2020;61(12):1279-81.

Quigley H, Colloby SJ, O'Brien JT. PET imaging of brain amyloid in dementia: a review. Int J Geriatr Psychiatry. 2011;26(10):991-99.

Raposo Rodríguez L, Tovar Salazar DJ, Fernández García N, Pastor Hernández L, Fernández Guinea Ó. Magnetic resonance imaging in dementia. Resonancia magnética en las demencias. Radiologia (Engl Ed). 2018;60(6):476-84.

Renard D, Castelnovo G, Collombier L, Thouvenot E, Boudousq V. FDG-PET in Creutzfeldt-Jakob disease: analysis of clinical-PET correlation. Prion. 2017;11(6):440-53.

Sachdev P, Kalaria R, O'Brien J, et al. Diagnostic criteria for vascular cognitive disorders: a VASCOG statement. Alzheimer Dis Assoc Disord. 2014;28(3):206-18.

Sakakibara R, Tateno F, Kishi M, Tsuyusaki Y, Terada H, Inaoka T. MIBG myocardial scintigraphy in pre-motor Parkinson's disease: a review. Parkinsonism Relat Disord. 2014;20(3):267-73.

Sorbi S, Hort J, Erkinjuntti T, et al. EFNS-ENS Guidelines on the diagnosis and management of disorders associated with dementia. Eur J Neurol. 2012;19(9):1159-79.

Tian M, Civelek AC, Carrio I, et al. International consensus on the use of tau PET imaging agent ^{18}F-flortaucipir in Alzheimer's disease. Eur J Nucl Med Mol Imaging. 2022;49(3):895-904.

Tolosa E, Garrido A, Scholz SW, Poewe W. Challenges in the diagnosis of Parkinson's disease. Lancet Neurol. 2021;20(5):385-97.

Verma A, Hesterman JY, Chazen JL, et al. Intrathecal ^{99m}Tc-DTPA imaging of molecular passage from lumbar cerebrospinal fluid to brain and periphery in humans. Alzheimers Dement (Amst). 2020;12(1):e12030.

Villain N, Dubois B. Alzheimer's disease including focal presentations. Semin Neurol. 2019;39(2):213-26.

Walker Z, Gandolfo F, Orini S, et al. Clinical utility of FDG PET in Parkinson's disease and atypical parkinsonism associated with dementia. Eur J Nucl Med Mol Imaging. 2018;45(9):1534-45.

Xia C, Dickerson BC. Multimodal PET imaging of amyloid and tau pathology in alzheimer disease and non-alzheimer disease dementias. PET Clin. 2017;12(3):351-9.

SEÇÃO VII

Cuidados em situações especiais

Perda involuntária de peso e nutrição 48

José Renato G. Amaral
Cybele Cunha Faria

INTRODUÇÃO

A perda de pelo menos 5% do peso habitual de um idoso em um período de 6 a 12 meses sem o propósito de emagrecimento deve ser motivo de preocupação. A perda involuntária de peso é uma queixa frequente na prática clínica, que acomete em torno de 15 a 20% da população idosa comunitária e entre 50 e 65% dos institucionalizados e hospitalizados. É associada a maior mortalidade e desfechos adversos relacionados com sarcopenia e síndrome da fragilidade. A perda de peso pode estar ou não relacionada com condições como desnutrição ou caquexia, e sua etiologia pode compreender desde alterações de fácil correção até doenças sistêmicas graves.

Um dos fenômenos mais conhecidos do envelhecimento é o relativo a aumento da gordura corporal à custa de perda de massa magra. Tal alteração está no cerne do aumento da resistência à insulina que se observa na senescência e provavelmente é uma das principais causas para a discrepância observada no desempenho funcional entre homens e mulheres, que são mais afetadas pela fragilidade, pois, em comparação com os homens, têm em média menos reserva musculoesquelética.

Apenas em função da alteração de composição corporal seria esperada perda de pelo menos 100 g/ano a partir dos 60 anos. Na prática, as trajetórias de evolução do peso ao longo da vida têm grande variação, mas de fato o peso médio dos idosos é menor do que o dos adultos e há proporcionalmente mais indivíduos de baixo peso entre idosos e mais de sobrepeso entre adultos. Na média é mais comum que idosos percam peso do que ganhem.

Embora possam ser contraintuitivos ou eventualmente mal interpretados, tais fatos são bem estudados e documentados. Como nas primeiras décadas do envelhecimento o menor gasto energético basal decorrente das alterações da composição corporal não é acompanhado de redução proporcional de apetite, é comum que o pico da massa corporal do indivíduo ocorra entre 55 e 65 anos, o que geralmente se associa a aumento da circunferência abdominal (o chamado *spread* da meia-idade). Muitos idosos mais jovens, particularmente os mais atentos à saúde, receiam continuar ganhando peso nas fases mais avançadas da vida, e muitos profissionais de saúde recomendam metas de peso, em desacordo com as melhores evidências de benefício à saúde e à longevidade.

As maiores taxas de sobrevida são observadas em indivíduos que envelhecem com índices de massa corporal (IMC) que correspondem a sobrepeso, entre 25 e 30 kg/m^2. Mesmo os efeitos adversos da obesidade parecem ser atenuados no envelhecimento, enquanto o baixo peso, já abaixo de 22 kg/m^2, reiteradamente se mostra associado a desfechos negativos, sendo crítico um valor em torno de 18,5 kg/m^2. Em suma, dados observacionais mostram que o peso médio dos idosos é menor do que o dos adultos, entretanto, na população idosa, os IMC mais vantajosos (associados a melhores desfechos) são maiores do que na população adulta.

CAUSAS DA PERDA INVOLUNTÁRIA DE PESO

As razões para o menor peso dos idosos são diversas e variam bastante entre os indivíduos. Uma delas já foi discutida: a própria lipossubstituição da massa magra, que tende a declinar em torno de 3 kg por década após os 50 anos de idade (principalmente à custa de músculo esquelético). Alterações no estilo de vida, na preferência alimentar e condições de saúde podem contribuir significativamente para a perda de peso observada no envelhecimento. Diversos autores usam o termo "anorexia do envelhecimento" para denominar a perda de apetite e subsequente redução na ingesta alimentar além do que seria esperado para a senescência, e tal condição atinge em torno de 30% da população idosa, a quem confere maior risco de mortalidade.

Várias alterações fisiológicas predispõem o indivíduo à tal anorexia do envelhecimento. Diminuição de funções sensoriais como olfato e paladar, menor eficiência mastigatória, lentificação do esvaziamento gástrico e modificações no balanço entre hormônios e peptídeos sacietogênicos, como colecistoquinina, peptídeo semelhante ao glucagon 1 (GLP-1) e leptina *versus* orexígenos, como opioides e neuropeptídeo Y, com o efeito daqueles sobrepujando o destes, figuram entre as principais razões para a saciedade mais precoce e menor prazer às refeições.

Diversas condições patológicas podem concorrer para a perda involuntária de peso. O Quadro 1 relaciona problemas sociais, psíquicos e clínicos comumente associados. O Quadro 2 também relaciona os principais transtornos encontrados.

Na maioria dos casos de perda involuntária de peso em idosos, além das alterações próprias do envelhecimento sobre o metabolismo energético e os mecanismos de fome e saciedade, encontram-se um ou mais fatores patológicos associados. Frequentemente, o efeito adverso de medicamentos também está implicado na gênese do problema, ou seja, todos os elementos habituais que permitem incluir a perda de peso entre as síndromes geriátricas; não se deve esquecer que se trata de um dos critérios mais bem-aceitos entre os propostos para a síndrome de fragilidade.

QUADRO 1 Causas comuns de perda involuntária de peso em idosos

Sociais	Pobreza
	Morar só
	Isolamento emocional
	Desinformação nutricional
Psíquicas	Demência
	Depressão
	Luto
	Anorexia ou bulimia
	Alcoolismo
	Manipulação
	Fobias
Clínicas	Doença sistêmica grave
	Neoplasia
	Efeito de drogas
	Problemas com dentição, mastigação ou deglutição
	Doenças do aparelho digestório
	Incapacidade funcional

QUADRO 2 Os nove D da perda de peso em idosos

1. Dentição.
2. Disfagia.
3. Disgeusia.
4. Disfunção.
5. Drogas.
6. Depressão.
7. Demência.
8. Diarreia.
9. Doença.

O Quadro 3 lista as principais categorias de fármacos envolvidas e seus respectivos efeitos. Cenários em que se combinam efeito adverso de drogas, fatores sociais como morar só ou sempre se alimentar desacompanhado, transtornos psíquicos como depressão e fatores clínicos como dores ou doenças crônicas descompensadas são comumente encontrados na avaliação dos casos.

Isoladamente, as causas mais frequentes de perda involuntária de peso são transtornos psiquiátricos, sobretudo depressão (causa mais frequente em populações ambulatoriais), neoplasias malignas (achado frequente em casuísticas de pacientes hospitalizados), doenças (não neoplásicas) do trato gastrointestinal e distúrbios endócrinos. Doenças sistêmicas em fase avançada como insuficiência cardíaca, doença renal crônica e doenças pulmonares crônicas constantemente se manifestam como síndromes consumptivas. Infecções crônicas também devem ser consideradas, cabendo lembrar da síndrome da imunodeficiência humana (aids) e da tuberculose. O Quadro 4 sumariza os achados de estudos observacionais sobre causas de perda de peso e suas respectivas taxas de ocorrência.

QUADRO 4 Sumário dos achados dos principais estudos observacionais sobre causas da perda involuntária de peso em idosos

- Neoplasias (16-36%).
- Transtorno psiquiátrico (9-42%).
- Doença gastroinestinal (6-19%).
- Doença endócrina (4-11%).
- Doença cardiovascular (2-9%).
- Distúrbio nutricional ou alcoolismo (4-8%).
- Doença respiratória (± 6%).
- Distúrbio neurológico (2-7%).
- Infecção crônica (2-5%).
- Doença renal (4%).
- Doença do tecido conjuntivo (2-4%).
- Induzida por medicamentos (2%).
- Causa desconhecida (10-36%).

Uma vez conhecidas as principais causas de perda involuntária de peso em idosos e diante de seu potencial repercussão, é importante sistematizar a abordagem desses casos.

AVALIAÇÃO CLÍNICA

A perda involuntária de peso pode ser uma queixa espontânea do paciente ou de seu responsável ou pode ser detectada pelo clínico atento que o acompanha. Boa parte dos pacientes não dá a devida importância à perda de peso ou mesmo não se apercebe dela, enquanto até metade dos pacientes que se quei-

QUADRO 3 Medicamentos cujos efeitos adversos podem contribuir para a perda de peso

Efeito	Droga
Anorexia	Amantadina, anfetaminas, antibióticos, antipsicóticos, anticonvulsivantes, benzodiazepínicos, descongestionantes, igoxina, ISRS, levodopa, metformina, nicotina, opioides, teofilina.
Disgeusia ou disosmia ou ambos	Acetazolamina, álcool, alopurinol, anfetaminas, antibióticos, anticolinérgicos, anti-histamínicos, bloqueadores de canais de cálcio, carbamazepina, espironolactona, estatinas, fenitoína, ferro, hidralazina, hidroclorotiazida, iECA, levodopa, lítio, metimazol, metformina, opioides, penicilamina, propranolol, quimioterápicos, selegilina, terbinafina, tricíclicos.
Disfagia	Aine, alendronato, antibióciso, anticolinérgicos, bisfosfonados, corticosteroides, ferro, levodopa, potássio, quimioterápicos, quinidina, teofilina.
Náuseas ou vômitos	Agonistas dopaminérgicos, amantadina, antibióticos, bisfosfonados, digoxina, estatinas, fenitoína, ferro, ISRS, levodopa, metformina, opioides, potássio, teofilina, tricíclicos.
Xerostomia	Anticolinérgicos, anti-histamínicos, clonidina, diuréticos.

Aine: anti-inflamatórios não esteroidais; iECA: inibidores da enzima de conversão da angiotensina, ISRS: inibidores seletivos da receptação da serotonina.

xam de terem emagrecido muito não tem registro documentado de tal ocorrência. Diante disso, é fundamental que se tenha o registro do peso do indivíduo a cada consulta, e, na ausência de melhores informações, roupas largas ou próteses dentárias frouxas podem ser bons indícios de emagrecimento recente.

Uma anamnese detalhada pode apontar problemas evidentes, como questões familiares ou sociais, efeitos adversos de medicamentos, sintomas depressivos ou psicóticos, disfunções cognitivas ou problemas clínicos. O exame físico deve abranger inspeção cuidadosa da cavidade oral, observação do trofismo muscular e da adequação das vestes, palpação de cadeias ganglionares e pesquisa de massas palpáveis. Além da avaliação de peso e altura, a obtenção de algumas medidas antropométricas, como a aferição da circunferência braquial (no ponto médio entre olécrano e acrômio) e da circunferência da panturrilha (o maior perímetro da panturrilha com o indivíduo em pé), pode ajudar a estimar o estado nutricional: a circunferência de panturrilha inferior a 31 cm sugere desnutrição em ambos os sexos. Se possível (p. ex., no caso de pacientes internados), a observação do paciente se alimentando pode auxiliar o clínico a compreender melhor os eventuais entraves à boa nutrição.

A Figura 1 resume uma proposta de avaliação sistematizada da queixa. Para todos os casos é recomendada avaliação laboratorial sucinta, que deve abranger hemograma, marcadores de doença inflamatória, parâmetros do metabolismo glicêmico e de função tireoidiana, de função renal e marcadores de afecções digestivas, além de dosagem de albumina e radiografia de tórax. Pela avaliação inicial, a maioria das etiologias já poderá ser classificada como social, psiquiátrica, doença sistêmica, doença do aparelho digestório, infecção crônica ou neoplasia maligna. Para a definição mais precisa das doenças desses três últimos grupos podem ser necessários exames mais específicos.

Uma vez que é de alta prevalência entre portadores de perda involuntária de peso e por se tratar de uma doença potencialmente letal, é legítima a preocupação de pesquisar a presença de câncer. Em geral, com os exames sugeridos na Figura 1 acrescidos de exames de rastreio para as neoplasias mais comuns, é possível ter uma avaliação abrangente de potenciais focos de câncer. Estudos prévios tentaram estabelecer quais os melhores preditores de neoplasia entre indivíduos que se apresentam com perda involuntária de peso, e entre os parâmetros mais consistentes estão idade avançada, baixos níveis de albumina sérica e níveis aumentados de fosfatase alcalina.

Foi demonstrado que uma avaliação inicial composta por exames laboratoriais (hemograma, proteína C-reativa, aminotransferases, desidrogenase láctica, fosfatase alcalina, albumina e ferritina), radiografia de tórax e ultrassonografia de abdome, quando resulta em achados completamente normais, aponta para baixa probabilidade de doença orgânica, particularmente neoplasia. Na maioria dos casos em que foi feito o diagnóstico de neoplasia, o exame físico já evidenciou alterações sugestivas, e, quando a neoplasia se manifesta, a princípio, pela perda de peso ou caquexia, isso geralmente indica mau prognóstico. Por outro lado, também tem sido demonstrado que uma avaliação inicial negativa se associa a bom prognóstico, ou seja, a significativa proporção de pacientes para quem não se estabelece um diagnóstico orgânico (o que inclui aqueles com doenças psiquiátricas e os casos em que não se chegou a diagnóstico evidente) evolui no longo prazo com estabilização ou melhora de seu quadro clínico.

DIAGNÓSTICO DE DESNUTRIÇÃO

A Academia de Nutrição e Dietética e a Sociedade Americana de Nutrição Parenteral e Enteral (Aspen), em 2012, propuseram os seguintes critérios, com pelo menos duas destas seis características:

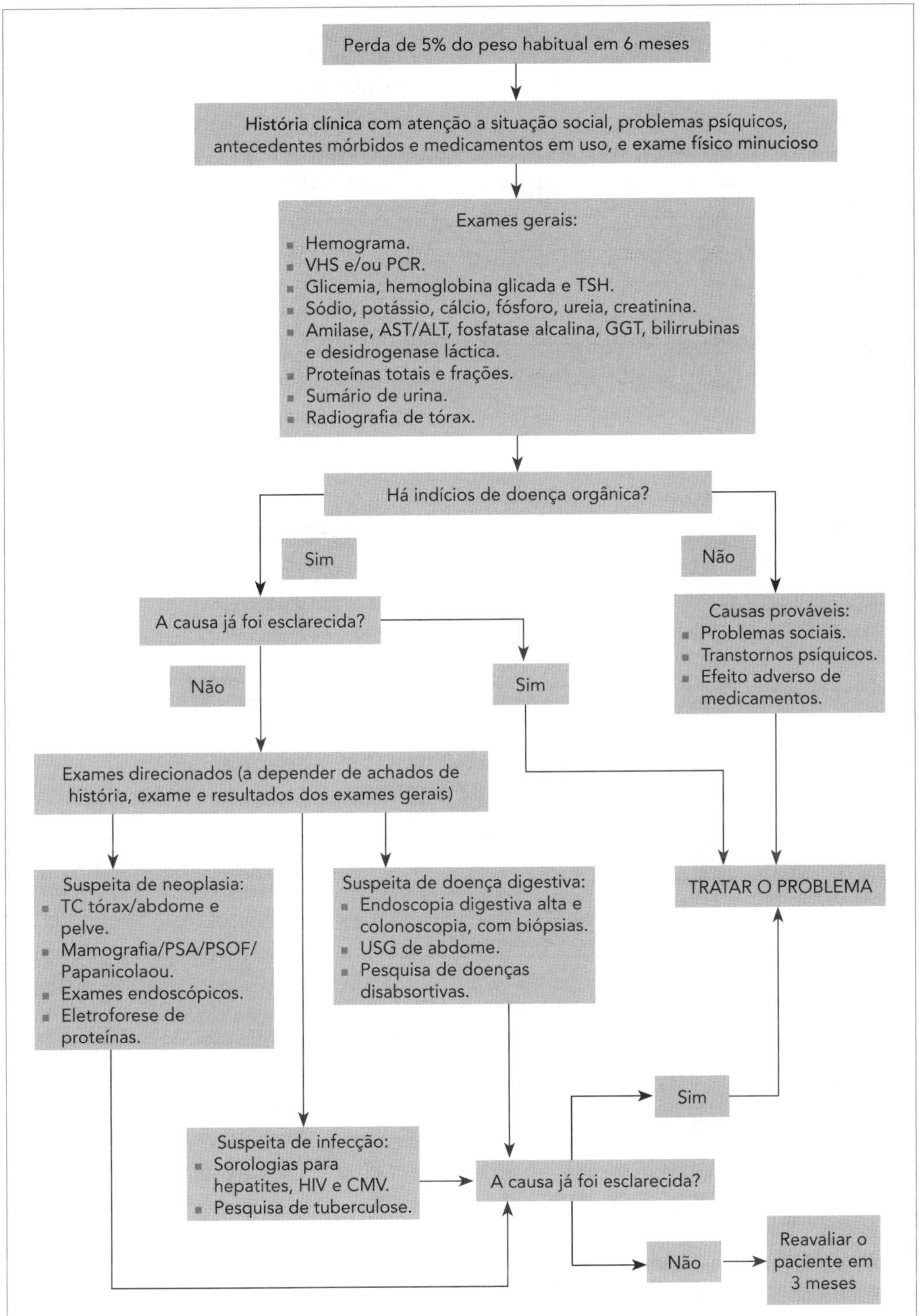

FIGURA 1 Avaliação da perda involuntária de peso.

ALT: alanina aminotransferase; AST: aspartato aminotransferase; CMV: citomegalovírus; GGT: gamaglutamiltransferase; HIV: vírus da imunodeficiência humana; PCR: proteína C-reativa; PSA: *prostate-specific antigen* (antígeno prostático específico); PSOF: pesquisa de sangue oculto nas fezes; TC: tomografia computadorizada; TSH: *thyroid stimulating hormone* (hormônio estimulador da tireoide); USG: ultrassonografia; VHS: velocidade de hemossedimentação.

1. Consumo insuficiente de energia.
2. Perda de peso.
3. Perda de massa muscular.
4. Perda de gordura subcutânea.
5. Acúmulo de fluido localizado ou generalizado que possa mascarar a perda de peso.
6. Diminuição da força de preensão palmar (*handgrip*).

A Iniciativa Global de Liderança em Desnutrição (GLIM), com o objetivo de desenvolver um consenso global sobre os parâmetros de identificação e diagnóstico de desnutrição para facilitar a comparação da prevalência e resultados de seu tratamento, propôs novos critérios em 2018. Desse modo, o diagnóstico de desnutrição requer a combinação de pelo menos um critério fenotípico e um critério etiológico, demonstrados no Quadro 5.

Para a triagem de desnutrição, a miniavaliação nutricional (MAN) é uma ferramenta simples, bem difundida e validada.

QUADRO 5 Critérios fenotípicos e etiológicos para diagnóstico de desnutrição

Critérios fenotípicos			Critérios etiológicos	
Perda ponderal (%)	Baixo IMC (kg/m²)	Redução da massa muscular	Redução da ingesta alimentar ou disabsorção	Inflamação
> 5% em 6 meses ou > 10% em mais de 6 meses.	< 20 se < 70 anos (< 18,5 se asiáticos) ou < 22 se > 70 anos (< 20 se asiáticos).	Por métodos de composição corporal (DXA, tomografia ou ressonância). Ou dados antropométricos (circunferência da panturrilha < 31 cm e braquial < 22 cm para mulheres e < 23 cm para homens).	Redução significativa por mais de 2 semanas ou doenças disabsortivas do trato gastrointestinal.	Doenças agudas ou crônicas com componente inflamatório importante.

IMC: índice de massa corporal.
Fonte: adaptado de T. Cederholm

QUADRO 6 Algoritmo para diagnóstico de desnutrição

Triagem:		
Rastreio para desnutrição, com testes validados (p. ex.: MAN)		
Os parâmetros usados dependerão do teste aplicado: ingesta alimentar, perda ponderal não intencional, IMC, apetite, idade e doenças associadas.		
Diagnóstico		
Avaliação nutricional específica	Identificação de comorbidades e fatores associados	Diagnóstico de desnutrição
▪ Anamnese e exame físico. ▪ Medidas antropométricas (circunferência da panturrilha e braquial). ▪ Exames laboratoriais.	▪ Doenças disabsortivas (p. ex., pancreatite crônica, anemia perniciosa). ▪ Doenças metabólicas (DM, hipertireoidismo) e doenças catabólicas (p. ex., neoplasias). ▪ Depressão e outras condições que levam à redução do apetite. ▪ Efeitos adversos de medicamentos (p. ex., anticolinesterásicos, inibidores SGLT2).	▪ Critérios fenotípicos (perda ponderal não intencional, baixo IMC e perda de massa muscular). ▪ Critérios etiológicos: redução da ingesta alimentar ou absorção; inflamação crônica ou aguda.

DM: diabetes mellitus; IMC: índice de massa corporal; MAN: miniavaliação nutricional.
Fonte: adaptado de Carla Gressies MSc.

TRATAMENTO

O tratamento da desnutrição requer a reversão de sua causa e a adequada recuperação nutricional. Para a estimativa de quantidade de energia a ser fornecida para idosos, podem ser usadas as seguintes equações:

- Para mulheres: 354,1 - (6,91 × idade) + CAF × (9,36 × peso [kg] + 726 × altura [m]).
- Para homens: 661,8 - (9,53 × idade) + CAF × (15,91 × peso [kg] + 539,6 × altura [m]).

O coeficiente de atividade física (CAF) é determinado da seguinte forma:

- Sedentário = 1.
- Baixa atividade = 1,12.
- Ativo = 1,27.
- Muito ativo = 1,45.

A maneira mais simples de estimar a necessidade calórica é por meio da chamada "regra de bolso": 25 a 35 calorias/kg de peso/dia, lembrando que em pacientes desnutridos é mais seguro iniciar o aporte calórico com valores mais baixos, pelo risco de realimentação. Dessas calorias, pelo menos 30% devem ser fornecidas através de lipídios e o consumo de fibras em torno de 25 g/dia. O aporte proteico varia em função da lesão: sem estresse orgânico, o idoso deve consumir de 0,8 a 1 g/kg/dia de peso de proteína, aumentando para 1,5 g/kg/dia em casos de pós-operatório ou sepse, podendo chegar até 2 g/kg/dia na sepse grave.

Deve-se estar atento para a deficiência de micronutrientes, pois há um aumento das doenças do trato gastrointestinal nessa população, com consequente redução da biodisponibilidade (p. ex., gastrite atrófica em que há disabsorção da vitamina B12). Há redução da síntese de vitamina D através da pele e de sua absorção intestinal com o avançar da idade. A suplementação está indicada quando há níveis insuficientes de 25-hidroxivitamina D (menor que 20 ng/mL). A necessidade diária gira em torno de 800 a 1.000 unidades/dia, embora requeira mais estudos para definir o impacto da reposição no aumento de massa muscular e quais seriam os níveis séricos de 25-hidroxivitamina D ideias.

A abordagem do paciente desnutrido deve ser preferencialmente multidisciplinar, em parceria com uma equipe de nutrição e envolvimento variável de outros profissionais, como fonoaudiólogos, psicólogos, terapeutas ocupacionais, assistentes sociais, fisioterapeutas e equipe de enfermagem, a depender do caso, no intuito de investigar e tratar efetivamente a etiologia da perda de peso.

É necessário se certificar de que pacientes que, por diferentes motivos (transtorno neurocognitivo, incapacidade física, entre outros), necessitam de assistência para obter as refeições ou simplesmente se alimentar estejam recebendo o auxílio necessário. No mesmo sentido, devem ser pesquisados eventuais problemas relacionados com o contexto familiar e social, para seu devido encaminhamento junto à equipe gerontológica.

Como visto, diversas alterações fisiológicas próprias do envelhecimento têm impacto negativo sobre o apetite. Algumas estratégias podem auxiliar nesse aspecto, como reforçar o sabor dos alimentos com o uso de temperos, cuidar da adequada apresentação e temperatura de serviço das refeições e respeitar as preferências individuais. Dietas muito restritivas, a exemplo das comumente oferecidas aos pacientes, sobretudo durante hospitalizações (hipossódica, para diabéticos etc.), frequentemente levam a grande restrição calórica e subsequente perda de peso. Assim, em diversas situações é vantajoso adotar dieta mais permissiva, ainda que sob pena de ser eventualmente necessário aferir com maior frequência parâmetros como pressão arterial e glicemia capilar.

Outras estratégias, como aumentar a densidade calórica e proteica dos alimentos, podem ser de grande auxílio em situações de ingesta alimentar reduzida. As opções incluem aumentar conteúdo proteico nas refeições, com uso de leite comum e derivados ou leite em pó, ovos, tofu, carnes, preparados à base de proteína do soro do leite (*whey protein*) ou ainda intensificar o aporte calórico com adição de óleos saudáveis (como azeite de oliva, óleo de milho ou canola) ou mel nos alimentos. Adicionar lanches nos intervalos entre as refeições principais também é uma alternativa.

Más condições dentárias e de higiene oral ou mesmo edentulismo podem influenciar na redução de ingesta alimentar em idosos, prejudicando o processo de mastigação e até mesmo o paladar (como a má higiene da língua e infecções como candidíase oral). É preciso, dessa forma, identificar os problemas orais, avaliar o ajuste de próteses dentárias, orientar sobre higiene oral adequada e, quando necessário, encaminhar os casos para avaliação e tratamento odontológicos. Pacientes com disfagia, além de treinamento fonoaudiológico para reabilitação, podem necessitar de adaptações na consistência dos alimentos e de líquidos espessados para conseguirem aporte alimentar adequado e menor risco de broncoaspiração.

O tratamento de transtornos psíquicos deve ser feito de modo bastante criterioso, uma vez que vários psicofármacos têm efeitos diversos sobre o apetite. De maneira geral, os antidepressivos de uso mais seguro em idosos são os inibidores seletivos da recaptação da serotonina (ISRS), que podem ser indicados na maioria dos casos de depressão associada a perda de peso. No longo prazo, indivíduos tratados com ISRS tendem a ganhar peso (sobretudo com paroxetina), mas deve ser lembrado que uma pequena parte dos pacientes pode experimentar efeitos adversos gastrointestinais (xerostomia, náuseas, dor epigástrica, diarreia), que podem agravar o quadro. Com isso, em pacientes com perda acentuada de peso ou elevado risco nutricional (IMC < 20 kg/m^2), pode ser mais conveniente o uso de um antidepressivo com efeito orexígeno, como mirtazapina.

Não é raro encontrar sintomas psicóticos associados a transtornos depressivos que cursam com perda de peso – por vezes, ideação de doença ou contaminação estão no cerne da recusa à alimentação. Nesses casos, antipsicóticos atípicos podem ser bem indicados, por terem menos efeitos adversos sobre motricidade e, entre eles, a olanzapina tende a promover maior estimulação do apetite.

As principais drogas para o tratamento de demências, os anticolinesterásicos, têm efeito anorexígeno. É sempre pertinente revisar sua indicação, em especial nas fases mais avançadas desses quadros, que por si sós já se associam a perda de peso. Nos casos em que o uso de anticolinesterásico se mostra benéfico, mas a perda de peso é uma preocupação, uma opção razoável é o uso da rivastigmina transdérmica, que, por não sofrer passagem hepática, associa-se bem menos aos indesejáveis efeitos gastrointestinais da droga.

Sintomas psíquicos podem estar associados também a dor crônica, que comumente acarreta redução de ingesta alimentar. Mais uma vez, é preciso cuidado na escolha dos fármacos para analgesia, dada a miríade de efeitos que podem exercer sobre o apetite e todo o funcionamento do trato gastrointestinal. Deve-se lembrar então da importância do adequado reconhecimento das causas da dor crônica e da frequente indicação de tratamento não medicamentoso para as síndromes dolorosas mais comuns em idosos. Antidepressivos como duloxetina e venlafaxina estão bem indicados em quadros depressivos com dor associada; a duloxetina é o que mais apresenta efeitos gastrointestinais. De maneira geral, evita-se o uso de antidepressivos tricíclicos em geriatria, e tal ressalva é mantida diante de indivíduos com perda de peso. Por fim, a bupropiona é um antidepressivo que exige atenção quando usado por ser um potencial indutor da perda de apetite.

Em casos de ingesta alimentar muito comprometida ou de desnutrição importante, pode-se lançar mão de suplementos nutricionais orais, no intuito de interromper a perda e promover ganho de peso. Tais compostos são combinações de carboidratos, gorduras, proteínas e outros nutrientes, e estão disponíveis em diferentes apresentações (líquido, pó, espessado) e tipos (alta densidade proteica, fibras ou hipercalóricos). Os suplementos são considerados com alto teor proteico se > 20% da composição for proteínas, e hipercalóricos se contiverem mais que 1,5 kcal/mL ou grama. Os suplementos devem ser oferecidos nos intervalos entre as refeições principais e não devem substituir nenhuma delas. Embora não haja evidências de impacto positivo na mortalidade ou funcionalidade da população geral de idosos, o uso de suplementos orais tem benefícios em idosos malnutridos.

A indicação de orexígenos, substâncias estimulantes do apetite, deve ser realizada com bastante critério. Para pacientes com anorexia ou caquexia relacionada com câncer, há evidências de benefícios para o aumento de apetite com o uso de análogos da progesterona (como acetato de megestrol), corticosteroides e ciproeptadina, ainda que não seja acompanhado de ganho de peso em todos os casos. Nos demais cenários, tais substâncias devem ser evitadas por não haver estudos suficientes sobre seu uso em idosos.

Para aqueles pacientes com perda involuntária de peso grave, sem resposta a outras intervenções, em estado de desnutrição ou em risco de progressão para tal quadro, há a opção de iniciar terapia nutricional por via enteral caso a dieta via oral não esteja suprindo as necessidades calóricas e nutricionais do indivíduo e a capacidade absortiva intestinal esteja preservada, ainda que parcialmente. Nessas circunstâncias, devem ser avaliadas criteriosamente a indicação, a opinião do paciente ou cuidador responsável, a via de administração que será adotada (p. ex., sonda nasogástrica, gastrostomia) e as contraindicações de cada paciente.

Em situações de cuidados paliativos, no contexto da terminalidade, ou em outros casos particulares, pode ser adotada a dieta de conforto, em que o objetivo, mais que o aporte nutricional, é a preservação da qualidade de vida e a satisfação dos valores, crenças, cultura e preferências do paciente e familiares, não mais sendo priorizadas rígidas metas calóricas, pois a quantidade ofertada será a que for aceita pelo paciente.

Finalmente, como a perda de peso associada à caquexia decorre de um estado inflamatório sistêmico com consequente aumento do catabolismo, secundário a uma doença orgânica (insuficiência cardíaca, doença pulmonar obstrutiva crônica, câncer, doenças reumatológicas, entre outras), é importante lembrar que sem a resolução da doença que dá origem a tal estado é virtualmente inútil insistir no aporte nutricional para a resolução da perda de peso ou da desnutrição.

CONSIDERAÇÕES FINAIS

- A perda involuntária de peso e a desnutrição são situações comuns na população idosa, e associam-se a risco de fragilidade, adoecimento e mortalidade, de modo que é mister que o geriatra saiba reconhecê-las e tratá-las.
- A perda involuntária de peso é um dos principais marcadores de fragilidade.
- A investigação da perda de peso já foi bastante estudada, e há vários algoritmos propostos para sua execução; neste capítulo apresentamos nossa sugestão. No sentido de evitar desperdícios e iatrogenias diagnósticas, convém lembrar que a investigação da perda de peso não precisa ser exaustiva, e que frequentemente causas não orgânicas podem ser responsáveis pelo quadro. Além disso, uma investigação inicial negativa geralmente indica bom prognóstico.

- Alguma perda progressiva de peso, bem como certa perda de apetite e saciedade mais precoce, são comuns no envelhecimento. A desnutrição, porém, não deve ser encarada como "natural", devendo ser identificada e tratada.
- O tratamento da desnutrição começa com a identificação das necessidades nutricionais do indivíduo, passa pela retirada de eventuais restrições desnecessárias e pode incluir o uso de suplementos nutricionais.
- O uso de estimulantes do apetite não costuma ser recomendado, pelos efeitos adversos a eles associados e pela escassez de evidências clínicas que amparem seu emprego.

BIBLIOGRAFIA

Abellan van Kan G. Epidemiology and consequences of sarcopenia J Nutr Health Aging. 2009;13(8):708-12.

Agarwal E, Miller M, Yaxley A. Malnutrition in the elderly: a narrative review. Maturitas. 2013;76:296-302.

Alibhai SMH, Greenwood C, Payette H. An approach to the management of unintentional weight loss in elderly people. CMAJ. 2005;172(6):773-80.

American Geriatrics Society Ethics Committee and Clinical Practice and Models of Care Committee. American Geriatrics Society feeding tubes in advanced dementia position statement. J Am Geriatr Soc. 2014;62(8):1590-3.

Baicus C, Rimbas M, Baicus A, Caraiola S, Grupul de Studiu al Scaderii Ponderale Involuntare. Cancer and involuntary weight loss: failure to validate a prediction score. PLoS One. 2014;9(4):e95286.

Bouras EP, Lange SM, Scolapio JS. Rational approach to patients with unintentional weight loss. Mayo Clin Proc. 2001;76(9):923-9.

Chapman IM. Weight loss in older persons. Med Clin North Am. 2011;95(3):579-93.

Clegg ME, Williams EA. Optimizing nutrition in older people. Maturitas. 2018;112:34-8.

Coppini LZ, Sampaio H, Marco D, Martini C. Recomendaçoes nutricionais para adultos em terapia nutricional enteral e parenteral. Projeto Diretrizes. Sociedade Brasileira de Nutrição Parenteral e Enteral/Sociedade Brasileira de Clínica Médica/Associação Brasileira de Nutrologia; 2011. Available: https://amb.org.br/files/_BibliotecaAntiga/recomendacoes_nutricionais_de_adultos_em_terapia_nutricional_enteral_e_parenteral.pdf. (Acesso fev 2023.)

Evans TA, Gupta R. Approach to the patient with weight loss. UpToDate. Waltham (U.S.): Wolters Kluwer; 2019 [updated 2019 May 17]. Available: https://www.uptodate.com/contents/approach-to-the-patient-with-unintentional-weight-loss. (Acesso fev 2023.)

Gaddey HL, Holder K. Unintentional weight loss in older adults. Am Fam Physician. 2014;89(9):718-22.

Gammack JK, Sanford AM. Caloric supplements for the elderly. Curr Opin Clin Nutr Metab Care. 2015;18(1):32-6.

Hernández, JL, Matorras, P, Riancho, JA, González-Macías, J. Involuntary weight loss without specific symptoms: a clinical prediction score for malignant neoplasm. QJM. 2003;96(9):649-55.

Huffman GB. Evaluating and treating unintentional weight loss in the elderly. Am Fam Physician. 2002;65(4):640-50.

Institute of Medicine of the National Academies. Dietary reference intakes for energy, carbohydrate, fiber, fat, fatty acids, cholesterol, protein, and amino acids. Washington: The National Academies Press; 2005. Available: https://www.nap.edu/read/10490/chapter/1. (Acesso fev 2023.)

Jensen GL, Cederholm T, Correia MITD, Gonzalez MC, Fukushima R, Higashiguchi T, et al. GLIM Criteria for the diagnosis of malnutrition: a consensus report from the global clinical nutrition community. JPEN. 2019;43(1):32-40.

Jensen GL, Compher C, Sullivan DH. Recognizing malnutrition in adults: definitions and characteristics, screening, assessment, and team approach. JPEN. 2013;37(6:)802-7.

Loprinzi CL, Jatoi A. Pharmacologic management of cancer anorexia/cachexia. UpToDate. Waltham (U.S.): Wolters Kluwer; 2019 [cited 2020 Jan 7]. Available: https://www.uptodate.com/contents/pharmacologic-management-of-cancer-anorexia-cachexia. (Acesso fev 2023.)

Marton KI, Sox Jr HC, Krupp JR. Involuntary weight loss: diagnostic and prognostic significance. Ann Int Med. 1981;95(5):568-74.

Mathus-Vliegen EM; Obesity Management Task Force of the European Association for the Study of Obesity. Prevalence, pathophysiology, health consequences and treatment options of obesity in the elderly: a guideline. Obes Facts. 2012;5(3):460-83.

McMinn J, Steel C, Bowman A. Investigation and management of unintentional weight loss in older adults. BMJ. 2011;342:d1732.

Mendes BCF, Amaral JRG. Perda de peso involuntária. In: Sociedade Brasileira de Geriatria e Gerontologia, Kitner D, Jaluul O, editores. Programa de Atualização em Geriatria e Gerontologia (Proger). Ciclo 2. Porto Alegre: Artmed Panamericana; 2016.

Metalidis C, Knockaert DC, Bobbaers H, Vanderschueren S. Involuntary weight loss: does a negative baseline evaluation provide adequate reassurance? Eur J Intern Med. 2008:19(5):345-9.

Milne AC, Potter J, Vivanti A, Avenell A. Protein and energy supplementation in elderly people at risk from malnutrition. Cochrane Database Syst Rev. 2009;15(2): CD003288.

Mithal A, Bonjour J-P, Boonen S, Burckhardt P, Degens H, El Haji F. Impact of nutrition on muscle mass, strength, and performance in older adults. Osteoporos Int. 2013;24: 1555-6.

Moriguti JC, Moriguti EK, Ferriolli E, de Castilho Cação J, Iucif Jr N, Marchini JS. Involuntary weight loss in elderly individuals: assessment and treatment. Sao Paulo Med J. 2001;119(2):72-7.

Morley JE. Anorexia of aging: a true geriatric syndrome. J Nutr Health Aging. 2012;16(5):422-5.

Mueller C, Compher C, Ellen MD. Nutrition screening, assessment, and intervention in adults. JPEN. 2011;35(1):16-24.

Póvoa TR, Moriguti JC. Perda involuntária de peso. In: Moriguti JC, Lima NKC, Ferriolli E, editores. Desafios do diagnóstico diferencial em geriatria. São Paulo: Atheneu; 2012. p.723-37.

Ritchie C, Yukawa M. Geriatric nutrition: nutritional issues in older adults. UpToDate. Waltham (U.S.): Wolters Kluwer; 2019 [cited 2020 Jan 7]. Available: https://www.uptodate.com/contents/geriatric-nutrition-nutritional-issues-in-older-adults. (Acesso fev 2023.)

Robbins LJ. Evaluation of weight loss in the elderly. Geriatrics. 1989;44(4):31-4, 37.

Shuetz P, Tribolet P, Gressies C. Nutrition issues in the general medical ward patient: from general screening to specific diagnosis and individualized treatment. JPEN. 2022;1-8.

Soenen S, Chapman IM. Body weight, anorexia, and undernutrition in older people. J Am Med Dir Assoc. 2013; 14(9):642-8.

Somes GW, Kritchevsky SB, Shorr RI, Pahor M, Applegate WB. Body mass index, weight change, and death in older adults: the systolic hypertension in the elderly program. Am J Epidemiol. 2002;156(2):132-8.

Sternberg SA, Wershof Schwartz A, Karunananthan S, Bergman H, Mark Clarfield A. The identification of frailty: a systematic literature review. J Am Ger Soc. 2011;59(11): 2129-38.

Sullivan DH, Johnson LE. Nutrition and aging. In: Halter JB, Ouslander JG, Tinetti ME, Studenski S, High KP, Asthana S, editors. Hazzard's geriatric medicine and gerontology. 6th ed. New York: MacGraw-Hill; 2009. p.439-57.

Volkert D, Beck AM, Cederholm T, Jentoft AC, Goisser S, Hooper L et al. Espen guideline on clinical nutrition and hydration in geriatrics. Clinical Nutrition. 2019;38:10-47.

White JV, Guenter P, Jensen G, Malone A, Schofield M; Academy Malnutrition Work Group; et al. Consensus statement: Academy of Nutrition and Dietetics and American Society for Parenteral and Enteral Nutrition: characteristics recommended for the identification and documentation of adult malnutrition (undernutrition). JPEN. 2012;36(3):275-83.

Willett WC, Dietz WH, Colditz GA. Guidelines for healthy weight. N Engl J Med. 1999;341(6):427-34.

Wise GR, Craig D. Evaluation of involuntary weight loss: where do you start? Postgrad Med. 1994;95(4):143-6, 149-50.

49 Manejo das lesões por pressão

Lígia Carvalheiro Fernandes

INTRODUÇÃO

Lesões de pele e tecidos moles induzidas por pressão estão entre as condições mais comuns encontradas em pacientes hospitalizados ou que requerem cuidados institucionais de longo prazo. Por definição, trata-se de um dano localizado na pele e/ou tecidos moles subjacentes, geralmente sobre uma proeminência óssea ou relacionada ao uso de dispositivo médico ou a outro artefato. A lesão ocorre como resultado da pressão intensa e/ou prolongada em combinação com o cisalhamento, mas é, adicionalmente, influenciada pelo microclima, nutrição, perfusão, comorbidades e pela sua condição. A pele superficial é menos suscetível ao dano induzido por pressão do que os tecidos mais profundos, portanto a aparência externa pode subestimar a extensão do dano.

A alteração da nomenclatura "úlcera por pressão" por "lesão por pressão" foi realizada desde 2016, pela National Pressure Ulcer Advisory Panel (NPUAP), uma organização norte-americana dedicada à prevenção e ao tratamento de lesões por pressão. Além disso, a mesma instituição realizou algumas mudanças nos termos classificatórios e acrescentou duas novas definições.

A Política Nacional de Segurança do Paciente, criada pelo Ministério da Saúde em 2013, possui um de seus eixos com a temática da prevenção de lesões por pressão, visto que os danos decorrentes dificultam o processo de recuperação funcional, frequentemente causando dor e levando ao desenvolvimento de infecções graves. Ainda, estão associadas a internações prolongadas, sepse e mortalidade.

Quanto à etiologia, as lesões podem ser causadas por fatores internos e externos. Os fatores externos são aqueles que impedem a circulação sobre a superfície da pele, como a pressão, o cisalhamento e a fricção, sendo o primeiro fator o mais importante, uma vez que um tecido mole é comprimido entre uma saliência óssea e uma superfície dura, causando a isquemia.

Já os fatores intrínsecos incluem idade extrema, má nutrição, imobilidade, alteração do nível de consciência, incontinência urinária ou fecal, peso corporal, diminuição da sensibilidade à dor, desidratação, alterações respiratórias, hipertermia, uso de medicamentos (analgésicos, esteroides e sedativos), presença de doenças crônicas como o diabetes, alterações circulatórias e etilismo.

CLASSIFICAÇÃO E ETIOLOGIA

A classificação atualmente adotada engloba os seguintes estágios:

- **Estágio 1:** caracterizado por pele íntegra com área localizada de eritema que não embranquece e que pode parecer diferente em pele de cor escura; ou, ainda, a presença de eritema que embranquece ou mudanças na sensibilidade, temperatura ou consistência (endurecimento) podem preceder as mudanças visuais. Cabe mencionar que mudanças na cor não incluem descoloração púrpura ou castanha; estas podem indicar dano tissular profundo.
- **Estágio 2:** consiste na perda da pele em sua espessura parcial com exposição da derme. Neste estágio, o leito da ferida é viável, de coloração rosa ou vermelha, úmido e pode também apresentar-se como uma bolha intacta (preenchida com exsudato seroso) ou rompida. O tecido adiposo e tecidos profundos não são visíveis. Nesse estágio, tecido de granulação, esfacelo e escara não estão presentes.
- **Estágio 3:** ocorre perda da pele em sua espessura total, na qual a gordura é visível, e, frequentemente, tecido de granulação e epíbole estão presentes. Esfacelo e/ou escara pode estar visível. A profundidade do dano tissular varia conforme a localização anatômica; áreas com adiposidade significativa podem desenvolver lesões profundas. Podem ocorrer descolamento e túneis. Não há exposição de fáscia, músculo, tendão, ligamento, cartilagem e/ou osso. Quando o esfacelo ou escara prejudica a identificação da extensão da perda tissular, deve-se classificá-la como lesão por pressão não classificável.
- **Estágio 4:** há perda da pele em sua espessura total e perda tissular com exposição ou palpação direta da fáscia, músculo, tendão, ligamento, cartilagem ou osso. Esfacelo e/ou escara pode estar visível. Epíbole (lesão com bordas enroladas), descolamento e/ou túneis ocorrem frequentemente. A profundidade varia conforme a localização anatômica. De maneira semelhante, quando o esfacelo ou escara prejudica a identificação da extensão da perda tissular, deve-se classificá-la como lesão por pressão não classificável.
- **Lesão por pressão não classificável:** ocorre perda da pele em sua espessura total e perda tissular não visível. Perda da pele em sua espessura total e perda tissular na qual a extensão do dano não pode ser confirmada porque está encoberta pelo esfacelo ou escara. Ao ser removido (esfacelo ou escara), lesão por pressão em estágio 3 ou estágio 4 ficará aparente. Escara estável (isto é, seca, aderente, sem eritema ou flutuação) em membro isquêmico ou no calcâneo não deve ser removida.
- **Lesão por pressão tissular profunda:** apresenta-se por descoloração vermelho-escura, marrom ou púrpura, persistente e que não embranquece. Pele intacta ou não, com área localizada e persistente de descoloração vermelho-escura, marrom ou púrpura que não embranquece ou separação epidérmica que mostra lesão com leito escurecido ou bolha com exsudato sanguinolento. Dor e mudança na temperatura frequentemente precedem as alterações de coloração da pele. A descoloração pode apresentar-se diferente em pessoas com pele de tonalidade mais escura. Essa lesão resulta de pressão intensa e/ou prolongada e de cisalhamento na interface osso-músculo. A ferida pode evoluir rapidamente e revelar a extensão atual da lesão tissular ou resolver sem perda tissular. Quando tecido necrótico, tecido subcutâneo, tecido de granulação, fáscia, músculo ou outras estruturas subjacentes estão visíveis, isso indica lesão por pressão com perda total de tecido (lesão por pressão não classificável ou estágio 3 ou estágio 4).
- **Lesão por pressão relacionada a dispositivo médico:** essa terminologia descreve a etiologia da lesão, ou seja, resulta do uso de dispositivos criados e aplicados para fins

diagnósticos e terapêuticos. A lesão por pressão resultante geralmente apresenta o padrão ou forma do dispositivo. Essa lesão deve ser categorizada usando o sistema de classificação de lesões por pressão.

- **Lesão por pressão em membranas mucosas:** é encontrada quando há histórico de uso de dispositivos médicos no local do dano.

AVALIAÇÃO CLÍNICA

O manejo das lesões de pele e tecidos moles induzidas por pressão começa com a avaliação clínica da ferida e uma avaliação abrangente da condição médica geral do paciente e dos fatores de risco para identificar condições reversíveis.

As áreas identificadas de danos na pele devem ser avaliadas quanto ao comprimento, largura e profundidade; presença de fístulas, tecido necrótico ou exsudato; e evidências de cicatrização, como a presença de granulação.

A dor é frequentemente associada a lesões de pele e tecidos moles induzidas por pressão, e a dor pode ser uma manifestação precoce de uma ferida em desenvolvimento. Uma avaliação abrangente da dor deve ser realizada em todos os indivíduos com lesões de pele e tecidos moles induzidas por pressão.

As infecções prejudicam a cicatrização de feridas. A possibilidade de infecção deve ser considerada mesmo na ausência de sinais sistêmicos, como febre e leucocitose. A infecção das lesões por pressão pode apresentar sinais locais de envolvimento dos tecidos moles, como calor, eritema, sensibilidade local, secreção purulenta e presença de odor fétido. No entanto, as manifestações da infecção podem ser variáveis, sendo o atraso na cicatrização da ferida o único sinal de infecção.

Tais lesões podem servir como reservatórios para organismos resistentes, como *Staphylococcus aureus* resistente à meticilina, enterococos resistentes à vancomicina e bacilos Gram-negativos multirresistentes.

Outras complicações possíveis são:

- Tratos sinusais que se comunicam com as vísceras profundas, incluindo o intestino ou a bexiga.
- Calcificação heterotópica ocasional.
- Amiloidose sistêmica devido ao estado inflamatório crônico decorrente da úlcera.
- Carcinoma de células escamosas. Isso pode se desenvolver em uma ferida crônica e deve sempre ser considerado naqueles com uma ferida que não cicatriza.

É importante distinguir úlceras por pressão de úlceras relacionadas a diabetes, insuficiência arterial ou insuficiência venosa. No entanto, estas também predispõem ao desenvolvimento de lesões induzidas por pressão, e muitas feridas, particularmente nas extremidades inferiores, têm etiologia multifatorial.

Adicionalmente, medir o risco do desenvolvimento da lesão é a base do planejamento das ações preventivas e terapêuticas.

Uma das principais escalas utilizadas para aferir o risco de um indivíduo desenvolver lesão por pressão é a escala de Braden (Quadro 1). Foi desenvolvida por Barbara Braden e Nancy Bergstrom, em 1988, e visa identificar pacientes em risco de lesões por pressão. O método classifica os pacientes em 6 subescalas – percepção sensorial, umidade, atividade, mobilidade, nutrição e fricção e cisalhamento –, usando pontuações que variam de 1 a 3 ou 4.

A interpretação consiste na somatória dos pontos obtidos, sendo:

- Risco muito alto: 6-9 pontos.
- Risco alto: 10-12 pontos.
- Risco moderado: 13-14 pontos.
- Baixo risco: 15-18 pontos.
- Sem risco: 19-23 pontos.

QUADRO 1 Escala de Braden

Percepção sensorial Capacidade de reagir significativamente à pressão relacionada ao desconforto	1. Totalmente limitado: Não reage (não geme, não se segura a nada, não se esquiva) a estímulo doloroso, devido ao nível de consciência diminuído ou devido à sedação ou capacidade limitada de sentir dor na maior parte do corpo.	2. Muito limitado: somente reage a estímulo doloroso. Não é capaz de comunicar desconforto exceto por meio de gemido ou agitação. Ou possui alguma deficiência sensorial que limita a capacidade de sentir dor ou desconforto em mais de metade do corpo.	3. Levemente limitado: responde a comando verbal, mas nem sempre é capaz de comunicar o desconforto ou expressar necessidade de ser mudado de posição, ou tem certo grau de deficiência sensorial que limita a capacidade de sentir dor ou desconforto em 1 ou 2 extremidades.	4. Nenhuma limitação: responde a comandos verbais. Não tem déficit sensorial que limitaria a capacidade de sentir ou verbalizar dor ou desconforto.
Umidade Nível ao qual a pele é exposta a umidade	1. Completamente molhada: a pele é mantida molhada quase constantemente por transpiração, urina etc. Umidade é detectada às movimentações do paciente.	2. Muito molhada: a pele está frequentemente, mas nem sempre, molhada. A roupa de cama deve ser trocada pelo menos 1 vez por turno	3. Ocasionalmente molhada: a pele fica ocasionalmente molhada, requerendo uma troca extra de roupa de cama por dia.	4. Raramente molhada: a pele geralmente está seca, e a troca de roupa de cama é necessária somente nos intervalos de rotina
Atividade Grau de atividade física	1. Acamado: confinado à cama.	2. Confinado à cadeira: a capacidade de andar está gravemente limitada ou nula. Não é capaz de sustentar o próprio peso e/ou precisa ser ajudado a se sentar.	3. Anda ocasionalmente: anda ocasionalmente durante o dia, embora distâncias muito curtas, com ou sem ajuda. Passa a maior parte de cada turno na cama ou cadeira.	4. Anda frequentemente: anda fora do quarto pelo menos 2 vezes por dia e dentro do quarto pelo menos 1 vez a cada 2 horas durante as horas em que está acordado.
Mobilidade Capacidade de mudar e controlar a posição do corpo	1. Totalmente imóvel: não faz nem mesmo pequenas mudanças na posição do corpo ou extremidades sem ajuda.	2. Bastante limitado: faz pequenas mudanças ocasionais na posição do corpo ou extremidades mas é incapaz de fazer mudanças frequentes ou significantes sozinho.	3. Levemente limitado: faz frequentes, embora pequenas, mudanças na posição do corpo ou extremidades sem ajuda.	4. Não apresenta limitações: faz importantes e frequentes mudanças sem auxílio.

(continua)

QUADRO 1 Escala de Braden *(continuação)*

Nutrição Padrão usual de consumo alimentar	1. Muito pobre: nunca come uma refeição completa. Raramente come mais de 1/3 do alimento oferecido. Come 2 porções ou menos de proteína (carnes ou laticínios) por dia. Ingere pouco líquido. Não aceita suplemento alimentar líquido. Ou é mantido em jejum e/ou mantido com dieta líquida ou IV por mais de cinco dias	2. Provavelmente inadequado: Raramente come uma refeição completa. Geralmente come cerca de metade do alimento oferecido. Ingestão de proteína inclui somente 3 porções de carne ou laticínios por dia. Ocasionalmente aceitará um suplemento alimentar ou recebe abaixo da quantidade satisfatória de dieta líquida ou alimentação por sonda.	3. Adequado: Come mais da metade da maioria das refeições. Come um total de 4 porções de alimento rico em proteína (carne e laticínios) todo dia. Ocasionalmente recusará uma refeição, mas geralmente aceitará um complemento oferecido. Ou é alimentado por sonda ou regime de nutrição parenteral total, o qual provavelmente satisfaz a maior parte das necessidades nutricionais	4. Excelente: Come a maior parte de cada refeição. Nunca recusa uma refeição. Geralmente ingere um total de 4 ou mais porções de carne e laticínios. Ocasionalmente come entre as refeições. Não requer suplemento alimentar
Fricção e cisalhamento	1. Problema: requer assistência moderada a máxima para se mover. É impossível levantá-lo ou erguê-lo completamente sem que haja atrito da pele com o lençol. Frequentemente escorrega na cama ou cadeira, necessitando de frequentes ajustes de posição com o máximo de assistência. Espasticidade, contratura ou agitação leva a quase constante fricção.	2. Problema em potencial: move-se, mas sem vigor, ou requer mínima assistência. Durante o movimento provavelmente ocorre certo atrito da pele com o lençol, cadeira ou outros. Na maior parte do tempo mantém posição relativamente boa na cama ou na cadeira mas ocasionalmente escorrega.	3. Nenhum problema: move-se sozinho na cama ou cadeira e tem suficiente força muscular para erguer-se completamente durante o movimento. Sempre mantém boa posição na cama ou cadeira.	

A extensão e a magnitude das complicações psicossociais não foram bem definidas, e o apoio psicossocial muitas vezes não é considerado. Pacientes com lesões de pele e tecidos moles induzidas por pressão sofrem de dor e perda de controle sobre suas vidas. O tratamento de feridas interrompe as atividades normais da vida diária, e os pacientes muitas vezes se sentem estigmatizados. Isso resulta em mudanças no estilo de vida que levam ao isolamento social, depressão e redução da qualidade de vida relacionada à saúde.

CUIDADOS GERAIS

Após a avaliação adequada, o manejo da lesão se inicia com a limpeza, a partir do uso de soro fisiológico (SF) 0,9%, preferencialmente morno, em jato.

O desbridamento que visa à remoção do tecido desvitalizado, quando houver necessidade, deverá ocorrer sem agredir o tecido de granulação, por meio de um dos processos a seguir:

- Mecânico (jato de SF 0,9% ou gazes).
- Enzimático (cobertura tópica primária com enzimas proteolíticas) ou autolítico (cobertura tópica primária com facilitadores da ação dos macrófagos e da atividade proteolítica endógena).
- Instrumental conservador (tesoura/bisturi).
- Cirúrgico.

Deve-se fornecer alívio adequado da dor, pois as lesões induzidas por pressão podem ser bastante dolorosas. Fatores locais que podem estar contribuindo para a dor, como isquemia, infecção ou ruptura da pele ao redor, devem ser abordados.

A avaliação inicial e contínua da dor deve ser documentada usando uma escala de dor. A avaliação visa identificar o tipo e a extensão da dor presente para que a terapia apropriada possa ser fornecida. A dor pode ser classificada como intermitente, que ocorre no momento do desbridamento da ferida, cíclica, que ocorre no momento da troca do curativo, ou dor persistente, que ocorre o tempo todo.

Medicamentos analgésicos não opioides orais podem ser usados para dor leve. Analgésicos opioides podem ser necessários para dor moderada a intensa.

Anestésicos locais tópicos (p. ex., lidocaína) têm sido usados e podem proporcionar alívio da dor por um curto período de tempo, mas há pouca evidência de eficácia em estudos clínicos. Os opioides tópicos, como um gel de morfina, mostraram algum benefício em pequenos estudos. Curativos de espuma com liberação de ibuprofeno podem ser usados, se disponíveis. No entanto, muitos pacientes com lesões profundas necessitarão de terapia sistêmica para dor.

A presença de biofilme bacteriano (fina camada de microrganismos aderida à superfície de uma estrutura) pode prejudicar a cicatrização de feridas. Além disso, pacientes com feridas profundas devem ser avaliados quanto à presença de osteomielite.

Pacientes com lesões de pele e tecidos moles induzidas por pressão geralmente estão em estado catabólico crônico. A otimização da ingestão de proteínas e calorias totais é importante, particularmente para pacientes com lesões por pressão nos estágios 3 e 4.

Se a ingestão oral não for adequada para garantir calorias, proteínas, vitaminas e minerais suficientes, recomenda-se a suplementação nutricional com nutrição enteral ou parenteral (de acordo com as capacidades da unidade de saúde) para corrigir as deficiências, embora as evidências de ensaios clínicos que apoiem essa abordagem sejam limitadas.

Os esteroides anabolizantes (p. ex., a oxandrolona) às vezes são recomendados em pacientes com depleção de proteínas e perda de peso.

O posicionamento adequado e o suporte para minimizar a pressão nos tecidos devem ser fornecidos a todos os pacientes, principalmente aqueles com feridas abertas. O desenvolvimento de novas áreas de danos na pele deve levar à revisão do método e intensidade das medidas preventivas.

Até o momento, não há estudos randomizados disponíveis para identificar se o reposicionamento faz diferença nas taxas de cicatrização ou no regime de reposicionamento ideal. Diversos protocolos apontam para uma frequência de mudança de decúbito de cerca de 2 em 2 horas.

A eficácia das superfícies de suporte na promoção da cicatrização foi estudada em vários ensaios clínicos randomizados com resultados inconsistentes. Os custos associados aos leitos elétricos tornam-se particularmente significativos quando se considera que o tratamento por pelo menos 2 meses é normalmente necessário. No entanto, superfícies de suporte especializadas parecem ser benéficas e devem ser usadas em vez de um colchão padrão.

As características de uma superfície de suporte que podem auxiliar na prevenção incluem:

- Ar fluidizado: fornece redistribuição de pressão através de um meio fluido criado, forçando o ar através dos grânulos.
- Pressão alternada: fornece redistribuição de pressão por meio de mudanças cíclicas na carga e descarga.
- Rotação lateral: fornece rotação sobre um eixo longitudinal.
- Baixa perda de ar: fornece um fluxo de ar para ajudar a controlar o calor e a umidade da pele.
- Multizonificado: diferentes segmentos da superfície de suporte têm diferentes características de redistribuição de pressão.

A posição e a inclinação da cabeça de indivíduos confinados a uma cama provavelmente são importantes. É recomendado que os pacientes sejam posicionados em um ângulo ≤ 30 graus quando deitados de lado para evitar pressão direta sobre o trocânter maior ou outras proeminências ósseas; no entanto, tal inclinação faz com que as pessoas deslizem na cama mais de 10 cm, resultando em fricção e forças de cisalhamento nos tecidos que cobrem a região lombar e o sacro.

A condição da pele quanto a temperatura, cor, turgor, estado de umidade e integridade da pele deve ser inspecionada e documentada diariamente. Manter a pele limpa e seca, evitando o excesso de ressecamento e descamação, é o objetivo principal. Adicionalmente, a limpeza da pele deve ser feita com um agente de limpeza com pH balanceado que minimize a irritação; deve ser evitada água quente e não são recomendadas as massagens vigorosas sobre proeminências ósseas.

O microclima, temperatura, umidade e fluxo de ar imediatamente adjacente à pele, está sendo cada vez mais reconhecido como um importante contribuinte para o desenvolvimento de lesões cutâneas e de tecidos moles induzidas por pressão.

Temperaturas cutâneas mais altas são transmitidas diretamente aos tecidos mais profundos e aumentam a probabilidade de lesões mais graves na pele e nos tecidos moles.

O excesso de umidade aumenta o atrito e contribui para que as forças de cisalhamento sejam transmitidas aos tecidos mais profundos, tornando a pele mais suscetível à ruptura. O excesso de umidade pode surgir de outras fontes, incluindo suor e drenagem de feridas próximas. Além disso, produtos químicos na urina e nas fezes podem irritar a pele. O uso de curativo adequado pode ajudar a limitar a drenagem. Superfícies de suporte especializadas, incluindo leitos de baixa perda de ar e fluidizados a ar, também podem ajudar a controlar o microambiente.

TRATAMENTO

O tratamento de feridas segue os princípios gerais de tratamento de feridas, que incluem desbridamento do tecido necrótico e curativos apropriados ou tamponamento para promover a cicatrização do leito da ferida e cobertura da ferida, quando indicado.

O tratamento específico é orientado pelo estágio da lesão cutânea. O desenvolvimento de lesão por pressão deve ser considerado uma indicação de que o paciente está em alto risco para outras lesões induzidas por pressão, e medidas preventivas intensivas devem ser tomadas.

Em suma,

- Lesões cutâneas de estágio 1 devem ser cobertas para proteção.
- Lesões por pressão em estágio 2 geralmente precisam de pouco desbridamento e re-

querem um curativo que mantenha um ambiente úmido na ferida.

- Os estágios 3 e 4 de pressão ou lesões mais profundas geralmente requerem desbridamento do tecido necrótico e, possivelmente, tratamento da infecção. Após a preparação adequada do leito da ferida, a cobertura pode envolver enxerto de pele ou outros procedimentos de transferência de tecido.

Devem ser estabelecidos objetivos terapêuticos apropriados que considerem o potencial de alta, qualidade de vida, preferências de tratamento e prognóstico.

Pacientes com feridas persistentes que não cicatrizam devem ser reavaliados para identificar infecção ou a presença de causas reversíveis de isquemia.

Os seguintes parâmetros de cuidado devem ser monitorados diariamente e documentados:

- Avaliação da úlcera.
- Estado do curativo, se presente.
- Estado da área ao redor da úlcera.
- Presença de dor e adequação do controle da dor.
- Presença de possíveis complicações, como infecção.

O progresso da cicatrização é mais bem descrito por escalas que capturam mudanças na área de superfície, extensão de tecido necrótico e exsudato e a presença de tecido de granulação.

Algumas possibilidades de coberturas condizentes com o estágio da lesão são apresentadas no Quadro 2.

INICIATIVAS DE QUALIDADE

Os principais componentes de iniciativas de prevenção bem-sucedidas estão listados a seguir:

- Educação continuada da equipe sobre as melhores práticas de prevenção.
- Formulários padronizados para documentar o aparecimento de úlceras e intervenções.
- Disponibilização de um profissional capacitado no manejo de úlceras, como enfermeiro estomaterapeuta.
- Instrução para incentivar mudança de decúbito, a cada 2 horas.
- Minimização das barreiras para obter suprimentos necessários, como colchões especiais e sobreposições.
- Obtenção de conhecimentos adicionais por meio de consultas.
- Uso de auditoria e *feedback*.

QUADRO 2 Coberturas condizentes com o estágio da lesão

Estágio	Características		Coberturas	Período de troca
Estágio 1	Hiperemia	Áreas com moderada ou alta exposição ao cisalhamento/fricção	Placa de hidrocoloide	Até 7 dias
		Áreas com pouca exposição ao cisalhamento/fricção	AGE	Cada 6 horas
		Áreas com exposição à umidade	Protetores cutâneos (solução polimérica, óxido de zinco)	Cada 6 horas
Estágio 2	Bolha	Intacta	Gaze + AGE	Cada 12 horas
	Lesão superficial	Sem/pouco exsudato	Placa de hidrocoloide / malha não aderente estéril	Até 7 dias / cada 24 horas
	Moderado exsudato	Moderado exsudato	Malha não aderente estéril	Cada 24 horas
Estágios 3 e 4	Escara	Sem sangramento	Papaína 10%	Cada 24 horas
	Necrose úmida	Com sangramento	Hidrogel com alginato de cálcio e sódio (gel)	
		Necrose mista		
		Intolerância à papaína		
	Esfacelo	Pouco/moderado	Papaína 6%	Cada 12 horas
		Camada espessa	Papaína 10%	Cada 12 horas
		Com sangramento	Hidrogel com alginato de cálcio e sódio (gel)	Cada 24 horas
		Tecido misto		
		Intolerância à papaína		
	Exsudato em grande quantidade	Sem infecção	Alginato de cálcio e sódio (placa ou fita)	Até 5 dias
		Com infecção	Alginato de cálcio e sódio com prata (placa ou fita)	Cada 24 horas
		Sem sangramento		
	Exsudato em grande quantidade	Sem infecção	Alginato de cálcio e sódio (placa ou fita)	até 5 dias
		Com infecção	Alginato de cálcio e sódio com prata (placa ou fita)	Cada 24 horas
	Tecido de granulação	Sem/com sangramento	▪ Malha não aderente estéril. ▪ Hidrogel com alginato de cálcio e sódio (gel).	
		Sensibilidade à papaína	▪ Malha não aderente, estéril. ▪ Hidrogel com alginato de cálcio e sódio (gel).	Cada 24 horas
	Ferida complexa	Debridada	▪ Terapia por pressão negativa. ▪ Alginato de cálcio e sódio com prata (placa ou fita).	Até 5 dias

AGE: ácido graxo essencial.

BIBLIOGRAFIA

Brasil. Anvisa. Práticas seguras para prevenção de lesão por pressão em serviços de saúde. Nota Técnica GVIMS/GGTES n. 03/2017. Agência Nacional de Vigilância Sanitária. Brasília, 2017.

Brasil. Ministério da Saúde. Protocolo para prevenção de úlcera por pressão. Programa Nacional de Segurança do Paciente. Brasília, 2013.

Correia ASB, Santos IBC. Lesão por pressão: medidas terapêuticas utilizadas por profissionais de enfermagem. Revista Brasileira de Ciências da Saúde. 2019;23(1):33-42. Available: https://docs.bvsalud.org/biblioref/2019/08/1008168/36793-109434-1-pb.pdf. (acesso jan 2023).

Cramer EM, Seneviratne MG, Sharifi H, Ozturk A, Hernandez-Boussard T. Predicting the incidence of pressure ulcers in the intensive care unit using machine learning. EGEMS (Wash DC). 2019;7:49.

European Pressure Ulcer, National Pressure Injury, and Pan Pacific. Prevention and treatment of pressure ulcers/injuries: clinical practice guideline. EPUAP/NPIAP/PPPIA, 2019.

Kottner J, Cuddigan J, Carville K, Balzer K, Berlowitz D, Law S, et al. Pressure ulcer/injury classification today: an international perspective. J Tissue Viability. 2020;29:197.

Labeau SO, Afonso E, Benbenishty J, Blackwood B, Boulanger C, Brett SJ, et al. Prevalence, associated factors and outcomes of pressure injuries in adult intensive care unit patients: the DecubICUs study. Intensive Care Med. 2021;47:160.

Lyder CH. Pressure ulcer prevention and management. JAMA. 2003; 89:223.

Paranhos WY, Santos VLCG. Avaliação de risco para úlceras de pressão por meio da Escala de Braden, na língua portuguesa. Rev Esc Enferm USP. 1999;33(nº esp):191-206. Available: http://143.107.173.8/reeusp/upload/pdf/799.pdf.

VanGilder CA, Cox J, Edsberg LE, Koloms K. Pressure injury prevalence in acute care hospitals with unit-specific analysis: results from the International Pressure Ulcer Prevalence (IPUP) Survey Database. J Wound Ostomy Continence Nurs. 2021;48:492.

50 Maus-tratos em idosos

Renato Braga Vieira
Rômulo Rebouças Lôbo

INTRODUÇÃO

Maus-tratos (MT) em idosos é uma situação frequente, apesar de menos divulgada e conhecida do que o ideal. Trata-se de problema de saúde pública, com consequências individuais e para a sociedade, sendo considerada a condição geriátrica prevalente mais passível de medidas preventivas. Estima-se que 1 em cada 10 idosos venha a sofrer algum tipo de abuso por alguém "de confiança" a cada ano, embora o número de casos relatados a autoridades seja bem menor. Outros dados mostram que o número de casos não relatados pode ser ainda maior, chegando a um caso relatado a cada 24 ocorrências. Causas para subnotificação incluem ausência de ferramentas adequadas de rastreio, ausência de treinamento formal e ações educativas em relação aos sinais de MT, bem como ausência de habilidades de reconhecimento e para reportar as ocorrências.

As consequências negativas associadas a MT são: aumento de mortalidade (2-3 vezes maior risco de morte), maior incidência de demência (desfecho e fator de risco) e depressão. Outros desfechos negativos são idas frequentes a setores de emergência, hospitalização e institucionalização. Estima-se custo anual de USD 5,3 bilhões nos Estados Unidos, com tendência a crescimento desse valor com o envelhecimento da população. Os abusadores costumam ser pessoas próximas à vítima, como cônjuge ou filho adulto, em cerca de 25% dos casos.

Muitas vezes as vítimas de MT são incapazes de denunciar por razões como isolamento social, presença de doença grave, demência ou podem mesmo evitar a denúncia por medo de represálias, sensação de culpa, desejo de proteger o abusador, crenças culturais ou medo de institucionalização, contribuindo para a subnotificação e o sub-reconhecimento de casos. Enquanto isso, entre profissionais de atendimento a idosos, é possível citar os seguintes fatores: falta de conscientização acerca de MT, treinamento inadequado, informação insuficiente sobre recursos disponíveis para lidar com MT, falta de tempo para conduzir uma avaliação detalhada, preocupação sobre envolvimento com o sistema legal e desejo de não quebrar o segredo médico. Ademais, é frequente a dúvida se as lesões vistas são causadas por abuso ou sequelas de acidentes ou outras morbidades, contribuindo para a subnotificação.

São definidos como "ações intencionais que causam dano ou sério risco a um idoso, causado por cuidador ou outra pessoa em relação de confiança com o mesmo, ou falha do cuidador na satisfação das necessidades básicas e de proteção do paciente". A Tabela 1 apresenta os fatores de risco para MT.

TABELA 1 Fatores de risco para ocorrência de maus-tratos

Vítima	Abusador
▪ sexo feminino ▪ idade avançada ▪ déficit cognitivo ▪ coabitação ▪ isolamento social e rede de suporte frágil ▪ problemas mentais ▪ abuso de substâncias ▪ dependência do abusador para cuidados	▪ déficit cognitivo ▪ história familiar de comportamento abusivo ▪ sexo masculino ▪ doença mental ▪ idade > 40 anos ▪ dependência para substâncias ▪ dependência financeira

Apesar de frequentes, MT em idosos é tema ainda subnotificado e, consequentemente, subestimado. Pesquisa em bases de dados científicos mostra precisão menor em relação à definição do tema, bem como número de publicações bastante inferior quando se compara ao tema de MT em crianças, por exemplo. O conceito de polivitimização tem sido incorporado à seara de MT em idosos. Trata-se de casos em que há ocorrência simultânea ou sequencial de diferentes tipos de MT contra um indivíduo ou quando um mesmo tipo de abuso é cometido sequencialmente por diferentes pessoas.

A proposta deste capítulo é mostrar os principais aspectos relacionados com MT em idosos, sem a pretensão de esgotamento do tema, mas principalmente no intuito de fornecer maior estofo teórico para aplicar na prática diária e promover a conscientização sobre tema tão relevante mas, infelizmente, ainda negligenciado.

SUBTIPOS

Os tipos de MT mais frequentemente descritos são: abuso sexual, emocional ou psicológico, negligência, exploração financeira e abuso físico, podendo ainda ser citado o abandono.

Abuso físico consiste na inflição de dor ou dano físico ao idoso, podendo resultar em contusões, hematomas, ferimentos, entre outros. Abuso sexual ocorre quando há toque ou atividade sexual não consentida com idosos, que são comumente vulneráveis e inaptos para entender ou dar consentimento, ou em caso de atos forçados. MT psicológicos incluem ataques verbais, ameaças, assédio ou intimidação, frequentemente levando a resignação, desesperança, medo, ansiedade e comportamento arredio. Negligência ocorre quando da falha do cuidador ou do próprio idoso (autonegligência) em prover suas necessidades básicas de vida, levando-o a situações de risco e vulnerabilidade. Abuso financeiro ocorre pelo mau uso ou uso indevido dos recursos do idoso para vantagem de terceiro ou benefícios indevidos.

Negligência

A negligência é definida como a falha em prover cuidados básicos a um paciente cujos cuidado e atendimento das necessidades de vida foram terceirizados, podendo ser ativa ou passiva, intencional ou não intencional. É o tipo mais comum, reconhecido e reportado de MT, com potencial para danos importantes ao paciente, como risco de morte triplicado para suas vítimas. Barreiras à adequada notificação incluem desconhecimento sobre o tema, falta de tempo, medo de retaliações etc. As vítimas geralmente são frágeis e reticentes em denunciar o sofrimento a que são expostos, frequentemente por medo ou vergonha.

Conscientização sobre sinais de negligência e alto índice de suspeição são necessários para reconhecimento dos casos. Indícios comuns incluem sinais de desnutrição, desidratação, higiene precária e vestimentas inadequadas, muitas vezes acompanhadas de úlceras por pressão em casos de pacientes mais fragilizados. Outro sinal que deve sempre ser valorizado é a queda inesperada e progressiva do estado de saúde de um indivíduo. Fatores de risco para negligência incluem: interdependência paciente-cuidador, isolamento social e coabitação. São características do cuidador que favorecem negligência e abuso: doença mental, retardo de desenvolvimento, demência, abuso de substâncias, deficiência física, dependência financeira da vítima e falta de conhecimento ou experiência como cuidador.

Rastreio

É recomendado o questionamento sobre MT em pacientes idosos, sendo parte da avaliação rotineira. Paciente e cuidador devem ser entrevistados separadamente quando possível. Ficar atento a possível relutância por parte do cuidador para deixar o paciente sozinho, pois pode ser um indicador de MT.

Sugestões de perguntas para pacientes ao rastrear negligência e abuso:

- Você se sente seguro?
- Sente que suas necessidades são atendidas?
- Alguém já machucou ou vem machucando você?
- Tem sido ignorado ou deixado sozinho?
- Seu cuidador depende de você financeiramente?
- O cuidador tem histórico de abuso de substância?
- O cuidador tem histórico de doença mental?

Sugestoes de perguntas para um suposto agressor ao rastrear negligência ou abuso:

- Que tipo de ajuda o idoso necessita?
- O que o idoso é capaz de fazer sozinho?
- Quais suas expectativas sobre o idoso? Sente-se capaz de atendê-las?
- Sente-se frustrado como cuidador?
- Há algo que precise para cuidar melhor dessa pessoa?

Exame físico

Avaliação física pode auxiliar na suspeita de negligência (e de autonegligência); sinais sugestivos são relacionados com higiene precária: unhas mal cuidadas e sujas, má higiene cutânea, cabelos desgrenhados, dentição precária, lesões sugestivas de câncer de pele não tratadas ou não investigadas, dermatite de fraldas, intertrigo, lesões associadas a maceração cutânea, úlceras por pressão, entre outras.

Autonegligência

Embora a autonegligência não seja citada entre as formas de MT em muitos textos, é um dos tipos mais prevalentes, associado a elevação da morbimortalidade, sendo fator de risco independente para óbito. Assim como outras síndromes geriátricas, a autonegligência ocorre em um contínuo de gravidade e tende a se agravar ao longo do tempo se não for reconhecida e remediada.

Não há etiologia bem definida, mas traços de personalidade, alterações de comportamento e transtorno psiquiátrico prévio são citados como possíveis associações. O desenvolvimento progressivo de disfunção executiva tem sido descrito como importante precedente para o desenvolvimento de autonegligência. Nesse sentido, transtornos mentais como esquizofrenia, demência, abuso de álcool e transtornos psicóticos são frequentemente descritos em pacientes portadores dessa condição.

Fatores de risco relacionados são idade avançada, sexo masculino, déficit cognitivo, depressão, *delirium*, doenças clínicas (p. ex., acidente vascular cerebral, fratura de quadril), dependência social e funcional, eventos estressores (p. ex., luto), histórico de isolamento social e abuso de álcool e substâncias. Outros fatores citados são etnia afro-americana e baixo nível socioeconômico, embora esteja presente em todo espectro demográfico e de estrato socioeconômico.

Definição

A autonegligência seria definida como o comportamento de uma pessoa idosa que ameaça a si própria, sua saúde e sua segurança. Geralmente se manifesta através da recusa ou falha em prover a si mesmo cuidados com alimentação, roupas, higiene, bem como questões de segurança. Outra definição propõem identificar autonegligência quando presente pelo menos uma das seguintes situações: descuido persistente com a higiene pessoal ou do ambiente; recusa repetida de serviços ou tratamentos que poderiam melhorar sua qualidade de vida; e ameaça à própria segurança por comportamentos de risco.

Em relação à gravidade do quadro, três domínios de indicadores são descritos: 1) higiene pessoal (p. ex., cabelo descuidado, roupas sujas, pele e unhas em condições precárias); 2) funcionalidade (p. ex., declínio cognitivo e em atividades da vida diária); e 3) ambiente negligenciado (evidência de incapacidade para cuidar da casa e dos recursos existentes).

Modelo

A Figura 1 apresenta um modelo que correlaciona diversos aspectos da autonegligência.

Avaliação e abordagem

Emprego de avaliação geriátrica ampla com análise médica, funcional e psicossocial é considerado fundamental. Informações sobre as habilidades funcionais do idoso devem ser buscadas, sendo muitas vezes necessárias informações de terceiros como vizinhos, locatários, amigos, familiares etc. A avaliação proposta inclui o rastreio através de *checklist* simplificado, composto por duas questões: 1) o indivíduo entende suas circunstâncias? 2) o indivíduo está falhando em autocuidado e autoproteção? Cada uma dessas questões deve ser respondida em relação aos seguintes domínios: atividades da vida diária (básicas e instrumentais), controle e organização da casa ou habitação, e autoproteção. A Figura 2 apresenta uma proposta de abordagem para autonegligência.

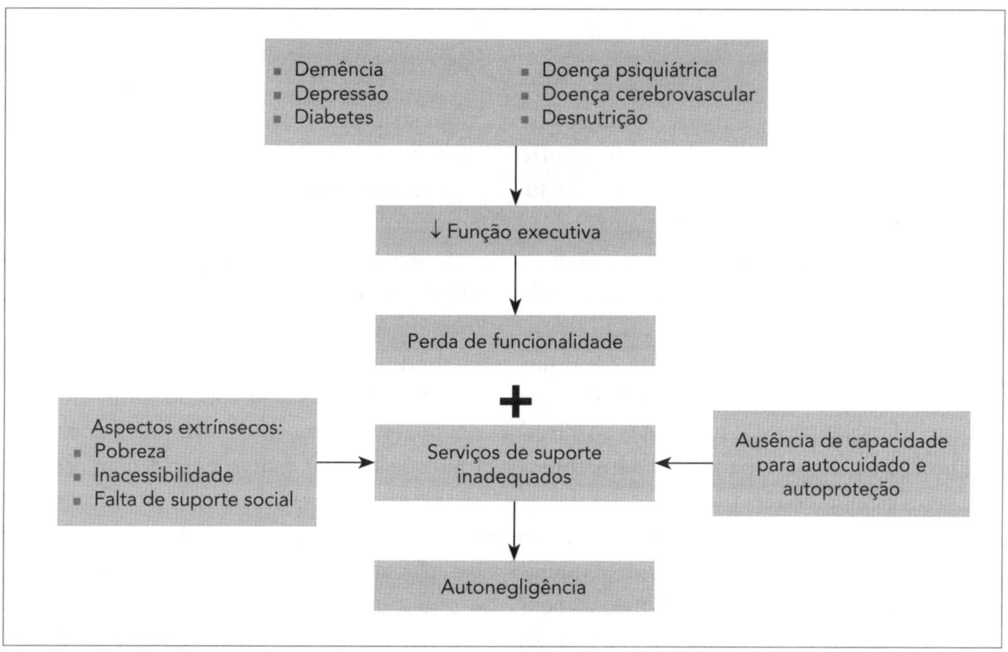

FIGURA 1 Autonegligência: modelo.

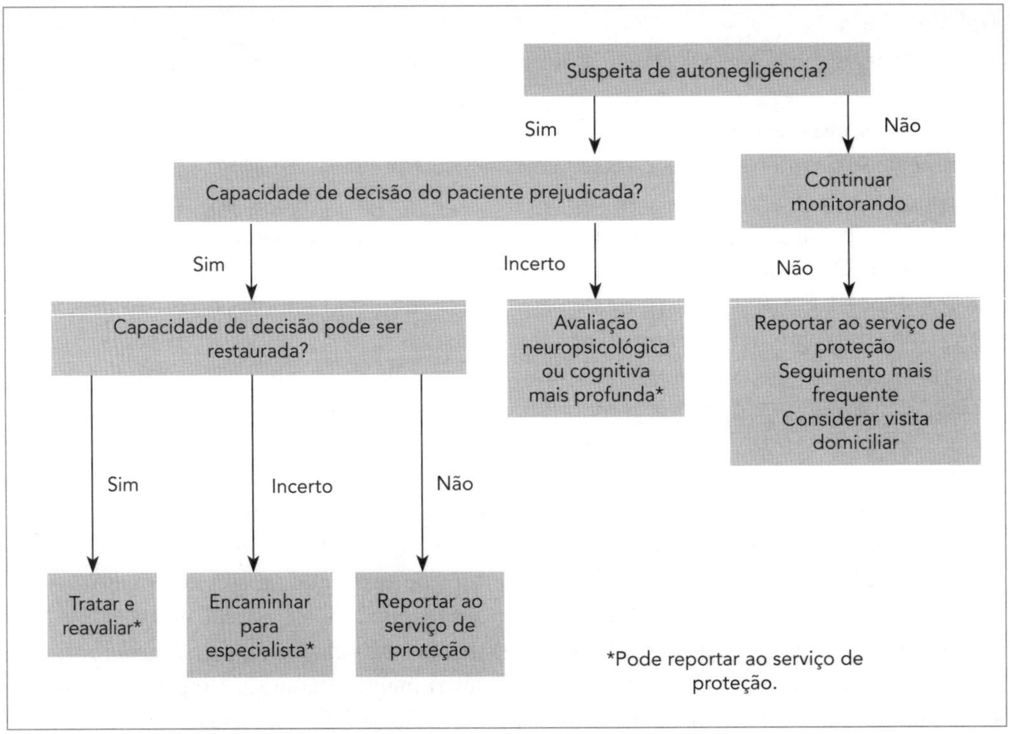

FIGURA 2 Autonegligência: avaliação.

MAUS-TRATOS FÍSICOS E EXAME FÍSICO

Exame físico da pele, aliado a história clínica detalhada, é capaz de fornecer indícios de MT físicos. Lembrar que a pele do idoso sofre alterações relacionadas com o envelhecimento, apresentando-se mais fina, com maior fragilidade capilar, cicatrização lentificada, além de sinais de fotoexposição prolongada ao longo da vida. Lembrar ainda que o uso de medicamentos pode influenciar alguns achados, como antiagregantes plaquetários e anticoagulantes, que deixam os pacientes mais propensos ao surgimento de equimoses e pequenos hematomas por vezes espontâneos.

Frequentemente, sinais físicos de MT são interpretados erroneamente como sequelas relacionadas com envelhecimento, medicamentos, outras doenças, como contusões e úlceras, ou eventos acidentais como quedas. Os tipos de MT mais associados a achados físicos são abuso físico, negligência, autonegligência e abuso sexual. Avaliação física detalhada com achados suspeitos aliada a história clínica vaga ou inconsistente fornecem pistas necessárias à identificação de MT.

Diferenciar padrões de lesões acidentais das provocadas é importante para suspeitar de MT. Púrpuras senis são associadas ao envelhecimento e ocorrem em áreas fotoexpostas, geralmente na região dorsal e interna de mãos e braços. Hematomas devem ser avaliados, podendo ocorrer em locais distais a contusões provocadas por extravasamento de sangue. Dados mostram que 90% das contusões acidentais ocorrem em extremidades, enquanto lesões provocadas são vistas em pescoço, orelhas, genitália, nádegas, planta dos pés. Múltiplas lesões aparentando "idades" diferentes, algumas recentes outras em cicatrização, reforçam a suspeita de MT. Lesões sugestivas de serem causadas por objetos como cintos e sapatos também devem levantar a suspeita de MT. Outro dado descrito é que em torno de 90% dos idosos vítimas de MT se recordam do evento que originou pelo menos uma lesão, enquanto entre idosos com lesões acidentais esse percentual é de 25%.

Lesões de defesa são vistas com frequência em punhos e antebraços, chamando mais a atenção se múltiplas, correspondendo à tentativa de se desvencilhar de agressões. Outro tipo de lesão comum em MT são queimaduras (calor, química, elétrica, radiação), sendo as mais comuns por água quente e por radiação solar, sendo frequente a associação a negligência ou supervisão inadequada. Em pacientes vítimas de queimadura por água quente e capazes de algum tipo de defesa, lesões em padrão de esguicho ou respingos são encontradas, bem como padrão em luva ou bota sugere imersão forçada de um determinado membro em água quente. Queimaduras por objetos quentes como cigarro e ferro deixam lesões de formato reconhecível. O exame físico é apenas parte do quebra-cabeças. Considerar aspectos fisiológicos, funcionalidade, histórico médico e possíveis mecanismos de lesão. Lembrar que o mecanismo de lesão deve ser compatível com a história clínica relatada. As Figuras 3 a 6 apresentam lesões suspeitas para negligência e MT físicos.

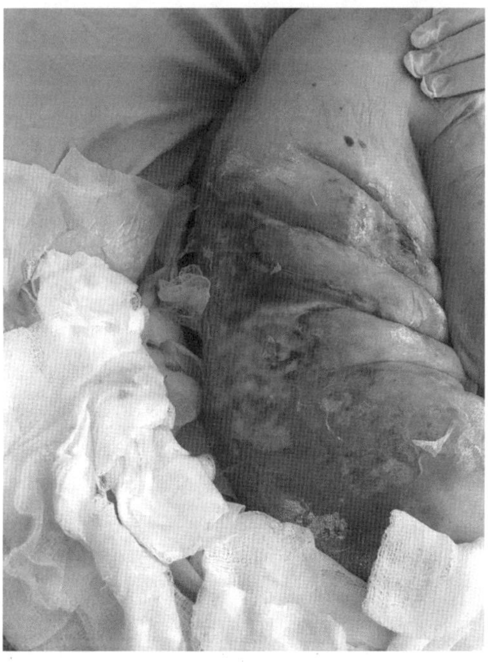

FIGURA 3 Lesões maceradas com infecção secundária.
Fonte: arquivo dos autores.

AVALIAÇÃO

Quando ocorre a suspeita de MT deve ser coletada história clínica detalhada, com particular atenção a aspectos culturais e psicossociais. Assim, aspectos detalhados de exame físico geral e cutâneo que possam corroborar com a suspeita devem ser documentados, bem como avaliação de funcionalidade, aspectos do

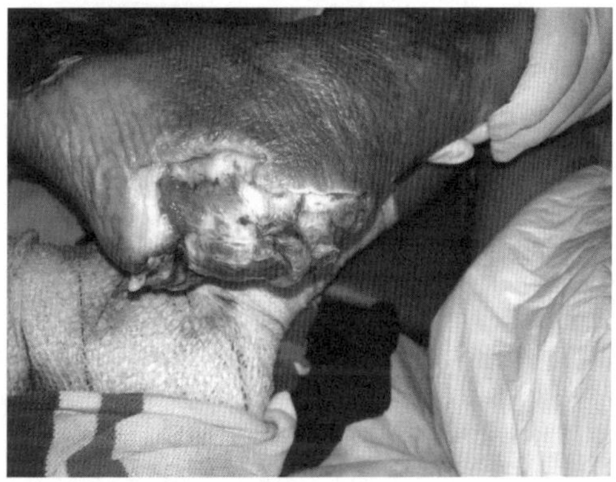

FIGURA 4 Úlcera profunda em calcâneo.
Fonte: arquivo dos autores.

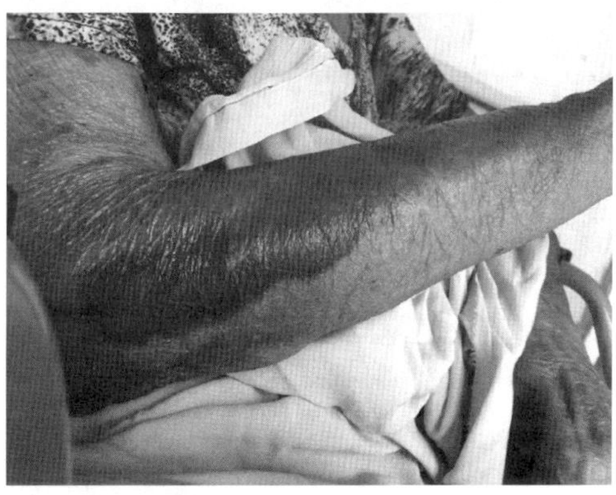

FIGURA 5 Equimose em antebraço.
Fonte: arquivo dos autores.

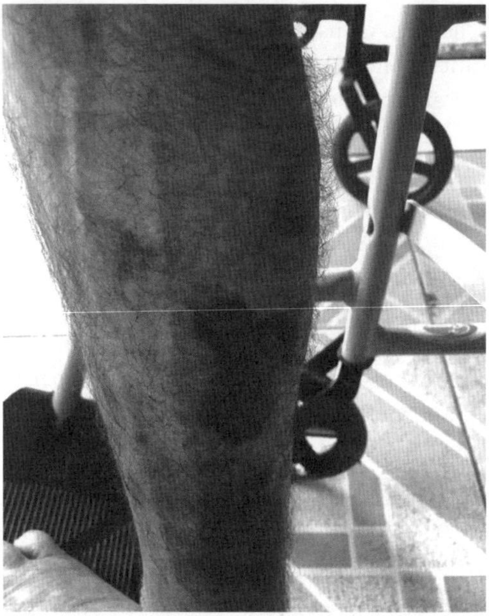

FIGURA 6 Equimose em panturrilha.
Fonte: arquivo dos autores.

comportamento do paciente, como reage aos questionamentos, dinâmica e conflitos familiares. A documentação fotográfica é particularmente importante em casos de lesões ao exame físico.

Profissionais de saúde eventualmente relutam em reportar MT devido a uma série de razões: sutileza dos sinais clínicos, negação pela própria vítima e desconhecimento sobre procedimentos de denúncia da suspeição. Também podem contribuir: preocupação quanto a prejuízos na relação médico-paciente, receio de retaliação pelo abusador, limitações de tempo, dúvidas sobre a efetividade de fazer a denúncia e a falsa premissa de que se fazem necessárias evidências inequívocas, não bastando somente a suspeita, para formalizar a denúncia.

Avaliação clínica

Diversos instrumentos se propõem ao rastreio e à identificação de MT, cada um com vantagens e desvantagens em aspectos como tempo e facilidade para aplicação, confiabilidade interaplicadores, validade em diferentes populações e cenários, entre outros. No entanto, tal heterogeneidade não invalida seu uso como tentativa de rastreio e, se bem utilizados, podem ser de grande auxílio na identificação de casos de MT.

Entre os instrumentos citados, estão Conflict Tactics Scale, Elder Abuse Assessment Instrument, Brief Abuse Screen for the Elderly, Geriatric Mistreatment Scale, entre outros. Aqui serão descritos brevemente dois desses instrumentos, sem prejuízo ou demérito em relação aos demais.

Desenvolvido em 2008, o instrumento Elder Abuse Suspicion Index (EASI) consiste em seis questões para rastreio de MT (Tabela 2) e encontra-se validado para uso em idosos cognitivamente preservados. As cinco primeiras questões são respondidas pelo paciente e a sexta pergunta pelo aplicador do instrumento.

TABELA 2 Questões do Elder Abuse Suspicion Index

1. Você depende de terceiros para alguma das seguintes atividades: tomar banho, vestir-se, fazer compras, ir ao banco ou fazer refeições?
2. Alguém o proibiu de pegar comida, roupas, medicamentos, óculos, aparelhos auditivos, ter acesso a cuidados médicos ou de estar com pessoas com as quais você gostaria?
3. Tem se sentido triste por algo dito por alguém que o fez se sentir envergonhado ou ameaçado?
4. Alguém tentou forçá-lo a assinar papéis ou usar seu dinheiro contra sua vontade?
5. Alguém o assustou, o tocou contra sua vontade ou o machucou?
6. Profissional: maus-tratos podem estar associados a pouco contato visual, comportamento arredio, desnutrição, higiene ruim, cortes, contusões, roupas inadequadas, problemas com medicação. Você notou algo assim?

TABELA 3 Achados clínicos e laboratoriais comumente associados a MT

Condição clínica	Laboratório	Exame físico	Causas
Desidratação	Hipernatremia; ureia ou creatinina elevada, ácido úrico elevado, hemoconcentração	Taquicardia; turgor cutâneo diminuído; olhos encovados; hipotensão postural; fecaloma	Privação de líquidos (p. ex., para diminuir troca de fraldas), negligência
Desnutrição	Albumina e transferrina baixas; anemia; linfopenia; colesterol diminuído	IMC baixo; sarcopenia; caquexia; declínio funcional	Privação de alimentos; descuido com dentição; disfagia; indiferença a preferências alimentares; abuso financeiro
Hiper ou hipotermia	Elevação de CPK; testes tireoidianos alterados	Alteração da temperatura; sinais de sepse; desidratação	Ventilação inadequada ou calor excessivo; roupas inadequadas; hipertermia por neurolépticos
Rabdomiólise	Aumento de CPK sérico; mioglobinúria; hipernatremia; hipofosfatemia; hipercalemia; IRA	Contusões, sinais de quedas, lesões por contenção física; sinais de desnutrição ou desidratação	Trauma; imobilização prolongada com contenção física; uso errado de neurolépticos
Intoxicações	Níveis séricos de drogas alterados	Sedação excessiva; euforia; déficit cognitivo; depressão; eventos cardiovasculares	Medicamentos em doses excessivas com intuito de sedar, conter ou causar dano ao paciente
Infecções	ITU recorrentes; sinais de aspiração pulmonar na Rx; IST; infecções em UPP	Disúria ou piúria; múltiplas UPP com sinais de infecção	Abuso sexual; alimentação forçada; negligência

CPK: creatinofosfoquinase; IMC: índice de massa corporal; ITU: infecção do trato urinário; Rx: radiografia; IST: infecção sexualmente transmissível; UPP: úlcera por pressão.

Qualquer resposta positiva, exceto para a primeira questão, enseja investigação adicional.

A utilização da abordagem pelo SOAP (*subjective, objective, assessing, plan*) pode ser aplicada na identificação e no manejo de pacientes vítimas de MT. Dados subjetivos (S) são as afirmações feitas pelo paciente e pelo cuidador, incluindo motivo da consulta, queixa principal, dados pertinentes de história clínica, revisão de sistemas, histórico médico, familiar e social – nessa fase podem ser identificados indícios de MT. Dados objetivos (O) são os sinais indicativos de MT identificados pelo profissional atendente quando do exame físico, bem como a observação das interações entre o idoso e seu cuidador. A avaliação (A) inclui a etapa de raciocínio crítico sobre o caso, com a formulação de hipóteses diagnósticas e diagnósticos diferenciais. A etapa de planejamento (P) consiste das intervenções programadas para a resolução dos problemas identificados.

Seja qual for a abordagem escolhida para a avaliação, após identificação de casos suspeitos devem ser buscados meios e ações para manutenção da segurança do paciente. Serviços comunitários e na rede de saúde primária, suporte social alternativo com familiares e amigos, fornecimento de contatos em serviços de segurança e apoio e fornecimento de meios de transporte em caso de necessidade devem ser identificados para auxílio nessa etapa de planejamento e intervenção. Caso o contato com o possível abusador continue a ocorrer, estratégias de vigilância e redução de danos devem ser programadas. Além disso, uma estratégia de seguimento ao paciente deve ser planejada e implementada o mais brevemente possível.

Expressões vagas ou aparentemente desconexas podem ser um pedido de ajuda pelo idoso e a valorização e investigação de tais expressões podem ser a porta de entrada para que o idoso exponha sua real situação. É importante entrevistar o idoso separadamente, para que ele possa expor livremente alguma situação, bem como a entrevista com o cuidador deve ocorrer de forma a permitir que ele exponha sua visão. Eventualmente, a utilização de visitas domiciliares pode ser reveladora.

Cuidadores

É comum que as pessoas esqueçam que cuidadores também necessitam de assistência, bem como de suporte para conseguirem prover o melhor cuidado a idosos vulneráveis. Setenta e cinco por cento dos cuidadores são familiares, 70% do sexo feminino, muitos realizando suas funções sem suporte algum e com necessidades físicas e psicológicas ignoradas e não atendidas. Nesse sentido, é importante frisar que tal situação leva ao aumento do risco de MT, na medida em que fragiliza o cuidador que pode eventualmente incorrer em MT.

Cuidadores estão expostos a situações estressantes, doenças, outros papéis e preocupações familiares que competem com o ato de cuidar de um idoso, muitas vezes não conseguem conciliar emprego externo e cuidado com o paciente, culminando em demissão e consequências financeiras. A maioria dos cuidadores têm pouco ou nenhum preparo específico antes de assumir tal papel. Setenta por cento dos cuidadores familiares encaram tal tarefa como obrigação, em grande parte das vezes sem possibilidade de alívio ou descanso e frequentemente assumindo o cuidado de forma solitária, sem auxílio dos demais familiares, que poderiam se revezar nos cuidados.

A presença de demência no idoso eleva a sobrecarga sobre o cuidador, tendo em vista a necessidade de supervisão constante ou quase constante, maior frequência de incontinência, problemas comportamentais como agressividade, com ameaça à segurança. Com isso, tal sobrecarga leva muitas vezes a isolamento geográfico e social, tendo em vista a impossibilidade de o cuidador manter atividades externas e de interesse próprio. Tais aspectos podem ser exacerbados por questões culturais e socioeconômicos, acarretando queda tanto na qualidade do cuidado dispensado como na qualidade de vida do cuidador.

TABELA 4 Necessidades dos cuidadores

Informação e educação sobre doenças
Recursos para o cuidado em domicílio e na comunidade
Contatos para emergências
Grupos de suporte
Serviços de transporte
Auxílio com necessidades pessoais, saúde mental e física

PREVENÇÃO

As medidas de prevenção são fundamentais para diminuir a prevalência de MT em idosos. Trata-se do conjunto de ações mais efetivo e importante na redução do impacto que o problema pode causar. Estratégias para prevenção incluem: discussão e conscientização acerca de *ageísmo*; divulgação de indicadores subjetivos e objetivos de MT; incrementar o rastreio de MT nos diversos cenários clínicos; estabelecer detecção e prevenção de MT em idosos como rotina no cuidado de sáude.

O termo *ageísmo* foi cunhado em 1969 e se refere ao comportamento de discriminação contra idosos simplesmente pela idade e pelo processo de envelhecimento em si. Pode levar a desatenção e negligência com problemas de saúde dos idosos, bem como aceitação e equalização do envelhecimento como condição de estado de saúde inferior. O *ageísmo* tem sido ligado a declínio funcional, depressão, isolamento, incrementando o risco de MT e mortalidade precoce, relacionando de forma errônea o achado de sinais de MT com o envelhecimento em si e mascarando uma possível suspeição da situação real que ocasionou os sinais encontrados.

Quando da avaliação inicial do idoso suspeito de MT, alguns sinais e lesões podem já ter desaparecido, estando em estágio subclínico de difícil identificação, requerendo maior índice de suspeição e detalhamento na avaliação clínica e física. Os principais indicadores de MT, que devem ser conhecidos e pesquisados estão descritos na Tabela 5.

A otimização do rastreio de MT em idosos deve lançar mão de ferramentas de avaliação abrangentes, sendo a avaliação geriátrica ampla (AGA) de conhecimento dos profissionais que lidam comumente com idosos, capaz de fornecer um perfil detalhado do estado de saúde e funcionalidade do paciente através da avaliação da saúde física e mental, bem-estar, aspectos psicossociais e domínios cognitivos, áreas diretamente relacionadas com o risco de MT. Em conjunto, uma avaliação periódica de fatores de risco para MT permite melhor vigilância.

Medidas propostas para combate aos MT incluem: campanhas informativas e de conscientização sobre o tema; treinamento educativo direcionado a profissionais que lidam diretamente com idosos, focando no papel dos cuidadores acerca da abordagem de casos suspeitos; divulgação de informação legal acerca da proteção do idoso.

Profissionais de saúde se encontram em posição vital para o rastreio e prevenção de MT. A avaliação funcional, cognitiva e de bem-estar psicossocial é fundamental para entender e identificar possíveis fatores predisponentes e precipitantes associados à ocorrência de MT. Estima-se que a presença de 3 a 4 fatores de risco leve a aumento de 4 vezes no risco de um idoso sofrer MT, com elevação exponencial para mais de 20 vezes em relação a idosos sem fatores de risco naqueles com 5 ou mais fatores de risco presentes. Detecção e intervenção precoces, como tratamento efetivo de problemas subjacentes, disponibilização de serviços comunitários e envolvimento de familiares podem retardar e evitar casos de MT.

Ferramentas de rastreio de MT em idosos devem ser capazes de prover avaliação multidisciplinar objetiva; no entanto a definição de uma ferramenta ideal ainda é uma necessidade e testagens adicionais dos instrumentos propostos são necessárias para atestar sua validade e confiabilidade.

Setores de emergência são locais onde vítimas de MT são atendidas com frequência e

TABELA 5 Indicadores de maus-tratos

Físicos	Fraturas, lesões, picadas, queimaduras, contusões, quedas repetidas, idas repetidas à emergência, alopecia traumática
Sexual	Dificuldade para andar ou sentar, dor em região genital, doença venérea, sangramento vaginal ou anal, contusão genital ou mamária, roupas íntimas manchadas de sangue
Psicológico	Agitação, depressão, ideação suicida, hipervigilância para com o cuidador, retraimento, comportamento não usual (sugamento, mordida, choro, balanço e automutilação)
Financeiro	Incapacidade de comprar medicamentos, perda inexplicável de recursos, perda de pensões ou benefícios
Negligência	Desidratação, desnutrição, úlceras por pressão, não melhora ou não reabilitação, uso irregular de medicamentos, idas frequentes ao hospital, queimaduras por urina, quedas repetidas, higiene precária, perda de peso sem explicação
Abandono	Abandono em hospitais e transporte público, períodos sozinhos de forma não segura
Autonegligência	Aparência descuidada, arredio, deprimido, isolado, condições de vida de risco, condições de saúde não tratadas, perda de peso, higiene precária, desidratação

por essa razão o rastreio e a vigilância têm maior chance de identificar casos. Nesse contexto, alterações radiológicas descritas podem auxiliar na suspeita inicial de MT (Tabela 6).

TABELA 6 Achados radiográficos

Achados radiográficos sugestivos de maus-tratos
Injúrias incompatíveis com o mecanismo reportado
Injúrias em diversos estágios de recuperação, particularmente em regiões maxilofaciais e extremidades superiores
Padrões de lesão incomuns em casos acidentais (p. ex., fratura de diáfise ulnar)

PANORAMA NACIONAL

A identificação de sinais de violência contra pessoas idosas, frequentemente negligenciada, deve ser notificada por meio de ficha de notificação compulsória. O preenchimento possibilita auxiliar as vítimas na defesa de seus direitos, resguarda os profissionais para que não se configure omissão e ainda contribui para o registro epidemiológico desses agravos externos à saúde. A notificação compulsória é registrada na Vigilância de Violência Interpessoal e Autoprovocada do Sistema de Informação de Agravos de Notificação (VIVA-SINAN) do Ministério da Saúde.

O art. 19 da Lei n. 10.741/2003 (Estatuto do Idoso) prevê que casos de suspeita ou confirmação de violência praticada contra idosos serão objeto de notificação compulsória pelos serviços de saúde públicos e privados à autoridade sanitária, bem como serão obrigatoriamente comunicados por eles a quaisquer dos seguintes órgãos: Conselho Municipal ou Estadual dos Direitos do Idoso, Delegacias de Polícia e Ministério Público. Qualquer pessoa pode fazer a denúncia de MT. O Ministério da Mulher, da Família e dos Direitos Humanos disponibiliza ferramentas para facilitar o registro da denúncia:

- Disque 100, com discagem gratuita e funcionamento 24 horas/dia.
- Aplicativo Proteja Brasil, que pode ser baixado gratuitamente para o celular.
- Ouvidoria On-line, em que se registra a denúncia preenchendo o formulário disponível em http://www.humanizaredes.gov.br/ouvidoria-online/.

As denúncias são analisadas e encaminhadas aos órgãos competentes para que sejam realizadas as devidas apurações. Dados referentes ao ano de 2018 das denúncias de violência contra idosos pelo Disque 100 mostram que negligência, abuso financeiro, violências psicológica e física foram as formas de MT mais denunciadas (Figura 7).

CONSIDERAÇÕES FINAIS

MT em idosos é um tema relevante, porém pouco discutido e com baixo nível de conhecimento e conscientização por profissionais de saúde e pela população em geral. Melhorias nesse sentido ensejam treinamento específico aos profissionais envolvidos e aperfeiçoamento nas estruturas e fluxos de acolhimento de denúncias. Diante da importância da temática e com o objetivo de sensibilizar a sociedade para o combate das diversas formas de violência cometida contra o idoso, a Organização das Nações Unidas (ONU), por meio da Rede Internacional de Prevenção à Violência à Pessoa Idosa (INPES), instituiu em 2006 a data de 15 de junho como Dia Mundial de Conscientização da Violência contra a Pessoa Idosa.

Para o sucesso na abordagem de MT torna-se essencial o envolvimento de profissionais de diferentes áreas, sendo de particular importância o serviço social e a enfermagem, além da equipe médica. Tais profissionais devem rastrear e avaliar os abusos em potencial. Pode ser difícil firmar o diagnóstico de MT, mas conhecer sinais e sintomas e manter alto índice de suspeição pode ajudar a identificar vítimas e abusadores. O conhecimento dos tipos de abuso, fluxos de atendimento, serviços envol-

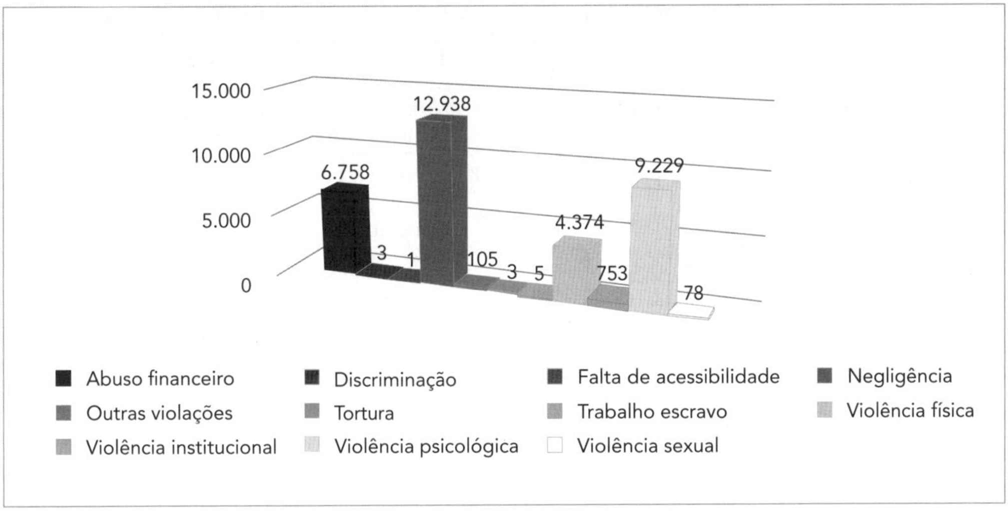

FIGURA 7 Denúncias de violência ao idoso no Brasil pelo disque 100 (2018).

vidos na assistência aos idosos e leis de proteção é de fundamental importância. Em conjunto a equipe terá melhores condições de identificar casos e fornecer suporte aos idosos. Para tanto, a avaliação do idoso pelos componentes da equipe permite diferentes olhares sobre cada caso, com preenchimento de lacunas que atendimentos isolados poderiam deixar.

Além disso, é necessário que se fortaleça institucionalmente e em nível de órgãos de governo a cultura de combate aos MT em idosos. Serviços de abrigo para vítimas, equipes formadas para avaliar a capacidade de idosos viverem e se manterem sozinhos, bem como a criação de fluxos e instâncias de suporte a pacientes, cuidadores e profissionais de saúde envolvidos na linha de frente no contato com o problema. Ratifica-se finalmente que medidas de prevenção e rastreio devem ser as principais a serem implementadas e disseminadas nos diversos cenários, sem prejuízo das medidas de saneamento e remediação de casos já estabelecidos.

Detectar a ocorrência de violência não é na maioria das vezes uma tarefa fácil. Essa violência costuma ser velada e ocultada pelos seus protagonistas, vítimas e agressores. Porém, identificar a violência é uma necessidade e responsabilidade de todos, incluindo profissionais de saúde, que devem estar conscientes de que enfrentarão desafios e que precisarão superar dificuldades para assegurar a atenção integral à saúde do idoso.

BIBLIOGRAFIA

Bonnie RJ, Wallace RB, editors. Elder mistreatment: abuse, neglect, and exploitation in an aging America. National Academies Press: Washington; 2003 [cited 2020 Jan 8]. Available from: https://www.ncbi.nlm.nih.gov/books/NBK98802/.

Burnett, J, Achenbaum WA, Murphy KP. Prevention and early identification of elder abuse. Clin Geriatr Med. 2014;30(4):743-59. https://doi.org/10.1016/j.cger.2014.08.013.

Chokkanathan S. Experiences of elder mistreatment: a latent profile analysis. J Interpers Violence. 2017: 886260517742912. https://doi.org/10.1177/ 0886260517742912.

Corbi G, Grattagliano I, Ivshina E, Ferrara N, Solimeno Cipriano A, Campobasso CP. Elderly abuse: risk factors and nursing role. Intern Emerg Med. 2015;10(3):297-303. https://doi.org/10.1007/s11739-014-1126-z.

del Carmen T, LoFaso VM. Elder neglect. Clin Geriatr Med. 2014;30(4):769-77. https://doi.org/10.1016/j.cger.2014.08.006.

Dong XQ. Elder abuse: systematic review and implications for practice. J Am Geriatr Soc. 2015;63(6):1214-38. https://doi.org/10.1111/jgs.13454.

Dyer CB, Goodwin JS, Pickens-Pace S, Burnett J, Kelly PA. Self-neglect among the elderly: a model based on more than 500 patients seen by a geriatric medicine team. Am J Public Health. 2007;97(9):1671-6. https://doi.org/10.2105/AJPH.2006.097113.

Gallione C, Dal Molin A, Cristina FVB, Ferns H, Mattioli M, Suardi B. Screening tools for identification of elder abuse: a systematic review. J Clin Nurs. 2017;26(15-16):2154-76. https://doi.org/10.1111/jocn.13721.

Gibbs LM., Understanding the medical markers of elder abuse and neglect: physical examination findings. Clin Geriatr Med. 2014;30(4):687-712. https://doi.org/10.1016/j.cger.2014.08.002.

Hoover RM, Polson M. Detecting elder abuse and neglect: assessment and intervention. Am Fam Physician. 2014;89(6):453-60.

LoFaso VM, Rosen T. Medical and laboratory indicators of elder abuse and neglect. Clin Geriatr Med. 2014;30(4):713-28. https://doi.org/10.1016/j.cger.2014.08.003.

Ministério da Mulher, da Família e dos Direitos Humanos. Disque 100. [citado em 2020 Jan 8]. Disponível em: http://www.mdh.gov.br/informacao-ao-cidadao/disque-100.

Mosqueda L, Dong X. Elder abuse and self-neglect: "I don't care anything about going to the doctor, to be honest...". JAMA. 2011;306(5):532-40. https://doi.org/10.1001/jama.2011.1085.

Powers JS. Common presentations of elder abuse in health care settings. Clin Geriatr Med. 2014;30(4):729-41. https://doi.org/10.1016/j.cger.2014.08.004.

Reyes-Ortiz CA, Burnett J, Flores DV, Halphen JM, Dyer CB. Medical implications of elder abuse: self-neglect. Clin Geriatr Med. 2014;30(4):807-23. https://doi.org/10.1016/j.cger.2014.08.008.

Rosen T, Bloemen EM, LoFaso VM, Clark S, Flomenbaum NE, Lachs MS. Emergency department presentations for injuries in older adults independently known to be victims of elder abuse. J Emerg Med. 2016;50(3):518-26. https://doi.org/10.1016/j.jemermed.2015.10.037.

Wong NZ, Rosen T, Sanchez AM, Bloemen EM, Mennitt KW, Hentel K, et al. Imaging findings in elder abuse: a role for radiologists in detection. Can Assoc Radiol J. 2017;68(1):16-20. https://doi.org/10.1016/j.carj.2016.06.001.

Yaffe MJ, Tazkarji B. Understanding elder abuse in family practice. Can Fam Physician. 2012;58(12):1336-40, e695-8.

Cuidados paliativos e comunicação | 51

Edison Iglesias de Oliveira Vidal
Fernanda Bono Fukushima

"O sofrimento só é intolerável quando ninguém se importa." (Cicely Saunders)

INTRODUÇÃO

De acordo com a International Association for Hospice & Palliative Care (IAHPC), os cuidados paliativos são cuidados holísticos de pessoas com importante sofrimento relacionado à saúde devido a doenças graves e especialmente daqueles próximos ao fim da vida. Seu objetivo consiste em melhorar a qualidade de vida e reduzir o sofrimento não apenas de pacientes, mas também de seus familiares e cuidadores.

Pode-se afirmar que os cuidados paliativos surgiram como resposta ao fracasso histórico da prática médica tradicional em promover o alívio do sofrimento em circunstâncias relacionadas a doenças graves e ao fim da vida. Muito além da atenção à saúde de pessoas próximas da morte, o desenvolvimento dos cuidados paliativos contribuiu enormemente para o aprimoramento de diversas áreas dentro da medicina, envolvendo desde o manejo de uma variedade de sintomas e a comunicação na saúde de forma geral até a abordagem da espiritualidade como dimensão dos indivíduos.

Neste capítulo, abordaremos os princípios fundamentais dos cuidados paliativos dentro da geriatria com ênfase sobre aspectos relacionados à comunicação. Desejamos que, ao término da leitura, torne-se evidente que a boa prática da geriatria deve ser compreendida como indissociável dos cuidados paliativos. De fato, da mesma forma como a pediatria pode ser pensada como cuidados no início de vida, em grande medida, a geriatria pode ser concebida como cuidados no fim da vida em seu sentido mais amplo.

PRINCÍPIOS DOS CUIDADOS PALIATIVOS

Dentre os princípios para a prática dos cuidados paliativos propomos como ponto de partida aquilo que Cicely Saunders, fundadora dos cuidados paliativos modernos, considerava o maior compromisso necessário para aqueles que ingressam nessa área: o de escutarmos nossos pacientes acerca de suas necessidades e objetivos. O tipo de escuta a que Saunders se refere corresponde ao que atualmente se denomina escuta compassiva ou empática, que envolve uma qualidade de presença caracterizada pela abertura, abstenção de julgamento e interesse genuíno em compreender os sentimentos e prioridades de pacientes e seus familiares.

O princípio da escuta compassiva está intimamente alinhado com outros três princípios essenciais à prática dos cuidados paliativos: a dor total, a natureza do sofrimento e os cuidados conservadores da dignidade.

O conceito da dor total reconhece que a dor relatada por pacientes com doenças graves resulta da interação de componentes de ordem física (e.g., compressão neural pelo tumor), como de componentes emocionais (e.g., depressão), sociais (e.g., preocupações relacionadas a seus entes queridos) e espirituais (e.g., sensação de perda de sentido na vida). De forma complementar, a proposta de Eric Cassel sobre a natureza do sofrimento postula que este ocorre em função da percepção de uma ameaça à integridade do indivíduo em relação a qualquer uma das múltiplas dimensões (e.g., corporal, familiar, papéis sociais, transcendental) que o constituem como pessoa. Já o princípio dos cuidados conservadores da dignidade, proposto por Chochinov, ressalta que a noção de dignidade corresponde à percepção de valor que cada pessoa sente em relação a si mesma e que, no campo dos cuidados paliativos, essa percepção é influenciada por uma variedade de fatores concernentes não apenas à doença e ao controle de seus sintomas, mas também a questões existenciais e sociais diversas, incluindo a própria maneira como nos enxergamos através dos olhos dos outros.

Os três princípios elencados brevemente no parágrafo anterior convergem para a necessidade da escuta compassiva e atenta como meio não apenas de diagnóstico das múltiplas dimensões envolvidas na experiência de adoecimento, mas também como recurso terapêutico. O ponto essencial a ser internalizado é o de que, quando nos privarmos desse tipo de escuta e ignorarmos a multidimensionalidade da dor, do sofrimento e da percepção de dignidade dos pacientes, não apenas a efetividade das intervenções médicas que implementamos pode ser comprometida como as abordagens diagnósticas e terapêuticas que propomos, a despeito de nossas melhores intenções, podem terminar por ser fonte de mais sofrimento para nossos pacientes e seus familiares. Esses princípios fazem-se presentes sobretudo no campo da comunicação, como será visto a seguir.

PRINCÍPIOS PARA COMUNICAÇÃO EM CUIDADOS PALIATIVOS

A comunicação ocupa um lugar central na prática da geriatria e dos cuidados paliativos. É por meio dela que são avaliados os sintomas dos pacientes para chegar a um diagnóstico e monitoramos a resposta a intervenções terapêuticas. É pela comunicação que pacientes são informados sobre sua situação de saúde, acerca dos diferentes graus de incerteza relacionados a seu prognóstico e possibilidades de tratamento. Sobretudo, é por meio da comunicação que podemos buscar compreender suas fontes de sofrimento, discutimos objetivos, desenvolvemos planos compartilhados de cuidados e construímos relações terapêuticas e de confiança. Diversas situações de comunicação envolvendo pacientes com doenças graves são tão ou mais desafiadoras que muitos procedimentos cirúrgicos e demandam o mesmo grau de treinamento e preparação.

Antes de abordarmos protocolos específicos de comunicação, convém discutir alguns princípios fundamentais envolvidos e ilustrados na Figura 1.

Autenticidade: "Ninguém se importa com o quanto você sabe até que saibam o quanto você se importa"

Esta famosa citação de Theodore Roosevelt denota um importante princípio para a prática da comunicação na área da saúde e é especialmente relevante quando nos encontramos diante de situações críticas. De fato, na maior parte dos contatos entre profissionais de saúde e pacientes/familiares paira no ar uma pergunta silenciosa, porém contundente, relativa à medida com a qual os profissionais se importam com eles. Nossa atitude verbal e, sobretudo, não verbal será constantemente escrutinada

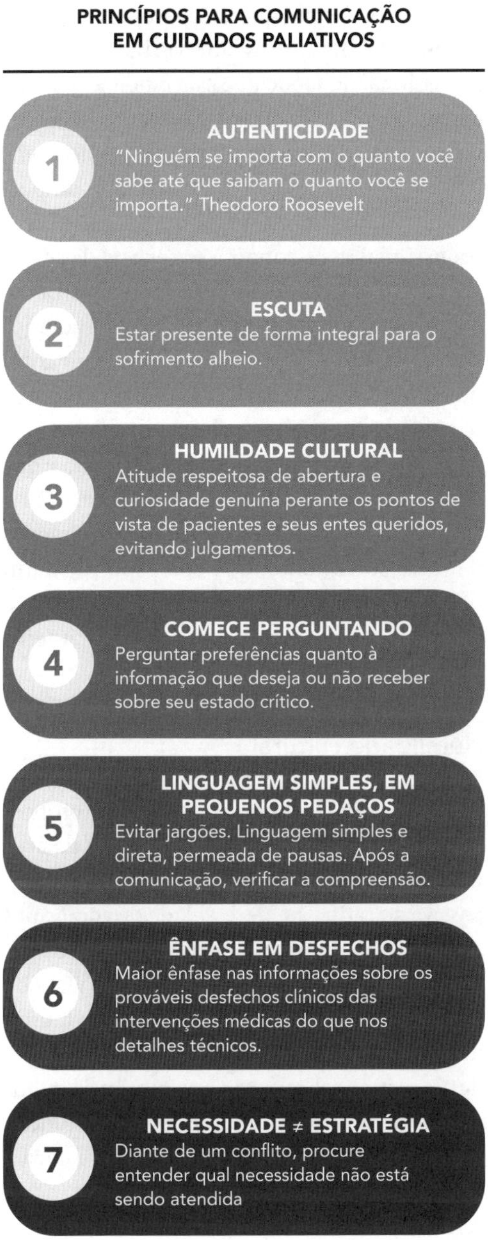

FIGURA 1 Princípios para comunicação em cuidados paliativos.
Figura gentilmente cedida pela Dra. Fernanda Bono Fukushima.

até que pacientes/familiares se sintam seguros de que nos importamos autenticamente. É sobre essa base de segurança que repousa a confiança necessária para as relações entre profissionais e pacientes/familiares.

A literatura sobre comunicação em cuidados paliativos é repleta de orientações sobre técnicas acerca de como transmitir ao paciente a impressão de que estamos ouvindo atentamente. Tais técnicas envolvem, por exemplo, o silêncio, o olho no olho, acenos com a cabeça, uma postura fletida em direção ao paciente, interjeições (e.g., "hum-hum") e frases como "conte-me mais a respeito".

Acredita-se que essas técnicas, por si sós, são substitutas pouco eficazes para os comportamentos verbais e não verbais que fluem naturalmente do ato de nos importarmos genuinamente com o paciente. Se nosso ponto de partida não for o fato de nos importamos verdadeiramente com a pessoa diante de nós, qualquer uma dessas abordagens soará como um ato mecânico, inautêntico. Por isso, o primeiro passo para uma comunicação bem-sucedida envolve adotarmos uma postura interna de compaixão, na qual reconhecemos o valor intrínseco do paciente e de sua família como seres humanos e nos imbuímos da intenção de contribuir para a redução dos seus sofrimentos. Infelizmente não se trata de algo óbvio, e, de fato, há evidências consistentes de que os médicos passam por um processo de declínio em sua capacidade de empatia ao longo dos anos de sua formação.

Escuta compassiva/empática

A escuta compassiva/empática, já mencionada previamente como elemento estruturante dos cuidados paliativos, tem caráter terapêutico e, por si só, pode contribuir para a redução do sofrimento das pessoas. Em sua essência, ela consiste em estar presente de forma integral para o sofrimento alheio. O primeiro elemento necessário para exercitar esse tipo de escuta envolve a postura interna descrita no princípio anterior. O segundo componente envolve, a partir da escuta atenta, tentar imaginar como nosso interlocutor está se sentindo e as necessidades que se encontram por trás desses sentimentos. O mais importante não é que consigamos "acertar" exatamente os sentimentos e as necessidades dos pacientes e de seus familiares, mas o esforço, ainda que silencioso, por compreendê-los. Tal intencionalidade e esforço exercem seu papel terapêutico provavelmente através do tipo de conexão que possibilitam com pacientes/familiares, a qual lhes transmite a segurança de não estarem sozinhos em seu sofrimento, bem como de seu valor (dignidade) como indivíduos.

Esse tipo de escuta requer um esforço consciente para resistir a três hábitos comuns e que costumam interrompê-la: (1) julgar, (2) tentar minimizar a situação e (3) dar conselhos/propor soluções. Com isso, não queremos dizer que conselhos e proposições de soluções não possam ser úteis, mas que, em situações complexas e de grande sofrimento, idealmente, o primeiro esforço deveria ser o da escuta compassiva. Uma vez que a conexão almejada por meio desse tipo de escuta tenha sido estabelecida, haverá espaço para aconselhamento e discussão de outras estratégias para lidar com os problemas existentes e uma chance maior de que estes sejam levados em consideração.

A escuta compassiva requer que nos esforcemos para tentar compreender o que se encontra por trás das palavras e gestos de nossos pacientes e de seus familiares. Por exemplo, quando um paciente recusa um procedimento potencialmente útil ou solicita uma intervenção potencialmente inapropriada, antes de manifestarmos nossa opinião e tentarmos "educar" o paciente, devemos buscar entender o que está por trás desses posicionamentos, tateando os motivos e sentimentos que os originaram. Ao fazer isso, frequentemente encontraremos medos, crenças e sofrimentos dos mais diversos. É a partir dessa compreensão que podemos começar a construir respostas verbais e não verbais adequadas para endereçar tais questões.

Outro exemplo que nos parece relevante é o de uma filha que agride verbalmente um profissional de saúde que está cuidando de seu pai moribundo. No mais das vezes, em situações como essa, por trás das palavras ríspidas encontra-se enorme sofrimento diante da percepção de morte iminente do paciente. Se o profissional se restringir à superfície das palavras ditas, sua reação poderá ser defensiva ou, até mesmo, um improdutivo "contra-ataque". Por outro lado, se o profissional conseguir compreender e se conectar com o sofrimento que se esconde por trás das palavras da filha, é possível que ele nem sequer se sinta atacado e que consiga construir uma resposta baseada na compaixão engendrada pelo reconhecimento daquele sofrimento, que corresponde a um passo essencial para conquistar a confiança necessária, conforme descrito no primeiro princípio elencado nesta seção.

Humildade cultural

O princípio da humildade cultural, proposto originalmente dentro do contexto da área de educação médica, integra-se à escuta compassiva ao ratificar a necessidade de adotarmos uma atitude respeitosa de abertura e curiosidade genuína perante os pontos de vista de pacientes e de seus entes queridos, evitando julgamentos e assumindo uma postura de reflexão crítica sobre como nossa própria cultura pessoal e profissional pode estar influenciando nossa interação com eles. Sem a devida humildade cultural, aumenta o risco de incorrermos em posturas paternalistas em que acabamos impondo nossos valores de forma velada aos nossos pacientes.

A humildade cultural se manifesta, por exemplo, quando, ao realizarmos discussões sobre objetivos de cuidados, esclarecemos que pessoas diferentes veem a vida e o mundo de formas diferentes e que uma mesma situação de adoecimento pode representar para algumas pessoas uma condição aceitável, enquanto outras pessoas a perceberiam como um estado pior que a própria morte.

Antes de explicar, pergunte

Em nossa ansiedade para lidarmos com situações de comunicação desafiadoras, como as que envolvem dar más notícias, frequentemente nos apressamos em informar o paciente e sua família acerca de uma série de dados que julgamos importantes sem antes darmos o passo fundamental de buscar descobrir o que eles têm compreendido e imaginado sobre tudo o que está acontecendo relacionado à experiência de adoecimento e seus cuidados de saúde. É essencial reconhecer que precisamos tomar como base para a estruturação da nossa estratégia de comunicação o nível de compreensão de nossos interlocutores, de modo a construir o alinhamento necessário para que a comunicação siga adiante. Sem isso, há o risco de incorrermos em monólogos ao invés de diálogos, bem como de passarmos a infeliz impressão de que não nos importamos com a perspectiva do paciente.

Além disso, sempre que houver a possibilidade de envolver uma pessoa de confiança do paciente como seu representante no processo de comunicação, também devemos perguntar sobre as preferências do paciente em relação ao quanto de informação ele deseja ou não receber sobre seu quadro clínico.

Use linguagem simples, dê informações em pequenos pedaços e verifique a compreensão

É fundamental usarmos linguagem simples e direta, com o menor número possível de termos médicos e levando em consideração a necessidade de adequar a quantidade de informação fornecida nos diferentes momentos do diálogo à complexidade e peso afetivo que ela carrega. Por exemplo, após comunicar o diagnóstico de um câncer ou outra doença grave, é importante aguardar e observar as respostas verbais e não verbais de pacientes e reagir empaticamente a elas, antes de discutir os próximos passos diagnósticos ou terapêuticos. Adicionalmente, devemos reconhecer que não é possível saber de antemão se aquilo que consideramos "simples" foi suficientemente claro para os pacientes ou se sequer fomos ouvidos porque, por exemplo, eles se encontravam imersos em seus pensamentos e sentimentos, ainda digerindo um pedaço de informação comunicado anteriormente, enquanto falávamos. Por isso, devemos estar vigilantes em relação às palavras que usamos e atentos às reações verbais e não verbais de nossos interlocutores.

Sempre que houver qualquer margem de dúvida acerca da compreensão do que foi discutido, devemos buscar confirmar sua medida tomando o cuidado de deixar claro que não estamos testando o paciente, conforme será exemplificado mais à frente, no tópico sobre comunicação de notícias difíceis. De forma semelhante, os profissionais de saúde também devem buscar confirmar se compreenderam corretamente o que os pacientes desejavam expressar com suas mensagens (e.g., "Gostaria de confirmar se entendi você de maneira adequada. Quando você disse X, você quis dizer que Y? É isso?").

Finalmente, devemos ter cuidado com sentidos implícitos das palavras que usamos. Por exemplo, ao dizer que "de agora em diante vamos *apenas* realizar medidas de conforto", podemos estar transmitindo erroneamente a ideia de que o paciente está recebendo "menos" cuidados.

Maior ênfase sobre desfechos importantes para os pacientes do que sobre detalhes técnicos de procedimentos

É comum que profissionais de saúde, em suas discussões com pacientes/familiares, dediquem uma parte maior de seu tempo descrevendo detalhes técnicos de possíveis intervenções diagnósticas ou terapêuticas do que sobre os desfechos possíveis relacionados às mesmas. Trata-se de erro comum e que deve ser evitado. A questão que precisa ser compreendida aqui não é a de que os pacientes não devem ser esclarecidos sobre os procedimentos em si, mas a de que eles dão mais importância a informações sobre os prováveis desfechos clínicos das intervenções médicas (e.g., "Como eu vou ficar depois da cirurgia?"), porque é apenas a partir destas últimas que poderão julgar qualquer relação risco-benefício existente.

Diante de conflitos e de sofrimentos refratários, construa um diagnóstico diferencial e considere a distinção entre "necessidades" e "estratégias"

Da mesma forma que, quando nos encontramos diante de um paciente com uma queixa de dor torácica, imediatamente abrimos chaves de diagnóstico diferencial envolvendo múltiplas causas, desde síndromes coronarianas agudas até dor musculoesquelética, quando diante de conflitos envolvendo profissionais, pacientes/familiares, devemos considerar os diagnósticos diferenciais desses conflitos, os quais podem incluir desde falhas de comunicação, experiências prévias com outros profissionais de saúde, negação, conflitos familiares, sentimento de culpa decorrente de anos de distanciamento familiar, até diferenças culturais legítimas sobre o significado de uma boa morte e pressões financeiras de diferentes ordens. De forma semelhante, quando diante de dor e sofrimentos refratários, devemos abrir um leque de diagnósticos diferenciais que considere os quatro componentes do conceito de dor total, bem como as dimensões do indivíduo que possam estar ameaçadas.

Dentro do contexto tanto de conflitos interpessoais como de sofrimento refratário relacionado à percepção de ameaça a diferentes dimensões do indivíduo, muitas vezes é útil considerar erros de *distinção entre "estratégias" e "necessidades"*. Por exemplo, dois filhos podem se encontrar em conflito acerca da decisão por levar seu pai com demência em fase avançada ao hospital para tratar uma pneumonia ou por tentar manejar tal episódio em casa. Um profissional de saúde hábil em sua comunicação com os filhos poderá ajudá-los a perceber que a necessidade dos dois é a mesma (i.e., proteger o pai do sofrimento) e que o ponto de discórdia envolve tão somente a estratégia para atender a tal necessidade. O reconhecimento do objetivo comum de proteger o pai facilitará em muito que seja alcançado um consenso acerca da melhor estratégia para atingir esse objetivo levando em conta as vantagens e desvantagens de cada estratégia.

Outro exemplo relevante envolve o de um pai com quadro de dor oncológica mal controlada e que afirma que uma de suas maiores fontes de sofrimento envolve não mais conseguir jogar bola com seu filho de 8 anos em função de sua doença. A escuta atenta pode nos revelar que o ato de jogar bola, para o paciente, representa uma estratégia para atender a suas necessidades de troca afetiva com o filho e de se sentir inteiro em seu papel de pai, que se encontra ameaçado pela doença. Ao reconhecermos a necessidade que está por trás da estratégia que não é mais viável, podemos tentar delinear juntos outras estratégias para atender a tal necessidade, como, por exemplo, jogar *videogame* juntos ou ler histórias à noite para o filho.

A seguir, abordaremos algumas situações comuns relacionadas à comunicação em cuidados paliativos na geriatria para ilustrar como os princípios descritos acima se manifestam por meio de protocolos específicos.

Gostaríamos de chamar a atenção para o fato de que protocolos são tentativas de traduzir didaticamente princípios complexos em pequenos passos com o objetivo de facilitar sua implementação. Em cada um dos protocolos de comunicação descritos serão fornecidos exemplos de frases que podem ser usadas. No entanto, é essencial que esses exemplos *não* sejam repetidos mecanicamente e que cada profissional encontre suas próprias palavras, ou seja, aquelas com as quais se sente verdadeiramente confortável durante os diálogos com pacientes/familiares.

COMUNICAÇÃO DE NOTÍCIAS DIFÍCEIS

O *Spikes* é o mais difundido protocolo de comunicação de notícias difíceis no mundo. Trata-se de um protocolo de 6 passos guiados pelo acrônimo SPIKES em inglês, conforme descrito a seguir.

S - *Setting-up the interview* (Preparação). Esta etapa envolve desde a preparação mental para o processo de comunicação até questões relacionadas ao ambiente onde a conversa irá ocorrer. O profissional de saúde deve ter revisado os dados do diagnóstico do paciente e ter clareza sobre os próximos passos possíveis, ainda que de curto prazo, a partir da comunicação do diagnóstico. O ambiente deve permitir que as pessoas estejam sentadas, com privacidade; idealmente, um familiar ou pessoa amiga deveria estar presente. Interrupções devem, sempre que possível, ser evitadas e celulares colocados no modo silencioso ou desligados.

P - *Perception* (Percepção). Esta etapa, bem com a etapa seguinte, corresponde à implementação do princípio "antes de explicar, pergunte" e pode ser exemplificada por meio da frase a seguir:

- "Nem sempre as coisas que os médicos explicam para os pacientes ficam claras, e é comum que haja dúvidas, então eu gostaria de começar perguntando o que você tem entendido do que está acontecendo até agora com você e sobre os exames que você fez".

I - *Invitation* (Convite). Nesta etapa, devem-se explorar as preferências dos pacientes em relação à comunicação de diagnóstico e prognóstico. Trata-se de descobrir como e com quem as informações deverão ser compartilhadas nas próximas etapas do processo de comunicação.

- "As pessoas são diferentes umas das outras desde a forma como reagem a determinados remédios até como preferem ser informadas sobre seus problemas de saúde. Por exemplo, algumas pessoas, se fossem fazer uma cirurgia para tirar uma unha encravada, gostariam de ser informadas sobre todos os detalhes (por exemplo, tipo de anestesia, risco de infecção e sangramento...). Já outras pessoas prefeririam que esses detalhes fossem comunicados a um filho ou outra pessoa. Com qual tipo de pessoa você se parece mais? Com as que desejam saber os detalhes do que está acontecendo ou com as que preferem que outras pessoas recebam essas informações?"

K - *Knowledge* (Conhecimento). O primeiro componente deste passo corresponde ao processo de *alinhamento*, no qual fazemos a ponte entre a percepção do paciente e seu estado de saúde.

- "Então você entendeu que perdeu cerca de 15 kg nos últimos 6 meses e que estávamos fazendo exames para descobrir a causa da perda de peso."

O segundo componente deste passo envolve dar a informação em pequenos pedaços, sendo comum começar com um "tiro de alerta" do tipo "Infelizmente, as notícias do resultado do seu exame não são boas". Muitas vezes, após o "tiro de alerta", o próprio paciente verbaliza a pergunta sobre seu diagnóstico "Doutor, eu estou com um câncer?", ao que o profissional deve responder com a verdade.

E – *Emotions and Empathic Responses* (Emoções e Empatia). Esta etapa ocorre em paralelo e de forma iterativa com a etapa anterior. Os profissionais de saúde devem utilizar os recursos verbais e não verbais que decorrem espontaneamente da escuta compassiva/empática, abordada previamente, para responder às emoções do paciente, propiciando um espaço de segurança para seus sentimentos e pensamentos. A escuta compassiva pode se dar inteiramente em silêncio como pode se valer de falas breves, situação em que, por exemplo, tentamos tatear nomeando os sentimentos que o paciente pode estar experienciando. "Você está sentindo... (e.g., medo, raiva, decepção, tristeza)?" Adicionalmente, a escuta compassiva também pode se beneficiar de perguntas abertas, tais como "Neste momento o que está preocupando mais você?".

S – *Strategy and Summary* (Estratégia e Sumário). Uma vez que o paciente tenha recebido informação e empatia suficiente, devemos estabelecer uma estratégia que contemple ao menos o próximo passo. Por exemplo, "Neste momento, vou aumentar a dose do medicamento para a dor e encaminhar você para uma avaliação com meus colegas do serviço de oncologia. Depois, eu gostaria de revê-lo em uma semana para saber como você está passando. Se a dor não melhorar suficientemente até lá, vou introduzir um novo medicamento".

DISCUSSÃO DE OBJETIVOS DE CUIDADOS

O protocolo *Spikes* de comunicação de notícias difíceis serviu como base para outros protocolos de comunicação mais amplos que incorporam a discussão de objetivos de cuidados e prioridades de tratamento como um passo adicional. Os passos iniciais relativos à preparação, avaliação da perspectiva/entendimento de pacientes e familiares, bem como de determinação da forma como as informações devem ser compartilhadas, permanecem essencialmente os mesmos. O passo relativo à discussão de objetivos de cuidados se insere imediatamente antes do passo final de definição da estratégia a ser seguida.

Os princípios da humildade cultural, dos cuidados conservadores da dignidade, da natureza do sofrimento e da escuta compassiva devem guiar as discussões de objetivos de cuidado, as quais habitam o verdadeiro processo de tomada de decisão compartilhada. O objetivo dessas discussões não é o de convencer pacientes/familiares a "aceitarem" os "cuidados paliativos", conforme definidos pela equipe de saúde, mas o de descobrir as prioridades do binômio paciente/família para juntos traçarmos os caminhos possíveis para alcançá-las. De fato, a essência dos cuidados paliativos se materializa mais no processo de identificação de valores/objetivos e construção conjunta de planos de cuidado do que simplesmente nas decisões de limitação de medidas invasivas.

Devemos reconhecer a existência de uma variedade de objetivos legítimos que vão desde a cura e o prolongamento da vida até o alívio do sofrimento, passando pela preservação da funcionalidade, autonomia, proteção dos entes queridos e realização de desejos específicos. É importante reconhecer que múltiplos objetivos podem existir ao mesmo tempo e que em diversas circunstâncias alguns deles podem competir entre si e demandar escolhas priorizando uns em detrimento de outros.

Recomenda-se que o passo relativo à discussão de objetivos de cuidados propriamente ditos seja iniciado tentando estabelecer objetivos gerais. Isso pode se dar por meio de perguntas como esta: "Neste momento, quais são as suas maiores preocupações?". Adicionalmente, podemos traçar uma linha num pedaço de papel ou usar nossas mãos para indicar os limites de uma linha imaginária cujos extremos representam, de um lado, o objetivo de prolongar a vida a qualquer custo, e, do outro, o objetivo exclusivo de conforto, conforme exemplificado no Quadro 1.

QUADRO 1 Exemplo de estratégia para elicitar objetivos gerais

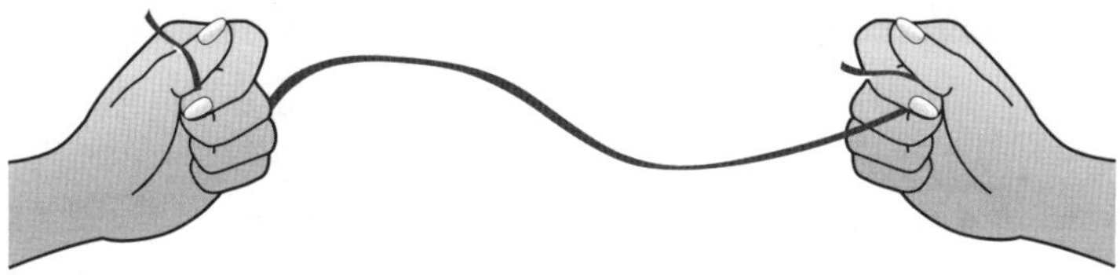

"Cada pessoa tem objetivos e prioridades diferentes em relação a seus cuidados de saúde. Para algumas pessoas, o principal objetivo é tentar prolongar a vida ao máximo, mesmo que por apenas algumas horas ou dias. Essas pessoas estão neste canto dessa linha imaginária entre as minhas mãos. Para elas, se houver uma chance de viver alguns dias a mais, valeria a pena, por exemplo, ser cuidado em uma unidade de terapia intensiva, inclusive respirando com ajuda de máquinas e se alimentando através de tubos, mesmo que estivessem inconscientes e sem possibilidade de voltar a se comunicar.
Por outro lado, há pessoas que estão deste outro lado dessa linha imaginária, cuja preocupação é exclusivamente não sofrer, por exemplo, sentindo dor e falta de ar. As pessoas que estão nesta ponta estão preocupadas apenas com sua qualidade de vida e sequer gostariam de receber tratamentos cuja função principal fosse prolongar suas vidas. Por exemplo, caso tivessem uma pneumonia, elas gostariam de receber tratamentos para aliviar a dor, a febre e a falta de ar, mas não gostariam de receber antibióticos para tratar a pneumonia, pois nesse caso prefeririam ter uma morte natural causada pela pneumonia a ter sua vida prolongada.
Além disso, grande parte das pessoas se encontra em algum lugar entre esses extremos, umas mais para um lado gostariam de receber antibióticos para tentar tratar uma pneumonia, mas não gostariam de ir para o hospital. Outras pessoas, mais próximas do outro lado, gostariam de ser tratadas em um hospital, mas não gostariam de ir para uma unidade de terapia intensiva.
Nesta linha imaginária, onde você acha que você se encontra, mais para cá ou mais para lá? Por quê?"

Figura gentilmente cedida pela Dra Fernanda Bono Fukushima.

Naturalmente, o exemplo descrito no Quadro 1 pode ser adaptado para situações como a de um paciente com demência em fase avançada, situação em que a conversa se dá com um representante do paciente. Nesse caso, nosso enfoque deve ser tentar entender, da melhor forma possível, o que o paciente, caso estivesse lúcido e capaz de se comunicar de forma efetiva, consideraria prioritário. Para situações em que o representante se sinta inseguro sobre as prioridades do paciente, podemos lançar mão de estratégias para tentar obter uma "anamnese de valores", como as descritas no Quadro 2.

Com base nas informações obtidas acerca das prioridades dos pacientes, seja diretamente, por meio de seu autorrelato, seja indiretamente, por intermédio de seus representantes, devemos verificar se compreendemos adequadamente os valores que nos foram relatados (e.g., "Se eu entendi corretamente o que você me contou, é provável que se seu pai soubesse que estaria numa situação como esta, que a prioridade dele seria..."), para apenas em seguida discutir opções específicas e realizar recomendações de tratamentos/abordagens consistentes com esses valores (e.g. "Com base nesse entendimento, eu recomendo que façamos... porque... Isso faz sentido para você?").

É fundamental notar que não se trata de oferecer um menu de opções de condutas médicas, esclarecer as vantagens, desvantagens, riscos e benefícios de cada uma e aguardar como um garçom a escolha dos clientes. Discussões de objetivos de cuidados integram um processo de decisão compartilhada no qual especialistas na área médica e especialistas no paciente (o paciente em si e/ou seu representante) compartilham informações entre si para

QUADRO 2 Exemplos de perguntas para tentar colher uma anamnese de valores por meio de um representante de pacientes incapazes de se comunicar de forma eficaz

- "Você poderia me contar como sua mãe era? Quais eram as coisas mais importantes para ela? Em relação à saúde, ela tinha algum medo específico?"
- "Quando ela começou a ficar doente e ter dificuldade de se cuidar sozinha, quais eram as maiores preocupações dela?"
- "Quão importante sua mãe considerava sua própria autonomia? Como ela se sentia quando precisava pedir ajuda dos filhos para alguma tarefa que tinha dificuldade de fazer sozinha?"
- "Ela chegou a ver alguém em uma situação semelhante à situação em que ela está hoje ou alguém que estivesse acamado e incapaz de se comunicar seja pessoalmente ou mesmo na TV? Nesse caso, ela chegou a fazer algum comentário do tipo: 'se algo assim acontecesse comigo...'?"
- "Com base no que você conhece da sua mãe, existe alguma situação de saúde que você acha que ela consideraria como um estado pior do que a morte? Por quê?"

chegarem juntos à proposição de um caminho a seguir e que, necessariamente, será reavaliado ao longo do tempo.

Maiores detalhes sobre o processo de decisão compartilhada, incluindo os limites existentes à autonomia de profissionais de saúde, pacientes e familiares, bem como a distinção entre tratamentos fúteis em senso estrito e tratamentos potencialmente inapropriados, ultrapassam o escopo deste capítulo e podem ser encontrados em outras referências facilmente acessíveis.

Ainda no que tange à questão das discussões sobre objetivos de cuidado, é comum que os profissionais de saúde vivenciem certa tensão entre o desejo de contribuir para que pacientes/familiares mantenham a esperança e a necessidade de prepará-los para problemas futuros. O caminho para lidar com essa tensão envolve reconhecer que a esperança é um mecanismo psicológico de proteção do indivíduo e que não se trata de ou ter esperança ou se preparar, mas que é possível defender ambos os objetivos. Uma das estratégias dialógicas desenvolvidas para dar conta dessa perspectiva é denominada em inglês "Hope for the best and prepare for the worst", que pode ser expressa, por exemplo, conforme descrito a seguir, no contexto de uma conversa com um paciente que esperava por um milagre.

- "Eu estou do seu lado e rezo para que sua esperança se concretize e um milagre aconteça e cure sua doença. Seguiremos trabalhando para que você tenha o melhor cuidado de saúde que estiver ao nosso alcance. Ao mesmo tempo, entendo que milagres são eventos que fogem ao nosso controle e que dependem apenas da vontade de Deus. Às vezes, o milagre que Deus prepara para uma pessoa não é a cura de uma doença, mas que ela consiga estar sem dor e na companhia das pessoas que ama. Então, ao mesmo tempo que vamos continuar orando pela cura, acho que também é importante nos prepararmos para a possibilidade de que as coisas aconteçam de outro jeito. Por exemplo, se a cura não ocorrer, que outras coisas seriam importantes para você?".

PLANEJAMENTO ANTECIPADO DE CUIDADOS

O planejamento antecipado de cuidados (PAC) foi definido recentemente como "um processo que apoia adultos de qualquer idade e em qualquer estado de saúde a compreender e compartilhar seus valores, objetivos de vida e preferências em relação a cuidados de saúde futuros" e cujo objetivo é "assegurar que as pessoas recebam cuidados de saúde consistentes com seus valores, objetivos e preferências durante doenças graves e crônicas" (Sudore et al., 2017). É importante notar que essa definição é bastante diferente de visões ultrapassadas que consideravam que o objetivo último do PAC era a elaboração de uma diretiva antecipada de vontade (DAV).

De acordo com o Institute of Medicine dos EUA, as DAV devem ser vistas como um conjunto de ferramentas úteis em um processo continuado de PAC. Além disso, a evolução histórica do PAC, corporificada por meio da definição do parágrafo anterior, tem migrado de um processo voltado para a tomada antecipada de decisões para um processo de preparação para a tomada de decisão em tempo real em um momento futuro informada pelo compartilhamento de valores e objetivos dos pacientes com seus representantes e profissionais de saúde.

O coração do PAC repousa sobre a comunicação entre profissionais de saúde, pacientes e seus familiares/representantes e requer a aplicação dos princípios descritos previamente neste capítulo. Descrevemos a seguir uma sequência de passos para um processo de PAC baseado na proposta de Sudore e Fried (2010) e que pode ser integrado a elementos previamente apresentados do protocolo *Spikes* de forma bastante natural.

O primeiro passo do processo ora proposto se inicia com o *convite* para o PAC e pode seguir em linhas gerais o exemplo a seguir.

- "Para mim, é muito importante respeitar as prioridades e os valores dos meus pacientes em relação a seus tratamentos de saúde. Uma das coisas que me preocupam é quando acontece algo inesperado como um acidente de carro ou um derrame e meus pacientes se encontram em uma situação em que não conseguem se comunicar comigo para me dizerem como gostariam ou não de ser cuidados. Por isso, eu gosto de conversar com meus pacientes para entender as coisas que são importantes para eles e quem eles gostariam que tomassem decisões sobre sua saúde em seu nome caso algo assim acontecesse. Podemos conversar sobre isso hoje ou em nossa próxima consulta?".

O segundo passo envolve a *identificação de um representante:*

- "Se você sofresse um derrame ou um acidente de carro e estivesse em coma, sem conseguir se comunicar, quem é a pessoa que você gostaria que tomasse decisões sobre a sua saúde junto com os médicos?".
- "Você já contou isso para ela? Você sabe se ela aceitaria exercer esse papel?".
- "Será que ela poderia vir junto com você na sua próxima consulta para que possamos conversar juntos?"

O terceiro passo compreende o ato de *explorar os valores* dos pacientes:

- "O que tem passado pela sua cabeça desde o seu diagnóstico? Quais são suas maiores preocupações a esse respeito?"
- "Quando você esteve hospitalizado no mês passado, quais foram suas maiores preocupações? Como seria para você se (o problema que levou à hospitalização) acontecesse de novo?"
- "Você já viu alguém pessoalmente ou mesmo na TV que você considerasse que estava em uma situação de saúde que você achava pior do que a morte?".
- "Existe algum tratamento de saúde que você jamais gostaria de receber?".
- "Você já viu alguém que teve um acidente de carro ou um derrame grave e a pessoa ficou em coma, totalmente dependente para tudo, acamada e sem conseguir se comunicar? Algumas pessoas acham que viver desse jeito vale a pena e gostariam de receber tratamentos para terem sua vida prolongada em situações como essa, inclusive através de máquinas para respirar e de alimentação por tubos, mesmo que nunca mais fossem acordar. Outras pessoas pensam que viver desse jeito seria pior do que morrer e não gostariam de receber esse tipo

de tratamento se o mais provável fosse que ficariam assim para sempre. Finalmente, outras pessoas aceitariam receber esse tipo de tratamento apenas por um período de teste, até os médicos terem clareza sobre suas chances de recuperação. Você se parece mais com que tipo de pessoa?".

O quarto passo consiste em *verificar se compreendemos* adequadamente os valores dos pacientes.

- "Então, se entendi corretamente o que você me disse, neste momento as coisas mais importantes para você são...".
- "Você consideraria um estado de saúde [...] como pior que a morte porque...".
- "Você jamais aceitaria [...] tratamentos porque...".

O quinto passo envolve *estabelecer o grau de liberdade* que o paciente daria ao seu representante:

- "É muito difícil conseguir prever tudo que pode acontecer com a gente... Podem ocorrer situações em que seu representante tenha dificuldade em seguir aquilo que você disse que gostaria... Nesses casos, há pacientes que dariam total liberdade a seu representante para agir como achasse melhor. Já outros pacientes não dariam essa liberdade a seus representantes, e outros pacientes ainda dariam liberdade apenas em relação a determinadas decisões. Como seria isso para você?".

Finalmente, o sexto passo corresponde à *documentação* do conteúdo da conversa de PAC no prontuário do paciente sob a forma de uma DAV e, idealmente, em um receituário contendo o resumo da conversa e as recomendações de cuidados feitas pelo médico em função do PAC. Os Quadros 3 e 4 exemplificam esse tipo de registro em prontuário e em receituário, respectivamente.

QUADRO 3 Exemplo de registro de planejamento antecipado de cuidados em prontuário sob a forma de uma diretiva antecipada de vontade

DIRETIVA ANTECIPADA DE VONTADE
Hoje, [data], realizei discussão de planejamento antecipado de cuidados com o paciente e seu filho [Fulano]. O paciente relatou que seu maior medo é o de ficar acamado e se tornar um fardo para sua família. Disse ainda que gosta muito de poder estar com seus netos e de cuidar das plantas do seu quintal. Relata que consideraria estar acamado, incapaz de cuidar de suas plantas ou de conversar com outras pessoas como uma situação pior do que a morte. Relata que não gosta de ir para o hospital, mas que aceita ser hospitalizado desde que não venha a ficar acamado indefinidamente. O paciente relata ainda que gostaria que seu filho, [Fulano], seja seu representante para decisões relacionadas à sua saúde e que daria total liberdade a ele para tomar decisões a esse respeito, mesmo que tais decisões eventualmente possam ir contra suas preferências, porque sua maior preocupação é com o sofrimento de sua família.

QUADRO 4 Exemplo de registro de planejamento antecipado de cuidados em receituário sob a forma de recomendações de cuidado

RECOMENDAÇÕES DE CUIDADOS
A paciente acima é portadora de demência na doença de Alzheimer em fase avançada (FAST 7c). Hoje, [data], realizei discussão de planejamento antecipado de cuidados com [Ciclana], filha da paciente. A filha demonstra compreender que a paciente se encontra em fase avançada da demência e informa que, pelo que conhece de sua mãe, entende que, no presente momento da evolução de sua doença, deve ser dada prioridade total ao conforto da paciente em detrimento de intervenções com o intuito de prolongar a vida. Em função disso, **recomendo que, em caso de intercorrências, a paciente não seja submetida a passagem de sonda de alimentação, ventilação mecânica ou reanimação cardiopulmonar. A paciente deve receber medicamentos para tratamento da dor e de quaisquer sintomas desconfortáveis. Em caso de dúvida, favor entrar em contato comigo pelo número [99-99999999].**

CONSIDERAÇÕES FINAIS

Este capítulo aborda princípios de comunicação em cuidados paliativos e sua aplicação por meio de protocolos de comunicação relacionados a três situações comuns à prática da geriatria. Ratifica-se que os passos descritos nos protocolos e os exemplos mencionados ao longo do texto têm caráter didático e ilustrativo, com o objetivo de facilitar sua aplicação na prática clínica dos leitores.

É por meio da prática e da reflexão sobre ela que é possível aprimorar-se nas complexas tarefas de comunicação que envolvem os cuidados paliativos.

BIBLIOGRAFIA

Back AL, Arnold RM, Quill TE. Hope for the best, and prepare for the worst. Ann Intern Med. 2003;138(5):439.

Baile WF, Buckman R, Lenzi R, Glober G, Beale EA, Kudelka AP. Spikes – a six-step protocol for delivering bad news: application to the patient with cancer. The Oncologist. 2000;5(4):302-11.

Bond T. The Compassion book: lessons from the compassion course. One Human Publishing; 2017.

Cassel EJ. The nature of suffering and the goals of medicine. N Engl J Med. 1982;306(11):639-45.

Chochinov HM. Dignity and the Eye of the beholder. J Clin Oncol. 2004;22(7):1336-40.

Chochinov HM. Dignity-conserving care – a new model for palliative care: helping the patient feel valued. JAMA. 2002;287(17):2253-60.

Emanuel LL, Librach SL, orgs. Palliative care: core skills and clinical competencies. 2.ed. Philadelphia: Saunders; 2011.

Goold SD, Williams B, Arnold RM. Conflicts Regarding decisions to limit treatment: a differential diagnosis. JAMA. 2000;283(7):909-14.

Graham B, Endacott R, Smith JE, Latour JM. "They do not care how much you know until they know how much you care": a qualitative meta-synthesis of patient experience in the emergency department. Emerg Med J. 2019;36(6):355-63.

Gunten CF von, Ferris FD, Emanuel LL. Ensuring competency in end-of-life care: communication and relational skills. JAMA. 2000;284(23):3051-7.

Institute of Medicine (U.S.). Approaching death: improving care at the end of life. Field MJ, Cassel CK, orgs. Washington, DC: National Academy Press; 1997.

International Association for Hospice and Palliative Care. Palliative Care Definition – International Association for Hospice & Palliative Care. 2018. Available: https://hospicecare.com/what-we-do/projects/consensus-based-definition-of-palliative-care/definition/ (acesso jan 2023).

Kane R, Ouslander J, Resnick B, Malone M. Essentials of clinical geriatric. 8th ed. New York: McGraw-Hill Education / Medical; 2017.

Mehta A, Chan LS. Understanding of the concept of "total pain": a prerequisite for pain control. J Hosp Palliat Nurs. 2008;10(1):26-32.

Nakagawa S. Communication: the most challenging procedure. JAMA Intern Med. 2015;175(8):1268.

Neumann M, Edelhäuser F, Tauschel D, Fischer MR, Wirtz M, Woopen C, et al. Empathy decline and its reasons: a systematic review of studies with medical students and residents. Acad Med. 2011;86(8):996-1009.

Pfeifer MP, Sidorov JE, Smith AC, Boero JF, Evans AT, Settle MB, et al. The discussion of end-of-life medical care by primary care patients and physicians: a multicenter study using structured qualitative interviews. J Gen Intern Med. 1994;9(2):82-8.

Rosenberg MB. Comunicação não violenta. São Paulo: Ágora; 2006.

Rosenberg A, Arnold RM, Schenker Y. Holding hope for patients with serious illness. JAMA. 2021;326(13):1259.

Saunders C. Cicely Saunders. The Lancet. 1997;349(9068):1850.

Scheunemann LP, Arnold RM, White DB. The facilitated values history: helping surrogates make authentic decisions for incapacitated patients with advanced illness. Am J Respir Crit Care Med. 2012;186(6):480-6.

Sudore RL, Fried TR. Redefining the "planning" in advance care planning: preparing for end-of-life decision making. Ann Intern Med. 2010;153(4):256-61.

Sudore RL, Lum HD, You JJ, Hanson LC, Meier DE, Pantilat SZ, et al. Defining advance care planning for adults: a consensus definition from a multidisciplinary Delphi panel. J Pain Symptom Manage. 2017;53(5):821-32.e1.

Tervalon M, Murray-García J. Cultural humility versus cultural competence: a critical distinction in defining physician training outcomes in multicultural education. J Health Care Poor Underserved. 1998;9(2):117-25.

Vidal EI de O, Kovacs MJ, Silva JJ da, Silva LM da, Sacardo DP, Bersani AL de F, et al. Posicionamento da ANCP e SBGG sobre tomada de decisão compartilhada em cuidados paliativos. Cad Saúde Pública. 2022;38(9):e00130022.

Vollrath AM, Von Gunten C. Negotiating goals of care: changing goals along the trajectory of illness. In: Emanuel LL, Librach SL, orgs. Palliative care: core skills and clinical competencies. 2nd ed. Philadelphia: Saunders; 2011. p.56-79.

52 Manejo da dor aguda e crônica no idoso

Eugênia Jatene Bou Khazaal Berjeaut
Gabriella Pequeno Costa Gomes de Aguiar
Marcos Daniel Cabral Saraiva

INTRODUÇÃO

Definida pela International Association for the Study of Pain (IASP) como uma experiência sensitiva e emocional desagradável associada ou relacionada com lesão real ou potencial dos tecidos, a dor apresenta alta prevalência em idosos, acometendo 25-50% dos que vivem na comunidade e até 80% dos institucionalizados. No entanto, dentre os idosos, apenas 50% recebem tratamento adequado para dor.

Apesar de prevalente, os idosos tendem a ser hesitantes em relatar dor, seja pela percepção de que ela ocorre de forma natural com o envelhecimento, seja pelo medo do seu significado ou pelo temor de perder sua independência. Dessa forma, a fim de evitar a subnotificação e especialmente o subtratamento, é necessário o questionamento ativo e rotineiro sobre dor durante a consulta.

A abordagem da dor em idosos é desafiadora, tendo em vista a presença frequente de comorbidades, polifarmácia, dificuldade de comunicação, alteração cognitiva, redução da reserva fisiológica, perda funcional e ponderal, além da possibilidade de apresentações atípicas de dor.

FISIOPATOLOGIA DA DOR

A dor resulta da ativação de terminações periféricas de neurônios aferentes primários nociceptores, que são responsáveis pela detecção e transmissão de estímulos dolorosos. Esses neurônios possuem o corpo celular localizado no gânglio da raiz dorsal da medula espinal, e seu prolongamento percorre o nervo até atingir o órgão periférico, o que constitui a fibra sensitiva. Existem dois tipos de fibras sensitivas nervosas aferentes relacionadas com a nocicepção: fibras A-delta mielinizadas e fibras C amielínicas. As fibras A-delta são de maior diâmetro e conduzem rapidamente, sendo despolarizadas por estímulos mecânicos e térmicos breves. As fibras C são menores e conduzem lentamente, sendo despolarizadas por estímulos químicos ou eventualmente por estímulos mecânicos e térmicos persistentes.

Uma vez captado pelo sistema nervoso periférico, o estímulo sensitivo é processado pelo sistema nervoso central (SNC). A dor é considerada uma experiência multidimensional, ou seja, apresenta não apenas um componente sensitivo, mas também componentes afetivo e cognitivo associados. Essa experiência multidimensional é explicada por conta de sua regulação complexa e do envolvimento de diversas áreas cerebrais, como córtex somatossensitivo, córtex insular, córtex pré-frontal, hipocampo e amígdala. A ascendência dos estímulos nociceptivos pelo SNC sofre ações modulatórias (excitatórias ou inibitórias) de origem segmentar local e supraespinal, sendo atualmente bastante estudadas por sua relação com a origem de processos álgicos e também por serem alvo de tratamentos para o controle da dor. O controle supraespinal, conhecido como controle inibitório descendente da dor, é constituído basicamente por neurônios serotoninérgicos e noradrenérgicos, e é regulado pelos seguintes núcleos do tronco encefálico: substância cinzenta periaquedutal, bulbo rostral ventromedial e tegumento pontino dorsolateral.

A dor que se torna persistente envolve os processos fisiopatológicos de sensibilização periférica e central, esquematizados na Figura 1. A sensibilização periférica se desenvolve no local da lesão tecidual ou do processo inflamatório persistente e se caracteriza pela liberação de substâncias inflamatórias e algiogênicas, resultando na redução do limiar dos nociceptores locais. Já a sensibilização central se caracteriza pelo aumento da excitabilidade dos neurônios da coluna dorsal da medula espinal, desencadeando uma facilitação do SNC a estímulos nociceptivos, com redução do limiar da dor e aumento de área receptiva. Existem características clínicas sugestivas de sensibilização periférica, como alodínea e hiperalgesia primária, restritas ao local lesado e de curta duração. Já a hiperalgesia secundária, caracterizada por dor na área circunjacente à lesão, é considerada uma consequência da sensibilização central.

NOCICEPÇÃO NO ENVELHECIMENTO

No processo de envelhecimento, são descritas alterações estruturais no sistema nociceptivo em diversos locais do sistema nervoso e que podem explicar em parte a maior prevalência de dor persistente nessa faixa etária:

- Encéfalo: perdas neuronais e emaranhados neuronais neurofibrilares em diversos núcleos corticais podem estar relacionados com a perda nos mecanismos de inibição descendente da dor.

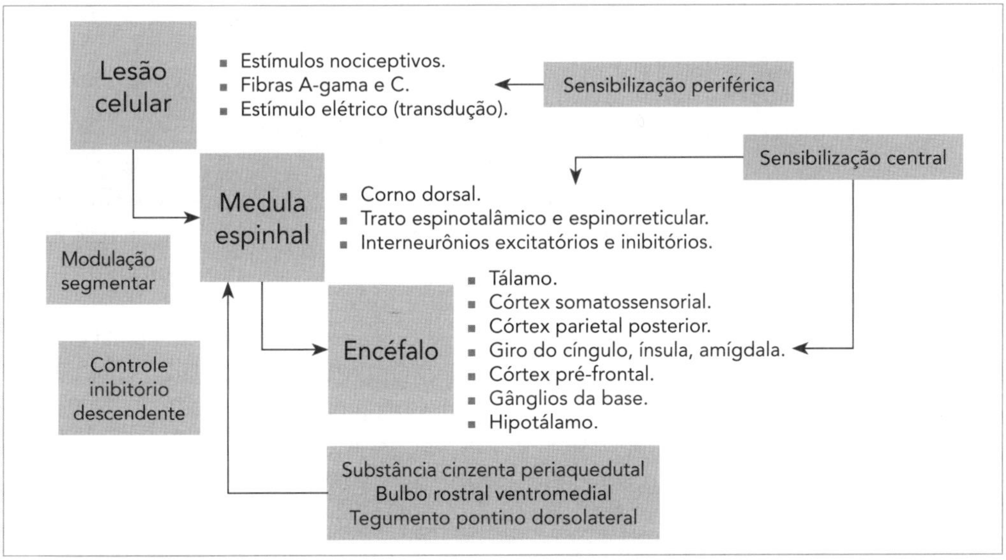

FIGURA 1 Fisiopatologia da dor.

- Sistema nervoso periférico: redução no número e na funcionalidade de fibras sensitivas, redução da velocidade de condução nervosa e fluxo sanguíneo endoneural.
- Medula espinal: alteração na expressão de neurotransmissores e redução no número de neurônios noradrenérgicos e serotoninérgicos no corno posterior relacionado com o controle inibitório descendente.

Em relação à percepção de dor, observa-se redução do limiar da dor, menor tolerância para estímulos nociceptivos e aumento do limiar para estímulos não nociceptivos e dor visceral, gerando com isso ausência de dor em situações como infarto agudo do miocárdio, por exemplo.

CLASSIFICAÇÃO DA DOR

As síndromes dolorosas podem ser classificadas de acordo com o tempo de instalação e a fisiopatologia.

Tempo de instalação

- Aguda: resultado da estimulação do sistema somatossensorial por estímulos nociceptivos, geralmente resultando em reações de hiperatividade autonômica (taquicardia, hipertensão arterial, sudorese etc.) (p. ex., dor após trauma, dor visceral e dor no perioperatório).
- Crônica ou persistente: dor que persiste além da solução de seu processo etiológico (em linhas gerais utiliza-se o corte de 3 meses). Atualmente, a dor persistente é considerada um estado patológico bem definido, e não apenas um sintoma, sendo caracterizada pela disfunção do sistema somatossensorial e acompanhada dos processos de sensibilização periférica e central descritos na fisiopatologia da dor. Os termos dor persistente e dor crônica são frequentemente usados de forma intercambiável, no entanto, pela conotação negativa do último, o termo dor persistente vem sendo mais utilizado na literatura atual. As principais causas de dor persistente em idosos são: doenças osteoarticulares (especialmente as degenerativas), síndrome dolorosa miofascial, neuropatias e doença vascular periférica.

Fisiopatologia

- Fisiológica: dor causada por estímulo nociceptivo (térmico, elétrico, químico ou mecânico).
- Nociceptiva: dor causada por lesão tecidual ou processo inflamatório (p. ex., dor pós-traumática e artrite reumatoide).
- Neuropática: causada por lesão do sistema somatossensitivo, seja do sistema nervoso central ou periférico (p. ex., neuralgia pós-herpética e neuropatia diabética).
- Disfuncional: caracterizada pela ausência de lesão tecidual ou do sistema somatossensitivo (p. ex., síndrome fibromiálgica).
- Mista: presença concomitante de pelo menos dois tipos de dor (p. ex., na lombalgia é frequente a associação de dor neuropática e dor nociceptiva).

CONSEQUÊNCIAS DA DOR NO ENVELHECIMENTO

A dor persistente em idosos está geralmente associada a comorbidades e merece maior atenção por parte dos profissionais de saúde, tendo em vista seu impacto direto na qualidade de vida e na capacidade funcional do indivíduo. Quando mal controlada, a dor está associada a prejuízos na execução das atividades da vida diária (AVD), alteração na mobilidade, risco de quedas, fragilidade, dependência, isolamento social, distúrbios do humor, alterações cognitivas, insônia, perda de peso, além do aumento dos custos em saúde.

AVALIAÇÃO DA DOR NO ENVELHECIMENTO

A avaliação adequada da dor é essencial para que ocorra o tratamento eficaz. A realização de uma abordagem completa envolve fatores psicossociais, cognitivos, neuropsicológicos, clínicos e comportamentais envolvidos no quadro álgico. Além disso, a caracterização de funcionalidade, mobilidade, qualidade do sono, apetite, alterações ponderais, humor e disfunções cognitivas prévias é essencial para guiar o manejo do quadro, estabelecendo metas atingíveis.

Durante a anamnese e o exame físico objetiva-se determinar a causa da dor, identificar comorbidades que podem impactar em sua experiência e expressão (como demência e depressão) e detectar fatores que influenciam na escolha do tratamento (como imobilidade e insuficiência cardíaca). A dor deve ser bem caracterizada, o tipo de dor deve ser diferenciado e a investigação de antecedentes pessoais, incluindo traumas e medicamentos em uso, é fundamental. A dimensão psicoafetiva do paciente e de seus familiares deve ser analisada, definindo a relação temporal entre dor e alterações de humor ou comportamento (dor como expressão de tristeza, ansiedade ou isolamento social). Considerando sua influência por fatores culturais, espirituais, sociais e familiares, compreender a interpretação da dor pelo paciente e suas expectativas também auxilia no tratamento, bem como a detecção de comportamentos dissociados do componente físico da dor, observando a possível ocorrência de "ganhos secundários".

O exame físico é importante para identificar manifestações comportamentais da dor, principalmente em pacientes com dificuldade de expressão verbal. Inspeção, palpação e avaliação de sinais neurológicos são obrigatórias para a caracterização da dor. A repetição do exame físico durante o tratamento auxilia no manejo do quadro, a fim de determinar a eficácia do tratamento e excluir novas condições.

Exames de imagem e testes diagnósticos são considerados após a evidência de alterações em exame físico ou devido a causas específicas de dor (reumatológica, infecciosa, oncológica), tendo em vista a crescente ocorrência de achados de exames em pacientes assintomáticos. Da mesma forma, em pacientes com queixas consideráveis de dor, a imagem pode ser frustrada, caracterizando a dissociação clínico-radiológica. Nesses casos, a dor deve ser reconhecida como legítima e tratada da forma adequada.

No Brasil, poucos instrumentos de avaliação foram traduzidos, adaptados transculturalmente e validados. O uso das escalas é útil para comparação da intensidade da dor no mesmo paciente em diferentes momentos. Elas são divididas em unidimensionais e multidimensionais. As unidimensionais são as mais usadas, avaliam a intensidade da dor e são fáceis e rápidas de aplicar. As escalas visuais numéricas (Figura 2) são as preferidas, devido a suas propriedades psicométricas e reduzida demanda linguística. A escala de descritores verbais (Figura 3) também possui boas propriedades com idosos, diferentemente da escala visual analógica ou da escala de faces, que têm frequentemente levado a respostas não aceitáveis nessa faixa etária.

As escalas multidimensionais, por sua vez, captam o impacto da dor na qualidade de vida. Com desenvolvimento mais recente, a *Geriatric Pain Measure* (GPM) (Quadro 1) é uma escala multidimensional de rápida aplicação e fácil, validada para uso no Brasil. Ela avalia a dor e seu impacto no humor, nas AVD e na qualidade de vida, compreendendo as dimensões sensório-discriminativa, motivacional-afetiva e cognitivo-avaliativa da dor.

Existem outras escalas, porém nem todas foram validadas para uso no Brasil. O *Brief Pain Index* (BPI) é um dos mais utilizados, por

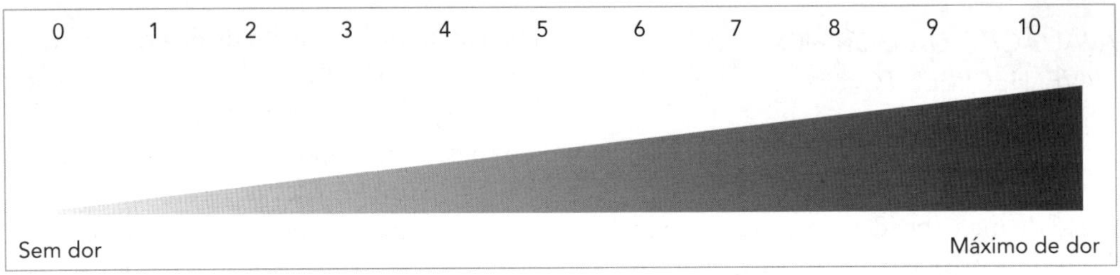

FIGURA 2 Escala visual numérica.

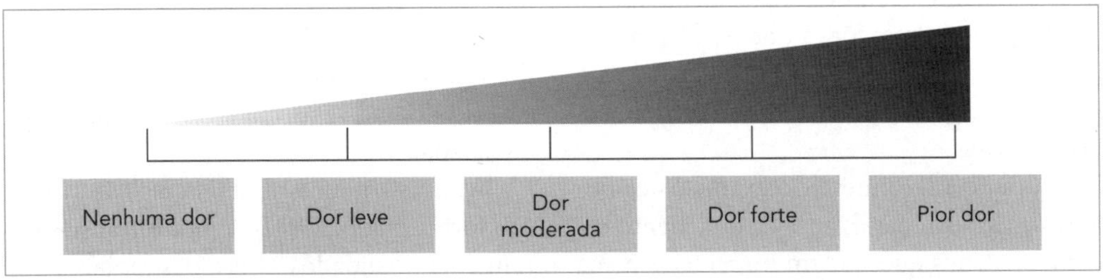

FIGURA 3 Escala de descritores verbais.

QUADRO 1 Questionário *Geriatric Pain Measure*: versão em português

Por favor, responda cada pergunta, marcando "sim" ou "não".	Resposta	Nota
1. Você tem ou acha que teria dor com atividades intensas como: correr, levantar objetos pesados ou participar de atividades que exigem esforço físico?	( ) Não ( ) Sim	
2. Você tem ou acha que teria dor com atividades moderadas como: mudar uma mesa pesada de lugar, usar um aspirador de pó, fazer caminhadas ou jogar bola?	( ) Não ( ) Sim	
3. Você tem ou acha que teria dor quando levanta ou carrega uma sacola de compras?	( ) Não ( ) Sim	
4. Você tem ou acha que teria dor se subisse um andar de escadas?	( ) Não ( ) Sim	
5. Você tem ou teria dor se subisse apenas alguns degraus de uma escada?	( ) Não ( ) Sim	
6. Você tem ou teria dor quando anda mais do que um quarteirão?	( ) Não ( ) Sim	
7. Você tem ou teria dor quando anda um quarteirão ou menos?	( ) Não ( ) Sim	
8. Você tem ou teria dor quando toma banho ou se veste?	( ) Não ( ) Sim	
9. Você já deixou de trabalhar ou fazer atividades por causa da dor?	( ) Não ( ) Sim	
10. Você já deixou de fazer algo de que você gosta por causa da dor?	( ) Não ( ) Sim	
11. Você tem diminuído o tipo de trabalho ou outras atividades que faz devido à dor?	( ) Não ( ) Sim	
12. O trabalho ou suas atividades já exigiram muio esforço por causa da dor?	( ) Não ( ) Sim	
13. Você tem problemas para dormir devido à dor?	( ) Não ( ) Sim	
14. A dor impede que você participe de atividades religiosas?	( ) Não ( ) Sim	
15. A dor impede que você participe de qualquer outra atividade social ou recreativa (além de serviços religiosos)?	( ) Não ( ) Sim	
16. A dor impede ou impediria você de viajar ou usar transportes comuns?	( ) Não ( ) Sim	

(continua)

QUADRO 1 Questionário *Geriatric Pain Measure*: versão em português *(continuação)*

Por favor, responda cada pergunta, marcando "sim" ou "não".	Resposta		Nota
17. A dor faz você sentir fadiga ou cansaço?	( ) Não ( ) Sim		
18. Você depende de alguém para lhe ajudar por causa da dor?	( ) Não ( ) Sim		
19. Em uma escala de 0 a 10, com 0 significando sem dor e 10 significando a pior dor que você possa imaginar, como está a sua dor hoje?	0 1 2 3 4 5 6 7 8 9 10		
20. Nos últimos sete dias, em uma escala de 0 a 10, com 0 significando sem dor e 10 significando a pior dor que você possa imaginar, indique o quanto em média sua dor tem sido intensa.	0 1 2 3 4 5 6 7 8 9 10		
21. Você tem dor que nunca some por completo?	( ) Não ( ) Sim		
22. Você tem dor todo dia?	( ) Não ( ) Sim		
23. Você tem dor várias vezes por semana?	( ) Não ( ) Sim		
24. Durante os últimos 7 dias, a dor fez você se sentir triste ou depressivo?	( ) Não ( ) Sim		
Forma de pontuar: dê 1 ponto para cada "Sim" e some as respostas numéricas.	Soma total (0-42):		
[ ] Dor suave (≤ 30)	[ ] Dor moderada (30-69)	[ ] Dor severa (≥ 70)	AJUSTE (pontuação total × 2,38) (0-100):

Fonte: adaptado de Motta et al. (2015).

ser breve, fácil e validado também para dor oncológica. Para dor neuropática, instrumentos específicos como *Neuropathic Pain Scale* (NPS), *Selfsupport version of the Leeds Assessment of Neuropathic Symptoms and Signs* (S-LANSS) e o *Douleur Neuropathique 4* (DN4) podem ser utilizados.

Com o declínio das funções cognitivas, instrumentos específicos que fossem capazes de avaliar indivíduos com dor e síndromes demenciais tornaram-se necessários, principalmente em casos de demência avançada. No Brasil, os principais instrumentos adaptados transculturalmente e validados são o *Pain Assessment Checklist for Seniors with Limited Ability to Communicate* (PACSLAC) e a *Pain Assessment in Advanced Dementia – Brasil* (PAINAD-Br). O PACSLAC é uma avaliação extensa, criada especialmente para pacientes com demência avançada, e requer monitorização ao longo do tempo. Já a PAINAD-Br (Quadro 2) é um instrumento breve, de fácil aplicação, composto pelos seguintes indicadores: respiração, vocalização, expressão corporal e consolabilidade. Possui alta sensibilidade (92%), porém baixa especificidade (62%) para detectar dor em idosos com demência.

TRATAMENTO DA DOR

O controle da dor é um direito humano fundamental e, para um tratamento eficaz, deve ser multimodal, multidimensional e interdisciplinar. A Figura 4 ilustra as diversas modalidades e dimensões do tratamento da dor. A indicação de cada modalidade de tratamento depende da etiologia, do tipo (nociceptiva, neuropática, mista), da intensidade e duração (aguda ou persistente) da dor. Um dos passos mais importantes do tratamento, especialmente da dor persistente, é a educação e a orientação do paciente e de familiares quanto à etiologia da dor, às expectativas e à importância da multimodalidade para seu tratamento. É importante ressaltar que o tratamento envolve tanto medidas específicas voltadas para a etiologia (p. ex., orientações e condutas específicas para osteoartrose) quanto medidas voltadas para o tratamento geral da dor, que serão descritas a seguir.

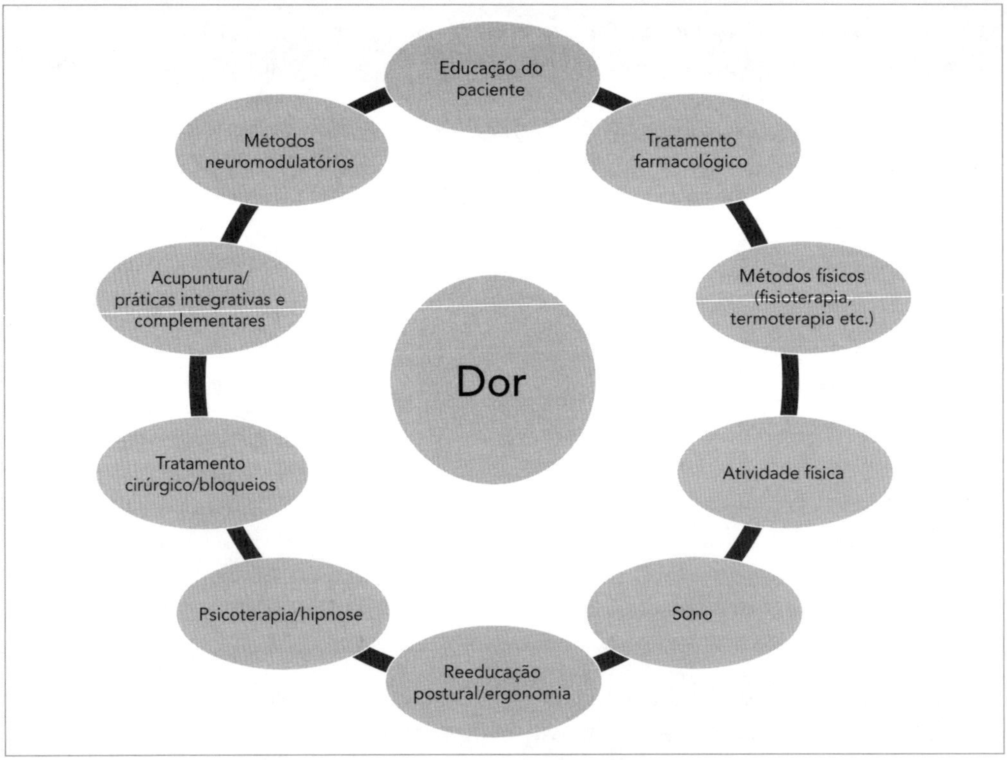

FIGURA 4 Tratamento multimodal, multidimensional e interdisciplinar da dor.

QUADRO 2 Escala de avaliação de dor na demência avançada (PAINAD-Br)

Instruções: Observe o paciente por 5 minutos antes de pontuar os comportamentos dele ou dela. Pontue os comportamentos de acordo com a tabela a seguir. O paciente pode ser observado em diferentes condições (p. ex., em repouso, durante uma atividade agradável, durante o recebimento de cuidados, após medicação para dor).

Comportamento	0	1	2	Pontuação
Respiração independente de localização	Normal	▪ Dificuldade ocasional para respirar ▪ Curto período de hiperventilação	▪ Respiração ruidosa e com dificuldades ▪ Longo período de hiperventilação ▪ Respiração Cheyne-Stokes	
Vocalização negativa	Nenhum	▪ Resmungos ou gemidos ocasionais. ▪ Fala baixa ou em baixo tom, de conteúdo desaprovador ou negativo.	▪ Chamados perturbadores repetitivos. ▪ Resmungos ou gemidos altos. ▪ Choro.	
Expressão facial	Relaxada	▪ Tensa. ▪ Andar angustiado ou aflito de um lado para o outro. ▪ Inquietação.	▪ Rígida. ▪ Punhos cerrados. ▪ Joelhos encolhidos. ▪ Puxar ou empurrar para longe. ▪ Comportamento agressivo.	
Consolabilidade	Sem necessidade de consolar	Distraído(a) ou tranquilizado(a) por voz ou toque.	Incapaz de ser controlado(a), distraído(a) ou tranquilizado(a).	
				Total

Pontuação: O total de pontos varia de 0 a 10 pontos. Uma possível interpretação da pontuação é: 1-3: dor leve; 4-6: dor moderada; 7-10: dor severa. Essas variações são baseadas em uma escala-padrão de dor de 0-10, mas não foram comprovadas na literatura para essa avaliação.

Em 1990, a Organização Mundial da Saúde (OMS) desenvolveu a escada analgésica e os cinco princípios para o tratamento da dor, que até os dias de hoje são respeitados (Figura 5). São eles:

Tratamento farmacológico da dor

Analgésicos simples

Paracetamol

Historicamente, é considerado um analgésico seguro, com poucos efeitos colaterais. Em idosos, recomenda-se dose máxima de 2 g/dia, divididos em intervalos de 6-8 horas, pelo risco de hepatotoxicidade. O mecanismo de ação não é bem definido, mas acredita-se que possui metabólito com ação no receptor canabinoide ou da ciclo-oxigenase 3 (COX-3). Seus efeitos mais evidentes são analgésicos e antipiréticos, com ação anti-inflamatória pouco significativa.

Dipirona

Apresenta como mecanismo de ação a inibição da COX-3, com efeito analgésico e antipirético. Em idosos, tem dose teto de 4 g/dia, divididos em intervalos de 6-8 horas. Pelo seu raro efeito adverso de granulocitopenia, seu uso não é permitido nos EUA. Reações de hipersensibilidade são os efeitos adversos mais comumente encontrados.

Viminol

Analgésico não narcótico e não inflamatório, com mecanismo de ação central pouco esclarecido. Pode ser usado na dose de 70 mg, com dose teto de 560 mg/dia, divididos em intervalos de 6-8 horas. Efeitos adversos descritos incluem: náuseas, constipação e retenção urinária.

Anti-inflamatórios não esteroides (AINE)

Quando necessários, devem ser usados na dor aguda e de origem inflamatória, de maneira criteriosa e por curto período. Recomenda-se o uso concomitante de inibidor de bomba de prótons para minimizar o risco de hemorragia gastrointestinal. Pacientes sob uso de AINE devem ser avaliados periodicamente quanto a sua função renal, coagulação, pressão arterial e função cardíaca, principais sítios de efeitos adversos.

Classificados em inibidores da COX-1 e 2 (p. ex., ibuprofeno, naproxeno, diclofenaco, cetorolaco, nimesulida, tenoxicam) e inibidores seletivos da COX-2, também são conhecidos como coxibes (p. ex., celecoxibe, parecoxibe). Muitos estudos evidenciaram aumento de efeitos adversos cardiovasculares com o uso dos inibidores seletivos da COX-2, embora estes reduzam o risco de efeitos gastrointestinais quando comparados aos não seletivos e não ocasionem broncoespasmo em pacientes com

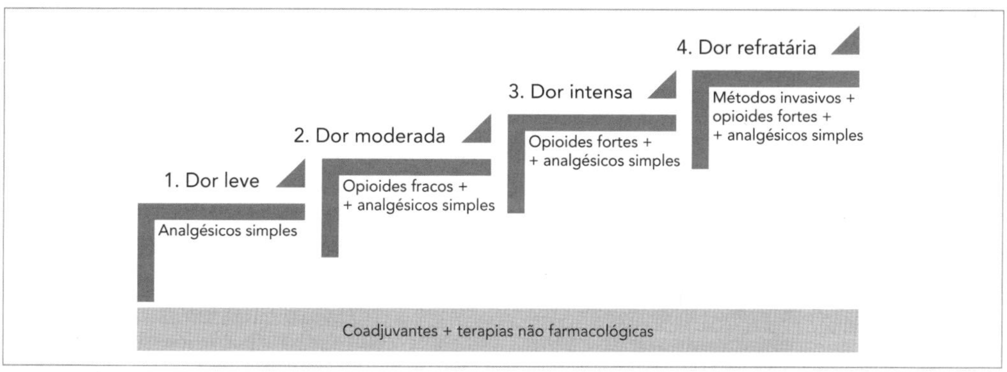

FIGURA 5 Escada analgésica da dor adaptada da Organização Mundial da Saúde.

asma induzida por AINE ou ácido acetilsalicílico (AAS). No caso do uso de inibidores seletivos da COX-2 em pacientes com risco cardiovascular, recomenda-se o uso profilático de AAS. No entanto, essa medida acaba reduzindo seu baixo potencial de efeito gastrointestinal.

Para reduzir a possibilidade de efeito adverso em idosos, é recomendado o uso de AINE com menor meia-vida, como ibuprofeno, em vez de AINE com meia-vida longa, como as oxicanas (piroxicam, tenoxicam, meloxicam).

Anti-inflamatórios hormonais

Eficazes no controle da dor inflamatória e por lesão tumoral óssea, compressão radicular e de partes moles, agem inibindo a produção de prostaglandinas, com consequente redução de edema e inflamação. Devem ser reservados para essas situações específicas e por curto intervalo de tempo. São efeitos colaterais comuns: descontrole glicêmico, insônia, agitação psicomotora, hemorragia gastrointestinal.

Opioides

Classificados em fortes ou fracos, podem ser usados em dores tipo nociceptiva ou neuropática. Os opioides podem também ser classificados em típicos ou atípicos. Opioides atípicos proporcionam analgesia não só por atividade opioide, mas também por atividade não opioide, e, portanto, podem ter atributos diferentes dos opioides convencionais. São exemplos de opioides atípicos: tramadol, buprenorfina, metadona e tapentadol.

Em idosos, são recomendadas doses iniciais mais baixas do que doses terapêuticas, com titulação de 30-50% da dose diária, conforme a demanda. Não devem ser utilizados dois opioides simultaneamente, e, caso se opte pela rotação de opioide, deve ser respeitada a equipotência analgésica (Quadro 3) e a redução de 25-50% da dose (com exceção da conversão para a metadona, em que a dose deve ser reduzida em 75-90%, e da conversão para a fentanila, em que não há a necessidade de redução da dose). Sempre que um opioide é prescrito, o paciente deve ser orientado sobre o uso da dose de resgate, geralmente 1/6 da dose total diária prescrita.

Os efeitos adversos mais comuns são: constipação intestinal (o que motiva a prescrição simultânea de laxativos e ajuste da dieta), náuseas e vômitos, confusão mental, euforia,

QUADRO 3 Equipotência de opioides

Codeína 10 mg VO		Morfina 1 mg VO
Tramadol 5 mg VO		Morfina 1 mg VO
Oxicodona 20 mg VO		Morfina 30 mg VO
Tapentadol 2,5 mg VO		Morfina 1 mg VO
Morfina 20 mg IV		Morfina 30 mg VO
Metadona	Morfina 30-90 mg/dia VO	Morfina VO 4:1 metadona VO
	Morfina 90-300 mg/dia VO	Morfina VO 8:1 metadona VO
	Morfina > 300 mg/dia VO	Morfina VO 12:1 metadona VO
Fentanila TD	25 mcg	Morfina 60-134 mg VO
	50 mcg	Morfina 135-224 mg VO
	75 mcg	Morfina 225-314 mg VO
	100 mcg	Morfina 314-400 mg VO
Buprenorfina TD	Buprenorfina 5 mg TD	Morfina < 30 mg/dia VO
	Buprenorfina 10 mg TD	Morfina 30-80 mg/dia VO

IV: intravenosa; TD: transdérmica; VO: via oral.

bradicardia, hipotensão, miose, supressão do reflexo da tosse, prurido (por liberação histamínica), imunossupressão, hiperalgesia, boca seca, retenção urinária e mioclonia. A depressão respiratória e a sedação são raras e podem ser revertidas com o antagonista naloxona. O risco de dependência de opioides, apesar de baixo, vem sendo discutido intensamente nos últimos anos, especialmente no tratamento da dor persistente não oncológica. Estudos recentes têm mostrado que a terapia analgésica com opioide não é superior, além de ser desaconselhada quando comparada a um esquema de tratamento multimodal para dores persistentes osteomusculares, como lombalgia e osteoartrose de joelhos.

Opioides fracos

Codeína

É um derivado natural do ópio, agonista de receptor mu, que é metabolizada *in vivo* em morfina via CIP2D6, isoenzima do sistema enzimático P450. Seus metabólitos são excretados por via renal, o que justifica cautela no uso em pacientes com disfunção desse órgão. Tem apresentações em comprimido (7,5, 30 ou 60 mg) e solução VO (3 mg/mL), com posologia indicada a cada 4-6 horas; há associações com paracetamol ou diclofenaco. Possui ação antitussígena, o que por vezes justifica sua escolha entre os demais opioides. Doses acima de 360 mg/dia atingem teto terapêutico, estando indicada mudança para opioide forte.

Uma observação importante é que 6-10% dos caucasianos têm algum grau de deficiência do CIP2AD6, sendo metabolizadores fracos e acarretando, portanto, efeito analgésico deficitário. Por outro lado, 16-29% dos africanos do norte, etíopes e árabes e 3-6,5% dos afro-americanos são metabolizadores ultrarrápidos e, com isso, apresentam maior risco de desenvolver efeitos colaterais de toxicidade por opioide mesmo em doses baixas.

Tramadol

Análogo sintético da codeína, apresenta, além de ação em receptores opioides, mecanismo extra de inibição da recaptação de serotonina e noradrenalina e antagonismo aos receptores n-metil-d-aspartato (NMDA). Por conta desse mecanismo adicional, o tramadol é indicado também no tratamento da dor neuropática. Deve ser usado com cautela na insuficiência hepática ou renal. A via de escolha desse fármaco é VO, por possuir biodisponibilidade 3 vezes maior do que a parenteral. As apresentações disponíveis são em solução VO de 50 ou 100 mg/mL, comprimido de liberação lenta de 100 ou de 37,5 mg (associado a 325 mg de paracetamol) e comprimido de liberação imediata de 50 e 100 mg. Doses maiores que 400 mg/dia podem reduzir o limiar convulsivo, devendo ser evitadas. Outro efeito colateral a ser observado é a síndrome serotoninérgica, especialmente quando há associação de tramadol com antidepressivos.

Opioides fortes

Morfina

Eficaz e segura, essa é a droga de escolha no tratamento da dor moderada a forte, tem meia-vida útil de 2-4 horas e a dose é titulada de acordo com a necessidade do paciente. Em idosos, recomenda-se iniciar com 2,5-5 mg a cada 6-8 horas e ajustar conforme a tolerância. Não apresenta teto posológico, sendo a dose limite aquela que proporciona alívio completo da dor com efeitos adversos controláveis. Inicialmente são utilizadas formulações de ação rápida e após atingir analgesia efetiva são substituídas por formulações de ação lenta para facilitar a posologia, reservando-se os de ação rápida para resgate. No Brasil estão disponíveis: supositório, comprimido de liberação imediata de 10 e 30 mg, solução VO de 10 mg/mL, comprimido de liberação lenta de 30, 60 e 100 mg e ampolas de 2 e 10 mg/mL. A dose de morfina VO não precisa ser convertida se a via de administração for modificada para retal; entretanto, se a VO for substituída para subcutânea (SC), a dose deverá ser reduzida pela metade; caso haja conversão da VO para intravenosa (IV), a dose total deve ser reduzida em um terço.

Oxicodona

Apresenta potência analgésica 1,5-2 vezes maior do que a morfina VO. As formulações disponíveis são comprimidos revestidos VO de 10, 20 e 40 mg, que têm por característica uma dupla camada de liberação que possibilita primeiro pico em 1 hora e segundo pico após 6 horas, sendo administrados a cada 12 horas (por conta dessa propriedade não é possível partir a medicação ao meio para doses inferiores a 10 mg). Não há no Brasil formulações de liberação imediata, por isso a dose de resgate deve ser feita com morfina de ação rápida. O alto custo da medicação acaba sendo uma das barreiras ao seu uso em nosso meio.

Metadona

Na prática clínica, apresenta-se como boa alternativa ao uso de morfina, com ganho adicional em casos de dor neuropática, por seu antagonismo aos receptores NMDA e inibição à recaptação de serotonina e noradrenalina. Além disso, pode ser usada em pacientes com insuficiência renal ou hepática sem ajuste de dose. Em idosos que nunca utilizaram opioides, inicia-se a metadona com dose de 2,5 mg a cada 8-12 horas, com ajuste a cada 5-7 dias, pois essa droga apresenta meia-vida longa e imprevisível, com risco de acúmulo e toxicidade graduais, sendo a náusea um sinal de alerta para intoxicação. Outro efeito adverso é a arritmia, principalmente do tipo *torsade de pointes*, o que justifica evitar a associação da metadona com drogas que competem com ela pela isoenzima metabolizadora do CIP3A4.

Tapentadol

Opioide forte com ação analgésica central por meio de dois mecanismos: (1) agonista sobre receptores opioides e (2) ação inibitória sobre a recaptação da noradrenalina. Indicado para pacientes com dor aguda e crônica de moderada a forte intensidade, em especial quando há componente de dor neuropática, como nas lombalgias. A posologia pode ser iniciada com 50 mg via oral 2 vezes ao dia, com progressão de dose a cada 3 dias, até a dosagem máxima diária de 250 mg 2 vezes ao dia. O tapentadol pode ser usado em pacientes com insuficiência renal ou hepática leve a moderada sem ajuste de dose. Pelo seu duplo mecanismo de ação, estudos relatam menor frequência de efeitos colaterais, como náuseas e constipação, quando comparados a outros opioides típicos, como a morfina, além de boa tolerabilidade para pacientes idosos.

Fentanila

Este opioide sintético é 100 vezes mais potente do que a morfina. Embora tenha apresentações pelas vias intramuscular (IM), IV e transdérmica (TD), somente esta última é usada no manejo da dor crônica de forte intensidade em idosos. Opioide de escolha em caso de insuficiência renal, hepática ou em pacientes com impossibilidade de medicação VO ou IV, apresenta baixa liberação histamínica e depressão cardiovascular e menores efeitos nauseantes, obstipantes e sedativos. Existem disponíveis adesivos com liberação de 25, 50, 75 e 100 mcg/hora, que, após aplicados, levam 24 horas para agir e mantêm liberação contínua por 72 horas. O resgate pode ser feito com morfina de ação rápida, e na conversão deve-se calcular a dose total de morfina usada em 72 horas.

Buprenorfina

Essa droga é 30-60 vezes mais potente do que a morfina e é menos sedativa, nauseante e obstipante, além de causar menos efeito disfórico por seu antagonismo kappa. Está disponível no Brasil em adesivos de 5, 10 e 20 mg, que podem ser combinados entre si. Demora

3 dias para atingir o pico de ação, e o adesivo precisa ser trocado a cada 7 dias. O resgate pode ser feito com a formulação sublingual (dose inicial: 0,2-0,8 mg a cada 8 horas; dose equivalente de buprenorfina transdérmica 5 mg: 0,12 mg/dia buprenorfina sublingual). Não causa hiperalgesia induzida por opioide, efeito adverso caracterizado por sensibilização nociceptiva com resposta paradoxal, ou seja, aumento da sensibilidade à dor causado pela exposição a opioides, podendo gerar inclusive alodinia, geralmente suspeitada na ocorrência de dor abdominal forte.

Medicações adjuvantes

São drogas cujo efeito primário não consiste em analgesia, mas que em associação com analgésicos potencializam seus efeitos, podendo ser usados em todos os degraus da escala analgésica da OMS. São especialmente utilizados e possuem grande importância em pacientes com dor neuropática e dor persistente, atuando em vias do controle inibitório descendente de dor.

Antidepressivos

Atuam por meio do bloqueio da recaptação de noradrenalina ou serotonina, tendo ação analgésica adjuvante independente da ação no humor. Em idosos, são preferíveis antidepressivos duais para esse fim, embora os tricíclicos também sejam efetivos. Têm benefício bem estabelecido na dor neuropática (isolada ou associada à dor nociceptiva), dor disfuncional (fibromialgia), profilaxia da enxaqueca e dor persistente. Exercem ação sedativa, ansiolítica e miorrelaxante, além de melhorar a qualidade do sono e estabilizar o humor.

Os antidepressivos duais mais usados para o tratamento da dor em idosos são venlafaxina e duloxetina. A duloxetina é iniciada na dose de 30 mg/dia, podendo chegar a 120 mg/dia. Há contraindicação formal em pacientes com *clearance* de creatinina inferior a 30 mL/minuto, e é necessário ajuste em pacientes com insuficiência hepática. A venlafaxina é iniciada na dose de 37,5 mg/dia e pode chegar a 225 mg/dia. No uso de antidepressivos duais, um dos principais efeitos colaterais a ser observado é o aumento da pressão arterial.

Na indisponibilidade dos antidepressivos duais, os tricíclicos podem ser utilizados com cautela, preferencialmente nortriptilina (menor efeito anticolinérgico) ou amitriptilina. A ação anticolinérgica, anti-histamínica e antialfa-1-adrenérgica os tornam medicamentos com alto risco de efeitos colaterais para idosos como: sonolência, confusão mental, declínio cognitivo, boca seca, retenção urinária, constipação intestinal, quedas por hipotensão ortostática e ganho de peso. Há contraindicação formal em pacientes com glaucoma de ângulo fechado e bloqueios de condução. A nortriptilina pode ser iniciada com 10 mg à noite, podendo atingir a dose máxima de 25-50 mg/dia. A amitriptilina pode ser iniciada com 10 mg à noite, podendo atingir a dose máxima de 25-50 mg/dia.

Anticonvulsivantes

Os principais representantes são gabapentinoides (gabapentina e pregabalina), carbamazepina e oxcarbazepina. Por seu efeito nos sistemas nervosos central e periférico, são bastante utilizados em dores do tipo neuropática e persistente.

Gabapentinoides

Atuam modulando a proteína alfa-2-delta-1 do canal de cálcio do tipo N. A gabapentina reduz os níveis de glutamato e aumenta os níveis de ácido gama-aminobutírico (GABA) e serotonina no SNC. Já a pregabalina tem efeitos indiretos nos canais de cálcio, glutamato, noradrenalina e substância P. São consideradas seguras e com pouca interação medicamentosa, porém é necessário ajuste em pacientes com insuficiência renal. Os efeitos adversos mais comuns são sonolência e tontura. A dose inicial da gabapentina é 300 mg à noite (100 mg em idosos frágeis), com dose teto de 1.200 mg, 3 vezes ao dia (3.600 mg/dia). A dose inicial de pregabalina é 75 mg à noite (50 mg em idosos frágeis), com dose máxima de 300 mg a cada 12 horas.

Carbamazepina ou oxcarbazepina

A carbamazepina tem sua melhor indicação na neuralgia do trigêmeo, mas pode ser usada em outras dores neuropáticas com componente paroxístico. Possui ação anticolinérgica, o que justifica a cautela em seu uso, além de controle periódico de hemograma, função hepática e renal (iniciar com 100-200 mg, 1-2 vezes ao dia, dose máxima de 1.200 mg/dia). A oxcarbazepina deriva da carbamazepina, mas tem melhor tolerabilidade e segurança (iniciar com 150-300 mg, 1-2 vezes/dia, com dose máxima de 2.400 mg/dia). A dose de oxcarbazepina deve ser reduzida pela metade em pacientes com *clearance* menor que 30 mL/minutos.

Relaxantes musculares

Indicados para dor de origem musculoesquelética, especialmente espasmos agudos (lombalgia ou cervicalgia), síndrome dolorosa miofascial, fibromialgia e espasmos de origem central. Apresentam diversos mecanismos de ação (Quadro 4), e por conta dos importantes e frequentes efeitos colaterais, especialmente em idosos, sua utilização tornou-se bastante restrita, sendo preferíveis os métodos físicos para alívio das dores a que são destinados.

Agentes tópicos

Alguns medicamentos podem ser utilizados como agentes tópicos no tratamento da dor. Os principais representantes são: capsaicina, lidocaína, amitriptilina, AINE tópico e mentol.

A capsaicina, substância presente na pimenta, tem como mecanismo de ação a dessensibilização de fibras C (via ação na substância P) e encontra-se disponível a 0,025 e 0,075%, sendo administrada 3-4 vezes ao dia. Está indicada na literatura para tratamento de dor neuropática de diferentes etiologias (neuralgia pós-herpética, neuropatia diabética, neuralgia do trigêmeo), além de dor persistente por osteoartrose e disfunção temporomandibular. Os efeitos adversos mais comuns são queimação, hiperemia e edema no local da aplicação, que tendem a desaparecer ao longo do tempo. A lidocaína é particularmente útil na dor localizada, atuando em canais de sódio e impedindo a transmissão do potencial de ação, podendo ser usada em *patch* a 5% ou gel a 2%. A amitriptilina tópica, na concentração de 2-4%, também é indicada para dor neuropática, podendo ser combinada com lidocaína. Outras substâncias utilizadas são AINE tópicos (indicados para afecções musculoesqueléticas inflamatórias em pacientes com intolerância ou contraindicação a AINE VO) e mentol (redução da sensibilidade de fibras A-delta e C, utilizado na dor tipo musculoesquelética).

Outras opções terapêuticas

Na literatura, são descritas outras opções farmacológicas para controle de dor como: neurolépticos (p. ex., clorpromazina), agonistas alfa-adrenérgicos (clonidina), antagonistas NMDA (cetamina e memantina), bisfosfonados, calcitonina, benzodiazepínicos, canabinoides, toxina botulínica e radiofármacos ou radioterapia.

Tratamento da dor aguda *versus* dor persistente

Quando tratamos pacientes com dor, a avaliação do tempo de instalação é fundamental, dado que o tratamento para dor aguda apresenta diferenças significativas quando comparado ao tratamento da dor persistente, conforme descrito no Quadro 5.

QUADRO 4 Principais relaxantes musculares utilizados na prática clínica

Relaxante muscular	Mecanismo de ação	Particularidades
Ciclobenzaprina	Estrutura semelhante à da amitriptilina	Efeitos anticolinérgicos, anti-histamínicos e antialfa-1-adrenérgicos
Baclofeno	Agonista GABA-B	Uso em espasticidade
Carisoprodol	Ação no receptor GABA-A	Risco de adição
Orfenadrina	Ação em receptor histamínico (H1), serotoninérgico, NMDA, muscarínico e bloqueador do canal de sódio	Efeitos anticolinérgicos, sonolência e tontura
Tiocolchicosídeo	Ação no receptor GABA-A	Ansiedade, convulsão, insônia e diarreia
Tizanidina	Alfa-2-agonista (glutamato e aspartato), semelhante à clonidina	Bradicardia, hipotensão postural e sonolência

GABA: ácido gama-aminobutírico; NMDA: n-metil-d-aspartato.

QUADRO 5 Particularidade do tratamento da dor aguda *versus* dor persistente

Dor	Aguda	Persistente
Comportamento	Alerta	Sofrimento ou incapacidade
Etiologia	Precisa	Incerta, variada ou indefinida
Causas	Poucas	Diversas
Anormalidades psíquicas	Variáveis	Marcantes
Remoção da causa	Eficaz	Insatisfatória
Analgésicos	Eficazes	Insatisfatórios
Medicação adjuvante	Eventualmente eficaz	Eficaz
Psicoterapia	Eventualmente eficaz	Eficaz
Medicina física	Eficaz	Eficaz

Tratamento da dor neuropática

Em linhas gerais, no tratamento da dor neuropática podem ser utilizados para seu controle tanto gabapentinoides (gabapentina e pregabalina) quanto antidepressivos (tricíclicos ou duais). Em caso de não resposta, pode-se considerar a associação das duas classes descritas anteriormente. Se há necessidade de uso de opioides, recomenda-se preferencialmente o uso de tramadol e metadona, dado que apresentam, além da ação em receptores opioides, antagonismo aos receptores NMDA e inibição à recaptação de serotonina e noradrenalina. Nos casos de dor neuropática localizada, podem ser utilizados ainda medicamentos tópicos como lidocaína ou capsaicina. Carbamazepina ou oxcarbazepina devem ser consideradas somente nos casos de paroxismo, como nevralgia do trigêmeo, por conta do perfil de efeitos colaterais. Em todos os casos de dor neuropática deve-se sempre associar medidas não farmacológicas, e em algumas situações poderão ser necessários métodos invasivos.

CONSIDERAÇÕES FINAIS

Dor é um sintoma altamente prevalente em idosos e para o tratamento adequado é preciso um diagnóstico etiológico correto e avaliação clínica detalhada. O tratamento multimodal, multidimensional e interdisciplinar é sempre a melhor opção no tratamento de dor em idosos.

BIBLIOGRAFIA

Abdulla A, Adams N, Bone M, Elliott AM, Gaffin J, Jones D, et al. Guidance on the management of pain in older people. Age Ageing. 2013;42(Suppl 1):i1-57.

American Geriatrics Society Panel on Pharmacological Management of Persistent Pain in Older Persons. Pharmacological management of persistent pain in older persons. J Am Geriatric Soc. 2009;57(8):1331-46.

Bennett MI, Smith BH, Torrance N, Potter J. The S-LANSS score for identifying pain of predominantly neuropathic origin: validation for use in clinical and postal research. J Pain. 2005;6(3):149-58.

Bersani ALF, Moraes, NS. Tratamento farmacológico da dor crônica no idoso. In: Bersani ALF, Barros BF, Moraes NS,

Santos FC. Terapêutica da dor no idoso: guia prático. Rio de Janeiro: Atheneu; 2018.

Bicket MC, Mao J. Chronic pain in older adults. Anesthesiol Clin. 2015;33(3):577-90.

Bouhassira D, Attal N, Alchaar H, Boureau F, Brochet B, Bruxelle J, et al. Comparison of pain syndromes associated with nervous or somatic lesions and development of a new neuropathic pain diagnostic questionnaire (DN4). Pain. 2005;114(1-2):29-36.

Galer BS, Jensen MP. Development and preliminary validation of a pain measure specific to neuropathic pain: the Neuropathic Pain Scale. Neurology. 1997;48(2):332-8.

Gibson SJ, Farrell M. A review of age differences in the neurophysiology of nociception and the perceptual experience of pain. Clin J Pain. 2004;20(4):227-39.

Hadjistavropoulos T, Herr K, Turk DC, Fine PG, Dworkin RH, Helme R, et al. An interdisciplinary expert consensus statement on assessment of pain in older persons. Clin J Pain. 2007;23(1 Suppl): S1-43.

Hämmerlein A, Derendorf H, Lowenthal DT. Pharmacokinetic and pharmacodynamic changes in the elderly: clinical implications. Clin Pharmacokinet. 1998;35(1):49-64.

Helme RD, Meliala A, Gibson SJ. Methodologic factors which contribute to variations in experimental pain threshold reported for older people. Neurosci Lett. 2004;361(1-3):144-6.

Jordan A, Hughes J, Pakresi M, Hepburn S, O'Brien JT. The utility of Painad in assessing pain in a UK population with severe dementia. Int J Geriatr Psychiatry. 2009;26(2): 118-26.

Karp JF, Shega JW, Morone NE, Weiner DK. Advances in understanding the mechanisms and management of persistent pain in older adults. Br J Anaesth. 2008;101(1): 111-20.

Keller S, Bann CM, Dodd SL, Schein J, Mendoza TR, Cleeland CS. Validity of the brief pain inventory for use in documenting the outcomes of patients with noncancer pain. Clin J Pain. 2004;20(5):309-18.

Krebs EE, Gravely A, Nugent S, Jensen AC, DeRonne B, Goldsmith ES, et al. Effect of opioid vs nonopioid medications on pain-related function in patients with chronic back pain or hip or knee osteoarthritis pain: the Space randomized clinical trial. JAMA. 2018;319(9):872-82.

Lorenzet IC, Santos FC, Souza PM, Gambarro RC, Coelho S, Cendoroglo MS. Avaliação da dor em idosos com demência: tradução e adaptação transcultural do instrumento Pacslac para a língua portuguesa. Rev Bras Med. 2011; 68(4):129-33.

Melzack R, Katz J. Pain measurement in persons in pain. In: Wall PD, Melzack R. Textbook of pain. 3rd ed. Edinburgh: Churchill Livingstone; 1994. p.337-51.

Mense S. Pathophysiology of low back pain and the transition to the chronic state: experimental data and new concepts [article in German]. Schmerz (Berlin, Germany). 2001; 15(6):413-7.

Motta TS, Gambaro RC, Santos FC. Mensuração da dor em idosos: avaliação das propriedades psicométricas da versão em português do Geriatric Pain Measure. Rev Dor. 2015;16(2):136-41.

Pickering G, Marcoux M, Chapiro S, David L, Rat P, Michel M, et al. An algorithm for neuropathic pain management in older people. Drugs Aging. 2016;33(8):575-83.

Pinto MCM, Minson FP, Lopes ACB, Laselva CR. Adaptação cultural e validação da reprodutibilidade da versão em português (Brasil) da escala de dor Pain Assessment in Advanced Dementia (Painad-Brasil) em pacientes adultos não comunicantes. Einstein. 2015;13(1):14-9.

Posso IP, Grossmann E, da Fonseca PRB, Perissinotti DMN, de Oliveira Junior JO, de Souza, JB, et al. Tratado de dor: publicação da Sociedade Brasileira para o Estudo da Dor. 2 v. Rio de Janeiro: Atheneu, 2017.

Santos, FC. Manejo da dor. In: Ramos LR, Cendoroglio MS. Geriatria e gerontologia. Série Guias de Medicina Ambulatorial e Hospitalar da Unifesp-EPM. Barueri: Manole; 2005.

Saraiva MD, Suzuki GS, Lin SM, de Andrade DC, Jacob-Filho W, Suemoto CK. Persistent pain is a risk factor for frailty: a systematic review and meta-analysis from prospective longitudinal studies. Age Ageing. 2018;47(6):785-93.

World Health Organization (WHO). Cancer pain relief and palliative care: report of a WHO expert committee. Geneva: World Health Organization; 1990. Available: https://apps.who.int/iris/handle/10665/39524 (acesso jan 2023).

53 Manejo de sintomas em cuidados paliativos: fadiga, dispneia e sedação paliativa

Luciana Louzada Farias
Francine de Cristo Stein

INTRODUÇÃO

A maioria dos pacientes em cuidados paliativos (CP), sobretudo em fase mais avançada da doença, apresentará sintomas físicos e emocionais que podem impactar de maneira significativa sua qualidade de vida. A avaliação criteriosa desses pacientes e o tratamento sintomático eficaz podem aliviar ou até mesmo eliminar a maioria dos sintomas que trazem desconforto e sofrimento ao paciente e seus familiares.

Alguns aspectos constituem um desafio no manejo de sintomas nos pacientes em CP. Muitos pacientes apresentam sintomas múltiplos, e a percepção de desconforto proporcionado por determinado sintoma é de caráter individual e variável; ou seja, um sintoma pode causar desconforto de intensidade diferente em cada indivíduo. Isso ocorre pela interferência de aspectos de domínios físico, emocional, espiritual e social na percepção de sofrimento causado por certo sintoma. Além disso, os pacientes em CP comumente recebem polifarmácia, apresentam nível sérico de albumina reduzido e disfunção renal, tendo, assim, maior suscetibilidade a interação medicamentosa, iatrogenias e efeitos adversos de medicação (sobretudo em sistema nervoso central – SNC – com maior ocorrência de *delirium* e sedação).

A avaliação dos sintomas em CP deve ser realizada continuadamente, podendo ser utilizadas escalas de avaliação sintomática. A escala utilizada deve ser abrangente e prática, capaz de identificar e quantificar os sintomas mais prevalentes e de monitorar resposta ao tratamento. A escala mais comumente utilizada para esse fim é Escala de avaliação de Edmonton (ESAS).

Os sintomas mais prevalentes em pacientes em CP são: dor, dispneia, fadiga, *delirium*, sintomas emocionais (depressão, ansiedade, insônia) e sintomas do trato gastrointestinal (náusea, constipação, diarreia), sendo a fadiga o sintoma mais comum, conforme ilustrado na Tabela 1. A prevalência desses sintomas pode variar de acordo com a doença de base do paciente e a fase de evolução da doença.

Neste capítulo será abordado o manejo clínico da fadiga e da dispneia e a abordagem terapêutica de controle de sintomas refratários em CP, por meio da sedação paliativa.

FADIGA

A fadiga é o sintoma mais comum em cuidados paliativos e um dos mais subdiagnosticados e subtratados, podendo ter um impacto negativo na qualidade de vida dos pacientes. Sua prevalência varia em 36-78% em estudos de pacientes com câncer em vários estágios da

TABELA 1 Prevalência de sintomas em doenças avançadas (câncer, aids, ICC, DPOC, IRC)

	Câncer	Aids	IC	DPOC	IRC V
Dor	35-96%	63-80%	41-77%	34-77%	47-50%
Depressão	3-77%	10-82%	9-36%	37-71%	5-60%
Ansiedade	13-79%	8-34%	49%	51-75%	39-70%
Delirium	6-93%	30-65%	18-32%	18-33%	–
Fadiga	32-90%	54-85%	69-82%	68-80%	73-87%
Dispneia	10-70%	11-62%	60-88%	90-95%	
Insônia	9-69%	74%	36-48%	55-65%	31-71%
Náusea	6-68%	43-49%	17-48%	–	30-43%
Constipação	23-65%	34-35%	38-42%	27-44%	29-70%
Diarreia	3-29%	30-90%	12%	–	21%
Anorexia	30-92%	51%	21-41%	35-67%	25-64%

Aids: síndrome da imunodeficiência humana; DPOC: doença pulmonar obstrutiva crônica; IC: insuficiência cardíaca congestiva; IRC: insuficiência renal crônica.
Fonte: Journal of Pain and Symptom Management, 2006.

doença. É definida como uma sensação subjetiva e persistente de cansaço e exaustão (física, emocional e/ou cognitiva) relacionada à doença ou a seu tratamento, desproporcional ao nível de atividade física recente, que não melhora com repouso e sono e que interfere na capacidade funcional do indivíduo ou em seu tratamento. É um sintoma complexo, multidimensional, bastante influenciado por componente emocional e que pode ter múltiplos fatores contribuintes ou agravantes, como os relacionados no Quadro 1.

QUADRO 1 Fatores relacionados à fadiga

- Sintomas relacionados à doença: dor, ansiedade, depressão, dispneia, náusea, anorexia, insônia
- Tratamento do câncer
- Anemia
- Transtornos do humor
- Infecção
- Descondicionamento
- Hipóxia
- Desidratação
- Polifarmácia
- Comorbidades (doença renal, hepática, cardíaca, pulmonar)
- Disfunção autonômica
- Citocinas inflamatórias

Avaliação clínica e diagnóstico

A avaliação da fadiga em pacientes em cuidados paliativos pode ser complexa sobretudo por seu caráter multidimensional. Deve envolver rotineiramente a avaliação da gravidade, início, duração e nível de interferência nas atividades de vida diária. É importante questionar a presença desse sintoma ativamente por meio de perguntas como:

- Você se sente cansado?
- Esse cansaço melhora quando descansa ou dorme?
- Esse cansaço te impede de fazer o que costuma fazer?

Identificado o sintoma, é importante quantificá-lo por meio de uma escala numérica (0 a 10) ou ainda por instrumentos específicos (como o inventario breve de fadiga, p. ex.) e obter história clínica atenta e completa com: revisão de medicamentos em uso, estado atual da doença do paciente, comorbidades, exame físico e exames laboratoriais para identificar possíveis fatores causais relacionados e mensuração do impacto da fadiga nas atividades da vida diária (AVD) e na qualidade de vida. Dessa forma, será possível identificar a presença de fatores contribuintes potencialmente reversíveis ou tratáveis, e assim direcionar adequadamente o diagnóstico e o tratamento.

Tratamento

O manejo da fadiga envolve o tratamento das causas reversíveis identificadas e o tratamento sintomático, por meio de medidas farmacológicas e não farmacológicas, devendo idealmente envolver uma abordagem da equipe interdisciplinar (Figura 1).

Abordagens não farmacológicas

Das várias estratégias de tratamento, o exercício tem maior evidência clínica, com várias metanálises concluindo que atividade física tem um efeito benéfico moderado na fadiga relacionada ao câncer. Há também evidências para o benefício de intervenções psicológicas e educacionais, em instrução em autocuidado, técnicas de enfrentamento e gerenciamento das atividades ao longo do dia com técnicas de contenção de energia.

Para tanto, algumas estratégias podem ser trabalhadas com pacientes, cuidadores e familiares no manejo não farmacológico:

- Planejar períodos de descanso e períodos de atividade para maximizar a energia para coisas que são realmente importantes para o paciente.
- Ajudar o paciente a delegar tarefas que não é mais capaz de realizar e organizar assistência, quando necessário.

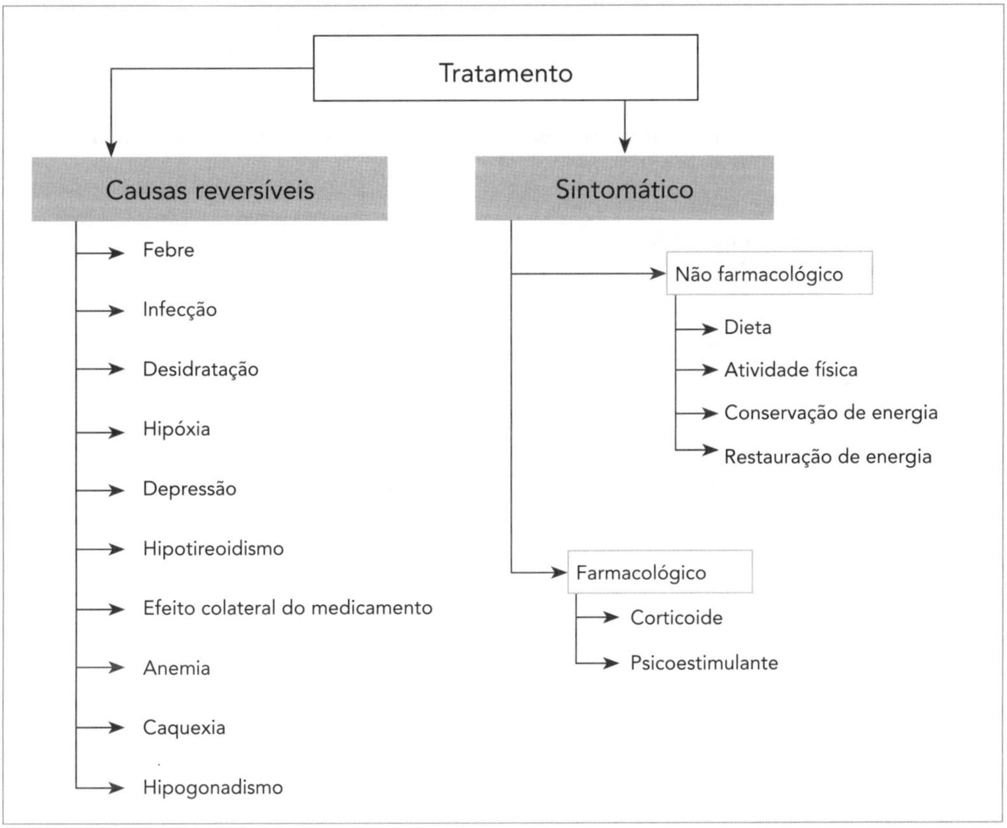

FIGURA 1 Tratamento da fadiga.

- Quando a fadiga é leve, estimular a atividade física moderada para preservar a função muscular. À medida que a fraqueza avança, utilizar dispositivos de auxílio como andadores e barras de apoio para ajudar a preservar a mobilidade.

Vale ressaltar que as metas de reabilitação devem ser continuadamente analisadas e (re) definidas, e cuidadosamente ponderadas quando o paciente tem uma expectativa de vida curta, para assegurar que os benefícios do tratamento sejam superiores aos potenciais danos.

Tratamento farmacológico

Os estudos de fármacos que demonstraram eficácia no tratamento da fadiga em cuidados paliativos são poucos e limitados, e não há evidência de superioridade de uma droga em relação a outra. Entre as medicações estudadas estão os glicocorticoides e os psicoestimulantes.

- Glicocorticoides: são potencialmente úteis para pacientes em CP com fadiga que estão nas fases terminais do câncer avançado ou outra doença grave. São capazes de reduzir sintomas de fadiga, dor e náusea e melhoram o apetite e a qualidade de vida geral em pacientes com câncer avançado. A dexametasona é o corticoide com mais estudos. Para pacientes que estão na fase terminal de sua doença, um teste terapêutico de 2 semanas com um glicocorticoide (p. ex., prednisona 20-40 mg ou dexametasona 4-8 mg todas as manhãs) pode ser feito. O uso de corticoides por períodos prolongados não é recomendado, pois seus efeitos colaterais podem impactar negativamente a qualidade de vida do paciente. Um exemplo é a fraqueza muscular, que pode ser agravada pelo uso do corticoide, podendo acentuar o sintoma da fadiga. Outros efeitos colaterais que podem ocorrer incluem infecção, candidíase oral, insônia, alterações de humor, mialgia, fraqueza muscular, elevação da glicemia, sintomas de gastrite, soluços, edema, tontura e perda óssea.
- Psicoestimulantes: o papel dos psicoestimulantes (metilfenidato e modafinila) em CP não é bem definido, particularmente para pacientes com doenças graves que não o câncer. Os estudos apontam benefícios para pacientes com fadiga severa que não respondem ao uso do glicocorticoide ou que têm contraindicação a ele. São medicações geralmente bem toleradas e seguras. No entanto, deve-se ter cautela em pacientes com doenças cardíacas ou distúrbios cognitivos como *delirium*, por exemplo, pois podem agravá-los. Para a recomendação de seu uso em doenças além do câncer são necessários mais estudos, mas um teste terapêutico com metilfenidato ou modafinil é razoável para pacientes que não responderam a corticoides ou têm contraindicações/efeitos adversos a estes, ou ainda que têm efeito de sedação relacionada a opioide.

DISPNEIA

A dispneia é uma sensação ou experiência subjetiva, caracterizada pela percepção desconfortável da respiração, que pode estar associada ou não a hipoxemia, taquipneia ou ortopneia. Pode ser percebida e/ou descrita de diversas formas pelo paciente: dificuldade de respirar, receio "de não conseguir respirar", sensação de avidez por ar: "fome de ar", necessidade de mais força para respirar, sensação de respiração rápida e incompleta, sensação de sufocamento.

Assim como a fadiga, deve ser ativamente questionada. Mais de 70% dos pacientes apresentam dispneia nos últimos dias de vida, e sua origem com frequência é multifatorial. É um sintoma angustiante de ser vivenciado e testemunhado, e seu manejo deve ser imediato, incluindo a identificação de potenciais causas subjacentes e precipitantes e o tratamento adequado, observando sempre a proporcionalidade deste.

Do ponto de vista fisiopatológico, a sensação de dispneia pode surgir do aumento da demanda ventilatória, do comprometimento do processo mecânico de ventilação ou de ambos (Figura 2). A percepção da dispneia surge do córtex sensorial, que integra informações de múltiplas fontes, incluindo quimiorreceptores periféricos e centrais, mecanorreceptores (provenientes de grandes vias aéreas, parênquima pulmonar e parede torácica) e centros motores respiratórios (tanto na medula como no córtex motor).

Avaliação clínica e diagnóstico

A avaliação da dispneia deve incluir avaliação minuciosa, em busca de causas potencialmente reversíveis. Isso inclui a realização de exames complementares individualizados, laboratoriais e de imagem, com o intuito de identificar causas agravantes potenciais e de guiar opções terapêuticas proporcionais ao quadro clínico e à fase da doença do paciente. Muitos pacientes com dispneia que não estão na fase de fim de vida podem melhorar de forma considerável ao receberem o tratamento específico para uma dessas causas identificáveis, como uso de antibióticos para pneumonia, anticoagulação para embolia pulmonar, diureticoterapia e ventilação não invasiva na congestão pulmonar, transfusão de hemácias para anemia sintomática, radioterapia em obstrução tumoral brônquica, toracocentese ou pleurodese para derrame pleural, se indicados, dentre outros.

Importante ressaltar que, para prosseguir com a elaboração de adequado plano de cuidados, é importante caracterizar a(s) doença(s) subjacente(s) do paciente e sua fase de evolução, bem como avaliar a dispneia quanto sua causa, intensidade, fatores desencadeantes, de melhora ou piora, além de atentar ao componente emocional.

A dispneia, assim como a fadiga e a dor, é um sintoma complexo em cuidados paliativos, de caráter multidimensional e influenciado por componentes físico, social e emocional, sobretudo ansiedade e medo.

Tratamento

O tratamento da dispneia deve ser realizado em concomitância com tratamento da causa precipitante específica se presente e indicado, e deve incluir medidas não farmaco-

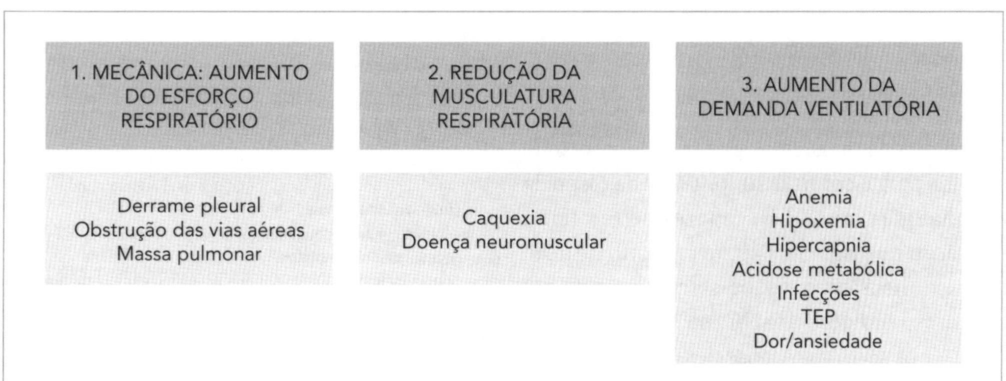

FIGURA 2 Etiologias da dispneia de acordo com seu mecanismo.
TEP: tromboembolismo pulmonar.

lógicas multidisciplinares e medidas farmacológicas.

As medidas gerais não farmacológicas de suporte usadas para aliviar a sensação de falta de ar incluem:

- Técnicas de relaxamento e apoio psicossocial.
- Modificação no nível de atividade, além do uso de barras no banheiro e de cadeira de rodas para aumentar a autonomia do paciente e de sua família.
- Aumento da ventilação do ambiente com a abertura da janela ou o uso de ventilador.
- Realização de fisioterapia respiratória. Uso de dispositivos de ventilação não invasiva, quando indicado.
- Utilização de medidas antissecretivas e de aspiração de vias aéreas, se indicado.
- Oxigenoterapia, quando houver indicação.

A prescrição de oxigênio generalizada não é justificada para o alívio da dispneia, sobretudo na fase de fim de vida. No entanto, com base em evidências de qualidade moderada, um teste de suplementação de oxigênio para alívio da dispneia pode ser realizado em pacientes hipoxêmicos. Em contraste, nenhum estudo sugeriu benefício para pacientes não hipoxêmicos, e o uso generalizado nessa população não é recomendado.

Manejo farmacológico

Os opioides sistêmicos são os agentes farmacológicos mais eficazes e o tratamento de escolha para o controle sintomático da dispneia de qualquer causa. São capazes de reduzir a sensação de dispneia. Seu mecanismo de ação é desconhecido, mas sabe-se que existem receptores opioides em SNC, na árvore respiratória e nos alvéolos. A dose deve ser individualizada e titulada até o paciente afirmar que está confortável ou até que inquietação ou outro sinal indireto de dispneia seja controlado.

A administração pode ser feita por via oral, subcutânea ou endovenosa. O opioide mais comumente utilizado para dispneia intensa é a morfina, por via endovenosa ou subcutânea, pelo seu rápido início de ação e posologia. Deve ser realizada uma dose inicial em *bolus*, com reavaliação do paciente, avaliando a necessidade de manutenção de dose fixa intermitente e a realização de resgates entre as doses fixas, se necessário (*bolus* 1-5 mg EV/SC + dose fixa 4/4 horas ou 6/6 horas + resgate s/n). A necessidade de titulação de dose deve ser avaliada de acordo com o controle dos sintomas, assim como a necessidade de início de infusão contínua (Quadro 2).

Vale ressaltar que a depressão respiratória por opioides é rara se o uso for correto e devidamente titulado.

Os benzodiazepínicos podem ser associados aos opioides na presença de componente de ansiedade. Revisões sistemáticas de um pequeno número de estudos concluíram que as evidências não sustentam um papel para os benzodiazepínicos como estratégia de manejo

QUADRO 2 Opioides no tratamento da dispneia intensa

- Dimorf *bolus* 1-5 mg EV/SC + dose fixa 4/4 horas ou 6/6 horas + dose de resgate s/n.

Obs. 1. Se uso atual de opioide: dose de uso + 25-50%.

Obs. 2. Reduzir dose: na disfunção renal, DPOC (metade da dose).

- Titular dose: incorporar doses de resgate utilizadas na dose diária ou aumentar a dose diária em 25-50%.
- Titular resgates: se sintomas não melhorarem após 2 resgates (separados por 15 minutos), aumentar a dose.
- Avaliar a necessidade de início de infusão contínua de 1 *bolus*/hora, durante 4 horas consecutivas. Se escape sintomas/efeito de fim de dose com dose fixa intermitente (somatório das doses fixa + resgate utilizadas).

DPOC: doença pulmonar obstrutiva crônica; EV: endovenoso; SC: subcutâneo.

rotineiro da dispneia na ausência de ansiedade. No entanto, os benzodiazepínicos são um importante adjuvante da terapia quando a ansiedade, uma característica comum na dispneia e especialmente na dispneia grave, é significativa.

Corticoides estão indicados nos casos com broncoespasmo e etiologia por linfangite carcinomatosa, obstrução de vias aéreas ou síndrome de veia cava superior. Pode-se utilizar dexametasona 8-16 mg VO, EV/SC ou hidrocortisona, com redução gradual até a menor dose efetiva, quando apropriado.

Se houver persistência de dispneia com refratariedade terapêutica a despeito da otimização medicamentosa e não medicamentosa realizadas, pode estar indicado o início de sedação paliativa, abordada a seguir.

SINTOMAS REFRATÁRIOS E SEDAÇÃO PALIATIVA

Sedação paliativa é uma medida clínica utilizada em pacientes em cuidados paliativos com doença avançada, em fase de fim de vida, para o alívio de um sintoma severo e refratário à terapêutica convencional otimizada instituída.

Consiste na administração de medicações sedativas que cursam com redução do nível de consciência do paciente, e é realizada, na maioria das vezes, na fase de terminalidade de vida. O objetivo primordial da prática da sedação paliativa é trazer conforto e alívio de sofrimento, amenizando sintomas refratários ao tratamento clínico otimizado, permitindo que o processo de morte ocorra de forma natural e digna e, com isso, promovendo a ortotanásia.

Um sintoma é considerado refratário quando a terapêutica convencional está otimizada e é incapaz de promover o alívio adequado do sintoma, ou quando o tratamento convencional está associado a efeitos colaterais intoleráveis, ou ainda quando esse tratamento não é capaz de promover alívio sintomático em tempo hábil para o paciente.

A avaliação da refratariedade de um sintoma deve ser realizada de forma criteriosa, por equipe multiprofissional com *expertise* em cuidados paliativos. Não é incomum pacientes em CP em fase avançada de doença apresentarem múltiplos sintomas, alguns deles de difícil controle. Entretanto, muitos desses sintomas podem não ser refratários, ou seja, podem ser potencialmente reversíveis com a otimização de medidas clínicas, não estando indicada nesse contexto a sedação paliativa.

A distinção entre um sintoma de difícil controle e um sintoma refratário requer a análise da(s) doença(s) e do prognóstico do paciente, da presença de condições potencialmente reversíveis causadoras desse sintoma, e a revisão criteriosa de todas as estratégias instituídas para o controle desse sintoma. A identificação de medidas terapêuticas adicionais a serem otimizadas e de abordagens potencialmente modificadoras do sintoma a serem instituídas pode culminar na não indicação da sedação paliativa. Além disso, não é incomum ocorrer sofrimento familiar e da equipe multiprofissional que assiste o paciente em face da terminalidade da vida, e o desejo de início de sedação por parte do paciente/familiares ou equipes assistentes pode estar pautado nesse sofrimento e na confusão de conceitos, sem necessariamente haver a presença de um sintoma refratário.

Cabe ainda ressaltar que a análise de refratariedade de um sintoma e a determinação da intolerabilidade e do sofrimento proporcionado por ele são de caráter individual e podem ser vivenciadas de forma diferente entre os pacientes.

Assim, análise de refratariedade sintomática e indicação ou não de sedação paliativa devem ser realizadas, preferencialmente, por equipe multiprofissional capacitada em CP, de forma consensual com as demais equipes que assistem o paciente. A indicação de sedação paliativa deve ser realizada com base na análise dos itens do Quadro 3.

QUADRO 3 Análise da indicação de sedação paliativa

Prognóstico do paciente: a doença é irreversível e a morte é esperada em horas/dias?
Sintomas do paciente: os sintomas são intoleráveis para o paciente?
Métodos diagnósticos: foram realizados todos os esforços diagnósticos para identificar potenciais causas reversíveis do sintoma?
Recursos terapêuticos: foram utilizados todos os recursos terapêuticos (farmacológicos e não farmacológicos) disponíveis para o controle adequado dos sintomas?
Avaliação multiprofissional: foi realizada adequada avaliação multiprofissional para identificação/ tratamento do sintoma/intercorrência?
Avaliação terapêutica: existem opções de tratamento potencialmente eficazes que não comprometam o nível de consciência?
Análise de refratariedade: os sintomas são considerados refratários às medidas realizadas?

Após indicada a sedação paliativa, a discussão e o consentimento sobre seu uso devem ser realizados com paciente e/ou família antes de seu início (analisando a capacidade de decisão do paciente nessa etapa e sua vontade sobre participar ou não das tomadas de decisão). Deve-se explicar o objetivo da sedação paliativa, a forma como será iniciada, o que esperar após seu início, como serão monitorados os sintomas e a melhora do paciente e até possibilidade de descontinuidade da sedação.

É imprescindível informar e enfatizar que o paciente continuará a receber todo o tratamento sintomático de conforto e cuidados necessários. Após o início da sedação paliativa a família deve continuar a receber apoio, acolhimento e informação sobre o *status* clínico, o tratamento e asexpectativas.

É importante ressaltar que sedação paliativa se faz com drogas sedativas e não com medicações analgésicas (como opioides, p. ex.) e que, após início da sedação paliativa, deve-se manter o uso das medicações de controle sintomático do paciente. Pacientes que estejam em uso de opioides (para controle de dor ou dispneia, p. ex.) não devem interromper seu uso o após o início da sedação paliativa. Assim como as medicações sintomáticas, todo cuidado para conforto do paciente e/ou família deve ser mantido de forma multidisciplinar.

A decisão sobre qual medicação sedativa utilizar e sua via de administração deve ser feita de maneira individualizada, de acordo com a necessidade de cada paciente, usando a menor dose efetiva para o controle do sintoma refratário. O objetivo é atingir e manter um nível de sedação o mais superficial que permita manejo sintomático efetivo.

Na maioria das vezes a sedação paliativa é administrada de forma contínua até o óbito, uma vez que sua indicação ocorre sobretudo em pacientes com doença avançada e em fase de terminalidade de vida. Entretanto, com menor frequência, uma modalidade de sedação de caráter intermitente e transitório pode ser indicada em alguns casos, com objetivo de sedação transitória que promova alívio sintomático efetivo enquanto se progride para um tratamento paliativo sintomático não sedativo específico.

A prevalência de uso de sedação paliativa na literatura varia de acordo com a população estudada, oscilando entre 10-50%, com prevalência média de 20-30%. Os sintomas refratários que mais comumente requerem o uso de sedação paliativa são dispneia, dor, *delirium* hiperativo e convulsão.

O uso da sedação paliativa para o manejo de sintomas psicológicos e sofrimento existencial é controverso por diversos motivos. São sintomas cuja caracterização de refratariedade é difícil dada sua natureza e dinamismo, e que podem melhorar com o tratamento medicamentoso e não medicamentoso multidisciplinar adequado e com o tempo de processamento, aceitação e adaptação. Além disso, raramente, são sintomas ameaçadores da vida, e sua presença não necessariamente está ligada a um estágio avançado de deterioração clínica e terminalidade. Segundo a Associação Europeia de Cuidados Paliativos, essa indicação deve ser realizada em casos restritos e de maneira muito selecionada.

A medicação mais comumente utilizada para sedação paliativa é o midazolam, sendo a droga de escolha na maioria dos casos. O midazolam é um benzodiazepínico de meia-vida curta e início de ação e titulação de dose rápidos, capaz de promover sedação efetiva em nível adequado. Alternativas ao midazolam menos utilizadas são o propofol e o fenobarbital, e geralmente são reservadas para casos de refratariedade ao midazolam.

Nos casos em que a indicação de sedação ocorre por *delirium* hiperativo refratário ao tratamento otimizado, os neurolépticos (geralmente a clorpromazina) são as medicações indicadas como primeira escolha. Nesses casos o midazolam é utilizado em associação ao neuroléptico em caso de refratariedade de manejo sintomático com ele.

Têm surgido na literatura alguns trabalhos com o uso da dexmedetomidina em CP em unidade de terapia intensiva (UTI). A dexmedetomidina é uma medicação alfa-2 agonista bastante utilizada em pacientes críticos, que tem como vantagem seu efeito analgésico e sedativo e propriedades sedativas singulares conhecidas como "sedação consciente", permitindo ao paciente ter os efeitos benéficos da sedação, mas manter-se conscientes. Isso permite proporciona ao paciente um conforto sintomático enquanto se mantém comunicativo e cooperativo. Deve-se salientar que seu efeito analgésico tem um efeito teto e muitas vezes se precisa combinar com opioide para manejo sintomático de dor e dispneia.

As doses, as formas e as vias de infusão das medicações utilizadas estão descritas no Quadro 4.

QUADRO 4 Medicamentos e formas de administração preconizada em sedação paliativa

Medicamento	*Bolus*	Diluição	Velocidade de infusão	Via de administração	Observação
Midazolam	▪ 2-5 mg. ▪ Repetir a cada 1 hora conforme controle dos sintomas.	▪ 60 mg diluídos em 48 mL SF 0,9%. ▪ Concentração de 1 mg/mL de solução.	▪ Iniciar com 0,5-1,5 mg/hora. ▪ Se não controle: considerar novo *bolus* e aumento de 50% da dose a cada 60 minutos (até alcançar a sedação desejada).	Endovenosa ou subcutânea.	Máximo: 20 mg/hora.
Clorpromazina	12,5-25 mg EV ou SC de 12/12 horas (máximo 4/4 horas).	▪ 250 mg diluídos em 200 mL de SF 0,9%. ▪ Concentração de 1 mg/mL de solução.	Contínua: 3-5 mg/hora.	Endovenosa ou subcutânea.	▪ Máximo: 150 mg/24 horas. ▪ Pode ser associada ao midazolam.
Fenobarbital	2-3 mg/kg (100- 200 mg) EV ou SC lentos.	▪ 2.000 mg diluídos em 90 mL de em SF 0,9%. ▪ Concentração de 20 mg/mL de solução.	0,5-2 mg/kg/hora.	Endovenosa ou subcutânea.	Máximo: até 2.400 mg/dia.
Propofol		Inicial: *bolus* 0,5-3 mg/kg (sem diluição).	Contínua: 5-80 mcg/kg/minuto.	Endovenosa.	Uso exclusivo em UTI.

EV: endovenoso; SC: subcutâneo; SF: soro fisiológico; UTI: unidade de terapia intensiva.

CONSIDERAÇÕES FINAIS

Um dos aspectos primordiais do cuidado paliativo consiste no manejo sintomático efetivo, proporcionando alívio sintomático, além de auxílio no estabelecimento do plano de cuidado e da meta terapêutica adequados para cada etapa de evolução da doença. Nesse contexto, o acompanhamento precoce do paciente pela equipe de CP é capaz de promover tratamento clínico mais eficiente, reduzindo o sofrimento do paciente e/ou familiares.

Nos casos de refratariedade terapêutica sintomática, deve ser lançado o uso do recurso de sedação paliativa. Algumas considerações a respeito da sedação paliativa são importantes. Deve ser bem distinguida da eutanásia, que consiste na administração deliberada de uma droga letal que tem como objetivo abreviar a vida e causar a morte; e do suicídio assistido, no qual o médico provê os meios para o paciente cometer o suicídio. Outra consideração importante é que não há evidências de que o uso da sedação paliativa antecipe a morte.

O conhecimento desses conceitos é de fundamental importância para que os pacientes que recebem assistência em cuidados paliativos possam vivenciar o menor sofrimento possível na fase de finitude e terminalidade de vida e possam ter uma morte digna.

BIBLIOGRAFIA

Association for Palliative Care (EAPC) recommended framework for the use of sedation in palliative care. Palliat Med. 2009;23:581.

Bausewein C, Booth S, Gysels M, Higginson I. Non-pharmacological interventions for breathlessness in advanced stages of malignant and non-malignant diseases. Cochrane Database Syst Rev. 2008:CD005623.

Bower JE, Bak K, Berger A, Breitbart W, Escalante CP, Ganz PA, et al. Screening, assessment, and management of fatigue in adult survivors of cancer: an American Society of Clinical oncology clinical practice guideline adaptation. J Clin Oncol. 2014;32(17):1840.

Braun TC, Hagen NA, Clark TJ. Development of a clinical practice guideline for palliative sedation. Palliat Med. 2003;6:345-50.

Bruera E, Yennurajalingam S. Challenge of managing cancer-related fatigue. J Clin Oncol. 2010;28:3671.

Chan KS, Tse DMW, Sham MK. Dyspnoea and other respiratory symptoms in palliative care. In: Cherny N, Fallon M, Kaasa S, Portenoy R, Currow DC, editors. Oxford textbook of palliative medicine. 5.ed. Oxford: Oxford University Press; 2015. p.421-34.

Clemens KE, Klaschik E. Dyspnoea associated with anxiety: symptomatic therapy with opioids in combination with lorazepam and its effect on ventilation in palliative care patients. Support Care Cancer. 2011;19:2027.

Cramp F, Byron Daniel J. Exercise for the management of cancer related fatigue in adults. Cochrane Database of Systematic Reviews. 2012, Issue 11.

Cranston JM, Crockett A, Currow D. Oxygen therapy for dyspnoea in adults. Cochrane Database Syst Rev. 2008; CD004769.

Dexmedetomidine: does it have a potential in palliative medicine? American Journal of Hospice e Paliative Medicine. 2011;28(4)27.

Fainsinger R, Miller MJ, Bruera E, Hanson J, Maceachern T. Symptom control during the last week of life on a palliative care unit. J Palliat Care. 1991;7: 5-11.

Hardy JR, Rees E, Ling J, Burman R, Feuer D, Broadley K, et al. A prospective survey of the use of dexamethasone on a palliative care unit. Palliat Med. 2001;15:3.

Higgins PC, Altilio T. Palliative sedation: an essential place for clinical excellence. J Soc Work End Life Palliat Care. 2007;3:3.

Isseki M, Tatsuya M, Takuhiro Y, Satoshi I, Masayuki I, Yoshihisa M, et al. Effect of continuous deep sedation on survival in patients with advanced cancer. Lancet Oncol. 2016; 17:115-22.

Maltoni M, Scarpi E, Rosati M, Derni S, Fabbri L, Martini F, et al. Palliative sedation in end-of-life care and survival: a systematic review. J Clin Oncol. 2012;30:1378-83.

Markowitz AJ, Rabow MW. Palliative management of fatigue at the close of life: "it feels like my body is just worn out". JAMA 2007;298(2):217.

Mercadante S, Aielli F, Adile C, Valle A, Fusco F, Ferrera P, et al. Epidemiology and characteristics of episodic breathlessness in advanced cancer patients: an observational study. J Pain Symptom Manage. 2016;51:17.

Morita T, Inoue S, Chihara SJ. Sedation for symptom control in Japan: the importance of intermittent use and communication with family members. Pain Symptom Manage. 1996;12:32-8.

Morita T, Tsuneto S, Shima Y. Definition of sedation for symptom relief: asystematic literature review and a proposal of operational criteria. J Pain Symptom Manage. 2002;24: 447-53.

Mücke M, Mochamat, Cuhls H, Peuckmann-Post V, Minton O, Stone P, et al. Pharmacological treatments for fatigue associated with palliative care: executive summary of a Cochrane Collaboration systematic review. J Cachexia Sarcopenia Muscle. 2016;7:23.

Oncology clinical practice guidelines. Esmo clinical practice guidelines for the management of refractory symptoms at end of life and the use of palliative sedation. Ann Oncol. 2014;25 (Suppl 3):iii143-iii152.

Respini D, Jacobsen PB, Thors C, Tralongo P, Balducci L. The prevalence and correlates of fatigue in older cancer patients. Crit Rev Oncol Hematol. 2003;47:273.

Seow H, Barbera L, Sutradhar R, Howell D, Dudgeon D, Atzema C, et al. Trajectory of performance status and symptom scores for patients with cancer during the last six months of life. J Clin Oncol. 2011;29:1151.

Simon ST, Higginson IJ, Booth S, Harding R, Weingärtner V, Bausewein C. Benzodiazepines for the relief of breathlessness in advanced malignant and non-malignant diseases in adults. Cochrane Database Syst Rev. 2016;10:CD007354.

Solano JP, Gomes B, Higginson IJ. A comparison of symptom prevalence in far advanced cancer, Aids, heart disease, chronic bstrutive pulmonary disease, and renal disease. J Pain Symptom Manage. 2006;31(1):58-69.

Ventafridda V, Ripamonti C, De Conno F, Tamburini M, Cassileth BR. Symptom prevalence and control during cancer patients' last days of life. J Palliat Care 1990;6:7-11.

Viola R, Kiteley C, Lloyd NS, Mackay JA, Wilson J, Wong RKS, et al. The management of dyspnea in cancer patients: a systematic review. Support Care Cancer. 2008; 16:329.

Yennurajalingam S, Bruera E. Fatigue and asthenia. In: Cherny N, Fallon M, Kaasa S, Portenoy R, Currow DC, editors Oxford textbook of palliative medicine. 5.ed. Oxford: Oxford University Press; 2015. p.409-20.

Yennurajalingam S, Palmer JL, Chacko R, Bruera E. Factors associated with response to methylphenidate in advanced cancer patients. Oncologist. 2011;16:246.

Yennurajalingam S, Williams JL, Chisholm G, Bruera E. Effects of dexamethasone and placebo on symptom clusters in advanced cancer patients: a preliminary report. Oncologist. 2016;21(3):384-90.

54 Sobrecarga do cuidador

Juliano Silveira de Araújo
Fábio Campos Leonel
Maria Guiomar Silveira de Araújo Azevedo

INTRODUÇÃO

O aumento da expectativa de vida associado à elevação da prevalência de doenças crônicas não transmissíveis (DNCT: cardiovasculares, neurodegenerativas, oncológicas) contribuiu de forma relevante para o aumento do número de idosos com algum grau de dependência. No Brasil, em 2018, as pessoas acima de 60 anos correspondiam a 15,4% da população total, e estima-se que até o ano de 2060 esse contingente populacional deverá atingir 30%, evidenciando, assim, o fenômeno do envelhecimento.

As DCNT em pessoas idosas são a principal causa de disfuncionalidade na maioria dos países sul-americanos, incluindo o Brasil. A disfuncionalidade se refere a deficiências, limitação de atividades ou restrição na participação comunitária e social.

O grande desafio relacionado ao envelhecimento é alcançá-lo sem apresentar uma ou mais doenças que limitem a vida diária, acarretando dependência de outras pessoas. Porém, quando a incapacidade funcional ocorre, a família é quem assume, direta ou indiretamente (por intermédio da figura do cuidador formal contratado), a tarefa do cuidado diário ao idoso, muitas vezes sem a preparação e o conhecimento adequados para desempenhar tal papel.

Considera-se cuidador aquela pessoa que assume a responsabilidade pelo cuidado do idoso ou de outro ser humano com algum grau de incapacidade ou dependência, podendo ser um membro da família ou não, que na maioria das vezes desenvolve o trabalho sem formação específica voltada para o cuidado de idosos dependentes e sem remuneração.

Os primeiros estudos sobre cuidados de pessoas idosas surgiram na década de 1960, no contexto de pacientes psiquiátricos, sendo seguidos por pesquisas com o perfil de cuidadores de "idosos frágeis" (década de 1980) e posteriormente sobre cuidadores de "idosos com demência", com ênfase na doença de Alzheimer (década de 1990).

A partir dos anos 2000, a profissão de cuidador de idoso vem ganhando destaque e importância no âmbito nacional. De acordo com o Ministério da Saúde, a ocupação de cuidador integra a Classificação Brasileira de Ocupações (CBO) sob o código 5162, definindo o cuidador como alguém que "cuida a partir dos objetivos estabelecidos por instituições especializadas ou responsáveis diretos, zelando pelo bem-estar, saúde, alimentação, higiene pessoal, educação, cultura, recreação e lazer da pessoa assistida".

A sobrecarga do cuidador está frequentemente associada a depressão, ansiedade, fadiga física e mental, estresse, falta de apoio social e pior qualidade de vida. No âmbito do *burnout* do cuidador, principalmente no contexto de assistência domiciliar na fase final de vida, observa-se aumento no surgimento de atitudes paternalistas, abusos e agressões à pessoa idosa.

FATORES RELACIONADOS AO ESTRESSE DO CUIDADOR

Sintomas comportamentais e psicológicos da demência

Os sintomas comportamentais e psicológicos da demência (SCPD), prevalentes em 80 a 90% dos quadros demenciais, contemplam um conjunto de 12 sintomas, divididos em: hiperatividade (agitação, euforia, desinibição, irritabilidade, comportamento motor aberrante); psicose (alucinações, delírios e distúrbios do sono); afetivos (depressão e ansiedade) e apatia (apatia e alterações alimentares). O Inventário Neuropsiquiátrico (*NPI-Q*) é a ferramenta mais utilizada na avaliação dos pacientes com sintomas comportamentais.

Os SCPD estão associados ao maior grau de comprometimento cognitivo, assim como ao aumento na velocidade de progressão da doença, além de aumentarem os custos do cuidado e de estarem entre os mais importantes fatores de institucionalização precoce.

Na literatura nacional, os sintomas que apresentaram maior prevalência foram apatia, comportamento motor aberrante, ansiedade e depressão. Ferrara et al. evidenciaram uma piora na qualidade de vida do cuidado à medida que os sintomas comportamentais aumentavam de magnitude em estudos com cuidadores de pacientes com doença de Alzheimer.

Aspectos clínicos do paciente

A presença de multimorbidades, a polifarmácia (uso concomitante de cinco ou mais medicamentos), os déficits sensoriais e determinadas etiologias de transtorno neurocognitivo maior não apresentaram associação com o estresse do cuidador. O acometimento psiquiátrico prévio do paciente apresenta relação direta com o surgimento da sobrecarga do cuidador.

Funcionalidade

Em 2060 estima-se que a população de idosos quadruplicará. O aumento da expectativa de vida associado à sobrecarga de doenças crônicas implicará o aumento de pessoas idosas com incapacidades.

Dados nacionais apontam que cerca de 40% dos indivíduos com 65 anos ou mais necessitam de auxílio para realizar alguma atividade instrumental de vida diária (AIVD), como cuidar de finanças, fazer compras, realizar limpeza do domicílio e preparar refeições. Cerca de 10% desse grupo necessita de auxílio para o autocuidado (atividades básicas de vida diária – ABVD), proporção que se eleva conforme o aumento das faixas etárias (mais de 30% entre octogenários e cerca de mais de 50% nos nonagenários).

No âmbito da funcionalidade, os dados da literatura apresentam divergências. Apesar de a maior dependência proporcionar maior tempo de cuidado promovido pelo cuidador, a piora da funcionalidade não é acompanhada por aumento no nível de estresse devido ao processo de adaptação do cuidador, gerando maior confiança com as experiências vividas e redução no sentimento de sobrecarga.

Características do cuidador

Os estudos sobre cuidadores informais apontam para um predomínio de mulheres na tarefa de cuidador principal. Os principais perfis são de esposas idosas cuidando dos seus cônjuges e de filhas (geralmente solteiras) cuidando de seus pais.

A faixa etária predominante dos cuidadores informais e formais ficou entre 36 e 56 anos.

Esse resultado pode ser relacionado ao fato de que os adultos jovens dispõem de mais vitalidade para realizar os cuidados.

A escolaridade apresenta um reflexo positivo na tarefa de cuidar. Os cuidadores com maior escolaridade, principalmente com nível superior, desenvolvem melhores estratégias orientadas para a resolução de problemas, assim como capacidades práticas, maior conhecimento e uso de recursos sociais, favorecendo a dinâmica do cuidado.

ASPECTOS DO CUIDADOR FORMAL

Os cuidadores formais de idosos são profissionais remunerados para prestar auxílio ao idoso no desempenho de suas atividades básicas e instrumentais de vida diária, visando à preservação da independência e autonomia, assim como minimizando agravos e doenças.

Apesar de a maioria desses profissionais exercer tal atividade nos domicílios dos idosos, outros cenários, como os hospitais e as instituições de longa permanência, são também campos de atuação.

A idade dos cuidadores formais varia entre 25 e 65 anos, com média próxima da quinta década de vida. O vínculo estabelecido entre cuidador e paciente tem duração em torno de 2 anos, apresentando esses idosos mediana de idade de 78 anos e, em sua grande maioria, elevado grau de dependência e imobilismo.

A jornada de trabalho pode variar de 44 horas até extremos de 72 horas semanais, sendo a grande maioria remunerada pelo Regime de Pagamento Autônomo (RPA), com a média de 1 a 2 salários-mínimos.

JORNADA DE TEMPO

Para o cuidador informal, a tarefa de cuidar frequentemente está associada ao abandono da profissão, das atividades de lazer e do autocuidado. Os registros na literatura relatam que 70% dos cuidadores dedicam-se 10 ou mais horas por dia e quase 2/3 deles não realizam rodízio com outros membros do clã familiar.

ASPECTOS AMBIENTAIS

Residir com o paciente pode gerar um comportamento dual entre "tensão" e "bem-estar". Os núcleos familiares que conseguem atender às demandas de seus familiares relatam experiência positiva nesse contexto de cuidado. Por outro lado, a insuficiência de recursos pode acarretar tensão no contexto familiar, acarretando conflitos entre os membros devido à falta de resolutividade e à não execução das tarefas propostas. Em relação aos pacientes, a preservação do vínculo familiar é vista de forma favorável, uma vez que suas demandas podem ser atendidas de forma ampla.

ASPECTOS FINANCEIROS

Em pesquisas realizadas nos meses que antecederam a pandemia, 95% dos idosos contribuíam financeiramente para seus lares, sendo 68% deles chefes de suas famílias. A problemática financeira reside no fato de os proventos serem inferiores a três salários-mínimos, associado ao abandono total ou parcial das atividades laborais pelos cuidadores e à presença de um lar multigeracional (três gerações ou mais), sustentado por uma renda reduzida.

ESCALAS UTILIZADAS NA AVALIAÇÃO DO ESTRESSE DO CUIDADOR

Os sinais de estresse do cuidador devem ser pesquisados de forma ativa pelos profissionais da equipe multidisciplinar. Algumas ferramentas descritas são utilizadas, principalmente, como forma de padronização em pesquisas e nos ambulatórios de ensino. Entretanto, devido ao tempo necessário para sua aplicação, não são imprescindíveis na busca e suspeição de estresse do cuidador.

Self Reporting Questionnaire-20

Desenvolvido pela Organização Mundial da Saúde (OMS) e validado para o português, o *Self-Reporting Questionnaire-20 (SRQ-20)* contempla 20 questões dicotômicas (Sim/Não) que abordam sintomas psíquicos e somáticos. Conforme definido em análise de curva ROC, o ponto de corte maior ou igual a 7 pontos apresenta acurácia satisfatória.

Zarit Burden Interview (ZBI)

A escala de sobrecarga do cuidador de Zarit contempla 22 itens e tem como objetivo avaliar o impacto percebido do cuidar sobre a saúde física e emocional, atividades sociais e a condição financeira. Trata-se de uma escala *likert* de 5 pontos (0 a 4 pontos), podendo variar de 0 a 88 pontos, obtendo a maior pontuação proporcionalmente ao grau de sobrecarga do cuidador. Sua versão simplificada com 12 itens (ZBI-12) tem se tornado uma alternativa rápida e eficiente no rastreio de sobrecarga do cuidador.

Medical Outcomes Study 36-Item Short-Form Health Survey

O SF-36 consiste em um instrumento preditor de qualidade de vida do cuidador, traduzido e validado para o português, com espectro multidimensional (8 dimensões) e constituído de 36 itens (pontuação entre 0 a 100 pontos) que contemplam:

- Funcionalidade.
- Aspectos físicos e dor.
- Estado geral de saúde e vitalidade.
- Aspectos sociais.
- Aspectos psicoemocionais.

Inventário Neuropsiquiátrico – Versão Cuidador

O Inventário Neuropsiquiátrico (NPI-Q, *Neuropsychiatric Inventory-Questionnaire*) é constituído por 12 itens, que possibilitam determinar a presença de sintomas comportamentais, sua frequência e intensidade. A pontuação é calculada a partir da multiplicação da frequência (1 a 3) pela intensidade (1 a 4 pontos), variando de 0 a 144 pontos.

MODALIDADES DE ABORDAGEM DO ESTRESSE DO CUIDADOR

As modalidades de intervenção visam ao bem-estar físico e emocional do cuidador e à redução de sua sobrecarga, que representa um dos elementos mediadores do estresse. Tais medidas podem ser adotadas de forma individual ou em grupo, presencialmente ou a distância (contato telefônico, videoconferência), com ênfase em medidas multimodais e interdisciplinares. As intervenções junto aos cuidadores só serão efetivas se pensadas, programadas e executadas em diferentes dimensões (física, psicológica, social e financeira).

Os principais objetivos a serem alcançados são:

- Aumentar a capacidade de resolução de problemas e o desenvolvimento de habilidades.
- Reduzir o isolamento dos cuidadores.
- Fortalecer os vínculos dos elos do cuidado.
- Aumentar o conhecimento sobre o processo de envelhecimento e os problemas de saúde específicos de cada faixa etária.

COMO OFERECER APOIO AO CUIDADOR EM SOFRIMENTO

A construção do vínculo de cuidados entre paciente, profissional de saúde e familiar/cuidador é imprescindível no planejamento do cuidar.

A capacidade de escuta é uma habilidade necessária no reconhecimento do sofrimento do cuidador, seja familiar ou formal, e a busca ativa, por meio de questões simples "como está sendo a experiência de cuidar?", deve ser encorajada em cada atendimento médico.

A última etapa da consulta pode ser utilizada como forma de rastrear o sofrimento do cuidador, identificar suas estratégias de autocuidado e acompanhamento em saúde.

Para os cuidadores que não seguem regularmente com equipes de saúde, pode ser ofertado um acolhimento breve na própria consulta médica, com perspectiva de atendimento em segundo momento conforme vínculo entre as partes e estabelecimento de relação médico-paciente, conforme dispõem os arts. II e VI, Capítulo I, do Código de Ética Médica (CEM):

> Artigo 02 - O alvo de toda a atenção do médico é a saúde do ser humano, em benefício da qual deverá agir com máximo de zelo e o melhor da sua capacidade profissional.
> Artigo 06 - O médico guardará absoluto respeito pelo ser humano e atuará sempre em seu benefício [...];

Os cuidadores que já realizam acompanhamento médico periódico deverão ser encorajados a buscar por suporte com seu assistente. Nas condições de sofrimento extremo, é possível uma intervenção preliminar desde que se respeitem os ditames da relação médico-médico, conforme descrito no Capítulo VII do CEM (relação entre médicos), art. 82:

> É vedado ao médico:
> Alterar prescrição ou tratamento de paciente, determinado por outro médico, mesmo quando investido em função de chefia ou de auditoria, salvo em situação de indiscutível conveniência para o paciente, devendo comunicar imediatamente o fato ao médico responsável.

REDE DE APOIO/DIVISÃO DE TAREFAS

A grande maioria dos cuidadores não recebe nenhum apoio na divisão de cuidados. O apoio da família (psicológico, social, financeiro) constitui importante recurso para o sentimento de valorização pessoal do cuidador.

Nas famílias com maior poder aquisitivo, surge há possibilidade de se contratar um cuidador formal como opção na divisão de tarefas. Apesar do aumento na procura dos cursos de capacitação, uma boa parcela dos indivíduos que se propõem a realizar a tarefa de cuidador formal não apresenta qualificações específicas relacionadas ao cuidado.

MANEJO DOS SINTOMAS NEUROPSIQUIÁTRICOS DOS PACIENTES

No âmbito do controle dos sintomas comportamentais, as medidas não farmacológicas são prioritárias e podem ser combinadas com o uso de psicotrópicos. Como formas de abordar o paciente, destacam-se:

- Monitorizar sintomas de desconforto (dor, frio ou calor, sede, fome, constipação) como gatilhos de sintomas comportamentais.
- Evitar conflitos, conforme o entendimento de que os sintomas comportamentais não são intencionais.
- Criar rotinas de atividades diárias, de forma simples, sem obrigar o paciente a realizar tarefas das quais ele não goste ou com sinais de sobrecarga.

- Conversar de forma clara, simples e acolhedora.
- Adequar o ambiente de convívio: melhorar as condições de iluminação, minimizar os estímulos sonoros e programar o ambiente para o início do pôr do sol (evitar a síndrome de *sundowning*).
- Ofertar terapias alternativas: massagem, arteterapia, musicoterapia, terapia com animais.

O uso de psicotrópicos (haloperidol, clorpromazina, risperidona, quetiapina, olanzapina, aripiprazol, clozapina e demais) está indicado nos casos de sintomas refratários e riscos para paciente e cuidador.

Os antipsicóticos atípicos devem ser preferencialmente utilizados devido ao menor perfil de efeitos colaterais. A prescrição deve ser revista periodicamente, e, sempre que possível, deve-se realizar a redução de doses ou a suspensão de medicamentos.

Nos últimos anos, o canabidiol tem sido utilizado para controle dos sintomas comportamentais (principalmente agitação, desinibição, agressividade e irritabilidade), com perfil de segurança adequado para a população idosa, entretanto necessita ainda de estudos robustos no contexto de efeitos em longo prazo.

PSICOEDUCAÇÃO

A psicoeducação, baseada na terapia cognitivo-comportamental (TCC), tem contribuído para o manejo do estresse do cuidador por ser uma modalidade de resultados em curto prazo, que permite trabalhar desde pensamentos automáticos até questões centrais do indivíduo, sempre considerando os eventos desencadeadores dos sintomas. Essas intervenções normalmente focam a modificação de crenças relacionadas à doença e ao papel do cuidador, encorajando-o no engajamento em atividades prazerosas e envolvendo outros familiares nos cuidados.

ATIVIDADE FÍSICA

A prática de atividade física é outra importante intervenção no estresse do cuidador. As atividades aeróbicas (p. ex.: caminhada), que podem ser realizadas inclusive com a participação dos pacientes, apresentaram relação positiva na qualidade de vida e fortalecimento de vínculos.

INTERVENÇÃO FARMACOLÓGICA PARA O CUIDADOR

Os cuidadores que apresentam quadro psiquiátrico prévio ou desenvolvido durante a tarefa de cuidar, como depressão, transtorno de ansiedade, entre outros, devem receber o tratamento adequado e adaptado para sua rotina de cuidados. O uso de antidepressivos, quando indicado, apresentou bons resultados em relação ao estresse do cuidador, qualidade de vida e cuidado ofertado.

HOSPITALIZAÇÃO DO PACIENTE

Nos casos de sobrecarga importante, com riscos para o paciente ou o cuidador, a hospitalização do paciente pode ser uma opção, pois possibilita observar se há impacto positivo no estado de saúde do cuidador. É importante que seja feito um investimento junto à equipe multidisciplinar da instituição com o objetivo de promover a transferência de conhecimentos ao cuidador como parte do planejamento da alta hospitalar do paciente.

INSTITUCIONALIZAÇÃO

A admissão em instituições de longa permanência (ILP) é recomendada nos casos de risco de maus-tratos, estresse incapacitante do cuidador e ausência de suporte social.

Observa-se redução no relato de sintomas depressivos após a institucionalização dos pacientes, sugerindo que tais acometimentos podem ser agravados com a prática do cuidar. O reconhecimento e a intervenção precoce na sobrecarga do cuidador podem evitar a entrada dos idosos em instituições ou até memo promover sua retirada das ILP.

CONSIDERAÇÕES FINAIS

A sobrecarga do cuidador é uma condição com potencial para gerar muitos outros problemas desencadeadores de comprometimento na qualidade de vida (aspectos físicos, psicológicos e sociais). Por isso, é importante contar com uma rede adequada de suporte profissional que possa ao menos minimizar parte desse problema por meio de intervenções mais eficazes e continuadas.

Afinal, um cuidador capacitado e em equilíbrio para prover suporte poderá oferecer um cuidado de melhor qualidade.

BIBLIOGRAFIA

Aboulafia-Brakha T, Suchecki D, Gouveia-Paulino F, Nitrini R, Ptak R. Cognitive-behavioural group therapy improves a psychophysiological marker of stress in caregivers of patients with Alzheimer's disease. Aging & Mental Health. 2014;18(6):801-8.

Assenheimer A, Brum ZP. Dificuldades enfrentadas pelo cuidador de idoso domiciliar. RICSB. 2019;3(2):3-12.

Bremenkamp MG, Rodrigues LR, Lage RR, Laks J, Cabral HWS, Morelato RM. Sintomas neuropsiquiátricos na doença de Alzheimer: frequência, correlação e ansiedade do cuidador. Revista Brasileira de Geriatria e Gerontologia. 2014;17:763-73.

Cassis SVA, Karnakis T, Moraes TAD, Curiati JAÉ, Quadrante ACR, Magaldi RM. Correlação entre o estresse do cuidador e as características clínicas do paciente portador de demência. Revista da Associação Médica Brasileira. 2007;53:497-501.

Ciconelli RM, Ferraz MB, Santos W, Meinão I, Quaresma MR. Tradução para a lingua portuguesa e validação do questionário genérico de avaliação de qualidade de vida SF-36 (Brasil SF-36). Rev Bras Reumatol. 1999;39(3):143-50.

Conselho Federal de Medicina. Resolução CFM n. 2.217, de 27 de setembro de 2018. Aprova o Código de Ética Médica [Internet]. Diário Oficial da União. Brasília, p. 179, 1º nov 2018. Seção 1. Disponível: https://bit.ly/2RyvAE8 (acesso jan 2023).

Cummings JL, Mega M, Gray K, Rosenberg-Thompson S, Carusi DA, Gornbein J. The neuropsychiatric inventory: comprehensive assessment of psychopathology in dementia. Neurology. 1994;44(12):2308.

Danhauer SC, McCann JJ, Gilley DW, Beckett LA, Bienias JL, Evans DA. Do behavioral disturbances in persons with Alzheimer's disease predict caregiver depression over time? Psychology and Aging. 2004;19(1):198.

Delalibera M, Barbosa A, Leal I. Circunstâncias e consequências do cuidar: caracterização do cuidador familiar em cuidados paliativos. Ciência & Saúde Coletiva. 2018;23:1105-17.

Fernandes ARK, Araujo MT, Velloso ISC, Mattar e Silva TW. O papel do cuidador formal de idosos: facilidades e dificuldades no exercício do cuidado J Nurs Health. 2022;12(3):e2212321355.

Ferrara M, Langiano E, Di Brango T, Di Cioccio L, Bauco C, De Vito E. Prevalence of stress, anxiety and depression in with Alzheimer caregivers. Health and Quality of life Outcomes. 2006;6(1):1-5.

Figueiredo AEB, Ceccon RF, Figueiredo JHC. Doenças crônicas não transmissíveis e suas implicações na vida de idosos dependentes. Ciência & Saúde Coletiva. 2021; 26:77-88.

Gratão ACM, Brigola AG, Ottaviani AC, Luchesi BM, Souza ÉN, Rossetti ES, et al. Brief version of Zarit Burden Interview (ZBI) for burden assessment in older caregivers. Dementia & Neuropsychologia. 2019;13:122-9.

Instituto Brasileiro de Geografia e Estatística (IBGE). PNAD Contínua – Pesquisa Nacional por Amostra de Domicílios Contínua. Outubro de 2022. Available: https://www.ibge.gov.br/estatisticas/sociais/trabalho/9171-pesquisa-nacional-por-amostra-de-domicilios-continua-mensal.html?=&t=resultados (acesso jan 2023).

Macedo AFA, dos Reis ACR, de Lima IM, de Almeida Gonçalves MTT, de Almeida KVLR. Qualidade de vida de cuidadores de idosos: uma revisão de literatura. Research, Society and Development. 2021;10(15):e282101523024-e282101523024.

Oliveira DCD, Carvalho GSFD, Stella F, Higa CMH, D'Elboux MJ. Qualidade de vida e sobrecarga de trabalho em cuidadores de idosos em seguimento ambulatorial. Texto & Contexto-Enfermagem. 2011;20:234-40.

Oliveira DC, D'Elboux MJ. Estudos nacionais sobre cuidadores familiares de idosos: revisão integrativa. Revista Brasileira de Enfermagem. 2012;65:829-38.

Press D. Management of patient with dementia. UpToDate, Waltham, MA. 2021;12(29):22.

Ribeiro MTDF, Ferreira RC, Ferreira EF, Magalhães CSD, Moreira AN. Perfil dos cuidadores de idosos nas instituições de longa permanência de Belo Horizonte, MG. Ciência & Saúde Coletiva. 2008;13:1285-92.

Scazufca M, Menezes PR, Vallada H, Araya R. (2009). Validity of the self reporting questionnaire-20 in epidemiological studies with older adults. Social Psychiatry and Psychiatric Epidemiology. 2009;44(3):247-54.

Skarupski KA, McCann J, Bienias JL, Evans DA. Race differences in emotional adaptation of family caregivers. Aging & Mental Health. 2009;13(5):715-24.

Truzzi A, Ulstein I, Valente L, Engelhardt E, Coutinho ES, Laks J, et al. Patterns of neuropsychiatric sub-syndromes in Brazilian and Norwegian patients with dementia. Int Psychogeriatr. 2013;25(2):228-35.

Uesugui HM, Fagundes DS, Pinho DLM. Perfil e grau de dependência de idosos e sobrecarga de seus cuidadores. Acta Paulista de Enfermagem. 2011;24:685-98.

Modalidades de assistência aos idosos e soluções para o século XXI

55

Milton Luiz Gorzoni

INTRODUÇÃO

O processo de transição demográfica – quando ocorre progressiva inversão da pirâmide etária (menos crianças e mais idosos) – tornou-se fenômeno mundial e em rápido crescimento desde a segunda metade do século passado.

Incluem-se nesse processo demográfico países como o Brasil, onde a velocidade do envelhecimento populacional observada nos últimos 40 anos aumentou o número de idosos (idade igual ou maior a 60 anos) de 3 para mais de 14 milhões (acréscimo de aproximadamente 500%).

Criam-se assim dois desafios para a saúde pública brasileira:

1. Como otimizar o atendimento – quantitativa e qualitativamente – adequado, em face do rápido crescimento dessa faixa etária?
2. Qual a maneira de formar profissionais habilitados a atender idosos na mesma velocidade do aumento demográfico deles?

Cabe também a observação de que populações idosas não envelhecem de modo uniforme, ou seja, haverá grupos de idosos com especiais demandas – físicas, mentais, sociais e econômicas – que requererão diferentes abordagens e soluções.

Utilizando como princípio e meta a preservação de dois direitos fundamentais aos seres humanos, autonomia (capacidade de autogestão) e independência (habilidade de desempenhar funções do cotidiano), há várias modalidades de atenção ao idoso que estão sendo incorporadas ou adaptadas nas últimas décadas:

ATENDIMENTO DOMICILIÁRIO

A atenção domiciliária ao idoso está se tornando opção estratégica para seus cuidados, notadamente pós-hospitalização e a longo prazo. Equipes multiprofissionais – devidamente treinadas e motivadas – apresentam potencial de assistência domiciliária com a incorporação de insumos, equipamentos e de orientação aos familiares dos pacientes. Esse processo de desospitalização torna o idoso menos vulnerável a iatrogenias sabidamente mais frequentes em ambiente hospitalar. Provoca também o retorno a seu local de moradia, permitindo melhor interação com a rotina domiciliar e com os integrantes de sua família.

Merece menção o fato de que a alta hospitalar não encerra o ciclo de atendimento aos pacientes em geral e aos idosos em particular, ou seja, se não houver um atendimento pós-hospitalização efetivo, o risco de reinternações torna-se fato concreto e sobrecarrega os sistemas público e o privado de saúde.

É necessário fazer referência à legislação vigente sobre o atendimento domiciliar ao idoso. Portarias do Ministério da Saúde (MS 2.527, de 27/10/2011, e MS 963, de 27/05/2013) contribuem para embasar a integração de programas municipais e federais quanto aos recursos financeiros e humanos para o atendimento a idosos dependentes do Sistema Único de Saúde (SUS). As Leis n. 10.741 (01/10/2003) e n. 12.896 (18/12/2013) contemplam o idoso com o direito – no caso de impossibilidade de locomoção – a atendimento domiciliar para atendimento público e privado visando primariamente à emissão de laudo de saúde para fins periciais do Instituto Nacional do Seguro Social (INSS), direitos sociais e isenção tributária.

Resumindo: equipes multiprofissionais motivadas e habilitadas para manter ou reabilitar idosos em seus domicílios reduzirão o custo dos cuidados de pacientes nessa faixa etária e o estresse de seus familiares. Colaborarão também para a manutenção de sua autonomia, independência e dignidade.

CENTRO-DIA

A proposta básica sobre a necessidade de centros-dia relaciona-se com a oferta de atenção social e cuidados pessoais diferenciados aos idosos. Permite processos de socialização e o desenvolvimento de atividades que promovam o retorno da autoestima, reduzindo assim o risco de institucionalização e de segregação – atualmente denominado "etarismo" (da palavra inglesa *ageism*) – e contribuindo para a reinclusão social e familiar dos idosos.

Exemplo comum ocorre com idosos cujos familiares desenvolvem atividades laborativas durante o dia e necessárias para a estabilidade financeira do núcleo familiar. Há, porém – por parte da família –, disponibilidade para cuidados noturnos e em fins de semana a seus parentes de mais idade. O centro-dia não apenas permite oferecer uma alternativa ao confinamento domiciliar como reduz o estresse dos familiares sobre atividades diárias relacionadas aos idosos, como refeições e consumo de medicamentos nos horários preestabelecidos.

HOSPITAL-DIA

Acrescentando-se às duas modalidades anteriores de assistência aos idosos, o hospital-dia visa ao desenvolvimento ou à complementação de tratamentos medicamentosos e/ou de reabilitação que exigiriam longa permanência hospitalar em pacientes com doenças de maior complexidade. Procura também a redução de hospitalizações apenas para finalidades terapêuticas. Obviamente necessita de equipe multiprofissional e de planta física adequada para seus objetivos de assistência aos pacientes dessa faixa etária.

Centros-dia são regulamentados pela Portaria do Ministério da Saúde n. 2.414, de 23/03/1998.

AMBULATÓRIOS

Espera-se que, devido ao rápido crescimento da população idosa, a rede de atenção básica desenvolva modelos de atendimento diferenciado para esse segmento etário. Merece especial atenção a identificação de grupos de risco – como idosos frágeis ou os com disfunção cognitiva grave – e o processo constante de equipes multiprofissionais sobre a reabilitação de pacientes dessa faixa de idade. Há igual prioridade sobre os idosos saudáveis que devem ser contemplados com programas de promoção e educação em saúde.

Sumarizando: ambulatórios – independentemente de sua função ou especialidade – devem ter como objetivo atender adequadamente a três segmentos diferenciados nessa faixa etária:

1. Idosos saudáveis, visando mantê-los independentes e autônomos por intermédio de orientações adequadas quanto à alimentação e à atividade física, por exemplo.

2. Idosos com doenças crônicas, procurando compensá-los regularmente de doenças tais como hipertensão arterial e diabetes *mellitus*, reduzindo assim o risco de complicações do padrão de insuficiências renais e cardíacas a médio prazo.
3. Idosos em fase avançada de doenças graves ou complexas, definindo o processo de cuidados paliativos ou a normatização do segmento ambulatorial em, por exemplo, sequelados de acidentes vasculares cerebrais ou de fraturas de fêmur.

Requerem menção os trabalhos de Aliberti et al. (2018) e de Saraiva (2021) sobre a aplicabilidade da Avaliação Geriátrica Compacta de 10 minutos (AGC-10) na predição de desfechos em centros-dia e em ambulatórios. A AGC-10 encontra-se em processo de validação nacional, mas já é merecedora de atenção para a prática clínica ambulatorial.

ENFERMARIAS

Dificuldades de acesso regular ao sistema de saúde e a rotatividade de membros de suas equipes colaboram com a tendência de idosos procurarem serviços de emergência e aumentarem suas taxas de hospitalização. Internações prolongadas, além de expor pacientes desse segmento de idade a iatrogenias, provocam efeitos deletérios à capacidade funcional dos idosos. Deve-se, assim, considerar a perspectiva de internação hospitalar em situações de real gravidade ou de risco de morte, programando-se a partir do primeiro dia intra-hospital de um programa de desospitalização breve com acompanhamento em outras modalidades de atendimento a idosos.

Recomenda-se a leitura dos artigos de Hshieh et al. (2018) e de Inouye et al. (2000 e 2006) sobre o *Hospital Elder Life Program* (*Help*), no qual, por intermédio de mínimas equipes multiprofissionais (médico, enfermeira e assistente social) habilitadas aos cuidados com idosos, foram obtidas reduções significativas nos quadros de *delirium* e de quedas, no tempo de permanência hospitalar e no custo total das internações

UNIDADES DE CUIDADOS INTERMEDIÁRIOS

Unidades de cuidados intermediários (UCI) ou unidades críticas de emergência apresentam como finalidade a atenção a pacientes – independentemente da faixa de idade – oriundos de serviços de emergência em condições clínicas graves e com suporte avançado de vida como ventilação mecânica e/ou em uso de fármacos vasoativos e monitoração intensiva para possíveis intervenções. Idosos se beneficiam das UCI por encontrarem nelas ambiente menos hostil a eles, permitindo a presença de um acompanhante e oferecendo local com menor grau de ruídos, luminosidade e movimentação de profissionais da saúde.

Colaboram também com a definição de critérios de admissão em unidades de terapia intensiva (UTI).

UNIDADES DE TERAPIA INTENSIVA

Cabe inicialmente a observação de que a idade do paciente não deve ser considerada critério de exclusão ou de inclusão de idosos em UTI.

O critério mais simples e prático relaciona-se a investigar como era o grau de funcionabilidade do paciente antes da internação, ou seja, há longevos (idade igual ou maior de 80 anos) absolutamente capazes não apenas de serem internados em UTI como também de receber alta de seus leitos.

A Resolução do Conselho Federal de Medicina n. 2.156/2016 colabora na definição de critérios de admissão em UTI, notadamente quanto à possibilidade de reversão de quadro clínico grave ou de pós-operatório imediato de cirurgias de médio ou grande porte.

INSTITUIÇÕES DE LONGA PERMANÊNCIA

Instituições de longa permanência para idosos (ILPI) visam promover atenção integral a internados dessa faixa etária. Apresentam como intenção básica a prevenção e/ou a limitação de riscos e de agravos – como quedas e desnutrição, por exemplo – de idosos que moram sozinhos ou sem suporte social adequado, notadamente os que apresentam algum grau de dependência física ou mental.

AS ILPI tornaram-se uma proposta para a prestação de assistência aos idosos, permitindo-lhes a possibilidade de manutenção de seu bem-estar físico, mental e social. Por outro lado, devido à diversidade de atos legislativos e de políticas públicas, a definição de parâmetros mínimos ainda se encontra em discussão.

CONSIDERAÇÕES FINAIS

Há várias modalidades de assistência aos idosos, mas, como observado neste capítulo, a velocidade do envelhecimento populacional torna cada vez mais necessárias soluções criativas, práticas e de baixo custo para que esse segmento etário não se torne um real problema de saúde pública.

BIBLIOGRAFIA

Aliberti MJR, Apolinario A, Suemoto CK, Melo JA, Fortes-Filho SQ, Saraiva MD et al. Targeted geriatric assessment for fast-paced healthcare settings: development, validity, and reliability. J Am Geriatr Soc. 2018;66(4):748-54.

Benito LAO, Aquino EB. Modalidades assistenciais de atendimento ao idoso: revisão da literatura. Universitas: Ciências da Saúde. 2016;14(2):141-52.

Campos GP. Brasil século 21: os desafios da saúde. Encontros Teológicos. 2012;27(1):43-56.

Carvalho-Filho ET, Saporetti L, Souza MAR, Arantes ACLQ, Vaz MYKC, Hojaiji NHSL, et al. Iatrogenia em paciente idosos hospitalizados. Rev Saúde Pública. 1998;32:36-42.

Gorzoni ML. Geriatria: medicina do século XXI? Medicina (Ribeirão Preto, Online). 2017;50(3):144-9.

Gorzoni ML, Lima CA. Análise dos parâmetros clínicos de idosos internados em enfermaria de clínica médica. Rev Assoc Med Bras. 1995;41(3):227-32.

Hshieh TT, Yang T, Gartaganis SL, Yue J, Inouye SK. Hospital Elder Life Program: systematic review and meta-analysis of effectiveness. Am J Geriatr Psychiatry. 2018;26(10):1015-33.

Inouye SK, Baker DI, Fugal P, Bradley EH. Dissemination of the Hospital Elder Life Program: implementation, adaptation, and successes. J Am Geriatr Soc. 2006;54(10):1492-9.

Inouye SK, Bogardus ST, Baker DI, Leo-Summers L, Cooney LM. The Hospital Elder Life Program: a model of care to prevent cognitive and functional decline in older hospitalized patients. Hospital Elder Life Program. J Am Geriatr Soc. 2000;48(12):1697-706.

Manso MEG. Envelhecimento, saúde do idoso e o setor de planos de saúde no Brasil. Revista Kairós – Gerontologia. 2017;20(4):135-51.

Morosini S, Marques APO, Leal MCC, Marino JG, Melo HMA. Custo e tempo de permanência hospitalar de idosos residentes em Recife-PE. Geriatria & Gerontologia. 2011; 5(2):91-8.

Oliveira MR, Veras RP, Cordeiro HA, Pasinato MT. A mudança de modelo assistencial de cuidado ao idoso na saúde suplementar: identificação de seus pontos-chave e obstáculos para implementação Physis – Revista de Saúde Coletiva. 2016;26(4):1383-94.

Peixoto SV, Afradique ME, Giatti L, Lima-Costa MF. Custo das internações hospitalares entre idosos brasileiros no âmbito do Sistema Único de Saúde. Epidemiologia e Serviços de Saúde. 2004;13(4):239-46.

Reis DA, Dias JMD, Silva DF, Moraes EN. Implementation of care plans for elderlies in Belo Horizonte. Geriatr Gerontol Aging. 2013;7:99-107.

Rodrigues MM, Alvarez AM, Rauch KC. Tendência das internações e da mortalidade de idosos por condições sensíveis à atenção primária. Rev Bras Epidemiol. 2019;22:E190010.

São Paulo (Estado). Secretaria de Desenvolvimento Social Guia de Orientações Técnicas Centro Dia do Idoso – "Centro Novo Dia" / Secretaria de Desenvolvimento Social. São Paulo: Secretaria de Desenvolvimento Social; 2014.

Saraiva MDC. Desempenho da avaliação geriátrica compacta de 10 minutos (AGC-10) na predição de desfechos desfavoráveis em idosos ambulatoriais: estudo de coorte prospectivo. [Tese]. São Paulo: Faculdade de Medicina da Universidade de São Paulo, Programa de Ciências Médicas, Área de Concentração. Educação e Saúde, 2021.

Schier J. Hospital-dia geriátrico: subsídios para conformação desse serviço no sistema público de saúde brasileiro. [Tese]. Universidade Federal de Santa Catarina; 2010.

Viana SSC, Arantes T, Ribeiro SCC. Intervenções do farmacêutico clínico em uma unidade de cuidados intermediários com foco no paciente idoso. Einstein. 2017;15(3):283-8.

Apêndice

Escalas práticas para avaliação geriátrica

Daniel Ossamu Goldschmidt Kiminami
Paulo de Oliveira Duarte

AVALIAÇÃO GLOBAL DO IDOSO

Com objetivo de realizar uma avaliação global da saúde do idoso de forma breve, será apresentado a seguir um instrumento de rastreio multidimensional compacto baseado na AGA, a Avaliação Global Compacta de 10 minutos (em inglês, ***10-minute Targeted Geriatric Assessment*** [10-TaGA]), desenvolvida com base em consenso de especialistas brasileiros. Trata-se de um instrumento rápido e de fácil aplicação, sendo necessários apenas uma balança, uma fita métrica e um cronômetro. Os parâmetros avaliados são suporte social, uso recente do sistema de saúde, ocorrência recente de quedas, número de medicações em uso, funcionalidade, cognição, autoavaliação de saúde, sintomas depressivos, avaliação nutricional e prova de mobilidade. Cada domínio é pontuado como normal (0 ponto), alteração leve (0,5 ponto) ou alteração grave (1 ponto). O resultado final é obtido a partir da soma de pontos dividida por 10 (ou pelo número de parâmetros avaliados, caso não seja possível a realização de todos) para a obtenção do índice 10-TaGA. É considerado de baixo risco 0-0,29; médio risco 0,3-0,39 e alto risco 0,4-1. A 10-TaGA é uma opção para identificar condições geriátricas, prever desfechos adversos e guiar os cuidados dos idosos em serviços de saúde, especialmente em cenários com escassez de tempo e recursos.

10-minute Targeted Geriatric Assessment (10-TaGA)

Nome: ______________________ Data: ___/___/___

Sexo: □ F □ M Idade: _____ (anos) Escolaridade: ___ (anos)

				Pontos
Suporte Social	Mora com quem?	Sozinho **[pergunta abaixo]**	Familiar ou cuidador **[0,0]** / Institucionalizado **[0,5]**	____
Se ficasse de cama, com que frequência contaria com alguém para ajuda-lo(a)? *(apenas para quem mora sozinho)*		Sempre ou quase sempre **[0,5]**	Às vezes, raramente ou nunca **[1,0]**	
Uso Sistema de Saúde Nos últimos seis meses	Nenhum **[0,0]**	Visita ao Pronto Atendimento apenas **[0,5]**	Internação Hospitalar **[1,0]**	____
Quedas No último ano	Sem quedas **[0,0]**	1 queda **[0,5]**	≥ 2 quedas **[1,0]**	____
Medicações Número em uso contínuo	< 5 **[0,0]**	5 – 9 **[0,5]**	≥ 10 **[1,0]**	____

Funcionalidade — **Avaliação baseada no índice de Katz (atividades básicas de vida diária)**

		NÃO	SIM
Tomar banho	Realiza sem assistência ou recebe ajuda apenas para uma parte do corpo.	1	0
Vestir-se	Pega as roupas e se veste completamente sem ajuda, exceto para amarrar sapatos.	1	0
Vaso sanitário	Vai ao banheiro, limpa-se e ajeita as roupas sem ajuda (pode usar dispositivo de apoio e, urinol à noite).	1	0
Transferência	Deita-se e sai da cama, senta-se e levanta-se da cadeira sem ajuda (pode usar dispositivos de apoio).	1	0
Continência	Controla inteiramente a micção e evacuação.	1	0
Alimentação	Alimenta-se sem ajuda ou recebe assistência apenas para cortar a carne ou passar manteiga no pão.	1	0

[0,0] 0 pontos **[0,5]** 1 – 2 pontos **[1,0]** ≥ 3 pontos Pontos: ____

Cognição — **Avaliação baseada no 10-Point Cognitive Screener (10-CS)**

Orientação: □ **dia do mês** □ **mês** □ **ano**

Aprendizado: CARRO – VASO – TIJOLO (até 3 tentativas se necessário; não pontua)

Fluência (animais em 60s): □ 0-5 = 0 □ 6-8 = 1 □ 9-11 = 2 □ 12-14 = 3 □ ≥ 15 = 4

1.____ 2.____ 3.____ 4.____ 5.____ 6.____ 7.____ 8.____

9.____ 10.____ 11.____ 12.____ 13.____ 14.____ 15.____ 16.____

Evocação: □ **carro** □ **vaso** □ **tijolo**

Pontuação Bruta: ____ **/10**

Pontuação Ajustada: ____ **/10** *(+2 se escolaridade = 0; +1 se escolaridade = 1-3 anos; máximo 10)*

[0,0] ≥ 8 pontos **[0,5]** 6-7 pontos **[1,0]** 0-5 pontos Pontos: ____

Auto percepção — Como você considera a sua saúde geral?

□ Incapaz	Muito ruim **[1,0]**	Ruim **[1,0]**	Razoável **[0,5]**	Boa **[0,0]**	Muito boa **[0,0]**	____

Sintomas Depressivos — **Avaliação baseada na Escala de Depressão Geriátrica de 4 itens (GDS-4)**

□ Incapaz

	NÃO	SIM
Você está satisfeito com a sua vida?	1	0
Você abandonou muitas das suas atividades e dos seus interesses?	0	1
Você se sente feliz a maior parte do tempo?	1	0
Você prefere ficar em casa ao invés de sair e fazer coisas novas?	0	1

[0,0] 0 – 1 ponto **[0,5]** 2 pontos **[1,0]** 3 – 4 pontos Pontos: ____

Nutrição — Perda de Peso (≥ 4,5kg no último ano): □ NÃO □ SIM

Peso atual: ____ Kg Altura: ____ m **IMC:** ____ kg/m² **CP:** ___cm

Se não for possível utilizar a balança devido à imobilidade, substitua o IMC por Circunferência da Panturrilha (CP), sendo CP < 31 cm alterada.

[0,0] sem a perda de peso e IMC ≥ 22 **[0,5]** com a perda de peso ou IMC < 22 **[1,0]** com a perda de peso e IMC < 22 Pontos: ____

Velocidade de Marcha — Caminhar 4,5 metros (2x) e considerar melhor tempo.

□ Incapaz **Tempo 1:** ______ **s** **Tempo 2:** ______ **s**

[0,0] ≤ 4,4s (> 1,0m/s) **[0,5]** 4,5 – 7,5s (0,6 – 1,0m/s) **[1,0]** ≥ 7,6s (< 0,6m/s) ou incapaz Pontos: ____

[ ] **BAIXO RISCO** [ ] **MÉDIO RISCO** [ ] **ALTO RISCO**

SOMA TOTAL ____

ÍNDICE 10-TaGA (total dividido pelo nº de itens avaliados) ____

TESTES DE AVALIAÇÃO COGNITIVA

O ***Miniexame do Estado Mental (MEEM)*** é um dos testes de rastreio cognitivo mais utilizados mundialmente, dada sua facilidade de aplicação e boa capacidade para mensurar perdas cognitivas, além de ser útil como instrumento para monitorar evolução cognitiva ao longo do tempo. Consiste em uma bateria simples de 20 testes, com pontuação que varia de 0 a 30, com tempo médio para aplicação de 5 minutos. O MEEM tem sensibilidade de 76,9% (95% IC = 70,1-83,1%) e especificidade de 89,9% (95% IC = 82,5-95,4%). A interpretação dos resultados dependerá do grau de escolaridade do paciente. Pode-se adotar como ponto de corte, abaixo do qual sugere-se déficit cognitivo, a mediana segundo escolaridade de população estudada por Brucki et al. (2003).

MINIEXAME DO ESTADO MENTAL (MEEM)

ORIENTAÇÃO TEMPORAL

Pergunte ao indivíduo: (dê um ponto para cada resposta correta)
☐ Que dia é hoje?
☐ Em que mês estamos?
☐ Em que ano estamos?
☐ Em que dia da semana estamos?
☐ Qual a hora aproximada? 0,5 pontos (   )

ORIENTAÇÃO ESPACIAL

Pergunte ao indivíduo: (dê um ponto para cada resposta correta)
☐ Em que local nós estamos? (consultório, dormitório, sala – apontando para o chão)
☐ Que local é este aqui? (apontando ao redor num sentido mais amplo: hospital, casa de repouso, própria casa)
☐ Em que bairro nós estamos ou qual o nome de uma rua próxima?
☐ Em que cidade nós estamos?
☐ Em que Estado nós estamos? 0,5 pontos (   )

MEMÓRIA IMEDIATA
Eu vou dizer três palavras e você irá repeti-las a seguir:
PENTE, VASO, LARANJA
(dê 1 ponto para cada palavra repetida corretamente na 1ª vez, embora possa repeti-las até três vezes para o aprendizado, se houver erro)

0,3 pontos (   )

ATENÇÃO E CÁLCULO
Subtração de setes seriadamente (100 – 7, 93 – 7, 86 – 7, 79 – 7, 72 – 7, 65).
Considere 1 ponto para cada resultado correto. Caso haja erro, corrija-o e prossiga.
Considere correto se o examinado espontaneamente se autocorrigir
Deve-se dizer: Quanto é 100 menos 7? E menos 7? E menos 7?

0,5 pontos (   )

EVOCAÇÃO DAS PALAVRAS
Pergunte quais as palavras que o sujeito acabara de repetir (1 ponto para cada).
☐ *PENTE* ☐ *VASO* ☐ *LARANJA*

0,3 pontos ( )

NOMEAÇÃO
Apontar e solicitar que nomeie (1 ponto para cada).
☐ CANETA ☐ RELÓGIO

0,2 pontos (   )

REPETIÇÃO
Preste atenção: vou lhe dizer uma frase e quero que você repita depois de mim:
"NEM AQUI, NEM ALI, NEM LÁ"
Considere apenas se a repetição for perfeita

0,1 ponto (   )

COMANDO
"Pegue o papel com a mão direita (1 ponto), dobre-o no meio (1 ponto) e coloque-o no chão (1 ponto)"
Total de 3 pontos. Se o sujeito pedir ajuda no meio da tarefa, não dê dicas.

0,3 pontos ( )

LEITURA
Mostre a frase escrita *FECHE OS OLHOS* e peça para o indivíduo fazer o que está sendo mandado (1 ponto).
Não auxilie se pedir ajuda ou se só ler a frase sem realizar o comando

0,1 ponto (   )

FRASE
Peça ao indivíduo para escrever uma frase. Se não compreender o significado, ajude com: alguma frase que tenha começo, meio e fim; alguma coisa que aconteceu hoje; alguma coisa que queira dizer. Para a correção não são considerados erros ortográficos ou gramaticais (1 ponto).

0,1 ponto (   )

CÓPIA DO DESENHO
Mostre o modelo e peça para fazer o melhor possível. Considere apenas se houver 2 pentágonos interseccionados (10 ângulos) formando uma figura de quatro lados ou com dois ângulos (1 ponto).

LEITURA

0,1 ponto (   )

FECHE
OS OLHOS

CÓPIA DO DESENHO

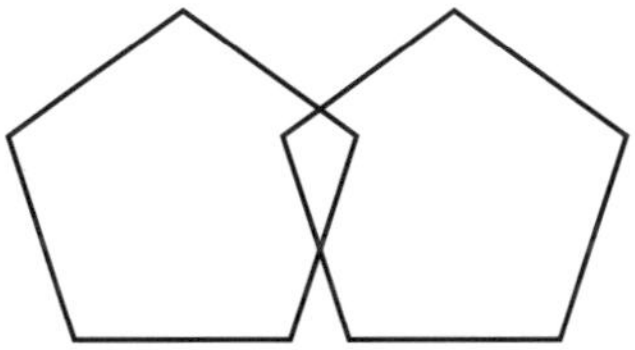

DISTRIBUIÇÃO DOS ESCORES NA AMOSTRA TOTAL E POR ESCOLARIDADE

	N	Média	Desvio-padrão	Média – 1,5 DP	Mediana
Grupo todo	433	24,63	3,72	19,05	20
Analfabetos	77	19,51	2,8	15,25	20
1-4 anos de escolaridade	211	24,76	2,96	20,32	25
5-8 anos de escolaridade	72	26,15	2,35	22,662	26
9-11 anos de escolaridade	47	27,74	1,81	25,02	28
> 11 anos de escolaridade	26	28,27	2,01	25,25	29

Fonte: Brucki et al., 2003.

Para pacientes com MEEM menor ou igual a 10, pode-se utilizar a escala ***MEEM grave*** para acompanhamento. O MEEM grave tem escore total de 30 pontos e avalia conhecimento autobiográfico, função visuoespacial, função executiva, linguagem, fluência verbal de animais e soletração.

MEEM GRAVE

Solicitar que o(a) paciente diga o seu nome: (Um ponto se a resposta for próxima do correto; três pontos se a resposta por completamente correta). Primeiro: ______ ( ) máximo 3 pontos Último: ______ ( ) máximo 3 pontos	(6) ______
Data de nascimento: ( ) 01 ponto se qualquer elemento for correto e ( ) 02 pontos se a resposta for completamente correta.	(2) ______
Repita as palavras: (01 ponto para cada palavra) Pássaro: ______ ( ) Casa: ______ ( ) Sombrinha: ______ ( )	(3) ______
Siga as instruções: Um ponto por atender o comando e dois pontos por manter o comando após 5 segundos até que se ordene que pare. Levante a sua mão ( ) 2 ou ( ) 1 ponto Feche os seus olhos ( ) 2 ou ( ) 1 ponto	(4) ______
Nomeação de objetos simples: Um ponto para cada objeto Caneta ______ ( ) Relógio ______ ( ) Sapato ______ ( )	(3) ______
Desenhe o círculo: a partir de um comando: (01 ponto)	(1) ______
Cópia de um quadrado: (01 ponto) 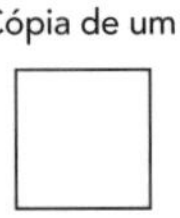	(1) ______
Escrever o nome: Dê 1 ponto se a resposta for aproximada e 2 pontos se a resposta for completamente correta. Primeiro: ______ ( ) Último: ______ ( )	(3) ______
Fluência de animais: (número de animais em um minuto) ( ) 1-2 animais = 01 ponto ( ) 3-4 animais = 02 pontos ( ) > 4 animais = 03 pontos	
Soletre a palavra: "BOI" (01 ponto para cada letra dita em ordem correta) B = ( ) O = ( ) I = ( )	(3) ______
TOTAL MÁXIMO: 30 pontos	______ (30)

O Rastreio Cognitivo de 10 pontos (do inglês ***10-Point Cognitive Screener*** [10-CS]) é outro instrumento de triagem rápida e cognitiva validado para a população brasileira, com ajuste para escolaridade. Possui boa acurácia pela curva ROC, com área sob a curva 0,85 e 0,90 para déficit cognitivo e demência, respectivamente. A pontuação varia de 0 a 10, e a soma final de pontos (10-CS) deverá ser ajustada pela escolaridade do indivíduo, chegando-se ao resultado final de no máximo 10 pontos (10-CS-Edu).

POINT COGNITIVE SCREENER (10-CS)

ORIENTAÇÃO						
Em que ano estamos?					0	1
Em que mês estamos?					0	1
Que dia do mês é hoje?					0	1
APRENDIZADO						
Agora eu vou dizer o nome de 3 objetos para você memorizar. Assim que eu terminar, repita os 3 objetos (até 3 tentativas, se necessário)	Versão A óculos caneta martelo	Versão B chapéu moeda lanterna	Versão C relógio chave vassoura		Não pontua	
FLUÊNCIA VERBAL						
Agora eu quero que você me diga o maior número de animais que conseguir, o mais rápido possível. Vale qualquer tipo de animal. Vou marcar o tempo no relógio e contar quantos animais você consegue dizer em 1 minuto.	1. 2. 3. 4. 5. 6. 7. 8. 9. 10.	11. 12. 13. 14. 15. 16. 17. 18. 19. 20.	21. 22. 23. 24. 25. 26. 27. 28. 29. 30.		Animais e pontos 0-5 6-8 9-11 12-14 ≥ 15	 0 1 2 3 4
EVOCAÇÃO						
Agora me diga quais eram os 3 objetos que pedi para você memorizar.	Versão A óculos caneta martelo	Versão B chapéu moeda lanterna	Versão C relógio chave vassoura		 0 0 0	 1 1 1
AJUSTE PARA ESCOLARIDADE (10-CS-Edu)						
Sem escolaridade formal:	+ 2 pontos (máximo de 10)		10-CS: __________			
1-3 anos de escolaridade:	+ 1 ponto (máximo de 10)		10-CS-Edu: __________			
INTERPRETAÇÃO DO 10-CS-Edu						
≥ 8 pontos:	Normal					
6-7 pontos:	Comprometimento cognitivo possível					
0-5 pontos:	Comprometimento cognitivo provável					

A ***Bateria Breve de Rastreio Cognitivo*** é composta pelo teste de memória de figuras, fluência verbal semântica e desenho do relógio. Leva cerca de 7 minutos para ser aplicada. Exige 2 páginas impressas contendo 10 e outra 20 figuras predefinidas. *Vide* a seguir as instruções para sua aplicação.

BATERIA BREVE DE RASTREIO COGNITIVO

Mostre a folha contendo as 10 figuras e pergunte: "Que figuras são estas?"
Obs.: se não for capaz de perceber adequadamente um ou dois itens ou de nomeá-los, não corrija. Aceite o nome que o paciente deu e considere-o correto na avaliação da memória.

PERCEPÇÃO VISUAL	Erros de percepção: o paciente confunde o objeto (ex.: avião com um peixe ou o balde com um copo)	_______ (0-10) (esperado ≥ 9)
NOMEAÇÃO	Erros de nomeação: o paciente identifica a figura mas não se lembra da palavra (ex.: faz o gesto de pentear-se mas não se lembra da palavra pente, ou diz ser animal mas nao se lembra do nome tartaruga)	_______ (0-10) (esperado ≥ 9)

Esconda as figuras e pergunte: "Que figuras eu acabei de lhe mostrar?"

MEMÓRIA INCIDENTAL	_______ (0-10) (esperado ≥ 5)

Mostre as figuras novamente durante 30 segundos dizendo: "Olhe bem e procure memorizar estas figuras" (se houver déficit visual importante, peça que memorize as palavras que você vai dizer; diga os nomes dos objetos lentamente, um nome/segundo; fale a série toda duas vezes).

MEMÓRIA IMEDIATA	_______ (0-10) (esperado ≥ 7)

Mostre as figuras novamente durante 30 segundos dizendo: "Olhe bem e procure memorizar estas figuras"

APRENDIZADO	_______ (0-10) (esperado ≥ 7)

Interferência: teste de fluência verbal e o desenho do relógio.

"Você deve falar todos os nomes de animais (qualquer bicho) de que se lembrar, no menor tempo possível. Pode começar." Anote o número de animais nomeados em 1 minuto. Considere "boi" e "vaca" como dois animais, mas "gato" e "gata" como um só. Se disser "passarinho, canário e peixe", conte como dois, ou seja, a classe vale como nome se não houver outros nomes da mesma classe.

FLUÊNCIA VERBAL	Animais _______ (esperado ≥ 13 ou 9 se analfabeto)

Dê uma folha de papel em branco e diga:
"Desenhe um relógio com todos os números. Coloque ponteiros marcando 2h45".

DESENHO DO RELÓGIO	_______ (0-10)

Ao terminar o desenho do relógio, pergunte:
"Que figuras eu lhe mostrei há alguns minutos?". Se necessário, reforce, dizendo figuras desenhadas numa folha de papel. O indivíduo examinado tem até 60 segundos para responder.

MEMÓRIA TARDIA (5 MINUTOS)	_______ (0-10) (esperado ≥ 6)

Mostre a folha contendo 20 figuras e diga:
"Aqui estão as figuras que eu lhe mostrei hoje e outras figuras novas. Quero que você me diga quais você já tinha visto há alguns minutos".
Itens inseridos erroneamente devem ser descontados, de modo que, se lembrar de 8 itens corretos e incluir um item errado, seu escore será de 8 (acertos) menos 1 (erro) = 7.

RECONHECIMENTO	_______ (0-10) (esperado ≥ 9)

PONTUAÇÃO E INTERPRETAÇÃO DA BATERIA BREVE DE RASTREIO COGNITIVO

PERCEPÇÃO VISUAL E NOMEAÇÃO	▪ A maioria das pessoas acerta 10 pontos nas duas tarefas. ▪ Mais de um erro é sugestivo de agnosia ou distúrbio de nomeação ou da percepção visual.
MEMÓRIA INCIDENTAL	▪ Esperado: ao menos 5 pontos. No entanto, não é levado em conta. É importante para que o indivíduo se esforce para obter o melhor resultado.
MEMÓRIA IMEDIATA	▪ Esperado: ao menos 7 pontos. ▪ Escore ≤ 4 indica comprometimento na atenção.
APRENDIZADO	▪ Esperado: ao menos 7 pontos. ▪ Escore ≤ possui sensibilidade de 90,4% e especificidade de 74,5% para diagnóstico de demência ou distúrbio cognitivo.
MEMÓRIA TARDIA (5 MINUTOS)	▪ Esperado: ao menos 6 pontos. ▪ Escore ≤ 5 possui sensibilidade de 82,2% e especificidade de 90,4% para diagnóstico de demência ou distúrbio cognitivo.
RECONHECIMENTO	▪ Esperado: 9 a 10 pontos.
	▪ Anormal: abaixo de 9.
FLUÊNCIA VERBAL	▪ Indivíduos alfabetizados devem falar 13 ou mais. ▪ Analfabetos sem declínio cognitivo devem falar 9 animais ou mais.
DESENHO DO RELÓGIO	Este teste é mais influenciado pela escolaridade. Relógio e número estão corretos (10-6): 10 – hora certa; 9 – leve distúrbio nos ponteiros (p. ex., ponteiro das horas sobre o 2); 8 – distúrbios mais intensos nos ponteiros (p. ex., anotando 2:20); 7 – ponteiros completamente errados; 6 – uso inapropriado (p. ex., uso de código digital ou de círculos envolvendo números); Desenhos do relógio e dos números incorretos (5-1): 5 – números em ordem inversa ou concentrados em alguma parte do relógio; 4 – números faltando ou situados fora dos limites do relógio; 3 – números e relógio não mais conectados. Ausência de ponteiros; 2 – alguma evidência de ter entendido as instruções mas com vaga semelhança com um relógio; 1 – não tentou ou não conseguiu representar um relógio.
RESUMO	▪ Os testes mais importantes para o diagnóstico de demência da doença de Alzheimer ou da doença cerebrovascular são: • Aprendizado (≤ 6); • Memória tardia (≤ 5); • Fluência verbal (≤ 12). ▪ Para outras demências, como a demência com corpos de Lewy, o desenho do relógio pode ser útil; ▪ Nas afasias progressivas a nomeação pode se mostrar alterada; ▪ Na demência frontotemporal a fluência verbal poderá ser muito baixa.

QUADRO – FOLHA CONTENDO 10 FIGURAS PARA A BATERIA BREVE DE RASTREIO COGNITIVO

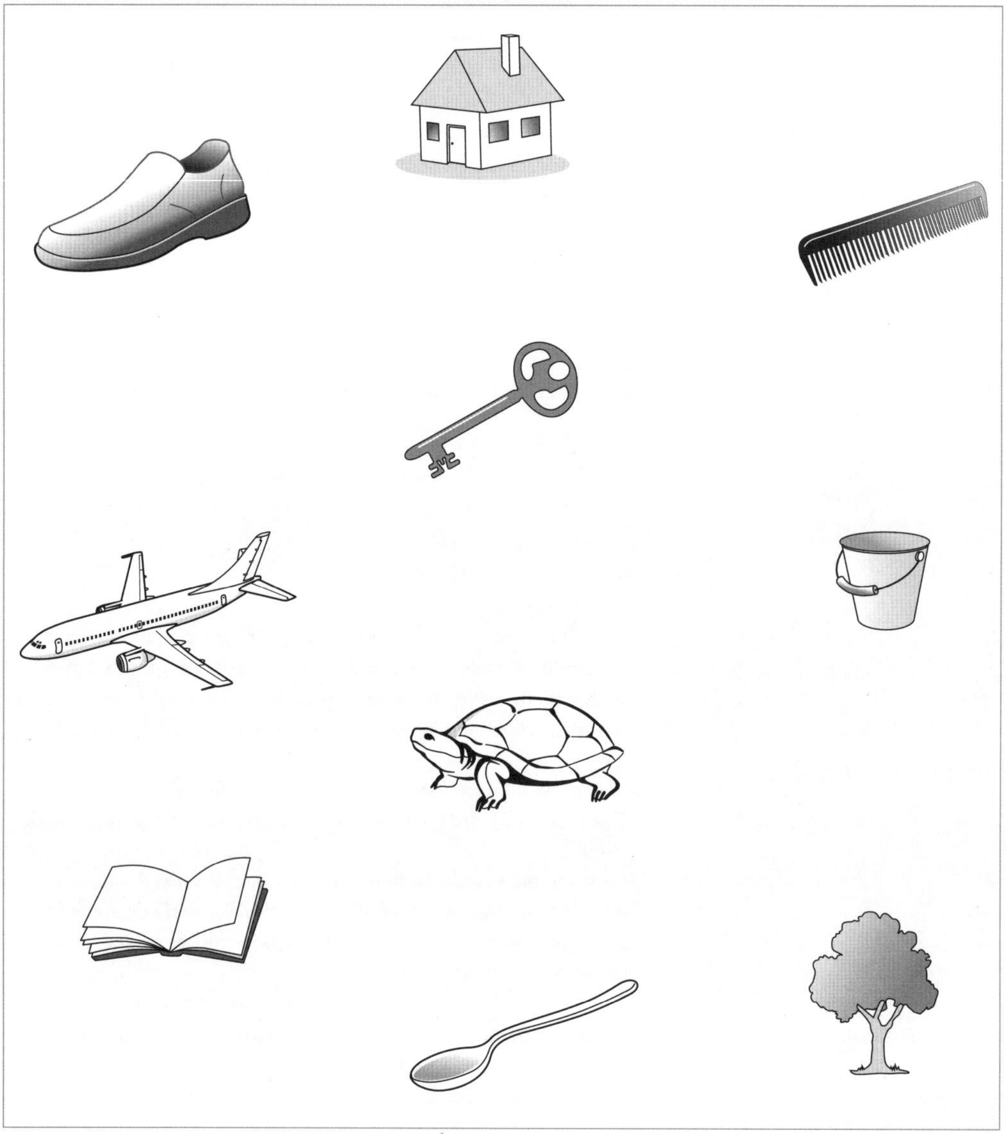

QUADRO – FOLHA CONTENDO 20 FIGURAS PARA A BATERIA BREVE DE RASTREIO COGNITIVO.

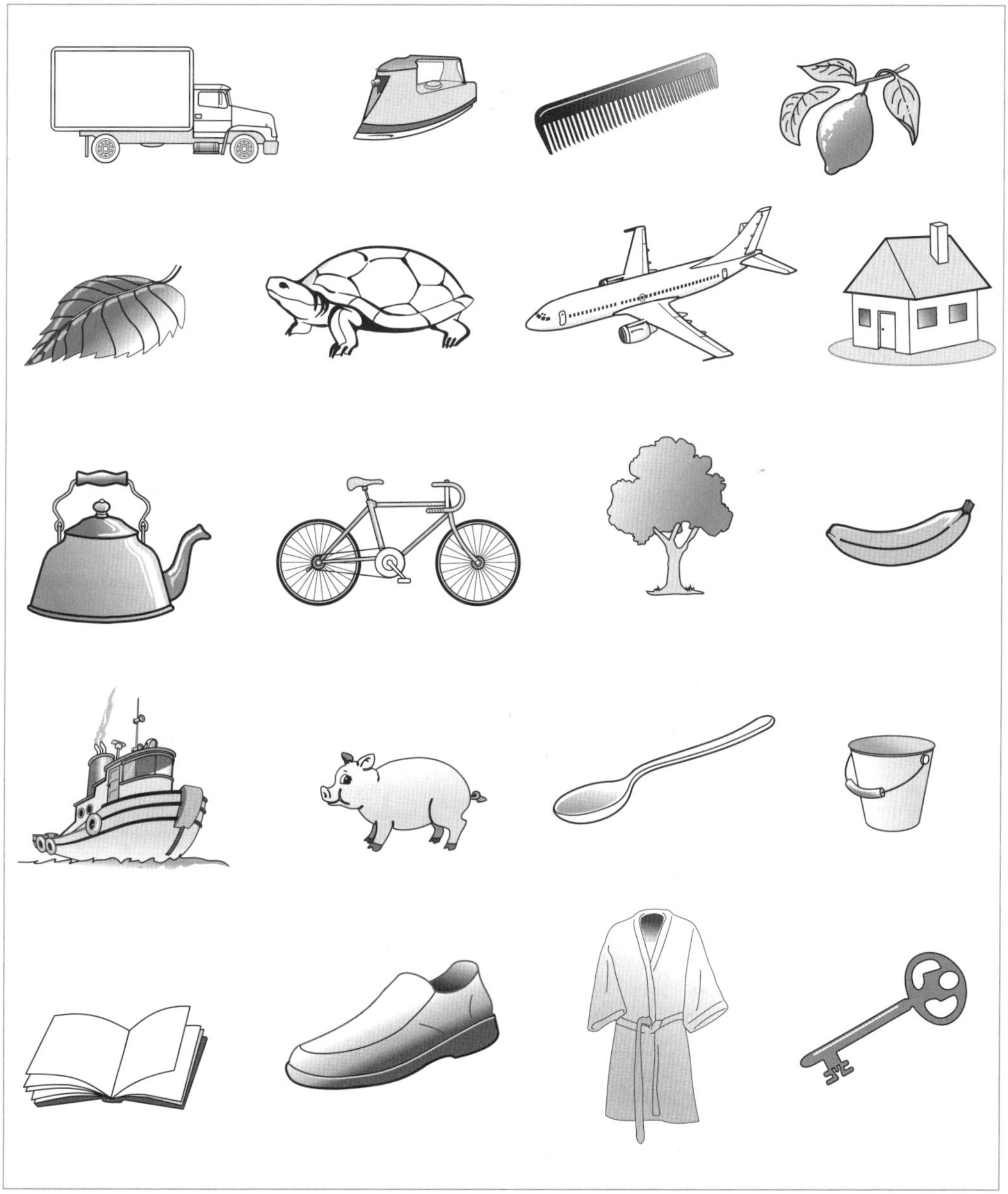

O ***Mini-Cog*** é de rápida aplicabilidade (cerca de 5 minutos), com boa sensibilidade e especificidade para déficit cognitivo, 91% (80-96%) e 86 % (74-93%), respectivamente. O Mini-Cog não deve ser aplicado em idosos com escolaridade ≤ 4 anos.

MINI-COG

REGISTRO DE 3 PALAVRAS

Obter a atenção do paciente e dizer: "Eu vou falar três palavras que eu gostaria que o(a) Sr(a). repetisse agora para mim e tentasse lembrar. As três palavras são [selecionar grupo de palavras abaixo]. Por favor, me diga as palavras agora".

Se o paciente não for capaz de repetir as três palavras após três tentativas, prossiga com o desenho do relógio.

Versão 1	Versão 2	Versão 3	Versão 4	Versão 5	Versão 6
Banana	Filha	Vila	Rio	Capitão	Líder
Nascer do sol	Paraíso	Cozinha	Nação	Jardim	Estação do ano
Cadeira	Montanha	Bebê	Dedo	Fotografia	Mesa

DESENHAR RELÓGIO

Cronometre 3 minutos e diga: "A seguir, gostaria que o(a) Sr(a). desenhasse um relógio para mim. Primeiro coloque todos os números em seus lugares".

Quando estiver completo, diga: "Agora, coloque os dois ponteiros do relógio marcando 11 horas e 10 minutos".

Repetir as instruções quantas vezes for necessário. Este passo não testa a memória.

Prosseguir para a evocação caso terminado ou caso não esteja completo em 3 minutos.

EVOCAÇÃO

Solicitar que o paciente se lembre das três palavras do registro.

Diga: "Quais foram as três palavras que eu pedi para o(a) Sr(a). se lembrar?".

PONTUAÇÃO	INTERPRETAÇÃO
3 palavras recordadas	Negativo para déficit cognitivo.
1-2 palavras recordadas + desenho do relógio normal*	Negativo para déficit cognitivo.
1-2 palavras recordadas + desenho do relógio anormal*	Positivo para déficit cognitivo.
0 palavra recordada	Positivo para déficit cognitivo.

* Considerar o desenho do relógio anormal se:

- Todos os números estiverem posicionados na sequência correta e em posição aproximadamente correta (ex., 12, 3, 6 e 9 estão nas posições de referência).
- Não houver falta de números ou números duplicados.
- Braços do relógio apontam para 11h10. Tamanho dos braços ou o pequeno avanço esperado do braço das horas em relação ao número 11 não são considerados.
- Incapacidade ou recusa a desenha o relógio é considerado anormal.

O ***Montreal Cognitive Assessment (MoCA)*** é uma ferramenta de rastreio cognitivo breve e útil para diagnóstico de comprometimento cognitivo leve (CCL) e para seguimento cognitivo ao longo do tempo. O tempo para sua aplicação é de 10 a 15 minutos, e o escore total máximo é de 30 pontos. É constituído de 11 subtestes que avaliam atenção, funções executivas, memória, linguagem, habilidades visuoespaciais e orientação. Mostrou-se mais sensível para detecção de comprometimento cognitivo leve (CCL) e fase inicial de demência na doença de Alzheimer ou demências não Alzheimer que o MEEM. O valor de corte dependerá da idade e escolaridade do paciente, conforme tabela adiante.

Montreal Cognitive Assessment (MOCA)
Versão experimental em português

Nome:	Data de nascimento:
Escolaridade:	Data de avaliação:
Sexo:	Idade: ______anos

VISUOESPACIAL/EXECUTIVA | **PONTOS**

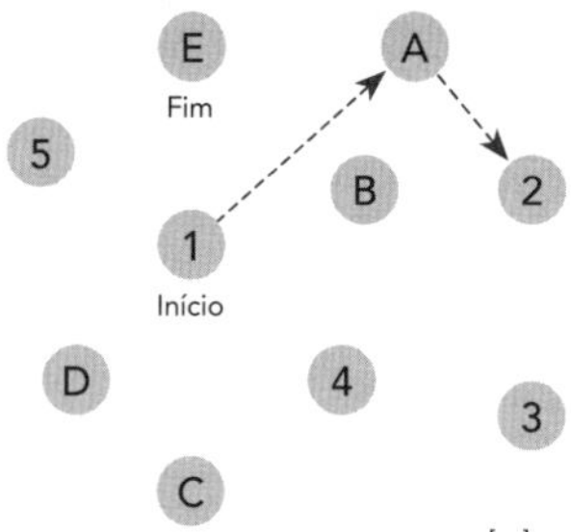

[ ]

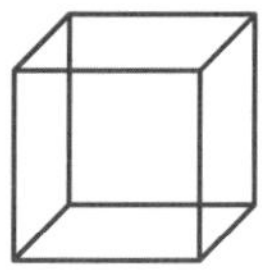

Copiar o cubo

[ ]

Desenhar um RELÓGIO (onze horas e dez minutos) (3 pontos)

[ ] Contorno [ ] Número [ ] Ponteiros

___/5

NOMEAÇÃO

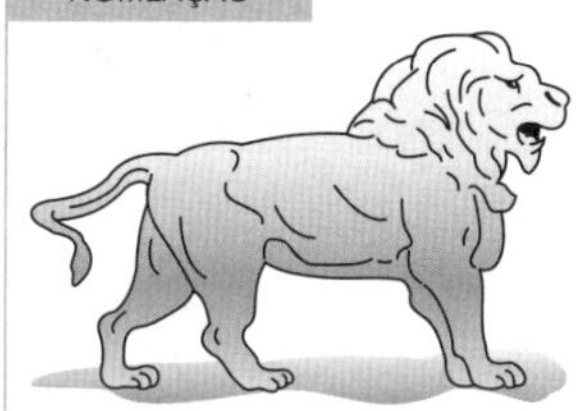

[ ]

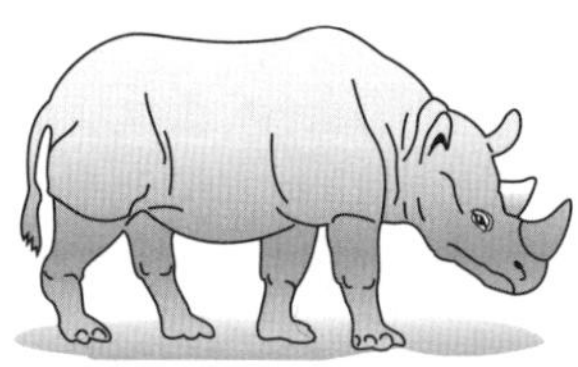

[ ]

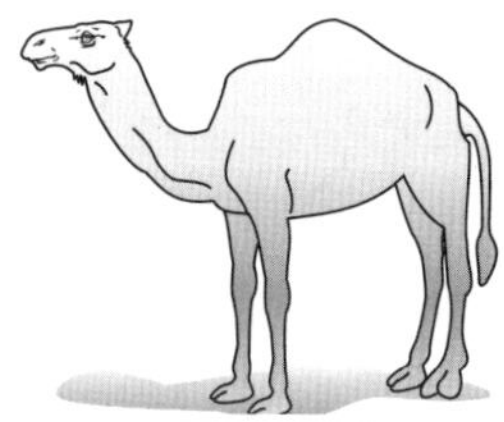

[ ]

___/3

MEMÓRIA	O sujeito deve repeti-las. Faça duas tentativas. Evocar após 5 minutos		Rosto	Veludo	Igreja	Margarida	Vermelho	Sem pontuação
		1° tentativa						
		2° tentativa						

ATENÇÃO	Leia a sequência de números (1 número por segundo)	O paciente deve repetir a sequência em ordem direta O paciente deve repetir a sequência em ordem indireta	[ ] 2 1 8 5 4 [ ] 7 4 2	___/2

Leia a série de letras. O paciente deve bater com a mão (na mesa) cada vez que for dita a letra "A". Não se atribuem pontos se ≥ 2 erros

[ ] F B A C M N A A J K L B A F A K D E A A A J A M O F A A B ___/1

Subtração de 7 começando pelo 100 [ ] 93 [ ] 86 [ ] 79 [ ] 72 [ ] 65 ___/3

4 ou 5 subtrações corretas: 3 pontos; 2 ou 3 corretas: 2 pontos; 1 correta: 1 ponto; 0 correta: 0 pontos

LINGUAGEM	Repetir: Eu somente sei que é João quem será ajudado hoje [ ]	O gato sempre se esconde embaixo do sofá quando o cachorro está na sala [ ]	___/2

Fluência verbal: dizer o maior número possível de palavras que comecem pela letra F (1 minuto) [ ]____ (N ≥ 11 palavras) ___/1

ABSTRAÇÃO	Semelhança p. ex., entre maçã e laranja = fruta	[ ] trem-bicicleta	[ ] relógio-régua	___/2

EVOCAÇÃO DIFERIDA	Deve recordar as palavras sem pistas	Rosto [ ]	Veludo [ ]	Igreja [ ]	Malmequer [ ]	Vermelho [ ]	Pontuação apenas para evocação SEM PISTAS	___/5
OPCIONAL	Pista de categoria							
	Pista de escolha múltipla							

ORIENTAÇÃO	[ ] Dia do mês (Data)	[ ] Mês	[ ] Ano	[ ] Dia da semana	[ ] Lugar	[ ] Cidade	___/6

Versão experimental brasileira: Ana Luisa Rosas Sarmento

Paulo Henrique Ferreira Bertolucci – José Roberto Wajman

TOTAL	
Adicionar 1 ponto se o paciente tem ≤ 12 anos de escolaridade	___/30

VALORES DE CORTE PARA MOCA SEGUNDO IDADE E ESCOLARIDADE

Idade (anos)	Z-escore	Escolaridade (anos)								
		0	1	2	3	4	5	6	7	8
50-59	≤ –1,0	≤ 12	≤ 13	≤ 14	≤ 15	≤ 16	≤ 16	≤ 17	≤ 18	≤ 19
	≤ 1,5	≤ 9	≤ 11	≤ 12	≤ 13	≤ 14	≤ 15	≤ 15	≤ 16	≤ 17
	≤–2,0	≤ 7	≤ 9	≤ 10	≤ 11	≤ 12	≤ 13	≤ 13	≤ 14	≤ 15
60-69	≤ –1,0	≤ 11	≤ 12	≤ 13	≤ 14	≤ 15	≤ 16	≤ 16	≤17	≤ 18
	≤ –1,5	≤ 8	≤ 10	≤ 11	≤ 12	≤ 13	≤ 14	≤ 14	≤ 15	≤ 16
	≤ –2,0	≤ 6	≤ 8	≤ 9	≤ 10	≤ 11	≤ 12	≤ 12	≤ 13	≤ 14
70-79	≤ –1,0	≤ 10	≤ 11	≤ 12	≤ 13	≤ 15	≤ 15	≤ 15	≤ 16	≤ 17
	≤ –1,5	≤ 7	≤ 9	≤ 10	≤ 11	≤ 13	≤ 13	≤ 13	≤ 14	≤ 15
	≤ –2,0	≤ 5	≤ 7	≤ 8	≤ 9	≤ 11	≤ 11	≤ 11	≤ 12	≤ 13
≥ 80	≤ –1,0	≤ 9	≤ 10	≤ 11	≤ 12	≤ 13	≤ 14	≤ 14	≤ 15	≤ 16
	≤ –1,5	≤ 7	≤ 8	≤ 9	≤ 10	≤ 11	≤ 12	≤ 12	≤ 13	≤ 14
	≤ –2,0	≤ 4	≤ 6	≤ 7	≤ 8	≤ 9	≤ 10	≤ 10	≤ 11	≤ 12

	Escolaridade (anos)											
	9	10	11	12	13	14	15	16	17	18	19	20
	≤ 20	≤ 20	≤ 21	≤ 21	≤ 21	≤ 22	≤ 22	≤ 23	≤ 23	≤ 24	≤ 19	≤ 24
	≤ 17	≤ 18	≤ 18	≤ 19	≤ 19	≤ 20	≤ 21	≤ 21	≤ 22	≤ 22	≤ 23	≤ 32
	≤ 15	≤ 16	≤ 17	≤ 17	≤ 17	≤ 18	≤ 19	≤ 20	≤ 20	≤ 21	≤ 21	≤ 22
	≤ 18	≤ 19	≤ 19	≤ 20	≤ 20	≤ 21	≤ 21	≤ 22	≤ 22	≤ 23	≤ 23	≤ 23
	≤ 16	≤ 17	≤ 17	≤ 18	≤ 19	≤ 19	≤ 20	≤ 20	≤ 21	≤ 21	≤ 22	≤ 22
	≤ 14	≤ 15	≤ 16	≤ 16	≤ 17	≤ 18	≤ 18	≤ 19	≤ 19	≤ 20	≤ 20	≤ 21
	≤ 17	≤ 18	≤ 18	≤ 19	≤ 19	≤ 20	≤ 20	≤ 21	≤2 1	≤ 22	≤ 22	≤ 22
	≤ 15	≤ 16	≤ 17	≤ 17	≤ 18	≤ 18	≤ 19	≤ 19	≤ 20	≤ 20	≤ 21	≤ 21
	≤ 14	≤ 14	≤15	≤ 15	≤ 16	≤ 17	≤ 17	≤ 18	≤ 18	≤ 19	≤ 19	≤ 20
	≤ 16	≤ 17	≤ 17	≤ 18	≤ 18	≤ 18	≤ 19	≤ 19	≤ 20	≤ 20	≤ 21	≤ 21
	≤ 14	≤ 15	≤ 16	≤ 16	≤ 17	≤ 17	≤ 18	≤ 18	≤ 19	≤ 19	≤ 20	≤ 20
	≤ 13	≤ 13	≤ 14	≤ 14	≤ 15	≤ 16	≤ 16	≤ 17	≤ 17	≤ 18	≤ 18	≤ 19

Pontos de corte para escore total do MoCA não incluindo o ponto adicional para baixa escolaridade. Sugerem-se valores correspondentes a Z-escore ≤ –1,0 para rastreio que favoreça sensibilidade e os valores correspondentes a Z-escore ≤ –1,5 para rastreio que privilegie especificidade. Indivíduos com comprometimento cognitivo leve tipicamente pontuam na faixa de –1,0 a –2,0. Indivíduos com demência usualmente pontual abaixo de –2,0.
Tabela extraída de Apolinario D et al. Normative data for the Montreal Cognitive Assessment (MoCA) and the Memory Index Score (MoCA-MIS) in Brazil: adjusting the Nonlinear effects of education with fractional polynomials. Int J Geriatr Psychiatry. 2018;1-7.

A variante do MoCA, o ***MoCA Basic ou MoCA-B*** foi desenvolvido para auxiliar no diagnóstico de CCL em pacientes com baixa escolaridade. O MoCA-B avalia os mesmos domínios do MoCA original. O tempo para sua aplicação é de aproximadamente 15 minutos. Soma-se um ponto no escore total final caso o paciente tenha menos de 4 anos de escolarização. A pontuação total máxima é de 30 pontos. A versão de língua inglesa considera um escore < 24 pontos para identificação de CCL. Não há, no entanto, estudos robustos para valores de corte para a população brasileira.

Montreal Cognitive Assessment – Basic (MOCA-B)
Versão brasleira

Nome:	
Sexo:	Idade:
Escolaridade:	Data:
Administrado por:	

FUNÇÕES EXECUTIVAS

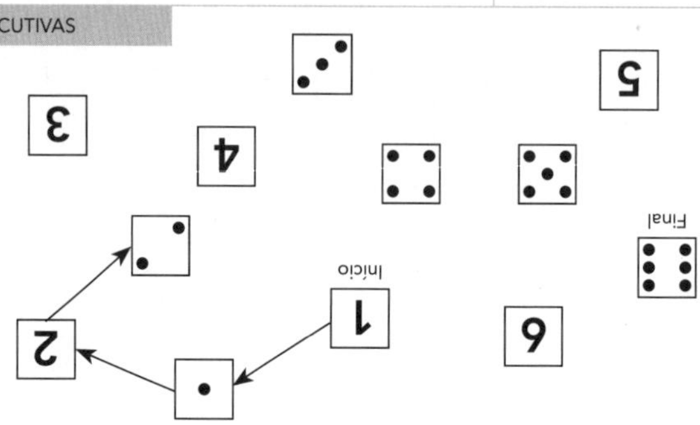

PONTUAÇÃO

Horário de início ______

___/1

EVOCAÇÃO IMEDIATA

	Tomate	Sofá	Joelho	Azul	Colher	Não pontua
Realize 2 tentativas msmo que a 1ª tenha sido bem sucedida — 1° tentativa						
2° tentativa						

FLUÊNCIA Diga o maior número de FRUTAS que conseguir em 1 minuto — N° ______ ___/2

1	2	3	4	5	6	2 pontos se ≥ 13
7	8	9	10	11	12	1 ponto se 8-12
13	14	15	16	17	18	0 pontose ≤ 7

ORIENTAÇÃO [ ] horário (± 2 h) [ ] dia da semana [ ] mês [ ] ano [ ] local [ ] cidade ___/6

CÁLCULO Diga 3 formas de pagar por um produto que custa R$ 13,00: usando moedas de R$ 1,00, notas de R$ 5,00 e notas de R$ 10,00. ___/2

[ ] 1. .... [ ] 2. .... [ ] 3. ....

ABSTRAÇÃO A que categorias essas palavras perdtencem? (e.g. laranja – bananas = frutas ___/3

[ ] trem - barco [ ] norte - sul [ ] tambor - flauta

EVOCAÇÃO TARDIA ___/5

Pontos são atribuídos às evocações livres (1 ponto para cada item)

Evocação livre	Tomate [ ]	Sofá [ ]	Joelho [ ]	Azul [ ]	Colher [ ]
Evocação com pista	[ ] Tipo de legume	[ ] Peça de mobília	[ ] Parte do corpo	[ ] Cor	[ ] Utensílio de cozinha
Reconhecimento	[ ] Tomate/cebola/batata	[ ] Mesa/sofá/cama	[ ] Perna/joelho/braço	[ ] Azul/marrom/verde	[ ] Garfo/faca/colher

PERCEPÇÃO VISUAL

Identifique as figuras. máximo de 60 segundos. *(folha de estímulos)*

Tesoura	Camiseta	Banana	Abajur	Vela
Relógio	Xícara	Folha	Chave	Colher

3 pontos se 9-10
2 pontos se 6-8
1 ponto se 4-5
0 pontos se 0-3

___/3

NOMEAÇÃO Identifique os animais. *(folha de estímulos)* [ ] Zebra [ ] Pavão [ ] Tigue [ ] Borboleta ___/4

ATENÇÃO Diga os números nos círculos. *(folha de estímulos)*

1 5 8 3 9 2 0 3 9 4 0 2 1 6 8 7 4 6 7 5

N° DE ERROS ______
Não pontua se ≥ 2 erros

___/1

Diga os números nos círculos e quadrados: *(folha de estímulos)*

3 8 5 1 3 0 2 9 2 0 4 9 7 8 6 1 5 7 6 4
1 5 8 3 9 2 0 3 9 4 0 2 1 6 8 7 4 6 7 5

N° DE ERROS ______
2 pontos se ≤ 2 erros
1 ponto se 3 erros
0 pontos se ≥ 4 erros

___/2

Horário final ______

Adapted by: Daniel Apolinário MD

Final version November 30, 2015

PONTUAÇÃO TOTAL ___/30
Some 1 ponto se escolaridade < 4 anos + 1 ponto se analfabeto(a)

Montreal Cognitive Assessment – Basic (MOCA-B)	FOLHA DE ESTÍMULOS

PERCEPÇÃO VISUAL

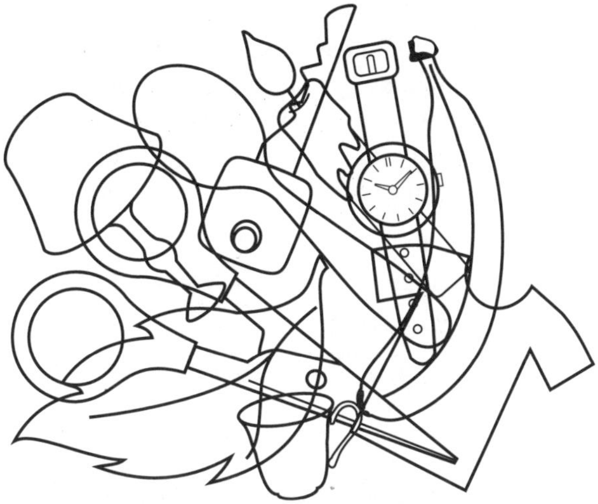

NOMEAÇÃO

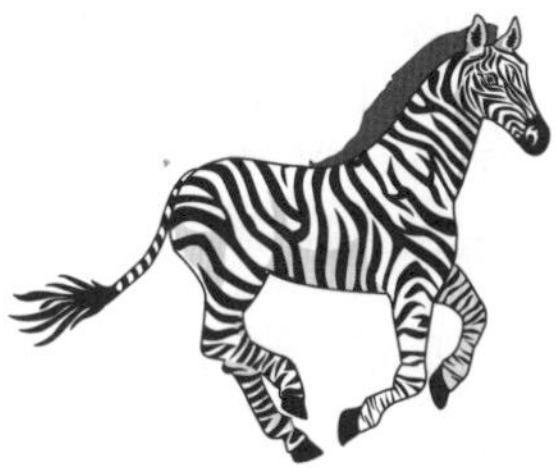

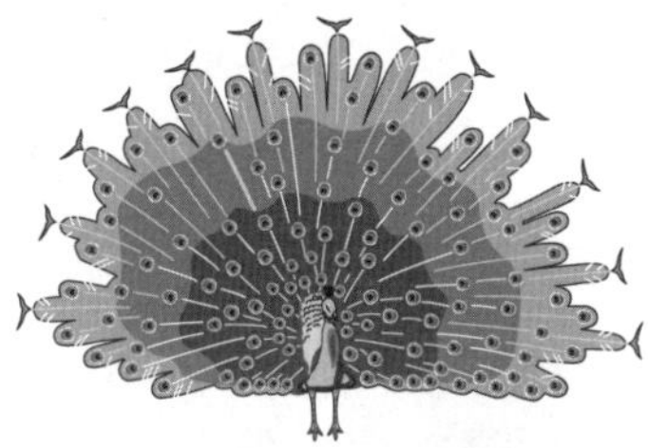

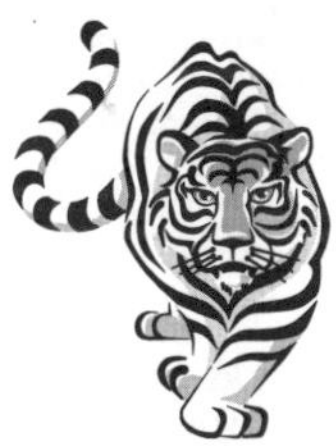

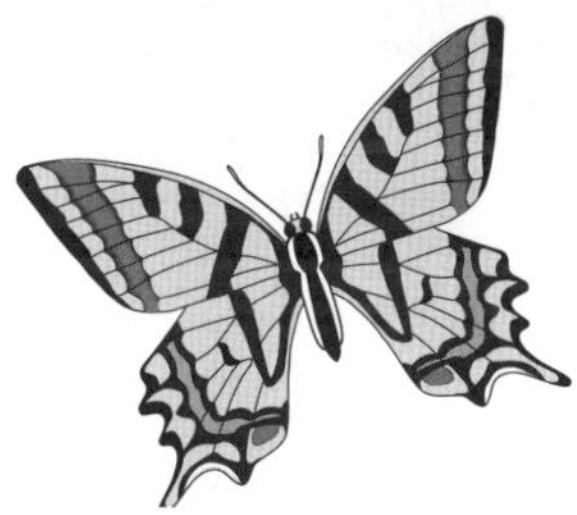

ATENÇÃO

1 5 8 3 9 2 0 3 9 4 0 2 1 6 8 7 4 6 7 5

3 8 5 1 3 0 2 9 2 0 4 9 7 8 6 1 5 7 6 4

1 5 8 3 9 2 0 3 9 4 0 2 1 6 8 7 4 6 7 5

Adapted by: Daniel Apolinário MD

Final version November 30, 2015

O ***Memory Impairment Screen (MIS)*** é uma ferramenta de rastreio interessante baseada no aprendizado controlado e recordação sem e com pistas. É breve, com tempo para aplicação de cerca de 4 minutos. Sua pontuação varia de 0 a no máximo 8 pontos. Considera-se teste alterado e sugestivo de déficit cognitivo quando a pontuação total é ≤ 4 pontos. Poderá ser uma boa escolha para pacientes com incapacidade motora por não exigir escrita, porém é limitado em pacientes que não sabem ou não conseguem ler. Outra limitação do teste é que não avalia a habilidade visuoespacial ou a função executiva, que poderão estar afetadas em quadros demenciais específicos.

MEMORY IMPAIRMENT SCREEN – MIS

Instruções para aplicação

APRENDIZADO – Não pontua

1. Mostre uma folha de papel com as 4 palavras a serem memorizadas impressas em caixa alta e com no mínimo 24 de tamanho de fonte

AGRIÃO – TARTARUGA – CAMINHÃO – FLAUTA

2. Ao mostrar a folha, diga ao paciente:

"Esta folha contém 4 palavras. Leia por favor as 4 palavras em voz alta duas vezes e as memorize".

3. Diga que cada palavra pertence a uma categoria diferente. Diga a categoria (pista) (Verdura – Animal – Meio de transporte – Instrumento musical) uma por vez e peça que o indivíduo diga qual das palavras da folha melhor se encaixa naquela categoria (ex., "Qual delas é a verdura?"). Permitir 5 tentativas. Incapacidade de realizar esta tarefa é indicativo de déficit cognitivo.
4. Em seguida retire a folha. Diga:

"Pedirei para me falar as palavras novamente em alguns minutos".

INTERFERÊNCIA - Não pontua

5. Faça procedimento distrator por 2 a 3 minutos. Nesta fase não há padronização e não é contabilizado no escore final. Exemplos possíveis: contar de 1 até 20 e depois de 20 até 1, subtrair 7 de 100 sequencialmente, soletrar a palavra MUNDO de trás para a frente.

RECORDAÇÃO LIRE – 2 pontos por palavra

6. Pedir para o indivíduo dizer as 4 palavras aprendidas. Permita 5 segundos por palavra recordada. Prossiga caso não haja mais palavras recordadas em 10 segundos.

RECORDAÇÃO COM PISTA – 1 ponto por palavra

7. Diga a categoria (pista) referente às palavras não recordadas na recordação livre (ex., "Qual era a verdura?"). Pule esta etapa caso o indivíduo já tenha recordado as 4 palavras na recordação livre.

Palavra	Categoria (pista)	Recordação livre (2 pontos)	Recordação com pista (1 ponto)
Agrião	Verdura		
Tartaruga	Animal		
Caminhão	Meio de transporte		
Flauta	Instrumento musical		
		Soma de pontos (0-8) (Déficit cognitivo provável se ≤ 4)	

O ***Picture Memory Impairment Screen*** é similar ao MIS, porém utiliza figuras impressas no lugar das palavras, com o objetivo de abranger pessoas analfabetas.

Picture Memory Impairment Screen – PMIS

Instruções para aplicação

APRENDIZADO – Não pontua

1. Mostre uma folha de papel com as 4 figuras e diga ao indivíduo:

   "Esta é uma folha contendo 4 figuras para você aprender e memorizar. Cada figura faz parte de uma categoria diferente. Diga-me por favor em voz alta o que você vê em cada figura".

2. Em seguida, diga:

   "Para ajudar o senhor(a) a entender, eu vou te dizer a categoria e gostaria que me dissesse qual figura pertence a ela". Por exemplo: "Qual dessas figuras é um item que dá luz?". Caso o paciente dê uma resposta errada, repita a categoria para que dê outra resposta.

3. Quando as 4 figuras tiverem sido nomeadas, retire a folha e diga:

   "Pedirei para me falar as figuras novamente mais tarde".

INTERFERÊNCIA – Não pontua

4. Faça procedimento distrator por 2 a 3 minutos. Nesta fase não há padronização e não é contabilizada no escore final. Exemplos possíveis: contar de 1 até 20 e depois de 20 até 1, subtrair 7 de 100 sequencialmente, soletrar a palavra MUNDO de trás para a frente.

RECORDAÇÃO LIVRE – 2 pontos por palavra.

5. Pedir para o indivíduo dizer as 4 figuras da folha de papel em qualquer ordem. Permita 20 segundos nesta etapa para as 4 figuras. Prossiga caso nao haja mais palavras recordadas em 10 segundos.

RECORDAÇAÕ COM PISTA – 1 ponto por palavra

6. Diga a categoria (pista) referente às palavras não recordadas na recordação livre (ex., "Qual era a fruta?"). Pule esta etapa caso o indivíduo já tenha recordado as 4 figuras na recordação livre.

Palavra	Categoria (pista)	Recordação livre (2 pontos)	Recordação com pista (1 ponto)
Vela	Item que dá luz		
Banana	Fruta		
Avião	Meio de transporte		
Olho	Parte do corpo		
		Soma de pontos (0,8) (Déficit cognitivo provável se ≤ 5)	

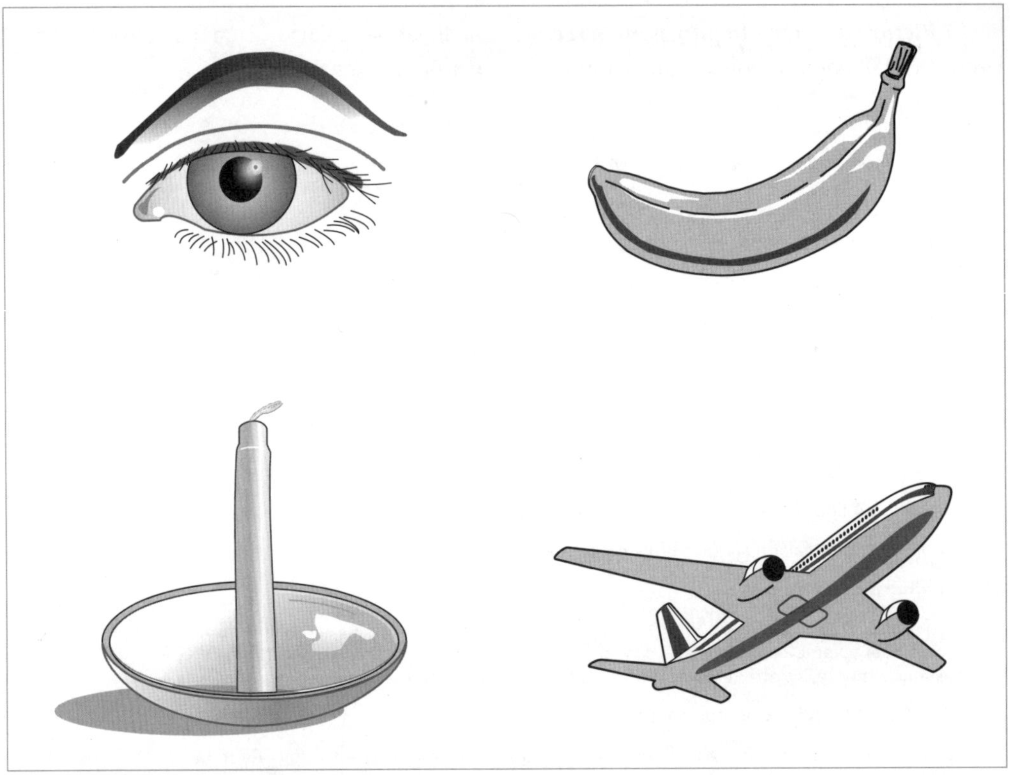

Figuras do *Picture Memory Impairment Screen* – PMIS.

ESTADIAMENTO DA DEMÊNCIA

A Escala de Estadiamento do Declínio Funcional em Pacientes com Demência de Alzheimer (***Functional Assessment Staging Test*** - ***FAST***) é um instrumento adequado para o seguimento longitudinal da evolução dos pacientes, especialmente daqueles com demência de moderada a grave. O paciente é classificado com base na observação do paciente e em informações do cuidador.

ESCALA FAST

Estágio	Características	Diagnóstico clínico
1	Nenhuma dificuldade objetiva ou subjetiva	Adulto normal
2	Dificuldade subjetiva para encontrar palavras ou de lembrar-se de onde se encontram os objetos	Idoso normal
3	Decréscimo do funcionamento no trabalho, evidente para os colegas	DA incipiente
4	Decréscimo na habilidade de executar tarefas complexas (ex., manejar finanças, executar compras, planejar um jantar)	DA leve
5	Requer assistência na escolha de trajes adequados	DA moderada
6A	Requer auxílio para vestir-se	DA moderada a grave
6B	Requer auxílio para tomar banho adequadamente	
6C	Requer auxílio para manuseio da "toalete" (ex., dar a descarga, enxugar-se)	
6D	Incontinência urinária	
6E	Incontinência fecal	
7A	Fala restrita a meia dúzia de palavras por dia	DA grave
7B	Vocabulário inteligível limitado a uma única palavra por dia	
7C	Perda da capacidade de andar	
7D	Perda da capacidade de sentar-se na cama	
7E	Perda da capacidade de sorrir	
7F	Perda da capacidade de manter a cabeça ereta	

DA: demência na doença de Alzheimer.

Outra escala utilizada para avaliar a gravidade não só da demência na doença de Alzheimer como em outras doenças que cursam com quadros demenciais é a ***Escala de Avaliação Clínica da Demência*** (*Clinical Dementia Rating* – CDR). Trata-se de uma entrevista semiestruturada (não reproduzida) aplicada tanto no paciente quanto no acompanhante para obter informações quanto a capacidades em seis domínios: memória, orientação, discernimento e resolução de problemas, relacionamento com a comunidade, casa e passatempos, e cuidados pessoais. Originalmente, o CDR era pontuado seguindo algoritmo próprio. Para facilitar a pontuação, atualmente se pode seguir o método da "soma das caixas" (*sum of boxes*). Por esse método, o escore final é dado pela soma da pontuação de cada domínio, com total variando de 0 a 18. De acordo com estudo nacional, os seguintes valores de corte demonstraram boa sensibilidade de 92,8 a 100% e especificidade de 95 a 98,3%, com boa diferenciação entre CCL e demência (acurácia de 96,9% no estudo), independentemente do grau de escolaridade: 0 = normal; 0,5 a 4 = comprometimento cognitivo leve; 4,5 a 8 = demência leve; 8,5 a 14 = demência moderada; ≥ 14,5 = demência grave.

Escala de Avaliação Clínica da Demência pela Soma das Caixas (CDR – *Sum of Boxes*)

Domínios	0	0,5	1	2	3
Memória	Sem perda da memória ou pequenos esquecimentos ocasionais	Pequenos esquecimentos frequentes, recordação parcial de acontecimentos; esquecimentos não significativos	Perda moderada da memória, mais acentuada quanto aos acontecimentos recentes; o problema interfere nas atividades do dia a dia	Grave perda de memória; somente informações bem aprendidas são retidas; novas informações são rapidamente esquecidas	Perda grave da memória; somente permanecem fragmentos
Orientação	Totalmente orientado(a)	Totalmente orientado(a), com exceção de ligeira dificuldade com as inter-relações de tempo	Dificuldade moderada com as inter-relações de tempo; orientado(a) para o local do exame; pode ter uma desorientação geográfica em lugares fora do local do exame	Grave dificuldade com as inter-relações de tempo; geralmente desorientado(a) com relação ao tempo e frequentemente a lugares	Orientado(a) somente com relação a ele(a) mesmo(a)
Discernimento e resolução de problemas	Resolve os problemas do dia a dia e lida bem com os negócios e os assuntos financeiros; bom entendimento com relação à capacidade de julgamento no passado	Ligeira incapacidade para resolver problemas, semelhanças e diferenças	Dificuldade moderada para lidar com problemas, semelhanças e diferenças; o julgamento social geralmente é mantido	Incapacidade séria para lidar com problemas, semelhanças e diferenças; o julgamento social geralmente está comprometido	Incapaz de fazer julgamentos ou resolver problemas
Relacionamento com a comunidade	Funciona de modo independente e habitual no trabalho, nas compras, nos grupos voluntários ou sociais	Ligeira incapacidade nessas atividades	Incapaz de funcionar independentemente nessas atividades, apesar de ainda poder estar engajado(a) em alguma delas; parece normal à primeira vista	Nenhuma intenção de funcionar de modo independente fora de casa. Aparenta estar suficientemente bem para ser levado(a) a eventos fora de casa	Nenhuma intenção de funcionar de modo independente fora de casa. Aparenta estar muito doente para ser levado(a) a acontecimentos fora de casa
Casa e passatempos	Vida doméstica, passatempos e interesses intelectuais bem mantidos	Vida doméstica, passatempos e interesses intelectuais ligeiramente comprometidos	Comprometimento leve, porém definitivo nas atividades domésticas; abandono de tarefas mais difíceis – passatempos e interesses mais complicados são abandonados	Somente as tarefas mais simples são mantidas; interesses muito restritos são pouco mantidos	Nenhuma atividade doméstica significativa
Cuidados pessoais	Totalmente capaz de se cuidar	–	Necessita de incentivo	Precisa de assistência para se vestir, fazer a higiene, cuidar de seus objetos pessoais	Precisa de muita ajuda com relação aos cuidados pessoais; incontinência frequente

AVALIAÇÃO DE HUMOR

A seguir há duas escalas úteis para rastreio de depressão em idosos. Não devem ser utilizadas de forma isolada para o diagnóstico de transtornos depressivos, mas alertam para a existência de sintomas que poderão configurar quadros psiquiátricos que cursam com humor depressivo, como episódio depressivo maior. A ***Escala de Depressão Geriátrica de 15 itens (GDS-15)*** possui o seguinte padrão estatístico segundo estudos: sensibilidade de 86,8%, especificidade de 82,4%, valor preditivo positivo de 50,8%, valor preditivo negativo de 96,8%, área sob a curva ROC de 0,91 (P < 0,001; 95% IC = 0,86-0,96) para episódio depressivo maior segundo DSM-IV, ao se assumir o valor de corte de 4/5 (sem depressão/com depressão).

Já o Questionário de Saúde do Paciente (***Patient Health Questionnaire - PHQ***) de dois itens (PHQ-2) consiste em dois parâmetros que mensuram a frequência do humor deprimido e anedonia; suas respostas são pontuadas em uma escala de Likert de 0 a 3, com pontuações totais de 0 a 6. No PHQ-2, os escores elevados são indicadores de maior intensidade de sintomas depressivos. O PHQ-2 possui o seguinte padrão estatístico, segundo estudos: sensibilidade de 100%, especificidade de 77%, área sob a curva ROC de 0,88 (P =0,0024; 95% IC = 0,87-0,89) para episódio depressivo maior segundo o DSM-IV, ao se assumir o valor de corte de 2/3 (sem depressão / com depressão).

ESCALA DE DEPRESSÃO GERIÁTRICA DE 15 ITENS (GDS-15)

ITENS	NÃO	SIM
1. De maneira geral, o(a) senhor(a) está basicamente satisfeito(a) com sua vida?	1	0
2. O(a) senhor(a) abandonou muitas das coisas que fazia ou gostava de fazer?	0	1
3. O(a) senhor(a) acha sua vida sem sentido atualmente?	0	1
4. O(a) senhor(a) está geralmente aborrecido?	0	1
5. O(a) senhor(a) está de bom humor a maior parte do tempo?	1	0
6. O(a) senhor(a) se sente inseguro, achando que alguma coisa ruim vai lhe acontecer?	0	1
7. De maneira geral, o(a) senhor(a) costuma se sentir feliz?	1	0
8. O(a) senhor(a) costuma se sentir desamparado(a)?	0	1
9. O(a) senhor(a) prefere ficar em casa em vez de sair e fazer alguma outra coisa?	0	1
10. O(a) senhor(a) tem mais dificuldades para se lembrar das coisas do que a maioria das pessoas?	0	1
11. O(a) senhor(a) acha que vale a pena estar vivo hoje?	1	0
12. O(a) senhor(a) costuma se sentir menos útil com a idade que tem hoje?	0	1
13. O(a) senhor(a) se sente bem-disposto?	1	0
14. O(a) senhor(a) acha que sua situação não pode ser melhorada?	0	1
15. O(a) senhor(a) acha que a maioria das pessoas está em melhores condições que o(a) senhor(a)?	0	1

Interpretação: 0 a 4 = normal; 5 a 15 = transtorno depressivo provável.

PHQ-2 – *Patient Health Questionnaire*

Nas últimas duas semanas, com que frequência você foi incomodado(a) por qualquer um dos problemas abaixo?	Nenhuma vez	Alguns dias	Mais da metade dos dias	Quase todos os dias
1. Pouco interesse ou pouco prazer em fazer as coisas.	0	1	2	3
2. Se sentir "para baixo", deprimido(a) ou sem perspectiva.	0	1	2	3
Escore total 0 a 2 – normal Escore total 3 a 6 – transtorno depressivo provável		Escore total (soma):		

Quando, no entanto, se objetiva o seguimento dos sintomas depressivos e resposta a tratamentos instituídos, o instrumento de nove parâmetros (***PHQ-9***) é mais indicado.

PHQ-9 – *Patient Health Questionnaire*

Nas últimas duas semanas, com que frequência você foi incomodado(a) por qualquer um dos problemas abaixo?	Nenhuma vez	Alguns dias	Mais da metade dos dias	Quase todos os dias
1. Pouco interesse ou pouco prazer em fazer as coisas.	0	1	2	3
2. Sentir-se "para baixo", deprimido(a) ou sem perspectiva.	0	1	2	3
3. Dificuldade para pegar no sono ou permanecer dormindo ou dormiu mais do que de costume.	0	1	2	3
4. Sentir-se cansado(a) ou com pouca energia.	0	1	2	3
5. Falta de apetite ou comendo demais.	0	1	2	3
6. Sentir-se mal consigo mesmo(a) ou achar que é um fracasso ou que decepcionou sua família ou a você mesmo(a).	0	1	2	3
7. Dificuldade para se concentrar nas coisas como ler o jornal ou ver televisão.	0	1	2	3
8. Lentidão para se movimentar ou falar, a ponto das outras pessoas perceberem. Ou o oposto – estar tão agitado(a) que você ficava andando de um lado para o outro mais do que de costume.	0	1	2	3
9. Pensar em se ferir de alguma maneira ou que seria melhor estar morto(a).	0	1	2	3

Escore total 0 a 9 – normal

Escore total 10 a 27 – transtorno depressivo provável

Escore total (soma):

Se você assinalou qualquer um dos problemas, indique o grau de dificuldade para realizar seu trabalho, tomar conta das coisas em casa ou para se relacionar com as pessoas.

( ) Nenhuma dificuldade ( ) Alguma dificuldade ( ) Muita dificuldade ( ) Extrema dificuldade

A ***Escala Cornell de Depressão em Demência*** é um instrumento especificamente desenvolvido para avaliar sinais e sintomas de transtorno depressivo maior em pacientes com demência. Mostrou-se confiável, válida e sensível de acordo com critérios de escalas psiquiátricas. Foi elaborada de forma a obter informações, não somente pelo exame clínico do paciente, mas também por meio de questionário aplicado ao cuidador. Trata-se de um instrumento de rastreio e seguimento, e não deve ser usada para diagnóstico. É especialmente útil para avaliar resposta a intervenções, como início de antidepressivos. É confiável para pacientes com MEEM ≥ 17 pontos (faltam estudos em populações com MEEM menor).

Escala Cornell de Depressão em Demência

As avaliações devem ser baseadas nos sinais e sintomas que ocorreram durante a semana anterior à entrevista. Não se deve marcar ponto se o sintoma for resultado de uma incapacidade física ou de uma doença.				
Sistema de pontuação a = não avaliável — 0 = ausente 1 = leve ou intermitente — 2 = grave				
A. SINAIS RELACIONADOS AO HUMOR	a	0	1	2
1. Ansiedade; expressão ansiosa; ruminações; preocupações.				
2. Tristeza; expressão triste; voz triste; choroso.				
3. Falta de reação a eventos prazerosos.				
4. Irritabilidade; facilmente aborrecido; temperamento explosivo.				
B. DISTÚRBIOS DE COMPORTAMENTO	a	0	1	2
5. Agitação; inquietação; agitação constante das mãos; puxa cabelo.				
6. Retardo; movimentos lentos; fala lenta; reação lenta.				
7. Queixas físicas múltiplas (escore 0 se forem apenas sintomas intestinais).				
8. Perda de interesse; menor envolvimento em atividades usuais (pontue apenas se a alteração ocorrer agudamente em menos de 1 mês).				
C. SINAIS FÍSICOS	a	0	1	2
9. Perda do apetite; come menos que o usual.				
10. Perda de peso (marque 2 pontos se for maior que 2,5 kg em 1 mês).				
11. Falta de energia; facilmente fatigado; incapaz de sustentar atividades.				
D. FUNÇÕES CLÍNICAS	a	0	1	2
12. Variação diurna de humor; os sintomas são piores pela manhã.				
13. Dificuldade para dormir; mais tarde que o usual para este indivíduo.				
14. Desperta muitas vezes durante o sono.				
15. Despertar precoce; mais cedo que o usual para este indivíduo.				
E. DISTÚRBIOS DE IDEAÇÃO	a	0	1	2
16. Suicídio; sente que a vida não vale a pena.				
17. Baixa autoestima; culpa-se; deprecia-se; sentimentos de fracasso.				
18. Pessimismo; antecipa o pior.				
19. Delírios congruentes com o humor; delírios de pobreza, doença ou perda.				
Escore > 10 – Episódio depressivo maior possível Escore > 18 – Episódio depressivo maior provável	ESCORE			

DELIRIUM

Selecionamos a ferramenta mais conhecida: ***Confusion Assessment Method (CAM)***, em versão curta, traduzido para o português pelo grupo Hospital Elder Life Program. O CAM possui sensibilidade de 94% (95% IC 91-97%) e especificidade de 89% (95% IC 85-94%) para *delirium*. A fim de melhor avaliar o paciente quanto a desatenção e pensamento desorganizado, sugere-se a aplicação de algum teste de avaliação cognitiva, como o Mini-Cog ou alguns testes simples como sugeridos a seguir.

Confusion Assessment Method (CAM)

	AUSENTE	PRESENTE
1. Mudança aguda no estado mental OU curso flutuante durante o dia Períodos de confusão, desorientação, alteração de comportamento, representando mudança em relação ao estado habitual	☐ INTERROMPER SEM *DELIRIUM*	☐ Seguir adiante
2. Déficit de atenção Não acompanha a conversa, alheio ao que se passa ou dificuldade no teste de atenção	☐ INTERROMPER SEM *DELIRIUM*	☐ Seguir adiante
3. Alteração do nível de consciência Presente se qualquer classificação exceto normal ▪ Sonolento ▪ Normal ▪ Inquieto ▪ Sedação leve ▪ Agitado ▪ Sedação moderada ▪ Muito agitado ▪ Combativo	☐ Seguir adiante	☐ *DELIRIUM* CONFIRMADO
4. Pensamento desorganizado Apresenta ideias sem lógica, incoerentes, muda o tema da conversa de forma imprevisível ou comete erros nas questões avaliadas	☐ SEM *DELIRIUM*	☐ *DELIRIUM* CONFIRMADO

O CAM é positivo quando alterações nos itens 1 E 2 estão presentes em adição ao item 3 OU 4.

Detalhes quanto aos itens do CAM

ITEM 1. Mudança aguda do estado mental
Leve em conta: comportamento e discurso observados durante a entrevista, testes cognitivos aplicados, relatos do acompanhante e observações da equipe de enfermagem nas últimas 24 horas.

ITEM 2. Teste de atenção
Visando melhor avaliar a atenção do paciente, considere a aplicação dos seguintes testes simples. Caso o paciente esteja muito sonolento ou não coopere com os testes, considere essas alterações como evidência de déficit de atenção.

Capaz de articular a fala	Diga ao paciente: "Diga os meses do ano de trás para a frente. Comece em dezembro e volte até chegar em janeiro".
	☐ Finalizou sem erros em menos de 60 segundos.
	☐ Apresentou erros não autocorrigidos ou tempo ≥ 60 segundos.
Incapaz de articular a fala	Diga ao paciente: "Eu vou dizer uma sequência de 10 letras. Toda vez que ouvir a letra A aperte a minha mão". (C – A – S – A – B – L – A – N – C – A)
	☐ Finalizou com no máximo 2 erros.
	☐ Apresentou 3 ou mais erros ou foi incapaz de executar.

ITEM 4. Organização do pensamento
Avalie a coerência do discurso ou faça as questões de resposta sim/não abaixo (respondidas verbalmente ou acenando com a cabeça). Considerar pensamento desorganizado se ≥ 2 erros).

"Uma pedra flutua na água?"	☐ Acerto	☐ Erro
"Há peixes no mar?"	☐ Acerto	☐ Erro
"Um quilo pesa mais do que dois quilos?"	☐ Acerto	☐ Erro
"Você pode bater um prego com um martelo?"	☐ Acerto	☐ Erro

AVALIAÇÃO DE FUNCIONALIDADE

A ***Escala de Katz*** avalia o grau de dependência para atividades básicas da vida diária (ABVD), e as escalas de Lawton e de Pfeffer mensuram o grau de dependência para as atividades instrumentais da vida diária (AIVD). A Escala de Katz foi traduzida e validada para uso no Brasil. A concordância da tradução corrigida para o acaso (kappa ponderado) foi de 0,91. O alfa de Cronbach variou de 0,80 a 0,92. A seguir uma versão simplificada e prática da Escala de Katz.

ESCALA DE KATZ

Atividade	Independência	Sim	Não
Banho	Não recebe assistência ou somente recebe em uma parte do corpo	1	0
Vestir-se	Escolhe as roupas e se veste sem nenhuma ajuda (pode receber ajuda para amarrar os sapatos)	1	0
Higiene pessoal	Vai ao banheiro, limpa-se e ajeita as roupas sem ajuda (pode usar objetos para apoio como bengala, andador ou cadeira de rodas e pode usar comadre ou urinol à noite, esvaziando-o de manhã)	1	0
Transferência	Deita-se e sai da cama, senta-se e levanta-se da cadeira sem ajuda (pode estar usando objeto para apoio, como bengala ou andador)	1	0
Continência	Controle inteiramente a micção e evacuação	1	0
Alimentação	Alimenta-se sozinho	1	0
		Soma (0-6)	

- INDEPENDENTE – 6
- DEPENDÊNCIA MODERADA – 4
- MUITO DEPENDENTE – 2 ou menos

No caso da ***Escala de Lawton e Brody***, a pontuação varia de 3 a 1 para cada item, com maior pontuação conforme maior independência. A pontuação máxima é 21. Não há ponto de corte estabelecido, mas permite uma avaliação qualitativa da capacidade funcional do idoso. Faltam estudos transculturais brasileiros bem elaborados.

ESCALA DE LAWTON E BRODY

Procure recordar, em cada atividade a ser questionada, se o(a) sr(a). a faz sem ajuda, com algum auxílio ou não a realiza de maneira alguma.

Telefone
Em relação ao uso do telefone...
(3) capaz de ver os números, discar, receber e fazer ligações sem ajuda.
(2) capaz de responder ao telefone, mas necessita de um telefone especial ou de ajuda para encontrar os números ou para discar.
(1) completamente incapaz de usar o telefone.

Viagens
Em relação às viagens...
(3) capaz de dirigir seu próprio carro ou viajar sozinho de ônibus ou táxi.
(2) capaz de viajar exclusivamente acompanhado.
(1) completamente incapaz de viajar.

Compras
Em relação à realização de compras...
(3) capaz de fazer compras, se fornecido transporte.
(2) capaz de fazer compras, exclusivamente acompanhado.
(1) completamente incapaz de fazer compras.

Preparo de refeições
Em relação ao preparo de refeições...
(3) capaz de planejar e preparar refeições completas.
(2) capaz de preparar pequenas refeições, mas incapaz de cozinhar refeições completas sozinho.
(1) completamente incapaz de preparar qualquer refeição.

Trabalho doméstico
Em relação ao trabalho doméstico...
(3) capaz de realizar trabalho doméstico pesado (p. ex., esfregar o chão).
(2) capaz de realizar trabalho doméstico leve, mas necessita de ajuda nas tarefas pesadas.
(1) completamente incapaz de realizar qualquer trabalho doméstico.

Medicações
Em relação ao uso de medicamentos...
(3) capaz de tomar os remédios na dose certa e na hora certa.
(2) capaz de tomar os remédios, mas necessita de lembretes ou de alguém que os prepare.
(1) completamente incapaz de tomar remédios sozinho.

Dinheiro
Em relação ao manuseio do dinheiro...
(3) capaz de administrar necessidades de compra, preencher cheques e pagar contas.
(2) capaz de administrar compras menores, mas necessita de ajuda com cheques e o pagamento de contas.
(1) completamente incapaz de administrar dinheiro.

O ***Questionário de Atividades Funcionais*** (*Functional Activities Questionnaire*), também conhecido como ***Questionário de Pfeffer***, avalia o desempenho em 11 atividades mais complexas do que aquelas avaliadas pela escala criada por Lawton e Brody, o que o torna uma ferramenta diagnóstica para distinguir indivíduos com o envelhecimento típico daqueles com demência por meio de melhor balanço entre sensibilidade e especificidade (0,85 e 0,81, respectivamente), quando comparado com a Escala de Lawton e Brody (0,57 e 0,92, respectivamente).

Questionário de Pfeffer

1. Ele (ela) manuseia seu próprio dinheiro?	
0 = Normal 1 = Faz com dificuldade 2 = Necessita de ajuda 3 = Não é capaz	0 = Nunca o fez, mas poderia fazer agora 1 = Nunca fez e teria dificuldade agora
2. Ele (ela) é capaz de fazer as compras sozinho (por exemplo, de comida e roupa)?	
0 = Normal 1 = Faz com dificuldade 2 = Necessita de ajuda 3 = Não é capaz	0 = Nunca o fez, mas poderia fazer agora 1 = Nunca fez e teria dificuldade agora
3. Ele (ela) é capaz de esquentar água para café ou chá e apagar o fogo?	
0 = Normal 1 = Faz com dificuldade 2 = Necessita de ajuda 3 = Não é capaz	0 = Nunca o fez, mas poderia fazer agora 1 = Nunca fez e teria dificuldade agora
4. Ele (ela) é capaz de preparar comida?	
0 = Normal 1 = Faz com dificuldade 2 = Necessita de ajuda 3 = Não é capaz	0 = Nunca o fez, mas poderia fazer agora 1 = Nunca fez e teria dificuldade agora
5. Ele (ela) é capaz de manter-se em dia com as atualidades, com os acontecimentos da comunidade ou da vizinhança?	
0 = Normal 1 = Faz com dificuldade 2 = Necessita de ajuda 3 = Não é capaz	0 = Nunca o fez, mas poderia fazer agora 1 = Nunca fez e teria dificuldade agora
6. Ele (ela) é capaz de prestar atenção, entender e discutir um programa de rádio, televisão ou um artigo de jornal ou revista?	
0 = Normal 1 = Faz com dificuldade 2 = Necessita de ajuda 3 = Não é capaz	0 = Nunca o fez, mas poderia fazer agora 1 = Nunca fez e teria dificuldade agora
7. Ele (ela) é capaz de lembrar de compromissos, acontecimentos familiares, feriados?	
0 = Normal 1 = Faz com dificuldade 2 = Necessita de ajuda 3 = Não é capaz	0 = Nunca o fez, mas poderia fazer agora 1 = Nunca fez e teria dificuldade agora

(continua)

Questionário de Pfeffer (continuação)	
8. Ele (ela) é capaz de manusear seus próprios remédios?	
0 = Normal 1 = Faz com dificuldade 2 = Necessita de ajuda 3 = Não é capaz	0 = Nunca o fez, mas poderia fazer agora 1 = Nunca fez e teria dificuldade agora
9. Ele (ela) é capaz de andar pela vizinhança e encontrar o caminho de volta para casa?	
0 = Normal 1 = Faz com dificuldade 2 = Necessita de ajuda 3 = Não é capaz	0 = Nunca o fez, mas poderia fazer agora 1 = Nunca fez e teria dificuldade agora
10. Ele (ela) é capaz de cumprimentar seus amigos adequadamente?	
0 = Normal 1 = Faz com dificuldade 2 = Necessita de ajuda 3 = Não é capaz	0 = Nunca o fez, mas poderia fazer agora 1 = Nunca fez e teria dificuldade agora
11. Ele (ela) pode ser deixado em casa de forma segura?	
0 = Normal 1 = Faz com dificuldade 2 = Necessita de ajuda 3 = Não é capaz	0 = Nunca o fez, mas poderia fazer agora 1 = Nunca fez e teria dificuldade agora
	TOTAL (0-30)

Fonte: Brasil. Ministério da Saúde. Secretaria de Atenção à Saúde. Departamento de Atenção Básica. Envelhecimento e saúde da pessoa idosa. Brasília: Ministério da Saúde, 2007. p.146-47.

AVALIAÇÃO DE CAPACIDADE FÍSICA

O ***Timed Up and Go (TUG)*** possui tradução e validação para uso nacional. Como informam os autores do estudo, há falta de consenso quanto a alguns detalhes do teste, como uso ou não de apoio de braços nas cadeiras e se o caminhar é habitual ou rápido. O valor de corte para melhor predizer risco de quedas em idosos da comunidade varia um pouco na literatura. O valor de corte de ≥ 13,5 segundos demonstrou sensibilidade de 80% e especificidade de 100%, com poder de predição de quedas de 90%. No entanto, é importante ressaltar que os valores considerados adequados são menores e dependem da idade: uma pessoa de 60 a 69 anos deve ser capaz de completar o teste em 9 segundos; uma pessoa de 70 a 79 anos, em 10,2 segundos; e de 80 a 99 anos, em 12,7 segundos. Tempos maiores exigem avaliação mais detalhada da marcha e de outros fatores de risco para quedas.

Timed Up and Go (TUG)
▪ Utilizar cadeira, de preferência com altura de 46 cm, com apoio de braços (altura 20 cm) e encosto a 90°.
▪ Fazer marcação no chão a 3 m da cadeira.
▪ O paciente poderá usar um auxílio de locomoção, como andador ou bengala, casa faça uso dele.
▪ Recorrer a calçado de uso habitual.
▪ Orientar o paciente a se levantar logo após a palavra "vai", a andar em um ritmo seguro e confortável, no passo de seu dia a dia, até a linha marcada no chão ao final de 3 m, a virar e a sentar-se novamente.
▪ Pode-se realizar um primeiro teste não cronometrado para aprendizagem, com descanso posterior de pelo menos 1 minuto sentado.
▪ Disparar o cronômetro (pelo avisador) após a palavra "vai" e interrompê-lo após o contato das nádegas do idoso com o assento da cadeira.

O ***Short Physical Performance Battery (SPPB)*** é um teste simples, com tempo para aplicação de 5 a 10 minutos, composto por três avaliações dos membros inferiores: equilíbrio, velocidade da marcha e sentar e levantar da cadeira. Essas funções representam tarefas essenciais para uma vida independente. O SPPB tem alto poder preditivo para risco de quedas, incidência de incapacidade, institucionalização, hospitalização e mortalidade em idosos da comunidade. Pode ser usado para seguimento ao longo do tempo e para avaliar resposta a intervenções instituídas. A pontuação varia de 0 a no máximo 12. 0 a 3 pontos: incapacidade ou capacidade ruim; 4 a 6 pontos: baixa capacidade; 7 a 9 pontos: capacidade moderada e 10 a 12 pontos: boa capacidade. Veja a seguir as instruções para aplicação do SPPB.

1. TESTE DE EQUILÍBRIO

A. Posição em pé, com os pés juntos

Instruções para o Avaliador	Instruções para o Paciente
O paciente deve conseguir ficar em pé sem utilizar bengala ou andador. Ele pode ser ajudado a levantar-se para ficar na posição	a) Agora vamos começar a avaliação b) Eu gostaria que o(a) Sr(a) tentasse realizar vários movimentos com o corpo c) Primeiro eu demonstro e explico como fazer cada movimento d) Depois o(a) Sr(a) tenta fazer o mesmo e) Se o(a) Sr(a) não puder fazer algum movimento, ou sentir-se inseguro(a) para realiza-lo, avise-me e passaremos para o próximo teste f) Vamos deixar bem claro que o(a) Sr(a) não tentará fazer qualquer movimento se não se sentir seguro(a) g) O(a) Sr(a) tem alguma pergunta antes de começarmos?
Agora eu vou mostrar o 1° movimento. Depois, o(a) Sr(a) fará o mesmo	
1. Demonstre	a) Agora, fique em pé, com os pés juntos, um encostado no outro, por 10 segundos b) Pode usar os braços, dobrar os joelhos ou balançar o corpo para manter o equilíbrio, mas procure não mexer os pés c) Tente ficar nesta posição até eu falar "pronto"
2. Fique perto do paciente para ajudá-lo a ficar em pé com os pés juntos	
3. Caso seja necessário, dê somente o suporte necessário ao braço do paciente para evitar que ele perca o equilíbrio	
4. Assim que o paciente estiver com os pés juntos, pergunte:	O(a) Sr(a) está pronto(a)?
5. Retire o apoio, caso tenha sido necessário ajudar o paciente a ficar em pé na posição, e diga:	"Preparar, já!" (disparando o cronômetro)
6. Pare o cronômetro depois de 10 segundos, ou quando o paciente sair da posição, ou segurar o seu braço dizendo:	"Pronto, acabou"
7. Se o paciente não conseguir se manter na posição por 10 segundos, marque o resultado e prossiga para o Teste de Velocidade de Marcha	

Pontuação

Manteve por 10 segundos ☐ 1 ponto
Não manteve por 10 segundos ☐ 0 ponto
Não tentou ☐ 0 ponto

Se pontuar 0, encerre os Testes de Equilíbrio e marque o motivo no Quadro 1
Tempo de execução quando for menor que 10 seg: ___.___ ___segundos

1. TESTE DE EQUILÍBRIO

B. Posição em pé, com um pé parcialmente à frente

Instruções para o Avaliador	Instruções para o Paciente
Agora eu vou mostrar o 2º movimento. Depois o(a) Sr(a) fará o mesmo	
1. Demonstre	a) Eu gostaria que o(a) Sr(a) colocasse um dos pés um pouco mais à frente do outro pé, até ficar com o calcanhar de um pé encostado ao lado do dedão do outro pé b) Fique nesta posição por 10 segundos c) O(a) Sr(a) pode colocar tanto um pé quanto o outro na frente, o que for mais confortável d) O(a) Sr(a) pode usar os braços, dobrar os joelhos ou o corpo para manter o equilíbrio, mas procure não mexer os pés e) Tente ficar nesta posição até eu falar "pronto"
2. Fique perto do paciente para ajudá-lo a ficar em pé com um pé parcialmente à frente	
3. Caso seja necessário, dê somente o suporte necessário ao braço do paciente para evitar que ele perca o equilíbrio	
4. Assim que o paciente estiver na posição, com o pé parcialmente à frente, pergunte:	"O(a) Sr(a) está pronto(a)?"
5. Retire o apoio, caso tenha sido necessário ajudar o paciente a ficar em pé na posição, e diga:	"Preparar, já!" (disparando o cronômetro)
6. Pare o cronômetro depois de 10 segundos, ou quando o paciente sair da posição ou segurar o seu braço, dizendo:	"Pronto, acabou"
7. Se o paciente não conseguir se manter na posição por 10 segundos, marque o resultado e prossiga para o Teste de Velocidade de Marcha	

Pontuação

Manteve por 10 segundos ☐ 1 ponto
Não manteve por 10 segundos ☐ 0 ponto
Não tentou ☐ 0 ponto

Se pontuar 0, encerre os Testes de Equilíbrio e marque o motivo no Quadro 1
Tempo de execução quando for menor que 10 seg: ___.___ ___segundos

1. TESTE DE EQUILÍBRIO

C. Posição em pé, com um pé à frente

Instruções para o Avaliador	Instruções para o Paciente
Agora eu vou mostrar o 3° movimento. Depois o(a) Sr(a) fará o mesmo	
1. Demonstre	f) Eu gostaria que o(a) Sr(a) colocasse um dos pés totalmente à frente do outro até ficar com o calcanhar deste pé encostado nos dedos do outro pé g) Fique nesta posição por 10 segundos h) O(a) Sr(a) pode colocar qualquer um dos pés na frente, o que for mais confortável i) O(a) Sr(a) pode usar os braços, dobrar os joelhos ou o corpo para manter o equilíbrio, mas procure não mexer os pés j) Tente ficar nesta posição até eu avisar quando parar
2. Fique perto do paciente para ajudá-lo a ficar em pé com um pé à frente	
3. Caso seja necessário, dê somente o suporte necessário ao braço do paciente para evitar que ele perca o equilíbrio	
4. Assim que o paciente estiver na posição, com o pé à frente, pergunte:	"O(a) Sr(a) está pronto?"
5. Retire o apoio, caso tenha sido necessário ajudar o paciente a ficar em pé na posição, e diga:	"Preparar, já!" (disparando o cronômetro)
6. Pare o cronômetro depois de 10 segundos, ou quando o paciente sair da posição ou segurar o seu braço, dizendo:	"Pronto, acabou"

Pontuação

Manteve por 10 segundos	☐ 2 pontos
Manteve por 3 a 9,99 segundos	☐ 1 ponto
Manteve por menos de 3 segundos	☐ 0 ponto
Não tentou	☐ 0 ponto

Se pontuar 0, encerre os Testes de Equilíbrio e marque o motivo no Quadro 1
Tempo de execução quando for menor que 10 seg: ___.___ ___segundos

Adaptado de Nakano MM, 2007.

Quadro 1. Se o participante não realizou algum teste ou falhou, marque o motivo:

( ) Tentou, mas não conseguiu
( ) Participante não pode manter-se na posição sem ajuda
( ) Não tentou, você não sentiu segurança
( ) Não tentou, o participante sentiu-se inseguro
( ) Participante não conseguiu entender as instruções
( ) Outros (especifique) ____________________
( ) Participante se recusou

Pontuação total nos Testes de Equilíbrio: ________ (soma dos pontos)
Comentários: ____________________

2. TESTE DE VELOCIDADE DE MARCHA
(PODEM SER UTILIZADOS 3 OU 4 METROS)

A. Primeira tentativa

Instruções para o Avaliador	Instruções para o Paciente
Material: fita crepe ou fita adesiva, espaço de 3 ou 4 metros, fita métrica ou trena e cronômetro	Agora eu vou observar o(a) Sr(a) andando normalmente Se precisar de bengala ou andador para caminhar, pode utilizá-los
1. Demonstre a caminhada para o paciente	a) Eu caminharei primeiro e só depois o(a) Sr(a) irá caminhar da marca inicial até ultrapassar completamente a marca final, no seu passo de costume, como se estivesse andando na rua para ir a uma loja b) Caminhe até ultrapassar completamente a marca final e depois pare c) Eu andarei com o(a) Sr(a) d) O(a) Sr(a) sente-se seguro(a) para fazer isso?
2. Posicione o paciente em pé, com a ponta dos pés tocando a marca inicial	
3. Dispare o cronômetro assim que o paciente tirar o pé do chão	a) Quando eu disser "Já", o(a) Sr(a) começa a andar b) "Entendeu?" Assim que o paciente disser que sim, diga: "Então, preparar, já!" (disparando o cronômetro)
4. Caminhe ao lado e logo atrás do paciente	
5. Quando um dos pés do paciente ultrapassar completamente marca final, pare de marcar o tempo	

Tempo de primeira tentativa

A. Tempo para 3 ou 4 metros: __________ segundos

B. Se o paciente não realizou o teste ou falhou, marque o motivo:
1) Tentou, mas não conseguiu
2) O paciente não consegue caminhar sem a ajuda de outra pessoa
3) Não tentou, o avaliador julgou inseguro
4) Não tentou, o paciente sentiu-se inseguro
5) O paciente não conseguiu entender as instruções
6) Outros (especifique) ______________________
7) O paciente se recusou

C. Apoio para a primeira caminhada:

☐ Nenhum ☐ Bengala ☐ Outro

D. Se o paciente não conseguiu realizar a caminhada, pontue:

☐ 0 ponto e prossiga para o Teste de Levantar da Cadeira

2. TESTE DE VELOCIDADE DE MARCHA
(PODEM SER UTILIZADOS 3 OU 4 METROS)

B. Segunda Tentativa

Instruções para o Avaliador	Instruções para o Paciente
1. Oriente o paciente	a) Agora eu quero que você repita a caminhada b) Lembre-se de andar em seu ritmo de costume e percorra todo o trajeto até o final
2. Posicione o paciente em pé com a ponta dos pés tocando a marca inicial	c) Quando eu disser "Já", o(a) Sr(a) começa a andar d) "Entendeu?" Assim que o paciente disser que sim, diga: "Então, preparar, já!"
3. Caminhe ao lado e logo atrás do paciente	
4. Quando um dos pés do paciente ultrapassar completamente a marca final, pare de marcar o tempo	

Tempo de segunda tentativa

A. Tempo para 3 ou 4 metros: ___________ segundos

B. Se o paciente não realizou o teste ou falhou, marque o motivo:
1) Tentou, mas não conseguiu
2) O paciente não consegue caminhar sem a ajuda de outra pessoa
3) Não tentou, o avaliador julgou inseguro
4) Não tentou, o paciente sentiu-se inseguro
5) O paciente não conseguiu entender as instruções
6) Outros (especifique) ___________________________
7) O paciente se recusou

C. Apoio para a primeira caminhada:

☐ Nenhum ☐ Bengala ☐ Outro

D. Se o paciente não conseguiu realizar a caminhada, pontue:

☐ 0 ponto

Pontuação do Teste de Velocidade de Marcha

Extensão do teste de marcha: ☐ Quatro metros ☐ Três metros
Qual foi o tempo mais rápido dentre as duas caminhadas?
Marque o menor dos dois tempos: _________ segundos e utilize para pontuar
Se somente uma caminhada foi realizada, marque esse tempo: _________segundos

Pontuação para a caminhada de 3 metros:

> 6,52s	☐ 1 ponto
≥ 4,66 e ≤ 6,52s	☐ 2 pontos
≥ 3,62 e ≤ 4,65s	☐ 3 pontos
> 3,62s	☐ 4 pontos

Pontuação para a caminhada de 4 metros:

> 8,70s	☐ 1 ponto
≥ 6,21 e ≤ 8,70s	☐ 2 pontos
≥ 4,82 e ≤ 6,20s	☐ 3 pontos
> 4,82s	☐ 4 pontos

3. TESTE DE LEVANTAR DA CADEIRA

A. Levantar da cadeira uma vez

Instruções para o Avaliador	Instruções para o Paciente
Material: cadeira com encosto reto, sem apoio lateral, com aproximadamente 45 cm de altura e cronômetro. A cadeira deve estar encostada à parede ou estabilizada de alguma forma, para impedir que se mova durante o teste	
Pré-teste: levantar da cadeira de uma vez	
1. Certifique-se de que o paciente esteja sentado, ocupando a maior parte do assento, mas com os pés bem apoiados no chão. Não precisa necessariamente encostar a coluna no encosto da cadeira, isso vai depender da altura do paciente	Vamos fazer o último teste. Ele mede a força de suas pernas. O(a) Sr(a) se sente seguro(a) para levantar-se da cadeira sem ajuda dos braços?
2. Demonstre e explique os procedimentos	Eu vou demonstrar primeiro. Depois, o(a) Sr(a) fará o mesmo a) Primeiro, cruze os braços sobre o peito e sente-se com os pés apoiados no chão b) Depois, levante-se completamente, mantendo os braços cruzados sobre o peito e sem tirar os pés do chão
3. Anote o resultado	"Por favor, levante-se mantendo os braços cruzados sobre o peito"
4. Caso o participante não consiga levantar-se sem usar os braços, diga:	"Tudo bem, tente levantar-se usando os braços" Este é o fim do teste
5. Finalize e prossiga para o formulário de pontuação	

Resultado do pré-teste: levantar da cadeira de uma vez

A. Levantou-se sem ajuda e com segurança

☐ Sim ☐ Não

B. Resultados:

( ) Usou os braços para levantar-se > Vá para o teste de Levantar da Cadeira Repetidas Vezes
( ) Levantou-se sem usar os braços > Encerre o teste e pontue 0 ponto
( ) Teste não completado/realizado > Encerre o teste e pontue 0 ponto

C. Se o paciente não realizou o teste ou falhou, marque o motivo:

1) Tentou, mas não conseguiu
2) O paciente não consegue se levantar sem ajuda de outra pessoa
3) Não tentou, o avaliador julgou inseguro
4) Não tentou, o paciente sentiu-se inseguro
5) O paciente não conseguiu entender as instruções
6) Outros (especifique) ____________________
7) O paciente se recusou

3 TESTE DE LEVANTAR DA CADEIRA

B. Levantar da cadeira repetidas vezes

Instruções para o Avaliador	Instruções para o Paciente
1. Demonstre e explique os procedimentos	a) "O(a) Sr(a) se sentiria seguro(a) tentando levantar-se de uma cadeira cinco vezes sem usar os braços?" b) "Por favor, levante-se o mais rápido possível, cinco vezes seguidas, sem parar entre as repetições" c) "Cada vez que se levantar, sente-se e levante-se novamente" d) "Mantenha os braços cruzados sobre o peito" e) "Eu vou marcar o tempo com um cronômetro"
2. Quando o paciente estiver sentado, adequadamente, como descrito anteriormente, avise que vai disparar o cronômetro, dizendo:	"Preparar, já!" (disparando o cronômetro)
3. Conte em voz alta cada vez que o paciente se levantar, até a quinta vez	
4. Pare se o paciente ficar cansado ou com a respiração ofegante durante o teste	
5. Pare o cronômetro quando o paciente levantar-se completamente pela quinta vez	
6. Também pare: - Se o paciente usar os braços - Após um minuto, se o paciente não completar o teste - Quando achar que é necessário para a segurança do paciente	
7. Se o paciente parar e parecer cansado antes de completar os cincos movimentos, pergunte-lhe se ele pode continuar	
8. Se o paciente disser "Sim", continue marcando o tempo. Se o paciente disser "Não", pare e zere o cronômetro	

Resultado do teste: levantar da cadeira repetidas vezes

A. Levantou-se as cinco vezes com segurança:

☐ Sim ☐ Não

B. Levantou-se as cinco vezes com êxito, registre o tempo: ______ segundos

C. Se o paciente não realizou o teste ou falhou, marque o motivo:
1) Tentou, mas não conseguiu
2) O paciente não consegue caminhar sem a ajuda de outra pessoa
3) Não tentou, o avaliador julgou inseguro
4) Não tentou, o paciente sentiu-se inseguro
5) O paciente não conseguiu entender as instruções
6) Outros (especifique) ____________________
7) O paciente se recusou

Pontuação do teste: levantar da cadeira

O paciente não conseguiu levantar as 5 vezes ou completou o teste em tempo > 60s:	☐ 0 ponto
Se o tempo for ≥ 16,70s:	☐ 1 ponto
Se o tempo for ≥ 13,70 e ≤ 16,69s:	☐ 2 pontos
Se o tempo for ≥ 11,20 e ≤ 13,69s:	☐ 3 pontos
Se o tempo for ≤ 11,19s:	☐ 4 pontos

Pontuação completa para a Versão Brasileira da Short Physical Performance Battery – SPPB

1. Pontuação total do teste de equilíbrio: _____ pontos
2. Pontuação total do teste de velocidade de marcha: _____ pontos
3. Pontuação total do teste de levantar da cadeira: _____ pontos
4. Pontuação total: _____ pontos (some todos os pontos acima)

Adaptado de Nakano MM, 2007.

Referência: Nakano MM. Versão brasileira da Short Physical Performance Battery SPPB: adaptação cultural e estudo da confiabilidade. 2007. Dissertação (mestrado) - Universidade Estadual de Campinas, Faculdade de Educação, Campinas, SP.

AVALIAÇÃO SENSORIAL

Perda auditiva é normalmente não reconhecida pelo paciente e afeta mais de 80% dos idosos acima de 80 anos. Apenas de 10 a 20% dos idosos com perda auditiva fazem uso de aparelhos auditivos. Ainda, a perda auditiva de moderada a grave associa-se a aumento de 3 a 4 vezes na incidência de quadros demenciais. Embora a audiometria seja o padrão ouro para avaliação mais precisa de perdas auditivas, além de se questionar o próprio paciente e/ou acompanhante quanto a perdas auditivas, avaliações simples como o teste do sussurro poderão ser realizadas em consultório. O Teste do Sussurro tem inúmeras variações. A seguir, sugerimos uma variação com embasamento em estudo realizado com população brasileira. As palavras do teste demonstraram área sob a curva ROC em torno de 92%, sensibilidade de 93-94%, especificidade de 90%, valor preditivo positivo de 95% e valor preditivo negativo de 85% para perda auditiva.

Teste do sussurro
Passo 1: O teste do sussurro deve ser realizado em uma sala silenciosa, com o idoso sentado em uma cadeira. O examinador deve orientar o idoso:
"O(a) sr(a). deve ficar de olhos fechados, e, a seu lado, vou sussurrar uma palavra e/ou uma frase. Se o(a) sr(a). a ouvir, repita-a, por favor".
Passo 2: O examinador deve posicionar-se a uma distância de aproximadamente 33 cm, na altura da orelha testada do idoso, e, fora de seu campo visual, deve sussurrar a palavra "sapato" ou a frase "o ônibus está atrasado" e aguardar a resposta. Na outra orelha, deve sussurrar a palavra "janela" ou a frase "parece que vai chover" e aguardar a resposta.
Passo 3: Se o idoso repetir corretamente as palavras ou frases, considera-se que PASSOU no teste. Se o idoso não conseguir repetir as palavras ou as frases corretamente, considera-se que FALHOU no teste.
Passo 4: Os idosos com falha no teste devem ter o conduto auditivo externo inspecionado e, em caso de rolha de cerume, ser encaminhados para remoção dela e retestados. Os idosos com ausência de rolha de cerume devem ser encaminhados para a realização da audiometria.

A perda da acuidade visual, além de muito prevalente na população idosa, impacta negativamente a qualidade de vida e a capacidade funcional. As principais causas de perda visual grave em idosos são: degeneração macular relacionada à idade, complicações oculares do diabetes, glaucoma e catarata relacionada à idade. Dois testes práticos que poderão ser realizados em consultório são o ***Teste de Snellen*** e ***Teste com Tela de Amsler***. Enquanto o Teste de Snellen busca avaliar a acuidade visual do idoso, o Teste de Amsler procura detectar alterações específicas da retina, como ocorre na degeneração macular relacionada à idade.

Teste de Snellen
A tabela representada (Figura 1), em caráter ilustrativo, é fixada a uma altura de 1,5 metro em parede clara e bem iluminada, a uma distância de 5 metros do idoso avaliado (Figura 2), que deverá estar confortavelmente sentado. Cada olho deverá ser testado com a cobertura do olho contralateral, sem comprimi-lo. Se possível, utilizar instrumento próprio para cobertura (Figura 3). Realizar o teste com o auxílio das lentes corretivas usuais do paciente (se ele fizer uso delas).
O idoso deverá discriminar as figuras progressivamente menores.
O idoso deverá ser capaz de enxergar mais da metade do total de figuras de cada linha. Por exemplo: em linha com 6 figuras, o idoso deverá acertar, no mínimo, 4 delas.
Registrar o valor decimal ou em fração máximo de cada olho.
Encaminhá-lo ao oftalmologista se acuidade ≤ 0,7 em pelo menos um dos olhos ou se houver diferença de 2 ou mais linhas em acuidade de um olho em relação ao outro.

(continua)

Teste de Snellen *(continuação)*

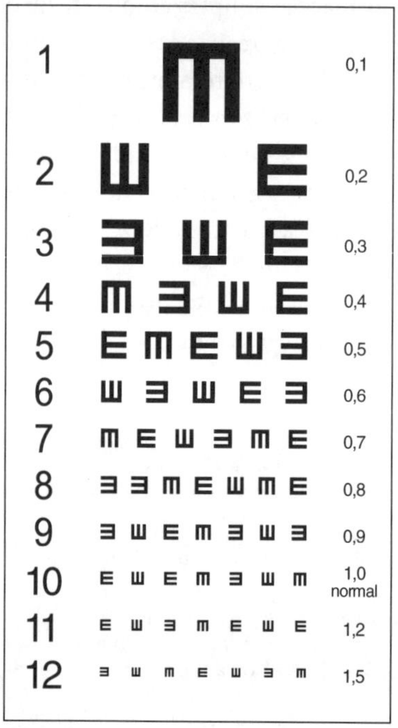

Figura 1

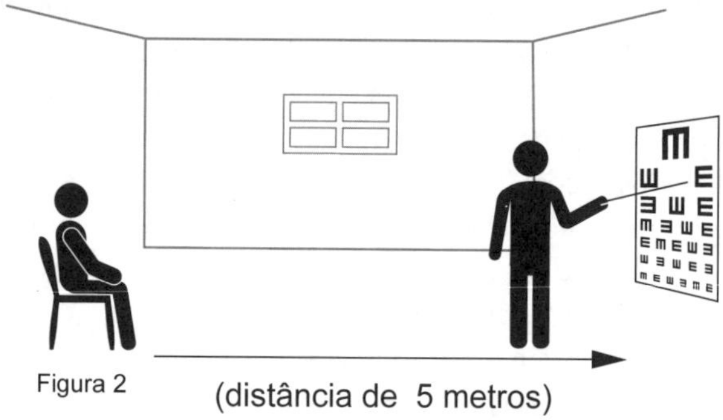

Figura 2

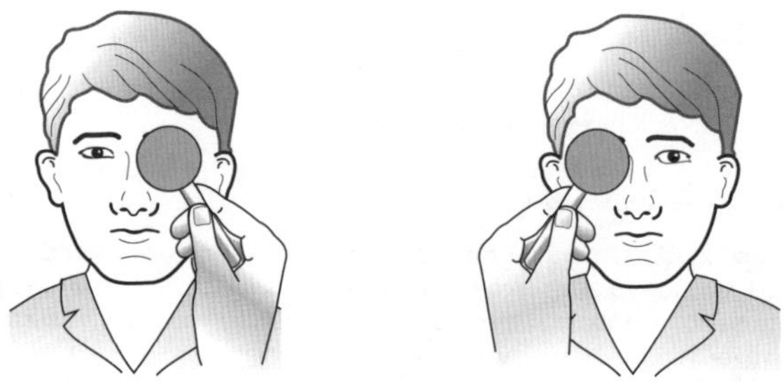

Figura 3

Teste de Amsler
A Figura 4 representa a tela de Amsler. Utilizar reproduções da tela em tamanho padronizado, que poderão ser obtidas em lojas ou impressos da internet.
Testar cada olho com o auxílio de lentes corretivas usuais em ambiente claro.
Solicitar que o idoso cubra o olho não testado sem comprimi-lo.
A uma distância de cerca de 35 cm, solicitar que ele fixe sua visão no ponto central da tela e que diga se há alguma distorção, desaparecimento de linhas, pontos embaçados ou escuros. Repita o processo com o outro olho.
O paciente poderá marcar onde verificou anormalidade na tela.
A Figura 5 ilustra o teste de Amsler visto por indivíduo com degeneração macular relacionada à idade.
Considerar encaminhamento para oftalmologista no caso de presença de anormalidades.

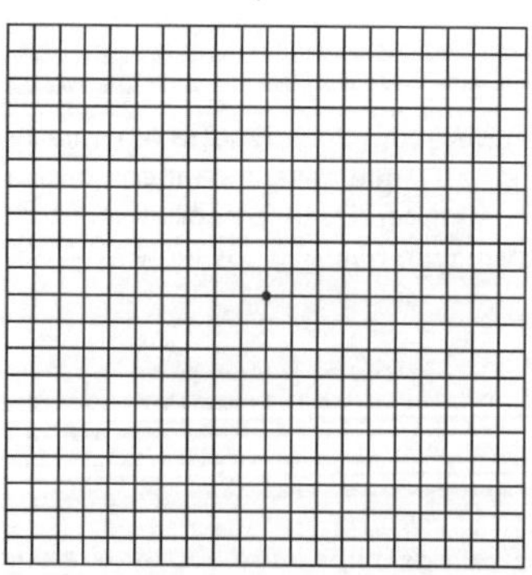

Figura 4

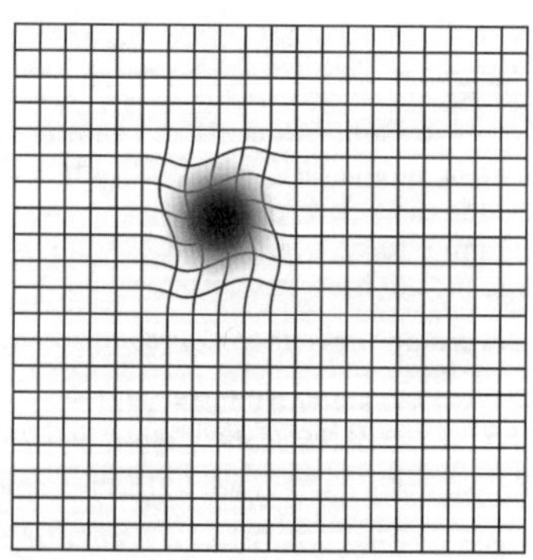

Figura 5

AVALIAÇÃO NUTRICIONAL

Dentre as ferramentas validadas para a avaliação nutricional do idoso, e principalmente de risco nutricional, a ***Miniavaliação Nutricional (MAN)*** está entre as mais conhecidas e validadas para uso em diferentes contextos. Trata-se de avaliação simples e rápida de identificação de idosos com risco de desnutrição ou que já estão desnutridos. Desenvolvida em parceria com a Nestlé, possui correlação com morbidade e mortalidade.

Sobrenome: Nome:

Sexo: Idade: Peso, kg: Altura, cm: Data:

Responda à seção "triagem", preenchendo as caixas com os números adequados. Some os números da seção "triagem". Se a pontuação obtida for igual ou menor que 11, continue o preenchimento do questionário para obter o escore indicador de desnutrição.

Triagem

A Nos últimos três meses houve diminuição da ingesta alimentar devido a perda de apetite, problemas digestivos ou dificuldade para mastigar ou deglutir?
0 = diminuição severa da ingesta
1 = diminuição moderada da ingesta
2 = sem diminuição da ingesta ☐

B Perda de peso nos últimos 3 meses
0 = superior a três quilos
1 = não sabe informar
2 = entre um e três quilos
3 = sem perda de peso ☐

C Mobilidade
0 = restrito ao leito ou à cadeira de rodas
1 = deambula mas não é capaz de sair de casa
2 = normal ☐

D Passou por algum estresse psicológico ou doença aguda nos últimos três meses?
0 = sim 2 = não ☐

E Problemas neuropsicológicos
0 = demência ou depressão graves
1 = demência leve
2 = sem problemas psicológicos ☐

F Índice de Massa Corporal = peso em kg / (estatura em m)^2
0 = $IMC < 19$
1 = $19 \leq IMC < 21$
2 = $21 \leq IMC < 23$
3 = $IMC \geq 23$ ☐

Escore de Triagem (subtotal, máximo de 14 pontos) ☐☐

12-14 pontos: estado nutricional normal
8-11 pontos: sob risco de desnutrição
0-7 pontos: desnutrido

Para uma avaliação mais detalhada, continue com as perguntas G-R

Avaliação global

G O paciente vive em sua própria casa (não em casa geriátrica ou hospital)
1 = sim 0 = não ☐

H Utiliza mais de três medicamentos diferentes por dia?
0 = sim 1 = não ☐

I Lesões de pele ou escaras?
0 = sim 1 = não ☐

J Quantas refeições faz por dia?
0 = uma refeição
1 = duas refeições
2 = três refeições ☐

K O paciente consome:
- pelo menos uma porção diária de leite ou derivados (leite, queijo, iogurte)? sim ☐ não ☐
- duas ou mais porções semanais de leguminosas ou ovos? sim ☐ não ☐
- carne, peixe ou aves todos os dias? sim ☐ não ☐

0.0 = nenhuma ou uma resposta «sim»
0.5 = duas respostas «sim»
1.0 = três respostas «sim» ☐.☐

L O paciente consome duas ou mais porções diárias de fruta ou produtos hortícolas?
0 = não 1 = sim ☐

M Quantos copos de líquidos (água, suco, café, chá, leite) o paciente consome por dia?
0.0 = menos de três copos
0.5 = três a cinco copos
1.0 = mais de cinco copos ☐.☐

N Modo de se alimentar
0 = não é capaz de se alimentar sozinho
1 = alimenta-se sozinho, porém com dificuldade
2 = alimenta-se sozinho sem dificuldade ☐

O O paciente acredita ter algum problema nutricional?
0 = acredita estar desnutrido
1 = não sabe dizer
2 = acredita não ter um problema nutricional ☐

P Em comparação a outras pessoas da mesma idade, como o paciente considera a sua própria saúde?
0.0 = pior
0.5 = não sabe
1.0 = igual
2.0 = melhor ☐.☐

Q Perímetro braquial (PB) em cm
0.0 = $PB < 21$
0.5 = $21 \leq PB \leq 22$
1.0 = $PB > 22$ ☐.☐

R Perímetro da perna (PP) em cm
0 = $PP < 31$
1 = $PP \geq 31$ ☐

Avaliação global (máximo 16 pontos) ☐☐.☐
Escore da triagem ☐☐.☐
Escore total (máximo 30 pontos) ☐☐.☐

Avaliação do Estado Nutricional

de 24 a 30 pontos ☐ estado nutricional normal
de 17 a 23,5 pontos ☐ sob risco de desnutrição
menos de 17 pontos ☐ desnutrido

Ref. Vellas B, Villars H, Abellan G, et al. *Overview of the MNA® - Its History and Challenges*. J Nut Health Aging 2006 ; 10 : 456-465.
Rubenstein LZ, Harker JO, Salva A, Guigoz Y, Vellas B. *Screening for Undernutrition in Geriatric Practice : Developing the Short-Form Mini Nutritional Assessment (MNA-SF)*. J. Geront 2001 ; 56A : M366-377.
Guigoz Y. *The Mini-Nutritional Assessment (MNA®) Review of the Literature - What does it tell us?* J Nutr Health Aging 2006 ; 10 : 466-487.

Para maiores informações : www.mna-elderly.com

AVALIAÇÃO DE FRAGILIDADE

Há mais de 50 escalas e ferramentas para avaliar a fragilidade. Selecionamos algumas das mais importantes com validação nacional. Os ***critérios de Linda Fried*** et al. para avaliação de fragilidade, também conhecida como fragilidade física ou por fenótipo, configuram uma das formas mais conhecidas de avaliação. A despeito de ser pouco prática para uso no dia a dia, dada sua importância, está reproduzida a seguir. Pacientes classificados como frágeis segundo esses critérios estão mais sujeitos a eventos adversos, como fratura de quadril, perda de funcionalidade, hospitalização e morte, em uma média de seguimento de 5,9 anos.

Fragilidade fenotípica segundo critérios de Fried et al.

Critérios	Avaliação			
Perda de peso	Perda ponderal não intencional ≥ 4,5 kg ou ≥ 5% do peso corporal no último ano.			
Fraqueza	Média em kgf de três medidas consecutivas tomadas com dinamômetro hidráulico manual. Pontua-se abaixo do 1° quintil da amostra do estudo original (corrigido para sexo e índice de massa corpórea em kg/m2):			
	Homens		Mulheres	
	IMC	kgf	IMC	Kgf
	≤ 24	≤ 29	≤ 23	≤ 17
	24,1-26	≤ 30	23,1-26	≤ 17,3
	26,1-28	≤ 31	26,1-29	≤ 18
	> 28	≤ 32	> 29	≤ 21
Exaustão e fadiga	Fadiga indicada pelas respostas "sempre" ou "quase sempre" a, pelo menos, um dos dois itens do Center for Epidemiological Study – Depression (CES-D) abaixo: "Na última semana, o(a) sr(a). sentiu que teve que fazer esforço para cumprir suas tarefas habituais?" ☐ nenhum dia ☐ vários dias ☐ quase sempre ☐ sempre "Na última semana, o(a) sr(a). sentiu que não conseguiu levar adiante suas coisas?" ☐ nenhum dia ☐ dias ☐ quase sempre ☐ sempre			
Lentidão	*Lentidão da marcha, quando a média de três medidas consecutivas do tempo (em segundos) para percorrer 4,6 metros no plano, em passada usual, é superior ao percentil 80 da amostra do estudo original (as médias são ajustadas por sexo e altura):*			
	Homens		Mulheres	
	Altura (cm)	Tempo (s)	Altura (cm)	Tempo (s)
	≤ 173	≥ 7	≤ 159	≥ 7
	> 173	≥ 6	> 159	≥ 6
Baixo gasto energético	*Baixa taxa de gasto calórico semanal em exercícios físicos e em atividades domésticas autorrelatados segundo Minnesota Leisure Time Activities Questionnaire. Pontuam para este critério aqueles cuja taxa de gasto calórico em kcal localiza-se abaixo do 1° quintil da amostra (com ajuste por sexo):*			
	Homens		Mulheres	
	383 kcal/semana		*< 270 kcal/semana*	

(0) Não Frágil (1-2) Pré-Frágil (3-5) Frágil

O ***Índice de SOF*** (*Study of Osteoporotic Fractures*) é uma escala de fácil aplicação para avaliação de fragilidade. Mostrou-se equiparável aos critérios de Fried et al. para detecção de eventos adversos relacionados à fragilidade, porém de maneira mais prática. Tal índice, ainda, revelou-se sensível para prever risco de quedas (*odds ratio* [OR] 2,01; 95% intervalo de confiança [IC] 1,05-3,83, P = 0,035), hospitalizações (OR 2,08; 95% IC 1,02-4,24; P = 0,045) e morte (OR 3,07; 95% IC 1,02-4,24, P = 0,045).

Índice de SOF

Critério	Como avaliar
Perda de peso	Perda ponderal ≥ 5% no último ano, intencional ou não. Pontua se perda presente.
Teste de levantar e sentar	Realizado em cadeira sem braços. Levantar e sentar da cadeira cinco vezes consecutivas sem o auxílio dos braços. Pontua se não conseguir realizar a tarefa completamente.
Exaustão	Perguntar: "O(A) senhor(a) se sente cheio de energia?". Pontua se a resposta for negativa.

(0) Robusto (1) Pré-Frágil (2-3) Frágil

A ***Escala FRAIL*** é outra de fácil aplicação para a detecção de fragilidade com validação nacional. Diferentemente de outras escalas, ela não necessita de avaliação física. Fragilidade por essa escala associou-se a perda de funcionalidade [OR 3,95; 95% IC 2,73-5,72; P < 0,001] e mortalidade (*hazard ratio* [HR] 2,27; 95% IC 1,70-3,04; P < 0,001) após 4 a 8 anos em homens com idade ≥ 65 anos.

Escala FRAIL

1 MARCHA No último mês, conseguiu andar por um quarteirão sem dificuldade?	SIM	NÃO
2 FORÇA No último mês, conseguiu subir um lance de escada sem dificuldade?	SIM	NÃO
3 FADIGA No último mês, sentiu-se cansado na maior parte do tempo?	NÃO	SIM
4 PERDA PONDERAL No último ano, perdeu peso? Quanto? (considerar ≥ 5% do peso)	NÃO	SIM
5 MULTIMORBIDADE Presença de cinco ou mais diagnósticos médicos (entre os 11 listados)*	NÃO	SIM
(0) Robusto (1-2) Pré-Frágil (3-5) Frágil		

* Hipertensão, diabetes, câncer (exceto de pele não melanoma), doença pulmonar crônica, doença arterial coronariana ou infarto do miocárdio, insuficiência cardíaca, angina, asma, artrite, acidente vascular cerebral e doença renal crônica.

A ***Escala Clínica de Fragilidade (ECF)*** foi desenvolvida por Rockwood et al. (2005) e recentemente validada no Brasil. Trata-se de um instrumento prático que não exige avaliação física ou instrumentos como dinamômetro de força. Com base na história clínica, classifica-se o indivíduo nas nove categorias possíveis segundo sua funcionalidade e grau de dependência. A escala também dispõe de adendo para casos de síndrome demencial. O estudo original demonstrou alta correlação (r = 0,80) com o Índice de Fragilidade (*Frailty Index*). Além disso, cada incremento de uma categoria aumentou o risco de morte em 70 meses em 21,2% (95% IC = 12,5%–30,6%) e o ingresso em instituição de longa permanência em 23,9% (95% IC = 8,8%–41,2%) em modelos multivariados ajustados para idade, sexo e educação. Dada sua praticidade, vem sendo utilizado em diversos cenários na prática clínica geriátrica.

ESCALA CLÍNICA DE FRAGILIDADE			
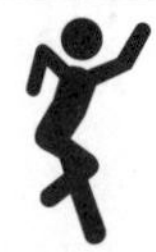	1	MUITO ATIVO	Pessoas que estão robustas, ativas, com energia e motivadas. Essas pessoas normalmente se exercitam regularmente. Elas estão entre as mais ativas para a sua idade.
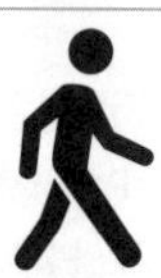	2	ATIVO	Pessoas que não apresentam nenhum sintoma ativo de doença, mas estão menos ativas que as da categoria 1. Frequentemente se exercitam ou são muito ativas ocasionalmente, exemplo: em determinada época do ano.
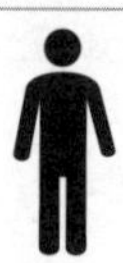	3	REGULAR	Pessoas com problemas de saúde bem controlados, mas não se exercitam regularmente além da caminhada de rotina.
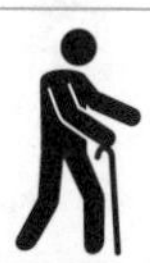	4	FRAGILIDADE MUITO LEVE	Apesar de não depender dos outros para ajuda diária, frequentemente os sintomas limitam as atividades. Uma queixa comum é sentir-se mais lento e/ou cansado ao longo do dia.
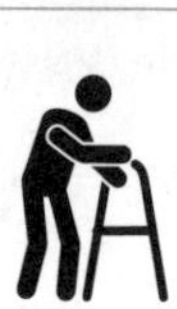	5	LEVEMENTE FRÁGIL	Estas pessoas frequentemente apresentam lentidão mais evidente e precisam de ajuda para atividades instrumentais de vida diária mais complexas (finanças, transporte, trabalho doméstico pesado). Tipicamente, a fragilidade leve progressivamente prejudica as compras e passeios desacompanhados, preparo de refeições, medicações e tarefas domésticas leves.
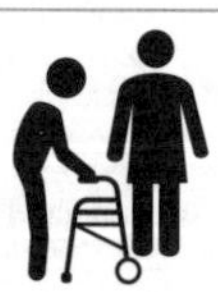	6	MODERAMENTE FRÁGIL	Pessoas que precisam de ajuda em todas as atividades externas e na manutenção da casa. Em casa, frequentemente têm dificuldades com escadas e necessitam de ajuda no banho e podem necessitar de ajuda mínima (apoio próximo) para se vestir.

(continua)

ESCALA CLÍNICA DE FRAGILIDADE (Continuação)			
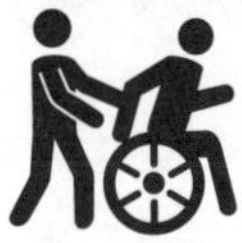	7	MUITO FRÁGIL	Completamente dependentes para cuidados pessoais, por qualquer causa (física ou cognitiva). No entanto, são aparentemente estáveis e sem alto risco de morte (dentro de 6 meses).
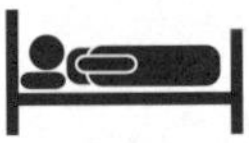	8	SEVERAMENTE FRÁGIL	Completamente dependentes, aproximando-se do fim da vida. Tipicamente incapazes de se recuperarem de uma doença leve.
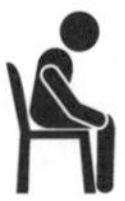	9	DOENTE TERMINAL	Aproximando-se do fim da vida. Esta categoria se aplica a pessoas com expectativa de vida < 6 meses, sem outra evidência de fragilidade. (Muitas pessoas com doenças terminais conseguem ainda se exercitar até momento próximo da morte.). Ex.: pacientes com câncer de pâncreas metastático.

PONTUANDO FRAGILIDADE EM PESSOAS COM DEMÊNCIA
O grau de fragilidade corresponde ao grau de demência. Sintomas comuns na demência leve incluem esquecimento dos detalhes de um evento recentes, apesar da recordação do evento em sim, repetindo a mesma pergunta/história, e afastamento de eventos sociais.
Na demência moderada, a memória recente está muito comprometida apesar de aparentemente lembrar bem de fatos do passado. Quando solicitadas, elas são capazes de fazer o cuidado pessoal.
Na demência grave, elas não conseguem realizar cuidados pessoais sem ajuda.
Na demência muito grave, são geralmente acamados. Muitos são virtualmente mudos.

SARCOPENIA

O ***SARC-F*** é um instrumento de fácil aplicação, sem necessidade de outros instrumentos ou exame físico para a detecção de sarcopenia. Atualmente é o instrumento sugerido para a triagem de sarcopenia pelo European Working Group on Sarcopenia in Older People (EWGSOP). Pode ser autoaplicado. Possui baixa sensibilidade (25%), mas boa especificidade (81,4%), o que o torna instrumento falho para triagem, porém popular, dadas a facilidade de aplicação e a tendência de detectar os casos mais graves de sarcopenia. O SARC-F avalia a força muscular, a capacidade de levantar-se de uma cadeira, a capacidade de subir escadas e a frequência de quedas. Buscando melhorar a sensibilidade dessa escala, acrescentou-se a ela o parâmetro de mensuração da circunferência da panturrilha direita (média de duas medidas). Tal escala modificada mostrou-se melhor que o SARC-F como instrumento de triagem, com área sob a curva ROC = 0,779, contra 0,592 obtida com a escala original.

SARC-F modificado

Componentes	Perguntas	Pontuação	
Força	Qual é sua dificuldade em levantar ou carregar 4 kg?	Nenhuma = 0	
		Alguma = 1	
		Muito ou incapaz = 2	
Assistência ao caminhar	Qual é sua dificuldade em caminhar através de um quarto?	Nenhuma = 0	
		Alguma =1	
		Muito, com ajuda ou incapaz = 2	
Levantar da cadeira	Qual é sua dificuldade em sair da cama ou da cadeira?	Nenhuma = 0	
		Alguma = 1	
		Muito ou incapaz sem ajuda = 2	
Subir escadas	Qual é sua dificuldade em subir 10 degraus?	Nenhuma = 0	
		Alguma = 1	
		Muito ou incapaz = 2	
Quedas	Quantas vezes você caiu no último ano?	Nenhuma = 0	
		1 a 3 quedas = 1	
		4 ou mais quedas = 2	
Circunferência da panturrilha	Mensurar circunferência exposta da panturrilha direita do paciente com as pernas relaxadas e pés 20 cm separados um do outro.	Mulheres:	Homens:
		> 33 cm = 0	> 34 cm = 0
		≤ 33 cm = 10	≤ 34 cm = 10

(0-10) Sem sinais de sarcopenia no momento. Considerar reavaliações periódicas.
(11-20) Alto risco de sarcopenia. Proceder com exames diagnósticos complementares.

Timed Up and Go (TUG)

- Utilizar cadeira, de preferência, com altura de 46 cm, com apoio de braços (altura de 20 cm) e encosto a 90°.
- Fazer marcação no chão a 3 metros da cadeira.
- O paciente poderá usar um auxílio de locomoção, como andador ou bengala, caso faça uso dele.
- Recorrer a calçado de uso habitual.
- Orientar o paciente a se levantar logo após a palavra "vai", a andar em um ritmo seguro e confortável, no passo de seu dia a dia, até a linha marcada no chão ao final de três metros, a virar e a sentar-se novamente.
- Pode-se realizar um primeiro teste não cronometrado para aprendizagem, com descanso posterior de pelo menos 1 minuto sentado.
- Disparar o cronômetro (pelo avaliador) após a palavra "vai" e interrompê-lo após o contato das nádegas do idoso no assento da cadeira.

INCONTINÊNCIA URINÁRIA

Dada a elevada prevalência, morbidade e subnotificação, recomenda-se o rastreio ativo de incontinência urinária (IU) em todos as mulheres com idade ≥ 65 anos. A seguir há um método rápido para avaliação de IU e seu impacto na qualidade de vida. O ***International Consultation on Incontinence Questionnaire - Short Form (ICIQ-SF)*** poderá ser autoaplicado, em caso de idosos alfabetizados, ou aplicado por um avaliador. Tal instrumento não só permite identificar a presença e a intensidade das perdas como também aborda seu impacto subjetivo em qualidade de vida e sugere o subtipo da IU: esforço, urgência ou mista. Tal instrumento possui tradução e validação nacional, com alfa de Cronbach satisfatório de 0,88. Embora o ICIQ Escore de 0-21 possua maior importância para pesquisa, poderá ser utilizado como parâmetro para mensurar resposta a tratamentos instituídos.

ICIQ - SF

Nome do Paciente: ______________________ Data de Hoje: ____/____/____

Muitas pessoas perdem urina alguma vez. Estamos tentando descobrir quantas pessoas perdem urina e o quanto isso as aborrece. Ficaríamos agradecidos se você pudesse nos responder às seguintes perguntas, pensando em como você tem passado, em média nas ÚLTIMAS QUATRO SEMANAS.

1. Data de Nascimento: ____/____/____ (Dia / Mês / Ano)
2. Sexo: Feminino ☐ Masculino ☐

3. Com que frequência você perde urina? (assinale uma resposta)

Nunca	☐	0
Uma vez por semana ou menos	☐	1
Duas ou três vezes por semana	☐	2
Uma vez ao dia	☐	3
Diversas vezes ao dia	☐	4
O tempo todo	☐	5

4. Gostaríamos de saber a quantidade de urina que você pensa que perde (assinale uma resposta)

Nenhuma	☐	0
Uma pequena quantidade	☐	2
Uma moderada quantidade	☐	4
Uma grande quantidade	☐	6

5. Em geral quanto que perder urina interfere em sua vida diária? Por favor, circule um número entre 0 (não interfere) e 10 (interfere muito)

0 1 2 3 4 5 6 7 8 9 10

Não interfere — Interfere muito

ICIQ Escore: soma dos resultados 3 + 4 + 5 = __________

6. Quando você perde urina?
(Por favor assinale todas as alternativas que se aplicam a você)

Nunca	☐
Perco antes de chegar ao banheiro	☐
Perco quando tusso ou espirro	☐
Perco quando estou dormindo	☐
Perco quando estou fazendo atividades físicas	☐
Perco quando terminei de urinar e estou me vestindo	☐
Perco sem razão óbvia	☐
Perco o tempo todo	☐

ESTRESSE DO CUIDADOR

Existem diversos instrumentos padronizados para avaliar a sobrecarga do cuidador, sendo o mais utilizado em termos internacionais a ***Entrevista ou Escala de Zarit de Sobrecarga do Cuidador*** (*Zarit Burden Interview*). Tal escala possui tradução e validação nacional. Por essa escala, 22 itens são pontuados de 0 a 4, com valor total que varia de 0 a 88. Quanto maior a pontuação, maior o grau de estresse.

Entrevista de Zarit de sobrecarga de cuidador

INSTRUÇÕES: A seguir, encontra-se uma lista de afirmativas que reflete como as pessoas algumas vezes se sentem quando cuidam de outra pessoa. Depois de cada afirmativa, indique com que frequência o(a) sr(a). se sente de determinada maneira (nunca = 0, raramente = 1, algumas vezes = 2, frequentemente = 3 ou sempre = 4). Não existem respostas certas ou erradas.

1. O(A) sr(a). sente que S* pede mais ajuda do que necessita?
2. O(A) sr(a). sente que, por causa do tempo que gasta com S, não tem tempo suficiente para si mesmo(a)?
3. O(A) sr(a). se sente estressado(a) entre cuidar de S e suas outras responsabilidades com a família e o trabalho?
4. O(A) sr(a). se sente envergonhado(a) com o comportamento de S?
5. O(A) sr(a). se sente irritado(a) quando S está por perto?
6. O(A) sr(a). sente que S afeta negativamente seus relacionamentos com outros membros da família ou amigos?
7. O(A) sr(a). sente receio pelo futuro de S?
8. O(A) sr(a). sente que S depende do(a) sr(a).?
9. O(A) sr(a). se sente tenso(a) quando S está por perto?
10. O(A) sr(a). sente que sua saúde foi afetada por causa de seu envolvimento com S?
11. O(A) sr(a). sente que não tem tanta privacidade como gostaria por causa de S?
12. O(A) sr(a). sente que sua vida social tem sido prejudicada porque está cuidando de S?
13. O(A) sr(a). não se sente à vontade em ter visitas em casa por causa de S?
14. O(A) sr(a). sente que S espera que o(a) sr(a). cuide dele(a), como se o(a) sr(a). fosse a única pessoa de quem ele(a) pudesse depender?
15. O(A) sr(a). sente que não tem dinheiro suficiente para cuidar de S, somando suas outras despesas?
16. O(A) sr(a). sente que será incapaz de cuidar de S por muito mais tempo?
17. O(A) sr(a). sente que perdeu o controle de sua vida desde a doença de S?
18. O(A) sr(a). gostaria de simplesmente deixar que outra pessoa cuidasse de S?
19. O(A) sr(a). se sente em dúvida sobre o que fazer por S?
20. O(A) sr(a). sente que deveria estar fazendo mais por S?
21. O(A) sr(a). sente que poderia cuidar melhor de S?
22. De uma maneira geral, o quanto o(a) sr(a). se sente sobrecarregado(a) por cuidar de S**?

*No texto, S refere-se a quem é cuidado pelo entrevistado. Durante a entrevista, o entrevistador usa o nome dessa pessoa.
**Neste item, as respostas são: nem um pouco = 0, um pouco = 1, moderadamente = 2, muito = 3, extremamente = 4.

FUNCIONALIDADE FAMILIAR

Dentro do contexto de instrumentos de triagem que investigam a rede de suporte familiar do idoso, é apresentado a seguir o ***APGAR de Família***, desenvolvido por Smilkstein em 1978. Esse instrumento avalia cinco componentes considerados básicos para a funcionalidade de qualquer família: adaptação, companheirismo, desenvolvimento, afetividade e capacidade resolutiva. O acrônimo APGAR, proveniente da língua inglesa, deriva de *Adaptation* (adaptação), *Partnership* (companheirismo), *Growth* (desenvolvimento), *Affection* (afetividade) e *Resolve* (capacidade resolutiva). No Brasil, a tradução e a adaptação do instrumento foram realizadas com o objetivo de verificar as propriedades de medida do Family APGAR quando aplicado com idosos independentes, dependentes e seus cuidadores. A escala de respostas varia entre 0, que corresponde a "nunca", e 4, ou seja, "sempre". A somatória dos valores obtidos representa o escore que sugere a qualidade da funcionalidade familiar.

APGAR de Família

Perguntas a serem realizadas	Nunca (0)	Raramente (1)	Algumas vezes (2)	Quase sempre (3)	Sempre (4)
Estou satisfeito(a), pois posso recorrer a minha família em busca de ajuda quando alguma coisa está me incomodando ou preocupando.					
Estou satisfeito(a) com a maneira pela qual minha família e eu conversamos e compartilhamos os problemas.					
Estou satisfeito(a) com a maneira como minha família aceita e apoia meus desejos de iniciar ou buscar novas atividades e procurar novos caminhos ou direções.					
Estou satisfeito(a) com a maneira pela qual minha família demonstra afeição e reage a minhas emoções, como raiva, mágoa ou amor.					
Estou satisfeito(a) com a maneira pela qual minha família e eu compartilhamos o tempo juntos.					
1 a 8 pontos: elevada disfunção familiar 9 a 12 pontos: moderada disfunção familiar 13 a 20 pontos: boa funcionalidade familiar					

BIBLIOGRAFIA

Avaliação global do idoso

1. Aliberti MJR, Apolinario D, Suemoto CK, Melo JA, Fortes-Filho SQ, Saraiva MD, et al. Targeted geriatric assessment for fast-paced healthcare settings: development, validity, and reliability. J Am Geriatr Soc. 2018;66(4):748-54.

Avaliação cognitiva

1. Apolinario D, Dos Santos MF, Sassaki E, Pegoraro F, Pedrini AVA, Cestari B, et al. Normative data for the Montreal Cognitive Assessment (MoCA) and the Memory Index Score (MoCA-MIS) in Brazil: adjusting the nonlinear effects of education with fractional polynomials. Int J Geriatr Psychiatry. 2018;33(7):893-9.
2. Apolinario D, Lichtenthaler DG, Magaldi RM, Soares AT, Busse AL, Amaral JRG, et al. Using temporal orientation, category fluency, and word recall for detecting cognitive impairment: the 10-point cognitive screener (10-CS). Int J Geriatr Psychiatry. 2016;31(1):4-12.
3. Borson S, Scanlan JM, Chen PJM, Ganguli M. The Mini-Cog as a screen for dementia: validation in a population-based sample. J Am Geriatr Soc. 2003;51:1451-4.
4. Brucki SMD, Nitrini R, Caramelli P, Bertolucci PHF, Okamoto IH. Sugestões para o uso do miniexame do estado mental no Brasil. Arq Neuropsiquiatr. 2003;61(3-B):777-81.
5. Buschke H, Kuslansky G, Katz M, Stewart WF, Sliwinski MJ, Eckholdt HM, et al. Screening for dementia with the memory impairment screen. Neurology. 1999;52(2):231-8.
6. Folstein MF, Folstein SE, McHugh PR. "Mini-Mental State": a practical method for grading the cognitive state of patients for the clinician. J Psychiat Res. 1975;12:189-98.
7. Julayanont P, Tangwongchai S, Hemrungrojn S, Tunvirachaisakul C, Phanthumchinda K, Hongsawat J, et al. The Montreal Cognitive Assessment – Basic: a screening tool for mild cognitive impairment in illiterate and low-educated elderly adults. J Am Geriatr Soc. 2015;63:2550-4.
8. Lourenço RA, Filho Ribeiro ST. The accuracy of the Mini-Cog in screening low-educated elderly for dementia. J Am Geriatr Soc. 2006;54(2):376-7.
9. Memória CM, Yassuda MS, Nakano EY, Forlenza OV. Brief screening for mild cognitive impairment: validation of the Brazilian version of the Montreal cognitive assessment. Int J Geriatr Psychiatry. 2013;28(1):34-40.
10. Nasreddine Z, Phillips N, Bédirian V, Charbonneau S, Whitehead V, Collin I, et al. The Montreal Cognitive Assessment, MoCA: a brief screening tool for mild cognitive impairment. J Am Geriatr Soc. 2005;53:695-9.
11. Nitrini R, Caramelli P, Porto CS, Charchat-Fichman H, Formigoni AP, Carthery-Goulart MT, Otero C, et. al. Brief cognitive battery in the diagnosis of mild Alzheimer's disease in subjects with medium and high levels of education. Dement Neuropsychol. 2007;1(1):32-6.
12. Petrillo SL. Avaliação do desempenho do teste de rastreio "Memory Impairment Screen" para demência na doença de Alzheimer [dissertação]. Universidade Estadual Paulista (Unesp), 2017.
13. Sarmento ALR. Apresentação e aplicabilidade da versão brasileira da MoCA (Montreal Cognitive Assessment) para rastreio de comprometimento cognitivo leve. [Dissertation.] São Paulo: Universidade Federal de São Paulo; 2009.
14. Verghese J, Noone ML, Johnson B, et al. Picture-based memory impairment screen for dementia. J Am Geriatr Soc. 2012;60:2116-20.
15. Vitiello AP, Ciríaco JG, Takahashi DY, Nitrini R, Caramelli P. Avaliação cognitiva breve de pacientes atendidos em ambulatórios de neurologia geral [Brief cognitive evaluation of patients attended in a general neurological outpatient clinic]. Arq Neuropsiquiatr. 2007;65(2A):299-303. d
16. Wajman JR, Bertolucci PHF. Comparison between neuropsychological evaluation instruments for severe dementia. Arquivos de Neuropsiquiatria. 2006;64(3b):736-40.

Estadiamento da demência

1. Lima PVA, Castilhos R, Chaves LFM. The use of the Clinical Dementia Rating Scale Sum of Boxes Scores in detecting and staging cognitive impairment/dementia in Brazilian patients with low educational attainment. Alzheimer Dis Assoc Disord. 2017;31(4):322-327.
2. Morris JC. The Clinical Dementia Rating (CDR): current version and scoring rules. Neurology. 1993;43:2412-4.
3. O'Bryant SE, Lacritz LH, Hall J, Waring SC, Chan W, Khodr ZG, et al. Validation of the new interpretive guidelines for the clinical dementia rating scale sum of boxes score in the National Alzheimer's coordinating center database. Arch Neurol. 2010;67:746-9.
4. Sclan SG, Reisberg B. Functional assessment staging (fast) in Alzheimer's disease: reliability, validity, and ordinality. Int Psychogeriatr. 1992;4(Suppl 1):55-69.

Avaliação de humor

1. Alexopoulos GS, Abrams RC, Young RC, Shamoian CA. Cornell Scale for Depression in Dementia. Biol Psychiatry. 1988;23(3):271-84.
2. Almeida OP, Almeida SA. Reliability of the Brazilian version of the Geriatric Depression Scale (GDS) short form. Arquivos de Neuropsiquiatria. 1999;57:421-6.
3. Almeida OP, Almeida SA. Short versions of the geriatric depression scale: a study of their validity for the diagno-

sis of a major depressive episode according to ICD-10 and DSM-IV. International Journal of Geriatric Psychiatry. 1999;14:858-5.
4. Carthery-Goulart MT, Areza-Fegyveres R, Schultz RR, Okamoto I, Caramelli P, Bertolucci PH. Versão brasileira da Escala Cornell de depressão em demência (Cornell depression scale in dementia) [Brazilian version of the Cornell depression scale in dementia]. Arq Neuropsiquiatr. 2007;65(3B):912-5.
5. Castelo MS, Coelho-Filho JM, Carvalho AF, Lima JW, Noleto JC, Ribeiro KG, et al. Validity of the Brazilian version of the Geriatric Depression Scale (GDS) among primary care patients. Int Psychogeriatr. 2010;22(1):109-13.
6. Kroenke K, Spitzer RL, Williams JBW. The Patient Health Questionnaire-2: validity of a two-item depression screener. Medical Care. 2003;41(11):1284-92.
7. Li C, MM, Friedman B, Conwell Y, Fiscella K. Validity of the Patient Health Questionnaire 2 (PHQ-2) in identifying major depression in older people. JAGS. 2007;55:596-602.
8. Osório FL, Mendes AV, Crippa JA, Loureiro SR. Study of the discriminative validity of the PHQ-9 and PHQ-2 in a sample of Brazilian women in the context of primary health care. Perspectives in Psychiatric Care. 2009;45(3).
9. Spitzer RL, Kroenke K, Williams JB. Validation and utility of a self-report version of Prime-MD: The PHQ primary care study. Primary Care Evaluation of Mental Disorders. Patient Health Questionnaire. JAMA. 1999;10(282):1737-44.
10. Tradução extraída da versão portuguesa do PHQ-9, em "Questionário sobre a saúde do paciente - (PHQ-9)", disponibilizado por Pfizer Inc. Available: https://www.phqscreeners.com.

Delirium

1. Inouye SK, van Dick CH, Alessi CA, Balkin S, Siegal AP, Horwitz RI. Clarifying confusion: the Confusion Assessment Method: a new method for detection of delirium. Ann Intern Med. 1990;113:941-8.

Avaliação de funcionalidade

1. Assis LO, Assis MG, de Paula JJ, Malloy-Diniz LF. O Questionário de Atividades Funcionais de Pfeffer: revisão integrativa da literatura brasileira. Estud Interdiscipl Envelhec (Porto Alegre). 2015;20(1):297-324.
2. Brasil. Ministério da Saúde. Secretaria de Atenção à Saúde. Departamento de Atenção Básica. Envelhecimento e saúde da pessoa idosa. Brasília: Ministério da Saúde; 2006.
3. Katz S, Akpom CA. A measure of primary sociobiological functions. Int J Health Serv. 1976;6:493-508.
4. Katz S, Ford A, Moskowitz RW, Jackson BA, Jaffe MW. Studies of illness in the aged. The index of ADL: a standardized measure of biological and psychosocial function. JAMA. 1963;12:914-9.
5. Lawton MP, Brody EM. Assessment of older people: self-maintaining and instrumental activities of daily living. Gerontologist. 1969;9:179-85.
6. Lino VT, Pereira SR, Camacho LA, Ribeiro Filho ST, Buksman S. Cross-cultural adaptation of the Independence in Activities of Daily Living Index (Katz Index). Cad Saúde Pública. 2008;24(1):103-12.
7. Pfeffer RI, Kurosaki TT, Harrah CH, Chance JM, Filos S. Measurement of functional activities in older adults in the community. Journal of Gerontology (Washington). 1982;37(3):323-9.

Avaliação da capacidade física

1. Bohannon RW. Reference values for the timed up and go test: a descriptive meta-analysis. J Geriatr Phys Ther. 2006;29(2):64-8.
2. Nakano MM. Versão brasileira da Short Physical Performance Battery SPPB: adaptação cultural e estudo da confiabilidade. [Dissertação.] Campinas: Universidade Estadual de Campinas, Faculdade de Educação; 2007.
3. Dutra MC, Cabral ALL, Carvalho GA. Tradução para o português e validação do Teste Timed Up And Go. Interfaces. 2016;3(9):81-8.
4. Podsiadlo D, Richardson S. The timed "Up & Go": a test of basic functional mobility for frail elderly persons. J Am Geriatr Soc. 1991;39(2):142-8.
5. Shumway-Cook A, Brauer S, Woollacott M. Predicting the probability for falls in community-dwelling older adults using the Timed Up & Go Test. Phys Ther. 2000;80:896-903.

Avaliação sensorial

1. American Academy of Ophthalmology. Have AMD? Save your sight with an Amsler Grid. Available: https://www.aao.org/eye-health/tips-prevention/facts-about-amsler-grid-daily-vision-test.
2. Brasil. Ministério da Saúde. Secretaria de Atenção à Saúde. Departamento de Atenção Básica. Cadernos temáticos do PSE – Saúde Ocular. Brasília: Ministério da Saúde; 2016.
3. Labanca L, Guimarães FS, Costa-Guarisco LP, Couto EAB, Gonçalves DU. Triagem auditiva em idosos: avaliação da acurácia e reprodutibilidade do teste do sussurro. Ciênc Saúde Coletiva. 2017;22(11):3589-8.
4. National Eye Institute (NIH). Facts about age-related macular degeneration. Disponível em: https://nei.nih.gov/health/ maculardegen/armd_facts.

5. Pelletier AL, Rojas-Roldan L, Coffin J. Vision loss in older adults. Am Fam Physician. 2016;94(3):219-26.
6. Tatum PE, Talebreza S, Ross JS. Geriatric assessment: an office-based approach. Am Fam Physician. 2018;97(12):776-84.

Avaliação nutricional

1. ©Nestlé, 1994, Revision 2006. N67200 12/99 10M. Société des Produits Nestlé®, S.A., Vevey, Switzerland, Trademark Owners.
2. Guigoz Y. The Mini-Nutritional Assessment (MNA®) review of the literature: what does it tell us? J Nutr Health Aging. 2006;10:466-87.
3. Rubenstein LZ, Harker JO, Salva A, Guigoz Y, Vellas B. Screening for undernutrition in geriatric practice: developing the Short-Form Mini Nutritional Assessment (MNA-SF). J Geront. 2001;56A:M366-377.
4. Vellas B, Villars H, Abellan G, Soto ME, Rolland Y, Guigoz Y, et al. Overview of the MNA®: its history and challenges. J Nut Health Aging. 2006;10:456-465.

Fragilidade

1. Aprahamian I, Castro Cezar NO, Izbicki R, Lin SM, Paulo DLV, Fattori A, et al. Screening for frailty with the FRAIL Scale: a comparison with the phenotype criteria. JAMDA. 2017;18:592-96 (versão brasileira).
2. Bilotta C, Nicolini P, Case A, Pina G, Rossi S, Vergani C. Frailty syndrome diagnosed according to the Study of Osteoporotic Fractures (SOF) criteria and adverse health outcomes among community-dwelling older outpatients in Italy: a one-year prospective cohort study. Arch Gerontol Geriatr. 2012;54(2):e23-8.
3. Ensrud KE, Ewing SK, Taylor BC, Fink HA, Cawton PM, Stone KL, Hillier TA, et al. Comparison of 2 frailty indexes for prediction of falls, disability, fractures, and death in older women. Arch Intern Med. 2008;168(4):382-9.
4. Fried LP, Tangen CM, Walston J, Newman AB, Hirsch C, Gottdiener J, et al. Frailty in older adults: evidence for a phenotype. J Gerontol A Biol Sci Med Sci. 2001;56:M146-56.
5. Hyde Z, Flicker L, Almeida OP, Hankey GJ, McCaul KA, Chubb SAP, et al. Low free testosterone predicts frailty in older men: the health in men study. J Clin Endocrinol Metab. 2010;95(7):3165-72.
6. Morley JE, Malmstrom TK, Miller DK. A Simple Frailty Questionnaire (FRAIL) predicts outcomes in middle aged African Americans. J Nutr Health Aging. 2012 Jul;16(7):601-8 (versão original).
7. Rockwood K, Song X, MacKnight C, Bergman H, Hogan DB, McDowell I, et al. A global clinical measure of fitness and frailty in elderly people. CMAJ. 2005;173(5):489-95.
8. Rodrigues MK, Nunes Rodrigues I, Vasconcelos Gomes da Silva DJ, Pinto JMS, Oliveira MF. Clinical Frailty Scale: translation and cultural adaptation into the Brazilian portuguese language. J Frailty Aging. 2021;10:38-43.
9. Woods NF, LaCroix AZ, Gray SL, Aragaki A, Cochrane BB, Brunner RL, et al. Frailty: emergence and consequences in women aged 65 and older in the Women's Health Initiative Observational Study. J Am Geriatr Soc. 2005;53:1321-30.

Sarcopenia

1. Bauer J, Morley JE, Schols AMWJ, Ferrucci L, Cruz-Jentoft AJ, Dent E, et al. Sarcopenia: a time for action. an SCWD position paper. J Cachexia Sarcopenia Muscle. 2019;10(5):956-61.
2. Barbosa-Silva TG, Menezes AMB, Bielemann RM, Malmstrom TK, Gonzalez MC. Enhancing SARC-F: improving sarcopenia screening in the clinical practice. JAMDA. 2016;17(12):1136-41.
3. Woo J, Leung J, Morley JE. Validating the SARC-F: a suitable community screening tool for sarcopenia? J Am Med Dir Assoc. 2014;15:630-4.

Incontinência urinária

1. Kerry AJ, Donovan J, Peters TJ, Shaw C, Gotoh M, Abrams P. ICIQ: a brief and robust measure for evaluating the symptoms and impact of urinary incontinence. Neurourol Urodyn. 2004;23:32-330.
2. Goode PS, Burgio KL, Richter HE, Markland AD. Incontinence in older women. JAMA. 2010;303(21):2172-81.
3. Tamanini JTN, Damdros M, D'Ancora CAL, Palma PCR, Rodrigues Netto Jr N. Validação para o português do International Consultation on Incontinence Questionnaire – Short Form (ICIQ-SF). Rev Saúde Pública. 2004;38(3):438-44.

Estresse do cuidador

1. Scazufca M. Brazilian version of the Burden Interview scale for the assessment of burden of care in carers of people with mental illnesses. Brazilian Journal of Psychiatry. 2002;24(1).
2. Taub A, Andreoli SB, Bertolucci PH. Sobrecarga do cuidador de pacientes com demência: confiabilidade da versão brasileira do inventário de sobre carga de Zarit. Cad Saúde Pública (Rio de Janeiro). 2004;20(2):372-76.
3. Zarit SH, Orr NK, Zarit JM. The hidden victims of Alzheimer's disease; families under stress. New York: New York University Press; 1985.

Funcionalidade familiar

1. Duarte YAO. Família: rede de suporte ou fator estressor. A ótica de idosos e cuidadores familiares [tese]. São Paulo: Escola de Enfermagem/Universidade de São Paulo; 2001.
2. Ministério da Saúde. Secretaria de Atenção à Saúde. Envelhecimento e saúde da pessoa idosa. Brasília: Ministério da Saúde, 2007. (Série Normas e Manuais - Cadernos de Atenção Básica, n. 19).
3. Smilkstein G. The Family APGAR: a proposal for a family function test and its use by physicians. The Journal of Family Practice. 1978;6(6):1231-9.

Índice remissivo

E

L

M

N

T

U

V

W

X